Ernst G. Jung
Dermatologie

Die überdurchschnittliche Ausstattung dieses Buches wurde
durch die großzügige Unterstützung von drei Unternehmen ermöglicht,
die sich seit langem als Partner der Mediziner verstehen.
Wir danken der

MLP Marschollek, Lautenschläger & Partner AG,
Alte Leipziger Lebensversicherungsgesellschaft aG,
Hallesche Nationale Krankenversicherung aG.

Nähere Informationen hierzu siehe am Ende des Buches.

Die Deutsche Bibliothek – CIP-Einheitsaufnahme

Dermatologie: 65 Synopsen, 96 Tabellen / hrsg. von Ernst G. Jung.
Unter Mitarb. von F. A. Bahmer . . . – 4., überarb. und erw. Aufl. –
Stuttgart: Hippokrates-Verl., 1998
  (Duale Reihe)
  ISBN 3-7773-1335-1

Anschrift des Herausgebers:

Prof. Dr. med. Ernst G. Jung
Direktor der Hautklinik
Klinikum Mannheim
Theodor-Kutzer-Ufer
68135 Mannheim

Anschrift der Reihenherausgeber:

Dr. med. Alexander Bob   Dr. med. Konstantin Bob
Weschnitzstraße 4   Weschnitzstraße 4
69469 Weinheim   69469 Weinheim

Zeichnungen: Gerhard Kohnle, Hauptstraße 67, 75328 Schömberg

1. Auflage 1989, 2. Auflage 1991, 3. Auflage 1995, 4. Auflage 1998

Wichtiger Hinweis: Wie jede Wissenschaft ist die Medizin ständigen Entwicklungen unterworfen. Forschung und klinische Erfahrung erweitern unsere Erkenntnisse, insbesondere was Behandlung und medikamentöse Therapie anbelangt. Soweit in diesem Werk eine Dosierung oder eine Applikation erwähnt wird, darf der Leser zwar darauf vertrauen, daß Autoren, Herausgeber und Verlag große Sorgfalt darauf verwandt haben, daß diese Angabe dem Wissensstand bei Fertigstellung des Werkes entspricht.
Für Angaben über Dosierungsanweisungen und Applikationsformen kann vom Verlag jedoch keine Gewähr übernommen werden. Jeder Benutzer ist angehalten, durch sorgfältige Prüfung der Beipackzettel der verwendeten Präparate und gegebenenfalls nach Konsultation eines Spezialisten festzustellen, ob die dort gegebene Empfehlung für Dosierungen oder die Beachtung von Kontraindikationen gegenüber der Angabe in diesem Buch abweicht. Eine solche Prüfung ist besonders wichtig bei selten verwendeten Präparaten oder solchen, die neu auf den Markt gebracht worden sind. Jede Dosierung oder Applikation erfolgt auf eigene Gefahr des Benutzers. Autoren und Verlag appellieren an jeden Benutzer, ihm etwa auffallende Ungenauigkeiten dem Verlag mitzuteilen.
Geschützte Warennamen (Warenzeichen) werden nicht besonders kenntlich gemacht. Aus dem Fehlen eines solchen Hinweises kann also nicht geschlossen werden, daß es sich um einen freien Warennamen handele.

ISBN 3-7773-1335-1

© Hippokrates Verlag GmbH, Stuttgart 1989, 1991, 1995, 1998

Jeder Nachdruck, jede Wiedergabe, Vervielfältigung und Verbreitung, auch von Teilen des Werkes oder von Abbildungen, jede Abschrift, auch auf fotomechanischem Wege oder im Magnettonverfahren, in Vortrag, Funk, Fernsehsendung, Telefonübertragung sowie Speicherung in Datenverarbeitungsanlagen, bedarf der ausdrücklichen Genehmigung des Verlages.

Printed in Germany 1998.
Satz und Reproduktion: Fotosatz Sauter, 73072 Donzdorf.
Druck: Druckerei Kohlhammer, 70329 Stuttgart

Duale Reihe

Dermatologie

Herausgegeben von Ernst G. Jung

unter Mitarbeit von F. A. Bahmer, A. Bojanovsky, H. Boonen,
U. Froesewitte, P. Girbig, M. Grimmel, E. Herz, H. Hofmann, X. Miller,
I. Moll, A. Rauterberg, V. Voigtländer, J. Weiß

289 Abbildungen, 65 Synopsen, 9 Bildtafeln in 462 Einzeldarstellungen, 96 Tabellen

4., überarbeitete und erweiterte Auflage

Hippokrates Verlag Stuttgart

Inhalt

Autorenverzeichnis	....	13
Vorwort der Reihenherausgeber	....	14
Vorwort des Herausgebers zur 1. Auflage	....	15
Vorwort des Herausgebers zur 4. Auflage	....	16

1	**Unsere dynamische Haut,** *I. Moll*	....	17
1.1	Makroskopische Struktur der Haut	....	17
1.2	Mikroskopische Struktur und Differenzierung der Haut	.....	18
1.2.1	Epidermis	....	18
1.2.2	Dermoepidermale Junktionszone	....	23
1.2.3	Haarfollikel	....	24
1.2.4	Drüsen der Haut	....	25
1.2.5	Dermis	....	27
1.3	Funktionen der Haut	....	29
2	**Effloreszenzen und Untersuchung,** *E.G. Jung*	....	31
2.1	Effloreszenzenlehre	....	32
2.2	Entzündungszeichen an der Haut	....	36
3	**Die Körperabwehr,** *A. Rauterberg*	....	37
3.1	Das Immunsystem	....	37
3.1.1	Der lymphatische Apparat	....	37
3.1.2	Zellen des Immunsystems	....	37
3.1.3	Humorale Faktoren	....	39
3.2	Die Immunantwort	....	42
3.3	Effektorreaktionen	....	45
3.4	Gewebeabstoßung	....	45
3.5	Toleranz und Autoimmunität	....	46
4	**Allergische Krankheiten,** *V. Voigtländer*	....	47
4.1	Typ I: Reaktion vom Soforttyp (Reaktion vom anaphylaktischen Typ)	....	49
4.1.1	Urtikaria und Quincke-Ödem	....	49
4.1.1.1	Urtikaria	....	49
4.1.1.2	Quincke-Ödem	....	50
4.2	Typ II: Reaktion vom zytotoxischen Typ	....	55
4.3	Typ III: Reaktion vom Immunkomplex-Typ	....	55
4.3.1	Vasculitis allergica	....	56
4.3.2	Serumkrankheit	....	58
4.3.3	Allergische Alveolitis	....	58
4.4	Typ IV: Reaktion vom Spättyp, Ekzemkrankheiten	....	59
4.4.1	Ekzemkrankheiten	....	59
4.4.1.1	Allergisches Kontaktekzem	....	59
4.4.1.2	Toxische Kontaktekzeme	....	63
4.4.1.3	Nummuläres Ekzem	....	66
4.4.1.4	Seborrhoisches Ekzem	....	67
4.4.1.5	Seborrhoische Säuglingsdermatitis	....	67
4.4.1.6	Dyshidrotisches Ekzem	....	68
4.5	Arzneiexantheme	....	69
4.5.1	Ampicillin-Exanthem	....	70
4.5.2	Purpura chronica progressiva	....	71
4.5.3	Erythema nodosum	....	72
4.5.4	Fixes Arzneiexanthem	....	73
4.5.5	Erythema exsudativum multiforme	....	74
4.5.6	Epidermolysis acuta toxica (Lyell-Syndrom)	....	76
4.5.7	Photoallergische Reaktionen	....	78

5	**Autoimmunkrankheiten**	82
5.1	Lupus erythematodes, *A. Rauterberg*	82
5.1.1	Lupus erythematodes visceralis	82
5.1.2	Lupus erythematodes integumentalis	87
5.1.3	Lupus erythematodes profundus	90
5.2	Progressive systemische Sklerodermie (PSS), *I. Moll*	91
5.3	Dermatomyositis, *I. Moll*	97

6	**Physikalisch und chemisch bedingte Hauterkrankungen,** *E.G. Jung*	100
6.1	Mechanische Hautschäden	100
6.2	Hautveränderungen durch Temperatur, Strahlen und chemische Einwirkungen	100
6.2.1	Sonnenbrand	102
6.2.2	Wiesengräserdermatitis	103

7	**Erregerbedingte Krankheiten**	106
7.1	Mykosen der Haut, *A. Bojanovsky*	106
7.1.1	Allgemeines	106
7.1.2	Dermatophytosen	107
7.1.2.1	Epidermomykosen	108
7.1.2.2	Trichomykosen	109
7.1.2.3	Nagelmykosen (Onychomykosen)	111
7.1.3	Biphasische Pilze als Erreger von Systemmykosen	112
7.1.4	Kandidose	116
7.1.5	Pityriasis versicolor	119
7.1.6	Kryptokokkose	121
7.2	Viruskrankheiten der Haut, *M. Grimmel*	122
7.2.1	Molluscum contagiosum	122
7.2.2	Hand-Fuß-Mund-Exanthem	123
7.2.3	Herpangina Zahorsky	123
7.2.4	Melkerknoten	124
7.2.5	Ecthyma contagiosum	124
7.2.6	Maul- und Klauenseuche	125
7.2.7	Zoster	126
7.2.8	Variola	128
7.2.9	Masern	128
7.2.10	Röteln	129
7.2.11	Erythema infectiosum	129
7.2.12	Exanthema subitum	130
7.2.13	Acrodermatitis papulosa eruptiva infantilis	130
7.2.14	Infantiles akrolokalisiertes papulovesikuläres Syndrom	131
7.2.15	Varizellen	132
7.2.16	Infektionen durch Herpes-simplex-Virus	132
7.2.16.1	Gingivostomatitis herpetica	133
7.2.16.2	Vulvovaginitis herpetica	134
7.2.16.3	Eczema herpeticatum	134
7.2.16.4	Herpes simplex und Herpes simplex recidivans in loco	135
7.2.16.5	Herpes genitalis	135
7.2.17	Erkrankungen durch Papillomviren	136
7.2.17.1	Plane Warzen	136
7.2.17.2	Verrucae vulgares	137
7.2.17.3	Verrucae plantares	138
7.2.17.4	Condylomata acuminata	138
7.2.17.5	Epidermodysplasia verruciformis	139
7.3	Bakterielle Erkrankungen, *H. Hofmann*	139
7.3.1	Die mikrobiologische Besiedelung der Haut	139
7.3.2	Pathogenese von bakteriellen Infektionen	140
7.3.3	Erkrankungen durch Bakterien der Standortflora	140
7.3.3.1	Erythrasma	140
7.3.3.2	Trichobacteriosis palmellina	141
7.3.3.3	Keratolysis sulcata plantaris	141

7.3.3.4	Hidradenitis suppurativa	141
7.3.3.5	Kutane Aktinomykose	142
7.3.4	Primär bakterielle Infektionen der Haut – Pyodermien	143
7.3.4.1	Impetigo contagiosa	144
7.3.4.2	Ecthyma	144
7.3.4.3	Erysipel	145
7.3.4.4	Follikulitis	146
7.3.4.5	Phlegmone	148
7.3.4.6	Panaritium	148
7.3.4.7	Staphylogenes Lyell-Syndrom	149
7.3.5	Sekundäre bakterielle Infektionen der Haut – Superinfektionen	149
7.3.6	Systemische bakterielle Infektionen mit Hautbeteiligung	150
7.3.6.1	Borrelia-burgdorferi-Infektion	150
7.3.6.2	Erysipeloid	155
7.3.6.3	Anthrax	156
7.3.6.4	Toxisches Schocksyndrom	156
7.3.6.5	Scharlach	157
7.4	Mykobakteriosen, *F. A. Bahmer*	158
7.4.1	Hauttuberkulosen	158
7.4.1.1	Primäre Inokulationstuberkulose (tuberkulöser Primärkomplex der Haut)	158
7.4.1.2	Sekundäre Tuberkulose	161
7.4.1.3	Hämatogene Tuberkulose	161
7.4.1.4	Tuberkulide	162
7.4.2	Andere Mykobakteriosen	162
7.4.2.1	Atypische Mykobakteriosen	162
7.4.2.2	Schwimmbadgranulom	163
7.4.2.3	Buruli-Ulkus	163
7.4.3	Lepra	164
7.5	Leishmaniosen, *F.A. Bahmer*	167
7.6	Parasitäre Hauterkrankungen (Epizoonosen), *H. Hofmann*	170
7.6.1	Hauterkrankungen durch Milben	170
7.6.1.1	Skabies	170
7.6.1.2	Trombidiose	172
7.6.2	Erkrankungen durch Läuse	172
7.6.2.1	Pediculosis capitis	172
7.6.2.2	Pediculosis vestimentorum	173
7.6.2.3	Pediculosis pubis	174
7.6.3	Erkrankungen durch Wanzen	174
7.6.4	Erkrankungen durch Flöhe	174
7.6.5	Erkrankungen durch Zeckenstiche	175
7.7	Sexuell übertragene Krankheiten, *H. Hofmann*	176
7.7.1	Sexuell übertragene Krankheiten durch Bakterien	177
7.7.1.1	Gonorrhö	177
7.7.1.2	Genitale Chlamydieninfektionen	179
7.7.1.3	Genitale Mykoplasmeninfektion	182
7.7.1.4	Syphilis	182
7.7.1.5	Ulcus molle	188
7.7.2	Sexuell übertragene Krankheiten durch Viren	189
7.7.2.1	HIV-Infektion	189
7.7.2.2	Genitale Infektionen durch humane Papillomviren (HPV)	196
8	**Benigne Tumoren und Nävi**, *E.G. Jung*	197
8.1	Benigne Tumoren	197
8.1.1	Seborrhoische Warze	197
8.1.2	Fibrome	199
8.1.3	Keloide	199
8.1.4	Zysten	200
8.1.5	Andere Tumoren	201
8.2	Nävi	201

8.2.1	Melanozytäre Nävi	201
8.2.1.1	Epidermale melanozytäre Nävi	201
8.2.1.2	Dermale melanozytäre Nävi	202
8.2.2	Nävuszellnävi	203
8.2.2.1	Das Syndrom der dysplastischen Nävi (DNS)	205
8.2.3	Epidermale Nävi	205
8.2.4	Talgdrüsen-Nävus	207
8.2.5	Gefäßnävi und Hämangiome	208
8.2.5.1	Naevus flammeus	208
8.2.5.2	Hämangiome	209
8.2.5.3	Granuloma pyogenicum	211
9	**Maligne Tumoren und Paraneoplasien,** *E. Herz*	213
9.1	Präkanzerosen	213
9.1.1	Aktinische Präkanzerosen	213
9.1.2	Bowenoide Präkanzerose	214
9.1.3	Erythroplasie Queyrat	215
9.1.4	Morbus Paget	215
9.1.5	Lentigo maligna	216
9.1.6	Leukoplakie	217
9.2	Spinaliom – Basaliom	219
9.2.1	Spinaliom	219
9.2.2	Basaliom	224
9.3	Malignes Melanom	228
9.4	Mesenchymale maligne Tumoren der Haut	240
9.4.1	Fibrosarkom	240
9.4.2	Dermatofibrosarkom	240
9.4.3	Hämangiosarkom	241
9.4.4	Lymphangiosarkom	241
9.4.5	Kaposi-Sarkom	242
9.4.5.1	Disseminiertes Kaposi-Sarkom bei AIDS (DKS)	243
9.4.5.2	»Klassisches« idiopathisches Kaposi-Sarkom	244
9.4.6	Kutane Metastasen	244
9.5	Paraneoplastische Syndrome der Haut	246
9.5.1	Obligate kutane paraneoplastische Syndrome	246
9.5.2	Fakultative kutane paraneoplastische Syndrome	248
9.6	Pseudokanzerosen	249
9.6.1	Keratoakanthom (KA)	249
9.6.2	Pseudokarzinomatöse Hyperplasie	250
9.6.3	Bowenoide Papulose des Genitales	250
10	**Maligne Lymphome und ähnliche Erkrankungen,** *J. Weiß*	252
10.1	Niedrigmaligne primäre Lymphome der Haut	252
10.1.1	Mycosis fungoides	252
10.1.2	Sézary-Syndrom	255
10.1.3	Pleomorphes kleinzelliges T-Zell-Lymphom der Haut	256
10.1.4	Großzelliges CD30-positives kutanes T-Zell-Lymphom	256
10.1.5	Immunozytom	257
10.1.6	Kutanes Keimzentrumslymphom	257
10.2	Hochmaligne Lymphome der Haut	258
10.3	Leukosen der Haut	259
10.3.1	Lymphadenosis cutis circumscripta	259
10.3.2	Hautveränderungen bei akuten Leukosen	259
10.3.3	Hautveränderungen bei der Monozytenleukämie	260
10.3.4	Leukämide	260
10.4	Pseudolymphome	261
10.4.1	Lymphozytom	261
10.4.2	Lymphocytic infiltration of the skin (Jessner-Kanof)	262
10.4.3	Lymphomatoide Papulose	263
10.4.4	Aktinisches Retikuloid	263
10.5	Morbus Hodgkin	264
10.6	Histiozytosen	265
10.6.1	Juveniles Xanthogranulom	265

10.6.2	Langerhanszell-Histiozytosen	266
10.7	Mastozytosen	267

11	**Granulomatöse Erkrankungen,** *H. Boonen*	269
11.1	Sarkoidose	269
11.2	Granuloma anulare	273
11.3	Melkersson-Rosenthal-Syndrom	275
11.4	Granuloma faciale eosinophilicum	276
11.5	Necrobiosis lipoidica (diabeticorum)	277
11.6	Lichen nitidus	278
11.7	Noduli rheumatosi	279

12	**Blasenbildende Erkrankungen,** *I. Moll*	280
12.1	Pemphigus-Erkrankungen	280
12.1.1	Pemphigus vulgaris	280
12.1.2	Pemphigus vegetans	284
12.1.2.1	Pemphigus foliaceus	284
12.1.2.2	Pemphigus erythematosus	285
12.1.2.3	Brasilianischer Pemphigus foliaceus	286
12.1.3	Paraneoplastischer Pemphigus	287
12.2	Pemphigoid-Gruppe	288
12.2.1	Bullöses Pemphigoid	288
12.2.2	Vernarbendes Schleimhautpemphigoid	290
12.3	Herpes gestationis	291
12.4	Dermatitis herpetiformis Duhring	292
12.5	Lineare IgA-Dermatose	296
12.6	Pemphigus chronicus benignus familiaris	296

13	**Exanthematische Hautkrankheiten,** *E.G. Jung*	298
13.1	Parapsoriasis-Gruppe	298
13.1.1	Pityriasis lichenoides	298
13.1.2	Parapsoriasis en plaques (Brocq)	299
13.2	Lichen ruber	300
13.3	Pityriasis rosea	304
13.4	Morbus Reiter	306
13.5	Morbus Behçet	308
13.6	Polymorphe Lichtdermatose (PLD)	309
13.7	Prurigo-Gruppe	310
13.7.1	Prurigo acuta	310
13.7.2	Prurigo simplex subacuta	310
13.8	Pruriginöse und urtikarielle Papeln und Plaques in der Schwangerschaft (PUPP)	312

14	**Umschriebene Dermatosen,** *E.G. Jung*	315
14.1	Lichen Vidal	315
14.2	Zirkumskripte Sklerodermie	316
14.3	Lichen sclerosus et atrophicans	317

15	**Ablagerungskrankheiten,** *H. Boonen*	319
15.1	Metallablagerungen	319
15.1.1	Argyrose	319
15.1.2	Hydrargyrose	319
15.1.3	Hämochromatosen	320
15.2	Kalzinosen	320
15.3	Hyalinosen	321
15.4	Purinstoffwechselstörungen	322
15.4.1	Gicht	322
15.4.2	Lesch-Nyhan-Syndrom	323
15.5	Tätowierungen	323
15.6	Störungen im Fettstoffwechsel	324
15.6.1	Xanthomatosen	324
15.6.2	Systemische Lipidablagerungskrankheiten mit normalem Serumlipoidspiegel	326

15.7	Amyloidosen	327
15.8	Muzinosen	328
15.8.1	Diffuses Myxödem	329
15.8.2	Myxoedema circumscriptum praetibiale symmetricum	329
15.8.3	Mucinosis follicularis	330
15.8.4	Mucinosis erythematosa reticularis	331
15.8.5	Lichen myxoedematosus	331
15.8.6	Skleromyxödem (Arndt-Gottron)	332

16 Erbkrankheiten der Haut 333

16.1	Neurofibromatosis generalisata, *E.G. Jung*	333
16.2	Tuberöse Hirnsklerose, *E.G. Jung*	334
16.3	Xeroderma pigmentosum (XP), *E.G. Jung*	336
16.4	Vergreisungssyndrome, *E.G. Jung*	337
16.5	Die Porphyrinkrankheiten, *E.G. Jung*	339
16.5.1	Erythropoetische Protoporphyrie (EPP)	339
16.5.2	Porphyria erythropoetica congenita (CEP)	342
16.5.3	Porphyria cutanea tarda (PCT)	343
16.6	Ichthyosen, *V. Voigtländer*	344
16.6.1	Ichthyosis vulgaris (ADI)	344
16.6.2	X-chromosomale Ichthyose (XRI)	346
16.6.3	Bullöse Erythrodermia congenitalis ichthyosiformis	347
16.6.4	Nichtbullöse Erythrodermia congenitalis ichthyosiformis	347
16.6.5	Ichthyosis bullosa (Siemens)	348
16.6.6	Ichthyosiforme Erythrodermie mit Oligophrenie und spastischer Di/Tetraplegie (Sjögren-Larsson-Syndrom)	348
16.6.7	Lamelläre Ichthyosen	348
16.6.8	Ichthyosis hystrix	349
16.6.9	Ichthyosis linearis circumflexa (Comèl)	349
16.6.10	Ichthyose bei Heredopathia atactica polyneuritiformis (Refsum)	349
16.6.11	Symptomatische Ichthyosen	350
16.7	Hereditäre Epidermolysen, *V. Voigtländer*	351
16.7.1	Epidermolysis bullosa simplex (Köbner)	352
16.7.2	Epidermolysis bullosa hereditaria letalis (Herlitz)	352
16.7.3	Epidermolysis bullosa hereditaria dystrophica (Hallopeau-Siemens)	353
16.7.4	Epidermolysis bullosa dystrophica inversa (Gedde-Dahl)	353
16.8	Palmoplantarkeratosen, *V. Voigtländer*	355
16.9	Erythrokeratodermien, *V. Voigtländer*	357
16.10	Follikularkeratosen, *V. Voigtländer*	358
16.10.1	Keratosis follicularis	358
16.10.2	Dyskeratosis follicularis (Darier)	358
16.11	Ehlers-Danlos-Syndrom, *E.G. Jung*	359
16.12	Pseudoxanthoma elasticum, *E.G. Jung*	361

17 Formenkreis der Atopien 363

17.1	Atopische Dermatitis, *V. Voigtländer*	363
17.2	Respirations-Atopien, *A. Rauterberg, U. Froesewitte*	368
17.2.1	Pollenallergie	368
17.2.2	Andere Inhalationsallergien	372
17.2.3	Spezifische Hyposensibilisierung	372
17.2.4	Hymenopteren-Allergie	375

18 Psoriasis, *E.G. Jung* 377

19 Akne und akneähnliche Erkrankungen, *P. Girbig* 386

19.1	Acne vulgaris	386
19.2	Rosazea	392
19.3	Periorale Dermatitis	395

20	**Venen und Venenkrankheiten einschließlich Proktologie,** *F.A. Bahmer*	398
20.1	Anatomie, Physiologie und Pathophysiologie der Venenkrankheiten	398
20.2	Venenkrankheiten	401
20.2.1	Varikose-Syndrom	401
20.2.2	Oberflächliche Thrombophlebitis	403
20.2.3	Phlebothrombose	403
20.2.4	Chronisch-venöse Insuffizienz (CVI) und Folgezustände	404
20.3	Proktologie	406
20.3.1	Analekzem	407
20.3.2	Mariska	408
20.3.3	Analthrombose	409
20.3.4	Hämorrhoiden	409
20.3.5	Analfissur	410
20.3.6	Rektumkarzinom	410
20.3.7	Verschiedene Krankheitsbilder	410
21	**Erkrankungen der Arterien,** *F.A. Bahmer*	412
21.1	Anatomie und Physiologie der Gefäßversorgung der Haut	412
21.2	Erkrankungen mit permanenter Gefäßerweiterung	412
21.2.1	Primäre, lokalisierte und generalisierte Teleangiektasen	412
21.2.1.1	Spider-Nävus (Naevus araneus)	413
21.2.1.2	Hereditäre hämorrhagische Teleangiektasien (Morbus Osler)	413
21.2.1.3	Ataxia teleangiectatica (Louis-Bar-Syndrom)	414
21.3	Funktionelle Gefäßkrankheiten	414
21.3.1	Akrozyanose	414
21.3.2	Erythrocyanosis crurum puellarum	415
21.3.3	Livedo reticularis (Cutis marmorata)	415
21.3.4	Erythromelalgie	416
21.3.5	Raynaud-Phänomen	416
21.3.6	Akrodynie (Feer-Krankheit)	417
21.4	Organische Angiopathien	418
21.4.1	Periarteriitis nodosa	418
21.4.2	Wegener-Granulomatose	419
21.4.3	Arteriitis cranialis	419
21.4.4	Arteriolitiden	420
21.4.4.1	Vasculitis allergica	420
21.4.4.2	Dermatitis ulcerosa (Pyoderma gangraenosum)	420
21.4.4.3	Livedo racemosa	421
21.4.5	Arterielle Verschlußkrankheit	421
21.4.6	Thrombangiitis obliterans (v. Winiwarter-Buerger)	423
21.4.7	Diabetes mellitus und Haut	423
22	**Die Erkrankungen der Haare,** *X. Miller*	425
22.1	Entwicklung, Aufbau und Wachstum des Haares	425
22.2	Alopezien	426
22.2.1	Diffuse Alopezien	426
22.2.1.1	Diffuse kongenitale Alopezien	426
22.2.1.2	Erworbene diffuse Alopezien	426
22.2.2	Alopezien bei subakuten und chronischen Krankheiten	432
22.2.3	Zirkumskripte Alopezien	433
22.2.3.1	Nichtvernarbende zirkumskripte Alopezien	433
22.2.3.2	Vernarbende zirkumskripte Alopezien	437
22.3	Veränderungen des Haarschaftes	439
22.3.1	Kongenitale Veränderungen	439
22.3.2	Erworbene Haarschaftveränderungen	441
22.4	Hypertrichose	442
22.5	Hirsutismus	443
23	**Nagelveränderungen,** *E.G. Jung*	444

24	**Pigmentstörungen der Haut,** *E.G. Jung*	447
24.1	Hyperpigmentierungen	447
24.2	Depigmentierungen	448

25	**Andrologie,** *H. Hofmann*	452
25.1	Anatomie und Physiologie der männlichen Reproduktionsorgane	452
25.2	Endokrine Regulation der männlichen Reproduktionsorgane	453
25.3	Ursachen männlicher Fertilitätsstörungen	454
25.4	Andrologische Diagnose	457
25.5	Laboruntersuchungen	457
25.6	Therapie der männlichen Fertilitätsstörungen	461

26	**Dermatologische Lokalbehandlung,** *E.G. Jung*	464

Literatur	477
Sachverzeichnis	479

Verzeichnis Bildtafeln:

1: Seite 80/81
2: Seite 234/235
3: Seite 293/294
4: Seite 313/314
5: Seite 450/451
6: Seite 470/471
7: Seite 472/473
8: Seite 474/475
9: Seite 476.

Autorenverzeichnis

Prof. Dr. med. Friedrich A. Bahmer
Direktor der Dermatologischen Klinik
am Zentralkrankenhaus
St.-Jürgen-Straße
28205 Bremen

Dr. med. Hugo Boonen
Hautarzt
Laarsveld 21
B-2440 Geel

Dr. med. Pia Girbig
Hautärztin
0 7, 14
68161 Mannheim

Dr. med. Elisabeth Herz
Hautärztin
Burgstraße 26
50321 Brühl

Prof. Dr. med. Ernst G. Jung
Direktor der Hautklinik,
Klinikum Mannheim
der Universität Heidelberg,
Postfach 10 00 23
68135 Mannheim

Prof. Dr. med. Ingrid Moll
Direktorin der
Hautklinik des
Univ.-Krankenhauses
Eppendorf
Martinistr. 52
20246 Hamburg

Prof. Dr. med. Volker Voigtländer
Direktor der Hautklinik
Klinikum der
Stadt Ludwigshafen gGmbH
Bremserstraße 79
67063 Ludwigshafen

Prof. Dr. med. Anna Bojanovsky
Stolzestraße 4
68165 Mannheim 1

Dr. med. Ulrike Froesewitte
Hautärztin
Valentinianstraße 25
68526 Ladenburg

Dr. med. Margitta Grimmel
Hautärztin
Medizinischer Dienst
der Krankenversicherung
in Rheinland-Pfalz
Maxstraße 48
67059 Ludwigshafen

Priv.-Doz.
Dr. med. Heidelore Hofmann
Oberärztin der
Klinik und Poliklinik für
Dermatologie und Allergologie
der TU München
Biedersteinerstraße 29
80802 München

Dr. med. Xavier Miller
Hautarzt
22, Rue de Herr
L-9050 Ettelbrück

Dr. med. Astrid Rauterberg
Hautärztin
Maibachstraße 2 a
35683 Dillenburg

Priv.-Doz. Dr. med. Jürgen Weiß
Leitender Oberarzt der Hautklinik
Linden der Medizinischen
Hochschule Hannover
Ricklinger Straße 5
30449 Hannover

Vorwort der Reihenherausgeber

Die Lerninhalte, die ein Student bewältigen muß, werden jährlich umfangreicher, und in demselben Trend bewegen sich auch die meisten Lehrbücher.

Wir haben ein didaktisches Konzept erstellt, welches gegenüber herkömmlichen Lehrbüchern eindeutige Vorzüge hat.

Die Kooperation mit MLP ermöglichte eine ungeschmälerte Realisation des Konzeptes und einen, aus unserer Sicht, konkurrenzlosen Preis für diese Bücher.

Prüfungsrelevanz und Verständlichkeit wurden von Studenten überprüft.

Bitte nützen Sie unsere Leserumfrage auf der letzten Seite.

Heute gibt es beinahe zu jedem medizinischen Spezialgebiet mehrere Lehrbücher unterschiedlichen Umfanges. Die Lerninhalte, die ein Student bewältigen muß, werden jährlich umfangreicher, und in demselben Trend bewegen sich auch die meisten Lehrbücher. Dies hat dazu geführt, daß die Studenten während des Semesters ein ausführliches Lehrbuch benutzen, zur Prüfungsvorbereitung aus Zeitgründen aber auf sowohl vom Inhalt wie auch von der Ausstattung her oftmals unbefriedigende »Skripten« zurückgreifen müssen.

In Zusammenarbeit mit dem Hippokrates Verlag haben wir daher ein didaktisches Konzept erstellt, welches gegenüber herkömmlichen Lehrbüchern eindeutige Vorzüge hat. Das Quentchen »mehr und besser« setzt sich zusammen aus dem Repetitorium, der großen Zahl an Abbildungen, den klinischen Beispielen, der konsequenten formalen Didaktik und der Überprüfung der Prüfungsrelevanz des Repetitoriums durch Medizinstudenten.

Üppig ausgestattete Bücher sind häufig teuer und nicht selten für Studenten **zu** teuer. Um diesem Dilemma zu entgehen, haben wir uns gemeinsam mit dem Hippokrates Verlag nach einem Sponsor umgesehen. Das war nicht leicht, denn der Partner sollte im Medizinbereich tätig sein, über einen tadellosen Ruf verfügen und erhaben sein über den Verdacht der Einflußnahme auf den Inhalt der Bücher. Wir freuen uns daher, daß es gelungen ist, die Firma **MLP** und die assoziierten Versicherungen für die Unterstützung der Reihe und mithin der Medizinstudenten zu gewinnen. Die Kooperation mit diesen Unternehmen ermöglichte eine ungeschmälerte Realisation des Konzeptes und einen, aus unserer Sicht, konkurrenzlosen Preis für diese Bücher.

Unser Dank für konstruktive Beiträge gilt den Mitarbeitern des Hippokrates Verlages, namentlich Frau Dorothee Seiz für ihr Engagement und ihre Vermittlungstätigkeit zwischen Herausgeberwünschen und Verlagsrealität sowie Herrn Bruno Feuerbacher für seine herstellerische Akribie und Liebe zum Detail, die zu der guten Benutzbarkeit des Konzeptes entscheidend beigetragen haben. Es macht Freude, mit einem solchen Team zusammenzuarbeiten.

Nicht zuletzt bedanken wir uns bei den zahlreichen Medizinstudenten, die uns bei der konkreten Arbeit an den Bänden behilflich waren, indem sie diese auf Prüfungsrelevanz und Verständlichkeit testeten.

Wir hoffen, mit diesem Lehrbuchkonzept einen Beitrag zur Bewältigung der ständig wachsenden Wissensfülle geleistet zu haben, mit der sich die jungen Mediziner, angehende wie fertige, konfrontiert sehen.

Eine enge Zusammenarbeit mit den Lesern ist uns sehr wichtig. Bitte machen Sie regen Gebrauch von der Möglichkeit, uns Ihre Erfahrungen mit dem Konzept mitzuteilen (siehe letzte Buchseite).

Für Ihre Medizinerlaufbahn die besten Wünsche!

Weinheim, 1998 *Dr. med. Alexander Bob, Dr. med. Konstantin Bob*

Vorwort des Herausgebers zur 1. Auflage

Ein neues Lehrbuch vorzulegen ist bei der Fülle des Vorhandenen ein Wagnis. Und dennoch zeigt die tägliche Erfahrung als Hochschullehrer, daß jede Zeit auch ihre eigenen Bücher braucht. Diese Erkenntnis mag als Beweggrund und zusammen mit der bestechenden Konzeption der Reihe sowie der Tatkraft der Mitwirkenden auch als Rechtfertigung für das Unterfangen dienen.

Es stellte eine verlockende Herausforderung dar, in der neu konzipierten Lehrbuch-Reihe, welche die gesamte Breite des Medizinstudiums abdecken wird, den Band über die Dermatologie und Venerologie als einen der ersten zu gestalten. Im Zuge der Vorbereitung hat sich die Freude hinzugesellt. Das Konzept der Dualen Reihe »Lehrbuch und Repetitorium mit gemeinsamen, integrierten Illustrationen«, stammt von den Gebrüdern Drs. *Alexander* und *Konstantin Bob.* Es ist aus deren studentischer Erfahrung, gepaart mit großem medientechnischen Geschick, entstanden und in steter Prüfung ideal auf die studentischen Bedürfnisse zugeschnitten worden. Das Konzept überzeugt und dient in bester Weise dem Leitsatz akademischen Lehrens, umfangreichen Stoff einfach und gut zugänglich anzubieten. Es zeigt eine gute Abstimmung auf den Lernzielkatalog, ohne diesem ungebührlich zu verfallen. Mitgewirkt haben an dem Buch Dozenten und Fachärzte der Dermatologie und Venerologie, Damen und Herren in gleicher Zahl, die mich als Mitarbeiter und als akademische Schüler in Heidelberg und Mannheim viele Jahre begleitet haben. Zudem verbindet uns, direkt oder indirekt, der gemeinsame Lehrer *Urs Walter Schnyder.* Ihm haben wir viel an Didaktik und Pragmatismus zu verdanken. Ganz besonders aber vermochte er in uns die Liebe zu unserem Fach zu festigen und die Begeisterung, dieses an die akademische Jugend weiterzugeben.

Die Abbildungen entstammen der Photosammlung der Mannheimer Hautklinik (Photographin: Frau *K. Mayer)* und den Sammlungen der Universitäts-Hautkliniken Heidelberg, Zürich, Homburg und Essen. Wir danken den Photographen und den Kollegen *U. W. Schnyder, D. Petzoldt, H. O. Zaun* und *M. Goos* für die aussagekräftigen Bilder und die reichhaltigen Hilfen. Die Zeichnungen wurden von Herrn *G. Kohnle,* Schömberg, ausgeführt, die Schreibarbeiten durch Frau *D. Wagner,* Mannheim. Beiden danken wir sehr herzlich für die gute Arbeit.

Das Buch wird unseren Medizinstudenten zur Verfügung gestellt. Es möge gut aufgenommen werden und hilfreich wirken. Wenn es neben dem Zugang zur Dermatologie und Venerologie auch noch helfen kann, den jungen Kollegen ihre Berufswahl zu rechtfertigen und ihre Arztpersönlichkeit zu formen, so ist unsere Absicht erreicht. Gerne hoffen wir, daß unser Buch die jungen Kollegen begleiten wird und zur Beibehaltung der einmal gewonnenen Sicherheit verhilft. Man darf nie vergessen, daß unsere Patienten nicht nur kompetente und gewissenhafte Mediziner brauchen, sondern auch ausgeglichene, verständige und fröhliche Menschen.

Mannheim – Heidelberg, im Juli 1989   *Ernst G. Jung*

Vorwort zur 4. Auflage

Unser Buch hat sich bei den Studenten durchgesetzt und es bewährt sich. Die Gruppe der Autoren und Mitwirkenden ist weiterhin zusammengeblieben. Darüber bin ich sehr froh.

Das Zwiegespräch mit den Lesern weitet sich aus und gewinnt an Tiefe. Darauf galt es zu reagieren. Neben der Einarbeitung neuer Erkenntnisse haben wir nochmals gefeilt und ergänzt. Zu den diagnostischen und therapeutischen Bildtafeln haben wir zwei neue Bildtafeln mit diagnostischen Maßnahmen gesellt. Wir danken Frau Rosemarie Illgen für mannigfaltige Schreibarbeiten und unserer Photographin Frau Inge Röhmer.

Vielfältigen Wünschen und Anregungen entsprechend, ist die lokale Behandlung von Hautkrankheiten noch einmal ausführlicher dargestellt worden. Auch das strukturierte Register haben wir sorgfältig weiter ausgebaut und ergänzt.

Für unsere Studenten haben wir das Buch gefertigt. Neben der Stoffvermittlung möge auch Freude am gewählten Beruf aufkommen. Wir hoffen, daß sich unser Buch auch im Wandel der kommenden Jahre bestens bewährt.

Mannheim – Heidelberg, im Juli 1998   *Ernst G. Jung*

1 Unsere dynamische Haut

1.1 Makroskopische Struktur der Haut

Die Haut stellt die äußere Begrenzung des Menschen zu seiner Umwelt dar. Mit einer Gesamtfläche von 1,5–2 m², die von Größe und Gewicht abhängig ist, überzieht sie das Individuum. Sie wiegt 3,5–10 kg und ist damit eines der größten Organe. Das äußere Erscheinungsbild der Haut ist gekennzeichnet durch Furchen und Falten sowie Felder beziehungsweise Leisten. Grobe Furchen treten in Form von Bewegungsfurchen an den Gelenken auf und als mimische Furchen im Gesicht. Verliert die Haut durch Alterung oder Abmagerung ihre Elastizität, so entstehen ebenfalls Furchen und auch Falten. Durch feine Furchen, in deren Schnittpunkten die Haarfollikel liegen, wird das gesamte Integument mit Ausnahme der Palmae und Plantae in polygonale Felder eingeteilt, daher die Bezeichnung **Felderhaut.** Die Anordnung dieser Felder ist genauso individuell wie die der Papillarleisten in der **Leistenhaut** der Palmae und Plantae. Die Individualität der Papillarleistenmuster wird vielfältig von Anthropologen, Kriminologen und Genetikern benutzt. Unterbrechungen der Leisten kommen bei Dermatosen, wie zum Beispiel beim M. Darier *(16.10.2)*, vor.

Von klinischer Bedeutung sind die **Langer-Spaltlinien** der Haut (S 1). Sie werden bei kreisförmigen Exzisionen daran erkennbar, daß diese sich rasch elliptisch mit der Längsachse in Richtung dieser Linien verziehen.

> ▶ **Merke.** Die Schnittführung bei Operationen sollte längs dieser Spaltlinien verlaufen, da die Wunden weniger klaffen.

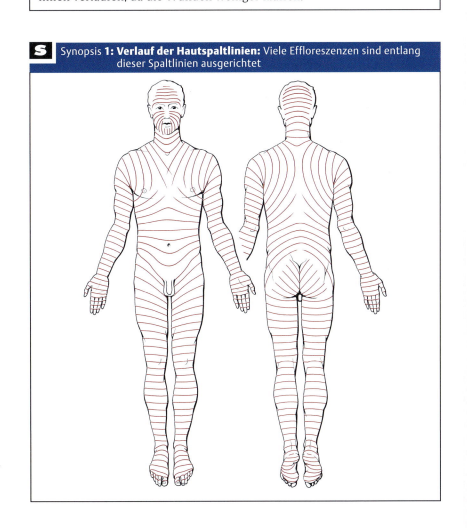

Synopsis 1: Verlauf der Hautspaltlinien: Viele Effloreszenzen sind entlang dieser Spaltlinien ausgerichtet

Blaschko-Linien zeichnen oft segmentären Dermatosen das Muster (S 2).

Auch die Effloreszenzen vieler Dermatosen ordnen sich in diesen Linien an. Verursacht sind die Langer-Spaltlinien durch die Struktur und Anordnung der Kollagen- und elastischen Fasern in der darunterliegenden Dermis.
Viele Genodermatosen und Naevi, aber auch manche erworbenen Dermatosen, folgen anderen Linien, den **Blaschko-Linien,** die weder mit Nerven- noch Gefäßverläufen der Haut übereinstimmen (S 2). Ihr Zustandekommen ist noch unklar.

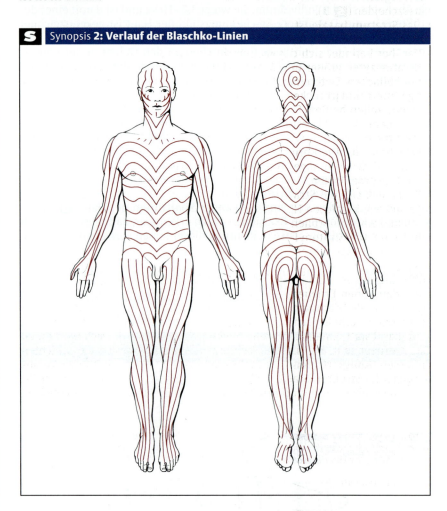

Synopsis 2: Verlauf der Blaschko-Linien

1.2 Mikroskopische Struktur und Differenzierung der Haut

1.2.1 Epidermis

▶ *Definition.* Die Epidermis ist ein mehrschichtiges, verhorntes Plattenepithel, dessen Dicke in Abhängigkeit von Lokalisation, Alter und Geschlecht zwischen 30 und 300 µm variiert. Die Haupt-Zellpopulation sind die Keratinozyten.

Daneben sind:
- Merkel-Zellen
- Melanozyten
- Langerhans-Zellen und
- Lymphozyten

1.2 Mikroskopische Struktur und Differenzierung der Haut

in wesentlich geringerer Zahl vorhanden. Zusätzlich kommen Nerven vor, jedoch **keine Gefäße.** Die Versorgung erfolgt durch Diffusion von der darunterliegenden gefäßreichen Dermis aus. Dermis und Epidermis sind miteinander dreidimensional verzapft. **Epidermale Reteleisten** ragen in die Dermis, und bindegewebige **dermale Papillen** liegen dazwischen.

- Reteleisten und dermale Papillen

Histologischer Aufbau. Im histologischen Bild sind mehrere Schichten zu unterscheiden (S 3).

- Das **Stratum basale** ist eine Schicht kubischer Zellen mit großen Kernen und relativ wenig Zytoplasma. Diese Zellen werden Basalzellen genannt.
- Darüber befindet sich das vielschichtige **Stratum spinosum**, in dem die Keratinozyten größer und polygonal werden und sich in höheren Schichten abflachen. Untereinander sind diese Zellen durch multiple stachelartige Interzellularbrücken, die Desmosomen, verbunden, weshalb sie auch Stachelzellen heißen. Die Verbreiterung, vornehmlich des Stratum spinosum, nennt man **Akanthose.**
- Das **Stratum granulosum** mit seinen Körnerzellen bildet eine bis mehrere Schichten aus. Die Körnerzellen enthalten basophile Keratohyalingranula und sind deutlich abgeflacht. **Hypergranulose** ist die Verbreiterung des Stratum granulosum.
- Es schließt sich das **Stratum corneum** an, bestehend aus ganz flachen, fest gepackten, kernlosen Hornzellen, die dicht gefüllt sind mit Tonofilamenten und einer amorphen Matrix. Die Dicke dieser Schicht beträgt zwischen 8–13 µm. Das Stratum lucidum, ausgeprägt an Palmae und Plantae, ist die unterste Zellage dieser Schicht, in der die Zellen optisch dichter erscheinen.

Die Epidermis ist ein klassisches **Proliferationsgewebe**, d.h. sie unterliegt einer dauernden Erneuerung. Die Mitosen erfolgen normalerweise nur im Stratum basale **(Kompartiment der Proliferation).** An Palmae und Plantae sowie unter pathologischen Bedingungen finden Zellteilungen jedoch auch suprabasal statt. Eine Tochterzelle bleibt basal erhalten, die sich nach ca. 20 Tagen erneut teilt. Die andere Tochterzelle wird in suprabasale Schichten entlassen **(Kompartiment der Differenzierung)** und wandert unter Veränderung ihrer Struktur (Stachelzelle, Körnerzelle, Hornzelle) zur Hautoberfläche, wo sie als Hornschuppe abgeschilfert wird. Diese komplexen Vorgänge

Histologisch ist die Epidermis ein mehrschichtiges verhorntes Plattenepithel (S 3) und besteht aus:
- **Stratum basale** (einschichtig),
- **Stratum spinosum** (vielschichtig),

- **Stratum granulosum** (ein- bis mehrschichtig),

- **Stratum corneum.**

Die **Epidermis ist ein Proliferationsgewebe**. Die Mitosen erfolgen im Stratum basale.

Unter gesetzmäßiger Veränderung ihrer Struktur durchwandern die Keratinozyten die suprabasalen Schichten bis zum Stratum corneum. Das ist die

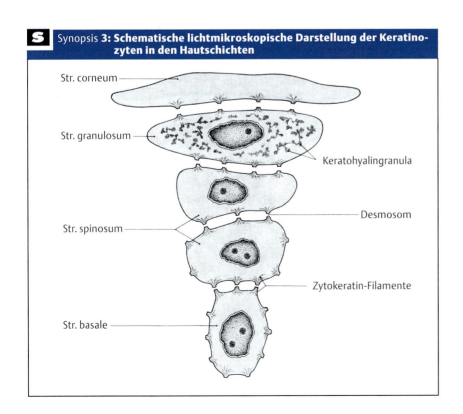

S Synopsis 3: Schematische lichtmikroskopische Darstellung der Keratinozyten in den Hautschichten

1 Unsere dynamische Haut

terminale epidermale Differenzierung. Die Turn-over-Zeit beträgt ca. vier Wochen.

Die epidermalen Zellpopulationen im einzelnen:

a) Keratinozyten
Die Verhornung, bei der ein kernloses Stratum corneum entsteht, nennt man **orthokeratotisch.**
Im Gegensatz dazu ist die Verhornung, bei der Kerne im Stratum corneum erhalten bleiben, **parakeratotisch.**

Keratine sind bereits in den Basalzellen in Form der Tonofilamente vorhanden. Diese Tonofilamente (Keratinfilamente) durchziehen die Keratinozyten (S 4).

Chemisch sind die Tonofilamente aus **Zytokeratin-Polypeptiden** aufgebaut.

Die **Desmosomen** sind die interzellulären Haftstellen, an denen auch die Tonofilamente ansetzen (S 5).

---

werden **terminale epidermale Differenzierung** genannt. Die Turn-over-Zeit vom Stratum basale bis zum Stratum granulosum beträgt normalerweise zwei bis drei Wochen, vom Stratum granulosum bis zur Hornschuppe nochmals zwei Wochen. Die Regulationsmechanismen der Epidermopoese und Differenzierung sind noch unbekannt. Es ist jedoch ein komplexes Zusammenspiel von Dermis und Epidermis.
Im folgenden sollen die epidermalen Zellpopulationen besprochen werden:

a) Keratinozyten

Die Keratinozyten, die im Laufe der terminalen Differenzierung ihre Gestalt wandeln (Basalzelle, Stachelzelle, Körnerzelle, Hornzelle) und schließlich als kernlose Zellfragmente das Stratum corneum bilden, sind das Parenchym der Epidermis. Diese Art der Verhornung, bei der ein kernloses Stratum corneum entsteht, nennt man **orthokeratotische Verhornung (»Orthokeratose«)**, im Gegensatz zur parakeratotischen Verhornung (**»Parakeratose«**), bei der in den Hornzellen des Stratum corneum Kerne erhalten bleiben. Parakeratotische Verhornung tritt unter manchen pathologischen Bedingungen auf.

Das **Keratin** ist als wesentlicher Bestandteil des Stratum corneum schon seit langem bekannt. Es entsteht nicht in den toten Zellen dieser Schicht, sondern ist bereits in den Basalzellen in Form der Tonofilamente (oder Keratinfilamente) vorhanden und wird im Laufe der terminalen Differenzierung lediglich biochemisch verändert. Im elektronenmikroskopischen Bild durchziehen die **Tonofilamente** gebündelt das Zytoplasma der Keratinozyten, ähnlich einem Netz, weshalb man sie auch als Zytoskelett bezeichnet. (S 4).
Der Filamentdurchmesser beträgt 7–10 nm, ihre Länge einige μm. Chemisch bestehen die Tonofilamente aus einer Familie von eng verwandten Polypeptiden, die **Zytokeratine** heißen. Sie werden in den Keratinozyten in einer spezifischen Kombination (beim Menschen 7 Polypeptide) und in einer bestimmten Reihenfolge im Laufe der Differenzierung exprimiert (die höhermolekularen Polypeptide werden erst im Stratum spinosum synthetisiert). Verankert sind die Tonofilamente an den **Desmosomen,** den interzellulären Haftplatten, die sich aus einem intrazellulären und einem extrazellulären Anteil zusammensetzen (S 5). An gegenüberliegenden Plasmamembran-Abschnitten lagern sich intrazellulär Plaques an, die als Veranke-

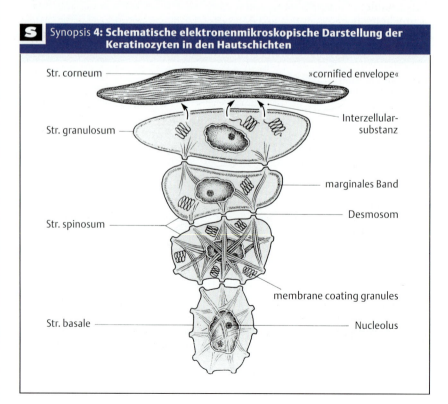

Synopsis 4: **Schematische elektronenmikroskopische Darstellung der Keratinozyten in den Hautschichten**

1.2 Mikroskopische Struktur und Differenzierung der Haut

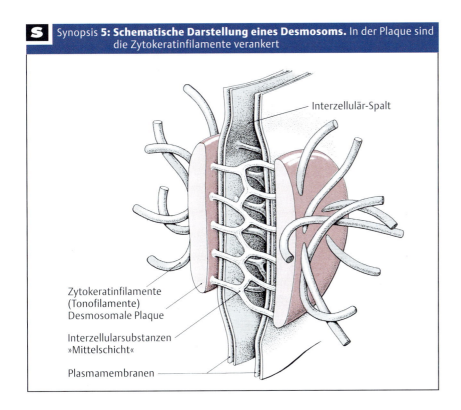

Synopsis 5: **Schematische Darstellung eines Desmosoms.** In der Plaque sind die Zytokeratinfilamente verankert

Labels: Interzellulär-Spalt; Zytokeratinfilamente (Tonofilamente); Desmosomale Plaque; Interzellularsubstanzen »Mittelschicht«; Plasmamembranen

rung der Tonofilamente dienen. Von dort ziehen transmembranöse glykoproteinreiche Filamente in den interzellulären Raum, wo sie elektronenmikroskopisch als sogenannte Mittelschicht erkennbar sind. Biochemisch sind die Desmosomen durch mehrere Proteine charakterisiert, wovon Desmoplakine und Cadherine (Desmogleine, Desmocolline) die Hauptkomponente sind. Im Laufe der Verlagerung der Keratinozyten ins Stratum corneum werden die Desmosomen gelöst und zwischen anderen Keratinozyten wieder neu gebildet. Daneben sind die üblichen zytoplasmatischen Zellorganellen (Mitochondrien, Golgiapparat, endoplasmatisches Retikulum, Ribosomen, Pinozytosevesikel und Lipidtropfen) in den Basalzellen vorhanden.

Die Keratinozyten oberhalb des Stratum basale unterliegen der **terminalen epidermalen Differenzierung**. Dieser Prozeß kann eingeteilt werden in Synthese-, Transformations- und Terminalstadium.

Am Anfang des **Synthesestadiums** der Keratinozyten im unteren Stratum spinosum steht eine deutliche Zunahme des Zytoplasmavolumens und der Zahl der Organellen, die Ausdruck einer intensiven Synthese sind (rauhes endoplasmatisches Retikulum, Ribosomen, Mitochondrien). Dieser Syntheseprozeß manifestiert sich im Auftreten der typischen epidermalen Differenzierungsprodukte: Dichtgebündelte Tonofilamente, membrane coating granules (Keratinosomen, Odland-Körper), Keratohyalingranula und marginales Band (S 4). Es werden zunächst intensiv Zytokeratin-Polypeptide synthetisiert, die ein höheres Molekulargewicht haben als die der basalen Keratinozyten und welche die dicht gebündelten Tonofilamente (Tonofibrillen) aufbauen. Die **Tonofilamente** zusammen mit den Desmosomen bewirken die mechanische Widerstandsfähigkeit der Epidermis. Die membrane coating granules, die spezifische Organellen verhornender Epithelien sind, treten im unteren Stratum spinosum auf. Sie sind lichtmikroskopisch nicht sichtbar (Durchmesser etwa 200 nm), lamelläre Körperchen, die von einer Plasmamembran umgeben und mit Lipiden angefüllt sind. Bei weiter fortgeschrittener Differenzierung, im Stratum granulosum, entstehen die **Keratohyalingranula**. Sie sind lichtmikroskopisch erkennbare (Durchmesser bis einige µm), amorphe und sehr irregulär geformte Partikel ohne umgebende Membran. Die Keratohyalingranula bestehen im wesentlichen aus Proteinen, ein wichtiges ist das histidinreiche Filaggrin. Die Funktion dieses Proteins ist noch unbekannt. Am Ende des Synthesestadiums bildet

---

Im unteren Stratum spinosum beginnt die **terminale epidermale Differenzierung.** Sie besteht aus drei Stadien

• **Synthesestadium**
Ausdruck dieses Syntheseprozesses ist das Auftreten der typischen epidermalen Differenzierungsprodukte:

**Tonofilamente,
membrane coating granules,**

bei weiterer Differenzierung
Keratohyalingranula

und am Ende des Synthesestadiums bildet sich das **marginale Band.**

• **Transformationsstadium**
Die Umwandlung vitaler Keratinozyten in tote Hornzellen erfolgt hier.

• **Terminalstadium**
Es bildet sich das Stratum corneum aus Hornzellen.

b) Die **Merkel-Zellen** kommen in der Basalschicht der Epidermis und der äußeren Wurzelscheide vor (**S 6**).

Typisch für die Merkel-Zellen sind neurosekretorische Granula.

Merkel-Zellen entstehen in der Epidermis.
Beim Erwachsenen gibt es maligne Merkel-Zelltumoren.

c) Melanozyten kommen in der Basalschicht der Epidermis und im Haarfollikel vor (**S 6**).

Sie enthalten **Melanosomen,** in denen Melanin synthetisiert und gespeichert wird. Sie geben die Melanosomen auch an benachbarte Keratinozyten ab.

Die sogenannte **epidermale Melanineinheit** ist die strukturelle und funktionelle Einheit aus einem Melanozyten und der von ihm versorgten Keratinozyten.

Melanozyten wandern in der Fetogenese von der Neuralleiste in die Haut ein.

d) Langerhans-Zellen
Sie kommen suprabasal in der Epidermis und in der äußeren Wurzel-

---

sich zuletzt das sogenannte **marginale Band,** das sich der Plasmamembran innen anlegt.

Daran schließt sich das **Transformationsstadium** an, d.h. die Umwandlung lebender Keratinozyten in tote Hornzellen, die sehr flach sind. Eingeleitet wird der Prozeß durch Enzymfreisetzung, wodurch alle Organellen lysiert werden. Die membrane coating granules werden in den Interzellularraum ausgeschleust, wo sie die fest verhaftende Interzellularsubstanz ergeben (**S 4**). Aus Keratohyalingranula entstehen im wesentlichen die amorphen Bestandteile des Stratum corneum. Das marginale Band wird dicht vernetzt zur sehr stabilen Hülle der Hornzellen (cornified envelope). Nach weiteren Umbauprozessen folgt schließlich das **Terminalstadium.** Aus Hornzellen bildet sich das äußere Stratum corneum, welches degradierte Filamente, Zellhüllenreste der Hornzellen und amorphe Substanzen umfaßt.

b) Merkel-Zellen

Die Merkel-Zellen sind einzeln oder gruppiert in der Basalschicht der Epidermis und der äußeren Wurzelscheide liegende Zellen mit ovalärer Form und kurzen Fortsätzen (**S 6**). Ihre Dichte variiert zwischen 20 und 300/mm^2, besonders zahlreich sind sie in den Fingerbeeren und Zehenballen. Charakteristisch sind ihre von einer Membran umgebenen Granula mit elektronendichtem Zentrum (neurosekretorische Granula; Durchmesser 100 nm). Der elektronenmikroskopische Nachweis dieser Granula erlaubt die Identifizierung dieser Zellen, die lichtmikroskopisch als solche nicht erkennbar sind. Ihr Zytoplasma wird von locker gebündelten Zytokeratinfilamenten durchzogen, die sich biochemisch völlig von den Zytokeratinfilamenten der Keratinozyten unterscheiden und den Filamenten von Drüsenepithelien entsprechen. Die Merkel-Zellen sind mit benachbarten Keratinozyten durch Desmosomen verbunden (**S 6**). Die epidermalen Merkel-Zellen des Erwachsenen sind teils mit einem Neuriten synapsenartig assoziiert. Dieser Merkel-Zell-Axon-Komplex könnte eine Perzeptionsfunktion haben. Beim Menschen wird seit langem eine langsam adaptierende Mechanorezeption postuliert, wofür Beweise jedoch fehlen. Ebenso ist der Inhalt der spezifischen Granula und deren endokrine oder parakrine Funktion noch unbekannt. Embryologische Untersuchungen sprechen für die Entstehung der Merkel-Zellen innerhalb der Epidermis. Maligne Merkel-Zelltumoren sind bekannt.

c) Melanozyten

Die Melanozyten sind in der Basalschicht der Epidermis, in der äußeren Wurzelscheide und im Bulbus des Haarfollikels lokalisiert. Ihre Dichte ist individuell und lokalisationsabhängig sehr stark variabel. Durchschnittlich beträgt sie 1100–1500/mm^2. Vereinzelte Melanozyten kommen auch in der Dermis vor. Lichtmikroskopisch sind diese großen hellen Zellen mit Dendriten oft nicht sicher zu erkennen. Sie lassen sich jedoch elektronenmikroskopisch anhand der charakteristischen, pigmentierten, strukturlosen Organellen, der **Melanosomen,** oder deren pigmentlosen Vorstufen, den Prämelanosomen, identifizieren (**S 6**). Ihr Zellkern ist groß, der Golgiapparat, wie bei allen sekretorisch aktiven Zellen, gut entwickelt. Daneben sind ultrastrukturell Filamente erkennbar, die biochemisch als Vimentinfilamente charakterisiert wurden. Desmosomen zu benachbarten Keratinozyten sind nicht vorhanden.

Die Melanozyten synthetisieren und speichern das Hautpigment, Melanin, in den Melanosomen und geben die Melanosomen auch an die benachbarten Keratinozyten ab. Sie sind somit sekretorisch aktive Zellen. Die strukturelle und funktionelle Einheit aus Melanozyt und der mit ihm verbundenen Keratinozyten heißt **epidermale Melanineinheit.** Im Mittel versorgt ein Melanozyt 36 Keratinozyten.

Die Melanozyten wandern im Laufe des dritten Fetalmonats von der Neuralleiste in die Haut ein.

d) Langerhans-Zellen

Die Langerhans-Zellen sind ebenfalls dendritische Zellen, die suprabasal in der Epidermis und in der äußeren Wurzelscheide des Haarfollikels oberhalb

1.2 Mikroskopische Struktur und Differenzierung der Haut

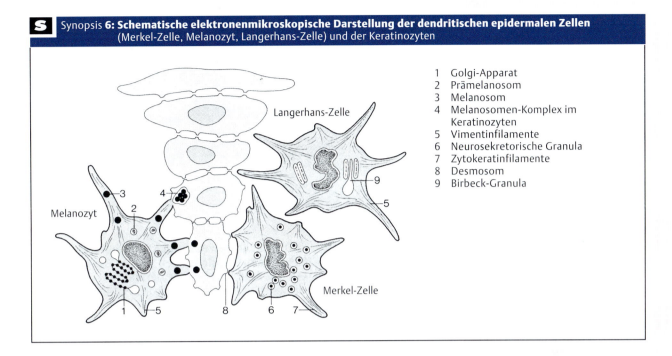

Synopsis 6: Schematische elektronenmikroskopische Darstellung der dendritischen epidermalen Zellen (Merkel-Zelle, Melanozyt, Langerhans-Zelle) und der Keratinozyten

1 Golgi-Apparat
2 Prämelanosom
3 Melanosom
4 Melanosomen-Komplex im Keratinozyten
5 Vimentinfilamente
6 Neurosekretorische Granula
7 Zytokeratinfilamente
8 Desmosom
9 Birbeck-Granula

des Ansatzes des Musculus arrector pili lokalisiert sind. Ihre Dichte ist sehr variabel. Im Mittel beträgt sie 450/mm^2 Haut. Lichtmikroskopisch ist ihre Darstellung sehr schwer. Sie werden elektronenmikroskopisch anhand ihrer eingekerbten Kerne und der charakteristischen Granula, der **Birbeck-Granula** identifiziert, die tennisschlägerartig geformt und etwa 1 μm lang sind (S 6). Im Zytoplasma sind reichlich Mitochondrien und wenige locker angeordnete Vimentinfilamente vorhanden. Mit den benachbarten Keratinozyten sind sie nicht durch Desmosomen verbunden.

In letzter Zeit wurden Antikörper hergestellt, die eine immunfluoreszenzmikroskopische Darstellung der Langerhans-Zellen erlauben. Dies gelingt zum Beispiel durch Antikörper gegen die Vimentinfilamente, ihr Zytoskelett oder durch Antikörper gegen Zellmembranantigene unreifer T-Lymphozyten (T-6, die in der Epidermis nur auf den Langerhans-Zellen vorkommen).

Langerhans-Zellen entstehen aus Monozyten, die vom Knochenmark in die Haut einwandern und sich dort zu Langerhans-Zellen differenzieren. Sie spielen bei der Entstehung von allergischen Typ-IV-Reaktionen (z.B. allergisches Kontaktekzem) eine wesentliche Rolle bei der Antigenpräsentation.

1.2.2 Dermoepidermale Junktionszone

Die **Basalmembranen** sind ubiquitäre extrazelluläre Matrixstrukturen, die unterschiedliche Gewebe trennen. Ihre Aufgaben sind vielfältig. Sie kontrollieren den Austausch von Zellen und Molekülen zwischen verschiedenen Geweben. Sie spielen auch eine Rolle bei Wundheilungsprozessen und bei der Tumorinvasion und -metastasierung.

Die Basalmembran der Epidermis ist eine dünne Lamelle (Durchmesser 30–150 nm), die aus zwei Hauptschichten, der Lamina lucida und der Lamina densa besteht (S 7). Anchoring fibrils und Mikrofibrillenbündel verbinden die Lamina densa mit der Dermis, Verankerungsfilamente mit der Plasmamembran der Basalzellen. Diese Basalzellen der Epidermis haften durch Hemidesmosomen (Halbdesmosomen) an der Lamina lucida. Beide Laminae sowie anchoring fibrils, Mikrofibrillen, dermale feine Kollagenfasern und Matrix zusammen bilden die lichtmikroskopisch sichtbare Basalmembran, die der dermoepidermalen Junktionszone entspricht. Unter pathologischen Bedingungen findet im Bereich der Junktionszone eine Form der Blasenbildung (subepidermale Blasen) statt. Elektronenmikroskopische Untersuchungen zeigten, daß die Abtrennung der Epidermis in mehreren

---

scheide des Haarfollikels vor. Schematisch dargestellt in S 6.

Typisch sind **Birbeck-Granula**.

Langerhans-Zellen entstammen dem Knochenmark. Sie spielen eine Rolle bei manchen allergischen Reaktionen (z.B. allergisches Kontaktekzem).

1.2.2 Dermoepidermale Junktionszone

Die **Basalmembranen** kontrollieren als Grenzmembranen den Austausch von Zellen und Molekülen.
Struktur siehe S 7.

In der dermoepidermalen Junktionszone erfolgt die subepidermale Blasenbildung.

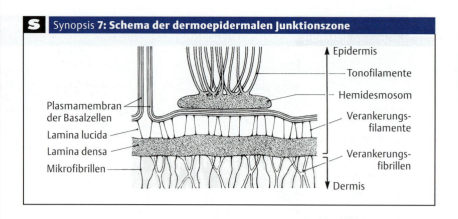

Ebenen: im Bereich der Fibrillen, zwischen oder innerhalb der Laminae oder in der oberen Dermis erfolgen kann. In allen Fällen sind es lichtmikroskopisch subepidermale Blasen. Die Unterteilung der Dermatosen mit subepidermaler Blasenbildung erfolgt nach der exakten Lokalisation der Trennebene innerhalb der Junktionszone (**S** 41; *Kap. 12*).

Häufig ist die **Blasenbildung** durch autoimmunologische Prozesse bedingt, wobei Komponenten der einzelnen Schichten als Antigene wirken. Die biochemischen Hauptkomponenten sind Typ-IV-Kollagen, Laminin, Heparansulfat-Proteoglykane, Fibronektin und bullöses Pemphigoid-Antigen.

1.2.3 Haarfollikel

▶ *Definition.* Als Haarfollikel bezeichnet man das Haar selbst zusammen mit seiner Wurzel, Talgdrüse und dem Musculus arrector pili.

Die Haare haben beim Menschen keine wesentliche biologische Funktion mehr zu erfüllen, dennoch spielen sie aus ästhetischen Gründen eine wichtige Rolle.

Entwicklung. Schon im frühen Fetalstadium um die 12. Schwangerschaftswoche sprossen Epidermiszapfen in die Dermis ein, an ihrer Spitze verdichtet sich das Mesenchym zur Haarpapille. Schließlich umhüllt der Epidermiszapfen die Papille, die später als gefäß- und nervenführendes Organ der Ernährung dient. Beide zusammen werden Bulbus genannt, der somit epitheliale und mesenchymale Anteile vereint. Das die Papille umgebende Epithel ist die Haarmatrix, die das Haar bildet. Ab etwa der 20. Schwangerschaftswoche sind im Follikel Lanugohaare enthalten. **Nach der Geburt entstehen keine neuen Follikel mehr.** Die Haarfollikel durchlaufen dann Zyklen mit Haarwachstum und -ausfall.

Haartypen. Die fetalen **Lanugohaare** werden nach der Geburt durch **Velushaare**, die pigmentarm und marklos sind, ersetzt. Erst nach der Pubertät entsteht unter hormonellem Einfluß das **Terminalhaar** im Bereich des Caput, der Axillen, der Genitalregion, an den Brauen und Wimpern sowie weniger dicht an den Extremitäten und am Stamm. Dieses Haar ist dicker und markhaltig.

Aufbau des Haarfollikels. Der Follikel besteht aus dem **Haarschaft**, dem aus der Hautoberfläche herausragenden Haaranteil, **der Wurzel**, die in der Haut liegt, sowie den **Wurzelscheiden** und dem bindegewebigen **Haarbalg** (**S** 8).

Im **Haarschaft**, der totes, differenziertes Gewebe ist, findet sich zentral das Mark (Medulla), das aus avitalen, großen, polygonalen Zellen besteht. Bei kindlichen und dünnen Haaren fehlt es. Peripher schließt sich die verhornte Wurzelrinde (Kortex) an. Ihre längsorientierten spindeligen Zellen sind in

1.2 Mikroskopische Struktur und Differenzierung der Haut

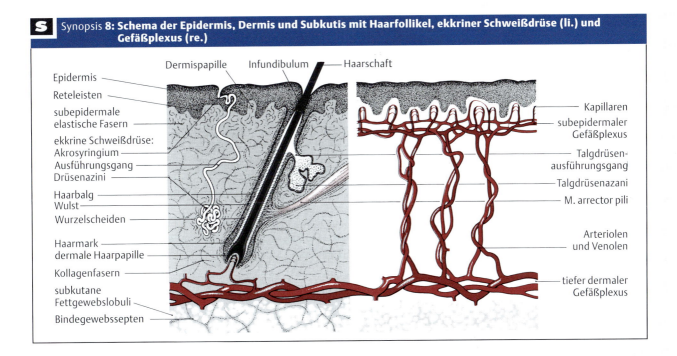

Synopsis 8: Schema der Epidermis, Dermis und Subkutis mit Haarfollikel, ekkriner Schweißdrüse (li.) und Gefäßplexus (re.)

differenziertem Zustand angefüllt mit massenhaft gebündelten Keratinfilamenten, die sich chemisch deutlich von den epidermalen Zytokeratinfilamenten unterscheiden, und mit amorpher Matrix. Daneben beinhalten sie Melanosomen. Bedeckt wird die Rinde vom Oberhäutchen (Kutikula), das aus flachen gewölbten Hornzellen besteht, die eine dachziegelartige Anordnung zeigen. Die **Haarwurzel**, deren unterster aufgetriebener Anteil der Bulbus ist, beinhaltet mesenchymale und epitheliale Anteile. Mesenchymal sind die ganz an der Basis lokalisierte dermale Haarpapille und die damit in Verbindung stehende äußerste bindegewebige Hülle des Follikels, die auch **Haarbalg** genannt wird (S 8). Epithelial sind alle übrigen Bestandteile des Follikels. Die sich im Bulbus um die Haarpapille herum befindlichen, kleinen, wenig differenzierten Matrixzellen sind das germinative Epithel, dessen Zellen sich etwa zweimal pro Tag teilen. Daraus differenzieren sich der Haarschaft (siehe oben) und die **innere Wurzelscheide**, die verhornt und in Höhe der Talgdrüsenmündung abbröckelt.

Nach außen schließt sich die aus 2–6 Schichten plattenepithelialer Zellen bestehende, **äußere Wurzelscheide** an, die kontinuierlich in die Epidermis übergeht und wie diese von der Basalmembran umgeben wird (S 8). Man unterscheidet drei Abschnitte, den oberflächlichen Abschnitt oberhalb der Talgdrüsenmündung (Infundibulum), der wie die Epidermis differenziert, einen mittleren Abschnitt, der sich bis zum Bulbus erstreckt und den tiefsten Abschnitt, der den Bulbus umschließt. Im mittleren Abschnitt ist der sog. Wulst lokalisiert, wo sich wahrscheinlich die Stammzellen des Haarfollikels befinden. Die beiden letzteren Abschnitte zeigen keine epidermale Verhornung.

In den Follikel mündet eine Talgdrüse (S 8) und an manchen Lokalisationen auch eine apokrine Drüse (S 9).

1.2.4 Drüsen der Haut

In der Haut kommen die bereits erwähnten, mit dem Haarfollikel verbundenen Talg- und apokrinen Drüsen vor und daneben sehr zahlreich ekkrine Schweißdrüsen ohne Beziehung zum Haarfollikel.

a) Talgdrüsen

Die Talgdrüsen sind lobulär aufgebaute Drüsen ohne Lumen, die **holokrin** sezernieren und in den Haarfollikelkanal einmünden. Am aktivsten und

---

Die Matrixzellen des unteren Bulbus (um die dermale Haarpapille) sind das germinative Epithel, dessen Zellen sich teilen und in Haarschaft und innere Wurzelscheide differenzieren.

1.2.4 Drüsen der Haut

Es gibt Talg- und apokrine Drüsen (mit dem Haarfollikel verbunden) und ekkrine Schweißdrüsen.

a) Talgdrüsen
Sie kommen am gesamten Integument vor.

1 Unsere dynamische Haut

Synopsis 9: Verteilung der ektopischen Talgdrüsen und der apokrinen Drüsen

Verteilung von:

● ektopischen Talgdrüsen;

○ apokrinen Drüsen

Sie sezernieren holokrin ein Gemisch aus Triglyzeriden, Fettsäuren und Wachsestern in den Haarfollikelkanal. Die verminderte Talgproduktion ist eine **Sebostase,** die vermehrte eine **Seborrhö.**
Die Verteilung von ektopischen Talgdrüsen, die nicht an Haarfollikel gebunden sind, zeigt 🅢 9.

größten sind sie im Gesicht und am oberen Thorax. Die durch Zellteilung aus den äußeren Basalzellen entstandenen Tochterzellen wandern innerhalb von zwei Wochen zum Talgdrüsenausführungsgang. Im Laufe dieser talgigen Differenzierung wird das Zytoplasma zunehmend mit Lipoidtröpfchen ausgefüllt, das Zellvolumen nimmt zu, während die Organellen untergehen. Schließlich platzt die Zelle unter Freisetzung des Talges. Der Talg ist ein gelbliches, dünnflüssiges Gemisch aus Triglyzeriden, Fettsäuren und Wachsestern. Er dient der Einfettung der Hautoberfläche und der Haare. Bei verminderter Talgproduktion werden Haut und Haare trocken. Dies wird als **Sebostase** bezeichnet. Die vermehrte Talgproduktion heißt **Seborrhö**. Die Ernährung hat kaum Einfluß auf die Talgproduktion.
Es gibt auch ektopische (freie) Talgdrüsen, die nicht follikelgebunden sind, und vornehmlich in der Mund- und Lippenschleimhaut, am Präputium und an den Labia minora lokalisiert sind (🅢 9).

b) Apokrine Drüsen
Zur Verteilung siehe 🅢 9.
Die apokrinen Drüsen gehören zum Haarfollikel. Beim Menschen beschränkt sich das Vorkommen auf
– den Anogenitalbereich
– die Axillen
– die Perimamillarregion
– den Gehörgang.

Sie sezernieren ein fettiges Sekret in das Infundibulum des Haarfollikels. Die Sekretion ist hormonell abhängig. Das Sekret ist geruchlos. Der typische »apokrine Schweißgeruch« entsteht erst durch bakterielle Zersetzung.

b) Apokrine Drüsen
Die **apokrinen** Drüsen entstehen im vierten Schwangerschaftsmonat als Ausstülpung des Haarfollikels und gehören damit zum Follikelapparat. Beim Menschen kommen sie nur im Anogenitalbereich, am Nabel, in den Axillen sowie in der Perimamillarregion und im Gehörgang vor (🅢 9). Es handelt sich um knäuelartig geformte Drüsen im tiefen Corium mit weiten Endstücken, die aus inneren sekretorischen Zellen und äußeren Myoepithelzellen bestehen. Der Ausführungsgang verläuft gestreckt und mündet oberhalb des Talgdrüsenausführungsgangs in das Infundibulum des Haarfollikels.
Sie sezernieren ein wenig visköses Sekret, das vornehmlich Fette enthält. Das Sekret ist damit kein Schweiß im eigentlichen Sinn, weshalb die Bezeichnung apokrine Drüse zu bevorzugen ist. Die Sekretion ist hormonell abhängig. Sie beginnt erst in der Pubertät und ist im Alter eingeschränkt. Das Sekret ist geruchlos. Der typische »apokrine Schweißgeruch«, z.B. der Axillen, entsteht erst durch bakterielle Zersetzung des Sekretes an der Hautoberfläche. Die Funktion der apokrinen Drüsen beim Menschen ist unbekannt. Bei Tieren spielen sie eine Rolle beim Sexualverhalten.

c) Ekkrine Schweißdrüsen
Sie kommen am gesamten Integument vor, besonders zahlreich an Palmae und Plantae.

c) Ekkrine Schweißdrüsen
Ekkrine Schweißdrüsen entstehen ab der 15. Schwangerschaftswoche aus Epidermisknospen ohne Beziehung zu Haarfollikeln. Sie kommen am gesamten Integument vor, besonders zahlreich in der Leistenhaut der Pal-

mae und Plantae. Ihre Gesamtzahl wird auf etwa 2 Mill. geschätzt. Es sind Drüsen mit stark geknäuelten Endstücken aus hellen und dunklen sekretorischen Zellen und umgebenden Myoepithelzellen im tiefen Corium, einem gestreckten dermalen Ausführungsgang und einem spiralig gewundenen intraepidermalen Ausführungsgang, der Akrosyringium genannt wird. An Palmae und Plantae sind die Mündungen auf dem Grat der Leisten mit der Lupe erkennbar.

Der Schweiß ist eine wäßrige Salzlösung, die vorwiegend Natriumchlorid enthält. Die Funktion der Schweißdrüsen liegt in der Thermoregulation durch Erzeugung von Verdunstungskälte an der Hautoberfläche. Daneben führen auch emotionale Reize zur Schweißproduktion.

> Ekkrine Schweißdrüsen sezernieren den Schweiß, eine wäßrige Natriumchloridlösung. Sie dienen der Thermoregulation.

1.2.5 Dermis

Die Dermis ist das unter der Epidermis gelegene Bindegewebe, das sich in die Tiefe bis zum subkutanen Fett erstreckt (◨ 8). Die Dicke der Dermis ist sehr variabel in Abhängigkeit von der Lokalisation. Ihre **Hauptkomponenten** sind Zellen und Bindegewebsfasern, die in eine gelartige Grundsubstanz eingebettet sind:

> **1.2.5 Dermis**
>
> Die Dermis ist das Bindegewebe unter der Epidermis (◨ 8).
> Ihre **Hauptkomponenten** sind:

a) Dermale Zellen

Die dominierenden Zellen sind die **Fibroblasten** (ihre inaktive Form wird Fibrozyt genannt). Es sind spindelförmige Zellen mit langen Zellfortsätzen, die ein Netz bilden. Ihr ausgeprägtes rauhes endoplasmatisches Retikulum und der sehr gut entwickelte Golgiapparat sprechen für hohe Syntheseaktivität. Sie synthetisieren die Fasern und die Matrix der Dermis.

Recht zahlreich sind auch **Histiozyten**. Ihre Vorläufer, die Monozyten, wandern vom Knochenmark über die Blutbahn ein und differenzieren in der Dermis zu Histiozyten. Die aktive phagozytierende Form des Histiozyten, die viele Lysosomen enthält, wird Makrophage genannt. Sie phagozytieren und speichern abgestorbene Zellen, anfallende Abbaustoffe wie Melanin, Fette, Proteine. Sie speichern auch Antigene, produzieren Interferon und nehmen an immunologischen Reaktionen teil.

Die **Mastzellen** sind in der gesamten Dermis verstreut. Es sind große Zellen, die neben den üblichen Organellen lange Mikrovilli und nach Toluidin-Blau-Färbung metachromatische Granula erkennen lassen. Diese charakteristischen Granula enthalten u.a. Histamin, Heparin und Serotonin, welche eine wichtige Rolle bei der Entstehung allergischer und anderer entzündlicher Prozesse in der Dermis spielen, sowie Wachstumsfaktoren.

Daneben kommen in der Dermis wenige Melanozyten vor.

> **a) Dermale Zellen**
> **Fibroblasten:** Sie synthetisieren Fasern und amorphe Matrix.
>
> **Histiozyten (Makrophagen):** Sie phagozytieren und sind immunologisch aktiv.
>
> **Mastzellen:** Sie vermitteln allergische und entzündliche Reaktionen. Sie enthalten u.a. Histamin, Heparin und Serotonin.
>
> In der Dermis kommen auch wenige Melanozyten vor.

b) Dermale Fasern

Die wichtigsten Fasern der Dermis sind die **Kollagenfasern,** die sich aus Kollagenfibrillen zusammensetzen. Sie formen ein Netzwerk, das vornehmlich parallel zur Hautoberfläche ausgerichtet ist (◨ 8).

Elektronenmikroskopisch zeigen die Kollagenfibrillen eine typische Querstreifung (Periode etwa 70 nm). Biochemisch bestehen sie aus Kollagen, dem wichtigsten Strukturprotein des Bindegewebes überhaupt. Das Molekulargewicht beträgt 290 000. Jeweils drei Polypeptidketten, wobei jede dritte Position durch Glycin und jede fünfte durch Prolin (oder Hydroxyprolin) besetzt ist, sind zu einer Tripelhelix verdrillt. Die Synthese verläuft bis zur Tripelhelix, die Prokollagen genannt wird, intrazellulär in den Fibroblasten. Erst das Prokollagen wird aus der Zelle abgegeben. Im Extrazellularraum entsteht nach enzymatischer Abspaltung terminaler Peptide das Kollagen, das dann zu Fibrillen vernetzt wird. Die Fibrillen wiederum aggregieren zu den Kollagenfasern.

Die Kollagene verschiedener Bindegewebsformen wie Dermis, Knochen, Knorpel sind biochemisch nicht identisch. Ihre Prokollagenmoleküle sind aus unterschiedlichen Polypeptidketten aufgebaut. Es sind mindestens 7 Kollagene bekannt (Typ-I–VII-Kollagen). In der Dermis herrscht Typ-I-Kollagen vor, daneben kommt auch Typ-III-Kollagen vor.

Die Kollagenfasern bedingen die mechanische Stabilität der Dermis.

> **b) Dermale Fasern**
> Die wichtigsten Fasern sind die **Kollagenfasern.** Kollagen ist mengenmäßig das Haupt-Strukturprotein des Bindegewebes (◨ 8).
>
> Die Kollagenfasern bedingen die mechanische Stabilität der Dermis.

Die Routinefärbung der Kollagenfasern erfolgt mit Eosin.

Die **Retikulinfasern** (auch Retikulumfasern oder wegen ihrer Anfärbbarkeit durch Silber auch argyrophile Fasern genannt) sind sehr zarte Fasern, die die Hautanhangsgebilde sowie die Basalmembran umgeben. Wahrscheinlich stellen sie eine andere Art von Kollagenfasern dar, aufgebaut allein aus Typ-III- Kollagen.

Die **elastischen Fasern** sind neben den Kollagenfasern, mit denen sie häufig verbunden sind, die wichtigsten Fasern. Sie sind im gesamten Corium verteilt. Subepidermal bilden sie ein feines Netz, den Elastikaplexus (▶ vgl. ⚄ 8), in der tieferen Dermis hingegen bilden sie gewellt verlaufende Bänder. Elastische Fasern sind besonders zahlreich im Gesicht und im Nacken. Ihre Dimensionen sind sehr variabel, teils sind sie nach speziellen Färbungen (Orcein, Resorcin-Fuchsin) lichtmikroskopisch erkennbar. Ultrastrukturell setzen sie sich aus zwei Komponenten zusammen, einem hohen amorphen Anteil (vorherrschendes Protein: Elastin) und fibrillären Strukturen. Die Fibrillen dienen als Gerüst, an dem sich die Elastinmoleküle in einer Faserstruktur ausrichten können

Die elastischen Fasern sind für die Festigkeit und Elastizität der Dermis wesentlich verantwortlich. Auf welche Weise dies erreicht wird, ist noch unklar. Ab dem 30. Lebensjahr werden sie reduziert, was die schlaffe Altershaut mitbedingt.

Als letzte Faserart sind noch die »**anchoring fibrils**« zu erwähnen. Sie ziehen von der Lamina densa der Basalmembran zu Kollagenfasern in der obersten Dermis. Es sind einzelne quergestreifte Fibrillen, deren chemische Natur unbekannt ist. Ihre Hauptfunktion ist die Verankerung der Epidermis in der Dermis (⚄ 7).

c) Dermale Matrix

> ▶ **Definition.** Die Zellen und Fasern sind eingebettet in ein poröses Gel, das sich aus vielen Komponenten zusammensetzt. Das Gerüst bilden Proteoglykane, fadenartige Makromoleküle mit polysaccharidhaltigen Seitenketten.

Die Poren des Gels sind angefüllt mit Wasser, Proteinen, Kohlenhydraten, anorganischen Ionen, Histamin sowie Serotonin. Die Bewegungen dieser Moleküle und auch der Zellen und Fasern in der Dermis werden durch die Porengröße und elektrische Spannungsgradienten reguliert.

Histologischer Aufbau. Die beschriebenen Fasern und Zellen der Dermis sind in zwei Schichten angeordnet: Stratum papillare und Stratum reticulare. Das oberflächliche schmale **Stratum papillare** erstreckt sich in die Räume (Dermispapillen) zwischen den epidermalen Reteleisten (⚄ 8). Es überwiegen Matrix, Zellen und Kapillaren (siehe unten), die Fasern treten in den Hintergrund. Die feinen elastischen Fasern bilden einen papillären Elastikaplexus, und zarte Retikulumfasern ziehen in die Basalmembran.

Das breite **Stratum reticulare** ist vollgepackt mit kräftigen Kollagenfaserbündeln und elastischen Fasern, die in dicken, gewellten Bändern angeordnet sind. Zellen und Blutgefäße sind rar. Im tiefen Stratum reticulare entspringen die Haarfollikel sowie die Schweißdrüsen, deren Ausführungsgänge die Dermis durchziehen (⚄ 8).

Darunter schließt sich die Tela subcutanea an, das **Unterhautfettgewebe.** Es besteht aus Fettgewebe, das durch lockeres, lamellär angeordnetes Bindegewebe unterteilt wird.

Blutgefäß-Plexus und Nerven. Die Dermis enthält ein ausgedehntes System von **Blutgefäßen.** Es sind zwei parallel zur Hautoberfläche gelegene Plexus, ein **tiefer dermaler** und ein **oberflächlicher subpapillärer Plexus,** zu unterscheiden. Der tiefe dermale Plexus besteht aus kleinen bis mittelgroßen Arterien und Venen und verläuft an der Grenze zur Subkutis. Er gibt viele zur Oberfläche verlaufende Arteriolen ab (⚄ 8). Diese Arteriolen versorgen den subpapillären Plexus, aus dem in jede Dermispapille Schlingen ziehen. Jede Dermis-Papille enthält demnach Papillarschlingen von 0,2 bis 0,4 mm Länge. Zusätzlich kommen in der Dermis im Bereich der Akren noch arteriovenöse Anastomosen vor, die eine Umgehung der Kapillaren ermöglichen. Damit kann der Blutdurchfluß reguliert werden. Neben der metabolischen Versorgung von Dermis und Epidermis dient dieses Gefäßsystem der Temperatur- und Blutdruckregulation des Körpers.

In der Haut treten weitverzweigt sensible und vegetative **Nerven** auf, die in der oberen Dermis vornehmlich marklos, in der tieferen Dermis dagegen markhaltig sind. In der behaarten Körperhaut sind reichlich Pinkus Haarscheiben vorhanden als Mechanorezeptoren. In der Leistenhaut, insbesondere der Fingerbeeren und Zehenballen, kommen in den Dermispapillen Meissner-Tastkörperchen vor, das sind mit Nervenfasern assoziierte, birnenförmig geformte Zellen, die als Tast- und Druckrezeptoren dienen.

> Die Gefäß-Plexus dienen der metabolischen Versorgung der Haut und der Temperatur- und Blutdruckregulation des Körpers.

> In der Haut kommen sensible und vegetative **Nerven** vor.

1.3 Funktionen der Haut

Schutzfunktion. Die Haut bietet einen ausgezeichneten Schutz vor **mechanischen** Einwirkungen, da sie stark elastisch und verformbar ist, zugleich aber auch eine große Zugfestigkeit aufweist. Zugfestigkeit, Dehnbarkeit und Elastizität können an Hautstreifen gemessen werden.

Durch das Stratum corneum, ihre Dicke und ihren von den Talgdrüsen produzierten Fettfilm verhindert die Haut teilweise das Eindringen von **chemischen** Agenzien. Die Hautoberfläche reagiert sauer (pH 5,7). Dieser sogenannte Säureschutzmantel hat eine Pufferkapazität.

Eine sehr bedeutende Aufgabe der Epidermis ist der Schutz vor **Austrocknung.** Man errechnet eine Wasserverdunstung von 20 l pro Tag bei einem Menschen ohne Epidermis, deshalb ist bereits bei relativ kleinflächigen Hautläsionen eine Flüssigkeitssubstitution nötig.

Auch gegenüber **Strahleneinwirkungen** bietet die Haut Schutz. Sie reflektiert den größten Teil des Lichtes. Der Rest wird absorbiert und verursacht photochemische Reaktionen, die in unterschiedlicher Weise schädigen. Die Schutzmechanismen der Haut bestehen aus ihrer Möglichkeit zur Melaninsynthese, zur Reparatur der lichtbedingten DNA-Schäden sowie zur Akanthose und Hyperkeratose der Epidermis (Lichtschwiele).

Entsprechend der individuell sehr unterschiedlichen Hautreaktion auf Exposition mit Sonnenlicht (30 Min.) ist der **Hauttyp des Menschen** bestimmt:

> **1.3 Funktionen der Haut**

> **Schutzfunktion** Die Haut bietet eine mechanische und chemische Schutzfunktion und schützt vor Austrocknung, Hitze- und Lichteinwirkung.

Hauttyp I:	immer Erythem, keine Bräunung
Hauttyp II:	immer Erythem, manchmal Bräunung
Hauttyp III:	manchmal Erythem, immer Bräunung
Hauttyp IV:	kein Erythem, immer Bräunung
Hauttyp V:	dunkelhäutige Rassen
Hauttyp VI:	Schwarze

> ◀ **Zum Hauttyp des Menschen**

Austauschfunktion. Die Wärmeabgabe an die Umgebung, um die Körpertemperatur aufrechtzuerhalten, ist die wichtigste Austauschfunktion der Haut. Dabei ist der Wärmeabstrom durch Verdunstung von Schweiß (glanduläre, sensible Wasserabgabe) und von Wasser, das durch die Hautoberfläche diffundiert (insensible Wasserabgabe), bei weitem am wichtigsten. Die trockene Wärmeabgabe durch Leitung und Konvektion sowie Strahlung ist deutlich geringer. Die Strahlung kann bei sehr kalten Lufttemperaturen und Sonnenbestrahlung auch umgekehrt in das Körperinnere gerichtet sein.

Der Austausch von Gasen, Schlacken oder Nahrungsstoffen spielt beim Menschen keine Rolle mehr. Eine Bedeutung hat lediglich die perkutane Resorption großflächig aufgetragener Substanzen, besonders wenn diese gut fettlöslich sind. Die Resorption kann über die Epidermis, die Haarfollikel oder über die Schweißdrüsen erfolgen (z.B. therapeutische Wirkstoffe, Allergene). Dagegen werden wasserlösliche Substanzen, wie zum Beispiel Zucker oder Elektrolyte, kaum resorbiert. Die verhornte Epidermis ist für die Resorption vieler Stoffe ein starkes Hindernis. Hingegen ist die Resorption leichter möglich durch die tiefen Anteile des Haarfollikels, die kein Stratum

> **Austauschfunktion** Die wichtigste Austauschfunktion der Haut ist die Wärmeabgabe an die Umgebung. Dies geschieht durch Schweißbildung und Wasserdiffusion.

corneum aufweisen. Die Passage durch die Schweißdrüsen spielt lediglich für Wasser eine gewisse Rolle.

Reizaufnahme   Die Haut kann Tast-, Temperatur- und Schmerzempfindungen vermitteln.

Der **Tastsinn** wird durch verschiedene Endkörperchen vermittelt.

Die **Temperatur-Rezeption** erfolgt durch freie Nervenendigungen. Es existieren Kälte- und Wärmerezeptoren.

Der **Schmerzsinn** ist die Wahrnehmung aller auf den Körper einwirkenden Noxen (Nozizeptoren). Schmerz kann durch chemische, mechanische oder thermische Reize entstehen. Erlebt werden ein heller, gut lokalisierbarer und ein dumpfer, mehr diffuser Schmerz.

Geringe Reize erzeugen **Juckreiz**.

Hautfunktionsteste   Der Alkali-resistenztest dient der Bewertung der intakten Schutzfunktion der Haut gegenüber chemischen Noxen. Hierbei wird die Reaktion auf Exposition mit 0,5 N NaOH beurteilt.

Reizaufnahme. Die Haut ist in der Lage, verschiedene Sinnesempfindungen zu vermitteln. Man unterscheidet Tastsinn (Mechanorezeptoren), Temperatursinn (Thermorezeption) und Schmerzsinn (Nozizeption).

Dem **Tastsinn** dienen unterschiedliche spezialisierte Endkörperchen (Meissner-Körperchen, Pinkus Haarscheiben), die ein unterschiedliches Zeitverhalten (sehr rasch, rasch, langsam adaptierend) und verschiedene Lokalisationen zeigen.

Die **Temperatur-Rezeption** erfolgt durch freie Nervenendigungen. Zwischen »warm« und »kalt« besteht im menschlichen Erleben nicht nur ein qualitativer, sondern auch ein quantitativer Unterschied. Dies spiegelt sich auch in zweierlei Rezeptoren wider. Es gibt Kälte- und Wärmerezeptoren in der Haut, wobei das Aktionsspektrum der Wärmerezeptoren bei höheren Temperaturen liegt als das der Kälterezeptoren. Die Aktivität dieser Rezeptoren hängt von der absoluten Temperatur und auch von der Änderungsgeschwindigkeit der Temperatur ab.

Der **Schmerzsinn** ist die Wahrnehmung aller auf den Körper einwirkenden Noxen (Nozizeptoren). Es gibt unterschiedliche Schmerzrezeptoren, die auf die verschiedensten Reize – chemische, mechanische oder thermische – oder nur auf spezifische Reize ansprechen. Alle diese Reize führen zu Schmerzen. Im Erleben läßt sich ein heller, gut lokalisierbarer und ein dumpfer, mehr diffuser Schmerz unterscheiden. Die zwei Schmerzarten sind mit verschiedenen Schmerzfasern verknüpft. Den hellen Schmerz leiten markhaltige Fasern, den dumpfen marklose. Ein Charakteristikum der Nozizeptoren ist ihre geringe Adaptation, was ihrer Aufgabe, dem Schutz des Körpers vor Schädigung, entspricht.

Auch der **Juckreiz** gehört hierzu, da er von denselben marklosen Fasern geleitet wird. Geringe Reize erzeugen Juckreiz, stärkere Schmerzen.

Hautfunktionsteste. Klinisch am bedeutsamsten zur Bewertung der intakten Schutzfunktion gegenüber chemischen Noxen ist der Alkaliresistenztest nach Burckhardt. Die Testung erfolgt mit 0,5 N NaOH, die auf die Innenseite des Unterarms getropft und mit Glasblöckchen bedeckt wird. Treten bereits nach 10 Min. Rötung und Erosionen auf, so ist sie stark vermindert. Das deutet auf erleichtertes Eindringen von chemischen Noxen durch Funktionsminderung des Säureschutzmantels hin. Toxische Schädigung mit erhöhter Ekzematisierungsbereitschaft sowie Kontaktsensibilisierung sind die Folgen dieser chronischen toxischen Schädigung.

2 Effloreszenzen und Untersuchung

Die Dermatologie beschäftigt sich mit den Veränderungen und Erkrankungen der Haut, der Hautanhangsgebilde und der angrenzenden Schleimhäute. Dazu gehören auch die hautnahen Lymphknotenstationen. Zur Dermatologie gehört auch die Venerologie, die sich mit den Geschlechtskrankheiten befaßt, welche sich an den inneren und äußeren Geschlechtsorganen, aber auch im ganzen Organismus und wiederum besonders an der Haut abspielen und manifestieren.

Die Kenntnisse der normalen Ausbildung, der Strukturen und des gesunden Aspektes dieser Organe sind wichtig, da sich die Krankheiten in aller Regel durch Abweichungen davon äußern. Dabei treten sichtbare (objektivierbare) und spürbare (subjektive) Veränderungen und Erscheinungen auf.

> ▶ *Merke.* Obschon es eine große Vielzahl von Krankheiten an Haut und Geschlechtsorganen gibt, ist die Zahl der krankhaften Veränderungen begrenzt und definierbar. Diese Veränderungen müssen erkannt, eingeordnet und mit einer ärztlich-dermatologischen sowie international verständlichen Nomenklatur (Bezeichnung) versehen werden.

Die Hautveränderungen wurden früher als Blüten der Haut bezeichnet, worauf die jetzige Bezeichnung **Effloreszenzen** beruht. Das Erkennen der krankhaften Hautveränderungen respektive das Lesen der Effloreszenzen auf der Haut sowie deren Erkennung und korrekte Bezeichnung ist das Ziel des Untersuchungsganges und garantiert die Verständigung untereinander sowie auch die Möglichkeit, Fachliteratur gezielt beizuziehen. Die Lehre der Effloreszenzen ist international erfreulich einheitlich und in vielen Sprachen verständlich.

Untersuchung: Die Untersuchung eines Hautkranken umfaßt die gesamte Haut und die angrenzenden Schleimhäute. Sie ergänzt die eingehende Erhebung der Vorgeschichte (**Anamnese**). Manchmal ist es besser, die Anamnese vor der Untersuchung zu erheben, während in anderen Fällen die Untersuchung der Haut zweckmäßigerweise vor dem eingehenden Gespräch erfolgt. Bei der Wahl des Vorgehens spielt das Temperament des Arztes wie auch dasjenige des Patienten eine Rolle.

Die Untersuchung umfaßt eine **Inspektion** der gesamten Haut und der einsehbaren Schleimhäute unter Zuhilfenahme einer Lupe und, falls notwendig, einer Tageslichtbeleuchtung. Die **Palpation** ermöglicht eine Beurteilung der Konsistenz, der Dicke und des Tiefensitzes von erkannten Effloreszenzen. Sie dient auch der Beurteilung der Empfindlichkeitsstörungen derselben (Berührungsschmerz). Durch **Reiben** kann die Reaktion der Blutgefäße (Dermographismus) beurteilt werden und die Erektibilität von Effloreszenzen.

> ▶ *Merke.* Unter **Glasspateldruck** kann die **Eigenfarbe** der Effloreszenz beurteilt werden, nachdem die Blutgefäße leergedrückt sind. Mit der **Knopfsonde** kann die Verletzlichkeit der Hautoberfläche und ebenfalls die Empfindlichkeit geprüft werden (**Sondenphänomen**).

Durch **Kratzen** mit dem Fingernagel oder besser mit einem entsprechenden Instrument (Brocqsche Kürette) kann die Beschaffenheit und die Haftbarkeit der Schuppung sowie die Verletzlichkeit der obersten Epidermisschicht geprüft werden.

Die krankhaften Veränderungen an Haut und einsehbarer Schleimhaut, die Effloreszenzen, sind in ihrer **Zahl** (einzelne, mehrere oder in Vielzahl exanthematisch über den ganzen Körper verstreut), mit Besonderheiten der **Lokalisation** (Streckseitenbetonung, Beugestellenbetonung, akrale Lokalisation, streifige Anordnung etc.), in ihrer scharfen oder unscharfen **Begrenzung**, in der **Gliederung** (gruppiert oder wahllos) sowie in ihrer **Farbe** (entzündliche Rötung, exogene oder endogene Pigmente) zu beurteilen.

---

2 Effloreszenzen und Untersuchung

Die Dermatologie beschäftigt sich mit den Veränderungen und Erkrankungen der Haut, der Hautanhangsgebilde und der angrenzenden Schleimhäute sowie der angrenzenden Lymphknotenstationen.

◀ Merke

Die Hautveränderungen werden als Effloreszenzen bezeichnet.
Das Erkennen der krankhaften Hautveränderungen sowie deren korrekte Bezeichnung ermöglicht die Verständigung untereinander.

Die **Untersuchung** eines Hautkranken umfaßt die gesamte Haut und angrenzende Schleimhäute, ergänzt durch die **Anamnese**.

Neben der **Inspektion** erfolgt häufig eine Beurteilung durch:
- **Palpation** – zur Beurteilung von Konsistenz, Dicke und Tiefensitz
- **Reiben** – zur Beurteilung der Reaktion der Blutgefäße (Dermographismus).

◀ Merke

- **Kratzen** – zur Prüfung der Beschaffenheit und der Haftbarkeit der Schuppung sowie der Verletzlichkeit der Epidermis.

Die Effloreszenzen sind in ihrer Zahl, Lokalisation, scharfen oder unscharfen Begrenzung, Gliederung sowie in ihrer Farbe zu beurteilen.

Die Untersuchung ermöglicht auch eine Aussage über die Tiefe der Lokalisation der Effloreszenzen in Beziehung zur Haut und deren Schichten. Die Begrenzung einer Effloreszenz ist bei oberflächlichem Sitz relativ scharf und wird deutlich unschärfer bei tieferer Lokalisation. Sitzt eine Effloreszenz im subkutanen Fettgewebe oder tiefer, so ist die Haut darüber verschieblich. Ähnliches gilt für die Beurteilung einer entzündlichen Rötung, die bei oberflächlichem Sitz hellrot erscheint und livide bis blaurot, wenn die Entzündung in den tiefen Hautschichten lokalisiert ist.

> ▶ **Merke.** Entzündliche Effloreszenzen der oberen Dermis sind relativ scharf begrenzt und hellrot, solche der tieferen Hautschichten eher unscharf begrenzt und blaurot.

2.1 Effloreszenzenlehre

Die **Makel,** Macula oder Fleck ist eine reine Farbveränderung ohne Konsistenz- oder Niveauänderung (◉ 1). Sie kann durch Entzündung rot erscheinen oder durch Pigmenteinlagerung alle Farben annehmen und auch durch Fehlen von Farbe als weiße Makel imponieren. Eine flächenhafte Rötung wird **Erythem,** eine Rötung der gesamten Hautoberfläche **Erythrodermie** genannt. Die **Quaddel,** Urtica oder Nessel stellt eine flüchtige, unscharf begrenzte, über das Hautniveau erhabene Effloreszenz dar, bedingt durch ein Ödem in der oberen Dermis (◉ 2). Die Farbe ist bei Spannung zuerst weiß und später rot. Sitzt das Ödem in der Epidermis, so kommt das histologische Phänomen der Spongiose zustande. Hat das Ödem seinen Sitz in der tiefen Dermis und in der Subkutis, so führt dies zu einer unscharf begrenzten, weichen, teigigen Schwellung.

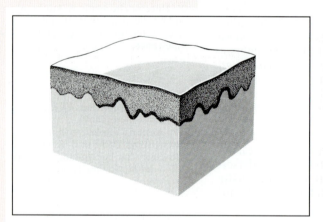

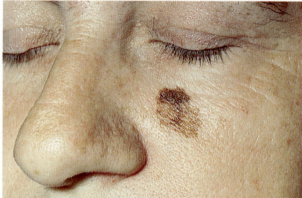

◉ **1: Makel** (Fleck). Farbveränderung ohne Substanzunterschied.

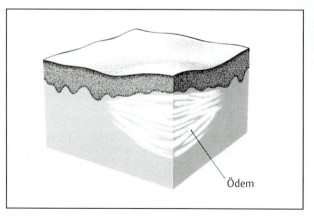

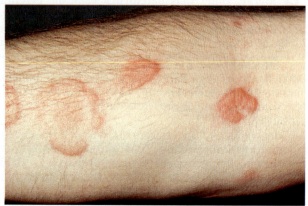

◉ **2: Quaddel.** Umschriebenes Ödem der oberen Dermis.

2.1 Effloreszenzenlehre

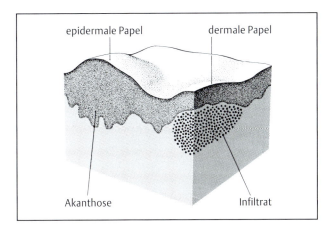
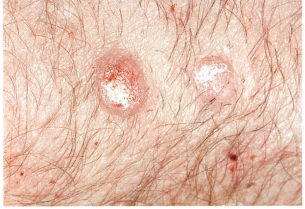

◉ **3: Knötchen oder Papel**
a Epidermale Papel mit Substanzvermehrung der Epidermis (Akanthose).
b Dermale Papel mit Substanzvermehrung in der oberen Dermis durch Infiltrat oder Tumor.

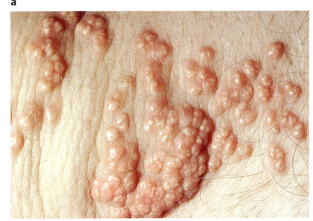

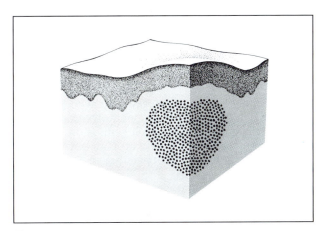
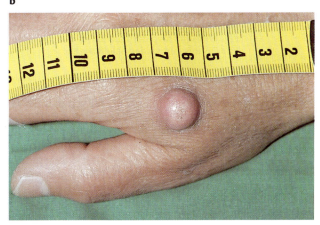

◉ **4: Knoten.** Knotige Auftreibung in der unteren Dermis oder noch tiefer.

Das **Knötchen oder die Papel** stellt eine umschriebene Verdickung oder Auftreibung der Haut dar. Eine epidermale Papel kommt durch Verbreiterung der Epidermis (Akanthose) zustande, während eine dermale Papel durch Infiltrat oder Einlagerung in der oberen Dermis zustande kommt (◉ **3**). Papeln können sich verändern und sich zu plattenartigen, größeren Gebilden (Plaques) ausweiten. Zentral gedellte Papeln weiten sich in der Regel zu ringförmigen Papeln aus (anuläre Anordnung).

Der **Knoten**, Nodus, ist eine umschriebene Substanzvermehrung in oder unter der Haut, die größer als eine Papel (größer als erbsgroß) imponiert (◉ **4**). Epidermale Knoten sind in der Regel über das Hautniveau erhaben (exophytisch), während dermale und subkutane Knoten mehr durch die Substanzvermehrung in der Tiefe der Haut bei der Palpation imponieren.

2 Effloreszenzen und Untersuchung

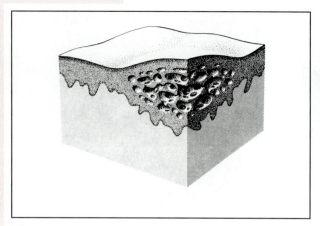
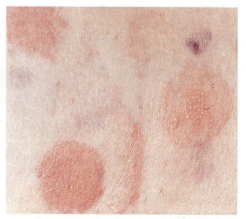

◉ 5: **Spongiotisches Bläschen.** Gekammertes Ödem in der Epidermis.

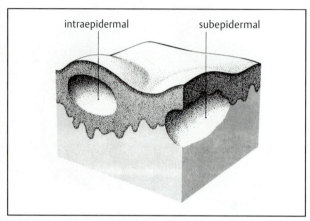
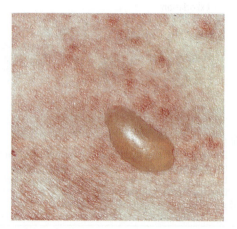

◉ 6: **Blase.** Umschriebene Flüssigkeitsansammlung in der Epidermis (intraepidermale Blase) oder zwischen Epidermis und Dermis (subepidermale Blase).

Bitte im Haupttext lesen ▶

Bläschen oder Vesiculae sind in der Epidermis gelegene, leicht vorgewölbte, kleine, mit Flüssigkeit gefüllte Hohlräume, oft in Gruppen angeordnet (◉ 5). Die **Blase** oder Bulla ist ebenfalls eine mit Flüssigkeit gefüllte, in der Regel erhabene Effloreszenz größerer Art und entsteht oft aus Bläschen. Die Blase sitzt intraepidermal oder beruht auf einer subepidermalen Spaltbildung (◉ 6).
Die **Pustel** ist ein mit Eiter (Leukozyten und/oder Mikroorganismen) angefülltes Bläschen oder eine Blase (◉ 7).
Diese Effloreszenzen werden als primäre Effloreszenzen bezeichnet, da sie auf gesunder Haut direkt entstehen können. Durch Fortschreiten der krankhaften Veränderungen, durch degenerative und reparative Prozesse sowie durch Einwirkungen von außen kommt es zu sekundären Effloreszenzen. Dazu gehören die verschiedenen Arten der **Schuppung** (Squama), durch übermäßige oder pathologische Verhornung (Hyperkeratose, Parakeratose), und die serum- oder blutgetränkte **Kruste**, die **Nekrose** (Schorf) sowie die **Erosion** als Oberflächengewebedefekt, die **Exkoriation** (◉ 8) als Gewebedefekt mit Verletzung des Papillarkörpers (punktförmige Blutungen, zum Beispiel Abschürfungen). Das **Ulkus** (Geschwür) mit einem tiefen Gewebedefekt (◉ 8), die Atrophie (Schwund des Gewebes) und die Narbe (Cicatrix).

2.1 Effloreszenzenlehre **35**

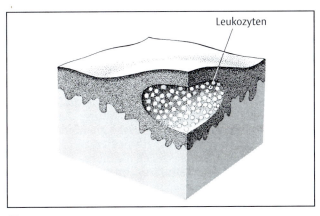 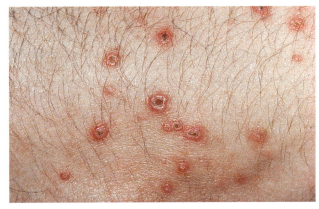

◉ **7: Pustel.** Mit Eiter (Leukozyten und evtl. Erreger) gefüllte Blase.

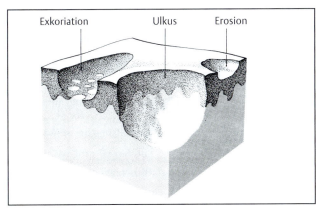 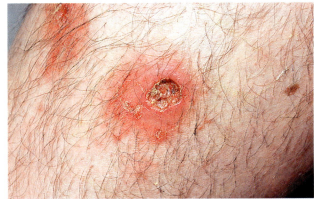

◉ **8: Substanzdefekte.** Erosion (oberflächlich), Exkoriation (Epidermis betreffend) und Ulkus (auch die Dermis betreffend).

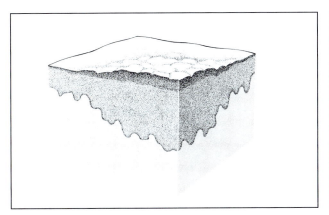 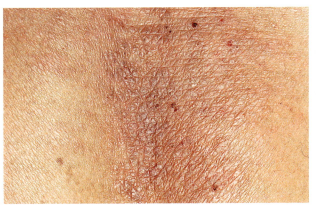

◉ **9: Lichenifikation.**

Als sekundäre, chronische Veränderung gilt auch die **Lichenifikation** (»Flechtenbildung«), die scharf oder unscharf begrenzt eine Verdickung der Haut durch **Akanthose,** eine parakeratotische nicht festhaftende **Hyperkeratose** mit Schuppung und eine randständige **Hyperpigmentierung** zeigt (◉ 9). Die Verdickung der Haut führt zu einer überdeutlichen und **vergröberten, flächigen Felderzeichnung,** die am Rand in einzelne Papeln aufgelöst sein kann. Der Lichenifikation eigen ist ein **starker Juckreiz,** der zu vielfältigen Kratzeffekten führt. Lichenifikationen treten vor allem auf bei chronischen Ekzemen *(4.4.1),* beim Lichen ruber *(13.2),* beim Lichen Vidal *(14.1)* und bei der atopischen Dermatitis *(17.1).*

◀ **Bitte im Haupttext lesen**

2.2 Entzündungszeichen an der Haut

Die Unterscheidung entzündlicher von nichtentzündlichen Effloreszenzen ist differentialdiagnostisch von Bedeutung.

Die Entzündungszeichen und deren Wertung sind aus ▦ 1 ersichtlich.

Auch an der Haut sind die klassischen Entzündungszeichen erkennbar und zur Unterscheidung der entzündlichen von den nichtentzündlichen Effloreszenzen von Bedeutung. Die Entzündung als Körperreaktion auf einen Schaden an Zellen oder Gewebe ist charakterisiert durch die **Hyperämie,** bedingt durch die Vasodilatation und erkennbar durch die Rötung. Der nächste Schritt ist die **Exsudation** durch Austritt von Blutflüssigkeit aus den Blutgefäßen, seröse Exsudation, oder zusammen mit Erythrozyten als hämorrhagische Exsudation. Verlassen auch Entzündungszellen die Blutbahn, so kommt es zur Ausbildung eines entzündlichen, **zellulären Infiltrates** und dessen Folgereaktionen, entweder perivaskulär oder in breiter Ausprägung extravaskulär. Entzündungen verursachen in der Regel auch subjektive Symptome wie lokale **Schmerzen** und vor allem **Juckreiz.** In besonderen Fällen kommt es zur Bildung von Granulomen durch Ansammlung und Reaktion des Histiozyten-Makrophagen-Systems. Die Entzündungszeichen und deren Wertung sind aus der ▦ 1 ersichtlich.

▦ 1: Entzündungszeichen an der Haut in der Reihenfolge der diagnostischen Bedeutung		
▷ Rubor	Rötung	entzündliche Vasodilatation
▷ Tumor	Schwellung	exsudative Entzündung und Infiltration
▷ Calor	Überwärmung	Hyperämie
▷ Dolor	Juckreiz, Schmerz	differenzierte Reizung der afferenten Schmerzfasern
▷ Functio laesa	Funktionsverlust	exsudative Entzündung und Infiltration führen zur Durchlässigkeit der Haut

Sie lassen in der Regel keinen Schluß auf Anlaß, Ursache oder Auslösung der entzündlichen Körperreaktionen zu. Als solche kommen Verletzungen, physikalische Einflüsse, Fremdstoffe oder Fremdkörper, Infektionen und auch Veränderungen körpereigener Strukturen (Tumorzellen, Alterungvorgänge), Störungen der Blutversorgung oder pathologische Stoffwechselprozesse in Frage.

3   Die Körperabwehr

Einleitung

Die Körperabwehr schützt den Organismus vor Infektionen. Unspezifische, entwicklungsgeschichtlich ältere und spezifische, kompliziertere Abwehrmechanismen eliminieren körperfremdes Material und garantieren die Integrität und Individualität des Organismus. Voraussetzung dafür ist die Unterscheidung zwischen »Selbst« und »Nicht-Selbst«. Stoffe, die als fremd erkannt werden und eine spezifische Immunantwort auslösen, nennt man **Antigene (Ag).** Sie induzieren die Bildung von Antikörpern und/oder die Vermehrung spezifischer T-Lymphozyten.

3.1   Das Immunsystem

3.1.1   Der lymphatische Apparat

Das Immunsystem umfaßt primäre und sekundäre lymphatische Organe. Zu den primären gehören Thymus und Knochenmark, zu den sekundären Lymphknoten, Peyer-Plaques, Milz, Appendix und Tonsillen.

3.1.2   Zellen des Immunsystems

Man unterscheidet:

- Lymphozyten
- Mononukleäre Phagozyten
- Antigenpräsentierende Zellen
- Granulozyten.

Lymphozyten. Sie sind für die Spezifität der Immunantwort zuständig. Es existieren **zwei Hauptklassen** von Lymphozyten: die **T-** (60–80 %) und die **B-Lymphozyten** (5–15 %). Beide entwickeln sich aus pluripotenten hämatopoetischen Stammzellen, die sich während der Fetalzeit in der Leber, postnatal im Knochenmark autonom teilen. In den primären lymphatischen Organen findet die antigenunabhängige Differenzierung zu immunkompetenten Lymphozyten statt. Vorläufer von T-Lymphozyten entwickeln sich im Thymus unter Einfluß bestimmter, vom Thymusepithel sezernierter Hormone zu reifen T-Zellen. Der Reifungsprozeß der B-Vorläuferzelle spielt sich disseminiert im Knochenmark ab. Reife T- und B-Zellen werden in die Blutbahn ausgeschleust.

In den sekundären lymphatischen Organen, den Lymphknoten und der Milz, Tonsillen, Appendix und Peyer-Plaques löst der Kontakt mit dem Antigen die weitere Differenzierung der Lymphozyten aus.

Ein reifer Lymphozyt trägt – schon vor Ag-Kontakt – jeweils spezifische Erkennungsstrukturen für nur ein Antigen. Jedes Antigen selektioniert aus der gesamten Lymphozytenpopulation, also einer Vielzahl unterschiedlicher Klone (Diversität), diejenigen Lymphozyten, die passende Rezeptoren für dieses Antigen besitzen (klonale Selektionstheorie).

Die Vielfalt des Repertoirs antigenbindender Rezeptoren wird durch einen somatischen Umordnungsprozeß der DNA ermöglicht. Einzelheiten dieser komplexen Vorgänge sind noch nicht restlos geklärt.

Lymphozyten und andere Leukozyten exprimieren zahlreiche unterschiedliche Moleküle auf ihrer Oberfläche, von denen einige mit Hilfe monoklonaler Antikörper identifiziert werden können. Sie sind entweder kennzeichnend für ein bestimmtes Reifungsstadium oder eine Zellpopulation (Marker). Kürzlich wurde eine systematische Nomenklatur für die bisher definierten Oberflächenmoleküle entwickelt: das CD-System (**c**luster **d**esignation). Eine Auswahl zeigt ▦ **2.** Es lassen sich so nicht nur T- und B-Zellen unterscheiden, sondern auch Subpopulationen von T-Zellen, denen unterschiedliche biologische Funktionen zukommen: Die T-Helfer-Zellen sind

---

3   Die Körperabwehr

Einleitung

Über unspezifische und spezifische Abwehrmechanismen eliminiert der Organismus Material, das er als »fremd« vom »Selbst« unterscheiden kann und erhält so seine Unversehrtheit.

Stoffe, die eine spezifische Immunantwort auslösen und mit gegen sie gerichteten **Antikörpern (Ak)** reagieren, sind **Antigene (Ag).**

3.1   Das Immunsystem

3.1.1   Der lymphatische Apparat

Zu den primären lymphatischen Organen gehören Thymus und Knochenmark, zu den sekundären Milz und Lymphknoten, Appendix, Tonsillen und Peyer-Plaques.

3.1.2   Zellen des Immunsystems

Man unterscheidet:

- Lymphozyten
- Mononukleäre Phagozyten
- Antigenpräsentierende Zellen
- Granulozyten.

Lymphozyten   Lymphozyten sind für die Spezifität der Immunantwort zuständig.

T- (60–80 %) und **B-Lymphozyten** (5–15 %) bilden den Hauptteil der Lymphozyten. Sie stammen von einer gemeinsamen Stammzelle im Knochenmark ab. In den primären lymphatischen Organen findet die antigenunabhängige Differenzierung zu immunkompetenten T-und B-Lymphozyten statt, in den sekundären lymphatischen Organen die antigenabhängige Differenzierung zu spezifisch sensibilisierten Effektor- und Gedächtniszellen oder Plasmazellen.

Aufgrund bestimmter Oberflächenstrukturen (CD-Moleküle) lassen sich T- und B-Lymphozyten unterscheiden. Eine Übersicht gibt ▦ **2.** Subpopulationen von T-Zellen sind zytotoxische T-Zellen, T-Helfer- und Suppressor-T-Zellen.

2: Die wichtigsten CD-Moleküle		
CD-Molekül	**Vorkommen**	**Identität/Funktion**
CD3	T-Zellen	Teil des T-Zell-Antigen-Rezeptor-Komplexes
CD4	T-Helfer-Zellen	MHC-Klasse-II-Restriktion
CD8	zytotoxische T-Zellen, Suppressor-T-Zellen	MHC-Klasse-I-Restriktion
CD15	Granulozyten, Monozyten	
CD16	Granulozyten, 0-Zellen	Fc-Rezeptor (schwach bindend)
CD19	B-Zellen	
CD20	B-Zellen, dendritische Zellen	
CD21	B-Zellen, dendritische Zellen	C3d-Rezeptor CR2
CD23	aktivierte B-Zellen	IgE-Rezeptor (schwach bindend)
CD25	aktivierte T- u. B-Zellen, Makrophagen	IL-2-Rezeptor (schwach bindend)
CDw29	T-Zell-Subpopulation	T-Helfer-Zell-Induktion
CDw32	Monozyten, Granulozyten, B-Zellen, Thrombozyten	Fc-Rezeptor
CD35	B- u. T-Zellen, Erythrozyten, Granulozyten, dendritische Zellen, Plasma-Zellen	C3b-Rezeptor CR1
CD45	alle Leukozyten	
CD45R	B-Zellen, T-Zell-Subpopulation, Granulozyten, Monozyten	T-Suppressor-Zell-Induktion
CDw49b	Thrombozytenkultur, T-Zellen	Kollagen-Rezeptor
CD56	NK-Zellen, aktivierte Lymphozyten	NK-Zellmarker
CD68	Makrophagen	bester verfügbarer Makrophagenmarker
CDw70	aktivierte B- und T-Zellen, Sternberg-Reedsche Zellen	hohe Selektivität für Sternberg-Reed-Hodgkinzellen
CD71	proliferierende Zellen, Makrophagen	Transferrin-Rezeptor
CD77	ruhende B-Zellen	B-Zellen des Keimzentrums, Burkitt-, zentrozytische und zentroplastische Lymphome

B-Zellen tragen Immunglobulinmoleküle als Antigenrezeptoren sowie Fc- und C3-Rezeptoren auf ihrer Membran.

durch das CD4-Molekül gekennzeichnet, die T-Suppressor- und die zytotoxischen T-Zellen durch das CD-8-Molekül. Alle T-Zellen exprimieren außerdem einen T-Zell-Antigen-Rezeptor (TZR) und das daran assoziierte CD-3-Molekül auf ihrer Oberfläche.

B-Lymphozyten tragen Immunglobulinmoleküle auf ihrer Oberfläche, die als Rezeptoren für das Ag dienen. Diese Ag-Rezeptoren besitzen bis auf einen Membranteil dieselbe Struktur wie die Ak, die die B-Zelle nach ihrer Differenzierung zur Plasmazelle sezerniert. Weitere Oberflächenstrukturen der B-Zellen sind Fc-Rezeptoren (CD32), C3b-Rezeptoren (CD35) und C3d-Rezeptoren (CD21).

Bis zu 20% der Lymphozyten tragen weder Immunglobuline noch einen T-Zell-Antigen-Rezeptor. Die Funktion dieser sogenannten **Null-Zellen** – wahrscheinlich eine heterogene Zellgruppe, die auch die großen, granulierten Lymphozyten (large granular lymphocytes – LGL) umfaßt – ist noch ungeklärt. Vermutlich spielen letztere eine Rolle bei der antikörpervermittelten, zellulären Zytotoxizität (ADCC) und als »natural killer cells« bei der spontanen Lyse von Tumor- und virusinfizierten Zellen.

Null-Zellen sind weder T- noch B-Zellen. Sie scheinen die Effektorzellen bei der ADCC und der Lyse von Tumor- und virusinfizierten Zellen zu sein.

Mononukleäre Phagozyten Zu den mononukleären Phagozyten gehören Monozyten und Makrophagen.

Mononukleäre Phagozyten. Das mononukleäre Phagozytensystem – MPS – umfaßt phagozytotisch aktive Zellen in Blut (Monozyten) und Gewebe (Makrophagen), die von einer gemeinsamen Vorläuferzelle im Knochenmark (Monoblast) abstammen. Zu ihnen gehören die Histiozyten im Bindegewebe, die Kupffer-Zellen der Leber, Alveolar-Makrophagen in der Lunge, die Mikrogliazellen des ZNS sowie Makrophagen in Lymphknoten, Milz, Pleura und Peritoneum. Durch ihre Fähigkeit, körperfremdes Material wie Bakterien, Pilze und Viren aufzunehmen und abzubauen, erfüllen die Makrophagen eine wichtige Aufgabe bei der unspezifischen Abwehr. Die Phagozytose wird erheblich erleichtert, wenn das Antigen (Ag) mit spezifischen Antikörpern (Ak) und Komplement (C3b) beladen ist **(Opsonisierung)**.

Sie phagozytieren körperfremde Partikel, und dies besonders effektiv, wenn diese mit Ak und Komplement beladen sind **(Opsonisierung)**.

Zudem erfüllen sie bei der Induktion der spezifischen Immunantwort als Ag-präsentierende Zellen eine entscheidende Aufgabe.
Über die Sekretion verschiedener

Eine entscheidende Bedeutung kommt Makrophagen auch bei der Induktion und Regulation der spezifischen Immunantwort zu: Sie fangen das Ag ab, verarbeiten es und präsentieren es den Lymphozyten. Bei der Mehrzahl der Antigene ist die Immunantwort von einer solchen Makrophagenkooperation abhängig. Außerdem sezernieren sie eine Vielzahl verschiedener Substanzen, wie Enzyme (z.B. Kollagenase), Komplementfaktoren, Phospholipide (z.B. Arachidonsäurederivate) und Zytokine, wie den Tumor necrosis factor (TNF) und Interleukin 1. Viele dieser Faktoren modulieren die Funktion anderer Immunzellen.

Antigenpräsentierende Zellen. Die antigenpräsentierenden Zellen (APZ) umfassen eine heterogene Population von Leukozyten, die morphologisch u.a. durch dendritische Fortsätze gekennzeichnet sind und eine ausgeprägte immunstimulatorische Kapazität besitzen. Sie kommen in allen lymphatischen Geweben und in der Haut vor. Prototyp einer APZ ist die Langerhans-Zelle der Epidermis. Unter Einfluß von Lymphokinen präsentieren die APZ den T-Helfer-Zellen Fremdantigene in Kombination mit MHC-Klasse-II-Molekülen.

Granulozyten. Die kurzlebigen (2–3 Tage) polymorphkernigen Granulozyten bewirken bei einer akuten bakteriellen Entzündung eine sehr schnelle, unspezifische zelluläre Abwehr der Keime. Sie wandern – dem chemotaktischen Reiz von aktivierten Komplementfaktoren oder bakteriellen Produkten folgend – in das Entzündungsgebiet ein, phagozytieren die Erreger und bauen sie intrazellulär durch oxidative Mechanismen ab. Dabei setzen sie Arachidonsäurederivate wie Prostaglandine und Leukotriene oder Sauerstoffradikale frei, die für die typischen Entzündungszeichen verantwortlich sind.

3.1.3 Humorale Faktoren

Man unterscheidet:
- Antikörper
- Komplement
- Zytokine

Antikörper. Antikörper oder Immunglobuline (Ig) werden von Plasmazellen sezerniert. Sie reagieren spezifisch mit dem Antigen, welches ihre Bildung induzierte.
Die Grundstruktur (Monomer) aller Ig ist gleich: Sie besteht aus 4 Polypeptidketten, 2 leichten (light chain = L-Kette) und 2 schweren (heavy chain = H-Kette), die über Disulfidbrücken miteinander zu einem Y-förmigen Molekül verbunden sind. Die Struktur des IgG ist schematisch in **S** 10 dargestellt.

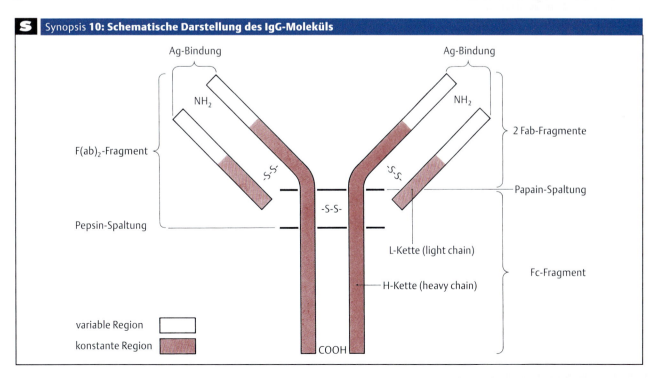

Synopsis 10: Schematische Darstellung des IgG-Moleküls

3: Charakteristika der Immunglobuline

	IgG	IgA	IgM	IgD	IgE
schwere Kette	γ	α	μ	δ	ε
Molekulargewicht	150 000	160 000	970 000	184 000	188 000
Halbwertzeit (in Tagen)	21	6	5	3	2
mittlere Konzentration (mg/ml)	9–18	1,5–3	1,5	0,03	0,00005
Komplementaktivierung	+	−	+	−	−
Plazentapassage	+	−	−	−	−

Es gibt 5 Klassen von Ig: IgA, IgD, IgE, IgG und IgM. Sie unterscheiden sich in der Primärstruktur der schweren Ketten. Durch enzymatische Spaltung mit Papain bzw. Pepsin erhält man Fragmente (⊞ 3).

Jeder **Fab**-Teil bindet mit seiner variablen Region das Antigen.

Der **Fc**-Teil, der für jede Ig-Klasse eine konstante Aminosäuresequenz aufweist, vermittelt Effektorfunktionen, z.B. die Komplementaktivierung.

Antiidiotypische Ak sind Ak, die gegen die Ag-Bindungsstelle eines körpereigenen Ig-Moleküls gerichtet sind. Sie haben eine regulatorische Funktion bei der Immunantwort.

Komplement Das Komplementsystem (C) besteht aus 20 Serumproteinen. Es ist ein wichtiges Mediatorsystem spezifischer und unspezifischer entzündlicher Reaktionen.
Die einzelnen, im Serum in inaktiver Form vorliegenden Komponenten werden kaskadenartig aktiviert (⑤ 11).
Es existieren zwei Aktivierungswege: Die Komplementaktivierung auf **klassischem Weg** erfolgt durch Ag-Ak-Komplexe.
Der **alternative Weg** wird u.a. durch bakterielle Lipopolysaccharide in Gang gesetzt.
Regulatorproteine verhindern eine unkontrollierte Aktivierung des Komplementsystems.
Auf die Aktivierung folgt die Effektorphase mit Bildung eines zellytischen Komplexes.

Bei der Aktivierung entstehen hochaktive Entzündungsmediatoren, die Anaphylatoxine (C3a, C4a, C5a).

Ag-Ak-Komplexe können erheblich effektiver phagozytiert werden, wenn

Es gibt fünf Klassen von Immunglobulinen (Ak-Isotypen), die sich in der Primärstruktur ihrer H-Ketten unterscheiden: IgA, IgD, IgE, IgG und IgM. Bei IgG lassen sich vier Subtypen unterscheiden (IgG 1-4), bei IgA zwei (IgA 1 + 2). Die Charakteristika der Ig-Klassen sind in ⊞ 3 aufgeführt. Die enzymatische Spaltung mit Papain beziehungsweise Pepsin erlaubt eine Zuordnung von biologischen Funktionen zu bestimmten Abschnitten des IgG-Moleküls. In den **Fab**-Teilen (antigen binding fragment) ist die Spezifität des Ak lokalisiert. Hier, am N-terminalen Ende der Ketten, unterscheiden sich Antikörper gegen verschiedene Antigene. Dies ist die variable Region, in der pro Kette 3 hypervariable Regionen das Ag binden.
Der **Fc**-Teil (fragment crystalline) besitzt für jede Ig-Klasse eine konstante Aminosäuresequenz und ist für die Vermittlung von Effektorfunktionen zuständig, z.B. die Komplementaktivierung über den klassischen Weg und die Beeinflussung verschiedener zellulärer Funktionen nach Bindung an Fc-Rezeptoren auf Granulozyten und Makrophagen, Mastzellen und Lymphozyten.
Die variablen Regionen des Ig-Moleküls tragen den Ak-Idiotyp. Sie können ihrerseits als Ag fungieren und die Bildung von Antikörpern induzieren. Solche **antiidiotypischen Antikörper** sind also gegen die Ag-Bindungsstelle eines anderen Ak-Moleküls gerichtet. Sie können dessen Interaktion mit dem »eigentlichen« Ag hemmen. Idiotypen und Antiidiotypen bilden ein kompliziertes Netzwerk, das eine regulatorische Funktion bei der Immunantwort hat (Netzwerktheorie nach Jerne).

Komplement. Das Komplementsystem (C) besteht aus etwa 20 Serumproteinen. Es ist ein wichtiges Mediator-System spezifischer und unspezifischer entzündlicher Reaktionen und bewirkt Aktivierung von Immunzellen, Opsonisierung von Antigenen und Lyse von Zielzellen.
Ähnlich dem Gerinnungssystem werden die einzelnen C-Komponenten, die im Serum in inaktiver Form als Proenzyme oder Kofaktoren vorliegen, kaskadenartig aktiviert. Eine schematische Darstellung zeigt ⑤ 11.
Zwei Aktivierungswege existieren: der klassische und der alternative.
Der **klassische Weg** umfaßt die Komponenten C 1–C 9 und wird durch Ag-Ak-Komplexierung in Gang gesetzt, aber auch unspezifisch durch eine Reihe von Substanzen, darunter Medikamente. Proteine des **alternativen Weges** sind C3, die Faktoren B, D und P. Eine unkontrollierte Aktivierung wird durch die Faktoren I und H verhindert.
Oberflächen und Substanzen, die die Wirkung von I und H behindern, wie z.B. bakterielle Lipopolysaccharide, bewirken eine Aktivierung über den alternativen Weg. Die Spaltung von C3, das von allen Komponenten die höchste Konzentration im Serum besitzt, ist der zentrale Schritt der Sequenz. Mit Aktivierung von C5 beginnt die Effektorphase.
Durch Einlagerung des C5b-9-Komplexes in die Zielzellmembran kommt es zur Bildung von elektronenmikroskopisch sichtbaren »Löchern« in der Membran und damit zur Lyse der Zielzelle.
Im Laufe der Aktivierung entstehen biologisch hochaktive Spaltprodukte (C3a, C4a, C5a), die Anaphylatoxine. Sie bewirken eine Histaminfreisetzung aus Mastzellen, C5a auch Anlockung von Entzündungszellen. Ag-Ak-Komplexe, die C3b gebunden haben, können sich an Zellen anlagern, die Rezeptoren für C3b (CR1) besitzen, z.B. Erythrozyten, neutrophile Granulozyten und Monozyten (Immunadhärenz).

3.1 Das Immunsystem

Die Aufnahme des Ag in die phagozytierende Zelle wird durch diesen engen räumlichen Kontakt gesteigert (Opsonisierung).

Zytokine. Zytokine sind Mediatorsubstanzen, die hauptsächlich von Leukozyten, aber auch von Keratinozyten, sezerniert werden. Es handelt sich um Proteine mit niedrigem Molekulargewicht (zwischen 15 und 25 kDa), die die Dauer und Stärke der Immun- und Entzündungsreaktion mitsteuern. Zu ihnen gehören als wichtige Untergruppe die von sensibilisierten T-Lymphozyten ausgeschütteten **Lymphokine.** Zytokine beeinflussen als Botenmoleküle Wachstum, Differenzierung und Funktion von Immunzellen. Eine Auswahl der wichtigsten Zytokine einschließlich ihrer Herkunft und Wirkung zeigt ▦ **4.**

sie mit Komplementkomponenten beladen sind (Opsonisierung).

Zytokine Zytokine sind Mediatorsubstanzen, die von Leukozyten sezerniert werden. Dazu gehören die **Lymphokine** der T-Lymphozyten (▦ **4**).

4: Die wichtigsten Zytokine

Zytokine	Herkunft	Funktion
IL-1	Makrophagen, Fibroblasten	Proliferation aktivierter B- und T-Zellen, Induktion von Adhäsionsmolekülen für neutrophile Granulozyten und T-Zellen auf Endothelzellen. Induktion von IL-6, IFN, beta1 und GM-CSF. Induktion von Fieber und Akut-Phase-Protein
IL-2	T-Zellen	Wachstum aktivierter T- und B-Zellen
IL-3	T-Zellen, Mastzellen	Wachstum und Differenzierung hämatopoetischer Vorläuferzellen. Mastzellenwachstum
IL-4	CD4-T-Zellen, Mastzellen, Knochenmarkstromazellen	Proliferation aktivierter B- und T-Zellen, Mastzellen und hämatopoetischer Vorläuferzellen, Induktion von MAC-Klasse-II-Molekülen auf B-Zellen, Isotypumschaltung auf IgG I und IgE, Wirkung auf die Makrophagenantigenpräsentation und -Zytotoxität.
IL-5	CD4-T-Zellen, Mastzellen	Proliferation aktivierter Mastzellen, Produktion von IgM und IgA, Proliferation von eosinophilen Granulozyten
IL-6	CD4-T-Zellen, Makrophagen, Mastzellen Fibroblasten	Wachstum und Differenzierung von B- und T-Zell-Effektoren und hämatopoetischen Vorläuferzellen
IL-7	Knochenmarkstromazellen	Proliferation von Prä-B, CD4-, -CD8-T-Zellen und aktivierten reifen T-Zellen
IL-8	Monozyten	Hämotaxis und Aktivierung von neutrophilen Granulozyten
IL-10	Leukozyten u. v. a.	Hemmung der Effektorfunktion von TN1-Lymphozyten und der Produkte von IL-a, IL-2, TNFalpha, IFNgamma u. a.
IL-12	Leukozyten, Keratinozyten	Stimulierung der Zytokinproduktion und Proliferation von T-Lymphozyten und natürlichen Killer-Zellen
IL-13	aktive T-Lymphozyten	hemmt Synthese pro inflammatorischer Zytokine (IL-1, IL-6, TNFalpha); induziert IgE-Synthese u. a.
Koloniestimulierende Faktoren		
GM-CSF	T-Zellen, Makrophagen, Fibroblasten Mastzellen, Endothelzellen	Wachstum von Granulozyten und Makrophagenkolonien, Aktivierung von Makrophagen, neutrophilen und eosinophilen Granulozyten.
G-CSF	Fibroblasten, Endothelzellen	Wachstum reifer Granulozyten
M-CSF	Fibroblasten, Endothelzellen, Epithelzellen	Wachstum von Makrophagen
Tumornekrosefaktoren		
TNFalpha	Makrophagen, T-Zellen	Tumorzytotoxizität, Kachexie
TNFbeta	CD4-T-Zellen	Induktion von Akut-Phase-Protein, antivirale und antiparasitäre Aktivität, Aktivierung von Phagozyten, Induktion von IFNgamma, TNFalpha, IL-1, GM-CSF, IL-6, Endotoxinschock
Interferone		
IFNalpha	Leukozyten	antiviral; Expression von MRC-Klasse-I-Antigen
IFNbeta	Fibroblasten	
IFNgamma	T-Zellen, Makrophagen	antiviral; Makrophagenaktivierung, Expression von MRC Klasse-I- und -III-Molekülen, Differenzierung zytotoxischer T-Zellen, Antagonismus von IL-4-Wirkungen

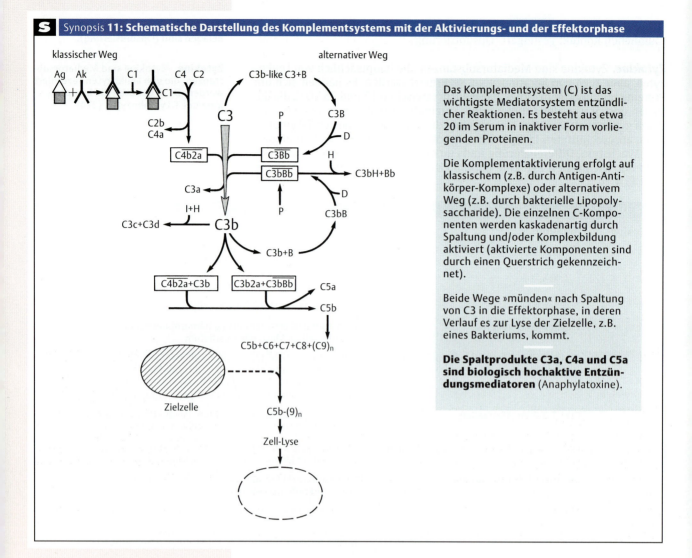

Synopsis 11: Schematische Darstellung des Komplementsystems mit der Aktivierungs- und der Effektorphase

Das Komplementsystem (C) ist das wichtigste Mediatorsystem entzündlicher Reaktionen. Es besteht aus etwa 20 im Serum in inaktiver Form vorliegenden Proteinen.

Die Komplementaktivierung erfolgt auf klassischem (z.B. durch Antigen-Antikörper-Komplexe) oder alternativem Weg (z.B. durch bakterielle Lipopolysaccharide). Die einzelnen C-Komponenten werden kaskadenartig durch Spaltung und/oder Komplexbildung aktiviert (aktivierte Komponenten sind durch einen Querstrich gekennzeichnet).

Beide Wege »münden« nach Spaltung von C3 in die Effektorphase, in deren Verlauf es zur Lyse der Zielzelle, z.B. eines Bakteriums, kommt.

Die Spaltprodukte C3a, C4a und C5a sind biologisch hochaktive Entzündungsmediatoren (Anaphylatoxine).

3.2 Die Immunantwort

Definition ▶

▶ *Definition.* Die Immunantwort ist die Auseinandersetzung eines Organismus mit körperfremden Substanzen, in deren Verlauf es zur Aktivierung und klonalen Proliferation spezifisch sensibilisierter Lymphozyten und/oder der Bildung von spezifischen Ak kommt.
Bei Erstkontakt mit einem Ag reagiert der Körper nach fünf bis zehn Tagen mit der Bildung spezifischer IgM-Antikörper beziehungsweise spezifisch stimulierter Effektorenzellen (Primärreaktion).
Bei erneutem Kontakt mit demselben Ag steigen Ak-Spiegel (jetzt Ak der IgG-Klasse) beziehungsweise Effektorzellkonzentration sehr viel schneller an, erreichen höhere Werte und fallen langsamer wieder ab (Sekundärreaktion). Dabei entwickeln die spezifischen Ak vom 4.–10. Tag nach Ag-Kontakt durch Strukturveränderungen im hypervariablen Teil eine höhere Affinität für das Ag (selektive Hypermutation). Ein typischer Ak-Titerverlauf ist in S 12 dargestellt.
Die schnellere und effektivere Antwort des Immunsystems bei Zweitkontakt, der Booster-Effekt, beruht auf der Ausbildung von Gedächtniszellen anläßlich der Primärreaktion.
T-Lymphozyten vermitteln die zelluläre Immunität, B-Lymphozyten die humorale. Eine enge Zusammenarbeit zwischen B- und T-Zellen ist jedoch notwendig.

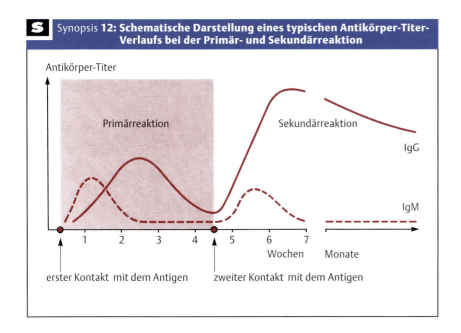

Synopsis 12: Schematische Darstellung eines typischen Antikörper-Titer-Verlaufs bei der Primär- und Sekundärreaktion

Antigenerkennung und Lymphozytenaktivierung (S 13). Die meisten Antigene aktivieren Lymphozyten unter Mithilfe akzessorischer Zellen wie Makrophagen und Langerhans-Zellen. Voraussetzung für die Zusammenarbeit zwischen akzessorischen Zellen und Lymphozyten ist die genetische Identität beider Zellen. Die Zelloberflächen-Erkennungsstrukturen von Ag-präsentierenden Zellen nennt man HLA-Antigene. HLA-Antigene werden vom MHC-(= **m**ajor **h**istocompatibility **c**omplex-)Gen-Komplex auf dem 6. Chromosom kodiert und lassen sich in zwei Hauptgruppen unterteilen: die MHC-Klasse-I-Antigene HLA-A, -B und -C, die auf fast allen kernhaltigen Zellen vorhanden sind, und die MHC-Klasse-II-Antigene HLA-D (-DQ, -DP und -DR), die vorwiegend auf Immunzellen exprimiert werden. T-Lymphozyten können über ihren TZR nur Antigene (in Peptidform) erkennen, die an HLA-Moleküle auf der APZ gebunden sind. Freies Antigen aktiviert sie nicht (MHC-Restriktion). Die APZ nehmen Fremdantigen auf, zerlegen es in kleinere Peptidfragmente und präsentieren es – gebunden an ihre HLA-Moleküle – den T-Lymphozyten. Gleichzeitig produzieren sie Zytokine (z.B. IL1), die als zusätzliches Aktivierungssignal für die T-Zellen dienen. Die CD4-positiven T-Helfer-Zellen werden durch Kombination von Ag und MHC-Klasse-II-Antigen stimuliert, die CD8-positiven T-Zellen (Suppressor- und zytotoxische) durch Ag zusammen mit MHC-Klasse-I-Antigenen. Nach Ag-Erkennung kommt es zur Differenzierung und Expansion des für das Ag spezifischen Lymphozytenklones.

B-Zellen differenzieren sich nach Bindung des Antigens an ihr Oberflächen-Ig und meist unter Einfluß von Makrophagen und T-Helfer-Zellen zu Ak-produzierenden Plasmazellen und Gedächtniszellen. Zunächst sezernieren die Plasmazellen Ak der IgM-Klasse, nach einiger Zeit IgG- bzw. IgA- oder IgE-Ak desselben Idiotyps (Ig-class switch).

T-Zellen wandeln sich antigenabhängig in zytotoxische T-Lymphozyten und in DTH-Zellen (**d**elayed **t**ype **h**ypersensitivity) oder in T-Gedächtniszellen um. Ermöglicht wird dies durch Lymphokine (z.B. Interleukin 2), die von T-Helfer-Zellen sezerniert werden. T-Helferzellen (Th) können durch exogene Mediatoren in Th1- oder Th2-Zellen umgewandelt werden. Th1-Zellen (inflammatorische T-Zellen) sezernieren vor allem IFN gamma, das seinerseits über eine Makrophagenaktivierung die Zerstörung intrazellulärer Pathogene einleitet. Th2-Zellen fördern v.a. über die Freisetzung von Interleukin 4 die Proliferation und Differenzierung von B-Zellen in antikörperproduzierende Plasmazellen. Eine andere Subpopulation, die Suppressor-T-Zellen, wirkt sich hemmend auf Ak-Produktion und T-Zell-Differenzierung aus. Durch ein Antigen werden meist humorale **und** zelluläre Immunreaktionen induziert, jedoch in sehr unterschiedlichem Ausmaß.

Antigenerkennung und Lymphozytenaktivierung (S 13).
In den meisten Fällen wird antigenes Material den Lymphozyten durch akzessorische Zellen (Langerhans-Zellen, Makrophagen) präsentiert. Das Ag kann von den Lymphozyten nur in Assoziation mit körpereigenen MHC-kodierten Zelloberflächenstrukturen (HLA-Antigene) erkannt werden (MHC-Restriktion).

B-Zellen wandeln sich antigenabhängig in Ak-sezernierende Plasmazellen und Gedächtniszellen um,

T-Lymphozyten in zytotoxische T-Zellen, in DTH-Zellen und T-Gedächtniszellen. T-Helfer-Zellen unterstützen die Lymphozytendifferenzierung durch Sekretion von Lymphokinen (z.B. Interleukin 2), Suppressor-T-Zellen wirken sich hemmend auf die Immunantwort aus.

3 Die Körperabwehr

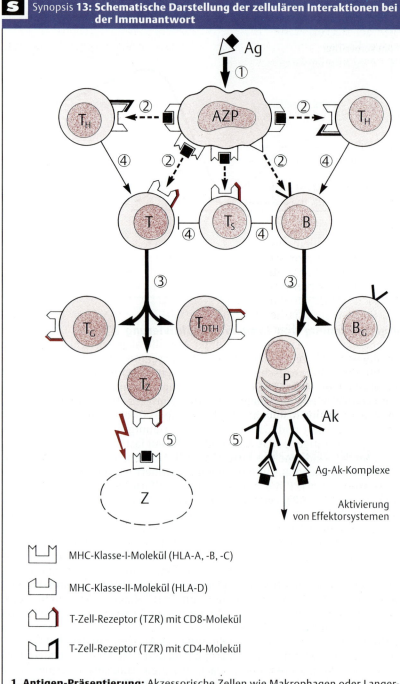

Synopsis 13: **Schematische Darstellung der zellulären Interaktionen bei der Immunantwort**

⊔⊔ MHC-Klasse-I-Molekül (HLA-A, -B, -C)

⊔⊔ MHC-Klasse-II-Molekül (HLA-D)

⊔⊔ T-Zell-Rezeptor (TZR) mit CD8-Molekül

⊔⊔ T-Zell-Rezeptor (TZR) mit CD4-Molekül

1. Antigen-Präsentierung: Akzessorische Zellen wie Makrophagen oder Langerhans-Zellen fangen das Antigen ab, verarbeiten es und präsentieren es, gebunden an ihre HLA-Moleküle den Lymphozyten.

2. Antigen-Erkennung mittels Antigen-Rezeptoren auf T- bzw. Oberflächen-Immunglobulinen auf B-Lymphozyten. Voraussetzung für die Zusammenarbeit der verschiedenen Zellen ist ihre genetische Identität, die durch HLA-Antigene signalisiert wird.

3. Lymphozytendifferenzierung zu spezifisch sensibilisierten Effektorzellen (zytotoxische T- und DTH-Zellen bzw. Plasmazellen) und Gedächtniszellen.

4. Regulation der Immunantwort durch T-Lymphozyten: T-Helfer-Zellen fördern durch Sekretion von Lymphokinen, z.B. Interleukin 2, die Lymphozytendifferenzierung, Suppressor-T-Zellen hemmen sie.

5. Effektorreaktionen: Zytotoxische T-Zellen lysieren antigentragende Zielzellen, Plasmazellen sezernieren Antikörper, die nach Bindung des Antigens Effektorsysteme (z.B. Komplement) aktivieren.

Intrazellulär lebende Keime, z.B. Mykobakterien, Pilze, Protozoen und Viren, werden bevorzugt zellulär abgewehrt, an und in der Haut ganz besonders wegen der starken Präsentierung durch Langerhans-Zellen. Pyogene grampositive Kokken und gramnegative Bakterien lösen dagegen eher eine humorale Immunantwort aus.

3.3 Effektorreaktionen

Spezifische und unspezifische Effektorreaktionen führen direkt zur Eliminierung antigenen Materials.

Spezifische Effektorreaktionen. Ak können mit Ag reagieren und Ag-Ak-Komplexe bilden. Nach Komplementbindung erfolgt eine beschleunigte Phagozytose durch neutrophile Granulozyten und Makrophagen (Opsonisierung). Ak können Toxine und einige Viren direkt neutralisieren, so daß diese nicht mehr Zielzellen schädigen oder infizieren können.
Sensibilisierte zytotoxische T-Zellen lysieren Ag-tragende Zielzellen (z.B. virusinfizierte Zellen) unter Bildung von Effektor-Zielzell-Konjugaten.
Bei der antikörpervermittelten Zytotoxizität (**a**ntibody **d**ependent **c**ellular **c**ytotoxicity ADCC) erkennen Fc-Rezeptoren tragende Killer-Zellen die Target-Zelle »via« spezifische Ak, die primär an die Target-Zelle gebunden sein müssen. Der Kontakt führt zur Lyse der Zielzelle.

Unspezifische Effektorreaktionen. Polymorphkernige Granulozyten und mononukleäre Phagozyten vernichten eingedrungene Mikroorganismen oder hemmen deren Vermehrung.
Die Phagozytose opsonierter oder nicht opsonierter Fremdpartikel ist die phylogenetisch älteste und wichtigste Abwehrfunktion überhaupt.

3.4 Gewebeabstoßung

Die Implantation von fremdem Gewebe induziert beim Empfänger eine spezifische Immunreaktion, die die Abstoßung des Transplantates bewirken soll.
Bei Implantation, z.B. fremder Haut, kommt es nach anfänglichen Kapillareinsprossungen in das übertragene Gewebe zur Infiltration mit polymorphkernigen Granulozyten, am fünften bis siebten Tag mit Lymphozyten und Makrophagen, später zum interstitiellen Ödem mit Mikrozirkulationsstörungen und schließlich zur Nekrose und zum irreversiblen Transplantatverlust am zehnten Tag. Das Ausmaß und der zeitliche Verlauf der Abstoßungsreaktion sind dabei vom Fremdheitsgrad zwischen Spender und Empfänger und der immunologischen Abwehrbereitschaft des Empfängers abhängig.
Die Antigene, die die Abstoßung auslösen, sind die Histokompatibilitätsantigene. Das Haupthistokompatibilitätssystem des Menschen ist das **HLA-System** (human leucocyte antigen).
Wegen ihres ausgeprägten Polymorphismus hat jeder Mensch ein anderes HLA-Muster. Für den Transplantationserfolg entscheidend ist aber eine möglichst weitgehende Übereinstimmung im HLA-System von Spender und Empfänger. Diese muß vor einer Transplantation durch serologische Typisierung überprüft werden.
Der Mechanismus der Transplantatabstoßung ist noch unklar. Man nimmt an, daß die Gewebeabstoßung im wesentlichen von spezifisch sensibilisierten zytotoxischen T-Lymphozyten vermittelt wird.
Wird Gewebe übertragen, das sehr viel immunkompetente Lymphozyten enthält, kann es zu einer vom Transplantat ausgehenden Immunreaktion gegen den Wirtsorganismus kommen. Die Gefahr dieser **»graft-versus-host«**-Reaktion (GvHR) besteht z.B. bei allogenen Knochenmarkstransplantationen.

Intrazellulär lebende Keime (Mykobakterien, Pilze, Protozoen und Viren) werden bevorzugt zellulär abgewehrt. Pyogene grampositive Kokken und gramnegative Bakterien lösen dagegen eher eine humorale Immunantwort aus.

3.3 Effektorreaktionen

Effektorreaktionen führen zur Eliminierung antigenen Materials.

Spezifische Effektorreaktionen Ak binden spezifisch das Ag und erleichtern so seine Phagozytose. Toxine und einige Viren werden von Ak direkt neutralisiert.

Zytotoxische T-Zellen lysieren spezifisch die Ag-tragende Zielzelle.

Unspezifische Effektorreaktionen Die unmittelbare Phagozytose von Ag durch Granulozyten und Makrophagen ist die wichtigste Abwehrfunktion.

3.4 Gewebeabstoßung

Abhängig vom Fremdheitsgrad zwischen Spender und Empfänger induziert die Implantation von fremdem Gewebe beim Empfänger eine spezifische Immunreaktion, die die Abstoßung des Transplantates bewirkt.

Der Fremdheitsgrad wird von den Histokompatibilitätsantigenen bestimmt, deren wichtigste beim Menschen die **HL-Antigene** sind.

Für den Transplantationserfolg entscheidend ist eine möglichst weitgehende Übereinstimmung im HLA-System von Spender und Empfänger.

Bei der **»graft-versus-host«**-Reaktion richtet sich die Immunreaktion des Transplantates (z.B. allogenes Knochenmark) gegen den Wirtsorganismus.

3.5 Toleranz und Autoimmunität

Toleranz ist die spezifische Nichtreaktivität des Immunsystems gegenüber einem Ag.

Autoimmunität ist die Durchbrechung der Selbsttoleranz, in deren Folge es möglicherweise zur Autoimmunerkrankung kommt.

Toleranz ist die spezifische Nichtreaktivität des Immunsystems gegenüber einem Ag. Die Toleranz gegenüber körpereigenen Strukturen wird durch komplizierte ineinandergreifende Mechanismen erreicht. Hierzu gehören neben der anatomischen Unerreichbarkeit bestimmter Strukturen (z.B. Thyreoidea, Testes) die Eliminierung selbstreaktiver T-Zell-Klone, die Aktivität spezifischer Suppressor-T-Zellen, die eine Immunantwort gegenüber körpereigenen Ag unterdrücken und weitere, teilweise ungeklärte Mechanismen, die selbstreaktive T-Zellen in ihrer Reaktivität einschränken.

Wie es zur **Autoimmunität**, d.h. zur Durchbrechung der Selbsttoleranz und in der Folge möglicherweise zur Autoimmunkrankheit kommt, ist nur teilweise bekannt. Man weiß, daß autoreaktive T-Helfer-Zellen durch einen Defekt der Ag-spezifischen Suppressor-Zellen getriggert werden können. Häufig scheint Autoimmunität auch durch Infekte oder Traumen ausgelöst zu werden. So können im Rahmen eines viralen Infektes Auto-Ak gegen jene Zelloberflächenstrukturen entstehen, an die der Virus vor Eindringen in die Zelle »festmacht«. Kommen Gewebe, die normalerweise dem Immunsystem nicht zugänglich sind, durch Gewebeläsionen mit Lymphozyten in Kontakt, kann auch dies Autoimmunität induzieren.

Auffällig ist die Assoziation von Autoimmunkrankheiten mit bestimmten HLA-Mustern (z.B. HLA-B8, HLA-DR3 etc.). Die Immunreaktivität gegenüber Antigenen wird entscheidend durch das HLA-System bestimmt: HLA-Moleküle (derselben Klasse) unterscheiden sich erheblich hinsichtlich ihrer selektiven Peptid-Ag-Bindungsfähigkeit. Man nimmt an, daß die Bindungsfähigkeit bestimmter HLA-Moleküle für krankheitsspezifische Peptid-Ag mit der Auslösbarkeit von Autoimmunkrankheiten verbunden ist.

4 Allergische Krankheiten

Allgemeine Vorbemerkungen

Allergie

▶ **Definition.** Allergien sind Ausdruck einer gestörten immunologischen Auseinandersetzung des Organismus mit einer körperfremden Substanz. Im Gegensatz zur Immunität verläuft bei der Allergie der Erstkontakt mit dem Fremdstoff klinisch stumm, der Zweitkontakt aber mit Symptomen von Krankheitswert. Allergien sind Immunreaktionen, die keinen Schutz, sondern Schaden hervorrufen. Die besondere Empfindlichkeit gegenüber Allergenen aus der Umwelt ist streng spezifisch und wird durch den Prozeß der Sensibilisierung erworben.

Eine Allergie ist somit eine erworbene spezifische Änderung der Reaktionsfähigkeit des Organismus gegenüber einer körperfremden Substanz infolge einer immunologischen Reaktion.

Prinzipiell kann jedes Organ Schauplatz eines allergischen Geschehens sein. Ca. 80 % aller Allergien spielen sich an der Haut und den angrenzenden Schleimhäuten ab. Dort findet auch die Hauptauseinandersetzung des Organismus mit Fremdstoffen statt. Die Häufigkeit der Allergien in den Industrieländern nimmt zu. Der steigende Medikamentenkonsum, die fortschreitende »Chemisierung« unserer Umwelt, die Schädigung der Schleimhautbarrieren durch Luftverschmutzung und psychovegetative Faktoren (»Streß«) werden für diese Entwicklung verantwortlich gemacht.

Pseudoallergie

▶ **Definition.** Pseudoallergische Reaktionen zeigen klinisch die Symptome einer Allergie, sind aber nicht immunologisch bedingt. Da eine Sensibilisierungsphase fehlt, können sie schon bei Erstkontakt mit der auslösenden Substanz auftreten. Eine immunologische Erkennung des Fremdstoffes erfolgt nicht, und damit gewinnen pathogenetisch neben einer direkten Histaminfreisetzung unspezifische und antikörperunabhängig aktivierbare Effektorsysteme (Arachidonsäuremetabolismus, Fibrinolyse, Kininsystem, Komplement) an Bedeutung. Die häufigsten Auslöser pseudoallergischer Reaktionen zeigt ▦ **5.**

▦ **5: Häufige Auslöser pseudoallergischer Reaktionen**

▷ Analgetika, Antiphlogistika
▷ i.v. Anästhetika
▷ kolloidale Plasmaersatzmittel
▷ Lokalanästhetika
▷ Muskelrelaxanzien
▷ Röntgenkontrastmittel

Klassifikation pathogener Immunreaktionen und Einteilung allergischer Krankheiten

Coombs und Gell haben 1963 krankmachende Immunreaktionen in 4 Typen eingeteilt und damit eine Klassifikation geschaffen, die sich bis heute behauptet hat. Diese stellt eine Vereinfachung dar – eine Immunantwort erfolgt nie eingleisig –, sie hat sich aber didaktisch bewährt und ist bisher durch keine bessere ersetzt worden.

Die Immunreaktionen lassen sich didaktisch vereinfacht in 4 Typen einteilen (☐ 6, S 14).

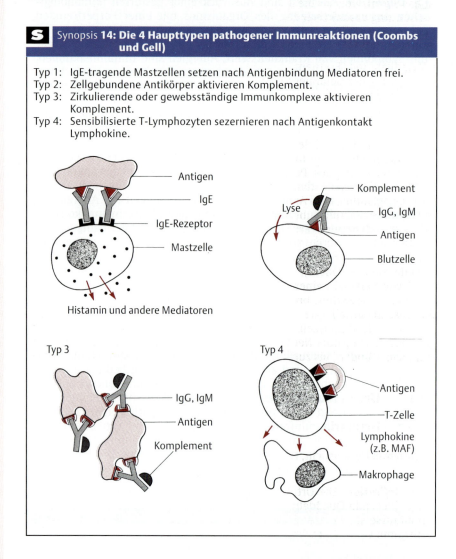

Synopsis 14: Die 4 Haupttypen pathogener Immunreaktionen (Coombs und Gell)

Typ 1: IgE-tragende Mastzellen setzen nach Antigenbindung Mediatoren frei.
Typ 2: Zellgebundene Antikörper aktivieren Komplement.
Typ 3: Zirkulierende oder gewebsständige Immunkomplexe aktivieren Komplement.
Typ 4: Sensibilisierte T-Lymphozyten sezernieren nach Antigenkontakt Lymphokine.

6: Pathogene Immunreaktionen (Coombs und Gell)

Typ der Immunreaktion	vermittelt durch	Klinische Beispiele
▷ anaphylaktisch	IgE	Schock, Urtikaria, Insektengiftallergie, Pollinosis
▷ zytotoxisch	IgG, IgM	Agranulozytose, thrombopenische Purpura, hämolytische Anämie
▷ Immunkomplexe	IgG, IgM	Vasculitis allergica, Serumkrankheit, allergische Alveolitis
▷ zellvermittelt	T-Lymphozyten	allergisches Kontaktekzem, makulo-papulöses Arzneiexanthem

4.1 Typ I: Reaktion vom Soforttyp (Reaktion vom anaphylaktischen Typ)

Typ-I-Reaktionen werden durch IgE-Antikörper vermittelt. Diese sind als zytophile Antikörper über einen Rezeptor an die Membran von **Mastzellen** und basophilen Leukozyten gebunden. Die Überbrückung (»bridging«) mindestens zweier benachbarter IgE-Moleküle durch ein (bivalentes) Antigen ist das Signal, welches die Degranulation dieser Zellen auslöst und damit die **Freisetzung vasoaktiver Mediatoren.** Der wichtigste ist **Histamin,** welches das ganze **Symptomenspektrum einer allergischen Sofortreaktion** auszulösen vermag:

- Vasodilatation (Erythem),
- Steigerung der Gefäßpermeabilität (Ödem),
- Kontraktion der glatten Muskulatur (Bronchospasmus, Koliken),
- Hypersekretion der Schleimhäute (Rhinitis) und
- Juckreiz.

Mastzellen und basophile Leukozyten sezernieren aber noch weitere Mediatoren, die modulierend in die allergische Reaktion eingreifen können: Prostaglandine (PGD_2 und PGE_2), den chemotaktischen Faktor für Eosinophile (ECF), den plättchenaktivierenden Faktor (PAF) und Leukotriene, welche wie die Prostaglandine dem Arachidonsäuremetabolismus entstammen. Der früher als slow reacting substance of anaphylaxis (SRS-A) bezeichnete Mediator stellt nach heutiger Erkenntnis ein Gemisch der Leukotriene C_4, D_4 und E_4 dar. Deren Hauptwirkungen bestehen in einer langanhaltenden Kontraktion der glatten Muskulatur (Bronchospasmus) und einer Permeabilitätssteigerung der Gefäße (Ödem).

Klinische Beispiele einer Typ-I-Reaktion sind die allergische Rhinitis und das allergische Asthma bronchiale, die Urtikaria, die Nahrungsmittelallergie, die Insektengiftallergie und als Maximalvariante der anaphylaktische Schock. Die Reaktionszeit beträgt Sekunden bis wenige Minuten. Eine verzögerte Freisetzung oder Neubildung von Mediatoren kann eine längere Latenz (ca. sechs Stunden) bis zum Auftreten erster klinischer Symptome bewirken.

4.1.1 Urtikaria und Quincke-Ödem

4.1.1.1 Urtikaria

Synonyme: Nesselsucht, Nesselfieber

▶ **Definition.** Die Urtikaria (Urtica = Brennessel) ist ein durch flüchtige, juckende Quaddeln (Ödeme im oberen Korium) gekennzeichneter Hautausschlag unterschiedlichster Ätiologie, der fast ausnahmslos durch Histamin vermittelt wird.

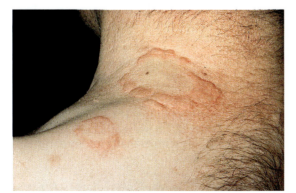

◉ 10: **Urtikaria** (li. Schulter). Randbetonte Quaddeln, zentral durch den Ödemdruck abgeblaßt.

Klinik Eine Quaddel juckt, hat eine Bestandsdauer von nur wenigen Stunden und entsteht durch eine umschriebene kutane Histaminfreisetzung (◉ 10 und ◉ 11).

Nach dem **Verlaufstyp** werden eine akute, eine akut intermittierende und eine chronische Urtikaria unterschieden.

Eine akute Urtikaria heilt fast immer (90 %) spontan ab.

Klinik. Die Einzeleffloreszenz ist ein rasch aus einem umschriebenen Erythem entstehender ödematöser, leicht erhabener, juckender und kurzlebiger Herd mit peripherer Ausbreitungstendenz (◉ 10). Sie kann nur linsengroß sein und isoliert stehen, oder großflächig und zu landkartenartigen Mustern konfluieren (Urticaria geographica, ◉ 11). Sie entsteht durch eine umschriebene kutane Histaminfreisetzung. Die Quaddelschübe treten bevorzugt in den Abend- und Nachtstunden auf, was wahrscheinlich mit der tagesrhythmisch verminderten körpereigenen Kortisolproduktion zusammenhängt. Nach dem **Verlaufstyp** wird eine akute Urtikaria (4 bis maximal 6 Wochen) von einer chronischen Urtikaria (über 6 Wochen) unterschieden, wobei letztere chronisch rezidivierend (erscheinungsfreie Intervalle) oder chronisch kontinuierlich (tägliche Schübe) verlaufen kann. Eine akut intermittierende Urtikaria liegt dann vor, wenn es nach größeren Zeiträumen völliger Symptomfreiheit zu Quaddelschüben kommt. Bei dieser Form ist die ätiologische Abklärung am aussichtsreichsten, da die häufig identischen Auslösebedingungen auf die verdächtige Substanz hinweisen. Die akute Urtikaria hat eine hohe Spontanheilungsrate (ca. 90 % innerhalb von 4 Wochen). Chronische Verläufe können sich über Jahre hinziehen, in Einzelfällen über Jahrzehnte.

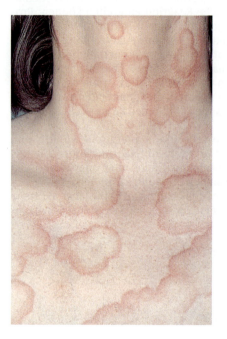

◉ 11: Großflächig konfluierende Quaddeln. Urticaria geographica.

4.1.1.2 Quincke-Ödem

Synonyme: Angioödem, angioneurotisches Ödem

▶ *Definition.* Das Quincke-Ödem ist ein Ödem der Subkutis, das gleichzeitig mit einer Urtikaria oder isoliert auftreten kann. Es bevorzugt vor allem das Gesicht (Augenlider, Lippen) und kann dort zu monströsen Entstellungen führen (◉ 12).

Sind die oberen Luftwege betroffen (Larynxödem), so besteht Erstickungsgefahr. Ein Quincke-Ödem tritt immer anfallsartig auf und benötigt zur Rückbildung ein bis drei Tage. Von der seltenen hereditären Form abgesehen, entsprechen die ätiopathogenetischen Faktoren im wesentlichen denen der Urtikaria. Subjektiv steht die Spannung (oft schmerzhaft) im Vordergrund, Juckreiz fehlt oder ist nur gering ausgeprägt.

4.1.1.2 Quincke-Ödem

Definition ▶

Ein Quincke-Ödem tritt immer anfallsartig auf, kann zu grotesken Gesichtsschwellungen führen und bedeutet im Kehlkopfbereich Lebensgefahr (◉ 12).

4.1 Typ I: Reaktion vom Soforttyp

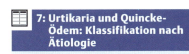

7: Urtikaria und Quincke-Ödem: Klassifikation nach Ätiologie

immunologisch
▷ anaphylaktischer Typ
▷ Immunkomplex-Typ

pharmakologisch
▷ Histaminliberatoren
▷ Aspirin-Additiva-Intoleranz

physikalisch
▷ mechanisch, thermisch u.a. (21 Typen)

hereditäres Quincke-Ödem

ungeklärt (»idiopathisch«)

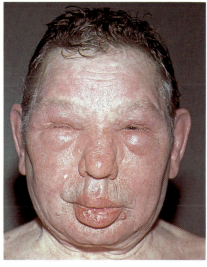

12: Quincke-Ödem mit entstellenden Gesichtsschwellungen.

Ätiologie und Pathogenese. Urtikaria und Quincke-Ödem haben vielfältige Ursachen (7).

Immunologisch bedingte Urtikaria

a) IgE-vermittelte Urtikaria
Dieser Urtikariatyp entspricht einer Typ-I-Reaktion und wird vor allem durch Nahrungsmittelallergene ausgelöst, z.B. durch Hülsenfrüchte, Gewürze, Fisch oder Schalentiere. Auch parasitäre und mikrobielle Antigene kommen in Frage. Unter den medikamentösen Ursachen steht Penicillin an erster Stelle. Die IgE-vermittelte Urtikaria geht nicht selten mit Quincke-Ödemen einher. Sie kann im Vorfeld oder im Rahmen eines anaphylaktischen Schocks auftreten.

b) Immunkomplex-vermittelte Urtikaria
Die Histaminfreisetzung erfolgt bei diesem Urtikariatyp IgE-unabhängig und wird durch die Anaphylatoxine C3a und C5a bewirkt, die im Zuge einer Immunkomplex-bedingten Komplementaktivierung gebildet werden. Beispiele sind die Urtikaria im Rahmen einer Serumkrankheit oder eines systemischen Lupus erythematodes.

Pharmakologisch bedingte Urtikaria

a) Urtikaria durch Histaminliberatoren
Röntgenkontrastmittel, bestimmte Plasmaexpander, i.v. Anästhetika, Muskelrelaxanzien u.a. können bei entsprechend disponierten Personen (»Mastzellenlabilität«, gesteigerte »releasability« = Freisetzbarkeit von Mediatoren) ohne IgE-Vermittlung Quaddeleruptionen allein oder im Rahmen einer anaphylaktoiden Reaktion hervorrufen.

b) Azetylsalizylsäure-Additiva-Intoleranz
20 bis 30% aller Patienten mit chronischer Urtikaria können durch Azetylsalizylsäure (Aspirin®) und/oder Nahrungsmittelkonservierungs- und -farbstoffe (Additiva) zu einem Urtikariaschub provoziert werden (Aspirin-Additiva-Intoleranz). Aspirin stellt dabei nur selten die alleinige Ursache der Urtikaria dar, am häufigsten ist es Teilursache (Intoleranzprovokation). Auch Asthmaanfälle und Rhinitisattacken können bei Patienten mit entsprechender Grundkrankheit durch Aspirin ausgelöst werden (8). Unabhängig von einer solchen Intoleranzprovokation gibt es ein Intoleranzsyndrom (Rhino-

4 Allergische Krankheiten

8: Manifestationen der Aspirin-Intoleranz (Intoleranzprovokation)				
▷	chronische Rhinitis	+ Aspirin	→	Fließschnupfen
▷	chronisches Asthma	+ Aspirin	→	Asthma-Anfall
▷	chronische Urtikaria	+ Aspirin	→	Urtikaria-Schub

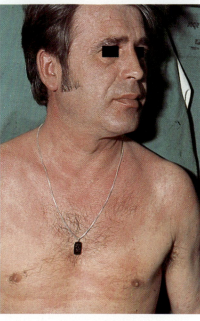
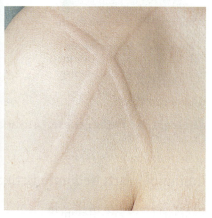

13: Flush-artiges Erythem 15 min nach Aspirineinnahme (Intoleranz-Syndrom).

14: Urticaria factitia.

Intoleranzprovokation und Intoleranzsyndrom sind **Pseudoallergien**. Leitsubstanz dieser Reaktionen ist das Aspirin (13).

konjunktivitis, Flush, Urtikaria, Schockfragmente), das isoliert bei sonst völlig gesunden Personen, aber auch zu Beginn einer Intoleranzprovokation auftreten kann (13). Kreuzreaktionen mit anderen nicht-steroidalen Entzündungshemmern (z.B. Indometacin) sind häufig. Immunologische Faktoren spielen bei der Intoleranzprovokation und beim Intoleranzsyndrom keine Rolle. Es handelt sich um eine typische **Pseudoallergie**. Pathogenetisch wird eine Störung im Arachidonsäurestoffwechsel angenommen.

Physikalische Urtikaria

Physikalische Urtikaria

15–20 % aller Urtikarien sind physikalischer Genese. Von den mehr als 21 verschiedenen Typen sind die wichtigsten:

Diese große Gruppe umfaßt nach heutiger Kenntnis mindestens 21 verschiedene Typen, von denen nur die wichtigsten kurz besprochen werden sollen. Die Pathomechanismen sind in den meisten Fällen nicht genau bekannt.

a) Urticaria factitia (urtikarieller Dermographismus durch Druck-Reibe-Wirkung, 14)

a) Urticaria factitia (urtikarieller Dermographismus)
Entlang einer Druck-Reibe-Einwirkung (Büroklammer, Holzspatel) entsteht wenige Minuten später eine scharf begrenzte Quaddel (14).

b) Druckurtikaria

b) Druckurtikaria
Starke Druckeinwirkung verursacht nach längerer Latenz (20 Minuten bis Stunden) Quaddeln oder schmerzhafte Ödeme (Handteller, Fußsohlen).

c) cholinergische (Wärmereflex-) Urtikaria

c) cholinergische Urtikaria (Wärmereflex-Urtikaria)
Bei körperlicher Anstrengung, Schwitzen oder emotioneller Erregung entstehen dicht ausgestreute, bis linsengroße Quaddeln.

d) Kältekontakt-Urtikaria (15)

d) Kältekontakt-Urtikaria
Kälteexposition verursacht am Einwirkungsort Quaddel- bzw. Ödembildung

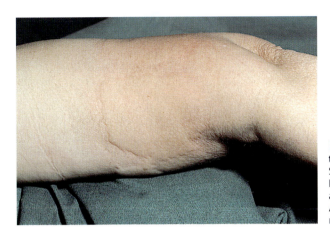

◉ 15: Kältekontakt-Urtikaria. Starke urtikarielle Reaktion (li. Oberarm) 20 min. nach Anlegen einer Eismanschette.

(◉ 15, ◉ 1/1, S. 80). Der kritische Temperaturbereich variiert von Patient zu Patient. Es besteht Lebensgefahr beim Sprung ins kalte Wasser.

e) Lichturtikaria
Licht einer bestimmten Wellenlänge löst Quaddelschübe aus (Sonnenbad, Solarium).

f) Urtikaria und Quincke-Ödem durch Angiotensin-Converting-Enzyme (ACE)-Hemmer
Urtikarielle Exantheme und leichte bis lebensbedrohliche Angioödeme können durch ACE-Hemmer (z.B. Captopril) ausgelöst werden, wahrscheinlich bedingt durch eine Hemmung der kutanen Kinin-Inaktivierung. Die Latenz bis zu einem solchen Ereignis kann Jahre dauern, oft sind auch zusätzliche Triggerfaktoren in Form anderer Medikamente (Analgetika, Antibiotika u.a.) erforderlich.

Hereditäres Quincke-Ödem

Das hereditäre Quincke-Ödem wird autosomal dominant vererbt und beruht auf einem **Mangel des C1-Inaktivators** (C1-Esterase-Inhibitor). Dieser schützt den Organismus vor einer unkontrollierten Komplementaktivierung. Beim hereditären Quincke-Ödem funktioniert dieser Kontrollmechanismus nur unzureichend, und es kommt scheinbar spontan oder nach Bagatelltraumen zu massiven, lebensbedrohlichen Ödemattacken (früher ca. 25 % Mortalität), besonders im Bereich des Gesichts und der oberen Luftwege. Diese treten schon in früher Kindheit auf. Quaddeln und Juckreiz fehlen. Als verantwortlicher Mediator wird ein Spaltprodukt der zweiten Komplementkomponente mit kininähnlicher Aktivität (C2b) angesehen, welches die anfallsartige Steigerung der Gefäßpermeabilität bewirkt. Die Einnahme von ACE-Hemmern kann zu besonders schweren Ödemanfällen führen. Die Behandlung mit Antihistaminika oder Kortikosteroiden ist unwirksam. Inzwischen steht ein gereinigter C1-Inaktivator (C1-Inaktivator Behring-Werke) zur Verfügung, der im akuten Anfall oder prophylaktisch (z.B. vor Zahnextraktionen) appliziert werden kann. Zur Langzeitprophylaxe werden attenuierte Androgene (Danazol) eingesetzt.

Ungeklärte (idiopathische) Formen

In diese Gruppe gehören ätiopathogenetisch unklare Fälle, z.B. die Urtikaria in der präikterischen Phase einer Virushepatitis, bei Mononucleosis infectiosa, bei Schilddrüsen- und Magen-Darm-Erkrankungen (Helicobacter pylori- und Yersinien-Infektionen), bei Pilzinfektionen, Fokalinfekten, bei Dysproteinämien und malignen Tumoren.

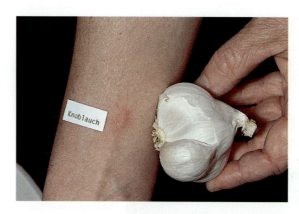

◨ 16: **Positiver Hauttest (Scratch-Test)** auf Knoblauch. Ablesung nach 15 min mit Quaddel und Reflexerythem (◨ *8/1–3*).

Diagnostik Akute Urtikaria: Diagnostische Bemühungen sind nur bei gezieltem anamnestischem Verdacht sinnvoll, da eine hohe Spontanheilungsrate besteht (◨ 16).
Chronische Urtikaria: Versuch einer ätiologischen Abklärung mit Hilfe eines standardisierten Suchprogramms.

Hierzu gehören:
- Ausschluß einer physikalischen Auslösung durch Provokationstests
- Ausschluß einer Penicillinallergie
- Stuhluntersuchung auf Candida und Wurmeier
- Suche nach einem Fokus, vor allem auf HNO- und zahnärztlichem Gebiet.

Diagnostik. Der Abklärungserfolg bei der Urtikaria hängt wesentlich vom Verlaufstyp ab. Je länger eine Urtikaria besteht, um so geringer ist die Aussicht, die Ursache zu ermitteln. Wegen der hohen Spontanheilungsrate der **akuten Urtikaria** kann zunächst mit diagnostischen Maßnahmen abgewartet werden, es sei denn, es besteht ein konkreter Verdacht, z.B. auf ein bestimmtes Nahrungsmittel (◨ 16) oder Medikament (z.B. Penicillin). Bei der **chronischen Urtikaria** ist der Abklärungserfolg mäßig. Wenn man die physikalischen Urtikarien ausnimmt, so kann in nur knapp 10% ein alleiniges Agens ermittelt werden. Am ergiebigsten ist die Suche nach einer Aspirin-Additiva-Intoleranz (20 bis 30% der Fälle).

Eine **sorgfältige Anamnese** versucht die örtlichen und zeitlichen Begleitumstände eines urtikariellen Schubs zu erfahren, wie eingenommene Medikamente und Nahrungsmittel, aktuelle Infekte und Grundkrankheiten. Bei leerer Anamnese empfiehlt sich folgendes Vorgehen:
– **Ausschluß einer physikalischen Auslösung** durch thermische und mechanische Provokationstests.
– **Stuhluntersuchung** auf Candida und Wurmeier.
– **Ausschluß einer Penicillinallergie** mittels Hauttest und RAST (Penicillin ist ein häufig »verborgenes« Allergen, z.B. in Nahrungsmitteln).
– **Expositionstestung mit Aspirin und Lebensmitteladditiva.** Diese erfolgt unter stationären Bedingungen und an quaddelfreien Patienten (nach Kartoffel-Reis-Diät oder Tee-Zwieback-Pause).
– **Fokussuche,** vor allem auf HNO- und zahnärztlichem Gebiet.

Außerdem sollte eine orientierende internistische Durchuntersuchung veranlaßt werden, da insbesondere Erkrankungen der Schilddrüse und des Magen-Darm-Trakts (Helicobacter pylori-Infektion) überzufällig häufig mit einer Urtikaria einhergehen.

Therapie Fast jede Urtikaria spricht auf **Antihistaminika** an. Ausnahmen sind die sehr seltenen nicht Histamin-vermittelten Urtikariaformen.
Bei Larynxödem und Vorzeichen eines anaphylaktischen Schocks sind hochdosierte **Kortikosteroide** angezeigt. Erstes Ziel der Behandlung ist jedoch die Ermittlung und Eliminierung der verantwortlichen Substanz.

Therapie. Urtikaria und Quincke-Ödeme sprechen sehr gut auf **Antihistaminika (H_1-Antagonisten)** an. Ausnahmen sind die insgesamt sehr seltenen, nicht Histamin-vermittelten, hereditären Formen der Wärmeurtikaria, der Kälteurtikaria und des Quincke-Ödems sowie die Druckurtikaria. Bei einer akuten Urtikaria, die eine häufige Notfallsituation darstellt, ist stets auf begleitende Quincke-Ödeme (Larynxödem) zu achten. In schwereren Fällen (quälender Juckreiz, Atemnot, Übelkeit, Hypotonie) sind **Kortikosteroide** in hoher Dosierung und ggf. Adrenalin angezeigt. Erstes Ziel der Behandlung ist jedoch die Ermittlung und die Elimination der verantwortlichen Substanz im Sinne einer Expositionsprophylaxe. Liegt eine Aspirin-Additiva-Intoleranz vor, so sind diätetische Maßnahmen sinnvoll (additivafreie Kost).

Anaphylaktischer Schock

Der anaphylaktische Schock kündigt sich oft durch Juckreiz und Kribbeln im Bereich der Mundschleimhaut sowie in den Handtellern und Fußsohlen an.

Anaphylaktischer Schock

Der anaphylaktische Schock ist die lebensbedrohliche Maximalvariante einer Typ-I-Reaktion. Sekunden bis wenige Minuten nach Allergenkontakt kommt es zu generalisiertem Juckreiz, Flush, Urtikaria, Ödemen, Bronchospasmus, Nausea, Krämpfen, Urin- und Stuhlabgang, Blutdruckabfall bis hin zum Atem- und Kreislaufstillstand. Ein typisches Alarmsyndrom kann das dramatische Geschehen einleiten: Brennen, Jucken und Hitzegefühl auf und unter der Zunge, im Rachen und besonders in den Handtellern und Fußsohlen. Es kann jedoch auch ohne jegliche Vorwarnung durch Hautsymptome direkt zum anaphylaktischen Schock kommen. Die häufigsten Auslöser sind Arzneimittel (Penicillin, Pyrazolone), Nahrungsmittel und Insektengift (Biene, Wespe).

Therapeutisch ist bei leichteren Verläufen (stabiler Kreislauf) die i.v. Injektion eines Antihistaminikums (z.B. Tavegil), eventuell zusammen mit einem Kortikosteroid (z.B. 50 mg Solu-Decortin H), zunächst ausreichend. Bei progredienter Symptomatik sind Kortikosteroide in hohen Dosen (z.B. 500 mg Solu-Decortin H) angezeigt, bei durch Bronchospasmus bedingter Atemnot kann zusätzlich Theophyllin (z.B. Euphyllin) gegeben werden.

Liegt das Vollbild des Schocks vor, muß sofort **Adrenalin** (1 ml Suprarenin auf 10 ml physiol. NaCl verdünnt) unter Puls- und Blutdruckkontrolle langsam i.v. injiziert werden. **Volumensubstitution** und stationäre Überwachung für ca. 24 Stunden.

> Das therapeutische Stufenschema umfaßt die i.v. Gabe eines Antihistaminikums, Kortikosteroiden und Adrenalin. Beim Vollbild des anaphylaktischen Schocks ist die sofortige Gabe von Adrenalin zwingend.

Anaphylaktoide Reaktionen

Anaphylaktoide Reaktionen unterscheiden sich klinisch nur unwesentlich von anaphylaktischen Reaktionen, sind jedoch nicht immunologisch bedingt und gehören damit zu den Pseudoallergien. Pathogenetisch kommen in erster Linie eine direkte Histaminfreisetzung und eine antikörperunabhängige Aktivierung von Mediatorsystemen (z.B. Komplement) in Frage. Häufige Beispiele sind die anaphylaktoiden Reaktionen durch Röntgenkontrastmittel, i.v. Anästhetika, Plasmaexpander (z.B. Gelatine) u.a. (⊞ **5**). Die Therapie entspricht der des anaphylaktischen Schocks.

> **Anaphylaktoide Reaktionen**
>
> Anaphylaktoide Reaktionen sind Pseudoallergien mit den klinischen Zeichen einer Anaphylaxie. Pathogenetisch kommen in erster Linie eine direkte Histaminfreisetzung und eine antikörperunabhängige Aktivierung von Mediatorsystemen (z.B. Komplement) in Frage.

4.2 Typ II: Reaktion vom zytotoxischen Typ

Dieser immunologische Reaktionstyp spielt sich in erster Linie an Blutzellen ab und interessiert weniger den Hautarzt als den Hämatologen. Die Zellzerstörung geschieht entweder direkt durch den Antikörper selbst oder durch aktiviertes Komplement nach Antigen-Antikörperreaktion an der Zielzelle. In diese Gruppe gehören medikamentös induzierte hämolytische Anämien, Agranulozytosen und Thrombozytopenien (z.B. durch Analgetika, Antibiotika, Antikonvulsiva). Zytotoxische Mechanismen sind wahrscheinlich auch bei bestimmten Autoimmunkrankheiten (Lupus erythematodes, Pemphigus vulgaris, bullöses Pemphigoid) beteiligt.

> **4.2 Typ II: Reaktion vom zytotoxischen Typ**
>
> Typ-II-Reaktionen sind häufig medikamentös bedingt und spielen sich als Komplement-vermittelte Zytolyse in erster Linie an Blutzellen ab.

4.3 Typ III: Reaktion vom Immunkomplex-Typ

Typ-III-Reaktionen entsprechen zwei klassischen Modellen aus der experimentellen Immunologie, der **Arthus-Reaktion** und der **Serumkrankheit.** Verantwortlich sind zirkulierende oder gewebsständige Immunkomplexe, die präzipitierende Antikörper vom IgM- oder IgG-Typ enthalten. Im Zuge der Immunkomplex-induzierten **Komplementaktivierung** werden hochwirksame Entzündungsmediatoren (insbesondere C3a und C5a) gebildet, die Freisetzungsreaktionen aus Mastzellen und Basophilen bewirken und Granulozyten anlocken (Chemotaxis). Bei der Phagozytose der Immunkomplexe durch Granulozyten werden lysosomale Enzyme (Kollagenase, Elastase, Myeloperoxydase u.a.) sezerniert, die das Gewebe schädigen. Klinische Beispiele für eine Typ-III-Reaktion sind die allergische Vaskulitis, Gefäß- und Gewebeschäden beim Lupus erythematodes und den sogen. Immunvaskulitiden, die allergische Alveolitis und die Serumkrankheit.

> **4.3 Typ III: Reaktion vom Immunkomplex-Typ**
>
> Arthus-Reaktion und Serumkrankheit sind die klassischen Modelle einer Immunkomplexreaktion.
>
> Die Gewebeschädigung erfolgt durch lysosomale Enzyme aus chemotaktisch angelockten Granulozyten.
> Klinische Beispiele sind die allergische Vaskulitis, die allergische Alveolitis und die Serumkrankheit.

4.3.1 Vasculitis allergica

Synonyme: Leukozytoklastische Vasculitis, anaphylaktoide Purpura, Purpura Schoenlein-Henoch

▶ **Definition.** Sammelbegriff für petechiale Exantheme, denen histologisch eine leukozytoklastische Vaskulitis und pathogenetisch eine Immunkomplexreaktion (Typ III) an kleinen und mittleren Gefäßen zugrunde liegt.

Klinik. Grundeffloreszenz ist die entzündlich veränderte **Petechie** (»Blutsprosse«), ein kleinfleckiges, durch den Glasspatel nicht wegdrückbares Erythem (◉ 17). Klinisch-morphologisch können ein hämorrhagischer, ein papulo-nekrotischer und ein polymorph-nodulärer Typ unterschieden werden (◉ 18, ◉ 1/2, S. 80; ◉ 1/3, S. 80; ◉ 4/8, S. 314). Das Exanthem tritt meist akut auf, kann ein einmaliges Ereignis sein oder in Schüben rezidivieren. Bevorzugte Lokalisation sind die Streckseiten der Beine, insbesondere der Unterschenkel (◉ 15). Auch lokale Faktoren (Aufliegestellen) scheinen die Manifestation zu begünstigen. Im Schub ist der Rumpel-Leede-Test positiv. **Allgemeinerscheinungen** wie Abgeschlagenheit, Arthralgien und Fieber können hinzukommen. Eine **systemische Beteiligung** betrifft vor allem den Magen-Darm-Trakt (Blutstühle, Koliken) und die Nieren (hämorrhagische Glomerulonephritis). Die Abheilung der Hautherde nimmt meistens mehrere Wochen in Anspruch, bei zentraler Nekrotisierung mehrere Monate.
▶ Vgl. hierzu auch ◉ 1/3, S. 80 und 1/6, S. 81 sowie ◉ 4/8 auf *Seite 314*.

Ätiologie und Pathogenese. In ca. 80 % der Fälle wird die allergische Vaskulitis durch medikamentöse und bakterielle Antigene (Streptokokken) ausgelöst. Besonders häufig gehen Infekte der oberen Luftwege voraus. Fast alle Medikamente können eine allergische Vaskulitis verursachen, besonders aber Antiphlogistika, Antibiotika und Diuretika (Thiazide). Andere Ursachen (Chemikalien, Fremdproteine u.a.) sind selten (▦ 9). Pathogenetisch entspricht die Vasculitis allergica dem experimentellen Modell der **Arthus-Reaktion.** Dabei wird einem sensibilisierten Tier das verantwortliche Antigen intrakutan erneut zugeführt. Das injizierte Antigen und die entsprechenden Antikörper aus der Zirkulation diffundieren nun aufeinander zu und präzipitieren in der Gefäßwand und im perivaskulären Gewebe als

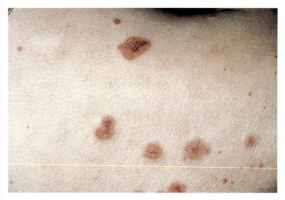

◉ 17: Entzündliche Petechien. Einzelelemente der allergischen Vaskulitis.

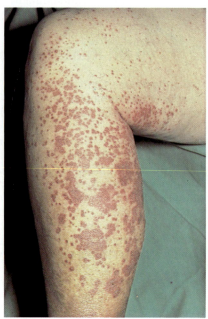

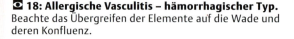

◉ 18: Allergische Vaskulitis – hämorrhagischer Typ. Beachte das Übergreifen der Elemente auf die Wade und deren Konfluenz.

4.3 Typ III: Reaktion vom Immunkomplex-Typ

Synopsis 15: Bevorzugte Lokalisationen der Vasculitis allergica

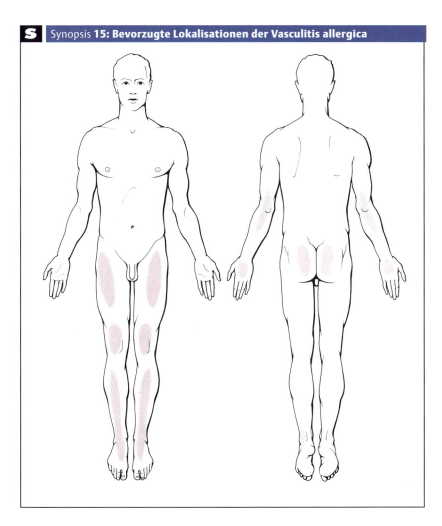

9: Vasculitis allergica – Ursachen

▷ **Medikamente**	Antibiotika, Antiphlogistika, Thiazide u.a.
▷ **Infekte**	Bakterien, Viren
▷ **Fremdproteine**	Immunseren, Hyposensibilisierungslösungen
▷ **Grundkrankheiten**	Kollagenosen, Hepatopathien, maligne Tumoren

Immunkomplexe. Die folgende Komplementaktivierung leitet die Elimination der Immunkomplexe ein, ein Prozeß, der nicht ohne Gewebsschädigung abläuft und in einer enzymatischen Zerstörung der Gefäße der Endstrombahn resultiert.

Histologie. Das histologische Bild ergibt sich aus den pathogenetischen Vorgängen. Betroffen sind vor allem die postkapillären Venolen im oberen Korium. Kennzeichnend ist das perivaskuläre Infiltrat, welches vorwiegend aus zerfallenden Granulozyten (Leukozytoklasie) besteht (◻ 19). Die Gefäßwand ist fibrinös durchtränkt und wird von Erythrozyten durchwandert (Erythrozytendiapedese).
Immunfluoreszenzmikroskopisch lassen sich Immunglobuline (IgG, IgM) und Komplementkomponenten (C3) in der Gefäßwand nachweisen.

Laboruntersuchungen. Häufig finden sich eine erhöhte BKS und eine Leukozytose, gelegentlich eine Proteinurie und Mikrohämaturie. Thrombozytenzahl und Gerinnungsstatus sind unauffällig.

Histologie Histologisches Merkmal ist die Leukozytoklasie (zerfallende Neutrophile; ◻ 19).

In der Gefäßwand lassen sich Immunglobuline (IgG, IgM) und Komplementkomponenten nachweisen.

Laboruntersuchungen Häufig finden sich eine erhöhte BKS und eine Leukozytose.

4.3.2 Serumkrankheit

Therapie. Bettruhe bzw. Ausschaltung disponierender Einflüsse wie Kälte und statische Überbelastung. Elimination der verdächtigen Medikamente. Fokussanierung und, wenn möglich, gezielte Behandlung des Infekts (Rachenabstrich). Außerdem gibt man kurzfristig Kortikosteroide per os in mittlerer bis hoher Dosierung (z.B. Urbason 40-60 mg/die), gegebenenfalls in Kombination mit gezielter Antibiotikagabe.

4.3.2 Serumkrankheit

Die Serumkrankheit entsteht durch zirkulierende Immunkomplexe mit konsekutiver Komplementaktivierung. Heterologe Antiseren (z.B. Tetanus) stellten früher die häufigste Antigenquelle dar, heute sind es vor allem parenteral verabreichte Antibiotika (z.B. Penicillin), die nach Bindung an körpereigene Proteine die Eigenschaften von Fremdseren erlangen. 7 bis 14 Tage nach Antigenapplikation kommt es zu Urtikaria, Fieber, Arthralgien, Myalgien, Lymphknotenschwellungen und Proteinurie. Oft entsteht eine Quaddel am Ort der Injektion (◉ 20). Die Serumkrankheit ist selbstlimitiert. Nach Elimination der Immunkomplexe, die ca. drei Wochen in Anspruch nimmt, bilden sich die Symptome folgenlos zurück.

4.3.3 Allergische Alveolitis

Sechs bis acht Stunden nach Antigenkontakt (z.B. Schimmelpilzsporen aus feuchtem Heu, Proteine aus Vogelkot) entwickelt sich ein grippeähnliches Bild mit Fieber, Kopfschmerzen, Husten, Dyspnoe, welches nach Stunden bis wenigen Tagen von selbst wieder abklingt. Bekannteste Beispiele sind die Farmerlunge und die Vogelhalterlunge. Die allergische Alveolitis wird häufig verkannt. Bei chronischen Verläufen besteht die Gefahr einer Lungenfibrose. Die Immunkomplexreaktion spielt sich im Bereich der alveolären Basalmembran ab.

Therapie Elimination verdächtiger Medikamente und Fokussanierung. Kortikosteroide per os, ggf. mit Antibiotika kombiniert.

4.3.2 Serumkrankheit

Die Serumkrankheit entsteht durch zirkulierende Immunkomplexe mit konsekutiver Komplementaktivierung. Auch Medikamente können eine Serumkrankheit auslösen.
Etwa 7–14 Tage nach Antigenapplikation kommt es zu Urtikaria, Fieber, Arthralgien, Myalgien, Lymphknotenschwellungen und Proteinurie. Die Serumkrankheit ist selbstlimitiert (ca. 3 Wochen, ◉ 20).

4.3.3 Allergische Alveolitis

Hier spielt sich die Immunkomplexreaktion an der alveolären Basalmembran ab. 6–8 Stunden nach Antigenkontakt entwickelt sich ein grippeähnliches Bild mit Fieber, Kopfschmerzen, Husten, Dyspnoe, welches nach Stunden bis Tagen wieder von selbst abklingt.

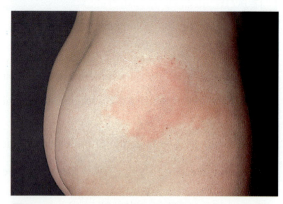

◉ 20: Serumkrankheit durch ein Penicillin-Depot-Präparat. Quaddelbildung an der Injektionsstelle fünf Tage nach Behandlungsbeginn.

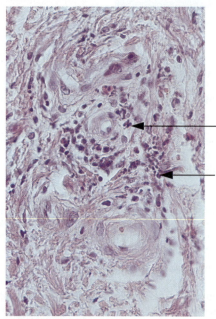

◉ 19: Vasculitis allergica: perivaskuläres leukozytoklastisches Infiltrat (»Kernstaub« [Pfeile], HE, x 400)

4.4 Typ IV: Reaktion vom Spättyp, Ekzemkrankheiten

Nicht Antikörper, sondern spezifisch **sensibilisierte T-Lymphozyten** bestimmen diesen Reaktionstyp (zellulärer Typ). Es werden ein Tuberkulintyp und ein Ekzemtyp unterschieden. Das klinische Bild entwickelt sich erst 24 bis 48 Stunden nach Antigenexposition. Häufigstes Beispiel ist das allergische Kontaktekzem. Weiter gehören die Tuberkulinreaktion, die Transplantatabstoßung und zahlreiche Arzneiexantheme in diese Gruppe.

4.4.1 Ekzemkrankheiten

Ekzeme sind mit einem Anteil von 20 % weltweit die häufigsten Hautkrankheiten. Der Ekzembegriff ist ständigem Wandel unterworfen. In den angelsächsischen Ländern hat sich inzwischen die Bezeichnung »Dermatitis« durchgesetzt. Im deutschsprachigen Raum wird »Dermatitis« im allgemeinen für akutere Zustandsbilder und »Ekzem« mehr für chronische Verläufe verwendet. Auf den Versuch einer Klassifikation – jedes Lehrbuch hat eine andere – wird hier bewußt verzichtet. In ▦ **10** sind die wichtigsten Ekzemtypen aufgeführt.

▶ **Definition.** »Ekzem ist eine nicht kontagiöse Epidermodermitis, ... klinisch charakterisiert durch Rötung, Knötchen, Bläschen, Nässen, Schuppenbildung, Lichenifikation, histologisch durch herdförmige Spongiose, Akanthose und Parakeratose. Subjektiv besteht ein mehr oder weniger ausgeprägter Pruritus« *(Miescher* 1962).

10: Häufige Ekzemtypen

▷ Kontaktekzem
  • allergisch
  • toxisch
▷ atopisches Ekzem

▷ nummuläres Ekzem
▷ seborrhoisches Ekzem
▷ Stauungsekzem
▷ dyshidrotisches Ekzem

4.4.1.1 Allergisches Kontaktekzem

Das allergische Kontaktekzem ist der häufigste Ekzemtyp und die bekannteste klinische Manifestation einer Immunreaktion vom Typ IV.

Klinik. Das akute Kontaktekzem zeigt im Einwirkungsbereich des Allergens Zeichen einer lebhaften Entzündung: Rötung, Ödem, aufschießende Papulovesikeln, die rasch erodieren und großflächig nässen (☎ **21, 22** u. **24**). Es besteht starker Juckreiz. Später kommen Schuppen und Krusten hinzu. Bei chronischem Verlauf, d.h. nach wiederholter Exposition, treten die entzündlichen Erscheinungen in den Hintergrund, und Hyperkeratosen, Rhagaden und Lichenifikation bestimmen das Bild (☎ **23**, ◐ *1/7, 1/8, S. 81*).

▶ **Merke.** Bei längerer und sehr intensiver Antigenexposition muß das Ekzem nicht mehr auf den Ort der Einwirkung begrenzt bleiben, es kann in die gesunde Umgebung und in kontaktferne Regionen streuen.

Ursache dafür ist die lymphogene oder hämatogene Verschleppung des Allergens oder der nach dem T-Lymphozyten-Allergenkontakt entstandenen Lymphokine. Besonders streufreudig sind Kontaktekzeme im Bereich der Unterschenkel. Prädilektionsorte für Streuherde sind das Gesicht (Periorbitalregion) und die Streckseiten der Oberarme. In seltenen Fällen kann das Allergen primär auf hämatogenem Weg in die Haut gelangen (hämatogenes Kontaktekzem). Aber auch durch Stäube (Zementstaub, Holzstaub) und Dunststoffe (Parfumsprays, Dämpfe, ätherische Öle) können diffuse Kon-

---

4.4 Typ IV: Reaktion vom Spättyp, Ekzemkrankheiten

Die Typ-IV-Reaktion wird durch spezifisch **sensibilisierte T-Lymphozyten** vermittelt (zelluläre Allergie). Klinische Beispiele sind die Tuberkulinreaktion, die Transplantatabstoßung und das allergische Kontaktekzem.

4.4.1 Ekzemkrankheiten

Ekzeme sind mit einem Anteil von 20 % weltweit die häufigsten Hautkrankheiten.

In ▦ **10** sind die wichtigsten Ekzemtypen aufgeführt.

◀ **Definition**

4.4.1.1 Allergisches Kontaktekzem

Das allergische Kontaktekzem ist der häufigste Ekzemtyp.

Klinik Erythem, Ödem und Papulovesikeln kennzeichnen das akute, Hyperkeratosen, Lichenifikation und Rhagaden das chronische allergische Kontaktekzem (☎ **21** bis **24**, ◐ *1/7, 1/8, S. 81*).

◀ **Merke**

4 Allergische Krankheiten

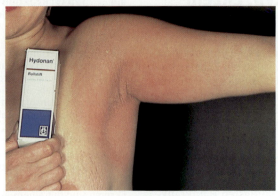

◉ 21: **Akutes allergisches Kontaktekzem** durch ein Antihidrotikum.

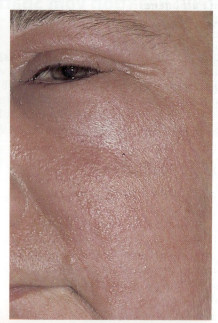

◉ 22: **Akutes allergisches Kontaktekzem** zwei Tage nach Anwendung einer »Gesichtspackung« mit Schwellung, Rötung und Papulovesikeln. ▶

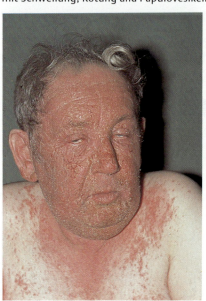

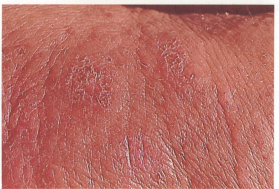

◉ 23: **Chronisches Kontaktekzem.** Detailaufnahme vom re. Handrücken mit ausgeprägter Lichenifikation.

◀ ◉ 24: **Akutes allergisches Kontaktekzem** mit Superinfektion und Streuung im Hals-Brust-Bereich.

taktekzeme an den exponierten Stellen entstehen, vor allem im Gesicht, das auf geringere Allergenkonzentrationen empfindlicher reagiert als die übrigen Körperregionen (Dunstekzem, »airborne contact dermatitis«). Allergische Kontaktekzeme sind bei Kindern sehr selten und nehmen im Laufe des Lebens mit Dauer und Intensität der lokalen Allergenexposition zu. Besonders gefährdet sind Patienten mit Unterschenkelgeschwüren, die jahrelang den verschiedensten Externa ausgesetzt sind. 70–80 % dieser Patienten weisen eine epidermale Sensibilisierung gegen eine oder mehrere Kontaktsubstanzen auf. Ekzeme können auch isomorph gereizt werden (Kogoj-Phänomen).

70–80 % aller Patienten mit einem Ulcus cruris haben eine Kontaktallergie.

Histologie Führendes histologisches Merkmal ist die Spongiose der Epidermis mit der Bildung intraepidermaler Bläschen (Ekzembläschen).

Histologie. Das feingewebliche Substrat des akuten Kontaktekzems ist die Spongiose, d.h. die schwammartige Auflockerung der Epidermis, bedingt durch ein interzelluläres Ödem. Aus einem lympho-mono-histiozytären Infiltrat im oberen Korium wandern Zellen (Lymphozyten, eosinophile und neutrophile Granulozyten) in die Epidermis ein. Beim chronischen Kontaktekzem stehen Akanthose und Parakeratose im Vordergrund.

Ätiologie und Pathogenese. Die häufigsten Allergene sind Metalle (Nickel, Chromat), Epoxidharze, Gummihilfsstoffe (Antioxidanzien, Vulkanisierstoffe), Desinfizienzien und Konservierungsstoffe (Kathon CG, Formalin, Parabene), Duftstoffe, Medikamente und Salbengrundlagen (Wollfettester). Die Popularität pflanzlicher Externa brachte in den letzten Jahren eine Häufigkeitszunahme phytogener Kontaktallergien mit sich, vor allem durch Korbblütler (Chrysantheme, Arnika, Ringelblume).

Ein allergisches Kontaktekzem entwickelt sich in zwei Schritten:

1. Sensibilisierungsphase: Kontaktallergene sind Haptene (Halbantigene), die wegen ihrer geringen Molekülgröße allein nicht immunogen wirken. Erst nach Bindung an ein epidermales Trägerprotein (Hapten-Protein-Koppelung) entwickeln Haptene antigene Eigenschaften. Das Antigen wird nun durch den Makrophagen der Epidermis, die Langerhans-Zelle, verarbeitet und zur immunogenen Erkennung den T-Lymphozyten weitergegeben (Antigenpräsentation). Es folgt die durch Sekretionsprodukte der Langerhans-Zellen (Interleukin-1) stimulierte Proliferation von T-Lymphozyten, speziell von Klonen, die Erkennungsstrukturen (Rezeptoren) für das Allergen tragen bzw. zu deren Bildung genetisch befähigt sind. Das geschieht in den parakortikalen Zonen der regionalen Lymphknoten. Die spezifisch sensibilisierten Lymphozyten – es handelt sich überwiegend um T-Helferzellen vom Typ I (Th1-Lymphozyten) – gelangen in die Haut und in weitere Lymphknoten, wo ebenfalls eine klonale Lymphozytenproliferation einsetzt, so daß der Prozeß der Sensibilisierung nach und nach den gesamten Organismus erfaßt. Eine Spättyp-Sensibilisierung benötigt mindestens 5 bis 7 Tage.

2. Auslösungsphase: Nach erneutem Antigenkontakt der spezifisch sensibilisierten T-Lymphozyten erfolgt die Sekretion von Lymphokinen, welche vor allem mononukleäre Zellen anlocken mit dem Ziel, das Allergen zu eliminieren. Die Akkumulation und Aktivität der Entzündungszellen am Antigenort bestimmen das klinische Bild.

Ob und wann es zu einer Sensibilisierung kommt, hängt von zahlreichen Faktoren ab: von Dauer und Intensität des Kontakts, von der Sensibilisierungspotenz des Allergens, vom Hautzustand (Barrierefunktion) und von der individuellen, wahrscheinlich genetisch bedingten Disposition.

Diagnose. Eine sorgfältige **Anamnese** versucht, die Kontaktsubstanzen aus Beruf, Haushalt, Hobby und Körperpflege zu ermitteln. Allein die Lokalisation des Ekzems kann schon den Verdacht auf das schuldige Allergen lenken (⊞ 11). Allergologische Anamnese = Produkt aus der ärztlichen Fragekunst und dem Erinnerungsvermögen des Kranken (Bandmann).

⊞ **11: Ekzemlokalisation und Ekzematogen (Beispiele)**	
Behaarter Kopf	Haarpflegemittel, Friseursubstanzen
Augenlider	Shampoos, Kosmetika, Lokaltherapeutika, Sprays (Dunstekzem)
Ohren	Schmuck, Brillengestell, Hörgerät
Gesicht	Kosmetika, Rasierwasser
Hals	Kragen, Schmuck, Shampoos, Parfum
Axillen	Desodoranzien, Schweißblätter
Unterschenkel	Gummistrümpfe, Salben (Ulkustherapie)
Füße	Leder (Chrom), Antimykotika

Das wichtigste diagnostische Verfahren ist die **Epikutantestung** (⚇ 8/4–6, S. 475). Dabei wird eine mit der verdächtigen Substanz beschickte Kammer mit Hilfe eines Spezialpflasters auf den Rücken gebracht (☎ 25). Nach 24, 48 und 72 Stunden wird abgelesen. Bei positivem Ausfall findet sich eine umschriebene Ekzemreaktion im Bereich der Teststelle (☎ 26). Es ist üblich, routinemäßig eine Standardreihe mit den häufigsten Allergenen (⊞ 12) in nicht toxischer Verdünnung aufzukleben und mitgebrachte Externa, Kosmetika und Berufsstoffe zusätzlich mitzutesten. Dabei kann man positive Reaktionen gegen mehrere verwandte Substanzen aufdecken, die struktur-

---

Ätiologie und Pathogenese Das häufigste Kontaktallergen in Mitteleuropa ist Nickelsulfat. Prinzipiell kann jede Kontaktsubstanz eine Sensibilisierung auslösen.

Ein allergisches Kontaktekzem entwickelt sich in zwei Schritten:
1. Sensibilisierungsphase
– Antigenbildung durch Hapten-Protein-Koppelung.
– Antigenpräsentation durch Langerhans-Zellen.

– Proliferation spezifisch sensibilisierter T-Lymphozyten.

2. Auslösungsphase Sekretion von Lymphokinen durch sensibilisierte T-Lymphozyten. Nach erneutem Antigenkontakt Anlockung von Entzündungszellen.

Diagnose Eine sorgfältige Anamnese versucht, die Kontaktsubstanzen aus Beruf, Haushalt, Hobby und Körperpflege zu ermitteln. Die Lokalisation des Ekzems kann den Verdacht auf ein bestimmtes Allergen lenken (⊞ 11).

Wichtigste Nachweismethode einer Kontaktallergie ist die **Epikutantestung:**. Dabei wird eine mit der verdächtigen Substanz beschickte Kammer mit Hilfe eines Spezialpflasters auf den Rücken gebracht (☎ 25). Bei positivem Ausfall findet sich eine umschriebene Ekzemreaktion (☎ 26). Routinemäßig werden die häufigsten Allergene getestet (⊞ 12).

4 Allergische Krankheiten

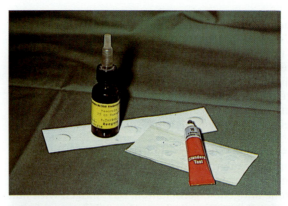

25: Epikutantestung. Standardisierte Testsubstanzen und -pflaster.

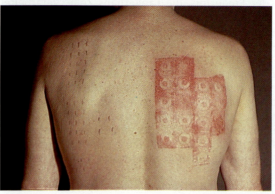

26: Epikutantest nach 24 Stunden. Zahlreiche positive Reaktionen. Eine zusätzliche Testpflasterallergie läßt eine korrekte Ablesung nicht zu.

12: Standardreihe der 20 häufigsten Allergene mit Angabe der Testkonzentrationen

Kaliumdichromat	0,5 %
Benzocain	5 %
Tetramethylthiuramdisulfid	1 %
Formaldehyd	1 %
Adeps lanae	30 %
Eucerin	100 %
Neomycinsulfat	20 %
Kaliumdichromat	0,1 %
Perubalsam	25 %
Nickelsulfat	2,5 %
Kobaltsulfat	2,5 %
Kolophonium	20 %
p-tert-Butylphenol (Formaldehydharz)	1 %
p-Phenylendiamin	1 %
Cetylstearylalkohol	20 %
Duftstoff Mix	8 %
Parabene (Methyl- und Propylester je 5 %)	10 %
N-Isopropyl-N'-phenyl-p-phenylendiamin	1 %
Clioquinol (Chlorjodhydroxychinolin)	5 %
Epoxidharz	1 %
	(in Vaseline)

chemische Gemeinsamkeiten haben (Gruppenallergie). Praktisch bedeutsam ist die Gruppenallergie gegen sogenannte Parastoffe (z.B. Lokalanästhetika, Sulfonamide). Der Testzeitpunkt darf nicht zu früh gewählt werden, da sonst die Haut noch unspezifisch irritierbar (»angry back«) und eine korrekte Ablesung der Testreaktion nicht möglich ist. Bei positiven Epikutantests wird ein Allergiepaß ausgestellt. Hat sich eine positive Reaktion auf einen Berufsstoff ergeben, so ist der Arzt verpflichtet, die zuständige Berufsgenossenschaft darüber zu informieren (Hautarztbericht). Schon der begründete Verdacht ist meldepflichtig. Eine gewerbedermatologische Begutachtung hat dann zu klären, ob durch spezielle Maßnahmen ein Verbleiben im Beruf möglich oder eine Berufsaufgabe unumgänglich ist.

Eine Kontaktallergie auf Berufsstoffe und der begründete Verdacht ist meldepflichtig.

4.4 Typ IV: Reaktion vom Spättyp. Exzemkrankheiten

Differentialdiagnose. Die Unterscheidung von einem toxischen Kontaktekzem kann schwierig sein. Dieses ist scharf begrenzt, streut nicht in die angrenzende gesunde Haut und juckt weniger, als daß es brennt. Eine Mykose muß ausgeschlossen werden, insbesondere wenn Handteller oder Fußsohlen betroffen sind. Auch an ein atopisches Handekzem muß gedacht werden. Ein Erysipel kann ähnlich aussehen, schmerzt aber und offenbart sich fast immer als fieberhafte Allgemeinerkrankung. Therapieresistente chronische Ekzemherde können u.a. mit einem Morbus Bowen, einem Morbus Paget oder einem Lupus vulgaris verwechselt werden.

Therapie. Die Therapie des akuten allergischen Kontaktekzems ist eine Domäne der externen Kortikosteroide. Voraussetzung für eine dauerhafte Abheilung jedoch ist die Ermittlung und Elimination des schuldigen Allergens. Die Wahl der Grundlage hat sich nach dem jeweiligen Hautzustand zu richten. Nässende Flächen werden am besten mit Lotiones oder feuchten Umschlägen behandelt (»feucht auf feucht«). Bei hyperkeratotisch-rhagadiformen Ekzemen mit starker Austrocknung sind Fettsalben angezeigt. Durch die Anwendung von Kortisonpräparaten wird der Patient rasch von seinen mitunter quälenden Symptomen befreit, und der weitere Verlauf wird erheblich abgekürzt (Zeitraffereffekt der Kortikosteroide). Es empfiehlt sich, zunächst mit stark wirksamen (fluorierten) Kortikoiden zu beginnen und nach einer ersten Besserung rasch auf nebenwirkungsarme, schwächere Zubereitungen (Hydrokortisonderivate) überzugehen. Bei chronischen Kontaktekzemen ist die Anwendung von fettenden Salben mit Ichthyol und Teerzusätzen sinnvoll. Langfristiges Ziel ist die strikte Allergenkarenz und die Wiederherstellung der häufig gestörten Barrierefunktion der Haut. Eine erfolgreiche Ekzembehandlung erfordert Geduld und viel Erfahrung.

4.4.1.2 Toxische Kontaktekzeme

▶ **Definition.** Toxische Kontaktekzeme sind die Folge einer direkten Hautschädigung durch chemische oder physikalische Noxen. Im Gegensatz zur Allergie sind alle Personen betroffen, die diesen Stoffen ausgesetzt sind, in Abhängigkeit jedoch von der individuellen Belastbarkeit der Haut.

Akutes toxisches Kontaktekzem

Klinik. Direkt hautschädigende Substanzen (Säuren, Laugen, Seifen, Lösungsmittel, UV-Strahlen) lösen im Einwirkungsbereich eine akute Entzündung (Dermatitis) aus, die mit Rötung, Ödem und Bläschenbildung beginnt und nach Elimination der Noxe über ein krustöses und schließlich desquamatives Stadium folgenlos abheilt. Bei starker Hautschädigung können Blasen und sogar Nekrosen auftreten. Die Hautveränderungen bleiben streng auf den Einwirkungsbereich beschränkt, Streuphänomene fehlen. Im Gegensatz zum allergischen Kontaktekzem brennen oder schmerzen diese zunächst, Pruritus stellt sich erst im weiteren Verlauf ein. Bekanntestes Beispiel einer akuten toxischen Kontaktdermatitis ist der Sonnenbrand (Dermatitis solaris, ☢ 27).

Therapie. Therapie der Wahl sind Lokalkortikoide, die sehr rasch helfen und mit denen nicht gespart werden sollte. Eine Nachbehandlung mit rückfettenden Externa zur »Rehabilitation« der Haut sollte über mindestens 14 Tage durchgeführt werden.

Windeldermatitis

Synonym: Dermatitis ammoniacalis

Klinik. Die Windeldermatitis ist eine Sonderform des toxischen Kontaktekzems. Sie beginnt bevorzugt in den Leistenbeugen und perianal, juckt oder

---

Differentialdiagnose Bei Hand- und Fußekzemen muß immer eine Mykose ausgeschlossen werden.
Die Abgrenzung vom toxischen Kontaktekzem kann schwierig sein; dieses ist meist schärfer begrenzt, streut nicht und schmerzt mehr, als es juckt.

Therapie Lokalkortikosteroide helfen rasch, sind aber keine Dauertherapie. Voraussetzung für eine dauerhafte Abheilung ist die Ermittlung und Elimination des schuldigen Allergens. Die Grundlage des Externums muß dem Hautzustand angepaßt werden.

Rehabilitation der Hautfunktion durch konsequente Hautpflege.

4.4.1.2 Toxische Kontaktekzeme

◀ **Definition**

Akutes toxisches Kontaktekzem

Klinik Akute toxische Kontaktekzeme sind auf den Einwirkungsbereich der schädigenden Noxe (z.B. Säuren, Laugen) begrenzt. Es finden sich Zeichen der akuten Entzündung (Rötung, Ödem, Bläschen) und bei starker Hautschädigung Blasen und Nekrosen. Streuphänomene fehlen! Bekanntestes Beispiel einer akuten toxischen Kontaktdermatitis ist der Sonnenbrand (☢ 27).

Therapie Lokalkortikoide und rückfettende Externa zur Nachbehandlung.

Windeldermatitis

Die Windeldermatitis stellt eine Sonderform des toxischen Kontaktekzems dar (☢ 28).

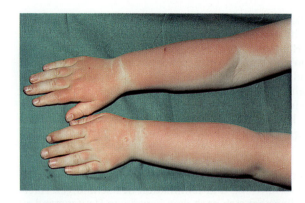

◉ 27: **Dermatitis solaris.** Prototyp einer akuten toxischen Kontaktdermatitis.

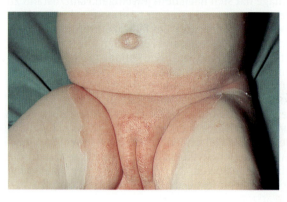

◉ 28: **Windeldermatitis.**

schmerzt und durchläuft alle Stadien einer akuten Dermatitis (◉ 28). Bei sehr schweren Verläufen kommt es zu erythematosquamösen Streuherden außerhalb des Windelbereiches.

Ätiologie und Pathogenese. Stuhl und Urin stellen eine schwere Belastung für die zarte Säuglingshaut dar. Die mazerativ geschädigte Haut (»Andauung« der Epidermis) zusammen mit dem Mikroklima der feuchten Kammer des Windelpakets schaffen ideale Bedingungen für die Vermehrung von pathogenen Keimen. So sind ca. 75 % aller Windeldermatitiden mit Hefepilzen besiedelt, seltener mit Staphylokokken. Zur Windeldermatitis führen Pflegefehler, der zu seltene Windelwechsel (verlängerter Kontakt mit Stuhl und Urin), Infekte und Antibiotika (▦ 13), die die Darmflora verändern (Überwuchern mit Hefepilzen).

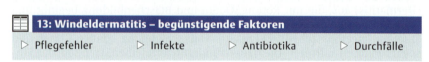

▦ 13: Windeldermatitis – begünstigende Faktoren
▷ Pflegefehler   ▷ Infekte   ▷ Antibiotika   ▷ Durchfälle

Differentialdiagnose. Gelegentlich kann sich hinter einer Windeldermatitis auch eine infantile Psoriasis, eine atopische oder eine seborrhoische Dermatitis verbergen.

Therapie. Die meistens nässende Entzündungsfläche muß trockengelegt werden (z.B. mit Eosin 1 %), danach Weiterbehandlung mit einer schützenden Paste (z.B. Pasta zinci mollis). Bei Candida-Superinfektion lokal Antimykotika, wobei die perorale Darmsanierung nicht vergessen werden darf. Außerdem häufiger Windelwechsel und Ausschalten von Pflege- und Ernährungsfehlern. Nach neuerer Erkenntnis bringen Baumwollwindeln keine Vorteile gegenüber den modernen Einmalwindeln auf Zellulosebasis.

Ätiologie und Pathogenese Pflegefehler, Infekte und systemische Behandlung mit Antibiotika sind die häufigsten Ursachen einer Windeldermatitis.
Ca. 75 % aller Windeldermatitiden sind mit Hefepilzen besiedelt.
Begünstigende Faktoren ▶ ▦ 13.

Differentialdiagnose Eine infantile Psoriasis, eine atopische sowie eine seborrhoische Dermatitis müssen ausgeschlossen werden.

Therapie Die meist nässende Entzündung muß trockengelegt werden (z.B. mit Eosin 1 %), danach Weiterbehandlung mit schützender Paste. Mykotische Superinfektionen sind mitzubehandeln.

Kumulativ-toxisches Kontaktekzem

Synonyme: Toxisch-degeneratives Ekzem, traumiteratives Ekzem, Abnutzungsdermatose, Hausfrauenekzem

▶ **Definition.** Die chronische Form des toxischen Kontaktekzems ist das Ergebnis einer Summation unterschwelliger schädlicher Reizeinwirkungen auf die Haut. Dabei ist die Toxizität der verantwortlichen Substanzen sehr gering, die Einwirkungszeit jedoch langfristig.

Klinik. Fast ausnahmslos sind die Hände betroffen. Rötung, Schuppung, Rhagaden und Juckreiz bestimmen das Bild (◨ 29). Akute Exazerbationen können zu nässend-krustösen, sehr schmerzhaften Episoden führen. Eine in dieser Weise dauerhafte Schädigung der Haut ist gegenüber einer sekundären Kontaktsensibilisierung besonders anfällig, es kann ein sog. gemischtes Kontaktekzem entstehen.

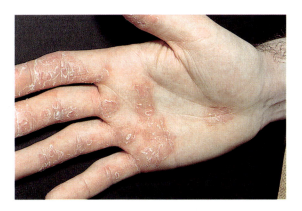

◨ **29: Kumulativ-toxisches Kontaktekzem.** Schuppen und Rhagadenbildung der Finger.

Ätiologie und Pathogenese. Fast immer ist der ständige Kontakt mit Wasser, Seifen, Wasch- und Spülmitteln bei gleichzeitiger Vernachlässigung von Schutzmaßnahmen für die Entwicklung eines chronisch-toxischen Kontaktekzems verantwortlich. Die Haut trocknet aus, die Hornschicht wird rissig, und die Pufferkapazität der Haut nimmt ab. Die Alkaliresistenz beurteilt durch den **Nitrazingelbtest** ist vermindert (◨ *9/4 und 9/5, S. 476*).

Therapie. Kurzfristig Kortikosteroide in fetten Grundlagen, dann Übergang auf Teersalben bis hin zu Behandlungszyklen mit reinem Steinkohlenteer. Es dauert Monate, manchmal Jahre, bis die Haut der Hände wieder eine normale Qualität (Säuremantel, Barrierefunktion) erreicht hat. Dieses Ziel kann ohne eine Expositionsprophylaxe verbunden mit Hautschutzmaßnahmen (Handschuhe, Arbeitsschutzsalben, konsequente Rückfettung nach Kontakt mit Wasser und Reinigungsmitteln) nicht realisiert werden.

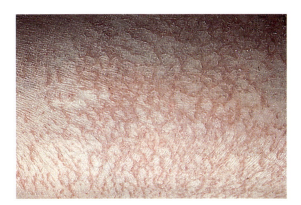

◨ **30: Exsikkationsekzem (Eczéma craquelé).** Feine Hornschichteinrisse führen zu Entzündung und Juckreiz.

Kumulativ-toxisches Kontaktekzem

◀ Definition

Klinik Fast ausnahmslos sind die Hände betroffen. Rötung, Schuppung, Rhagaden und Juckreiz bestimmen das Bild (◨ 29).

Ätiologie und Pathogenese Die Haut ist trocken, rissig und schuppt meist als Folge von ständigem Kontakt mit Wasser, Seifen, Wasch- und Spülmitteln.
Die Alkaliresistenz gemessen im Nitrazingelbtest ist vermindert.

Therapie Kurzfristig Lokalkortikoide, später Teersalben und konsequente Hautschutzmaßnahmen.

Exsikkationsekzem

Das Exsikkationsekzem (Austrocknungsekzem) ist eine vor allem bei älteren Menschen in der kalten Jahreszeit auftretende charakteristische Variante einer kumulativ-toxischen Kontaktdermatitis. Für die Hauterscheinungen ist fast immer ein falsches Bade- und Waschverhalten (häufiges Duschen mit schäumenden Badeessenzen, Bürsten) verantwortlich. Patienten mit einer Ichthyosis vulgaris *(Kap. 16.6.1)* sind besonders betroffen. Der Lokalbefund ist charakteristisch: Feine, netzförmig angeordnete Hornschichteinrisse (◐ 30) ergeben ein Bild, das gerne mit der Oberflächenbeschaffenheit einer antiken Vase oder mit einem eingetrockneten Flußbett verglichen wird **(Eczéma craquelé).**

Therapeutisch muß vor allem das Mißverhältnis zwischen Entfettung und Rückfettung korrigiert werden. Ölbäder und rückfettende Maßnahmen nach jedem Wasserkontakt reichen meistens aus. Bei akuter Ekzematisierung mit starkem Juckreiz ist der kurzfristige Einsatz von Steroidsalben rasch hilfreich.

4.4.1.3 Nummuläres Ekzem

Synonym: Nummulär-mikrobielles Ekzem

> ▶ **Definition.** Durch münzförmige (nummuläre), meist scharf begrenzte Herde gekennzeichneter Ekzemtyp, der zu mikrobieller Besiedelung und chronischem Verlauf neigt.

Klinik. Einzeleffloreszenz ist ein scheibenförmiger, scharf begrenzter, erythematöser, mit Papulovesikeln oder Schuppenkrusten besetzter Herd (◐ 31), der häufig sehr stark juckt und mikrobiell überlagert ist. Die Einzelherde konfluieren nur selten. Prädilektionsstellen sind die Extremitätenstreckseiten, vor allem in ihren distalen Anteilen und auch der Stamm. Der Verlauf ist chronisch, gelegentlich schubweise. Durch die langdauernde Lokaltherapie ist das Risiko einer aufgepfropften allergischen Kontaktdermatitis erhöht.

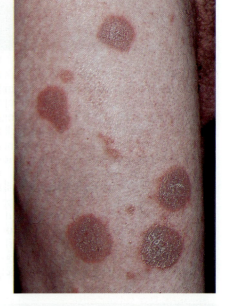

◐ 31: **Nummuläres Ekzem.** Münzgroße, entzündlich gerötete und schuppende Herde.

Ätiologie und Pathogenese. Ätiologisch wird eine lokale Sensibilisierung gegenüber mikrobiellen Antigenen diskutiert, auch bakterielle Foci (Tonsillitis, Sinusitis) werden angeschuldigt.

Differentialdiagnose. Von einigen Autoren wird das mikrobiell-parasitäre Ekzem (weniger, dafür aber größere Einzelherde, mehr Polymorphie) als eigenständiges Krankheitsbild abgegrenzt. Außerdem kann ein allergisches Kontaktekzem nummuläre Streuherde entwickeln, und ein Exsikkationsekzem kann einen nummulären Gestaltwandel durchmachen. Eine oberflächliche Trichophytie *(Kap. 7.1.2.2)* ist klinisch von einem nummulären Ekzem nicht immer sicher zu unterscheiden und muß mikroskopisch bzw. kulturell ausgeschlossen werden.

Therapie. Favorisiert wird eine kurzfristige Lokalbehandlung mit Kortikoid-Antibiotika-Kombinationen, die durch ichthyol- bzw. teerhaltige Präparate abgelöst werden sollen. Fokussuche und gegebenenfalls Sanierung bakterieller Foci im HNO-Bereich führt in Einzelfällen zu schlagartiger Abheilung. Auch eine PUVA-Behandlung kann versucht werden.

Therapie Kurzfristige Lokalbehandlung mit Kortikosteroiden und Antibiotika, gefolgt von ichthyol- bzw. teerhaltigen Präparaten.

4.4.1.4 Seborrhoisches Ekzem

Synonyme: Dysseborrhoisches Ekzem, seborrhoische Dermatitis, Morbus Unna

▶ ***Definition.*** Chronisch-rezidivierende, das männliche Geschlecht bevorzugende Dermatose der seborrhoischen Areale in Form schuppender Erytheme.

◀ **Definition**

Klinik. Das seborrhoische Ekzem ist durch wenig entzündliche, kaum infiltrierte, braun-rötliche (»vergilbte«) Herde gekennzeichnet, die mäßig jucken. Die bevorzugten Lokalisationen sind die Nasolabialfalten (◉ 32), die medialen Augenbrauenpartien, der Stirn-Haar-Ansatz, die Retroaurikulärregion und die vordere Schweißrinne (Prästernalregion). Fast immer ist eine starke, diffuse Kopfschuppung assoziiert. Das seborrhoische Ekzem ist eine der häufigsten Hautkrankheiten überhaupt.

Klinik Das seborrhoische Ekzem ist sehr häufig und betrifft vor allem das Gesicht (Nasolabialfalten, Augenbrauen) und den Kopf (starke Schuppung; ◉ 32).

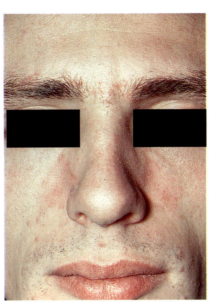

◉ **32. Seborrhoisches Ekzem.** Diskret schuppende Erytheme (paranasal, Augenbrauen).

Ätiologie und Pathogenese. Die Ursachen des seborrhoischen Ekzems sind nicht bekannt. Betroffene Personen müssen nicht notwendigerweise Seborrhoiker sein. »Lükken« im Säuremantel der Haut und mikrobielle Faktoren. Es besteht eine sehr deutliche Abhängigkeit von Klima (Besserung im Sommer, im Gebirge und an der See) und Psyche (»Streß«).

Ätiologie und Pathogenese Das seborrhoische Ekzem verläuft sehr wechselhaft und zeigt eine deutliche Abhängigkeit von Klima und Psyche.

Differentialdiagnose. Meist ist eine Blickdiagnose möglich. Bei sehr ausgeprägtem Befall muß eine seborrhoide Psoriasis ausgeschlossen werden, zu der die Übergänge fließend sein können (Seborrhiasis). Eine besonders schwere Form kann bei HIV-Patienten auftreten.

Differentialdiagnose Meist ist eine Blickdiagnose möglich. Eine seborrhoide Psoriasis muß ausgeschlossen werden.

Therapie. Das seborrhoische Ekzem ist außerordentlich kortikoidempfindlich. In den meisten Fällen reicht ein Hydrokortisonpräparat mit antibakteriellem Zusatz oder Antimykotika aus. Zur langfristigen Stabilisierung des Hautbefundes sind vor allem schwefelhaltige Präparate geeignet. Aufenthalte an der frischen Luft und in der Sonne wirken sich fast immer sehr günstig aus.

Therapie Lokalkortikoide, evtl. mit antibakteriellem Zusatz oder Antimykotika. Langfristig Schwefelpräparate.

4.4.1.5 Seborrhoische Säuglingsdermatitis

Synonym: Dermatitis seborrhoides infantum

Klinik. Die seborrhoische Säuglingsdermatitis tritt im Gegensatz zur atopischen Dermatitis *(Kapitel 17.1)* meistens schon innerhalb der ersten vier

Klinik Die seborrhoische Säuglingsdermatitis bevorzugt die Mittellinie

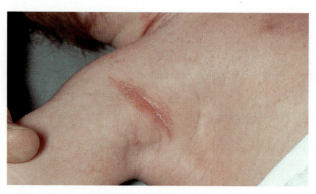

33: Seborrhoische Säuglingsdermatitis. Befall der rechten Axille.

(Nase, Stirn- und Kopfmitte) und die großen Körperfalten (■ 33). Sie tritt meist schon innerhalb der ersten Lebenswochen auf. Sie kann sich allein in einer fettigen, ziemlich fest haftenden Schuppung des Kopfes (»Gneis«) äußern. Bei stärker ausgeprägtem Befall sind vor allem die großen Körperfalten (Leisten, Axillen; ■ 33) betroffen mit erythematosquamösen Herden, die zu mikrobieller Besiedelung (vor allem Hefen) und zu nummulären, später konfluierenden Streureaktionen neigen. In seltenen Fällen kann es zu einer Erythrodermie (Erythrodermia desquamativa Leiner) kommen, für deren Genese eine funktionell insuffiziente 5. Komplementkomponente verantwortlich gemacht wird.

Therapie Kurzfristig Hydrokortisonderivate, bei Superinfektion mit Hefen Antimykotika.

Therapie. Der kurzfristige Einsatz von Hydrokortisonderivaten und die gezielte Elimination der fast regelmäßig vorhandenen Hefebesiedelung stellen die Grundlagen einer erfolgreichen Behandlung dar.

4.4.1.6 Dyshidrotisches Ekzem

Definition ▶

▶ *Definition.* Das dyshidrotische Ekzem ist ein polyätiologisches Krankheitsbild, gekennzeichnet durch juckende, sagokornartige Bläschen im Bereich der Fingerseitenflächen, der Handteller und Fußsohlen.

Klinik Die dyshidrotische Reaktion stellt ein typisches Reaktionsmuster der Haut der Hände und Füße dar (■ 34).

Klinik. Die dyshidrotische Reaktion stellt ein typisches Reaktionsmuster der Haut der Hände (■ 34) und Füße dar. Die Bläschen können akut oder chronisch rezidivierend auftreten, haben zunächst wasserhellen Inhalt und können zu großen Blasen konfluieren. Eine Hyperhidrose ist eine häufige Begleiterscheinung. Die Bläschen können sich bakteriell und mykotisch superinfizieren.

Histologie Das dyshidrotische Bläschen ist ein spongiotisches Bläschen.

Histologie. Das dyshidrotische Bläschen ist durch eine Spongiose bedingt und geht nicht, wie lange angenommen, von den intraepidermalen Schweißdrüsenausführungsgängen aus. Weiter findet sich ein perivaskuläres Rundzellinfiltrat im oberen Korium.

14: Dyshidrotisches Ekzem – Ursachen

▷ allergisches Kontaktekzem
▷ Arzneiexanthem
▷ dyshidrosiforme Mykose
▷ Streureaktion einer Mykose (Mykid)
▷ Atopie

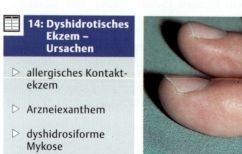

34: Dyshidrotisches Ekzem. Juckende Bläschen der Fingerkanten.

Ätiologie und Pathogenese. Das dyshidrotische Ekzem hat vielfältige Ursachen (⊞ 14). Es kann auf dem Boden einer Kontaktallergie (Nickel), eines Arzneiexanthems und einer Mykose entstehen. Es kann außerdem Ausdruck eines Mykids sein, d.h. einer Streureaktion nach Exazerbation oder Anbehandlung einer Mykose (vor allem in der warmen Jahreszeit). Die Existenz einer genuinen Dyshidrose wird in Frage gestellt.

Differentialdiagnose. Das klinische Bild ist unverwechselbar. Entfernte Ähnlichkeit können eine Skabies, eine mechanische Bullose sowie ein bullöses Pemphigoid haben.

Therapie. Abhängig von der Grundkrankheit. Bei schweren dyshidrotischen Schüben kurzfristig Kortikosteroide per os. Austrocknende Maßnahmen mit Schüttelmixturen oder gerbenden Handbädern (Tannolact). Bei Nachweis einer Nickelsensibilisierung nickelarme Diät. Eine lokale PUVA-Therapie ist gelegentlich erfolgreich.

Ätiologie und Pathogenese Das dyshidrotische Ekzem hat keine einheitliche Ursache (⊞ 14).

Differentialdiagnose Unverwechselbares Bild mit Bläschen an Handflächen und Fußsohlen.

Therapie Die Behandlungsmöglichkeiten reichen von lokaler oder systemischer Kortikosteroidapplikation über austrocknende Maßnahmen bis zur lokalen PUVA-Therapie.

4.5 Arzneiexantheme

4.5 Arzneiexantheme

▶ **Definition.** Arzneiexantheme betreffen Haut und angrenzende Schleimhäute, werden durch Medikamente in therapeutisch üblicher, nicht toxischer Dosierung ausgelöst, wenn diese hämatogen zur Haut gelangen, und zeichnen sich durch eine außergewöhnliche morphologische Vielfalt aus.

◀ **Definition**

Häufigkeit. Etwa 5 % aller stationären Aufnahmen sind bedingt durch Arzneimittelnebenwirkungen, und bei etwa 15% der hospitalisierten Patienten treten solche im Laufe der Behandlung auf. In 80% sind die Haut und/oder die angrenzenden Schleimhäute beteiligt. Der steigende Medikamentenkonsum und die ständige Neuentwicklung pharmazeutischer Präparate erklären die hohe Inzidenz und weitere Zunahme der Arzneiexantheme. Am häufigsten sind Arzneiexantheme durch Ampicillin und Sulfonamide in Kombination mit Trimethoprim (5-6 Fälle/100 behandelte Patienten; ⊞ 15). Es folgen Penicilline, Cephalosporine, Salizylate, Pyrazolone, Hydantoine und Barbiturate.

Häufigkeit Antibiotika sind die häufigsten Auslöser von Arzneiexanthemen (⊞ 15).

Klinik. Die morphologische Vielfalt der Arzneiexantheme ist nahezu unbegrenzt (⊞ 16). Viele Hautkrankheiten können durch Arzneiexantheme imitiert werden, vor allem infektiöse Exantheme (Masern, Scharlach, Röteln), das Erythema exsudativum multiforme, das Erythema nodosum, der Lupus erythematodes u.a. Nur ganz wenige Morphen (z.B. die Purpura chronica progressiva) erlauben Rückschlüsse auf das schuldige Medikament bzw. die schuldige Medikamentengruppe. Da die Pathomechanismen vielfach noch ungeklärt sind, ist auch heute noch eine Gruppierung der Arzneiexantheme nach morphologischen Gesichtspunkten üblich (z.B. rubeoliform, makulopapulös, urtikariell) (◨ 1, S. 80 und ◨ 4/6, S. 314).

Klinik Die morphologische Vielfalt der Arzneiexantheme ist nahezu unbegrenzt (⊞ 16), ◨ 1, S. 80 und ◨ 4/6, S. 314).

Pathogenese. An erster Stelle steht die allergische Genese, wobei alle klassischen Reaktionstypen (Typ I–IV nach Coombs und Gell 1963) durch ein

Pathogenese Die Pathogenese der Arzneiexantheme bleibt häufig unklar.

⊞ **15: Arzneiexantheme – häufigste Auslöser**
▷ Sulfonamide (Sulfamethoxazol-Trimethoprim)
▷ Ampicillin
▷ halbsynthetische Penizilline
▷ Penicillin G
▷ Cephalosporine
▷ Pyrazolone
▷ Salizylate
▷ Hydantoine
▷ Barbiturate

⊞ **16: Arzneiexantheme – morphologische Vielfalt**
(◨ 1, S. 80 und ◨ 4/6, S. 314)
▷ skarlatiniform, morbilliform, rubeoliform
▷ makulopapulös, makulourtikariell
▷ erythematovesikulös, -bullös, -hämorrhagisch
▷ akneiform, nodös, lichenoid
▷ fixes Arzneiexanthem
▷ progressive Pigmentpurpura u.a.

Arzneimittel realisiert werden können. In vielen Fällen ist ein allergischer Mechanismus wahrscheinlich, jedoch nicht nachweisbar. Häufige Voraussetzung für die Manifestation eines Arzneiexanthems ist ein gleichzeitig bestehender fieberhafter Infekt. Dieser Umstand erklärt, warum die erneute Einnahme des angeschuldigten Medikaments in krankheitsfreien Intervallen nicht selten folgenlos bleibt. Unter den zahlreichen nichtallergischen Mechanismen überwiegen die toxischen und die pseudoallergischen.

Diagnose und Differentialdiagnose. Eine sorgfältige Anamnese versucht, alle eingenommenen Medikamente zu ermitteln, außerdem die zeitlichen Zusammenhänge, frühere Unverträglichkeitsreaktionen sowie aktuelle Begleiterkrankungen (Virusinfekte) und Grundkrankheiten. Grundsätzlich sollte angestrebt werden, das schuldige Medikament im Hauttest zu finden, was allerdings nur relativ selten gelingt. Je nach klinischem Reaktionstyp und Arzneimittel sind der Prick-, der Scratch-, der Intrakutan- oder der Epikutantest einzusetzen (⬛ *8, S. 474/475*). Da auch bei Sofortreaktionen häufig eine Sensibilisierung von T-Lymphozyten erfolgt, ist grundsätzlich die Epikutantestung zu empfehlen. Dabei sollte der Testzeitpunkt möglichst früh nach dem Ereignis gewählt werden. Die In-vitro-Diagnostik von Arzneimittelunverträglichkeiten ist noch nicht ausgereift. Für die Penicillin-Allergie steht der RAST-Test zur Verfügung (radioimmunologischer Nachweis allergenspezifischer IgE-Antikörper). Der Lymphozytentransformationstest ist sehr aufwendig und bleibt den wenigen Fällen vorbehalten, bei denen die Identifikation des verantwortlichen Medikaments besonders große Bedeutung hat (z.B. beim Lyell-Syndrom). Praktischer und aussagefähiger ist der kürzlich entwickelte zelluläre Antigenstimulationstest (CAST), der auf einer Messung der Leukotrienfreisetzung beruht und allergische wie pseudoallergische Reaktionen erfassen kann.

Differentialdiagnostisch kommen sehr viele Hautkrankheiten in Frage. Am häufigsten sieht man sich mit der Notwendigkeit konfrontiert, ein Virusexanthem abzugrenzen. Dazu müssen vor allem die zeitlichen Beziehungen zwischen Exposition, Exanthem und Fieberbeginn exakt ermittelt werden. Die Morphologie der Einzeleffloreszenzen erlaubt keine Rückschlüsse, und der Juckreiz (bei Virusinfekten seltener) ist kein zuverlässiges Kriterium. Die Bestimmung des Blutbildes und die serologische Virusdiagnostik helfen dagegen oft weiter.

Therapie. Erstes therapeutisches Ziel ist die Erkennung und Elimination des auslösenden Medikaments. Antihistaminika mit sedierender Wirkung verringern den Juckreiz, bei sehr ausgeprägten Haut- und Schleimhauterscheinungen sind Kortikosteroide per os angezeigt. Die Lokalbehandlung soll antipruriginös wirken (z.B. Menthol-Lotio 1 %, Lotio alba). Bei stark entzündlichen Veränderungen oder Ekzematisierung sind Kortikoid-Lotionen sinnvoll. Auch wenn es nicht gelingt, das schuldige Medikament zu identifizieren, ist die Ausstellung eines Allergiepasses zu empfehlen, in dem der Verdacht vermerkt wird.

4.5.1 Ampicillin-Exanthem

▶ **Definition.** Häufigstes Arzneiexanthem, das nach einer charakteristischen Latenz von 7 bis 10 Tagen (»Exanthem des 10. Tages«) stammbetont auftritt.

Klinik. Das Exanthem spart in der Regel das Gesicht aus, ist kleinfleckig und makulopapulös (⬛ 35), der Juckreiz ist nur mäßig. Typisch ist die Latenz von 7 bis 10 Tagen zwischen Ersteinnahme des Medikaments und Ausbruch des Exanthems.

Pathogenese. Allergische Mechanismen spielen wahrscheinlich keine Rolle. Das Exanthem kann trotz Weiterverabreichung des Ampicillins abklingen. Toxische Effekte von Krankheitserregern, die durch das Medikament ange-

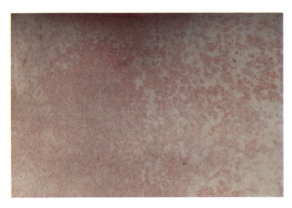

35: Kleinfleckiges Ampicillin-Exanthem (Detail).

griffen werden (Toxine), zusammen mit einem fieberhaften Infekt werden diskutiert. Dafür spräche auch die Beobachtung, daß Ampicillin-Exantheme bei der Mononucleosis infectiosa obligat, d.h. in nahezu 100% der behandelten Fälle auftreten. Auch bei Salmonelleninfektionen ist die Rate der Ampicillin-Exantheme ungewöhnlich hoch.

nukleose führt in nahezu 100% der Fälle zum Ampicillin-Exanthem.

Therapie. Lokal wird juckreizstillend behandelt. In schweren Fällen zusätzlich orale Gabe von Antihistaminika. Meistens genügt jedoch das Absetzen des Medikaments.

Therapie Das Absetzen des Medikaments genügt meist. Eventuell zusätzlich juckreizstillende Maßnahmen.

Klinischer Fall

Ein 17jähriges Mädchen wird wegen einer Mononucleosis infectiosa (Pfeiffer-Drüsenfieber) mit nichteitriger Angina, schmerzhafter Lymphknotenschwellung im Hals- und Thoraxbereich, Fieber und Abgeschlagenheit zur Prophylaxe einer bakteriellen Sekundärinfektion mit Ampicillin oral behandelt. Die Krankheit wird dadurch in ihrem Ablauf nicht beeinflußt, es kommt aber am achten Tag der Ampicillin-Behandlung zu einem Spannungsgefühl der hautnahen Lymphknoten und einer kribbelnden und brennenden Sensation der ganzen Haut. Einen Tag später bricht am Oberkörper und an den Armen ein makulopapulöses Exanthem auf, das sich bald auf den ganzen Körper ausdehnt und juckt. Diagnose: Ampicillin-Exanthem bei Mononucleosis infectiosa (35).

> ▶ *Merke.* 97-100% aller Patienten mit Mononucleosis infectiosa, die mit Ampicillin behandelt werden, machen ein Ampicillin-Exanthem (Exanthem des 10. Tages) durch, das nach Absetzen einige Tage persistiert und oft noch schwächere Exanthemschübe wellenförmig nach sich zieht. Ampicillin ist bei Mononucleosis infectiosa kontraindiziert!

◀ Merke

4.5.2 Purpura chronica progressiva

Synonyme: Progressive Pigmentpurpura, Adalinexanthem

4.5.2 Purpura chronica progressiva

> ▶ *Definition.* Fast ausschließlich an den Beinen lokalisierte, schubweise auftretende, durch feinste Punktblutungen mit sekundärer Hämosiderose gekennzeichnete Dermatose, die häufig durch Sedativa ausgelöst wird.

◀ Definition

Klinik. Die stecknadelkopfgroßen Einzeleffloreszenzen erscheinen zunächst hellrot. Im weiteren Verlauf pigmentieren sie und ergeben das typische rostbraune Kolorit (36). Die einzelnen Elemente können fleckförmig oder großflächig konfluieren.

Klinik Feinste Punktblutungen ergeben das charakteristische rostbraune Kolorit der progressiven Pigmentpurpura (36).

Histologie. Subepidermal finden sich ein perivaskuläres lymphohistiozytäres Infiltrat und diskrete Erythrozyten-Extravasate um die subpapillären Venen, außerdem Hämosiderinablagerungen im oberen Korium.

Ätiologie und Pathogenese. Am häufigsten werden Purpuraschübe durch bromhaltige Sedativa ausgelöst. Auch weitere, überwiegend sedierend wir-

Ätiologie und Pathogenese Häufigste Auslöser sind (bromhaltige) Sedativa.

kende Substanzen können verantwortlich sein (Diazepame, Barbiturate, Analgetika, Antiepileptika). Auch Kontaktstoffe (z.B. Textilappreturen) können im Einwirkungsbereich eine Pigmentpurpura hervorrufen.

Diagnose und Differentialdiagnose
Die morphologische Diagnose fällt leicht, muß aber von der Stauungspurpura abgegrenzt werden. Die Epikutantestung ist von begrenztem Wert.

Diagnose und Differentialdiagnose. Die klinische Diagnose ist leicht zu stellen. Bei weitem nicht immer kann man das schuldige Agens ermitteln. Die Epikutantestung fällt in ca. 25 % der Fälle positiv aus, was für einen Spättyp-Mechanismus spricht. Differentialdiagnostisch muß eine Stauungspurpura bei chronisch venöser Insuffizienz (»Dermite jaune d'ocre«) ausgeschlossen werden.

Therapie Die spontane Abheilung kann viele Wochen beanspruchen. Bei stärkeren Beschwerden (Juckreiz) und Ausdehnung der Dermatose ist eine PUVA-Therapie indiziert.

Therapie. Oberstes Gebot ist die Ermittlung und Elimination des Allergens. Die Abheilung kann Monate dauern. Eine Einzelgabe des verantwortlichen Medikaments kann erneut Schübe von wochenlanger Dauer auslösen. Bei stärkeren Beschwerden (Juckreiz) und Ausdehnung der Dermatose auf den Stamm ist eine PUVA-Therapie angezeigt. Zur Lokalbehandlung können heparinoidhaltige Salben eingesetzt werden.

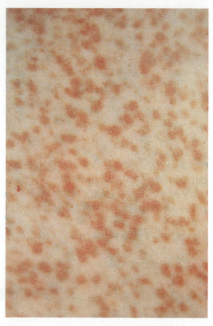

◉ **36: Purpura chronica progressiva.** Stecknadelkopfgroße Effloreszenzen mit typischem rostbraunem Kolorit.

4.5.3 Erythema nodosum

4.5.3 Erythema nodosum

Synonyme: Erythema contusiforme, Knotenrose

> ▶ ***Definition.*** Das Erythema nodosum ist ein polyätiologisches Krankheitsbild, gekennzeichnet durch schmerzhafte subkutane, symmetrisch im Bereich der Unterschenkelstreckseiten lokalisierte Knoten.

Definition ▶

Klinik Es treten sehr schmerzhafte, subkutane Knoten im Bereich der Unterschenkelstreckseiten auf. Frauen sind bevorzugt betroffen (◉ 37, ◉ 1/4, ◉ 1/5, S. 80).

Fieber und Arthralgien können die Hauterscheinungen begleiten.

Klinik. Die subkutanen Knoten treten akut auf, sind sehr druckschmerzhaft, von teigiger Konsistenz und beulen die Haut leicht aus. Nach anfangs hochroter Färbung durchlaufen die Knoten alle Farbschattierungen eines Hämatoms (Erythema contusiforme) von blau über grün bis gelb. Prädilektionsstellen sind die Unterschenkelstreckseiten (◉ 37, ◉ 1/4, ◉ 1/5, S. 80). In seltenen Fällen, vor allem bei medikamentöser Genese, findet man typische Knoten auch an den Oberschenkeln, den Armen und am Stamm. Das Krankheitsbild ist häufig von Fieber und Arthralgien begleitet. Frauen erkranken deutlich häufiger als Männer an einem Erythema nodosum.

Histologie Pannikulitis und Vasculitis (Phlebitis).

Histologie. Der Schwerpunkt der Veränderungen findet sich in der Subkutis in Form einer akuten Pannikulitis mit entzündlichen Infiltraten entlang der fibrösen subkutanen Septen. Ein Charakteristikum sind septale histiozytäre Knötchen mit radiärer Anordnung um eine zentrale Lücke (Miescher-Radiärknötchen). Entzündliche Gefäßveränderungen in Form einer Phlebitis.

Ätiologie und Pathogenese Sarkoidose, früher Tuberkulose, Infekte (Streptokokken, Yersinien) und Medikamente (Antibiotika, Sulfonamide) sind die häufigsten Ursachen (▦ 17).

Ätiologie und Pathogenese. Infektionen (Bakterien, Viren, Pilze) spielen die Hauptrolle. Früher war die Tuberkulose die häufigste Ursache des Erythema nodosum, heute sind es Streptokokkeninfektionen und die Sarkoidose. Ca. $1/3$ aller Sarkoidosepatienten erkrankt an einem Erythema nodosum, besonders im Rahmen eines Löfgren-Syndroms (beidseitige Hiluslymphome, Erythema nodosum und flüchtige Polyarthritis). Eine Vielzahl von

4.5 Arzneiexantheme

17: Häufige Ursachen eines Erythema nodosum

▷ Sarkoidose
▷ Streptokokkeninfekte
▷ Yersiniose
▷ Tuberkulose
▷ Morbus Crohn
▷ Medikamente

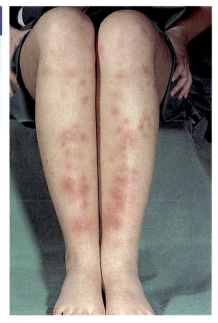

37: Erythema nodosum. Druckschmerzhafte, infiltrierte Knoten über den Unterschenkelseiten.

Infektionskrankheiten wie Ornithose, Psittakose, infektiöse Mononukleose, Viruspneumonien u.a. können mit einem Erythema nodosum einhergehen. In den letzten Jahren wurde die Yersiniose als häufige Grundkrankheit bei einem Erythema nodosum identifiziert (🗉 17). Medikamentöse Ursachen sind insgesamt seltener als die infektallergischen. Penizilline, Sulfonamide, Pyrazolone, Ovulationshemmer u.a. können ein Erythema nodosum auslösen. Dieses ist weniger streng auf die Unterschenkelstreckseiten beschränkt, auch Oberschenkel und Arme sind betroffen, und es finden sich nicht nur subkutane Knoten sondern auch makulo-papulöse Elemente.

Diagnose und Differentialdiagnose. Die sorgfältige Suche nach einer Grundkrankheit ist unerläßlich. In ca. 25% der Fälle bleibt diese Suche jedoch erfolglos. Differential- diagnostisch muß in erster Linie an ein Sweet-Syndrom (akute febrile neutrophile Dermatose), an eine noduläre Pannikulitis (bei Pankreaserkrankungen) und eine kutane Periarteriitis nodosa gedacht werden.

Therapie. Bettruhe, feuchte Umschläge und heparinoidhaltige Salben sowie nichtsteroidale Antiphlogistika reichen häufig zur symptomatischen Behandlung eines Erythema nodosum aus. Bei starker Schmerzhaftigkeit und erheblichen Allgemeinerscheinungen können kurzfristig systemisch gegebene Kortikosteroide den Verlauf erheblich abkürzen. Voraussetzung ist allerdings, daß eine infektallergische Genese ausgeschlossen oder der Infekt gleichzeitig gezielt behandelt wird.

4.5.4 Fixes Arzneiexanthem

▶ ***Definition.*** Das fixe Arzneiexanthem ist durch einen oder mehrere scharf begrenzte, brennende Flecken gekennzeichnet, die nach anfänglicher Rötung pigmentieren und nach einer erneuten Zufuhr des verantwortlichen Medikaments in konstanter Lokalisation rezidivieren.

Klinik. Das fixe Arzneiexanthem bevorzugt die gelenknahen Regionen und die Schleimhäute (Mundschleimhaut, Genitalschleimhaut). In den meisten Fällen findet sich nur ein solitärer Herd, der münzgroß ist, scharf begrenzt, intensiv gerötet ist und ein leichtes Brennen verursacht. Im weiteren Verlauf nimmt der Herd einen charakteristischen bräunlichen Farbton an, der zu monatelanger Persistenz neigt (🗎 38, 🗎 1/9, S. 81). Die Aufflammreaktionen erfolgen 24 bis 48 Stunden nach Einnahme des verantwortlichen Medikaments und (fast) immer in gleicher (fixer) Lokalisation. Das fixe Arzneiexanthem war schon Ende des letzten Jahrhunderts bekannt und wurde vor allem nach Einnahme von Antipyrin, des ersten Pyrazolons, beobachtet.

Diagnose und Differentialdiagnose
In ca. 25% der Fälle kann keine Ursache ermittelt werden.
Differentialdiagnostisch sind eine Periarteriitis nodosa, eine noduläre Pannikulitis und das Sweet-Syndrom auszuschließen.

Therapie Eine symptomatische Therapie mit nichtsteroidalen Antiphlogistika (Salizylate) reicht meist aus. Bei sehr starken Beschwerden kurzfristig Kortikosteroide.

4.5.4 Fixes Arzneiexanthem

◀ Definition

Klinik Das fixe Arzneiexanthem tritt immer an gleicher Stelle auf und bleibt lange als münzgroßer, bräunlicher Fleck erkennbar (🗎 38, 🗎 1/9, S. 81).

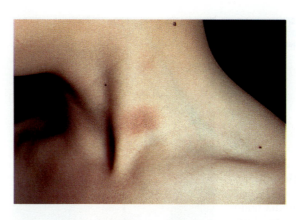

38: **Fixes Arzneiexanthem** (linke Halsseite). Zweites Rezidiv nach Einnahme von Propyphenazon.

Apolant (1898) zitiert den Fall eines Kollegen »mit der ans Wunderbare grenzenden Neigung zu lokalen Rezidiven, bei dem nach jedesmaligem Antipyringebrauch ausschließlich ein talergroßer Fleck am distalen Ende der rechten Tabatière auftritt.«

Ätiologie und Pathogenese. Fixe Exantheme können durch eine Vielzahl von Medikamenten ausgelöst werden, vor allem durch Pyrazolone, Salizylate und Antibiotika. Die Pathogenese ist nicht geklärt. Es finden sich Elemente einer zellvermittelten Reaktion. Auch antikörpervermittelte zytotoxische Mechanismen werden diskutiert. Man nimmt an, daß – bisher noch nicht nachgewiesene – Antikörper an umschriebenen Stellen der Haut fixiert sind und daß nur dort die Reaktion klinisch manifest wird.

Diagnose. Wenn man das Krankheitsbild kennt und daran denkt, ist die Diagnose einfach. Der Nachweis der schuldigen Substanz kann im Epikutantest gelingen, wenn dieser im Herdbereich aufgelegt wird und dort eine lokale Aufflammreaktion induziert.

Therapie. Eine dauerhafte Heilung gelingt nur nach Erkennung der auslösenden Substanz. Lokalkortikosteroide können die Abheilung beschleunigen.

4.5.5 Erythema exsudativum multiforme

Synonyme: Erythema multiforme, Kokarden-Erythem

Kein dermatologisches Krankheitsbild hat eine solche nomenklatorische Verwirrung gestiftet wie das Erythema exsudativum multiforme (EEM). Die mit zahlreichen Eigennamen versehenen klinischen Varianten (Dermato-Stomatitis Baader, Fiessinger-Rendu-Syndrom, Syndroma muco-cutaneo-oculare Fuchs, Stevens-Johnson-Syndrom) stellen alle schwerere Verlaufsformen des EEM mit ausgeprägter Schleimhautbeteiligung dar.

> ▶ **Definition.** Akut auftretendes Exanthem mit charakteristischen konzentrischen Läsionen (Kokarden) und häufigem Schleimhautbefall mit Blasen und schmerzhaften Erosionen.

Klinik. Typische Einzeleffloreszenz ist die Kokarde, ein aus zwei, manchmal drei konzentrischen Ringen aufgebautes, durchschnittlich münzgroßes Erythem (4/7, S. 314). Zentral findet sich eine Papel, die sich zur Blase weiterentwickeln kann, der Rand ist erythematös und mitunter durch eine blasse Zone von der zentralen Blase abgegrenzt (39). Konfluenz ist möglich. Das Exanthem bevorzugt die Extremitäten, insbesondere die distalen Partien (16). Auch die Handflächen können betroffen sein (Typus inversus). Je nach Schwere des Krankheitsbildes wird eine **Minor-** von einer **Majorform** unterschieden. Bei der Majorform ist das Allgemeinbefinden gestört und der

4.5 Arzneiexantheme

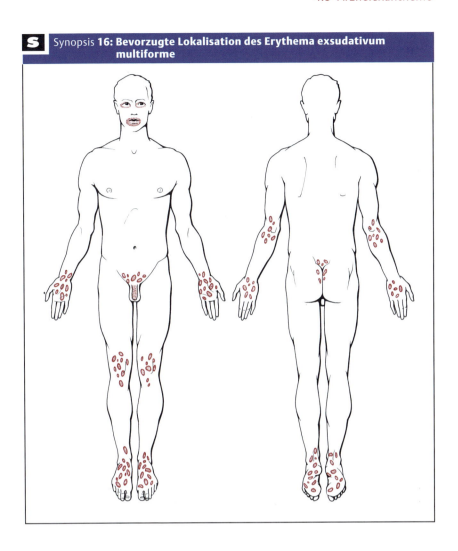

Synopsis 16: **Bevorzugte Lokalisation des Erythema exsudativum multiforme**

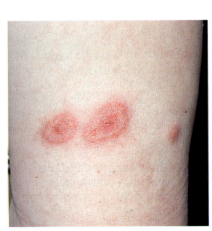

39: Erythema exsudativum multiforme. Kokardenförmige Effloreszenzen mit zentraler Blasenbildung.

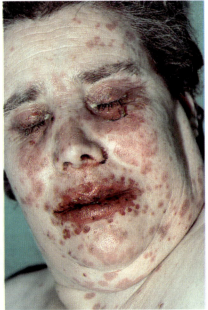

40: Stevens-Johnson-Syndrom. Erytheme, Blasen und Erosionen, besonders in der Mund- und Augenumgebung. Hämorrhagische Stomatitis.

4 Allergische Krankheiten

Schwere Verlaufsformen (Majorform) gehen mit einem schmerzhaften Schleimhautbefall einher. Die schwerste Verlaufsform ist das **Stevens-Johnson-Syndrom (⊡ 40).**

Schleimhautbefall erheblich. Im Vordergrund steht dabei eine erosive Stomatitis. Die schwerste Verlaufsform ist das **Stevens-Johnson-Syndrom** (⊡ 40). Dabei kommt es zu schmerzhaften Erosionen der hautnahen Schleimhäute (Mund, Augen, Genitalbereich) mit der Gefahr narbiger Synechienbildungen. Die Schwere des Verlaufs wird durch den Befall der Schleimhäute bestimmt mit dem Risiko von Sekundärinfektionen. Ein katarrhalisches Vorstadium ist häufig (⊡ 4/7, S. 314).

Histologie Es zeigen sich eine subepidermale Blasenbildung und ein Koriumödem.

Histologie. Charakteristisch sind die subepidermale Blasenbildung und das Ödem im Korium. Außerdem finden sich perivaskuläre Rundzellinfiltrate in der oberen Dermis sowie degenerative Epidermisveränderungen (einzelne nekrotische Keratinozyten).

Ätiologie und Pathogenese Am häufigsten ist das postherpetische EEM (▤ 18). Pathogenetisch handelt es sich um eine Immunkomplexreaktion im Bereich der dermalen Gefäße.

Ätiologie und Pathogenese. Das EEM ist ein polyätiologisches Krankheitsbild (▤ 18). Am häufigsten liegt eine Herpes-simplex-Infektion zugrunde. Als weitere Auslöser kommen Arzneimittel (Sulfonamide, Pyrazolone, Hydantoine) und bakterielle Infekte in Frage. Selten einmal kann ein EEM Ausdruck einer Paraneoplasie sein. Pathogenetisch handelt es sich um eine Immunkomplexreaktion im Bereich der Gefäße des oberen Koriums.

▦ 18: Ätiologie des Erythema exsudativum multiforme
▷ viral (Herpes simplex)
▷ bakteriell (Streptokokken)
▷ medikamentös (Antibiotika, Pyrazolone, Hydantoine u.a.)
▷ paraneoplastisch (sehr selten)
▷ »idiopathisch«

Diagnose und Differentialdiagnose
Die Kokarde ist das Erkennungszeichen des EEM. Bei ausgeprägten Schleimhautveränderungen müssen ein Pemphigus vulgaris, ein Lichen ruber mucosae und eine Gingivostomatitis herpetica ausgeschlossen werden.

Diagnose und Differentialdiagnose. Das klinische Bild des Erythema exsudativum multiforme (EEM) ist bei Vorliegen typischer Kokardenelemente unverkennbar. Stehen Schleimhautveränderungen im Vordergrund, müssen ein Pemphigus vulgaris, ein Lichen ruber mucosae und eine Gingivostomatitis herpetica ausgeschlossen werden.

Therapie Intern Kortikoide und intensive Lokalbehandlung der befallenen Schleimhäute.

Therapie. Die Behandlung erfolgt mit Kortikoiden per os (30-40 mg Urbason/die), Mundspülungen (Kamillosan, Bepanthen), ophthalmologischem Konsil (Gefahr der Symblepharonbildung), breiiger Kost und der Verhinderung von Sekundärinfektionen (z.B. durch Candida).

4.5.6 Epidermolysis acuta toxica (Lyell-Syndrom)

Definition ▶

4.5.6 Epidermolysis acuta toxica (Lyell-Syndrom)

▶ **Definition.** Das »Syndrom der verbrühten Haut« ist mit einer Letalität von ca. 30% die schwerste Arzneimittelnebenwirkung an Haut und Schleimhäuten, gekennzeichnet durch großflächige Epidermisablösung und Schleimhauterosionen.

Klinik Großfetzige Epidermisablösung und Erosionen der Schleimhäute sind für das Krankheitsbild charakteristisch (⊡ 41).
Die Schleimhäute sind hämorrhagisch verkrustet und bluten leicht.

Klinik. Oft geht ein banaler Infekt mit Arzneimitteleinnahme voraus. Das Krankheitsbild entwickelt sich stürmisch aus kleinen, rasch konfluierenden Erythemen, die sich blasig umwandeln und schließlich zu einer Epidermisablösung in großen »Fetzen« führen, die den erodierten Flächen »wie ein nasses Tuch« aufliegen (⊡ 41). Das Nikolski-Phänomen *(Kap. 12.1.1)* ist positiv. Die Schleimhäute sind ausgedehnt befallen in Form einer Stomatitis, Konjunktivitis und einer erosiven Entzündung der Genital- und Analschleimhaut. Die Augenlider sind fast immer betroffen. Die Erosionen sind hämorrhagisch verkrustet und bluten leicht. Häufig kommt es zu gastrointestinalen Blutungen an inneren Organen (z.B. Hepatitis, Bronchopneumonie, Glomerulonephritis). Regelmäßig bestehen hohes Fieber und ein schweres Krankheitsgefühl.

Histologie Subepidermale Blasen und Epidermisnekrose kennzeichnen das histologische Bild.

Histologie. Man findet subepidermale Blasen mit einer flächenhaften Nekrose der Epidermis, ein perivaskuläres entzündliches Infiltrat und Ödem im oberen Korium.

4.5 Arzneiexantheme

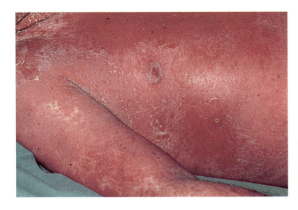

41: Epidermolysis acuta toxica (Lyell). Syndrom der »verbrühten Haut« mit großflächiger Ablösung der Epidermis.

Ätiologie und Pathogenese. Unter den auslösenden Medikamenten stehen Pyrazolone und Sulfonamide an erster Stelle (☐ 19). Patienten mit bereits bekannter Arzneimittelallergie erkranken häufiger. Fast immer besteht gleichzeitig eine Virusinfektion, so daß ein Kombinationsgeschehen vermutet wird. Die Pathogenese ist unklar. Neben einer zellulären Immunreaktion wird auch eine toxische Medikamentenwirkung und ein infektallergischer Mechanismus angenommen.

19: Häufigste Auslöser einer Epidermolysis acuta toxica (Lyell)
▷ Sulfonamide
▷ Pyrazolone
▷ Penicilline
▷ Hydantoine
▷ Barbiturate

Ätiologie und Pathogenese
Medikamente, vor allem Pyrazolone und Sulfonamide (☐ 19).

Häufig besteht ein Virusinfekt. Der Pathomechanismus ist unklar, wahrscheinlich zelluläre Immunreaktion (Allergie vom Spättyp, Typ IV).

Diagnose und Differentialdiagnose. Der fulminante Verlauf, die großflächige Epidermisablösung und die Schwere der Allgemeinerscheinungen verbunden mit dem histologischen Nachweis einer Epidermisnekrose sichern die Diagnose. Differentialdiagnostisch muß vor allem ein staphylogenes Lyell-Syndrom (Dermatitis exfoliativa neonatorum Ritter) ausgeschlossen werden. Dieses tritt vor allem bei Neugeborenen auf, verläuft weniger schwer, zeigt fast nie Schleimhauterscheinungen und spricht gut auf eine antibiotische Therapie an. Histologisch liegt die Spaltebene höher als beim Lyell-Syndrom, die Epidermis bleibt ohne nennenswerte nekrobiotische Veränderungen. Auch schwere Formen des Erythema exsudativum multiforme (Stevens-Johnson-Syndrom) sind auszuschließen. Dieses zeigt ebenfalls ausgeprägte Schleimhauterosionen und Allgemeinsymptome und kann in ein Lyell-Syndrom übergehen.

Diagnose und Differentialdiagnose
Die wichtigste Differentialdiagnose ist das staphylogene Lyell-Syndrom, das vor allem bei Neugeborenen auftritt. Schwere Formen des Erythema exsudativum multiforme (Stevens-Johnson-Syndrom) können in ein Lyell-Syndrom übergehen.

Therapie. Die Therapie des Lyell-Syndroms hat wie bei großflächigen Verbrennungen nach intensivmedizinischen Gesichtspunkten zu erfolgen (Behandlung des Flüssigkeits- und Eiweißverlustes, Herz-Kreislauf-Kontrolle, Infektionsprophylaxe). Die hochdosierte Gabe von Kortikosteroiden ist umstritten. Eine Infektionsprophylaxe mit einem wenig sensibilisierenden Breitspektrum-Antibiotikum (z.B. Tetrazykline) ist erforderlich. Die sehr starken Schmerzen bei der Nahrungsaufnahme können eine parenterale Ernährung notwendig machen. Die Lokalbehandlung kann mit antibiotikahaltiger Gaze oder Farbstoffpinselungen (z.B. Eosin 1%) erfolgen. Sehr wichtig ist die Vorbeugung eines Symblepharons (narbige Verklebung der Schleimhäute) im Bereich der Augen- und Genitalschleimhaut mit lokalen Antibiotika-Kortikoid-Kombinationen.

Therapie Die Behandlung erfolgt nach intensivmedizinischen Gesichtspunkten, wobei insbesondere ein Ausgleich des Flüssigkeits- und Eiweißverlustes wesentlich ist. Ophthalmologisches Konsil (Symblepharon-Prophylaxe).

4.5.7 Photoallergische Reaktionen

> ▶ **Definition.** Photoallergische Reaktionen stellen Sonderformen der allergischen Ekzemreaktion dar.

Häufigkeit. Etwa 1–2 % der allergischen Spättypreaktionen sind photoallergischer Genese.

Klinik. Im Falle des Allergenkontaktes mit der Haut tritt einige Stunden nach der zusätzlichen Lichtexposition an den allergen- und lichtexponierten Stellen ein fleckförmiges oder flächiges, unscharfes, aber durch die Exposition örtlich begrenztes Erythem auf mit einem deutlichen Ödem der Haut. Die Erscheinungen jucken stark. Innerhalb 24 bis 48 Stunden werden die Veränderungen verstärkt, es schießen in den betroffenen Bereichen Papeln und Papulovesikeln auf. Das befallene Areal wird zunehmend dicht besetzt, und am Rand kann sich die photoallergische Reaktion auch auf nicht lichtexponierte Hautflächen ausdehnen. Nach 48 Stunden beginnt der Prozeß abzuklingen und heilt nach Wochen ab. Zurück bleibt eine posteruptive Pigmentierung geringen Ausmaßes. Bei wiederholtem oder persistentem Kontakt mit dem Allergen und erneuter Sonnenexposition kommt es zu einer explosionsartigen Verstärkung der Hautveränderung mit gewaltigem Ödem und großblasigen, juckenden und selten brennenden Elementen.
Histologisch findet sich eine perivaskuläre lymphozytäre Infiltration im oberen und mittleren Korium, die ihren Höhepunkt nach 48–96 Stunden hat. Spongiotische Bläschen in der Epidermis treten nach 24 bis 48 Stunden auf und bilden sich vor dem Infiltrat wieder zurück.

Ätiologie und Pathogenese. Photoallergische Reaktionen sind lymphozytenvermittelte, allergische Spätreaktionen der Haut (Typ IV). Die Besonderheit liegt darin, daß das Allergen als kleinmolekulares Hapten nur unter Lichteinfluß (Energiezufuhr) eine chemische Reaktion mit Trägerproteinen eingeht, wodurch das vollwertige Antigen entsteht. Diese photochemische Reaktion kann eine Haptenaktivierung, eine Präparierung des Trägermoleküls oder eine Aktivierung der umgebenden Substrate sein und mag in vielen Fällen mehrere dieser Reaktionswege betreffen. Die auslösenden Wellenlängen liegen im UVA-Bereich, gelegentlich ausgeweitet in den sichtbaren und auch in den UVB-Bereich.

Diagnose. Die anamnestisch und klinisch vermutete Diagnose einer Photoallergie wird nach Abklingen derselben durch den **belichteten epikutanen Läppchentest** gestellt und bewiesen. Dabei wird in Analogie zum epikutanen Läppchentest die getestete Haut nach Entfernen der 24 Stunden aufgelegten Testpflaster mit einer suberythematösen Bestrahlung belichtet. Bei Verwendung von reinem UVA erfolgt die Belichtung mit 10–20 Joule/cm². Eine parallel und symmetrisch aufgelegte zweite Testreihe wird nicht belichtet und dient als Dunkelkontrolle. Die Teststellen werden 24 und 48 Stunden nach der Belichtung abgelesen und in Analogie zum epikutanen Läppchentest beurteilt. Photoallergien können auch gegen mehrere verwandte und nichtverwandte Substanzgruppen auftreten. Die photochemische Allergenbildung in der Haut kann nach lokaler und nach systemischer Haptenzufuhr in die Haut erfolgen.
Photoallergien sind bekannt durch eine Reihe von Medikamenten (systemisch oder lokal zugeführt) wie: Sulfonamide, Diuretika, Psychopharmaka, Antibiotika und nichtsteroidale Antirheumatika. Als lokale Photoallergene kommen antimikrobielle Substanzen, optische Aufheller, Lichtschutzstoffe, Duftstoffe und Pflanzenextrakte in Frage.

Differentialdiagnose. Photoallergische Reaktionen unterscheiden sich anamnestisch, pathogenetisch und klinisch von phototoxischen Reaktionen (⊞ **20**). Die Unterscheidung von kontaktallergischen Reaktionen erfolgt durch das lichtexponierte Verteilungsbild und die differenzierte belichtete und nichtbelichtete Läppchentestung.

4.5 Arzneiexantheme

20: Klinische Unterschiede zwischen phototoxischer und photoallergischer Reaktion

Effloreszenz	photoallergische Reaktion	phototoxische Reaktion
Erythem	+	+++
Ödem	+++	+
Papel	+	—
Papulovesikel	++	
Blasen	+	—

Therapie. Das wichtigste ist die Karenz von potentiellen Photoallergenen und eine strikte und absolute Vermeidung von Lichtexpositionen. Danach klingt eine akute photoallergische Reaktion spontan ab. Dies kann durch lokale Steroide beschleunigt werden. Die anschließende Photoallergietestung führt zur dauernden Elimination der verdächtigen und der nachgewiesenen Photoallergene. Vorsichtigerweise sind Lichtexpositionen noch Wochen bis Monate danach zu vermeiden respektive durch Kleidung und angepaßtes Verhalten abzuschwächen. Bis zu einem gewissen Maße können hier auch externe Lichtschutzmittel mit einem hohen UVA-Schutzanteil eingesetzt werden.

Prognose. Photoallergische Reaktionen heilen ab. Die photoallergische Sensibilisierung persistiert aber jahrelang bis lebenslang. Bei wiederholten Expositionen und photoallergischen Schüben heilen diese immer langsamer ab und gehen in **Folgereaktionen** über:

Persistente Lichtreaktion: Etwa 30 % der Patienten mit nachgewiesenen Photoallergien leiden nach wiederholter Auslösung von Photoallergien an persistenten Lichtreaktionen mit chronisch lichenoiden, stark juckenden Ekzemen der belichteten Hautstellen. Diese verschlechtern sich unter Lichtexposition (UVA) jedesmal, auch ohne erneute Antigenexposition. Die Lichtempfindlichkeit der Patienten findet sich um das 5- bis 10fache gesteigert (UVA und UVB).

Aktinisches Retikuloid: Etwa 5-10 % der persistenten Lichtreaktionen entwickeln an den lichtexponierten Stellen im Bereich der lichenoiden Reaktionen flächige, knotige oder lichenoide Infiltrate, die lichtprovozierbar sind, stark jucken und histologisch einem gutartigen, reaktiven, polyklonalen Pseudolymphom entsprechen.

Sowohl die persistente Lichtreaktion wie das aktinische Retikuloid persistieren über Jahre, können aber eine spontane Rückbildung und auch eine Normalisierung der Lichtempfindlichkeit erfahren. Voraussetzung ist eine lange Allergenkarenz und eine absolute Vermeidung von Lichtprovokationen. Übergänge in maligne Lymphome sind nicht bekannt.

Therapie Allergenkarenz und Vermeidung weiterer Lichtexpositionen führen zum spontanen Abklingen der Erscheinungen. Lokale Steroide können dies beschleunigen.

Prognose Photoallergische Reaktionen heilen ab. Bei wiederholten Auslösungen können **Folgereaktionen** auftreten:

Bei 30 % der Photoallergien mit wiederholten Auslösungen treten **persistente Lichtreaktionen** auf mit Auslösungen auf Belichtungen allein. Die Lichtempfindlichkeit ist deutlich gesteigert.

Bei etwa 5–10 % der persistenten Lichtreaktionen tritt ein **aktinisches Retikuloid** als lichtprovozierbares, gutartiges Pseudolymphom auf mit langer Persistenz.

1: Allergische Exantheme am Unterschenkel

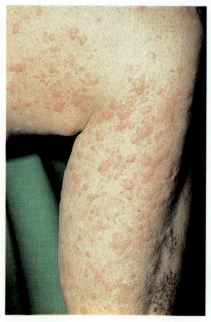

1/1 **Urtikarielles Exanthem** nach einer kalten Dusche im Rahmen einer Kältekontakt-Urtikaria *(Kap. 4.1.1).*

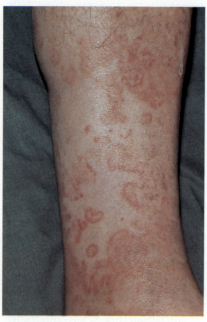

1/2 Makulopapulöses, teils hämorrhagisch durchsetztes **Arzneimittelexanthem** vom oberflächlichen vaskulitischen Typ *(Kap. 4.3.1).*

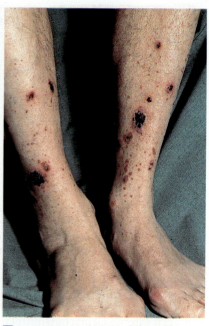

1/3 **Vasculitis allergica** mit hämorrhagischen Nekrosen an den Unterschenkelstreckseiten bei Befall des mittleren Gefäßplexus *(Kap. 4.3.1).*

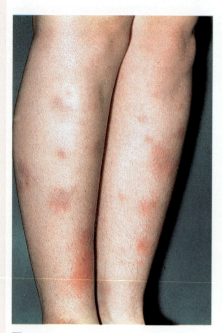

1/4 **Erythema nodosum** mit blauroten, knotigen Elementen, die stark druckdolent sind *(Kap. 4.5.3).*

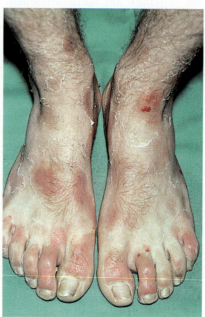

1/5 Vaskulär-knotiges **Arzneimittelexanthem** mit umschriebenen, teils konfluierenden, erythematösen Plaques. *(Kap. 4.5.3).*

Allergische Exantheme treten häufig und besonders charakteristisch an den Unterschenkeln auf, wo sie auch lange persistieren. Die Reaktionstypen I–IV der Immunantwort können einzeln ablaufen oder miteinander kombiniert.

4 Allergische Krankheiten

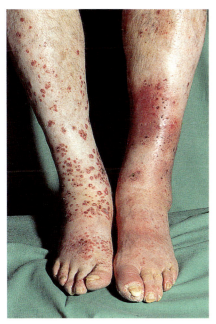

◉1/6 **Vasculitis allergica** mit hämorrhagischen Nekrosen. Am linken Unterschenkel ist die Manifestation wegen der Unterlagerung durch ein postthrombotisches Syndrom weniger ausgeprägt *(Kap. 4.3.1)*.

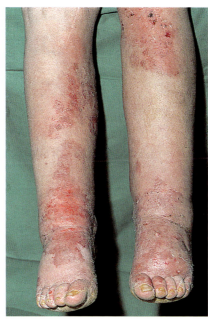

◉1/7 **Allergisches Kontaktekzem** im subakuten Stadium mit starker Schwellung *(Kap. 4.4.1.1)*.

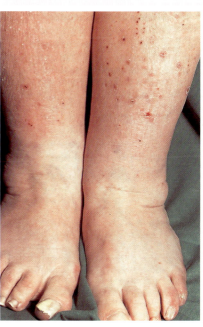

◉1/8 **Allergisches Kontaktekzem** im chronischen, pruriginösen Stadium *(Kap. 4.4.1.1)*.

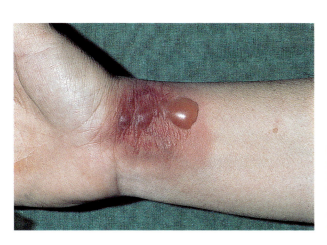

◉ 1/9 **Fixes, bullöses Arzneiexanthem** am Handgelenk nach Butazolidin. Die umschriebene, scharf begrenzte und schmerzhafte Rötung tritt jeweils wenige Stunden nach Einnahme des Medikamentes auf und persistiert 2 bis 3 Wochen. Am 2. oder 3. Tag können sich pralle, sterile Blasen ausbilden. Die Abheilung erfolgt mit einer posteruptiven Pigmentierung, die noch von der letzten, etwas kleineren Eruption herstammt *(Kap. 4.5.4)*.

▶ **Merke.** Die Morphologie setzt sich zusammen aus Immunreaktion und zeitlichem Ablauf.

5 Autoimmunkrankheiten

5.1 Lupus erythematodes

Der Lupus erythematodes bietet ein Spektrum verschiedener mit Autoimmunphänomenen assoziierter Krankheitsbilder. Er kann sich als bedrohliche Multisystemkrankheit (systemischer Lupus erythematodes, SLE) oder als lediglich auf die Haut beschränkte, vergleichsweise harmlose Form (diskoider Lupus erythematodes, DLE) manifestieren. Zwischenformen und Übergänge existieren.

5.1.1 Lupus erythematodes visceralis

Synonym: Systemischer Lupus erythematodes, SLE

> ▶ **Definition.** Lebensbedrohliche, generalisierte Autoimmunkrankheit, die sämtliche Organe des Körpers betreffen kann. Charakteristisch sind hohe Titer von Autoantikörpern gegen körpereigene Strukturen, Ablagerung von Immunkomplexen und Defekte in zellulärer und humoraler Immunität.

Epidemiologie. Der SLE ist überwiegend eine Krankheit jüngerer Frauen um das 30. Lebensjahr. Die Prävalenz beträgt für weiße Frauen 16,8, für Männer 2,9 pro 100 000. Familiäre Häufung wurde beschrieben.

Klinik. Der SLE kann ganz unterschiedliche Symptome hervorrufen. Eine Hilfestellung bei der klinischen Diagnose bieten die 1982 revidierten Kriterien der American Rheumatological Association (ARA). Die Diagnose gilt als sehr wahrscheinlich, wenn mindestens vier der in ▦ 21 gezeigten Kriterien erfüllt sind. Sensitivität und Spezifität sollen 96% betragen.

▦ 21: Revidierte Kriterien (1982) für die Diagnostik des SLE

▷ Schmetterlingserythem
▷ DLE-Herde
▷ Lichtempfindlichkeit
▷ orale Ulzerationen
▷ Arthritis (nicht deformierende Polyarthritis)
▷ Serositis (Pleuritis und/oder Perikarditis)
▷ pathologische Nieren- und Urinbefunde (Proteinurie > 0,5 g/die, Zell-Zylinder)
▷ neurologische Veränderungen (Psychosen und/oder Krampfanfälle)
▷ hämatologische Veränderungen (Leukopenie oder Lymphopenie, hämolytische Anämie, Thrombozytopenie)
▷ immunologische Auffälligkeiten (Anti-DNS, Anti-Sm, LE-Zellen, falsch positive Lues-Serologie)
▷ antinukleäre Antikörper (ANA)

Hauterscheinungen treten bei 70–80% der Patienten auf. Typisch ist ein unscharf begrenztes, makulöses bis urtikarielles Erythem im Gesicht (**Schmetterlingserythem**; ◪ **42**). Am Rumpf, bevorzugt an Brust und Rücken, finden sich **uncharakteristische disseminierte Exantheme**, die an Masern, Scharlach oder an Röteln erinnern. An den Akren, besonders an der Dorsalseite der Finger, beobachtet man fleckige, gerötete, zum Teil auch keratotische Hautveränderungen, am Nagelfalz und an den Fingerspitzen Teleangiektasien und kleine Hämorrhagien. **Raynaud-Symptomatik** ist häufig *(Kap. 21.3.5)*. Der diffuse Haarausfall am Kapillitium ist im allgemeinen reversibel. An der Mundschleimhaut sieht man ödematöse Erytheme, auch einzelne oder multiple kleinere Erosionen und Ulzera. Insgesamt ist die dermatologische Symptomatik außerordentlich vielgestaltig. Häufigstes Symptom des SLE sind **Arthralgien** (92%), die meist die kleinen Gelenke der Hand und die Knie betreffen. Gelenkdeformitäten sind selten.

5.1 Lupus erythematodes

Über **Myalgien** klagt etwa die Hälfte der Patienten. Generalisierte **Lymphknotenschwellungen** kommen bei 50 % vor.

Der Befall der serösen Häute kann sich als **Pleuritis** oder **Perikarditis** manifestieren. Die verruköse Endokarditis Libman-Sacks ist sehr selten. Eine **Nierenbeteiligung** (Mikrohämaturie und/oder Proteinurie) tritt bei 70 % der Patienten auf, zur Nierenfunktionseinschränkung kommt es jedoch nur bei etwa 15 %. Verlauf und Schweregrad der Lupusnephritis können sehr unterschiedlich sein, je nachdem, ob es sich um eine membranöse oder mesangiale, eine fokal oder diffus proliferative oder nekrotisierende Glomerulonephritis handelt. Diverse neuropsychiatrische Symptome wie Kopfschmerzen, epileptiforme Anfälle, psychotische Zustände, depressive Verstimmungen, auch periphere Neuropathien, weisen auf eine Beteiligung des **Nervensystems** hin. Einen zusammenfassenden Überblick gibt 🖻 17.

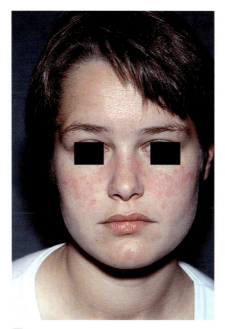

🖻 42: Schmetterlingförmiges Erythem über Nase und Gesicht bei einem systemischen Lupus erythematodes.

schwellungen auf, seltener eine **Pleuritis** oder **Perikarditis**.

Entscheidend für die Prognose sind Art und Ausmaß des **Nierenbefalls** (Lupusnephritis), der 70 % der Patienten betrifft.
Auch ZNS-Veränderungen werden beobachtet. Einen zusammenfassenden Überblick gibt 🖻 17.

Ätiologie. Der SLE ist der Prototyp einer **Autoimmunkrankheit**. Diagnostisch, wahrscheinlich auch pathogenetisch bedeutsam sind Autoantikörper gegen körpereigene Gewebe und Zellen. Wie es zur Autoantikörperbildung kommt, ist letztlich noch ungeklärt. Verschiedene Immundefekte sind wahrscheinlich an der gestörten Immunregulation beteiligt. Man konnte bei SLE-Patienten eine auffällige Hyperaktivität der B-Zellen nachweisen, außerdem eine defekte Suppressor-T-Zell-Funktion, die möglicherweise durch Autoantikörper gegen Suppressor-T-Zell-Vorläufer bedingt ist. Der Gewebeschaden in den befallenen Organen wird zumindest teilweise durch **Immunkomplexe** gesetzt, die sich an Basalmembranen von Gefäßen, aber auch von Nierenglomeruli ablagern oder dort entstehen und eine Komplementaktivierung induzieren. Möglicherweise ist Zellmaterial apoptischer Zellen, z.B. Oligonukleosome für die Induktion von Doppelstrang-DNS-Antikörpern verantwortlich.

Für eine genetische Disposition sprechen Ergebnisse der Zwillingsforschung (z.B. 70 % Konkordanz bei eineiigen Zwillingen) und enge Beziehungen zwischen einem SLE und bestimmten HLA-Haplotypen (B 7, DR 2 oder B 8, DR 3). Vermutlich sind mehrere Gene für die Krankheitsdisposition verantwortlich. Eine virale Ätiologie konnte bisher nicht bewiesen werden.

Exogene Faktoren wie bestimmte Medikamente (drogeninduzierter LE), UV-Licht und Hormone sind sicherlich für die klinische Manifestation des SLE mit verantwortlich.

Ätiologie Letztlich ungeklärt. Es handelt sich um eine **Autoimmunkrankheit** mit gestörter Immunregulation. Genetische und exogene Faktoren (z.B. UV-Licht oder bestimmte Medikamente) sind wahrscheinlich an der Krankheitsentstehung beteiligt.

Pathogenetisch bedeutsam sind **Immunkomplexe,** die sich an Basalmembranen von Gefäßen, aber auch von Nierenglomeruli ablagern oder dort entstehen und Komplementfaktoren aktivieren.

Histopathologie. Hyperkeratose, Atrophie des Stratum spinosum und hydropische Degeneration der Basalzellen in der Epidermis sowie eine Quellung der PAS-reaktiven Basalmembran sind typisch.

An dermalen Veränderungen stehen bei SLE neben einem lockeren entzündlichen Infiltrat (vorwiegend lymphozytär) exsudative Erscheinungen wie stark dilatierte Blut- und Lymphgefäße und ein massives Ödem im Vordergrund.

Histopathologie In der Epidermis sind Hyperkeratose, Atrophie und hydropische Degeneration der Basalzellen typisch, in der Dermis ein lockeres, vorwiegend lymphozytäres Infiltrat neben stark exsudativen Veränderungen.

Immunhistologie. In befallener Haut zeigen sich in ca. 95 % fluoreszenzmikroskopisch (direkte Immunfluoreszenz) an der dermo-epidermalen Junktionszone wolkige oder grob granuläre Ablagerungen von IgG und IgM, seltener IgA sowie von C3b und (stärker) C3d in bandförmiger Anordnung. Dieses »Lupusband« (siehe auch bei DLE, 🖻 43) ist in vielen Fällen von SLE auch in

Immunhistologie Charakteristisch ist das »Lupusband« – granuläre IgG- und C3-Ablagerungen, bandförmig entlang der epidermalen Basalmembran (🖻 43).

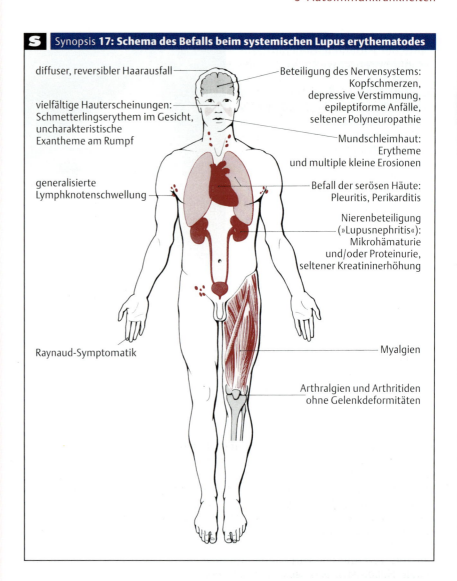

Synopsis 17: Schema des Befalls beim systemischen Lupus erythematodes

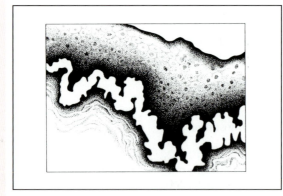
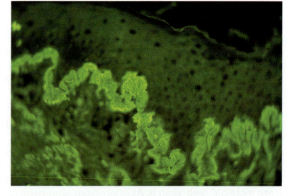

Abb. 43: Immunfluoreszenzmikroskopische Darstellung des »Lupusbandes« bei DLE im befallenen, lichtexponierten Bereich.

22: Autoantikörper bei SLE

▷ **Antikörper gegen Zellkern-Antigene**
- antinukleäre Antikörper (ANA)
- definierte Zellkernbestandteile:
  native Doppelstrang-DNS (dsDNS)
  Einzelstrang-DNS (ssDNS)
  RNS
  extrahierbare nukleäre Antigene (ENA)
  Sm-Antigen

▷ **Antikörper gegen zytoplasmatische Antigene**
  Mitochondrien (AMA)
  Ribosomen (ARA)
  verschiedene andere zytoplasmatische Proteine

▷ **Antikörper gegen Blutzellen**
  Erythrozyten
  T-Lymphozyten
  B-Lymphozyten
  Thrombozyten

▷ **Antikörper gegen andere gewebsspezifische Antigene**
  Thyreoglobulin
  Magenschleimhaut
  Leber
  Muskel

normaler sonnenexponierter Haut (60-80 %) und auch in unveränderter nicht sonnenexponierter Haut (40 %) nachweisbar. Letzteres gilt als prognostisch ungünstiges Zeichen: Hier ist mit einer Nierenbeteiligung zu rechnen.

> Diese Veränderungen sind beim SLE in kranker **und** gesunder Haut zu finden.

Autoantikörper. Ihnen kommt in der Diagnostik des SLE eine besondere Bedeutung zu. Eine Übersicht der Autoantikörper bei SLE zeigt ▦ **22**.
Antinukleäre Antikörper (ANA) sind gegen verschiedene Zellkernbestandteile gerichtet. 95 % aller Patienten mit SLE haben Autoantikörper dieser Gruppe. Positive ANA beweisen keinen SLE, negative schließen ihn aber weitgehend aus. Sie werden mit der indirekten Immunfluoreszenz nachgewiesen. Bei dieser Methode wird das Substrat – meist Kryostatschnitte von Rattenleber oder -niere, seltener Hep2-Zellen (Kulturzellen) – für 30 Minuten mit verdünntem Patientenserum inkubiert und anschließend gewaschen. Haben sich ANA aus dem Patientenserum an die Substratzellkerne gebunden, können sie in einem zweiten Schritt mit fluoresceinmarkierten Antikörpern gegen humanes Gammaglobulin gekennzeichnet werden. Auf diese Weise werden ANA fluoreszenzmikroskopisch sichtbar.
Es gibt, je nachdem an welche Kernantigene sich die ANA binden, verschiedene Ablagerungsmuster der ANA in den Substratzellkernen, z.B. homogen, ringförmig, gesprenkelt oder nukleolär. Bei SLE wird meist ein ringförmiges oder homogenes Fluoreszenzmuster gefunden. Innerhalb der ANA-Gruppe gibt es Autoantikörper gegen biochemisch genauer definierte Zellkernstrukturen. Sie können mit spezifischeren Methoden (z.B. RIA, ELISA) nachgewiesen werden. Von diesen sind **Antikörper gegen native Doppelstrang-DNS** (dsDNS) charakteristisch für den SLE. Als hochspezifisch gelten Antikörper gegen ein weiteres nukleäres Antigen, das Sm-Antigen (bei ca. 25 % der Patienten zu finden).
Bei den **LE-Zellen** handelt es sich um neutrophile Granulozyten, die das Kernmaterial von durch Autoantikörper geschädigten Zellen phagozytiert haben. Als diagnostisches Kriterium hat der LE-Zell-Nachweis heute kaum noch Bedeutung.

> **Autoantikörper** Sie haben in der Diagnostik des SLE eine besondere Bedeutung (▦ 22).
> 95 % der Patienten haben antinukleäre Antikörper (ANA) im Serum.

> Charakteristisch für den SLE sind **Antikörper gegen native Doppelstrang-DNS.**

Laborwerte. Leukopenie, Anämie und Thrombozytopenie sind die typischen Blutbildveränderungen des SLE. Die BSG ist in aktiven Krankheitsphasen deutlich erhöht. In der Elektrophorese zeigen sich α_2-Globulin- und Gammaglobulinvermehrung sowie eine Hypalbuminämie. Rheumafaktoren sind in 20–40 % positiv. Die hämolytische Komplementaktivität (CH50) ist in akuten Phasen erniedrigt.

> **Laborwerte** Man findet Leukopenie, Anämie, Thrombozytopenie, BSG-Erhöhung, α_2-Globulin- und γ-Globulinvermehrung und Hypalbuminämie, erniedrigtes Serum-Komplement.

Differentialdiagnose Diese umfaßt die primär chronische Polyarthritis, andere Kollagenosen, insbesondere die Dermatomyositis.
Zur Unterscheidung dieser Krankheitsbilder vergleiche die 🅂 18 und 🅂 19.

Therapie Azetylsalizylsäure und Chloroquin sind die Mittel der Wahl bei mildem Verlauf.

Im Falle ernsterer Manifestationen z.B. mit Nieren- und ZNS-Beteiligung werden Kortikosteroide systemisch gegeben, eventuell zusätzlich Immunsuppressiva.

Prognose Schubweiser Verlauf über Jahre ist kennzeichnend.

Die Prognose ist abhängig von der Nierenbeteiligung.
Die Fünfjahres-Überlebensrate beträgt 90%.

Arzneimittelinduzierter SLE

Merke ▶

Differentialdiagnose. Oligosymptomatische Verläufe können die Diagnose außerordentlich erschweren. Bei isolierten Arthralgien muß der SLE von einer primär chronischen Polyarthritis abgegrenzt werden. Die Krankheit kann auch mit anderen Kollagenosen verwechselt werden, z.B. der Dermatomyositis oder der systemischen Sklerodermie. Zur Unterscheidung dieser Krankheitsbilder vergleiche die 🅂 18 und 🅂 19.

Therapie. Die Therapie sollte dem jahrelangen Verlauf der Krankheit angepaßt sein. Bei milden Symptomen, fehlender Nierenbeteiligung und positiven ANA ohne andere serologische Auffälligkeiten kann ein Therapieversuch mit nichtsteroidalen Entzündungshemmern (z.B. Azetylsalizylsäure) und Chloroquin beziehungsweise Hydroxychloroquin versucht werden. Im Falle ernsterer Manifestationen wie Nieren- oder ZNS-Beteiligung sind systemische Gaben von Kortikosteroiden erforderlich. Sie sollten anfangs hoch dosiert (100-200 mg Prednisolon) und dann auf eine möglichst geringe Erhaltungsdosis reduziert werden. Zusätzlich können in schweren Fällen **Immunsuppressiva** (z.B. Cyclophosphamid, Azathioprin) gegeben werden. Bei schwersten SLE-Formen können Behandlungsversuche mit Plasmaphorese oder hochdosierter Immunglobulintherapie indiziert sein. Insbesondere bei therapierefraktärer Proteinurie hat sich Cyclosporin A als Therapieergänzung bewährt. Das Immunsuppressivum Leflunomid wird derzeit in der Medikation des SLE erprobt.
Zur Kontrolle des Therapieerfolges sind neben der klinischen Beobachtung Bestimmung von BSG, beta-2-Mikroglobulin, Blutbild, Antikörper gegen dsDNS, Komplementspiegel und Urinstatus sinnvoll.

Verlauf und Prognose. Die Krankheit erstreckt sich in der Regel über Jahre. Sie verläuft meist in Schüben, zwischen denen wochen- und monatelange Remissionsphasen liegen können.
Die Prognose ist abhängig von Art und Ausmaß des Organbefalls, insbesondere der Nieren. Die Fünfjahres-Überlebensrate beträgt über 90%. Todesursachen sind meist unbeherrschbare Infektionen aufgrund therapie- oder krankheitsbedingter Abwehrschwäche sowie Nierenversagen.

Arzneimittelinduzierter SLE

> ▶ **Merke.** Verschiedene Medikamente können ein vom SLE nicht zu unterscheidendes Krankheitsbild induzieren, das sich jedoch nach deren Absetzen zurückbildet.

Klinischer Fall

Die 25jährige Patientin fühlt sich seit einigen Wochen abgeschlagen und leicht ermüdbar. Sie leidet unter Muskel- und Gelenkschmerzen und subfebrilen Temperaturen. Ihr Internist vermutet zunächst einen viralen Infekt. Als – erstmalig nach Sonnenexposition – ein masernähnlicher Ausschlag am ganzen Körper und eine symmetrische Rötung beider Wangen auftritt, sucht die Patientin einen Hautarzt auf. Bei der dermatologischen Untersuchung fallen zudem fleckige Erytheme an den Fingerendgliedern (◉ 44) und orale Erosionen auf. Die immunhistologische Untersuchung je einer PE aus befallener und unbefallener Haut läßt ein typisches Lupusband erkennen. Die hochtitrigen ANA gegen dsDNS, die deutlich erhöhte BSG verbunden mit einer Leukopenie sowie die persistierende Proteinurie bestätigen die Diagnose eines Lupus erythematodes visceralis.

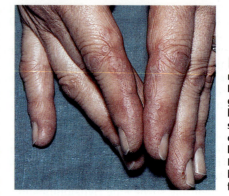

◉ **44: Ringförmige und streifige Rötungen mit geringer Hyperkeratose an den seitlichen Bereichen der Finger bei SLE.** Die Elemente sind berührungsempfindlich.

Zu den auslösenden Medikamenten gehören Hydralazin, Reserpin, Procainamid, Chinidin, Practolol, Diphenylhydantoin, Chlorpromazin und viele andere. Als Pathomechanismus wird eine Inhibition der Komplementkomponente C4 diskutiert, ohne deren Aktivität die »Clearance« von Immunkomplexen erheblich verzögert wird.

Der sogenannte **Pseudo-SLE** (oder das SLE-ähnliche Syndrom) tritt ebenfalls nach Behandlung mit bestimmten Medikamenten auf (z.B. Hydralazin, Hydantoin, Procain, Sulfonamide u.a.), ist aber im Gegensatz zum echten SLE ANA-negativ. Hingegen sind hier regelmäßig antimitochondriale Antikörper (AMA) nachweisbar. Die Symptome bilden sich nach Absetzen des Medikamentes zurück.

5.1.2 Lupus erythematodes integumentalis

Synonym: Diskoider Lupus erythematodes, DLE

▶ **Definition.** Chronisch verlaufende entzündliche Dermatose vorwiegend des Gesichtes, gekennzeichnet durch scheibenförmige (diskoide) gerötete, schuppende Plaques, die mit zentraler Atrophie abheilen.

Epidemiologie. Es erkranken überwiegend jüngere Erwachsene im Alter von 20 bis 40 Jahren. Frauen sind zwei- bis dreimal häufiger betroffen als Männer. Familiäre Häufung kommt vor.

Klinik. Vorwiegend an Nase, Stirn und Wangen, aber auch an anderen lichtexponierten Arealen (Ohrmuscheln, Brust, Schultern, Nacken) finden sich scheibenförmige, scharf begrenzte, leicht elevierte Erytheme, die mit fest haftenden rauhen Schuppen bedeckt sind. Entfernt man eine Schuppe, ist an ihrer Unterseite ein keratotischer Sporn zu erkennen. Dieses sogenannte **Tapeziernagelphänomen** ist typisch für den DLE und bedingt durch eine **follikuläre Hyperkeratose**. Die Herde dehnen sich langsam zentrifugal aus und heilen im Zentrum unter Hinterlassung atrophischer, blasser Hautareale ab (◉ 45). Teleangiektasien, fleckige Hypo- und Hyperpigmentierungen

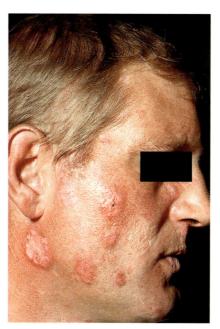

◉ 45: Hyperkeratotische Papeln mit follikulären Keratosen und entzündlichem Randsaum, multiple Einzelherde im Gesicht bei einem DLE.

sind häufig zu beobachten. Charakteristisch ist ferner die gesteigerte Berührungsempfindlichkeit der Effloreszenzen. Am behaarten Kopf kommt es zur narbigen Alopezie (Pseudopelade). An der Mundschleimhaut können sich erythematöse oder erosive Läsionen bilden.
Allgemeinsymptome fehlen.
Gelegentlich beobachtet man zahlreiche disseminierte, erythematöse, fein schuppende, scharf begrenzte Herde im Gesicht, an Brust und Rücken. Diese Form (= subakut-kutaner Lupus erythematodes SCLE), die durch eine besonders ausgeprägte Lichtempfindlichkeit gekennzeichnet ist, kann mit Allgemeinsymptomen (Fieber, Abgeschlagenheit, Arthralgien, Myalgien) einhergehen und stellt eine Übergangsform zum SLE dar.

Synopsis 18: **Gegenüberstellung von systemischem Lupus erythematodes (SLE) und diskoidem Lupus erythematodes (DLE).**

Systemischer Lupus erythematodes (SLE)

Histopathologie:
Epidermis: Hyperkeratose, Atrophie des Stratum spinosum, hydropische Degeneration der Basalzellen, Quellung der epidermalen Basalmembran

Dermis: lymphozytäres Infiltrat, beim DLE dichter als beim SLE

Immunologische Befunde:
Immunhistologie: »Lupusband, d.h. granuläre IgG- und C3d-Ablagerungen bandförmig an der epidermalen Basalmembran in **befallener und unbefallener Haut**.

Autoantikörper: ANA, Ak gegen native dDNS, Ak gegen Sm-AG u.a.

Kernfluoreszenzmuster:

Verlauf:
über Monate und Jahre mit Remissionsphasen. Prognose: ernst.

Therapie
Intern: bei mildem Verlauf: Azetylsalizylsäure, Chloroquin
Sonst: Glukokortikoide systemisch, Immunsuppressiva

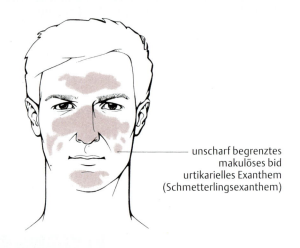

unscharf begrenztes makulöses bid urtikarielles Exanthem (Schmetterlingsexanthem)

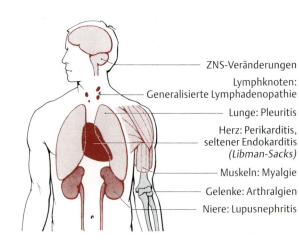

ZNS-Veränderungen
Lymphknoten: Generalisierte Lymphadenopathie
Lunge: Pleuritis
Herz: Perikarditis, seltener Endokarditis (Libman-Sacks)
Muskeln: Myalgie
Gelenke: Arthralgien
Niere: Lupusnephritis

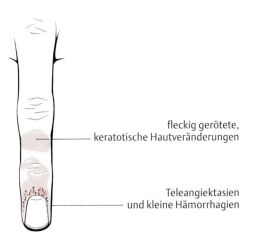

fleckig gerötete, keratotische Hautveränderungen

Teleangiektasien und kleine Hämorrhagien

Synopsis 18: Fortsetzung

Diskoider Lupus erythematodes (DLE)

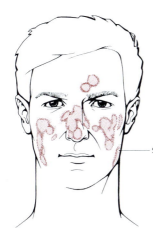

scheibenförmige, gerötete, schuppende Plaques mit zentraler Atrophie, Tapeziernagelphänomen

Histopathologie:
Epidermis: Hyperkeratose, follikuläre Hyperkeratose, Atrophie des Stratum spinosum, hydropische Degeneration der Basalzellen, Quellung der epidermalen Basalmembran
Dermis: lymphozytäres Infiltrat, dichter als beim SLE.

Immunologische Befunde:
Immunhistologie: »Lupusband«, d.h. granuläre IgG- und C3d-Ablagerungen bandförmig an der epidermalen Basalmembran **nur in befallener Haut**.

Autoantikörper: keine

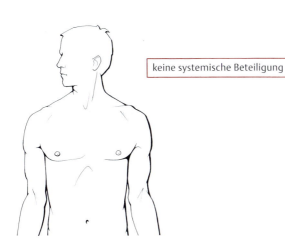

keine systemische Beteiligung

Verlauf:
chronisch.
Prognose: gut.

Therapie
Intern: Chloroquin
Lokal: Glukokortikoide

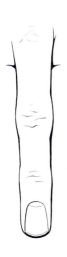

Keine Veränderungen

Diagnose Für die Diagnostik sind neben den klinischen Erscheinungen (⊡ 18) die histopathologische und die immunhistologische Untersuchung entscheidend.

Histopathologie Die histopathologischen Veränderungen der Haut beim DLE entsprechen prinzipiell denen des SLE. Das Bild umfaßt: Epidermisatrophie und hydropische Degeneration der Basalzellen, follikuläre Hyperkeratose.

Immunhistologie Das »Lupusband« (s.o.) findet sich **nur** in befallener Haut (⊡ 43).

Laborwerte Die Laborwerte sind unauffällig.

Therapie Bei kleineren Herden ist eine Lokaltherapie mit Kortikosteroid-Externa offen oder unter Okklusivverbänden meist erfolgreich. Möglich ist auch die intraläsionale Injektion einer verdünnten Kortikosteroidkristallsuspension. Systemisch gibt man niedrigdosiert Chloroquin.

Prognose Die Prognose ist gut. In 5 % der Fälle geht ein DLE in einen SLE über.

5.1.3 Lupus erythematodes profundus

Definition ▶

Ätiologie Unbekannt. Wahrscheinlich handelt es sich um eine auf die Haut beschränkte Autoimmunkrankheit.

Diagnose. Für die Diagnostik sind die klinischen Erscheinungen (⊡ 18) die histopathologische und die immunhistologische Untersuchung entscheidend.

Histopathologie. Die histopathologischen Veränderungen der Haut beim DLE entsprechen prinzipiell denen des SLE.
Man erkennt in der **atrophischen Epidermis** eine Orthohyperkeratose mit konischen keratotischen Pfröpfen der Haarfollikel. Im Stratum basale fällt die hydropische Degeneration der Zellen und ödematöse Auflockerung der Basalmembran auf. Die Dermis ist von einem dichten, überwiegend lymphozytären Infiltrat mit perivasaler und perifollikulärer Betonung durchsetzt.

Immunhistologie. In Biopsien aus erkrankter Haut zeigen sich in der direkten Immunfluoreszenz granuläre bzw. wolkige Ablagerungen von IgG und IgM, seltener IgA sowie von C3b und C3d bandförmig entlang der epidermalen Basalmembran (⊡ 43). Dieses sogenannte »Lupusband« ist in 90–95 % der Fälle zu beobachten, findet sich aber auch gelegentlich bei anderen Hautkrankheiten, wie Rosazea, polymorpher Lichtdermatose, Lichen ruber, Porphyria cutanea tarda. Die gesunde Haut ist frei von derartigen Ablagerungen.

Laborwerte. Abgesehen vom seltenen Auftreten niedriger ANA-Titer und einer mäßigen Leukopenie sind die Laborwerte normal.

Therapie. Bei kleineren Herden ist eine Lokaltherapie mit Kortikosteroid-Externa offen oder unter Okklusivverbänden meist erfolgreich. Möglich ist auch die intraläsionale Injektion einer verdünnten Kortikosteroidkristallsuspension.
Systemisch gibt man **Chloroquin** in möglichst geringer Dosierung oder Hydroxychloroquinsulfat. Eine gefürchtete, wenn auch seltene Nebenwirkung von Chloroquin ist die Retinopathie. Regelmäßige augenärztliche Kontrollen sind daher notwendig.
Systemische Kortikosteroidgaben, Immunsuppressiva und Retinoide (Neo-Tigason®) sollten Ausnahmefällen vorbehalten sein.

Prognose und Komplikationen. Die Prognose ist gut.
In etwa 5 % der Fälle geht aber ein DLE in einen SLE über. Dabei ist unklar, ob es sich hier nicht um eine Zwischenform handelt. Die DLE-Herde heilen unter Hinterlassung atrophischer, gelegentlich mutilierender Narben ab. In sehr seltenen Fällen wurde das Auftreten spinozellulärer Karzinome beschrieben.

5.1.3 Lupus erythematodes profundus

> ▶ *Definition.* Tiefe schmerzhafte Knoten im Gesicht, am Gesäß und an den Oberschenkeln, die mit eingezogenen Narben abheilen, sind – neben typischen DLE-Herden – kennzeichnend für diese seltene Form des kutanen LE.

Ätiologie. Unbekannt. Wahrscheinlich handelt es sich um eine auf die Haut beschränkte Autoimmunerkrankung. Auf den Zusammenhang mit dem SLE wurde bereits hingewiesen. Vermutlich manifestiert sich das Krankheitsbild bei vorhandener genetischer Prädisposition durch zusätzliche exogene Triggermechanismen, wie UV-Licht, mechanische Traumen, Infektionen, Streß und anderes.

5.2 Progressive systemische Sklerodermie (PSS)

Synonyme: Diffuse Sklerodermie, Systemsklerose, systemische Sklerodermie (Sklerose), Akrosklerose

▶ *Definition.* Chronische Systemkrankung des Bindegewebes, die in zwei Phasen, einer ödematös entzündlichen und einer sklerosierenden, abläuft und zu diffuser Sklerose der Haut und innerer Organe führt.

Epidemiologie. Die progressive systemische Sklerodermie ist selten. Bevorzugt betroffen sind 40–60jährige, wobei Frauen deutlich überwiegen. Jugendliche sind im Gegensatz zur Morphaea *(Kap. 14.2)* extrem selten betroffen. Ungefähr 95% der Patienten weisen die akrosklerotische Form auf und nur 5% die zentrosklerotische.

Klinik. Die progressive systemische Sklerodermie zeigt sehr unterschiedliche Krankheitsverläufe und Ausprägungen. Entsprechend der Kardinalsymptome und Lokalisation können die drei Formen unterschieden werden, die allerdings oft Überlappungen zeigen:
- **die Akrosklerodermie** (Akrosklerose, vaskulofibröse Form) zeigt eine Beteiligung innerer Organe meist erst nach langem Verlauf.
- **diffuse Sklerodermie** (zentrosklerotischer Typ), Beteiligung innerer Organe häufig.
- **CRST-Syndrom**. Oft gehen vasomotorische Störungen wie Raynaud-Symptomatik, Parästhesien und **Akrozyanose** der eigentlichen Krankheitsmanifestation jahrelang voraus. Erste Krankheitszeichen bei der PSS können Müdigkeit, Kopfschmerzen, subfebrile Temperaturen und Arthralgien sein.

Akrosklerodermie

Diese Verlaufsform ist am häufigsten (~95%). Eine Raynaud-Symptomatik geht praktisch immer voraus *(Kap. 21.3.5)*. Ein anderes Frühsymptom sind periunguale Teleangiektasien. Die Hautsklerose beginnt akral an den Händen und im Gesicht und breitet sich zentripetal aus. Die Füße sind seltener betroffen. Es treten zunächst eine teigig-ödematöse Schwellung und Rötung der Hände und Finger auf **(Stadium oedematosum)**. Im späteren Krankheitsstadium entsteht eine gespannte, spiegelnd glänzende Haut **(Stadium sclerosum)**. Durch sklerotische Schrumpfung wird die Gelenkbeweglichkeit eingeschränkt,

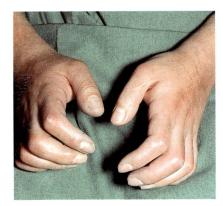

◨ **46: Starre Beugehaltung der Finger bei der progressiven systemischen Sklerodermie** vom Typ der Akrosklerose mit derber Sklerose der Finger (wie zu enge Handschuhe).

und es können völlig unbewegliche Gelenke (Beugekontrakturen) entstehen. An den Fingerendgelenken entstehen Nekrosen, Verstümmelungen und Verschmälerungen der Endglieder (Madonnenfinger) häufig mit Akroosteolysen (◨ 46).
Ein zweiter Ausgangspunkt der Sklerose ist das Gesicht, was im fortgeschrittenen Stadium zur typischen Physiognomie der Patienten führt. Straffung und Sklerose der Haut verkleinern das Gesicht und dieses verliert sein mimisches Spiel. Die Mundöffnung und die Lippen werden ebenfalls kleiner (**Mikrostomie,** Mikrocheilie), die Nase wird spitz und von glänzender Haut überzogen. Die Wangen sind gerafft, die Stirn kann nicht mehr gefaltet werden (◨ 19). Später breiten sich die Sklerosen auf Hals und die proximalen Extremitäten aus und zunehmend auch auf den Stamm. Letztlich wird der Patient wie von einem Panzer eingemauert.

Synopsis 19: Gegenüberstellung der Sklerodermie und der Dermatomyositis

Sklerodermie

Histopathologie:

Stadium oedematosum: lymphozytäres Infiltrat in der Dermis, ödematös verquollene Kollagenfaserbündel.

Stadium sclerosum: verbreiterte und homogenisierte Kollagenfaserbündel, wenig Fibroblasten, Atrophie der Haarfollikel

Immunologische Befunde:

Immunhistologie: nicht spezifisch, oft Immunkomplexe an den Gefäßen.

Autoantikörper: ANA (insbesondere SCL 70-Antikörper; Zentromeren-Antikörper bei CRST-Syndrom).

Kernfluoreszenzmuster: nukleolär oder gesprenkelt

Verlauf:

meist langsam progredient über Jahre und Jahrzehnte, selten auch sehr rasch letal (akute maligne Form)

Therapie:

intern: Glukokortikoide, Immunsuppressiva (Azathioprin), Penizillin, Gestagene, D-Penicillamin, durchblutungsfördernde Medikamente (Pentoxifyllin, Ca-Antagonisten).

extern: physikalische Therapie, hyperämisierende Externa, PUVA-Bad.

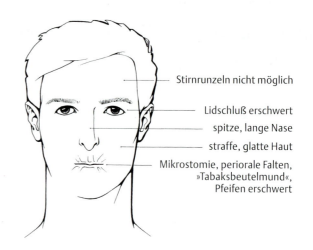

Stirnrunzeln nicht möglich
Lidschluß erschwert
spitze, lange Nase
straffe, glatte Haut
Mikrostomie, periorale Falten, »Tabaksbeutelmund«, Pfeifen erschwert

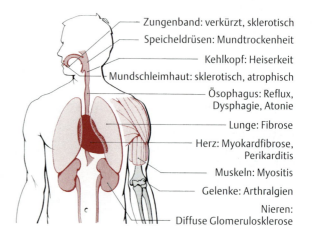

Zungenband: verkürzt, sklerotisch
Speicheldrüsen: Mundtrockenheit
Kehlkopf: Heiserkeit
Mundschleimhaut: sklerotisch, atrophisch
Ösophagus: Reflux, Dysphagie, Atonie
Lunge: Fibrose
Herz: Myokardfibrose, Perikarditis
Muskeln: Myositis
Gelenke: Arthralgien
Nieren: Diffuse Glomerulosklerose

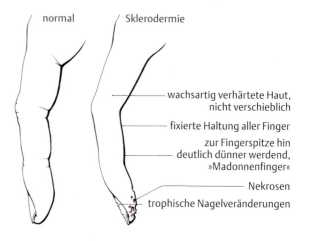

normal   Sklerodermie

wachsartig verhärtete Haut, nicht verschieblich
fixierte Haltung aller Finger
zur Fingerspitze hin deutlich dünner werdend, »Madonnenfinger«
Nekrosen
trophische Nagelveränderungen

Synopsis 19: Fortsetzung

Dermatomyositis

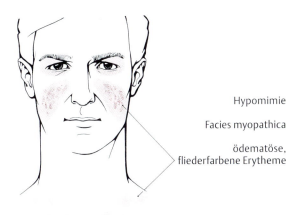

Hypomimie

Facies myopathica

ödematöse, fliederfarbene Eytheme

Histopathologie:

im Frühstadium – Epidermis: Atrophie, Basalzelldegeneration, Dermis: Ödem, lymphozytäres Infiltrat. Im Spätstadium – Dermis: Fibrose, Sklerose, Kalzinose.
Muskulatur: Herdförmige, ödematöse Verquellung, Vakuolisierung bis zum völligen Muskelzerfall. Leere Sarkolemm-Schläuche.

Immunologische Befunde:

Immunhistologie: nicht spezifisch.

Autoantikörper (IIF): ANA – können positiv sein. Antikörper gegen andere Zellkernstrukturen). (Mi-2, Jo-1, PM-Scl).

Verlauf:

sehr unterschiedlich; rasch progredient bis extrem chronisch

Therapie:

Tumorsuche!
Intern: Glukokortikoide, Immunsuppressiva (Azathioprin).
Extern: physikalische Therapie.

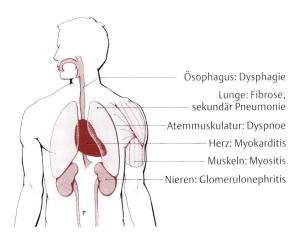

Ösophagus: Dysphagie
Lunge: Fibrose, sekundär Pneumonie
Atemmuskulatur: Dyspnoe
Herz: Myokarditis
Muskeln: Myositis
Nieren: Glomerulonephritis

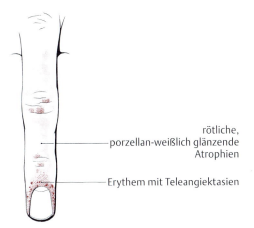

rötliche, porzellan-weißlich glänzende Atrophien

Erythem mit Teleangiektasien

Diffuse Sklerodermie

Typisch sind stammlokalisierte Ödeme (Stadium oedematosum) und nachfolgend Sklerosen (Stadium sclerosum) und ein **frühzeitiger Organbefall.**

Bei beiden Formen kommen zusätzlich vor:

- **Calcinosis cutis.**
- **Atrophie der Haut-Adnexe.**
- **Schleimhaut-Sklerosen** z.B. als Verdickung und Verkürzung des Zungenbändchens.

Beteiligte innere Organe (⑤ 19)
Der **Ösophagus** ist am häufigsten betroffen.

In etwa ²/₃ der Fälle ist die **Lunge** beteiligt. Meist kommt es durch eine Lungenfibrose zu restriktiven Störungen. Klinisch fallen Belastungsdyspnoe und Husten auf.
Gleichfalls betroffen sind: **Herz, Niere, Muskulatur, Kehlkopf.**

Laborbefunde Diagnostisch wichtig ist der Nachweis von verschiedenen nukleären Antikörpern wie ANA, SCL 70 und Zentromeren-Antikörpern.

Diffuse Sklerodermie

Die diffuse Sklerose beginnt hauptsächlich im Schulter- und Thoraxbereich und dehnt sich rasch zentrifugal aus. Bald fühlen sich die Patienten wie in einem Panzer und klagen über Atemnot. Die Hautsklerose und der **Organbefall** schreiten rascher fort als beim Akrosklerose-Typ. Dabei treten nicht selten febrile arthritische Schübe auf. Im Gegensatz zur Akrosklerodermie findet sich ein Raynaud-Symptom erst in späten Krankheitsphasen, wenn sich die Sklerose **zentrifugal** auf die Hände ausgedehnt hat.

Weitere Hautsymptome, die bei **beiden Formen auftreten:**
Bei 10% der Patienten lagert sich vornehmlich in Gelenknähe und an den Akren kutan und/oder subkutan Kalk ab, der sich nach außen entleeren kann **(Calcinosis cutis).** Auch die **Haut-Adnexe** werden oft atrophisch, dabei beeinträchtigen besonders die sklerodermatische Alopezie und Störungen der Schweißsekretion. Zugleich treten Hypo- und Hyperpigmentierungen sowie Teleangiektasien auf. **Schleimhaut:** Pathognomonisch ist die oft frühzeitig nachweisbare Sklerose und Verkürzung des Zungenbändchens. Später wird die Zunge zunehmend verkleinert und bewegungseingeschränkt. Der Mitbefall der Speicheldrüsen bedingt eine Mundtrockenheit. Die Mundschleimhaut wird ebenfalls sklerotisch und atrophisch, zuweilen sind auch die Genitalschleimhäute befallen.

Befall innerer Organe bei PSS (⑤ 19)
Der **Verdauungstrakt** ist in den meisten Fällen mitbetroffen, dabei am häufigsten der **Ösophagus.** Es bestehen Reflux und Dysphagie. Röntgenologisch zeigen sich Atonie und reduzierte Peristaltik sowie Schleimhautatrophie und Ulzerationen. Bei Mitbefall des Ileums und Kolons kommt es zu Dyskinesien, welche Diarrhö, Obstipation oder Ileus zur Folge haben. Der Magen ist seltener betroffen. Bei Dünndarmbefall geht die Schleimhautatrophie mit einer Malabsorption einher.
Lunge: Pathologische Lungenfunktionsprüfungen haben zwei Drittel der Patienten. Hierfür verantwortlich ist eine interstitielle diffuse Lungenfibrose, die Restriktion, Erstarrung und Diffusionsstörungen bedingt. Röntgenologisch ist dann eine Reduktion des Parenchyms zugunsten des interstitiellen Bindegewebes erkennbar. Klinisch fallen Belastungsdyspnoe und Husten auf.
Kehlkopf: Sklerosen der Stimmbänder bedingen Heiserkeit und rauhe Stimme.
Herz: Es besteht eine diffuse interstitielle Fibrose mit nachfolgender Degeneration der Herzmuskelfasern, auch eine Herdmyositis ist möglich. Dadurch wird die Kontraktionskraft des Myokards deutlich verschlechtert. Die Lungenfibrose kann auch sekundär eine Herzbeteiligung nach sich ziehen (Cor pulmonale). Weiterhin kommt eine Perikarditis vor. Unterschiedliche EKG-Auffälligkeiten bestehen bei 50% der Patienten.
Nieren: Das erste klinische Zeichen einer Nierenbeteiligung ist eine Proteinurie, erst viel später folgen Insuffizienz und maligner Hypertonus. Es handelt sich um eine interstitielle Fibrose, Atrophie der Tubuli und nachfolgende Schrumpfniere. Die Hälfte der Sklerodermie-Patienten stirbt an den Folgen der Nierenbeteiligung.
Muskulatur: Es kommt eine Myositis vor, die dann entsprechend histologisch, enzymchemisch und elektromyographisch nachweisbar ist. Jedoch kann auch in Folge der Herdsklerose eine Muskelatrophie auftreten.

Laborbefunde. Diagnostisch bedeutsam sind Autoantikörper im Serum (positive antinukleäre Antikörper, ANA). Diese Autoantikörper gegen verschiedene Zellkernantigene sind bei der diffusen Verlaufsform fast immer und bei etwa der Hälfte der Akrosklerosen nachweisbar. 70% dieser Autoantikörper sind wahrscheinlich gegen eine nukleoläre RNA-Polymerase gerichtet. Sie färben deshalb in der indirekten Immunfluoreszenz nur die Nukleoli (nukleoläres Muster). Ein zweiter häufiger Autoantikörper reagiert mit einem basischen Kernprotein (Molekulargewicht 70 000). Er wird SCL 70 genannt (gesprenkeltes Kernmuster in der indirekten Immunfluoreszenz).

5.2 Progressive systemische Sklerodermie (PSS)

In 20–30% kommen bei der progressiven systemischen Sklerodermie schließlich noch Autoantikörper gegen Proteine der Zentromerenregion der Chromosomen vor (ebenfalls gesprenkeltes Kernmuster in der indirekten Immunfluoreszenz). Gelegentlich sind Rheumafaktoren, Kälteagglutinine und Borrelien-Antikörper positiv. In akuten Schüben sind allgemeine Entzündungsparameter nachweisbar: erhöhte BSG, Dysproteinämie und C-reaktives Protein. Bei Organbefall weisen eine Proteinurie und die Retention harnpflichtiger Substanzen auf eine Nierenbeteiligung, Anämie auf einen Magen-Darm-Befall, erhöhte Muskelenzyme auf eine Myositis hin.

Histopathologie. Die ersten Veränderungen sind ein lymphozytäres Infiltrat in der Dermis und oft auch in den Bindegewebssepten der Subkutis. Die Kollagenfaserbündel sind ödematös verquollen (Stadium oedematosum). Nach dieser Entzündungsphase entwickelt sich das Sklerosestadium (Stadium sclerosum). Die Entzündungszellen und Fibroblasten verschwinden, die Kollagenfaserbündel sind verbreitert, homogenisiert und parallel zur Hautoberfläche ausgerichtet. Dieses faserreiche Bindegewebe ersetzt zunehmend das subkutane Fettgewebe. Das elastische Fasernetz wird rarefiziert. Die Haarfollikel mit Talgdrüsen atrophieren und verschwinden, die ekkrinen Schweißdrüsen liegen eingemauert in der Dermis. Die Epidermis ist häufig verschmälert (⑤ 19).

Histopathologie siehe ⑤ 19.

Ätiologie. Die Ursache der progressiven systemischen Sklerose ist nicht bekannt. Verschiedene Hypothesen werden diskutiert:

1. Regulationsstörung der Kollagensynthese. Histologische, elektronenmikroskopische und biochemische Befunde deuten auf eine Störung des Kollagenmetabolismus hin. Es findet sich nämlich bei Sklerodermiepatienten eine Vermehrung dünner, aber strukturell normaler Kollagenfibrillen. In der Kultur zeigen Fibroblasten von Patienten eine erhöhte Kollagensyntheserate.
2. Immunphänomen. Das häufige Vorkommen von Autoantikörpern sowie die manchmal nachgewiesene Depression der T-Lymphozytenfunktion weisen auf gestörte Immunprozesse hin, wobei umstritten ist, ob diese Prozesse primärer oder sekundärer Natur sind.
3. Genetische Disposition. HLA B8 kommt gehäuft bei schwerem Krankheitsverlauf vor. In Familien von Sklerodermiepatienten sind Chromosomenanomalien vermehrt.
4. Vaskulopathie. Insbesondere die oft vorbestehende Raynaud-Symptomatik weist auf eine primäre Vaskulopathie hin, der später erst entzündliche Veränderungen und Fibrose folgen.
5. Chemikalien. Chemische Agenzien wie L-Tryptophan und Silizium sind mögliche Auslöser.
Was letztlich die im Zentrum des pathogenetischen Geschehens stehende Vermehrung des Bindegewebes induziert, ist noch ungeklärt.

Ätiologie Die Ursache der PSS ist nicht bekannt. Diskutiert werden eine Regulationsstörung der Kollagensynthese, ein Immunphänomen, eine genetische Disposition und eine Vaskulopathie.

Diagnose und Differentialdiagnose. Raynaud-Symptomatik zusammen mit ödematöser Schwellung der Finger und in fortgeschrittenen Fällen Sklerosen der Finger, der Mundregion (Mikrostomie) und des Zungenbändchens lassen klinisch an die Akrosklerodermie denken. Derbe, flächige Ödeme am Stamm mit zentrifugaler Ausdehnung sprechen für die diffuse Sklerodermie. Die Diagnose wird bestätigt durch den Nachweis von antinukleären Antikörpern, histologischen Befunden und Durchuntersuchung, ob ein Organbefall vorliegt.
Abzugrenzen sind, insbesondere bei akutem Verlauf, der systemische Lupus erythematodes und die Dermatomyositis aufgrund des klinischen Bildes und insbesondere der immunologischen Befunde (Vergleiche hierzu die ⑤ 18 und ⑤ 19).

Diagnose und Differentialdiagnose Der klinische Verdacht (Raynaud-Symptomatik, Ödeme der Finger, schließlich Sklerose auch des Zungenbändchens [Mikrostomie]) wird durch den Nachweis von antinukleären Antikörpern bestätigt (⑤ 19).

Therapie. Die Therapie soll allgemein **antiinflammatorisch** sein, die gesteigerte Kollagensynthese reduzieren und durchblutungsfördernd wirken.
Als antientzündliche Medikamente kommen in erster Linie Kortikoide (hochdosiert im Schub, danach in niedriger Dosis) in Betracht, aber auch andere Antiphlogistika, wie Indometacin, D-Penizillamin oder Naproxen.

Therapie Die Palette umfaßt Kortikosteroide, Penizillin, Immunsuppressiva, Gestagene, D-Penicillamin, durchblutungsfördernde Substanzen.

Immunsuppressiva wie Azathioprin (Imurek®) und Cyclophosphamid (Endoxan®) sind teilweise erfolgreich, was für eine immunologische Genese spricht.

Präparate, die im Experiment die Kollagenfaserbildung hemmen, werden häufig mit gutem Erfolg eingesetzt, wie Gestagene (Primolut nor 5–20 mg pro Tag oder zyklusgerecht) oder D-Penicillamin. D-Penicillamin nimmt eine wichtige Stellung ein, da es durch Chelatbildung Metallionen abfängt, welche für enzymatische Prozesse bei der Kollagensynthese benötigt werden, die dadurch reduziert wird. D-Penicillamin hat jedoch häufig ernste Nebenwirkungen, wie Blutbildveränderungen, Nierenschäden, Pemphigus-vulgaris-Induktion *(Kap. 12),* Exantheme und Übelkeit. Als **durchblutungsfördernde Substanzen** kommen Pentoxifyllin, Dextran 40, Azetylsalizylsäure, ACE-Hemmer oder Ca-Antagonisten (z.B. Nifedipin) in Betracht.

Überaus wichtig sind **physikalische Therapiemaßnahmen.** Wärmeanwendung, Bewegungsübungen, Massagen und Bäder sowie hyperämisierende Externa sind zur Besserung der Beweglichkeit nötig.

Wichtig sind auch begleitende physikalische Maßnahmen zur Erhaltung der Beweglichkeit.

CRST-Syndrom

Es handelt sich um eine benigne Verlaufsform der diffusen Sklerodermie vom Akrosklerodermie-Typ, bei der vier Symptome im Vordergrund stehen, die auch zur Diagnosebezeichnung führten:

C – für Calcinosis,
R – für Raynaud-Symptomatik *(Kap. 21.3.5)*
S – für Sklerodaktylie,
T – für Teleangiektasie (47).

Häufig ist die Ösophagusbeteiligung (dann auch CREST genannt mit »E« für Esophagus), ansonsten treten Organmanifestationen erst sehr spät auf. Die manchmal familiär gehäuft vorkommende Erkrankung bevorzugt Frauen des mittleren Erwachsenenalters.

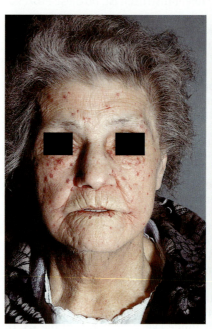

47: Progressive systemische Sklerodermie, CRST-Syndrom mit Mikrostomie und Teleangiektasien im Gesicht.

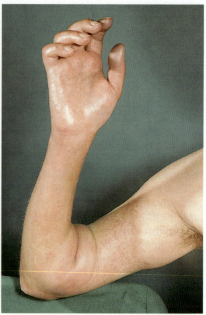

48: Progressive systemische Sklerodermie vom Typ der Akrosklerose mit starrer Beugehaltung der Finger, Fingerkuppennekrosen und straffer Sklerose der Haut am Vorderarm. Die Haut der Ellenbeuge und der Axilla ist wenig befallen und tritt deshalb hernienartig hervor.

Pathognomonisch sind die bei der überwiegenden Zahl der Patienten nachweisbaren Autoantikörper, die gegen die Zentromere der Chromosomen gerichtet sind (Zentromeren-Antikörper).
Die **Therapie** entspricht der Therapie bei progressiver systemischer Sklerodermie.

Diagnose Pathognomonisch sind Antikörper gegen die Zentromeren.
Therapie Wie bei der PSS.

Klinischer Fall

Die 45 Jahre alte Patientin hat seit vier Jahren eine Raynaud-Symptomatik, eine zunehmende Steifigkeit und Verschmälerung der Finger mit wiederholt schlecht heilenden Ulzerationen an den Fingerkuppen. Außerdem klagt sie über straffe Wangenhaut. Die klinische Untersuchung zeigt eine Mikrostomie und periorale Faltenbildung, Sklerosen an beiden Wangen und ein verkürztes, sklerotisches Zungenbändchen und eine atrophische Zungenoberfläche. An den Unterarmen ist eine ausgeprägte Sklerose erkennbar, daneben besteht eine Sklerodaktylie (☉ 48). Die Blutuntersuchungen ergaben eine BSG von 30/72, antinukleäre Faktoren positiv 1:640 und SCL 70 positiv 1:128, CPK 8 (U/l). Der histologische Befund zeigte ein Infiltrat und verquollene Kollagenfaserbündel in der Dermis. Bei Ösophagus-Breipassage wurde eine reduzierte Peristaltik und eine Ösophagusdilatation beobachtet. Diese Befunde sichern die klinische Verdachtsdiagnose einer progressiven systemischen Sklerodermie.

5.3 Dermatomyositis

5.3 Dermatomyositis

Synonym: Lila-Krankheit

▶ **Definition.** Generalisierte entzündliche Erkrankung des Mesenchyms, die neben der Skelettmuskulatur und der Haut auch andere Organe (Niere, Herz, Lunge) befällt. Typisch sind erhöhte Kreatinphosphokinase (CPK), Lactatdehydrogenase (LDH), Aldolase und Kreatin im Serum. Die Dermatomyositis tritt bei Erwachsenen oft zusammen mit Malignomen auf.

◀ **Definition**

Epidemiologie. Selten. Sie kann sich in jedem Lebensalter manifestieren, zeigt aber Häufigkeitsgipfel um das 10. und zwischen dem 30. und 50. Lebensjahr. Frauen sind häufiger betroffen.

Epidemiologie Die Erkrankung ist selten, sie betrifft Kinder und Erwachsene, bevorzugt Frauen.

Klinik. Hautsymptome: Symmetrisch periorbital, an den Wangen, am oberen Rücken und im Dekolleté sowie an den proximalen Extremitäten herrschen die typischen fliederfarbenen Erytheme vor, die anfänglich ödematös sind und später in flache, porzellan-weißlich glänzende Plaques übergehen (☉ 49). Hypomimie bedingt den charakteristischen, traurigen Gesichtsausdruck. An den Fingerrücken bestehen striär rötliche Atrophien mit porzellanfarben-lichenoidem Glanz. Typisch sind ferner an den Fingern periunguale Erytheme mit Teleangiektasien (☉ 50). Diffuse atrophische Plaques am Stamm und an den Extremitäten mit Hyper- und Depigmentierung geben ein poikilodermatisches Bild (Poikilodermatomyositis). In späteren Stadien entstehen Kalkablagerungen in der Subkutis (Calcinosis cutis), die ulzerieren können.
Muskulatur: Die Myositis kann den Hautsymptomen nachfolgen oder vorausgehen. Progrediente Schwäche und Schmerzhaftigkeit, besonders der proximalen Extremitätenmuskeln, sind typisch. Häufig können zuerst die Arme nicht mehr über den Kopf gehoben werden. Gefährlich ist die Beteiligung der Schlund- und Atemmuskulatur, die zu Dysphagie und Dyspnoe führen.
Innere Organe (☒ 19): Häufig sind Glomerulonephritis, Myokarditis, selten ist auch die Lunge mitbefallen (Fibrose, sekundäre Pneumonie).
Laborwerte: In akuten Schüben sind erhöht: Transaminasen (GPT, GOT), LDH und Aldolase sowie die CPK, wobei der CPK-Spiegel ein Maß für den Muskelzerfall darstellt. Zugleich ist Kreatin im Serum vermehrt und wird entsprechend im Urin verstärkt ausgeschieden. Die BSG ist in akuten Phasen erhöht. Bei Nierenbeteiligung besteht eine Proteinurie oder Hämaturie. In manchen Fällen sind im Serum Autoantikörper gegen Zellkernstrukturen nachweisbar. Spezifisch für Dermatomyositis, aber nicht immer nachweisbar, ist ein gegen nukleäre Proteine gerichteter Antikörper (Anti-Mi-2). Bei

Klinik Typisch sind fliederfarbene, später porzellan-weißlich glänzende Erytheme in der Periorbitalregion, an den Wangen (☉ 49), im Dekolleté und striär angeordnete Erytheme an den Fingerrücken; ferner an den Fingern periunguale Erytheme mit Teleangiektasien (☉ 50). Diffuse atrophische Plaques an Stamm und Extremitäten bieten ein poikilodermatisches Bild. In späteren Stadien finden sich Kalkablagerungen in der Subkutis (Calcinosis cutis).

Muskulatur Myositis kann den Hautsymptomen nachfolgen oder vorausgehen. Es besteht ein herdförmiger Befall, bevorzugt der proximalen Extremitäten.

Organbeteiligung Niere, Herz, Lunge (☒ 19).

Laborwerte In akuten Schüben sind erhöht: BSG, CPK, LDH, Aldolase und Kreatinin. Bei Nierenbeteiligung besteht eine Proteinurie oder Hämaturie. Autoantikörper (Mi-2, Jo-1 oder PM-Scl). ANA und Rheumafaktoren sind manchmal positiv. Im Elektromyogramm zeigt sich die für Muskelkrankheiten typische Konstellation.

Histologie Die Epidermis ist atrophisch mit vakuoliger Basalzelldegeneration. In der Dermis ist anfangs ein lymphozytäres Infiltrat vorhanden, später Fibrose und Sklerose.
Die Muskeln zeigen eine herdförmige Myositis.

Ätiologie Autoimmunologisch, eventuell infektausgelöst.

20–70 % der Patienten haben einen malignen Tumor.

Diagnose und Differentialdiagnose Vergleiche hierzu auch 🖪 18 und 🖪 19. Die Diagnosesicherung erfolgt bei klinischem Verdacht und Laborveränderungen (LDH-, CPK-Erhöhungen) durch Muskelbiopsie.
Das EMG zeigt eine myogene Schädigung.

Merke ▶

Therapie Eine Tumorsuche und eventuelle Tumortherapie sind unbedingt notwendig.

---

manchen Patienten sind Jo-1-Antikörper (gegen Histidyl-tRNA-Synthetase) oder PM-Scl-Antikörper (gegen nukleoläre Proteine) vorhanden. ANA und Rheumafaktoren sind manchmal positiv. Im Elektromyogramm (EMG) zeigt sich die für Muskelkrankheiten typische Potentialverkürzung bei erhaltener Darstellung der Einzelpotentiale.

Histopathologie. Die histologischen Befunde der Haut sind anfangs häufig unspezifisch, manchmal vom subakuten systemischen LE nicht zu unterscheiden. Die Epidermis zeigt Atrophie, vakuolige Basalzelldegeneration und eine verbreiterte Basalmembran. In der Dermis besteht ein Ödem und ein ausgeprägt perivasal betontes, lymphozytäres Infiltrat. Später überwiegen Fibrose und Sklerose des dermalen Bindegewebes. Die Muskulatur ist typischerweise herdförmig befallen. Die Muskelfasern zeigen zunächst eine ödematöse Quellung, degenerieren und zerfallen schließlich völlig, so daß leere Sarkolemm-Schläuche übrig bleiben. Im Interstitium ist ein lymphohistiozytäres Infiltrat vorhanden.

Ätiologie und Pathogenese. Die Ätiologie ist unbekannt. Gelegentlich nachgewiesene Autoantikörper gegen Zellkernstrukturen, manchmal auch Immunkomplexablagerungen in den Gefäßwänden, deren pathogenetische Bedeutung jedoch unklar ist, sprechen für eine autoimmunologische Genese. Bakterielle und virale Infekte können auslösen, vor allem bei genetischer Disposition. Bei Erwachsenen besteht eine Syntropie von Dermatomyositis mit Malignomen (bevorzugt Karzinome des Gastrointestinaltrakts, weiblichen Genitaltrakts, der Lunge oder Mamma; T-Zell-Lymphome). Bei 20–70 % der Dermatomyositis-Patienten wird ein maligner Tumor gefunden. Nach Tumorentfernung heilt sie oft ab, bei Tumorprogression rezidiviert auch die Dermatomyositis. Dabei kann die Dermatomyositis zugleich mit dem Malignom manifest werden, jedoch kann sie auch vorausgehen oder nachfolgen. Die Pathogenese solcher Zweiterkrankungen bei Malignomen ist noch unklar. Denkbar sind die Bildung von Tumortoxinen, die direkte Bindegewebsnoxen sind, oder von Tumorantigenen, welche die Produktion von Antikörpern anregen, die zugleich gegen Bestandteile der Dermis und der Muskeln gerichtet sind.

Diagnose und Differentialdiagnose. Siehe hierzu auch 🖪 18 und 🖪 19. Kraftminderung, zunehmende Muskelschmerzen und erythematöse Effloreszenzen, besonders im Gesicht und Dekolleté, aber auch an den Fingerrücken, weisen auf eine Dermatomyositis hin. Die Diagnose wird bestätigt durch erhöhte Enzymspiegel: CPK, LDH, Aldolase, GOT, GPT und erhöhtes Kreatinin, durch histologische Untersuchung von Haut und Muskel, die lymphohistiozytäre Infiltrate perivasal und im Bindegewebe zeigen, durch das EMG, das eine myogene Schädigung zeigt. Röntgenuntersuchungen sowie die Bestimmung der Nierenfunktion klären die Beteiligung innerer Organe.

> ▶ *Merke.* Bei Erwachsenen ist immer eine komplette Durchuntersuchung zum Ausschluß eines malignen Tumors angezeigt.

Wesentlich ist die Abtrennung von der progressiven systemischen Sklerodermie, vom systemischen Lupus erythematodes und vom Sharp-Syndrom sowie von Muskelerkrankungen (Muskeldystrophie, rheumatische Muskelerkrankung, Myasthenia gravis) und Trichinose.
Die Trichinose verläuft in nur sieben bis acht Wochen. Anfangs zeigt sie ebenfalls Myalgien, Gesichtsödeme sowie Fieber. Jedoch sind in der vierten Woche Trichinellen im Blut und in der Muskulatur nachweisbar, die die Diagnose sichern.

Therapie. Eine Tumorsuche und die Therapie des Tumors sind unbedingt notwendig. Initial sind Steroide die Mittel der Wahl. Die Anfangsdosis ist 40–80 mg Methylprednisolon. Ihre Reduktion richtet sich nach dem klinischen Verlauf, den Serumparametern (CPK, LDH, Aldolase, Kreatin) und der

Kreatin-Ausscheidung im Urin. Meist ist eine jahrelange Therapie notwendig. Zugleich ist oft eine immunsuppressive Behandlung mit Azathioprin (Imurek®) zur Einsparung von Steroiden angezeigt oder mit Methotrexat. Physiotherapeutische Maßnahmen verhindern Kontrakturen.

Prognose. Die Behandlung mit Kortikosteroiden und Immunsuppressiva hat die früher extrem schlechte Prognose deutlich gebessert. Die Mortalität während der ersten zwei Jahre nach der Manifestation beträgt etwa 30%. Im Vordergrund stehen jetzt die Tumoren, die interkurrenten Infekte, bedingt durch die langfristige Kortikoid- und immunsuppressive Therapie, sowie Pneumonien, bedingt durch Ateminsuffizienz und Aspiration.

Therapeutisch kommen Kortikoide, Immunsuppressiva (Azathioprin) und Methotrexat in Betracht, welche die Prognose bessern.

Prognose Ist schlecht. 30% Mortalität in den ersten zwei Jahren trotz Verbesserung der therapeutischen Maßnahmen.

Klinischer Fall

Seit neun Monaten bemerkt die 58jährige Patientin zunehmend eine Rötung der Wangen, der Finger und des Dekolletés (◉ 49). Zugleich war eine Schwäche beim Anheben der Arme und eine Kraftminderung aufgefallen. Stark erhöhte Werte für BSG, Lactatdehydrogenase, Aldolase, Transaminasen und Kreatinphosphokinase sprachen für eine Dermatomyositis. Das EMG mit polyphasischen Potentialen bestätigte die Muskelbeteiligung. Die Durchuntersuchung ergab keinen Anhalt für ein Malignom. Mit Steroiden (anfangs 60 mg Prednisolon) und Azathioprin (Imurek®, 100 mg täglich) trat rasch eine Besserung ein, so daß das Prednisolon innerhalb von vier Monaten auf 8 mg täglich reduziert werden konnte. Nach weiteren sechs Monaten kam es zu einer deutlichen Befundverschlechterung, die sich unter hohen Steroid-Dosen wieder gut besserte. Die erneute Durchuntersuchung erbrachte nun ein duktales Mammakarzinom, dessen vollständige Operation zu einer Remission der Dermatomyositis führte.

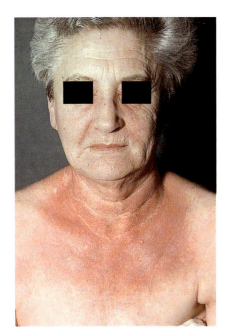

◉ 49: **Akuter Schub einer Dermatomyositis mit Rötung und Schwellung im Hals-Brust-Bereich,** weniger im Gesicht. Die Rötung ist unscharf begrenzt. Die Mimik des Gesichtes »verplumpt«.

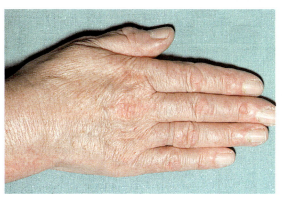

◉ 50: **Dermatomyositis am Handrücken** mit lividen, leicht keratotischen Infiltraten über den Streckseiten der Fingergelenke und der Fingergrundgelenke.

6 Physikalisch und chemisch bedingte Hauterkrankungen

6.1 Mechanische Hautschäden

Durch Druck, Scheuern und Reiben kommt es zur **Blasenbildung** (Marschblase, Druckblase, Reibeblase). Bei chronisch wiederholter unterschwelliger Schädigung kommt es zu **Schwielenbildung** (Kallus) mit Ausbildung eines zentralen keratotischen Pfropfs, der einem Fremdkörper gleicht und schmerzhaft auf die Unterlage drückt: **Klavus** (Hühnerauge).

Schwielen und Klavi treten an den mechanischen Druckstellen der Hände in Zusammenhang mit Arbeitsgeräten, Instrumenten und Sportartikeln auf sowie an den Füßen im Zusammenhang mit engem Schuhwerk, punktueller Belastung bei sportlichen Besonderheiten und in der Umgebung der Fußsohlenwarzen.

Bei besonderer punktueller Überlastung kann es zu wiederholten Hämatomen kommen: Tenniszehe (☎ 51) oder Onycholysis haemorrhagica (blutige Nagellösung).

Durch Brillendruck kann es hinter dem Ohr oder am Nasenrücken zu Druckschwielen mit schmerzhaftem Granulationsgewebe kommen (**Granuloma fisuratum**).

Die **Therapie** besteht in jedem Fall in der Druckentlastung oder Druckverteilung. Blasen sind steril zu punktieren, Schwielen und Hühneraugen abzutragen. Die Entfernung des zentralen Pfropfes ist oft schwierig und beinhaltet die Gefahr der Fistelbildung (besonders bei Diabetes und bei Durchblutungsstörungen).

6.2 Hautveränderungen durch Temperatur, Strahlen und chemische Einwirkungen

Die Hautveränderungen durch Hitze, Kälte, durch Verätzungen, Säuren und Alkalien sowie durch Strahlung (ultraviolette und ionisierende Strahlung) zeigen eine typische dosisabhängige Dreigliederung (▦ 23).

23: Grundeinteilung von Verbrennungswunden

Grad der Verbrennung	Symptome/Konsistenz	Bemerkungen
1	Haut gerötet (Erythem) und geschwollen/weich	Die Schädigung beschränkt sich auf die oberste Schicht der Epidermis; das Erythem ist Folge der Hyperämie. Restitutio ad integrum.
2 a	Blasenbildung; Haut rot, Oberfläche feucht/weich	Die gesamte Epidermis ist betroffen; bei tiefen Verbrennungen (2 b) zweiten Grades können auch Teile des Koriums zerstört sein. **Zerstörung der Hautanhangsgebilde. Subepidermale Blasen**
2 b	Haut am Blasengrund weiß/derber, teilweise nekrotisch.	Restitutio ad integrum. Sehr schmerzhaft, Infektionsgefahr.
3	Haut trocken, grau, weiß oder tiefrot, eventuell mit schwarzem Schorf bedeckt/lederartig.	Vollständige Zerstörung von Epidermis und Korium, auch die Subkutis kann mitbetroffen sein. Heilung per granulationem mit Narbenbildung und Schrumpfung. Nach dem Trauma analgetisch, da die Nervenendigungen mitverbrennen, Infektionsgefahr.

6.2 Hautveränderungen

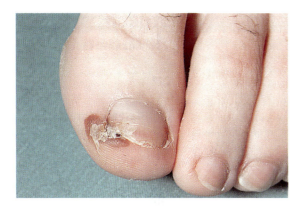

📷 51: »Tenniszehe«. Durch wiederholten Schuhdruck kommt es zur subepidermalen und intraepidermalen Blasenbildung, die sich erst nach Wochen nach außen abschilfert.

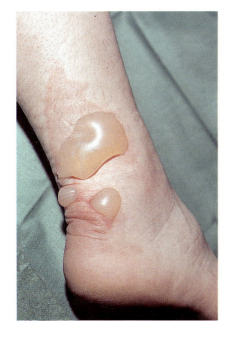

📷 52: **Verbrennung 2. Grades** mit prall gefüllten Blasen und umgebender Rötung (Verbrennung 1. Grades der Umgebung).

1. Grad – Schmerzhaftes **Erythem** mit Ödem im betroffenen Bereich. Spontane Abheilung nach Tagen bis Wochen ohne Narben. Posteruptive Hyperpigmentierung ist möglich.

2. Grad – Schmerzhafte, entzündliche Rötung mit flächigen oder herdförmigen **Blasenbildungen** (📷 52). Abheilung nach Wochen und Monaten ohne Narbenbildung (cave Superinfektion) mit der Möglichkeit der posteruptiven Pigmentinkontinenz.

3. Grad – Tiefgreifende **Gewebezerstörung** mit weißlichem oder schwärzlichem Schorf, gelegentlich hämorrhagisch durchsetzt. Die betroffenen Bereiche sind analgetisch. Abheilung nach spontaner oder chirurgischer Entfernung der Nekrosen (cave Superinfektion) nach Monaten mit Narbenbildung, Pigmentverlust und Keloidgefahr.

1. Grad – Erythem

2. Grad – Blasenbildung (📷 52)

3. Grad – Gewebsnekrose

Während nach Verbrennung, Unterkühlung und Verätzungen die Schäden sofort auftreten und nach wenigen Tagen ihre endgültige Ausdehnung erkennen lassen, zeigen die Strahlenschäden eine charakteristische Latenzzeit. Diese sind in ⊞ 24 zusammengestellt.

Therapie. Die Verbrennungen und Verätzungen sollten sofort gekühlt und mit reichlich Wasser gespült werden. Neutralisationsversuche sind wenig sinnvoll. Erfrierungen sind langsam aufzuwärmen. Bei Veränderungen 1. Grades reichen lokale antientzündliche Maßnahmen, gelegentlich unterstützt durch kurzfristige systemische Gabe von Steroiden oder nichtsteroidalen Antirheumatika. Dasselbe gilt für Veränderungen 2. Grades. Dabei sollten die Blasen steril eröffnet werden (Blasendecke als Verband verwenden). Die Lokalbehandlung ist desinfizierend oder antibiotisch zu führen. Bei Schädigungen 3. Grades ist eine schonende Entfernung der Nekrosen anzustreben. Nekrolytische Lokalanwendungen sind hilfreich, oft muß die Nekrose in mehreren Schritten chirurgisch entfernt werden. Großflächige Schäden gehören zur Akutbehandlung und zur plastisch-rekonstruktiven Deckung in ein chirurgisches Verbrennungszentrum.

Therapie Verbrennungen und Verätzungen sollen mit Wasser gekühlt und gespült werden. Erfrierungen sind langsam aufzuwärmen.
Bei Veränderungen 1. bis 2. Grades (Erythem und Blasenbildung) reicht die lokale Behandlung. Bei großflächigem Befall werden kurzfristig systemische Steroide oder Antirheumatika eingesetzt.
Bei Veränderungen 3. Grades sind die Nekrosen abzutragen und die Defekte nach der Säuberung plastisch zu decken.

24: Strahlenschäden der Haut

Auslösung	Latenzzeit für Erythem und Blasen (Grad 1+2)	Klinische Beispiele	Folgezustände
UVB	12–24 Stunden	Sonnenbrand (◉ 53)	Pigmentierung
UVA und Sensibilisator	48–72 Stunden	Wiesengräserdermatitis (◉ 54), PUVA-Verbrennung	Pigmentierung
Ionisierende Strahlen (Röntgenstrahlen)	3–4 Wochen	Zustand nach Röntgentherapie, Röntgenschäden	Pigmentierung, Hautatrophie; Fibrose

6.2.1 Sonnenbrand

Synonyme: Dermatitis solaris, UV-Erythem

▶ **Definition.** Akute Entzündung der Haut mit Rötung, Schwellung, Schmerzen und Juckreiz, gelegentlich Blasenbildung, mit strenger Begrenzung auf die lichtexponierten Areale.

Definition ▶

Häufigkeit und Epidemiologie
Ein Sonnenbrand tritt nach jeder übermäßigen Sonnenexposition auf. Er ist bei hellhäutigen Menschen sehr häufig und bei gut pigmentierten selten.

Häufigkeit und Epidemiologie. Ein Sonnenbrand tritt nach jeder übermäßigen Sonnenexposition auf. Er ist sehr häufig bei hellhäutigen Menschen (Hauttyp I und II), tritt wiederholt und in unterschiedlicher Stärke auf. Bei Menschen mit guter Pigmentierung (Hauttyp III und IV) sowie bei dunkelhäutigen Rassen ist der Sonnenbrand ausgesprochen selten (S. 31).

Klinik Rötung und Schwellung treten 6–8 Std. nach der Lichtexposition auf den exponierten Arealen auf mit einem Höhepunkt nach 24–36 Std. (◉ 53). Juckreiz und Schmerzen prägen die erste Phase. Zurück bleibt eine Hyperpigmentierung.

Klinik. Streng auf die lichtexponierten Hautareale begrenzt treten Rötung, Schwellung und bei starker Exposition auch Blasenbildung auf (◉ 53). Die Symptome beginnen 6–8 Std. nach der Exposition, haben ihren Höhepunkt nach 24–36 Std. und klingen nach 1–2 Wochen ab. Zurück bleibt eine posteruptive Hyperpigmentierung. Der Sonnenbrand juckt und schmerzt in der Anfangs- und der Kulminationsphase. Im Rahmen eines Sonnenbrandes im Gesicht kann auch eine begleitende Konjunktivitis und Keratitis solaris auftreten. Bei großflächigem Sonnenbrand mit bullöser Komponente kann es zu Fieber, Allgemeinsymptomen und zu Superinfektionen der verletzten Blasen kommen.

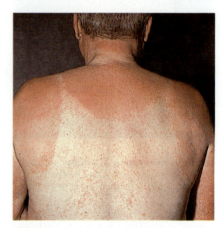

◉ **53: Akuter Sonnenbrand,** 24 Stunden nach Sonnenexposition bei der Gartenarbeit (entspricht der 4fachen minimalen Erythemdosis).

Konjunktivitis und Keratitis solaris können dazutreten.

Histopathologie Die Veränderungen beginnen in der Epidermis mit »Sonnenbrandzellen« und evtl. nekrolytischer Blasenbildung. In der Dermis folgt eine unspezifische perivaskuläre Entzündung mit einem Maximum nach 24 Std.

Histopathologie. Die Erstveränderungen finden sich in der Epidermis. Schon nach wenigen Stunden treten dyskeratotisch veränderte und vakuolisierte Keratinozyten, sogenannte Sonnenbrandzellen auf, denen je nach Stärke des Schadens ein Ödem oder nekrolytische Blasenbildung folgt. Die oberflächlichen Gefäßbereiche der Dermis zeigen eine Vasodilatation, Ödem und ein perivaskuläres Rundzelleninfiltrat, das nach 8–12 Std. beginnt und sein Maximum nach 24 Std. aufweist.

Ätiologie und Pathogenese Der Sonnenbrand stellt den akuten Strahlenschaden der UV-Strahlung dar. Die primär epidermale Schädigung

Ätiologie und Pathogenese. Der Sonnenbrand stellt den akuten Strahlenschaden der ultravioletten Strahlung dar, unabhängig ob die Exposition durch Sonnenlicht oder durch künstliche Strahlungsquellen erfolgt. Primär wird die Epidermis geschädigt. Diese setzt Entzündungsmediatoren (Prostaglandine) frei, die in wenigen Stunden die Entzündung in der Dermis verursachen. Ein **schwacher Sonnenbrand** wird durch Epidermisproliferation und Hyperkeratose (Lichtschwiele) sowie Hyperpigmentierung beantwortet, während ein **schwerer Sonnenbrand** nach Blasenbildung zu hypopigmentierten Narben führen kann.

Der Sonnenbrand wird im wesentlichen durch das UV B (280–320 nm) ausgelöst. Prinzipiell können auch UV C (250–280 nm) und, wenn auch nur in sehr hohen Dosen, UV A (320–400 nm) ein Erythem auslösen. In der Regel löst aber die UV-A-Bestrahlung eine Hyperpigmentierung ohne vorhergehendes Erythem aus.

Diagnose und Differentialdiagnose. Die Diagnose ist aus der Anamnese (Lichtexposition), dem zeitlichen Ablauf mit dem Maximum 24 Std. nach der Exposition und der sehr typischen, scharf begrenzten Morphologie leicht zu stellen. Differentialdiagnostisch muß eine phototoxische Reaktion abgegrenzt werden, die in der Regel eine längere Latenzzeit nach der Lichtexposition aufweist und morphologisch den Kontakt mit dem Sensibilisator nachzeichnet (▯ **24**).

Therapie. Ein leichter und kleinflächiger Sonnenbrand kann lokal mit Kortikosteroiden behandelt und bei frühem Beginn teilweise unterdrückt werden. Es empfiehlt sich die Anwendung in Creme, Gel oder Lotio und nicht als Salbe. Bei schwerem oder großflächigem Sonnenbrand ist zusätzlich eine, möglichst frühzeitig einsetzende, systemische Behandlung angezeigt und notwendig. Diese soll mit 3 x 25–50 mg Voltaren® oral durchgeführt werden. Auch andere Prostaglandinhemmer sind hilfreich und wirken in der Regel besser als systemische Kortikoide.

Prognose. Ein Sonnenbrand heilt nach 1–2 Wochen ab. Schwere Formen mit Blasenbildungen können zu depigmentierten Narben führen.

> ▶ *Merke.* Der Sonnenbrand stellt ein biologisches Alarmsignal dar, hinweisend, daß kumulative Effekte nach Jahren und Jahrzehnten zur Photokarzinogenese der Haut führen können.

6.2.2 Wiesengräserdermatitis

Synonym: Dermatitis pratensis

> ▶ *Definition.* Die Wiesengräserdermatitis ist eine durch Pflanzenextrakte und anschließende UV-A-Bestrahlung verursachte, gegenüber dem Sonnenbrand protrahiert verlaufende Entzündung der Haut mit starker posteruptiver Pigmentierung.

Häufigkeit. Die Wiesengräserdermatitis tritt im Frühsommer bis Herbst häufig auf. Es sind vorwiegend Menschen betroffen, die beruflich oder in der Freizeitgestaltung mit Pflanzen in Berührung kommen und sich anschließend der Sonne aussetzen. Menschen aller Hauttypen und aller Pigmentierungsstärken können befallen sein.

Klinik. Die Hautveränderungen zeigen in der Regel ein streifiges, blattförmiges oder netzartiges Muster, das den Kontaktstellen mit Pflanzen und deren Schnittflächen entspricht. Die zur Auslösung notwendige Sonnenexposition definiert zudem die Lokalisation an den Extremitäten und gelegentlich an der Sitzfläche. 24–48 Std. nach dem Pflanzenkontakt und der anschließenden Sonnenexposition treten Rötungen und Blasenbildungen auf, die ihr Maximum nach 3 Tagen ausbilden (◨ **54**). Subjektiv wird **Juckreiz,** vor allem aber **brennender Schmerz** empfunden, der mehrere Tage anhalten kann. Bei Öffnung der Blasen kann es zu Superinfektionen kommen. Die

---

induziert durch Mediatoren die dermale Entzündung. **Leichter Sonnenbrand:** Epidermisproliferation und Lichtschwiele mit Hyperpigmentierung.

Schwerer Sonnenbrand: Blasenbildung mit nachfolgender Hypopigmentierung.

Der Sonnenbrand wird im wesentlichen durch UV B (280–320 nm) ausgelöst.

Diagnose und Differentialdiagnose Exposition, zeitlicher Ablauf und Morphologie ermöglichen die Diagnose. Differentialdiagnostisch ist eine phototoxische Reaktion abzugrenzen, die verzögert abläuft (▯ 24).

Therapie Mit lokalen Kortikosteroiden. Schwere Fälle sollen möglichst frühzeitig mit Prostaglandinhemmern (z.B. 3 x 25–50 mg Voltaren®) oral behandelt werden.

Prognose Gut, heilt nach 1–2 Wochen ab.

◀ Merke

6.2.2 Wiesengräserdermatitis

◀ Definition

Häufigkeit Vorwiegend im Frühsommer bis Herbst bei Menschen auftretend, die Pflanzenkontakt haben und sich der Sonne aussetzen.

Klinik Streifige oder blattförmige Muster zeigen die Kontaktstellen mit Pflanzen an sonnenexponierten Hautstellen. Nach 1–2 Tagen zeigt sich eine scharf begrenzte Rötung mit Blasenbildung, die ihr Maximum nach 3 Tagen ausbildet (◨ 54). Neben **Juckreiz** wird vor allem brennender Schmerz empfunden. Abheilung nach 2–4 Wochen mit starker **Hyperpigmentierung.**

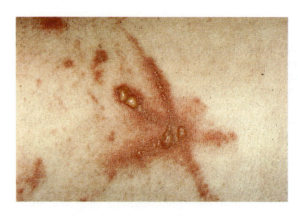

54: Wiesengräserdermatitis mit streifiger Rötung und daraufsitzenden prallen, kleinen mittelgroßen Blasen.

Nach schwacher Lichtexposition kann es ohne entzündliche Phase direkt zur Hyperpigmentierung kommen als **Photodermatitis pigmentaria** und auch als »**Berloque**«-Dermatitis.

Elemente heilen nach 2–4 Wochen mit einer starken **Hyperpigmentierung** ab. Diese kann monatelang persistieren.

Folgt nach Kontakt mit den Photosensibilisatoren nur eine sehr schwache Lichtexposition, so kann die entzündliche Phase fehlen. Es kommt dann nach 1–2 Wochen direkt zur Hyperpigmentierung, die oft noch die bizarren Muster des Pflanzenkontaktes oder von »laufenden Tropfen« wiedergeben. Diese Sonderform wird **Photodermatitis pigmentaria** genannt und in Anlehnung an die Auslösung durch Kosmetika auch »**Berloque**«-Dermatitis.

Histopathologie. Sonnenbrandzellen in der Epidermis, nekrolytische Blasenbildungen und dermale Rundzellinfiltrate treten wie beim Sonnenbrand, jedoch deutlich verzögert auf.

Histopathologie. In Analogie zum Sonnenbrand weist die Wiesengräserdermatitis epidermale Veränderungen (Sonnenbrandzellen) auf, jedoch verzögert erst 12–24 Std. nach der UV-Exposition. Nekrolytische Blasenbildungen sind häufig. Die Entzündung mit einer Vasodilatation und Rundzellinfiltraten im Korium tritt am 2. und 3. Tag in voller Stärke auf.

Ätiologie und Pathogenese Die Wiesengräserdermatitis ist eine obligate phototoxische Hautreaktion, die durch das Zusammenwirken eines Photosensibilisators mit Licht zustande kommt. Auslösend wirken UV-A- und sichtbares Licht.

Viele Photosensibilisatoren stammen aus der Stoffgruppe der Psoralene (Furocoumarine) und sind pflanzlicher Herkunft.

Ätiologie und Pathogenese. Die Wiesengräserdermatitis ist eine obligate phototoxische Hautreaktion, die nur dann zustande kommt, wenn die Haut von außen oder in seltenen Fällen auf dem Blutwege mit einem Photosensibilisator versehen wird. Der Sensibilisator absorbiert Lichtenergie und überträgt diese in unterschiedlicher Weise auf benachbarte Moleküle. Er kann dabei chemisch unverändert bleiben oder selbst als Substrat an der Reaktion beteiligt sein. Die auslösenden Wellenlängen liegen im UV-A- und im sichtbaren Licht. Es kommen viele Sensibilisatoren in Frage. Die meisten entstammen der Stoffgruppe der Psoralene (Furocoumarine) und sind in Blättern, Stengeln und Fruchtständen von vielen heimischen und exotischen Pflanzen enthalten. In Europa sind bedeutsam: Pastinak (Pastinaca), Herkulesstaude (Heracleum mantegazzianum), Meisterwurz (Peucedanum ostruthium), Engelbrustwurz (Angelica), Feigenbaum (Ficus carica), Wiesenraute (Ruta graveolens), Bergamotte (Citrus bergamia), Knorpelmöhre (Ammi majus), Sellerie (Apium graveolens). Diese Pflanzen werden gelegentlich in Gewürze und Getränke (Kräuterlikör) eingearbeitet. Andere werden auch als Gemüse genossen. Die daraus resultierende phototoxische Reaktion ist in der Regel flächig und zeichnet nur die Lichtexposition ab.

Sensibilisatoren sind aber auch im Steinkohlenteer enthalten. Akridinfarbstoffe und Medikamente können ebenfalls als Sensibilisatoren wirken. 8-Methoxypsoralen wirkt sowohl lokal wie systemisch angewandt als ein obligat phototoxisches Medikament. Reaktionen sind aber auch beschrieben bei internen Applikationen von Phenothiazinen, insbesondere Chlorpromazin, Tetrazyklinen, insbesondere Dimethylchlortetrazykline, Nafidixinsäure und anderen nichtsteroidalen Antirheumatika und von 3,5- sowie 8-Methoxypsoralen (vgl. PUVA-Therapie).

Diagnose und Differentialdiagnose Die streifige Anordnung, die bullöse Komponente und das 2- 3tägige Intervall nach der Sonnenexposition erlauben die Diagnose und die Abgrenzung vom Sonnenbrand (▢ 24).

Diagnose und Differentialdiagnose. Die Diagnose ist aus der ganz besonderen streifigen Anordnung, der bullösen Morphologie und dem 2–3tägigen Intervall seit der Sonnenexposition zu stellen. Diese Merkmale erlauben auch eine Abgrenzung zum Sonnenbrand (▢ 24). Die Abgrenzung von einer Porphyria cutanea tarda kann aufgrund der Porphyrinwerte, die bei der Wiesengräserdermatitis immer normal sind, leicht bekräftigt werden *(Kap. 16.5.3)*.

Therapie. Die Behandlung ist lokal mit glukokortikoidhaltigen Cremes und Lotiones durchzuführen. In schweren Fällen kann mit einer systemischen Kortikosteroidgabe über 2–3 Tage eine gewisse Linderung erreicht werden. Die Prostaglandinhemmer wirken nicht.

Prognose. Die Wiesengräserdermatitis heilt nach 2–4 Wochen ab und läßt eine starke, oft monatelang persistierende Hyperpigmentierung zurück. Die Behandlung kann den Ablauf kaum beeinflussen, wenn man von den subjektiven Empfindungen absieht.

Therapie Lokal oder in schweren Fällen systemisch mit Kortikosteroiden, leider nur mit geringem Erfolg.

Prognose Gut, heilt nach 2–4 Wochen mit starker Hyperpigmentierung ab.

Klinischer Fall

Eine Gruppe von 12 Kindern spielte an einem sonnigen Frühsommertag an den fetten Waldrändern eines Altlaufes in Badehosen und schnitt frisches Gras für die Kaninchen. Am Tag darauf zeigten 8 dieser Kinder typische Sonnenbrände der frei getragenen Körperstellen, die bei dem einen hellrot, bei dem anderen sattrot, überwärmt und berührungsempfindlich imponieren. Einige Kinder haben erhöhte Temperatur und wurden, zumal im Sonnenbrand einzelne Bläschen auftraten, wegen Varizellen-Verdacht zu Hause gehalten und dem Kinderarzt vorgestellt. Erst als am 3. Tag nach der Sonnenexposition die Bläschen aufgereiht erschienen und auf streifigen oder sternförmigen tiefroten Entzündungen stehend Kontakt-stellen mit geschnittenem Gras sich abzeichnen, konnte die Diagnose einer Wiesengräserdermatitis gestellt werden, die sich in einem Sonnenbrand, um ein bis zwei Tage verzögert, entwickelte. Insgesamt 6 Kinder waren von Sonnenbrand und von Wiesengräserdermatitis (◙ **54**) befallen. Deutlich wurde die Unterscheidung erst, als der Sonnenbrand, teilweise unter oralen nicht-steroidalen Antiphlogistika, schnell zurückging und die Wiesengräserdermatitis zwei Wochen persistierte. Zurück blieben über mehrere Monate streifige Hyperpigmentierungen. Infektiöse Kinderkrankheiten konnten ausgeschlossen werden.

7 Erregerbedingte Krankheiten

7.1 Mykosen der Haut

7.1.1 Allgemeines

▶ **Definition.** **Pilze sind eukaryontische, chlorophyllose Thallophyten** (Lagerpflanzen), taxonomisch stellen sie ein eigenes »Pilzreich« dar. Unter Eukaryonten werden die Organismen verstanden, die ihre Trägersubstanz der Vererbung (DNS) in Chromosomen verpackt und im Kern eingeschlossen besitzen; die Fortpflanzung erfolgt sexuell. Bei den größeren Eukaryontenzellen, z.B. bei Pilzen, sind zusätzlich Organellen enthalten, die prokaryontische Merkmale aufweisen, d.h., ihre DNS ist nicht von Protein umhüllt, sie liegt frei im Zytoplasma; die Vermehrung erfolgt durch Spaltung. Pilze als Thallophyten bilden einen Vegetationskörper in Form von Fäden (= Hyphen), die in ihrer Gesamtheit als Myzelium bezeichnet werden. Im Myzelium finden die Wachstums- und Fortpflanzungsprozesse (Sporulation oder Fruktifikation) statt. Die Sporulation kann ohne Kernphasenwechsel (asexuelle Fruktifikation) oder unter Plasmogamie, Kernpaarung und Reduktionsteilung (sexuelle Fruktifikation) entstehen. Man unterscheidet bei der sexuellen Fruktifikation zwischen homo- und heterothallischen Pilzen. Die homothallischen Pilze enthalten im Thallus männliche und weibliche Anteile, die heterothallischen dagegen sind in männliche und weibliche Thalli getrennt.

Die **Pilze unterscheiden sich von Pflanzen** durch einige Eigenschaften: Sie besitzen kein Chlorophyll und haben deshalb einen kohlenstoffheterotrophen Stoffwechsel; in den Zellwänden ist keine Zellulose, wie bei Pflanzen, sondern Chitin, wie bei manchen Tieren; sie produzieren als Nährstoffreserve Glykogen, wie Tiere, und nicht Stärke, wie Pflanzen; die Glukane und Polysaccharide sind anderer Art als die bei Tieren oder Pflanzen.

Systematik und Nomenklatur. Die systematische Einteilung der medizinisch wichtigen Pilze ist bis heute nicht restlos beendet. Da sich die sexuellen Organe bei manchen Mikromyzeten nicht erkennen lassen, wurden diese Pilze zu einer Gruppe sogenannter Fungi imperfecti geordnet. Die Pilze in der Medizin werden mit vereinfachter Taxonomie in 5 Klassen unterteilt: Myxo-, Phyco-, Asco-, Basidio- und Deuteromycetes. Im medizinisch-dermatologischen Gebrauch werden sie in 3 Gruppen gegliedert: **Dermatophyten, Hefen und Schimmelpilze (D-H-S-System).** Die Klassifizierung der Pilze stützt sich auf ontogenetische, physiologische und somatisch-morphologische Merkmale. Die Dermatophyten (Fadenpilze) sind durch etwa 40 Arten vertreten und sind in 3 Gattungen unterteilt:

- Epidermophyton,
- Mikrosporum,
- Trichophyton.

Von diesen sog. imperfekten Formen der Dermatophyten sind die perfekten Formen nur bei Microsporum als Nanizzia und bei Trichophyton als Arthroderma bekannt.

Pathogenese. Entscheidend für die Pathogenese einer Pilzerkrankung ist das Gleichgewicht zwischen den pathogenen Potenzen des Erregers und den Abwehrmechanismen des Makroorganismus. Bei obligat pathogenen Pilzen, z.B. der zoophilen Dermatophytenspezies Histoplasma capsulatum, entwickelt sich eine **primäre Mykose** im Gewebe, welches anatomisch und funktionell gesund ist. Eine **sekundäre Mykose** entwickelt sich, wenn abnorme anatomische oder funktionelle Verhältnisse im Gewebe vorbestehen.
Das günstige Milieu für das Wachstum eines Pilzes wird durch exogene Faktoren (Kontakt mit Chemikalien, Feuchtigkeitsstau durch Bekleidung) und

endogene Faktoren (Endokrinopathie, konsumierende Krankheiten, Immunopathien, Medikamente, Zirkulationsanomalien) bedingt.

Klinische Nomenklatur. In der Praxis wird nach der Feststellung von Pilzfäden im Nativpräparat an den Wortstamm des jeweils betroffenen Anteils der Haut bzw. des Hautanhangsgebildes oder eines anderen Organs die Endung »-mykose« angefügt (z.B. Epidermomykose, Onychomykose, Ophthalmomykose, Otomykose). Anschließend werden bei den sichtbaren Mykoseformen die Effloreszenzen und die Lokalisation beschrieben (z.B. Trichomycosis vesiculobullosa, Epidermomycosis inguinalis).
Nach dem Kulturergebnis kann die Diagnose durch Anfügung der Erregerbezeichnung komplementiert werden. Die ätiologische Bezeichnung wird durch Anfügung der Endung »-ose« an den Wortstamm der jeweiligen Erregergattung gebildet, z.B. Candidose, Aspergillose etc.
Die Bezeichnung **Tinea** für die Dermatophyteninfektion der Haut, Haare und Nägel entspricht internationalen Gepflogenheiten.

Diagnostik. Durch den Nachweis von Pilzelementen (Hyphen und Sporen) im biologischen Material (Schuppen, Haare, Nagelstücke, Eiter, Gewebe) kann die Diagnose einer Mykose gestellt und gesichert werden. Die Proben sollen im Randbereich der klinisch sichtbaren Veränderungen entnommen werden, wo die Pilze aktiv und infiltrierend wachsen und noch nicht von der Körperabwehr beeinträchtigt sind.

- Mikroskopischer Direktnachweis nach Aufhellung (KOH 1 N, Xylol) der Schuppen oder Haare (**☎ 61**).
- Kulturelle Bestätigung anhand von Spezialnährböden mit der Möglichkeit der Differenzierung und Resistenzprüfung (**☎ 60, ⑤ 20** u. **⑤ 21**).
- Histologie mit Erregernachweis in Beziehung zum Gewebe (Granulome, Nägel) durch Spezialfärbungen (PAS, Crocott) und PCR.

7.1.2 Dermatophytosen

▶ ***Definition.*** Infektion mit Fadenpilzen der Gattungen Trichophyton, Mikrosporum und Epidermophyton.

Sie werden aus der klinischen Sicht in
- Epidermomykosen,
- Trichomykosen und
- Onychomykosen

eingeteilt, wobei als Erreger im mitteleuropäischen Raum in 60 % das Trichophyton rubrum, in 35 % Trichophyton mentagrophytes und in 5 % Epidermophyton vertreten sind.

Klinische Nomenklatur Im Falle eines positiven Präparates wird die Endung »-mykose« zu dem betroffenen Organ zugefügt.
Bei den sichtbaren Mykoseformen werden die Effloreszenz und die Lokalisation beschrieben (z.B. Trichomycosis vesiculobullosa).
Die Präzisierung der Mykose erfolgt nach dem Kulturergebnis durch Anfügung der Endung »-ose« zur jeweiligen Erregergattung.
Mit **Tinea** wird eine Dermatophyteninfektion der Haut, Haare und Nägel bezeichnet.

Diagnostik Nachweis von Pilzelementen:
- direkt mikroskopisch
- durch Pilzkultur
- histologisch

7.1.2 Dermatophytosen

◀ **Definition**

Klinische Einteilung in 3 Gruppen:
- Epidermomykose,
- Trichomykose,
- Onychomykose.

7.1.2.1 Epidermomykosen

Die Ausbreitung des Pilzes erfolgt in der Hornschicht der Epidermis und im infundibulären Abschnitt des Follikels an der lanugobehaarten Haut (Inguina). Klinisch beeinflußt wird die **Zehenzwischenraummykose** durch bakterielle Begleitkeime, Feuchtigkeit und Druck. Sie äußert sich als vesikulös-mazerative Variante (◐ 55 u. 56). **Palmoplantare Mykosen** gehen mit einer Hornhautverdickung, Schuppung und Rhagadenbildung einher (◐ 57). Epidermomykosen sind durch starken **Juckreiz** gekennzeichnet.

7.1.2.1 Epidermomykosen

Die **Epidermomykose** ist durch Ausbreitung des Pilzes in der Hornschicht der Epidermis (Zwischenzehenraum, Palmae, Plantae) oder gleichzeitig auch im infundibulären Abschnitt des Follikels an der lanugobehaarten Haut (Inguina, Glutäalregion) gekennzeichnet. Die klinische Symptomatik einer **Zehenzwischenraummykose** ist durch das Mikroklima an der Haut geprägt (Feuchtigkeit, Druck, bakterielle Begleitkeime) und äußert sich als vesikulös-mazerative Variante (◐ 55 u. 56).
Palmoplantare Mykosen gehen mit einer Hornhautverdickung, Schuppung, Rhagadenbildung einher (◐ 57). Bei Epidermomykosen der lanugobehaarten Haut bilden sich erythematopapulo-squamöse Herde, die ein landkartenartiges Aussehen mit scharfer Abgrenzung und verblaßten Zentren aufweisen. Epidermomykosen sind durch starken **Juckreiz** gekennzeichnet.

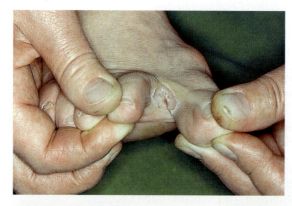

◐ 55: Zehenzwischenraum-Mykose als weiß aufgequollene Haut mit Rhagaden.

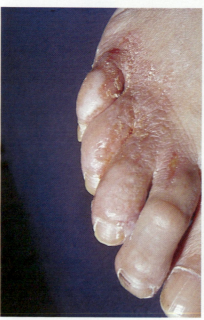

◐ 56: Vesikulo-mazerative Variante einer Epidermomykose.

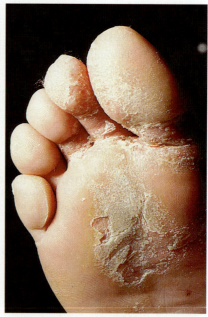

◐ 57: Erythematosquamöse plantare Epidermomykose.

7.1.2.2 Trichomykosen

Die **Trichomykosen** sind durch Ausbreitung des Pilzerregers in der Hornschicht und in den Follikeln charakterisiert, wobei in unterschiedlichem Maße das Bindegewebe beteiligt ist. Der Anteil dieser Bindegewebsreaktion bildet zusammen mit der Entzündung die klinische Symptomatik, die sich von einer akut-entzündlichen über die subakut-diffuse bis zur granulomatösen Form präsentieren kann. Bei einer ausgesprochenen Störung der Infektabwehr des Wirtes können sich granulomatöse Formen und subkutane Abszesse bilden. Aber auch die **Herkunft des Erregers** beeinflußt die klinischen Formen. Die zoophilen (animalen) und geophilen Myzeten rufen meistens akut-entzündliche und abszedierende Veränderungen hervor, während die anthropophilen Pilze eine schwache Entzündungsreaktion verursachen.

Erreger. Alle Arten der Gattung Trichophyton und Mikrosporon.
Die Trichomykosen können grundlegende klinische Unterschiede aufweisen, die aus der Wechselwirkung zwischen Erreger (Antigen-Präsentierung, leukotaktische Fähigkeit, Keratinolyse) und der dadurch abgerufenen Entzündungsreaktionen des Wirtes (Phagozytose, Immunreaktion vom Spättyp, granulomatöse Reaktionen) erklärt werden können. In ▭ 25 sind die 3 klinisch wichtigsten Formen auseinandergehalten:

25: Klinische Einteilung der Trichomykosen

I. Trichomykosen mit starker, akuter Entzündung
(selbstheilend nach Monaten)
– Trichophytia superficialis
– Trichophytia profunda (Kerion Celsi)

II. Trichomykosen mit mäßiger, akuter Entzündung
– Favus
– Mikrosporie

III. Trichomykosen mit chronisch-granulomatöser Entzündung
– Trichomycosis nodularis

Die klinisch unterscheidbaren Formen der Trichomykosen (▭ 25):

Trichomykosen mit starker, akuter Entzündung

Oberflächliche Trichomykose

Follikulär gebundene Papeln und Pusteln stehen auf einem meist kreisförmigen oder girlandenförmigen Areal. Die Oberfläche der scharf abgegrenzten Herde ist mit feinlamellösen Schuppen bedeckt, manchmal verkrustet, die Intensität der Entzündungsreaktion ist am Rand am stärksten und breitet sich zentrifugal aus (◉ 58). Es besteht unterschiedlich starker Juckreiz.

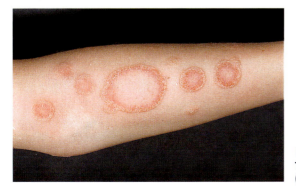

◉ **58: Oberflächliche Trichomykose (Tinea superficialis).**

Die Intensität der Entzündungsreaktion ist am Rand am stärksten und breitet sich zentrifugal aus (◉ 58).

Differentialdiagnostisch muß an die Psoriasis vulgaris, Lichen ruber planus, Erythematodes chronicus discoides und figurierte Erytheme gedacht werden.

Tiefe Trichomykose

Tiefe, knotige Infiltrate mit kleinen oberflächlichen Pusteln besät (◉ 59). Die bevorzugte Lokalisation ist der Bartbereich (Trichophytia barbae) und der Kinderkopf.
Häufig auch allgemeines Krankheitsgefühl und regionale Lymphknotenbeteiligung. Allergische Streureaktionen werden **Mykide** genannt.
Erreger: Trichophytonarten.

Tiefe Trichomykose (Kerion Celsi, Sykosis parasitaria)

Mehrere bis viele, tief follikulär angesiedelte Knoten (Furunkel, Karbunkel) mit Verschmelzungen untereinander, treten auf mit zentraler, eitriger Einschmelzung (◉ 59).

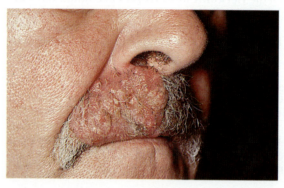

◉ 59: Tiefe Trichomykose (Tinea profunda).

Die bevorzugte Lokalisation ist der Bartbereich der Männer (Tinea oder Trichophytia barbae) und der Kinderkopf. Die starke perifollikuläre Entzündungsreaktion erstreckt sich bis tief ins Fettgewebe. Die Oberfläche der Infiltrate ist mit kleinen Pusteln besetzt und oft verkrustet. Unter Schmerzen und **allgemeinem Krankheitsgefühl** sind auch die **regionalen Lymphknoten** beteiligt. Passager können allergische Streureaktionen, meist streckseitenbetont oder exanthematisch, auftreten mit feinen Papeln oder lichenoiden Elementen und Juckreiz, sog. **Mykide**. Erreger sind Trichophyton-Arten; Stämme animaler Herkunft.

Differentialdiagnose Pyodermien, Aktinomykose, Nocardiose.

Differentialdiagnose. Pyodermien (Furunkel, Karbunkel), Aktinomykose, Nocardiose kommen bei ähnlichen klinischen Bildern in Betracht.

Trichomykosen mit mäßiger akuter Entzündung:
Favus (Trichophytia scutularis)

Trichomykosen mit mäßiger akuter Entzündung

Favus (Trichophytia scutularis)

Definition ▶

▶ *Definition.* Unter Favus wird eine Trichomykose mit besonderer Schuppenbildung (Scutulum) verstanden; es handelt sich um gelbe, 2 bis 4 mm große, zentral gedellte, peripilär gelagerte Serokrusten, die manchmal zusammenhängen, so daß größere schwefelgelbe Auflagerungen entstehen können.

Der **Favus ist am behaarten Kopf lokalisiert.** Er führt oft zu narbiger Alopezie.

Der häufigste Erreger ist Trichophyton Schoenleini, aber auch andere Arten (Trichophyton mentagrophytes, Trichophyton verrucosum, Trichophyton quinckeanum und Microsporum gypseum) können favusartige Bilder machen. **Der Favus ist am behaarten Kopf lokalisiert.** Er führt oft zu narbiger Alopezie.

Mikrosporie

Die Mikrosporie ist durch kreisförmigen Haarausfall mit schuppiger Haut und Haarstümpfen, die als schwarze Punkte imponieren (◉ 60), gekennzeichnet.

Mikrosporie

Die Mikrosporie ist durch kreisrunden bis diffusen Befall des behaarten Kopfes gekennzeichnet. An den erkrankten Stellen entwickelt sich ein leichtes Erythem, feine Schuppung und später haarlose, schuppige Herde mit schwarzen Punkten, die abgebrochenen Haaren im Niveau der Haut entsprechen (◉ 60). An der nicht behaarten Haut bilden sich scharf begrenzte erythematosquamöse Herde. Der Verlauf ist chronisch, die Erkrankung in Kinderkollektiven hochinfektiös. Die Erreger sind Mikrosporum-Arten (Microsporum canis; Microsporum audouini; Microsporum gypseum). Ähnliche klinische Erscheinungen können auch andere Myzeten hervorrufen, so daß die Bezeichnung Mikrosporie nur nach kultureller Sicherung berechtigt ist.

Trichomykosen mit chronisch-granulomatöser Entzündung

Trichomycosis granulomatosa nodularis cruris

Die Krankheit verläuft unter Bildung von follikulären Knötchen, die mit Hornpfropfen angefüllt und ausgeweitet sind. Die umgebende Haut weist eine chronische Entzündung auf. Das Substrat im Bindegewebe bildet gemischte peripiläre, epitheloidzellige Granulome, die Ausdruck einer abgeschwächten Immunreaktion vom Spättyp auf Pilze sind. Eine Disposition für diese Erkrankung ist in Lymphopathien, hormonellen Störungen und Kälteempfindlichkeit zu suchen.

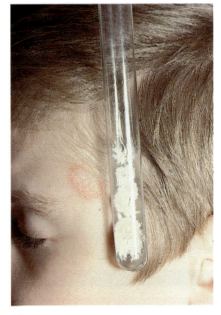

◉ 60: Microsporia capitis (Microsporum gypseum).

Trichomykosen mit chronisch-granulomatöser Entzündung

Trichomycosis granulomatosa nodularis cruris

Perifollikulär gebundene Knötchen mit chronisch entzündeter Umgebung. Die Erkrankung ist Ausdruck einer abgeschwächten Immunreaktion vom Spättyp.

7.1.2.3 Nagelmykosen (Onychomykosen)

Voraussetzung für eine mykotische Besiedelung der Nagelplatte sind Schädigungen des Nagelwachstums, die einen mechanischen (Schwiele), traumatischen (Schuhwerk), chemischen, zirkulatorischen (Onycholyse, Onychodystrophie), nervalen oder endokrinen Charakter haben können. Der Befall der Nagelplatte erfolgt entweder vom Epo- oder Hyponychium her. Die hyponychiale Form kommt in 95% vor, die restlichen 5% bilden die eponychialen Onychomykosen.
Bei der **eponychialen** Form entwickelt sich eine umschriebene Trübung und Aufrauhung an den proximalen und lateralen Teilen der Nagelplatte.
Bei der **hyponychialen** Form siedeln sich Myzeten im subungualen Spalt an und drängen matrixwärts in die Nagelplatte unter deren Verformung und Auflockerung sowie Bildung eines weißlichen Netzes in der Nagelplatte. Die feingewebliche Untersuchung der Nagelplatte läßt die Ausbreitung leicht erkennen und gegen die Besiedelung durch Sproßpilze abgrenzen, die immer von den Rändern ausgeht.

7.1.2.3 Nagelmykosen (Onychomykosen)

Voraussetzung ist eine funktionelle Basisläsion des Nagelwachstums. Ursache ist z.B. enges Schuhwerk.

In 5% liegt die **eponychiale Form** der Infektion mit Trübung und Aufrauhung der Nagelplatte vor.
In 95% **hyponychiale Form** der Infektion mit Nagelverformung, Bildung eines weißlichen Netzes und Auflockerung der Nagelplatte.

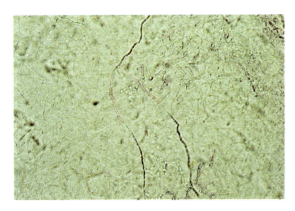

◉ 61: Nativpräparat (× 25) einer Hautschuppe. Septierte Dermatophyten-Fäden in I-Anordnung neben »Mosaik-Fungi« (schweißbedingte kristalline Veränderung der Keratinozyten).

Zur mikroskopischen Diagnostik der häufigsten Mykoseerreger siehe ▣ 20 und ▣ 61.

Therapie. Lokal und, bei Matrixbefall, systemisch als Intervalltherapie (▤ 26).

7.1.3 Biphasische Pilze als Erreger von Systemmykosen

▶ **Definition.** Die biphasischen Pilze stellen botanisch-mykologisch eine heterogene Gruppe dar; sie besitzen aber einen gemeinsamen Modus des Wachstums im Wirts-Organismus als Hefephase (kreisförmig) und in der Kultur als Schimmelphase. Zu den einzelnen Erregern siehe ▣ 21.

Die ▤ 26 und 27 fassen den aktuellen Stand der lokalen und systemischen antimykotischen Therapie zusammen.

26: Systemische Antimykotika

a) Dermatophytenwirksame Antimykotika

	Azol-Derivate	Griseofulvin	Allylamine
Wirkmechanismus	Hemmung der Ergosterol-biosynthese in der Zell-wand	Blockierung der DNS-Synthese sowie Succinyl-dehydrogenase und Aminopeptidase	Blockierung der Squalen-epoxidase Hemmung der Ergosterol-biosynthese in der Zellwand
Effekt	fungistatisch	fungistatisch	fungizid
Elimination	metabolisiert (Leber)	metabolisiert	metabolisiert
Einige Handelsnamen	Diflucan® (Fluconazol), Fulcin® (Griseofulvin), Lamisil® (Terbinafin), Nizoral® (Ketoconazol), Sempera® (Itraconazol)		

b) Hefewirksame Antimykotika

	Amphotericin	5-Fluorozytosin	Azol-Derivate	Allylamine
Wirkmechanismus	Komplexbildung mit Ergosterol	Unterdrückung der Pyrimidinsynthese in Pilzzellen	s.o.	s.o.
Effekt	fungizid	fungistatisch	fungistatisch	
Elimination	Galle	Urin	metabolisiert (Leber)	
Dosierung	0,2–0,5 mg/kg/Tag	150 mg/kg/Tag in 4 Einzeldosen	15–40 mg/kg/Tag Ketoconazol 2×200 mg/Tag	2 × 200 mg/Tag

Liquordurchgängig ist nur 5-Fluorozytosin. Vorteilhafte Kombination: Amphotericin B (⅓ Dosis) und 5-Fluorozytosin. Bei gleichzeitiger Verabreichung von Imidazolkörpern ist Amphotericin B unwirksam (Entzug des Substrats).

Oral effektive Imidazole sind Fluconazol, Itraconazol und das Allylamin Terbinafin.

Die Empfindlichkeit einzelner Pilzarten auf Antimykotika ist unterschiedlich. Bei Therapieversagern ist eine Resistenzbestimmung angezeigt.

Synopsis 20: Mikroskopische Diagnostik der häufigsten Mykoseerreger

Die Differenzierung einer Kultur muß durch die Mikrostruktur erhärtet werden.

Trichophyton rubrum

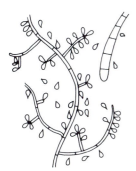

Hyphen:
1–3 μm breit, verzweigt, septiert, gerade, gebogen, leicht gelb-braun pigmentiert (☞ 61)

Makrokonidien:
Länglich, schmal, 4–6 × 15–30 μm, 2–8 kammerig, selten, lokalisiert lateral an den undifferenzierten Hyphen.

Mikrokonidien:
Birnenförmig, monomorph, 2–3 × 3–5 μm.

Trichophyton mentagrophytes

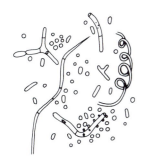

Hyphen:
2–4 μm breit, septiert, gerade, gebogen, spiralig.

Makrokonidien:
Keulenförmig, 6–8 × 20–50 μm, dünn und glattwandig, mehrkammerig.

Mikrokonidien:
Überwiegend rund bis keulenförmig, 3–20 μm, traubenförmige Anordnung, polymorph gestaltet.

Epidermophyton floccosum = Epidermomyces

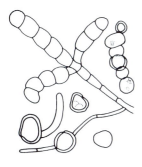

Makrokonidien:
Dünnwandig, 6–10 × 8–15 μm, mit abgerundeten distalen Enden, keine Mikrokonidien, bei älteren Kulturen zahlreiche Chlamydosporen (7–15 μm).

Microsporum canis

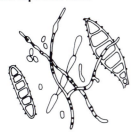

Makrokonidien:
Dickwandige, stachelige, spindelförmige Gebilde, bis 40 μm groß.

Mikrokonidien:
Rund bis elliptisch, groß. 3–5 μm.

Makrokonidien = Sporen, große
Mikrokonidien = kleine Dauersporen

Synopsis 21: Biphasische Pilze

Nordamerikanische Blastomykose

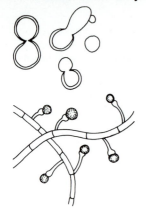

H-Phase
Blastosporen
7–95 µm

S-Phase
Septierte Hyphen
2–4 µm
Blastosporen
3–10 µm

Erreger: Blastomyces dermatitidis.
(Gilchrist und Stokes, 1898)
Erregerreservoir: Erdreich

Klinik: Nach der Infektion über den Respirationstrakt entwickeln sich nekrotisierende pneumonische Herde, die hämatogen zur Aussaat auf alle Organe führen können. Die Haut reagiert mit Bildung von multiplen, subkutanen Infiltraten, die ulzerieren und als vegetierende Prozesse persistieren. Bei der Eintrittspforte durch die Haut entwickelt sich unter Einbeziehung der Lymphbahnen ein Primärkomplex.

Südamerikanische Blastomykose

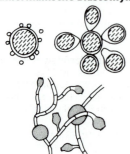

H-Phase
Blastosporen
5–30–60 µm mit multikolaren Sprossen, die Steuerradformen bilden

S-Phase
Hyphen 2–4 µm
Chlamydosporen
10 µm

Erreger: Paracoccidioides brasiliensis
Erregerreservoir: Erdreich.

Klinik: Eine meistens primäre Lungeninfektion breitet sich vorwiegend lymphogen aus und manifestiert sich klinisch mit Schleimhautentzündung der Mundhöhle, die einen gummösinfiltrativ bis ulzerativ-vegetierenden Charakter annimmt. An der Haut finden sich impetigoartige und verruköse Effloreszenzen.

Keloidblastomykose

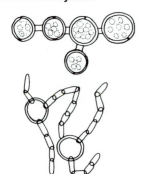

H-Phase
Ketten von 8–10 µm, sphärische Zellen mit kurzen Hälsen.

S-Phase
Septische Hyphen mit interkalaren Chlamydosporen

Erreger: Blastomyces (Paracoccidioides) Loboi. Geographisch an die Amazonasgebiete gebunden.

Klinik: Die Erkrankung ist auf die Haut beschränkt und durch keloidartige Wucherungen mit Ulzerationen geprägt.

7.1 Mykosen der Haut

Synopsis 21: Fortsetzung

Histoplasmose

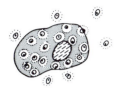

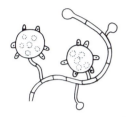

H-Phase
In- und außerhalb des Histiozyten rundliche 1–3 μm, mit hellem Hof

S-Phase
15 μm sternförmige Chlamydosporen mit warziger Oberfläche und Fetttröpfchen in der Mitte

Erreger: Histoplasma capsulatum (Darling, 1906) Histoplasma duboisii (wahrscheinlich Variante von Histoplasma capsulatum)
Erregerreservoir: In den Nistplätzen von Vögeln und Fledermäusen.

Klinik: Nach Einatmen des Erregers treten influenzaartige Symptome auf. Zuerst bilden sich in den Lungen Bronchiektasen, Abszesse, Kavernen, später entwickeln sich diese Prozesse an allen Organen. An der Haut äußern sich papillomatöse, verruköse, zystisch-destruierende Prozesse.

Kokzidioidomykose

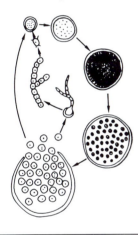

H-Phase
Sporangium 30–70 μm mit Endosporen 2–5 μm groß

S-Phase
Lange, rektanguläre oder faßförmige Arthrosporen 2–4 μm × 3–6 μm in Ketten

Erreger: Coccidioides immitis (Wüstenrheumatismus).
Erregerreservoir: Erdreich.

Klinik: Unter der Symptomatik der Entzündung der Atemwege, Abgeschlagenheit und erhöhter Temperatur treten multiformartige Exantheme und Erythema nodosum auf. Je nach der Abwehrlage des Patienten bilden sich Bronchiektasien, Kavernen oder Kokzidioidgranulome in verschiedenen Organen. Primär können an der Haut verrukös-ulzerös-vegetierende Herde entstehen.

Sporotrichosis

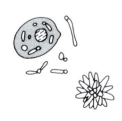

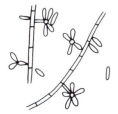

H-Phase
Intrazelluläre Partikel, schlanke Sporen (Cigar bodies), myzeliale Fragmente, Asteroidkörperchen

S-Phase
Hyphen 1,5–2,5 μm mit blumenartiger Anordnung von Konidien

Erreger: Sporothrix schenckii (Hetkoen und Perkins, 1900).

Klinik: Kleine Verletzungen mit lividen, knotigen Infiltraten, die verschmelzen und ulzerieren können. Die Infiltrate können begrenzt bleiben (lokalisierte Form) oder in den abführenden Lymphbahnen unter Entwicklung von schnurartig angeordneten Knoten ansteigen (lymphatische Form). Selten kommt eine disseminierte Form vor, die alle Organe befällt.

7 Erregerbedingte Krankheiten

27: Lokale Antimykotika

Dermatophytenwirksame Antimykotika
Imidazol-Derivate, Allylamine (Lamisil®), Ciclopiroxolamin (Batrafen®), Tolnaftat (Tonoftal®), Tolciclat (Fungifos®), Amorolfin (Loceryl®).

Hefewirksame Antimykotika
Nystatin (Moronal®, Multilind®, Nystatin®), Natamycin (Pimafucin®), Azole, Allylamine (Lamisil®), Amphotericin B (Ampho-Moronal Lotio®).

Handelsnamen von **Azolen**:
Canesten® (Clotrimazol), Daktar® (Miconazol), Diflucan (Fluconazol) Epi-Pevaryl® (Econazol), Lomexin® (Fenticonazol), Mycospor® (Bifonazol), Nizoral® (Ketoconazol), Oceral® (Oxiconazol), Sempera® (Itraconazol), Travogen® (Isoconazol).

Handelsnamen von **Griseofulvin**:
Fulcin S®, Likuden M®, (Produkte von Penicillium griseofulvum).

Von den **Chemotherapeutika** mit breiter antimyzetischer Wirkung ist eine ganze Reihe von Substanzen bekannt:
Salizylsäure und -derivate, Karbonsäure und -derivate, oberflächenaktive Substanzen (quarternäre Ammoniumbasen), 8-Oxychinolin und -derivate, Triphenylmethanfarbstoffe, organische Quecksilberverbindungen, anorganische und organische Schwefelverbindungen.
Die lokalen Antimykotika stehen in zahlreichen Darreichungsformen und Kombinationen zur Verfügung.

7.1.4 Kandidose (Soor)

7.1.4 Kandidose

Synonyme: Moniliasis, Soor, Hefemykose

Definition ▶

▶ *Definition.* Die Kandidose als entzündliche Erkrankung wird durch Hefepilze hervorgerufen, am häufigsten durch Candida albicans, seltener durch Candida tropicalis, Candida stellatoidea, Candida parapsilosis.

Mikrobiologie Erregernachweis:
mikroskopisch, kulturell, serologisch.
Hefezellen sind nach Färbung mit Methylenblau leicht zu sehen.
Die kulturelle Anzüchtung erfolgt auf Blutplatten und Selektivnährböden.

Mikrobiologie und Pathogenese. Erregernachweis: Mikroskopisch, kulturell und serologisch.
Mikroskopisch: In Abstrich- und Ausstrichpräparaten sind Hefezellen in myzelialer Phase, die als parasitäre Phase zu betrachten ist, nach zweiminütiger Färbung mit Methylenblau leicht zu sehen. Die **Kulturen** von Sproßpilzen sind auf vielen Nährböden von Blutplatten bis zu Selektivnährböden anzüchtbar. Zur Abgrenzung gegen nicht pathogene Hefen eignet sich neben den Fermentations- und Assimilations-Testen die Auswertung der Mikrostrukturen von Sproßpilzen auf einer Reis-Agar-Platte und die Agglutination der Candida albicans mit Candida-Antisera auf einem Objektträger.

Serologische Tests eignen sich zur Diagnose. Der Normaltiter liegt bei 1:160. Bei Verdacht auf eine systemische Kandidose sollte insbesondere auf ansteigende Titer geachtet werden.

Serologisch: Zur zuverlässigen Diagnose einer akuten systemischen Kandidose eignet sich der Candida-Hämagglutinationstest; zur Kontrolle eines Therapieerfolges setzt man den Candida-Immunfluoreszenztest ein. Die Normaltiter liegen bei Serumverdünnungen bei 1:160 bzw. 1:250.

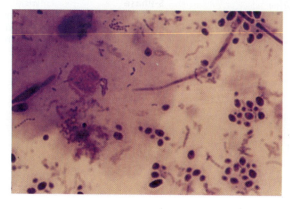

◉ 62: **Mundhöhlen-Ausstrich mit Sproßpilzen in hefeartiger (runder) und fadenartiger (myzelialer) Phase.** Gram-Färbung, Vergr. 1000 x.

Titer: Die hohen Titer sind nicht nur Ausdruck einer Immunantwort beim kommensalen Wachstum von Sproßpilzen, sondern signalisieren eine Infektion, deren **Titerdynamik** kontrolliert werden soll, besonders bei negativen Kulturbefunden. Beim Befall des ZNS soll neben den serologischen Untersuchungen der Quotient der Albuminkonzentration Serum/Liquor bestimmt werden, der hier von der Norm = 160 abfällt.

Erregerreservoir. Candida albicans lebt als Saprophyt (Hefephase) an der Haut in 20 % der gesunden Probanden. Die Besiedelung des orointestinalen Traktes bei Gesunden liegt bei 30 bis 60 %, wobei für die Pathogenese einer Kandidose die Keimdichte richtungweisend ist. Die Keimzahlen Sputum: 10^3/ml, Stuhl: $< 10^4$/ml sind als unbedeutend deklariert. Das mäßige Wachstum der Candida albicans (Stuhl: 10^4) ist als kritische Schwelle zu betrachten. Ein massiver Befall des orointestinalen Traktes bleibt immunbiologisch nicht unbeantwortet, hier steigen bei mehr als 50 % der Probanden die kontrollbedürftigen und hohen Candida-Antikörpertiter an. Bei massivem Befall besteht bei Immundefekten die Gefahr einer direkten Resorption der Sproßpilzzellen. Von einem geschlossenen Hyphenteppich der Darmschleimhaut kann es zu direktem und invasivem Wachstum in das Lymph- und Gefäßsystem kommen.

Pathogenese. Diese ist multifaktoriell. Auf der Erregerseite spielt der Dimorphismus der Candida, die Bildung von Toxinen und die Freisetzung von Enzymen (Proteinasen, Phopholipasen) eine besondere Rolle. Auf der Seite des Wirtes ist die Beschaffenheit und die Funktion der Endothelien (evt. auch der Epithelien) von Bedeutung (Phagozytose, Zytolyse, IgA-Besatz etc.). Ein Wandel der saprophytären (Hefe-)Phase in die parasitäre (myzeliale) Phase von Candida vollzieht sich unter krankheitsspezifischen (z.B. Diabetes) und therapeutischen Einflüssen. Dysregulationen, die pathogenetisch von Bedeutung sind, findet man in mehreren Systemen: im zellulären System Peroxidaseverminderung, im humoralen Bereich Antikörpermangel sowie Leukotaxisinhibitoren, in ökologischen Biotopen des menschlichen Organismus Verlust von H_2O_2-Bildnern (vergrünende Streptokokken, Laktobazillen), die unter Einwirkung von Peroxidase (Leukozyten, Makrophagen) und Halogeniden einen kandidaziden Effekt ausüben.

Klinik. Eine Kandidose manifestiert sich entweder auf der Haut, vor allem in den Falten, auf den Schleimhäuten oder an verschiedenen Organen. Die **Organkandidose** ist durch gestörte Funktion des befallenen Organs gekennzeichnet. Mit einer Organmykose muß gerechnet werden bei überschießendem Wachstum im Oropharynx, was oft zur Metastasierung von Sproßzellen (Uveitis, Osteoarthritis, Chorioretinitis) besonders bei Risikopatienten (i.v. Katheter, Drogenabhängige) führt.
Die **akute Hautkandidose** entsteht im feuchtwarmen Milieu der Hautfalten. Die primären Morphen sind Vesikulopusteln, die bald austrocknen und als rötliche, juckende Herde mit zentraler Ablösung der Hornschicht, peripherer Schuppung und papulopustulösen Satelliten in der Umgebung imponiert (☎ 63 u. 64).
Die **chronische Hautkandidose** kommt als angeborene granulomatöse Erkrankung bei Endokrinopathien und als erworbene Krankheit vor. Hier werden neben den scharf begrenzten Erythemen vor allem papulöse und knotige Effloreszenzen ausgebildet, die bevorzugt oral und an den Nägeln lokalisiert sind. Am Nagel bilden sich granulomatöse Paronychien, während die Nagelplatte, aufgrund der schwachen Keratinolyse der Sproßpilze, nicht durchwachsen ist (☎ 65).

Erregerreservoir (Infektionsquelle)
Candida albicans lebt als Saprophyt der Haut in 20 % der gesunden Probanden. Bei Gesunden liegt die orointestinale Besiedelung bei 30–60 %.
Der Sanierungsbedarf des Erregerreservoirs ist von der Keimdichte abhängig.

Bei massivem Befall besteht die Gefahr einer direkten Resorption der Sproßzellen in das Lymph- und Gefäßsystem.

Pathogenese Die Umwandlung der saprophytären Phase in eine parasitäre Phase von Candida albicans vollzieht sich unter krankheitsspezifischen (Diabetes mellitus) und therapeutischen Einflüssen (Antibiotika).

Klinik Eine Manifestation findet sich entweder auf der Haut, auf den Schleimhäuten oder an Organen.

Organkandidosen mit hämatogener Aussaat finden sich bei Risikopatienten. Eine Organmykose kann zur Metastasierung von Sproßzellen (Uveitis, Osteoarthritis) führen. Ein Risiko stellen i.v.-Katheter dar. Die **akute Hautkandidose** der feuchtwarmen Faltenregionen imponiert durch Rötung, Pusteln und Juckreiz (☎ 63 u. 64).
Die **chronische Hautkandidose** kommt als angeborene granulomatöse Erkrankung bei Endokrinopathien und als erworbene Krankheit vor. Hier finden sich neben den scharf begrenzten Erythemen vor allem papulöse und knotige Effloreszenzen bevorzugt oral und an den Nägeln. Am Nagel finden sich granulomatöse Paronychien (☎ 65).

7 Erregerbedingte Krankheiten

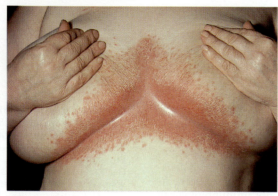

◉ 63: **Submammäre Kandidose** mit tiefrot verquollener Haut zentral und zahlreichen Papeln an der Peripherie des Herdes.

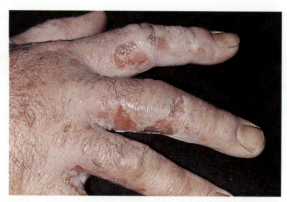

◉ 64: **Interdigitale Kandidose** mit grauweißlich mazerierter Haut und dunkelrot glänzender Fläche zwischen den Fingern.

Differentialdiagnose Pyodermien: Im direkten Ausstrich finden sich Bakterien, positiver Kulturbefund.
Virusinfekte: (Herpes, Coxsackie) im direkten Ausstrichpräparat Nachweis von Viruszellen. Serologische Bestätigung.
Parasitäre Hautkrankheiten: Im direkten Ausstrich Nachweis von Milben, Leishmanien, Larven.
Granulomatöse Dermatosen: Histologische Untersuchung.

Differentialdiagnose.
1. **Pyodermien:** Im direkten Ausstrich Bakteriennachweis, positiver Kulturbefund.
2. **Viruserkrankungen** (Herpes, Coxsackie, Parainfluenza): Im direkten Ausstrichpräparat Nachweis von Viruszellen, serologische Bestätigung.
3. **Parasitäre Erkrankungen:** Im direkten Ausstrich Nachweis von Milben, Leishmanien, Larven.
4. **Granulomatöse Dermatosen:** Im direkten Ausstrich Nachweis von anderen Pilzen, säurefesten Stäbchen. Die histologische Untersuchung und die Kulturbefunde sind entscheidend.

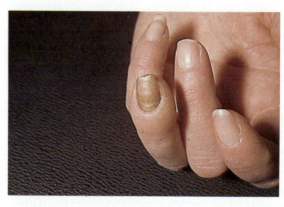

◉ 65: **Paronychia candidomycetica.** Anschwellung und Infiltration der Umgebung der Nagelplatte.

Kandidose der Schleimhaut und des Übergangsepithels
Erscheinungsformen:

• Anguli infectiosi der Mundwinkel

• Kandidose der Mundhöhle

• Vulvovaginitis

Kandidose der Schleimhaut und des Übergangsepithels

Erscheinungsformen:

• **Anguli infectiosi candidomycetici:** Rötung, leichte Schwellung, Mazeration, evtl. Infiltration im Bereich des Mundwinkels (Perlèche). Akute Formen finden sich bei jüngeren Patienten, die an Allgemeinkrankheiten (Malignome, Autoimmunprozesse, Morbus Cushing, Diabetes) leiden; die chronische Variante kommt häufig bei älteren Zahnprothesenträgern vor.
• **Candidosis mucosae oris (Stomatitis):** Weißliche, abwischbare, lamellöse Auflagerungen an der Mundhöhlenschleimhaut, die nach der Entfernung einen geröteten erosiven Untergrund hinterlassen mit leichter Blutungsneigung (◉ 66)
• **Vulvovaginitis candidomycetica:** Rötung und Schwellung der Schleimhaut von Vulva und Vagina, die gelegentlich weißliche Beläge aufweist und mit bröckelig-weißem Fluor sowie quälendem Juckreiz einhergeht. In den umliegenden Hautarealen finden sich häufig Erytheme mit Pusteln und colleretteartiger Schuppung. Begünstigend wirken Diabetes mellitus, atrophi-

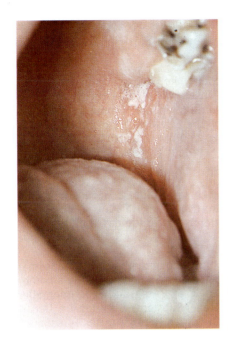

66: Stomatitis candidomycetica mit weißen, abstreifbaren Belägen auf geröteter, schmerzhafter und leicht verletzlicher Mundschleimhaut. Solche Veränderungen treten nach Antibiotikabehandlung gerne auf.

sche Genitalveränderungen, Schwangerschaft, die oralen Antikonzeptiva und Therapien mit Antibiotika und Kortikoiden.
- **Balanitis candidomycetica:** Bildung von entzündlichen Papeln und Bläschen an der Glans oder Präputialfalte, die leicht platzen können unter Ausbildung von Erosionen, die mit weißlich-krümeligen Belägen bedeckt sind. Wenn sich die Effloreszenzen bis auf die Vorhaut erstrecken, spricht man von einer **Balanoposthitis.**

In der **Differentialdiagnostik** dieser Kandidosen sind die bakteriellen, viralen und parasitären Affektionen in Betracht zu ziehen. Neben den Artefakten und Kontaktekzemen sind hier auch Dermatosen wie Psoriasis und Erythroplasie Queyrat zu berücksichtigen.

Therapie. Diese ist mit hefewirksamen Antimykotika lokal (☐ 27) oder systemisch (☐ 26) zu führen. Dabei ist es wichtig, die immunologische und phagozytäre Abwehrlage des Wirts zu kennen und allenfalls zu stärken. Stoffwechselkrankheiten (Diabetes) sind zu berücksichtigen. Zusätzlich soll vor allem bei der enteralen Candidose eine kohlenhydratarme und faserreiche Diät geführt werden. In besonderen Fällen ist auch eine psychotherapeutische Mitbehandlung indiziert, um entsprechende primäre oder sekundäre Probleme zu lösen.

7.1.5 Pityriasis versicolor

Synonym: Tinea versicolor

▶ *Definition.* Oberflächliche nicht entzündliche Pilzerkrankung mit Pityrosporon-Spezies (Malassezia furfur), die mit kleinfleckigen Hypo- oder Hyperpigmentierungen einhergeht.

Häufigkeit und Mikrobiologie. Diese Sproßpilzerkrankung, durch lipophile Pityrosporum-Spezies verursacht, ist weltweit verbreitet. Die Häufigkeit hängt von Wärme und Feuchtigkeit der Haut ab, in europäischen Ländern kommt sie in 0,5–5%, in den Tropen in 60% der Bevölkerung vor. Der Befall der Haut durch Pityrosporum manifestiert sich als Pityriasis versicolor, Pityriasis versicolor alba und Pityrosporum-Follikulitis. Pityrosporum scheidet als Stoffwechselprodukte Porphyrinkörper ab, die im Wood-Licht (UVA) gelborange fluoreszieren. Dieses Phänomen kann besonders zur

---

- **Balanitis**

Die **Differentialdiagnostik** der Kandidosen umfaßt bakterielle, virale und parasitäre Affektionen.

Therapie Hefewirksame Antimykotika in lokaler (☐ 27) oder systemischer (☐ 28) Form.

7.1.5 Pityriasis versicolor

◀ **Definition**

Häufigkeit und Mikrobiologie
Die Häufigkeit dieser Sproßpilzerkrankung ist im feucht-warmen Klima wesentlich häufiger als in Europa.

Erfassung der Ausdehnung, weniger zur Diagnostik der Erkrankung benützt werden.

Klinik.

- **Pityriasis versicolor:** Erste Hauterscheinungen beginnen mit scharf umschriebenen, rötlich-braunen Flecken, linsen- bis pfennigstückgroß, die zu größeren, landkartenartigen Herden konfluieren. Die Tönungen innerhalb der Herde variieren, daher »versicolor«. Die Oberfläche der Effloreszenzen ist manchmal glatt, manchmal kleieartig schuppig. Ein Strich über den Herd hinterläßt eine weißliche, zersplitterte Schuppe: **Hobelspan-Phänomen.** Es besteht kaum Juckreiz.

Lokalisation. Am häufigsten bilden sich die Effloreszenzen am oberen Rumpf (Brust und Rücken), den Schultern und am Hals aus. Gelegentlich können sie auch auf die Arme und mittleren Abschnitte des Stammes übergreifen (◯ 67).

- **Pityriasis versicolor alba:** Entspricht morphologisch und verteilungsmäßig der Pityriasis versicolor, aber die befallenen Stellen zeigen eine homogene und vollständige Depigmentierung (◯ 68). Aufgrund experimenteller Arbeiten wird angenommen, daß der Erreger Substanzen produziert (Decarboxylsäuren C_9, C_{12}, C_{14} Azelainsäure), die durch Hemmung der Tyrosinase-Dopa-Reaktion zur Pigmentstörung führen.

- **Pityrosporum-Follikulitis:** Diese kommt bei jungen Leuten mit geschwächter Abwehr nach Zytostatikaapplikation vor. Es entstehen papulöse Follikulitiden, die oft kleine, pustulöse Einschmelzungen tragen. Die entzündliche Komponente und der Juckreiz sind abhängig von der Ruptur der Follikelwand mit nachfolgender zellulärer Infiltration. Pityrosporum orbiculare ist ein häufiger Sproßpilz der Hautoberfläche in einer Hefe-Phase als sporenartiges Gebilde von 2–4 µm Größe. In den Tesa-Abrissen von erkrankten Stellen findet sich der Erreger in einer dimorphen Phase: Sporen sind hier zu Haufen gruppiert und zeigen teilweise kurze Fäden 4–5 × 10–25 µm groß (◯ 69). Die Kultur des Erregers gelingt in ölhaltigen Nährböden in seiner Hefe-Phase. Unter Zusatz von Aminosäuren (Glycin) und Cholesterol-Estern läßt sich in der Kultur zudem die myzeliale Phase induzieren.

Therapie. Lokalbehandlung mit Imidazolantimykotika oder Selendisulfit; mit gleichzeitiger Haarwäsche 2 × wöchentlich, um eine Erreger-Persistenz in den Haarfollikeln zu verhindern.

Klinik
Pityriasis versicolor
Bei dieser rötlich-braune Tönung, linsengroße bis landkartenartige Flecken (◯ 67). Die Tönungen innerhalb der Herde variieren, daher »versicolor«. Ein Strich über den Herd hinterläßt eine weißliche, zersplitterte Schuppe **(Hobelspan-Phänomen).** Es besteht kaum Juckreiz.
Lokalisation Prädilektionsstellen sind am oberen Rumpf, an Schultern und Hals.

Pityriasis versicolor alba
Hier finden sich depigmentierte Flecken mit charakteristischem Verteilungsmuster (◯ 68).

Pityrosporum-Follikulitis
Diese Form kommt häufig bei jungen Leuten mit geschwächter Abwehr vor. Es entstehen papulopustulöse Follikulitiden.
Im Tesa-Abriß findet sich der Erreger in der dimorphen Phase (◯ 69). (Sporen- und Fadennachweis).

Therapie Lokale Antimykotika und Haarwäsche mit Selendisulfit.

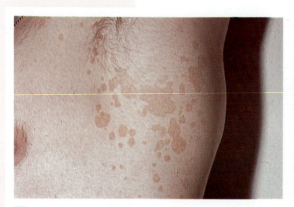

◯ 67: **Pityriasis versicolor** am Rumpf.

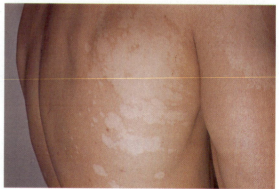

◯ 68: **Pityriasis versicolor alba** am Rücken.

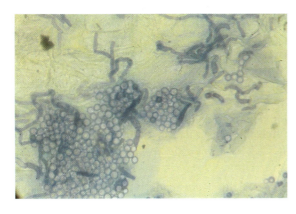

◨ 69: **Tesa-Abriß mit Pityrosporum orbiculare** in dimorpher Phase (x 400).

7.1.6 Kryptokokkose

Mikrobiologie. Die Busse-Buschke-Krankheit, auch europäische Blastomykose genannt, kommt weltweit vor. Der Erreger Cryptococcus neoformans lebt als fakultativ pathogener Keim im Verdauungstrakt von **domestizierten Vogelarten,** die durch ihre Körpertemperatur (41–43 °C) dessen Vermehrung verhindern. Im Erdreich befindet er sich in Pflanzen und Früchten.

Klinik. Die Umwandlung des Erregers in eine pathogene Phase ist durch gestörte Immunlage des Wirtes bedingt. Bei Inhalation des Erregers entwickeln sich bronchopulmonale Herde, die durch Lymph- und Blutwege in innere Organe, vor allem auf das ZNS übergreifen können (Leptomeningitis, Enzephalitis). Bei der mukokutanen Form bilden sich akneiforme, abszeßartige bis ulzerös-vegetierende Läsionen (▶ ◨ 137, 138 *in Kap. 7.7.2.1, S. 194*). Im Gewebe präsentiert sich der Erreger in der gelatinösen Form, wobei das Gewebe stark zerstört und von kapseltragenden Erregern durchsetzt ist, oder in epitheloidzelligen Granulomen mit spärlichen, kapsellosen Erregern.

Erregernachweis. **1. Mikroskopisch:** In Ausstrichen von nativem Material finden sich die Pilzzellen 4–20 µm groß mit lipoidartigen lichtbrechenden Granula und einer großen Kapsel. Diese Schleimkapsel ist gut in der Färbung mit chinesischer Tusche darstellbar (◨ 70).
2. Kulturell: Bei seinem anspruchslosen Wachstum auf gebräuchlichen Medien (25–37 °C) präsentiert er sich als Hefezellen (3–8 µm) mit zahlreichen intrazytoplasmatischen Einschlüssen (◨ 71). Die Schleimkapsel entwickelt sich nur in Medien mit o-Diphenolen, (◨ 72).
3. Serologisch läßt sich die Kryptokokkose durch die Komplement-Bindungsreaktion, den Agglutinations- und den Immundiffusionstest nachweisen.

Therapie. Siehe 🗎 26.

7.1.6 Kryptokokkose

Mikrobiologie Cryptococcus neoformans lebt als fakultativ pathogener Keim im Verdauungstrakt **domestizierter Vogelarten.**

Klinik Die Umwandlung in eine pathogene Phase ist durch eine gestörte Immunlage des Wirtes möglich.
Gefürchtet ist die systemische Form mit bronchopulmonalen und zerebralen Herden.
Die mukokutane Form bildet akneiforme abszeßartige Läsionen (▶ ◨ 137, 138 *in Kap. 7.7.2.1*).

Erregernachweis
1. Mikroskopisch
Siehe ◨ 70.

2. Kulturell
Siehe ◨ 71 und 72.

3. Serologisch
Nachweis durch KBR, Agglutinations- und Immundiffusionstest.

Therapie Siehe 🗎 26.

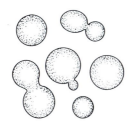

◨ 70: **Kapseltragende Kryptokokken in einer Riesenzelle**

◨ 71: **Kryptokokken-Kultur auf dem Sabouraud-Agar.**

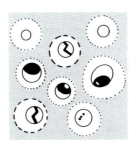

◨ 72: **Kryptokokken mit Kapselbildung auf dem Nährboden mit o-Diphenolen.**

7.2 Viruskrankheiten der Haut

7.2.1 Molluscum contagiosum

Synonyme: Dellwarze, Epithelioma contagiosum, Epithelioma molluscum

> ▶ *Definition.* Es handelt sich um eine häufige, streng epidermotrope, virale Erkrankung, die durch perlartige, derbe, zentral gedellte Papeln gekennzeichnet ist.

Ätiologie. Das Krankheitsbild wird durch ein quaderförmiges DNA-Virus der Pockengruppe hervorgerufen. Das eigentliche Erregerreservoir ist nicht bekannt. Die Inkubationszeit beträgt zwei bis sieben Wochen. Die Übertragung erfolgt von Mensch zu Mensch. Über kleine Epitheldefekte gelangt das Virus in die Haut.

Epidemiologie. Die Erkrankung tritt weltweit auf, vorwiegend bei Kindern und Jugendlichen mit Bevorzugung des männlichen Geschlechts.

Klinik. Es finden sich isoliert oder in Gruppen stehende, stecknadelkopf- bis erbsgroße, hautfarbene, relativ harte, halbkugelig vorgewölbte **Papeln mit zentraler Delle** (◨ 73). Aus diesen lassen sich durch seitlichen Druck **Molluscumkörperchen** (Epidermiszellen voller Viren) exprimieren. Bevorzugt werden Gesicht, Augenlider, Hals, Axillen, Stamm und Genitalregion befallen. Es kann zur bakteriellen Superinfektion der Mollusca und zu starkem Juckreiz kommen. Bei immungeschwächten Patienten können durch Autoinokulation Hunderte von Mollusca entstehen (Eczema molluscatum).

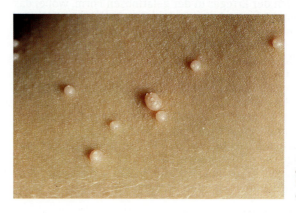

◨ 73: **Mollusca contagiosa** mit typischen Molluscum-Körperchen in der Kuppel der Papeln.

Histologie. Die Epidermis ist hypertroph und hyperplastisch. Oberhalb der normal erscheinenden Basalzellschicht finden sich sackartige Läppchen, die durch dünne, radiär gestellte Bindegewebssepten getrennt sind und Pakete von virusinfizierten Epithelzellen umschließen. Aus den zylindrischen Basalzellen türmen sich zahlreiche basophile Zellen auf, die im Zytoplasma massenhaft DNA-haltige **Einschlußkörperchen** (Viren) enthalten. Die Gesamtheit dieser veränderten Zellen imponiert als **Molluscum-Körperchen**.

Differentialdiagnose. Milien, Warzen oder Hydrozystome.

Therapie. Ausdrücken der Knötchen mit einer gebogenen Pinzette oder Abtragen mit dem scharfen Löffel. Anschließend Desinfektion mit Polyvinylpyrrolidon-Jod.

7.2.2 Hand-Fuß-Mund-Exanthem

Synonyme: Hand-foot-mouth-disease, falsche Maul- und Klauenseuche

▶ **Definition.** Akut auftretende, sehr hartnäckige Coxsackie-Virus-Infektion (Typ A) mit vesikulärer Stomatitis und Bläschen an Hand- und Fußflächen.

Ätiologie. Als häufigster Erreger wurde der Enterovirus Coxsackie Typ A 16 isoliert. Die Inkubationszeit beträgt drei bis sechs Tage. Die Übertragung erfolgt durch Sekrete des Nasen-Rachen-Raumes oder auf dem fäkal-oralen Weg.

Epidemiologie. Weltweit vorkommende Epidemien und kleinere regionale Endemien, hauptsächlich bei Kindern bis zum zehnten Lebensjahr.

Klinik. Vorausgehen kann ein 12–24stündiges Prodromalstadium mit leichter Temperaturerhöhung, Übelkeit und Bauchschmerzen. Nach anfänglichen Halsschmerzen treten in der Mundhöhle Bläschen auf, die bald erodieren. Sie finden sich gehäuft an Zunge, Gaumen und an der Wangenschleimhaut. Gleichzeitig oder kurz darauf erscheinen an Handflächen, Fingern, Zehen und Fußsohlen, sehr selten auch am Stamm, erythematöse Papeln oder Makulae. Die Krankheit klingt nach sieben bis zehn Tagen komplikationslos ab.

Histologie. Eine charakteristische Histopathologie ist nicht gegeben.

Differentialdiagnose. Herpangina Zahorsky, Erythema exsudativum multiforme, Maul- und Klauenseuche (beim Menschen sehr selten).

Therapie. Symptomatisch mit milden Mundspülungen. Nur bei stärkerer bakterieller Sekundärinfektion werden Antibiotika notwendig.

7.2.3 Herpangina Zahorsky

Synonyme: Herpetic pharyngitis, Pharyngitis vesicularis, ulzerative Pharyngitis

▶ **Definition.** Ausschließlich auf die Schleimhaut der Gaumenbögen, Uvula und Tonsillen beschränkte, durch Coxsackie-Typ-A-Viren ausgelöste Erkrankung mit Ausbildung kleiner Bläschen auf gerötetem Grund.

Ätiologie. Coxsackie-A-Virus (über 20 verschiedene Typen). Die Infektion erfolgt häufig fäkal-oral oder über Ausscheidungen des Respirationstraktes. Die Viren können in den Fäzes bis 47 Tage nach der Infektion persistieren. Die Inkubationszeit beträgt vier (zwei bis neun) Tage.

Epidemiologie. Die Erkrankung tritt vorwiegend bei Kindern oder Jugendlichen sporadisch, endemisch oder epidemisch auf mit Häufigkeitsgipfel im Spätsommer und Herbst.

Klinik. Die Herpangina beginnt plötzlich mit hohem Fieber bis 40 °C, das mehrere Stunden, aber auch bis zu vier Tagen dauern kann. Häufig klagen die Kinder über Allgemeinsymptome wie Übelkeit, Appetitlosigkeit, Kopf- und Halsschmerzen und Schluckbeschwerden. Im Anschluß an die Prodromi bilden sich an Gaumenbögen, Uvula und Tonsillen stecknadelkopf- bis linsengroße, grau-weißliche, sagoähnliche Bläschen, die von einem roten Hof (Areola) umgeben sind. Im Verlauf von zwei bis drei Tagen nimmt die Areola zu, die Bläschen vergrößern sich, erodieren und bilden flache, grau-gelbliche Ulzerationen, die nach zehn bis 14 Tagen komplikationslos abheilen. Häufig subklinische oder inapparente Infektionen.

7.2.2 Hand-Fuß-Mund-Exanthem (falsche Maul- und Klauenseuche)

◀ **Definition**

Ätiologie Coxsackie-A-Virus (Typ A 16).
Die Übertragung erfolgt durch Sekrete des Nasen-Rachen-Raumes oder auf fäkal-oralem Weg.

Klinik Nach dem Prodromalstadium kommt es zum Auftreten von Bläschen in der Mundhöhle, gleichzeitig oder kurz darauf erscheinen erythematöse Papeln oder Makulae an Handflächen und Fußsohlen.
Komplikationslose Abheilung nach 7–10 Tagen.

Differentialdiagnose Herpangina, Erythema exsudativum multiforme, Maul- und Klauenseuche. Die **Therapie** erfolgt symptomatisch.

7.2.3 Herpangina Zahorsky (ulzerative Pharyngitis)

◀ **Definition**

Ätiologie Coxsackie-A-Virus.
Übertragungsweg: fäkal-oral oder über Ausscheidungen des Respirationstraktes.

Epidemiologie Es handelt sich um einen vorwiegend bei Kindern und Jugendlichen auftretenden endemischen oder epidemischen Racheninfekt.

Klinik Die Herpangina beginnt plötzlich mit hohem Fieber und Störung des Allgemeinbefindens. An Gaumenbogen, Uvula und Tonsillen Auftreten von sagoähnlichen Bläschen, die erodieren und ulzerieren. Komplikationslose Abheilung.

Differentialdiagnose Gingivostomatitis herpetica, Masernenanthem, Diphtherie, Soor.

Therapie Symptomatisch.

7.2.4 Melkerknoten

Definition ▶

Ätiologie Virus der Pockengruppe.

Epidemiologie Weltweites Vorkommen, sporadisch. Lebenslange Immunität.

Klinik An der Inokulationsstelle treten linsengroße livide Flecken auf, die sich zu erbsgroßen Knötchen entwickeln. Die Abheilung erfolgt ohne Narbenbildung.

Histologie Der Befund zeigt eine Akanthose und Hyperparakeratose mit ballonierender Degeneration.

Differentialdiagnose Schrankiforme Pyodermie, Tuberculosis cutis verrucosa, Panaritien, Granuloma pyogenicum, Ecthyma contagiosum.

Therapie Symptomatisch.

7.2.5 Ecthyma contagiosum (atypische Schafpocken)

Definition ▶

Ätiologie DNA-Virus der Pockengruppe.

Epidemiologie Die Infektion erfolgt durch Kontakt mit infizierten Tieren nach vorangegangenen Traumen.

Klinik Es entsteht ein umschriebenes Erythem mit Bildung eines schmerzlosen, festen, genabelten Knotens,

---

Differentialdiagnose. Gingivostomatitis herpetica, Masernenanthem, Diphtherie, Soor.

Therapie. Symptomatisch.

7.2.4 Melkerknoten

Synonyme: Paravakzine Knoten, Melkerpocken

▶ **Definition.** Melkerknoten stellen eine gutartige, virale Erkrankung dar, die durch einen oder zahlreiche Knoten an den Händen und Unterarmen gekennzeichnet ist. Die Übertragung erfolgt durch direkten Kontakt mit an Pseudokuhpocken infizierten Kühen.

Ätiologie. Hautinfektion durch spiralenförmiges Virus der Pockengruppe. Es besteht keine Kreuzimmunität mit dem Vaccinia-Virus.

Epidemiologie. Weltweites Vorkommen; die meisten Fälle sind sporadisch. Die Infektion führt zu lebenslanger Immunität.

Klinik. Nach einer Inkubationszeit von vier bis 14 Tagen entwickeln sich an der Inokulationsstelle bis zu linsengroße, livide Flecken, die sich innerhalb von Tagen zu bräunlich-roten, derben, halbkugeligen Knötchen von Erbsgröße entwickeln. Zentral findet sich eine nabelförmige Einsenkung. Die umgebende Haut ist reizlos. Die Abheilung erfolgt nach sechs bis acht Wochen, zentral beginnend unter bräunlich-schwarzer Krustenbildung ohne Narben.

Histologie. Es findet sich eine Akanthose mit Hyperparakeratose der Epidermis; ballonierender Degeneration und zahlreichen eosinophilen Einschlußkörperchen.

Differentialdiagnose. Schankriforme Pyodermie, Tuberculosis cutis verrucosa, Panaritien, Granuloma pyogenicum, Ecthyma contagiosum.

Therapie. Symptomatische, austrocknende Therapie.

7.2.5 Ecthyma contagiosum

Synonyme: Orf, atypische Schafpocken, Ecthyma infectiosum, Lippengrind der Schafe

▶ **Definition.** Ecthyma contagiosum ist eine unter Schafen und Ziegen endemisch vorkommende, weltweit verbreitete Viruserkrankung. Sie kann auf den Menschen durch Schmierinfektion übertragen werden und äußert sich in rötlich nässenden Knoten.

Ätiologie. Ecthyma infectiosum wird durch ein langgestrecktes, quaderförmiges, sehr widerstandsfähiges DNA-Virus der Pockengruppe (Parapox-Virus) hervorgerufen.

Epidemiologie. Die Infektion erfolgt durch Kontakt mit infizierten Tieren, meist nach vorangegangenen Traumen. Die harmlose und spontan abheilende Erkrankung gilt als Berufserkrankung der Schafhirten.

Klinik. Nach einer Inkubation von drei bis elf Tagen kommt es überwiegend an den Händen und Unterarmen zu einem umschriebenen Erythem, aus dem sich dann ein schmerzloser, fester, genabelter Knoten entwickelt. Meistens handelt es sich um eine Solitärläsion. Durch blasige

7.2 Viruskrankheiten der Haut

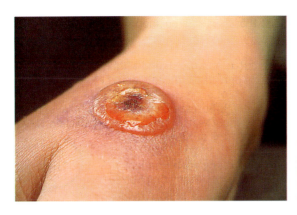

73 b: Genabelter, zentral nekrotischer Knoten als Primär-Element von Ecthyma contagiosum.

Abhebung des Zentrums entsteht eine Kokardenform mit zentraler Nekrose.
Nach Abtrocknung heilt die Effloreszenz innerhalb von fünf Wochen spontan und narbenlos ab. Durch bakterielle Superinfektion ist eine Komplikation mit narbiger Abheilung möglich.

Histologie. Hyperkeratose der Epidermis mit ballonierender Degeneration der oberen Keratinozytenlagen. Subepidermal findet sich ein Ödem mit stellenweisem Übergang in Blasenbildung sowie ein entzündliches Infiltrat.

Diagnose. Anamnese und Klinik; elektronmikroskopischer Nachweis der Erreger in der Negativkontrastierung.

Differentialdiagnose. Melkerknoten und Melkergranulom, Granuloma pyogenicum, Spinaliom.

Therapie. Die Therapie erfolgt symptomatisch mit Ruhigstellung und lokal desinfizierenden Maßnahmen zur Vermeidung einer Superinfektion.

meistens Solitärläsion. Berufserkrankung der Schafhirten.

Histologie Ballonierende, degenerative Epidermis mit stellenweiser Blasenbildung.

Diagnose Anamnese und Klinik. Elektronenmikroskopisch.

Differentialdiagnose Melkergranulom, Granuloma pyogenicum, Spinaliom.

Therapie Ruhigstellung und lokale Desinfektion zur Vermeidung einer Superinfektion.

7.2.6 Maul- und Klauenseuche (Aphthenseuche)

Synonyme: Foot-and-mouth-disease, Stomatitis epidemica, Aphthenseuche

▶ *Definition.* Die Maul- und Klauenseuche ist eine virale Zoonose der Huftiere, die sehr selten auf den Menschen übertragen wird und durch fieberhafte Aphthen gekennzeichnet ist.

◀ Definition

Ätiologie. Maul- und Klauenseuche-Virus (MKS-Virus) aus der Picornavirusgruppe.

Ätiologie Virus der Picornavirusgruppe.

Epidemiologie. Es handelt sich um eine weltweit vorkommende hoch kontagiöse Zoonose der großen und kleinen Huftiere. Eine Infektion beim Menschen ist selbst bei engstem Kontakt mit erkrankten Tieren sehr selten. Inapparente Erkrankungen sind möglich. Eintrittspforte sind Haut oder Schleimhäute des oberen Respirations- und des Verdauungstraktes.

Epidemiologie Eine Infektion mit dieser hochkontagiösen Zoonose ist beim Menschen sehr selten. Eintrittspforten sind Haut oder Schleimhäute des oberen Respirations- und Verdauungstraktes.

Klinik. Nach einer Inkubationszeit von drei bis acht Tagen erfolgen uncharakteristische Prodromalerscheinungen wie Fieber, Abgeschlagenheit und Kopfschmerzen.
Am Ort der Infektion entwickelt sich eine primäre Blase, der nach einer zwei- bis dreitägigen Virämie linsengroße Sekundäraphthen folgen. Betroffen sind vor allem die Schleimhäute des Mund- und Rachenraumes, jedoch auch Fußsohlen, Handflächen und Fingerspitzen. Der Rumpf und die Extremitäten bleiben meistens erscheinungsfrei. Es besteht starker Juckreiz. Haut- und Schleimhautläsionen überhäuten sich nach 10-14 Tagen und heilen, falls keine bakterielle Sekundärinfektion erfolgt, narbenlos ab.

Klinik An der Inokulationsstelle entsteht eine primäre Blase. Nach einer Virämie treten Sekundäraphthen an den Schleimhäuten des Mund- und Rachenraumes auf.
Es besteht starker Juckreiz.

Die Abheilung erfolgt narbenlos.

Histologie Intraepidermales Bläschen, eosinophile Zellpyknose, vakuolige Degeneration.

Diagnose Anamnese und Klinik. KBR. Meldepflicht.

Differentialdiagnose Herpangina, Hand-foot-mouth-disease, atypische Fälle von Erythema exsudativum multiforme.

Therapie erfolgt symptomatisch insbesondere gegen den Juckreiz gerichtet.

7.2.7 Zoster (Gürtelrose)

Definition ▶

Ätiologie Varizellen-Zoster-Virus. Die Erstinfektion führt zu Windpocken (Varizella).

Epidemiologie Weltweites, sporadisches Vorkommen v.a. bei Erwachsenen zwischen 50 und 70 Jahren. Insbesondere der **Zoster generalisatus,** kann Ausdruck einer Immunsuppression sein.

Klinik Nach **uncharakteristischen Prodromi** treten stecknadelkopf- bis reiskorngroße, wasserklare **Bläschen** auf einem scharf umschriebenen Erythem auf (◧ 74). Zu Narbenbildung kommt es durch Sekundärinfektion. Im allgemeinen erfolgt eine Abheilung nach 2–3 Wochen. Postzosterische **Neuralgien** sind als Komplikation gefürchtet.

Die Zosterinfektion kann jedes Nervensegment betreffen (◪ 22).
Die Zosterneuralgien können Monate bis Jahre nach der Infektion persistieren.
Bei Befall des ersten Trigeminusastes besteht die Gefahr einer Konjunktiva- und Korneabeteiligung.
Zoster-Enzephalitis und Zoster generalisatus sind Komplikationen.

Histologie Ballonierende Degeneration mit intranukleären Einschlußkörperchen und vielkernigen Riesenzellen.

Histologie. Intraepidermales Bläschen mit eosinophiler Zellpyknose und vakuoliger Degeneration.

Diagnose. Verdachtsdiagnose durch Anamnese und Klinik. Nachweis durch Serologie (KBR), **Meldepflicht** an den zuständigen Tierarzt.

Differentialdiagnose. Die Art der Effloreszenzen machen den Ausschluß einer Herpangina, der Hand-foot-mouth-disease und von atypischen Fällen von Erythema exsudativum multiforme nötig.

Therapie. Symptomatische Behandlung insbesondere des Juckreizes, um nicht durch Kratzeffekte einer Superinfektion Vorschub zu leisten.

7.2.7 Zoster

Synonyme: Herpes zoster, Gürtelrose, Zona, Shingles

> ▶ *Definition.* Der Zoster ist die Zweitinfektion mit Varizellen-Zoster-Virus mit halb- und beidseitigem Befall eines oder mehrerer Hautnervensegmente und ist durch schmerzhafte und gruppiert stehende Bläschen auf gerötetem Grund gekennzeichnet.

Ätiologie. Varizellen-Zoster-Virus. Die Erstinfektion mit diesem Virus führt zu Windpocken (Varizella). Die Zoster-Erkrankung ist Ausdruck einer Reinfektion mit diesem Virus bei Teilimmunität oder Folge einer Reaktivierung latent im Organismus vorhandener Varizellen-Zoster-Viren.

Epidemiologie. Weltweites Vorkommen. Die meisten Fälle sind sporadisch. Vorwiegend erkranken Erwachsene, der Gipfel liegt zwischen dem 50. und 70. Lebensjahr. Die Infektion führt zu lebenslanger Immunität. Die Zosterinfektion, besonders der **Zoster generalisatus,** kann Ausdruck einer Immunsuppression oder einer Paraneoplasie sein.

Klinik. Nach einer Inkubationszeit von 7–18 Tagen entwickelt sich nach **uncharakteristischen Prodromalerscheinungen** wie Abgeschlagenheit, Müdigkeit, neuralgiformen **Schmerzen** ein nur leicht erhabenes, scharf umschriebenes Erythem. Im folgenden schießen innerhalb dieses Erythems stecknadelkopf- bis reiskorngroße, wasserklare, prall gespannte, perlartige Bläschen auf (◧ 74). Das Aufschießen der **herpetiformen Bläschen** ist gewöhnlich innerhalb von zwei bis drei Tagen abgeschlossen. Nach zwei bis sieben Tagen trübt sich der Inhalt eitrig gelblich ein und die Rötung klingt ab. Nach einer Woche beginnt die Austrocknung der Bläschen unter Bildung einer bräunlichgelblichen Borke. Im allgemeinen heilt der Zoster nach zwei bis drei Wochen ab. Narbenbildungen sind häufig, besonders wenn es zu nekrotisierender Entzündung oder zu Sekundärinfektionen gekommen ist. Die Zosterinfektion kann jedes Nervensegment betreffen (◪ 22). Am häufigsten ist der Zoster im Bereich eines Thorakal- oder Lumbalnervensegments. Häufig findet sich eine regionale Lymphknotenschwellung. **Gefürchtet sind die Neuralgien des Zoster, die Monate bis Jahre nach der Infektion als postzosterische Neuralgien persistieren.** Die Wahrscheinlichkeit dieser Neuralgien nimmt mit dem Lebensalter zu. Bei Befall des ersten Trigeminusastes besteht die Gefahr einer Beteiligung der Konjunktiva und der Kornea, so daß eine augenärztliche Untersuchung vorgenommen werden sollte. Eine Zoster-Enzephalitis oder Generalisierung (Zoster generalisatus) sind schwere Komplikationen.

Histologie. Es findet sich in der Epidermis eine herdförmige Kolliquation der Retezellen und eine ballonierende Degeneration hauptsächlich der Basalzellen mit Bildung von intranukleären Einschlußkörperchen und vielkernigen Riesenzellen.

7.2 Viruskrankheiten der Haut

Therapie. Virustatische Therapie mit Aciclovir, Brivudin, Famciclovir oder Valaciclovir möglichst innerhalb von 72 Stunden nach Beginn der Hautsymptomatik. Bei schwerem Krankheitsbild und immunsupprimierten Patienten i.v. Therapie mit Aciclovir für 5–7 Tage. Lokal eintrocknende antiinfektiöse Therapie; bei Neuralgien: Analgetika, Carbamazepin und evtl. Kortison.

Therapie Virustatische Therapie mit Aciclovir (Zovirax®) i.v. oder per os fünf Tage lang.

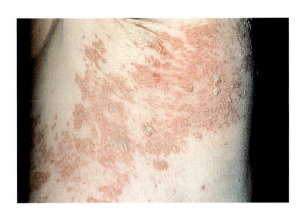

74: Herpes zoster mit typischer Anordnung einer »Gürtelrose« Th 2–4.

Synopsis 22: Schema der segmentalen Nervenversorgung (Dermatome), nach welchem die Ausbreitung des Herpes zoster erfolgt

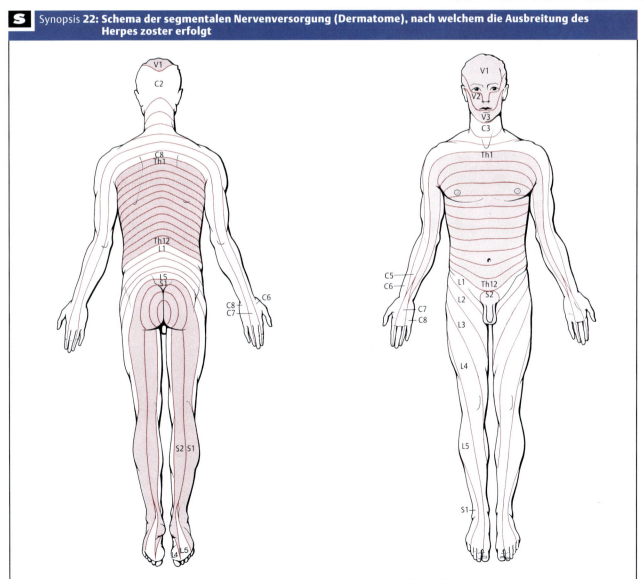

7.2.8 Variola

Synonyme: Pocken, Variola vera, echte Pocken, Blattern, Small pox

> ▶ **Definition.** Die Pocken sind eine schwer verlaufende Viruserkrankung mit hoher Letalität bei nicht Immunisierten. Sie sind durch genabelte Bläschen gekennzeichnet, die nach Abheilung Pockennarben hinterlassen. Pocken gelten als erloschen.

Ätiologie. Quaderförmiges, 150–260 nm großes Pockenvirus.

Epidemiologie. Hochinfektiöse Erkrankung mit **Meldepflicht,** die durch Tröpfchen- oder Schmierinfektion übertragen wird. **Pocken wurden 1979 von der WHO für erloschen erklärt.**

Klinik. Nach einer Inkubationszeit von acht bis 18 Tagen und einem fieberhaften Prodromalstadium bildet sich ein erythematöses Exanthem aus. Nach Absinken der Temperatur und Besserung des Allgemeinbefindens Umwandlung des Exanthems in klare **Bläschen,** die sich in **mehrkammerige Pusteln mit Eindellung** umwandeln. Besonders betroffen sind Gesicht, Kopf, Extremitäten und Akren. An diesen Körperstellen finden sich die Effloreszenzen im selben Entwicklungsstadium. Bei nicht letalem Ausgang trocknen die Pusteln mit dicker Kruste ab und hinterlassen **schüsselförmige eingezogene Narben mit Depigmentierung.** Prognostisch ungünstig ist die Entwicklung hämorrhagischer Pusteln (schwarze Blattern).

Histologie. Intraepidermale, mehrkammerige Pustel mit ballonierender Degeneration des Stratum spinosum.
Im Zytoplasma finden sich neben den Zellkernen Guarnieri-Einschlußkörperchen. Diese stellen das das Pockenvirus umhüllende Reaktionsprodukt dar.

Diagnose. Der Erregernachweis aus Bläschen gelingt nach Färbung im Lichtmikroskop oder elektronenmikroskopisch durch Negativkontrastierung. Der kulturelle Nachweis erfolgt auf der Chorionallantois-Membran des Hühnerembryos oder in der Gewebekultur, der tierexperimentelle Nachweis an der Kaninchenkornea.

Differentialdiagnose. Lues II, Varizellen, Arzneiexantheme.

Therapie. Symptomatisch. Isolierung.

7.2.9 Masern

Synonyme: Morbilli, Measles

> ▶ **Definition.** Es handelt sich um eine hochkontagiöse virale Erkrankung des Kindesalters, die nach einem katarrhalischen Stadium durch ein erythematöses, morbilliformes Exanthem gekennzeichnet ist.

Ätiologie. Masernvirus.

Epidemiologie. Die Erkrankung tritt weltweit, vorwiegend bei Kindern auf, Rückgang der Inzidenz durch Vakzination. Infektiosität besteht 5 Tage vor und während des Exanthems.

Klinik. Nach einer Inkubation von elf Tagen tritt das katarrhalische Stadium auf mit Fieber, Rhinitis, Konjunktivitis, Pharyngitis und Tracheitis mit trockenem Husten. Am zweiten oder dritten Tag erscheinen punktförmige, reinweiße, nicht wegwischbare Flecken mit rotem Hof auf der Wangenschleimhaut oberhalb der Molaren **(Koplik-Flecke).** Danach Auftreten des exanthe-

7.2 Viruskrankheiten der Haut

matischen Stadiums, das mit einem Enanthem an Gaumen, Tonsillen und Uvula beginnt. **Beginn des Exanthems im Gesicht** (👁 4/2, S. 313) **und hinter den Ohren, dann Befall des Halses, des Rumpfes und der Extremitäten.** Die Flecken tendieren zur Konfluenz. Nach einigen Tagen Abblassen des Exanthems in der Reihenfolge des Auftretens.
Häufige **Komplikationen** sind Bronchopneumonien und Otitis media. Seltene, sehr gefürchtete Komplikationen sind Masern-Krupp und Enzephalitis.

Diagnose. Die Diagnose erfolgt klinisch und wird laborchemisch durch den Hämagglutinations-Hemmtest (HHT) bestätigt.

Differentialdiagnose. Arzneiexantheme, Röteln, Scharlach.

Therapie. Symptomatisch.

7.2.10 Röteln

Synonyme: Rubeola, German measles

▶ *Definition.* Röteln ist eine Viruserkrankung von geringer Kontagiosität und ist gekennzeichnet durch ein makulo-papulöses Exanthem mit Lymphknotenschwellung. Infektion im ersten Schwangerschaftstrimenon führt häufig zur Embryopathia rubeolica mit Mißbildungen.

Ätiologie. Rötelnvirus mit einem Durchmesser von 50–100 nm, RNA-Virus aus der Togagruppe.

Epidemiologie. Weltweit vorkommende Erkrankung übertragen durch Tröpfcheninfektion mit geringer Kontagiosität. Klinisch inapparente Infektionen sind häufig. Infektiosität besteht zwei Tage vor und fünf Tage nach Auftreten des Exanthems.

Klinik. Nach einer Inkubationszeit von 14–23 Tagen tritt zunächst im Gesicht ein schmetterlingsförmiges, makulo-papulöses Exanthem auf, das sich rasch über den Rumpf und die Extremitäten ausbreitet und nach drei Tagen verschwindet. Gleichzeitig mit dem Exanthem kommt es zu Lymphknotenschwellungen okzipital, zervikal und retroaurikulär. Gefürchtet ist die Rötelnembryopathie bei nicht immunisierten Schwangeren.

Diagnose. Klinisches Bild; serologisch durch Hämagglutinations-Hemmtest (HHT) oder rötelnspezifische IgM-Antikörper.

Differentialdiagnose. Masern, Scharlach, Lues II, Mononukleose.

Therapie. Symptomatisch.

7.2.11 Erythema infectiosum

Synonyme: Ringelröteln, Fünfte Krankheit

▶ *Definition.* Seltene, endemisch auftretende komplikationslose Viruserkrankung, die durch gyrierte Erytheme gekennzeichnet ist.

Ätiologie. Parvovirus B 19.

Epidemiologie. Sporadisch oder endemisch vorkommende, wenig kontagiöse Erkrankung des Kindes oder im jungen Erwachsenenalter unter Bevorzugung des weiblichen Geschlechtes.

---

schleimhaut **(Koplik-Flecken).** Danach beginnt das exanthematische Stadium mit konfluierenden Makulae an Gesicht, Hals, Rumpf und den Extremitäten (👁 4/2, S. 313).
Häufige **Komplikationen** sind Bronchopneumonien und Otitis media.

Diagnose Klinisch; Hämagglutinations-Hemmtest (HHT).

Differentialdiagnose Arzneiexantheme, Röteln, Scharlach.
Therapie Symptomatisch.

7.2.10 Röteln (Rubeola)

◀ **Definition**

Ätiologie Rötelnvirus.

Epidemiologie Weltweit vorkommende Erkrankung mit geringer Kontagiosität.
Infektiosität besteht 2 Tage vor und 5 Tage nach Auftreten des Exanthems.

Klinik Schmetterlingsförmiges makulo-papulöses Exanthem, das sich über den Rumpf und die Extremitäten ausbreitet. Gleichzeitig kommt es zu Lymphknotenschwellung okzipital, zervikal und retroaurikulär.

Diagnose Klinisch. Serologisch HHT oder rötelnspezifische AK (IgM).

Differentialdiagnose Masern, Scharlach, Lues II, Mononukleose.
Therapie Symptomatisch.

7.2.11 Erythema infectiosum (Ringelröteln)

◀ **Definition**

Ätiologie Parvovirus B 19.

Epidemiologie Sporadisch oder endemisch, wenig kontagiös, das weibliche Geschlecht wird bevorzugt.

Klinik Unter Aussparung der Mundpartie erscheint eine diffuse, livide Rötung, begleitet von subfebrilen Temperaturen. Stunden oder Tage später treten exanthematisch große, scharf begrenzte Makulae auf, die nach Konfluenz girlandenförmige Plaques bilden (◉ 4/4, S. 313). Nach einer Woche Abheilung ohne nachfolgende Schuppung oder Pigmentierung.

Differentialdiagnose Arzneimittelexanthem, Enterovirusinfektion, Masern, Röteln.

Therapie Keine

7.2.12 Exanthema subitum (Dreitagefieber)

Definition ▶

Ätiologie Herpes-hominis-Virus Typ 6

Epidemiologie Weltweit vorkommend, geringe Kontagiosität.

Klinik Es kommt zu plötzlichem Fieberanstieg auf 40 °C ohne Beeinträchtigung des Allgemeinbefindens. Nach 3 Tagen folgt ein Temperaturabfall, und rötelnähnliche Makulae treten an Rumpf und Extremitäten auf. **Das Gesicht bleibt ausgespart.**

Differentialdiagnose Röteln, Masern, Scharlach, Erythema infectiosum, Enterovirusinfektion.

7.2.13 Acrodermatitis papulosa eruptiva infantilis (Gianotti-Crosti-Syndrom)

Definition ▶

Ätiologie Häufig Ausdruck einer Erstinfektion mit Hepatitis-B-Virus.

Epidemiologie Bevorzugt werden männliche Kleinkinder im Alter von 2–6 Jahren befallen.

Klinik. Nach einer Inkubationszeit von 6–17 Tagen kommt es zum Auftreten eines Exanthems, begleitet von subfebrilen Temperaturen. Prodromalerscheinungen fehlen in der Regel. Das Exanthem beginnt unter Aussparung der Mundpartie als diffuse oder figurierte, elevierte, livide Rötung, meistens auf die Wangen oder den Nasenrücken beschränkt. Stunden oder Tage später erscheinen exanthematisch große, scharf begrenzte, intensiv rote, zum Teil quaddelförmige Makulae, die nach Konfluenz girlandenförmige Plaques oder landkartenähnliche Figuren bilden. Oft sind die äußeren Ringe unvollständig und halbmondförmig (◉ 4/4, S. 313). Nach einer Woche verschwindet das Exanthem ohne nachfolgende Schuppung oder Pigmentierung. Infektionen bei nicht immunisierten Schwangeren stellen möglicherweise ein erhöhtes fetales Risiko dar (Hydrops fetalis). Vereinzelt wurden papulöse-purpuriforme Hauterscheinungen beobachtet auf den Handinnenflächen und den Fußrücken im Rahmen der Infektion bei Erwachsenen (papular-purpuric »gloves and socks« syndrome).

Differentialdiagnose. Arzneimittelexanthem, Masern, Röteln, Enterovirusinfektion.

Therapie. Keine.

7.2.12 Exanthema subitum

Synonyme: Dreitagefieber-Exanthem, Sechste Krankheit

▶ *Definition.* Seltene virusbedingte Erkrankung bei Kleinkindern mit einem nur ein bis zwei Tage dauernden Exanthem, das nach dreitägigem hohen Fieber auftritt.

Ätiologie. Herpes-hominis-Virus Typ 6 (HHV-6).

Epidemiologie. Weltweit vorkommende Erkrankung mit geringer Kontagiosität. Die Altersgruppe von sechs Monaten bis vier Jahren wird bevorzugt.

Klinik. Nach einer Inkubationszeit von 5–15 Tagen kommt es zu einem plötzlichen Fieberanstieg auf 40 °C ohne wesentliche Beeinträchtigung des Allgemeinbefindens. Nach drei Tagen kommt es zu einem Temperaturabfall, und 3–5 mm große, rötelnähnliche Makulae treten zuerst am Rumpf und dann an den Extremitäten auf. **Das Gesicht bleibt ausgespart.** Nach ein bis zwei Tagen ist das Exanthem abgeklungen. Die Therapie erfolgt symptomatisch.

Differentialdiagnose. Röteln, Masern, Scharlach, Erythema infectiosum, Enterovirusinfektion.

7.2.13 Acrodermatitis papulosa eruptiva infantilis

Synonyme: Infantile papulöse Akrodermatitis, Gianotti-Crosti-Syndrom

▶ *Definition.* Eine häufig durch das Hepatitis-B-Virus verursachte, entzündliche Erkrankung, die gekennzeichnet ist durch ein lichenoidpapulöses Exanthem, Polylymphadenopathie und eine meist anikterisch verlaufende Hepatitis.

Ätiologie. Die Erkrankung ist häufig Ausdruck einer Erstinfektion mit Hepatitis-B-Virus bei Kleinkindern. Bei negativem HBs-Ag-Nachweis konnte Coxsackie-A-16-Virus nachgewiesen werden.

Epidemiologie. Bevorzugtes Auftreten bei Kleinkindern männlichen Geschlechts im Alter von zwei bis sechs Jahren.

Klinik. Nach uncharakteristischen Prodromalerscheinungen kommt es akut an den akralen Bereichen unter Aussparung der Armbeugen und Kniekehlen zu entzündlichen, geröteten, nicht juckenden, teils lichenoiden Papeln ohne Konfluenz (◉ 75). Diese heilen nach zwei bis acht Wochen spontan ab. Zusätzlich findet sich eine reaktive Polylymphadenitis und häufig eine Hepatomegalie. Laborchemisch zeigt sich eine Erhöhung der Transaminasen, der Nachweis von HBs-Ag und Blutbildveränderungen.

Histologie. Subakute Vaskulitis im Stratum papillare mit perivaskulärem Ödem und vorwiegend lymphohistiozytärer perivaskulärer Reaktion. Leukozyklastische Infiltrate fehlen.

Differentialdiagnose. Akrolokalisiertes infantiles papulovesikuläres Syndrom, Masern, Mononukleose, Echovirusexantheme.

Therapie. Symptomatisch.

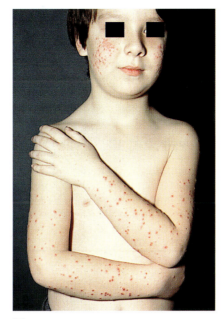

◉ 75: Acrodermatitis papulosa Gianotti-Crosti bei Hepatitis B.

7.2.14 Infantiles akrolokalisiertes papulovesikuläres Syndrom

Synonym: Crosti-Gianotti-Syndrom

▶ **Definition.** Es handelt sich um eine Hauterscheinung, die der Acrodermatitis papulosa infantilis ähnlich sieht, jedoch von Juckreiz begleitet ist ohne Anzeichen einer Virushepatitis.

Ätiologie. Eine Virusinfektion wird diskutiert. In Einzelfällen konnte Coxsackie A16 nachgewiesen werden.

Epidemiologie. Die Erkrankung kommt bei Kindern unter Bevorzugung des weiblichen Geschlechtes mit einem Häufigkeitsgipfel im Frühjahr und Herbst vor.

Klinik. Es treten akut papulöse, teilweise papulovesikuläre Effloreszenzen mit hämorrhagischer Note von 1–5 mm großer, halbkugeliger Gestalt auf. Die Effloreszenzen tendieren zur Konfluenz. Prädilektionsstellen sind Wangen (◉ 4/5, S. 313), Extremitäten einschließlich der Knie- und Ellenbeugen sowie der Rumpf. Das Allgemeinbefinden ist nicht beeinträchtigt, mit Ausnahme des Juckreizes. Die Abheilung erfolgt nach Monaten.

Histologie. Neben einem starken Ödem im Korium findet sich ein perivaskuläres oder mehr bandartiges Infiltrat von lymphoiden und histiozytären Zellen.

Differentialdiagnose. Gianotti-Crosti-Syndrom, Mononukleose, Exanthem bei Zytomegalie.

Therapie. Symptomatisch.

7.2.15 Varizellen

Synonyme: Windpocken, Wasserpocken, Chicken-pox

▶ **Definition.** Ein durch das Varizellen-Zoster-Virus verursachtes vesikuläres Exanthem der Haut und Schleimhäute, das durch ein polymorphes Bild gekennzeichnet ist und besonders im Kindesalter auftritt.

Ätiologie. Erstinfektion mit dem Varizellen-Zoster-Virus.

Epidemiologie. Weltweit vorkommende Infektion mit hohem Kontagiositätsindex. Der Mensch ist einzige Infektionsquelle. Die Übertragung erfolgt durch Tröpfchen- oder Schmierinfektion.

Klinik. Nach einer Inkubationszeit von 12–21 Tagen und geringfügigen Prodromi treten am ganzen Körper verstreut, besonders am Kopf (4/1, S. 313) und Rumpf, rote Makulae auf, die dann zu Papeln und im Verlauf von Stunden zu hirsekorn- bis reiskorngroßen Bläschen werden. Die Eruption der Bläschen geht über mehrere Tage. Ältere Bläschen trüben ein und verkrusten. Aufgrund des schubweisen Verlaufes sind die Einzeleffloreszenzen in allen möglichen Phasen nebeneinander anzutreffen (sogenannte Heubner-Sternkarte, 76). Regelmäßig sind die Schleimhäute betroffen, bevorzugt der harte Gaumen und die Wangenschleimhaut. Während des Bläschenstadiums besteht mäßiger bis starker Juckreiz. Die Bläschen heilen narbenlos nach zwei bis drei Wochen ab, wenn keine Exkoriation mit anschließender Impetiginisation auftritt. Bei Erwachsenen verläuft die Erkrankung schwerer. Bei immunsupprimierten Patienten entwickeln sich häufig hämorrhagische Windpocken, die von Blutungen des Gastrointestinaltraktes und der Schleimhäute begleitet sein können. Als seltene Komplikation kann eine Enzephalitis auftreten.

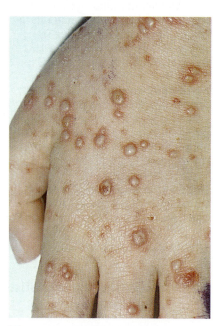

76: Varizellen-Exanthem. Detail eines Handrückens mit unterschiedlich reifen Elementen (Sternenhimmel).

Histologie. Siehe Zoster.

Differentialdiagnose. Strophulus infantum, Zoster generalisatus.

Therapie. Symptomatisch, ggf. Aciclovir.

7.2.16 Infektionen durch Herpes-simplex-Virus

▶ **Definition.** Herpes-simplex-Virus-(HSV-)Infektionen sind lokalisierte Bläscheneruptionen der Haut und Schleimhäute, die Rezidivneigung zeigen und je nach Immunitätslage zu schweren Komplikationen führen können. Durch das Virus wird eine Vielzahl von klinischen Krankheitsbildern verursacht (28).

Ätiologie. Das Herpes-simplex-Virus (HSV) ist ein karyotropes DNA-Virus der Herpes-Virus-Gruppe. Zwei verschiedene Virusstämme werden mit

7.2 Viruskrankheiten der Haut

28: Primo- und Folgeinfektionen der Haut durch HSV

Primoinfektion	Folgeinfektionen
Gingivostomatitis herpetica	Herpes simplex
Aphthoid Pospischill-Feyrter	Herpes simplex recidivans
Vulvovaginitis herpetica	Herpes genitalis
Herpes simplex	Herpes genitalis recidivans
Eczema herpeticatum	Eczema herpeticatum

Hilfe biochemischer, enzymatischer oder molekularbiologischer Methoden unterschieden. HSV Typ 1 verursacht hauptsächlich Haut- und Mundschleimhautläsionen, HSV Typ 2 Genitalaffektionen. Diese Zuordnung ist jedoch nicht obligat. Erkrankungen durch HSV Typ 2 sind durch eine höhere Rezidivrate gekennzeichnet. Möglicherweise besteht eine Assoziation von HSV-Infektion und der Entstehung von Zervixkarzinomen.

Epidemiologie. Weltweit, häufig im Kindesalter vorkommende und meistens inapparente (90%) Erstinfektion. Die Übertragung erfolgt durch Tröpfcheninfektion oder unmittelbaren Kontakt über kleine Haut- oder Schleimhautläsionen. Das einzige Erregerreservoir ist der Mensch. Herpes-Rezidive werden durch Provokationsmechanismen, wie UV-Licht, fieberhafte Infekte, Traumen usw. ausgelöst.

Histologie. Man erkennt ein einkammeriges, intraepidermales Bläschen, das durch eine ballonierende Degeneration der Epidermiszellen gebildet wird. Im Blasengrund finden sich multinukleäre Riesenzellen mit zum Teil intranukleären eosinophilen Einschlußkörperchen.

Klinik. Die ▭ 28 listet die möglichen klinischen Verläufe mit Primo- und Folgeinfektionen auf, die detailliert in den folgenden Kapiteln besprochen werden.

7.2.16.1 Gingivostomatitis herpetica

Synonyme: Stomatitis aphthosa, Mundfäule

▶ *Definition.* Es handelt sich um ein akut, vor allem bei Kleinkindern auftretendes, durch vesikuloaphthöse Mundschleimhautveränderungen gekennzeichnetes Krankheitsbild, das von Allgemeinsymptomen begleitet wird.

Klinik. Nach einer Inkubationszeit von zwei bis sieben Tagen und uncharakteristischen Prodromi treten akut im Vestibulum oris zahlreiche (20 bis 50) 2–4 mm große, scharf begrenzte, aphthöse Läsionen mit zentralen gelblichen Erosionen und einem rötlichen, entzündlichen Saum auf (◎ 77). Neben

vom Typ 2 mit »genitaler« Lokalisation. Möglicherweise besteht eine Assoziation von HSV-Infektion und der Entstehung des Zervix-Ca.

Epidemiologie Weltweites Vorkommen, meist Tröpfcheninfektion, aber auch Übertragung beim Sexualkontakt. Provokation von Herpes-Rezidiven durch Sonne, Fieber, Verletzung etc.

Histologie Intraepidermales Bläschen mit ballonierender Degeneration der Epidermiszellen und eosinophilen Viruskörperchen.

Klinik Die ▭ 28 listet die möglichen klinischen Verläufe auf, die detailliert in den folgenden Kapiteln besprochen werden.

7.2.16.1 Gingivostomatitis herpetica

◀ Definition

Klinik Herpesinfektion der Mundschleimhaut mit gruppierten Bläschen, die bald aphthös zerfallen (◎ 77). Schmerzhafte Schwellung der regionären Lymphknoten.

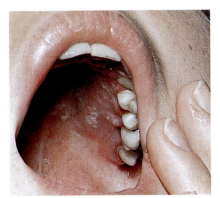

◎ **77: Stomatitis herpetica** mit gruppierten weißlichen Bläschen auf geröteter Schleimhaut am harten Gaumen links. Differentialdiagnostisch muß das Enanthem eines Herpes zoster V/2 links in Betracht gezogen werden.

Nach 1–2 Wochen heilen die Effloreszenzen rezidivfrei ab.

einer Gingivitis und Stomatitis tritt Foetor ex ore, Salivation und schmerzhafte Schwellung der regionären Lymphknoten auf. Nach ein bis zwei Wochen heilen die Effloreszenzen rezidivfrei ab. Selten kommt es zur Mitbeteiligung von Naseneingang, Lippe oder Kinn.

Sonderformen: Aphthoid von Pospischill-Feyrter. Diese sehr seltene Krankheit findet sich bei abwehrgeschwächten Kindern oder als Zweitkrankheit nach Kinderinfektionskrankheiten und ist durch gleichzeitige Erkrankung von Haut, Mundschleimhaut und Genitalregion gekennzeichnet.

Therapie Symptomatisch. In schweren Fällen Aciclovir.

Therapie. Symptomatisch. Eventuell Breitbandantibiotika zur Vermeidung einer bakteriellen Superinfektion. In schweren Fällen Aciclovir.

7.2.16.2 Vulvovaginitis herpetica

Definition ▶

▶ *Definition.* Sie kann Ausdruck einer Primär- oder Sekundärinfektion sein und ist durch schmerzhafte, herpetiform angeordnete Bläschen im Genitalbereich gekennzeichnet im Rahmen eines fieberhaften Krankheitsbildes.

Klinik Die Herpesinfektion der Genitalschleimhäute geht mit Erosionen und schmerzhafter Lymphknotenschwellung einher.

Klinik. Nach uncharakteristischen Prodromalerscheinungen, wie Fieber, Abgeschlagenheit und Erbrechen, tritt eine entzündliche Rötung und ödematöse Schwellung der Vagina auf. Im weiteren zeigen sich wasserklare Bläschen. Die regionalen Lymphknoten können schmerzhaft sein. Die Abheilung erfolgt nach Entstehung von Ulzera und/oder nach Krustenbildung.

Differentialdiagnose Syphilis, Ulcus molle, Kandidose.

Differentialdiagnose. Syphilis, Ulcus molle, Kandidose.

Therapie Symptomatisch.

Therapie. Symptomatisch.

7.2.16.3 Eczema herpeticatum

Synonyme: Varizelliforme Eruption Kaposi, Pustulosis acuta varioliformis Juliusberg

Definition ▶

▶ *Definition.* Generalisierte Herpes-simplex-Virus-Infektion bei Patienten mit ekzematös veränderter Haut, besonders bei Dermatitis atopica.

Klinik Charakteristisch ist die generalisierte Ausbreitung des Herpes auf große Teile der Hautoberfläche (⊙ 78), vorwiegend bei Neurodermitis atopica (17.1; ⊙ 247).
Generalisierte Lymphknotenschwellung und hochfebriler Zustand treten regelmäßig hinzu.

Klinik. Nach einer Inkubation von fünf bis neun Tagen ohne Prodromi treten akut einkammerige Bläschen (später Pusteln) von Linsengröße auf, vorwiegend im Gesicht (⊙ 78) und am Hals mit Übergang auf die oberen Extremitäten und den Stamm (17.1; ⊙ 247). Das Krankheitsbild wird durch Allgemeinsymptome und hohes Fieber begleitet. Zwei bis drei Wochen lang schießen schubweise neue Bläschen auf, so daß ein polymorphes Erscheinungsbild entsteht. Das Krankheitsbild kann durch Bronchopneumonien und Zerebralsymptome kompliziert werden.

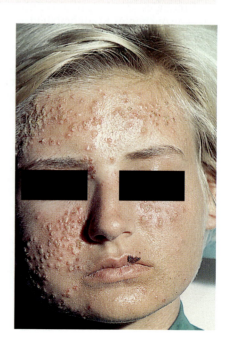

⊙ **78: Eczema herpeticatum bei einer Patientin mit Neurodermitis atopica,** am 5. Tag nach einem Herpes simplex der Oberlippe links (Kruste) im ganzen Gesicht aufgetreten.

Differentialdiagnose. Eczema vaccinatum.

Therapie. Aciclovir i.v. sollte für mindestens fünf Tage gegeben werden, lokal austrocknende Maßnahmen. Bei Verdacht auf Sekundärinfektionen sollten Breitbandantibiotika gegeben werden.

7.2.16.4 Herpes simplex und Herpes simplex recidivans in loco

Synonyme: Fieberbläschen, Gletscherbrand

▶ *Definition.* Dieses Krankheitsbild ist der häufigste Ausdruck einer Sekundärinfektion durch HSV bei modifiziertem Immunstatus.

Klinik. Nach einer Inkubationszeit von zwei bis fünf Tagen kündigt sich eine neue Herpeseruption durch Juckreiz und Spannungsgefühl, gelegentlich auch durch Schmerzen an. Dann schießen auf gerötetem Grund stecknadelkopf- bis reiskorngroße **Bläschen** auf, die konfluieren und polyzyklisch begrenzt sind (◘ 79). Der Bläscheninhalt trübt ein, und nach Zerplatzen entstehen polyzyklisch begrenzte Erosionen, die nach sieben bis vierzehn Tagen komplikationslos abheilen. **Häufigster Sitz dieser Infektion ist die periorale Region (Herpes simplex labialis).** Gleiche Bilder zeigt die Herpes-simplex-Infektion auch am übrigen Körper. Bei Primärinfektionen besteht ein massiver Befall mit Spontanschmerzen und regionärer Lymphadenopathie.

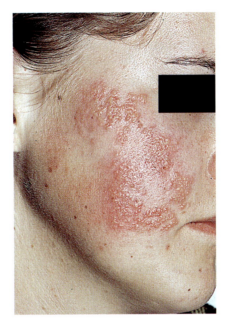

◘ **79: Herpes simplex, Primärinfektion der rechten Wange** mit ausgedehnten, teils konfluierenden Herpesfeldern, Lymphknotenschwellung und Fieber.

Differentialdiagnose. Zoster angulus infectiosus (Faulecken), Impetigo.

Therapie. Symptomatische Behandlung. Lokal Trockenpinselung mit antibiotischen oder antiseptischen Zusätzen. Aciclovir-Creme. Einnahme von Aciclovir-Tbl. 5x1 für fünf Tage, die die Erkrankungsdauer verkürzt, jedoch keinen Einfluß auf die Rekurrenz zeigt.

7.2.16.5 Herpes genitalis

▶ *Definition.* Herpes genitalis ist eine durch HSV Typ 2 oder 1 verursachte Infektion des Penis, der Vulva oder des Rektums, die zu den sexuell übertragbaren Krankheiten zählt. Rekurrenzen des genitalen Herpes werden häufig endogen ausgelöst.

Klinik. Nach unspezifischen Prodromi, wie Jucken, Spannungsgefühl, Parästhesien, treten Bläschen an den Schleimhäuten auf, die innerhalb von Stunden zu Erosionen werden, die von einem entzündlichen Ödem begleitet sind. Gelegentlich findet sich eine HSV-Urethritis mit glasigem Ausfluß. Auch Lymphknotenschwellungen, Fieber und Allgemeinsymptome kommen vor. Die Krankheitsdauer beträgt ein bis zwei Wochen. Rekurrierende geni-

Rekurrierende genitale Läsionen treten häufig auf. Aufgrund der Übertragbarkeit und der Rekurrenz hat diese Erkrankung eine psychosoziale Bedeutung.

Differentialdiagnose Syphilitischer Primäraffekt, Ulcus molle.

Therapie Aciclovir systemisch oder lokal.

7.2.17 Erkrankungen durch Papillomviren

Humane Papillomviren (HPV) induzieren primär gutartige Tumoren der Haut und Schleimhäute wie Warzen und Kondylome. Eine Assoziation genitaler HPV-Infektionen mit Zervix-Karzinomen ist jedoch bekannt.

Ätiologie Humane Papillomviren (HPV) mit 66 Typen.

Epidemiologie Weltweite, häufige Erkrankung des Kindes- und Jugendalters, die eine Immunität hinterläßt.

Klinik der einzelnen Formen

7.2.17.1 Plane Warzen (Flachwarzen)

Definition ▶

Ätiologie Vorwiegend HPV Typ 3.

Klinik Flach papulöse, oft gruppierte Elemente, stecknadelkopf- bis linsengroß (☞ 80). Die Papillome können nach monate- oder jahrelangem Verlauf abheilen.

Histologie Mäßige Akanthose mit geringer Hyper- und Parakeratose.

---

tale Läsionen treten häufig spontan auf. Aufgrund der Übertragbarkeit und der ungewissen Rekurrenz hat diese Erkrankung eine erhebliche psychosoziale Bedeutung erhalten.

Differentialdiagnose. Syphilitischer Primäraffekt, Ulcus molle.

Therapie. Aciclovir-Creme lokal, bei schweren Verläufen Aciclovir oral oder parenteral.

7.2.17 Erkrankungen durch Papillomviren

Humane Papillomviren (HPV) induzieren primär gutartige Tumoren der Haut und Schleimhäute wie Warzen und Kondylome. Sie repräsentieren eine heterogene Gruppe von annähernd 66 Typen. Eine starke Assoziation zwischen genitalen HPV-Infektionen, besonders mit den Typen 16 und 18, und der Entstehung von **Zervix-Karzinomen** konnte jedoch gezeigt werden. Bei der Karzinogenese spielen neben der HPV-Infektion noch andere Faktoren, wie Nikotin, Hormone und möglicherweise HSV-Infektionen, eine Rolle.

Ätiologie. Karyotropes doppelsträngiges DNA-Virus aus der Familie der Papovaviridae. Mit Hilfe molekularbiologischer Techniken werden verschiedene Papillomvirustypen unterschieden (zur Zeit ca. 66).

Epidemiologie. Papillomvirusinfektionen sind eine weltweite, häufige Erkrankung, die vorwiegend Kinder und Jugendliche befällt und weitgehend Immunität hinterläßt. Die Übertragung erfolgt von Mensch zu Mensch. Die Inkubationszeit beträgt vier Wochen bis acht Monate.

Klinik der einzelnen Formen

7.2.17.1 Plane Warzen

Synonyme: Verrucae planae juveniles, Flachwarzen, Flat warts

▶ *Definition.* Besonders bei Kindern, Jugendlichen und seltener bei Erwachsenen plötzliche Aussaat von multiplen, kleinen, hautfarbenen Papeln.

Ätiologie. Vorwiegend HPV Typ 3.

Klinik. An der Stirn, den Wangen und perioral sowie an den Händen und Armen finden sich flache, epidermale Papeln von 1–4 mm Durchmesser. Die Papeln sind rundlich oder oval und zeigen eine dumpfe, feingepunzte Oberfläche (☞ 80). Eine rötliche Umwandlung signalisiert häufig die immunologische Abstoßung der Viruspapillome, die spontan nach monate- oder jahrelangem Verlauf abheilen können. Isomorphe Reizung ist möglich (Köbner-Phänomen).

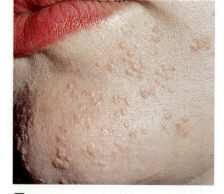

☞ **80: Verrucae planae juveniles** in dichter Aussaat am Kinn eines Mädchens.

Histologie. Histologisch findet man eine mäßige Akanthose mit geringer Hyperkeratose und Parakeratose und eine geringgradige Papillomatose.

Differentialdiagnose. Lichen ruber planus, Lichen nitidus, Milien, Syringome, seborrhoische Warzen. Meistens ist die Diagnose aufgrund des typischen klinischen Bildes zu stellen. Die Typisierung, die in Einzelfällen notwendig sein kann, kann über den Nachweis der spezifischen Virus-Nukleinsäure durch DNA-Hybridisierung oder die Polymerasekettenreaktion (PCR) erfolgen.

Therapie. Wegen der hohen Spontanheilungsrate sollte zurückhaltend behandelt werden; Keratolytika wie Vitamin-A-Säure oder Salizylsäure, Suggestivtherapie, Virustatika (Delimmun®).

7.2.17.2 Verrucae vulgares

Synonyme: Vulgäre Warzen, Common warts

▶ ***Definition.*** Verrucae vulgares sind benigne infektiöse Papillome. Durch eine Hyperplasie der Papillen und der darüberliegenden Epidermis kommt es zu umschriebenen, derben, über das Hautniveau erhabenen Effloreszenzen mit rauher, unregelmäßiger Oberfläche.

Ätiologie. HPV-Typen 1, 2, 4, 7.

Klinik. Die initiale Effloreszenz ist ein hartes, hautfarbenes, kalottenförmig sich vorwölbendes Knötchen. Durch zunehmende Verhornung wird ihre Oberfläche rauh und sie zeigt eine zerklüftete, graugelbliche Hyperkeratose (⚫ 81). In der Umgebung entstehen durch Autoinokulation oft sogenannte Tochterwarzen. Je nach Sitz der Warzen kann die Gestalt unterschiedliche Formen annehmen. Neben kalottenförmigen, papillomatösen finden sich **filiforme Warzen,** die bevorzugt an Augenlidern und in der Bartgegend auftreten. **Subunguale Warzen** können zu einem tumorartigen, schmerzhaften Wachstum führen, so daß Knochenusuren entstehen können. Die Inokulation der Papillomviren findet sich bevorzugt an akroasphyktischen Körperteilen aufgrund verminderter Abwehr. Bei Patienten mit Immundefekten kann es zu einer Aussaat von Warzen kommen (**Verrucosis generalisata**). Bei Patienten mit atopischen Ekzemen können durch Autoinokulation zahlreiche Warzen am ganzen Körper vorkommen (**Eczema verrucatum**).

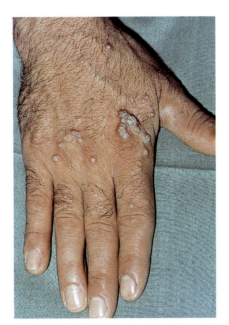

⚫ **81: Verrucae vulgares.** Multipel an einer Hand mit streifiger Aufreihung am Handrücken (Köbner-Phänomen).

Histologie. Histologisch ist eine Akanthose der Epidermis mit Papillomatose zu erkennen, daneben finden sich ballonierte Retezellen mit basophilen Kerneinschlüssen.

Differentialdiagnose. Seborrhoische Warzen, Morbus Darier, Cornu cutaneum auf aktinischer Keratose, Lichen ruber verrucosus.

Therapie. Spontanheilungsrate von ca. 20 % in 6 Monaten; ansonsten Keratolyse, Vereisung mit flüssigem Stickstoff oder operative Behandlung auch mit dem CO_2-Laser.

7.2.17.3 Verrucae plantares

Synonyme: Dornwarzen, Plantar warts, Fußsohlenwarzen

> **Definition.** Plantarwarzen sind durch eine kaum vorgewölbte Oberfläche gekennzeichnet und werden meist von einem dicken Kallus bedeckt.

Ätiologie. Vorwiegend HPV-Typen 1, 2 und 4. Die Plantarwarzen können als solitäre Verruca-vulgaris-artige Effloreszenz, besonders im Fußgewölbe, imponieren. Die Verbreitung der Plantarwarzen erfolgt durch Barfußgehen, zum Beispiel in Schwimmbädern, Turnhallen und Umkleidekabinen. Oberflächlich sitzende Warzen kommen an Fußsohlen oder Zehenballen in großer Zahl als Mosaikwarzen vor (82). Dornwarzen sind durch zahlreiche bräunliche bis schwärzliche Punkte oder kleine Streifen, die durch schlotförmige Blutung aus den Kapillaren in das Warzenepithel zustande kommen, gekennzeichnet. Sie sind äußerst schmerzhaft. Die Plantarwarzen können auch zu monsterartigen, gigantisch großen und sehr tiefreichenden Viruspapillomen auswachsen. Plantarwarzen sind ausgesprochen rezidivfreudig.

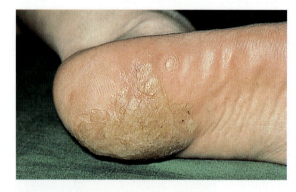

82: Plantarwarzen in beetartiger Ausdehnung an einer Ferse (Mosaikwarzen).

Histologie. Stark ausgeprägte Hyperkeratose mit ausgedehnter Parakeratose und deutlicher Papillomatose.

Differentialdiagnose. Klavus, Tuberculosis cutis verrucosa, Spinaliom.

Therapie. Keratolyse mit salizylsäurehaltigem Pflaster, Elektrokoagulation, Abtragung mit dem scharfen Löffel. Lasertherapie.

7.2.17.4 Condylomata acuminata

Synonyme: Feigwarzen, Feuchtwarzen

> **Definition.** In intertriginösen Schleimhautregionen vorkommende HPV-Infektionen, die als spitze Kondylome oder plane Papillome imponieren können.

Ätiologie. HPV-Typen 6, 11, vereinzelt auch 16 und 18.

Klinik. Die **häufigste Lokalisation ist das Genitale.** Zunächst bilden sich kleine, stecknadelkopfgroße Papeln, die bald zu größeren Beeten konfluieren mit maulbeer- oder himbeerartigem Aussehen und später hahnenkammähnliche Wucherungen bilden können (83). Voraussetzung für die Entstehung von Condylomata acuminata sind Mazerationen, ein feuchtes Milieu und Epithelläsionen. **Condylomata plana** finden sich als Sonderform im Bereich der Zervix uteri und des Präputiums. Bei unzureichender Abwehrlage und besonders günstigen Milieubedingungen kann es zu destruierend wachsenden Condylomata kommen, den sogenannten **Condylomata gigantea** Buschke-Löwenstein.

Histologie. Hyperkeratose mit Akanthose und Hyperpapillomatose.

Differentialdiagnose. Condylomata lata, Pemphigus vegetans.

Therapie. Eine Ätzbehandlung mit Podophyllinlösung oder die elektrokaustische Entfernung mit Kürettage und anschließender Behandlung mit Polyvinylpyrrolidon-Jod führen zum Verschwinden der Condylome. Lasertherapie ist auch möglich.

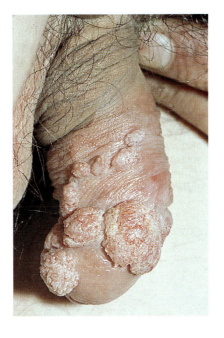

◉ **83: Condylomata acuminata** mit blumenkohlartigen, großen und kleinen Gebilden am männlichen Genitale.

Maximalvariante bei jahrelanger Persistenz: (**Condylomata gigantea** »Buschke-Löwenstein«).

Histologie Hyperkeratose und -papillomatose.

Differentialdiagnose Condylomata lata.

Therapie Ätzung mit Podophyllinlösung, Elektrokauter, Kürettage. Lasertherapie ist auch möglich.

7.2.17.5 Epidermodysplasia verruciformis

Synonym: Verrucosis generalisata

▶ *Definition.* Seltene, familiär gehäufte Erkrankung mit ausgedehnten, polymorphen Warzen und sekundärer maligner Transformation (Spinaliome).

Ätiologie. Zahlreiche HPV-Virustypen konnten nachgewiesen werden. Neben einer benignen Verlaufsform, in der häufig HPV Typ 3 nachgewiesen wird, gibt es HPV-Typen mit **onkogenem Potential,** wie HPV 5, 8 und 17, die zur Ausbildung spinozellulärer Karzinome und M. Bowen führen können. Bei einem Patienten können mehrere Typen nachgewiesen werden.

Klinik. Charakteristischerweise entwickeln die zunächst planen Warzen sich vorwiegend an chronisch lichtexponierten Körperstellen. Die Hautveränderungen treten in der Regel vor dem siebten Lebensjahr auf und breiten sich symmetrisch aus. Die Schleimhäute sind nicht betroffen. Neben den lichtexponierten Arealen, auf welchen bevorzugt die Spinaliome auftreten, können auch Handflächen und Fußsohlen, Axillen und äußeres Genitale befallen sein.

Histologie. Das histologische Bild gleicht weitgehend dem der planen Warzen. Eine spontane Rückbildung der Warzen konnte bisher nicht beobachtet werden.

Therapie. Nach der Virustypisierung zur Einschätzung des onkogenen Potentials behandelt man symptomatisch.

7.2.17.5 Epidermodysplasia verruciformis (Verrucosis generalisata)

◀ Definition

Ätiologie HPV-Infektion. Neben einer **benignen** Verlaufsform gibt es HPV-Typen mit **onkogenem Potential,** die zur Ausbildung spinozellulärer Karzinome und M. Bowen führen können.

Klinik Multiple, polymorphe Warzen bei erblicher Disposition. An den lichtexponierten Stellen transformieren sich jahrelang persistente Warzen in Spinaliome.

Histologie Das Bild gleicht dem der planen Warzen.

Therapie Nach Einschätzung des onkogenen Potentials durch Virustypisierung behandelt man symptomatisch.

7.3 Bakterielle Erkrankungen

7.3.1 Die mikrobiologische Besiedelung der Haut

Die Besiedelung der Haut mit Mikroorganismen beginnt bei der Geburt. Aerobe und anaerobe **grampositive Bakterien** bilden Mikrokolonien auf der Epidermis und in den Haarfollikeln. Koagulasenegative Staphylokokken (Staphylococcus epidermidis) und anaerobe Mikrokokken und Peptokokken

7.3 Bakterielle Erkrankungen

7.3.1 Die mikrobiologische Besiedelung der Haut

Die Haut wird nach der Geburt mit aeroben und anaeroben grampositiven Bakterien, lipophilen Hefepilzen und Haarbalgmilben besiedelt.

sind überall auf der Haut zu finden, aerobe Korynebakterien und gramnegative Bakterien vor allem in den feuchten intertriginösen Hautfalten. Propionibacterium acnes und granulosum leben in hoher Keimzahl in den Talgdrüsenfollikel-Ausführungsgängen. **Lipophile Hefepilze** (Pityrosporon species) und **Haarbalgmilben** (Demodex species) besiedeln den oberen Teil des Haarfollikels. Sie sind permanente Bewohner der Haut, bezeichnet als Standortflora oder **residente Flora und Fauna der Haut.**

Die Gesamtzahl der zur Standortflora gehörenden Mikroorganismen wird auf etwa 10^{12} Keime geschätzt. Die Verteilung ist quantitativ und qualitativ unterschiedlich. In den talg- und schweißdrüsenreichen Regionen ist die Keimzahl hoch (ca. $10^6/cm^2$). Trockene Areale haben eine niedrigere Keimzahl von 10^2 bis $10^3/cm^2$. Durch Umweltkontakte kommt es zur vorübergehenden Besiedelung mit den verschiedensten Mikroorganismen, die zwar auf der Hornschicht haften können, aber bei guter Abwehrlage keine Infektionen hervorrufen. Diese Mikroorganismen bezeichnet man als **transiente oder temporär residente Flora.**

7.3.2 Pathogenese von bakteriellen Infektionen

Die Entstehung von bakteriellen Infektionen hängt von erregerspezifischen und wirtsspezifischen Faktoren ab:

- Von den **pathogenen Eigenschaften** des Erregers, z.B. der Fähigkeit des Mikroorganismus, Endo- und Exotoxine zu bilden, sich an Zellen anzuheften bzw. der Phagozytose zu entgehen.
- Von der **Eintrittspforte**: Die Störung der Hautbarriere begünstigt die Besiedelung und Invasion von pathogenen Bakterien, z.B. quantitative und qualitative Defekte der Hornschicht oder der Hautoberflächenlipide sowie Störung des Wassergehaltes der Haut. Dem sauren pH-Wert kommt wahrscheinlich eine geringere Bedeutung bei der Infektionsabwehr zu. Dagegen ist die Standortflora für die Abwehr von ortsfremden Mikroorganismen wichtig (bakterielle Interferenz).
- Von der **zellulären und humoralen Immunabwehr der Haut**: Die Reaktion der Langerhanszellen auf das Eindringen von Mikroorganismen, die Phagozytose durch Makrophagen und die lokale Entzündungsreaktion sind einige bisher bekannte Faktoren, die den weiteren Verlauf der Infektion bestimmen.

7.3.3 Erkrankungen durch Bakterien der Standortflora

7.3.3.1 Erythrasma

> ▶ *Definition.* Häufige oberflächliche intertriginöse Dermatitis vor allem axillär und inguinal durch Corynebacterium minutissimum, erkennbar durch karminrote Fluoreszenz im Wood-Licht.

Ätiologie. Durch Störung der Ökologie der Standortflora (z.B. durch lokale Hyperhidrose, Mazeration in intertriginösen Arealen, Adipositas, okklusive Kleidung) kommt es zur Vermehrung von **Corynebacterium minutissimum** im Stratum corneum.

Klinik. Das Erythrasma ist charakterisiert durch scharf begrenzte flächige Erytheme ohne Randbetonung mit diskreter Schuppung in intertriginöser Lokalisation, vor allem inguinal, perianal, axillär, submammär. Juckreiz ist selten.

Diagnose. Typisches klinisches Bild mit **karminroter Fluoreszenz im Wood-Licht (UV-A-Licht)**. Die Fluoreszenz ist bedingt durch Porphyrinproduktion von C. minutissimum.

Differentialdiagnose. Intertriginöse Mykose, Intertrigo.

Therapie. Eine austrocknende, antimikrobielle Behandlung, z.B. Erythromycin-Lösung und die Verbesserung der Körperpflege sind die therapeutischen Maßnahmen.

7.3.3.2 Trichobacteriosis palmellina

Synonym: Trichomycosis palmellina

▶ **Definition.** Dichte Besiedelung der Achselhaare mit Bakterien (Corynebacterium tenue) bei Hyperhidrose und mangelnder Körperpflege.

Ätiologie. Im wesentlichen Corynebacterium tenue.

Klinik. Die Achselhaare sind mit gelblichrötlichen, auch schwärzlichen, schwer abstreifbaren Belägen umgeben, von denen ein übler, ranziger Geruch ausgeht.

Therapie. Die Haare sollten rasiert werden, danach steht regelmäßige Körperpflege im Vordergrund.

7.3.3.3 Keratolysis sulcata plantaris

Synonyme: Pitted keratolysis (pit = Grube), Keratoma sulcatum

▶ **Definition.** Durch Mazeration und Bakterien bedingte, grübchenförmige Hornhautdefekte an den Fußsohlen bei starker Hyperhidrose und Okklusion.

Ätiologie. Korynebakterien, Brevibakterien.

Klinik. In feuchtwarmem Klima kommt es zur Vermehrung der Korynebakterien mit nachfolgender umschriebener, grübchenförmiger Keratolyse ohne Entzündungsreaktion. Es kommt zu starkem Brennen der Fußsohlen. Betroffen sind vor allem Soldaten und Arbeiter mit okklusivem Schuhwerk.

Diagnose. Typisches klinisches Bild, differentialdiagnostisch muß man eine nicht entzündliche Plantarmykose ausschließen.

Therapie. Die Beseitigung der Hyperhidrose, und die Verabreichung von antimikrobiellen Lösungen lassen die Beschwerden verschwinden.

7.3.3.4 Hidradenitis suppurativa

Synonym: Schweißdrüsenabszesse der Erwachsenen

▶ **Definition.** Abszedierende, furunkelartige Entzündung in den Achselhöhlen. Sie tritt chronisch-rezidivierend im Rahmen der Aknetetrade auf *(19.1).*

Ätiologie. Es ist unklar, ob es sich primär um eine Entzündung der Haarfollikel oder der Schweißdrüsen handelt. Es besteht eine genetische Disposition. Bakteriologisch können Korynebakterien oder auch Staphylococcus aureus und gramnegative Bakterien sekundär isoliert werden.

Klinik. In der Achselhöhle findet man ein- oder beidseitig konfluierende, rotbraune, indurierte Knoten mit Neigung zu eitriger Einschmelzung, narbiger Abheilung und Fistelbildung (⌾ 84). Bei der chronisch-rezidivierenden Form ist neben der Axillarregion auch häufig die Inguinal- und Gesäßregion befallen. Eine Acne conglobata kann im Gesicht-, Brust- und Rückenbereich assoziiert sein.

Therapie. Die Therapie ist ausgesprochen schwierig, da eine hohe Rezidivneigung besteht. Sie umfaßt die Lokalbehandlung mit antimikrobiellen Lösungen, Ichthyol-Salbe, Stichinzision und innerlicher Antibiotikagabe. Bei der chronisch-rezidivierenden Form gibt man oral 13-cis-Retinsäure, eventuell muß eine chirurgische Exzision der gesamten Schweißdrüsenregion vorgenommen werden.

7.3.3.5 Kutane Aktinomykose

▶ **Definition.** Seltene, chronische, granulomatöse, abszedierende Entzündung durch Infektion mit Aktinomyzeten.

Ätiologie. Infektion mit Actinomyces israelii und anderen, meist anaeroben Mitläuferbakterien. **Aktinomyzeten sind grampositive, verzweigte Stäbchenbakterien, keine Pilze!** Sie gehören zur Standortflora des Mund-Rachen-Raumes. Die Aktinomykose tritt sekundär auf dem Boden einer lokalen Vorerkrankung auf, z.B. nach periodontalem Abszeß, Zahnextraktion oder Bißverletzung.

Klinik. Man findet meist eine im Bereich des Kieferwinkels (Halsweichteile) beginnende Entzündung mit knotigen, derben Infiltraten mit oberflächlicher Rötung, später eitriger Einschmelzung und Fistelbildung. Häufig kommt es zur Knochenbeteiligung. Selten tritt die Aktinomykose auch nach Verletzung an anderen Stellen auf (⌾ 85). Sie neigt zu Rezidiven.

Diagnose. Histologisch zeigt sich eine granulomatöse Entzündung mit Nachweis von **Drusen,** die auch mikroskopisch im Quetschpräparat nachzuweisen sind (Drusen sind geflechtartige Konglomerate von Aktinomyzeten, ⌾ 86). Anaerobe Anzüchtung von Aktinomyzeten und anderen Anaerobiern auf Spezialnährböden. **Differentialdiagnostisch** ist an eine Tuberculosis cutis colliquativa, eine Phlegmone, eine tiefe Mykose oder an einen Tumor zu denken.

Therapie. Nach der Inzision und Drainage von Abszessen, ist zusätzlich eine Antibiotikatherapie nach Resistenzbestimmung über Wochen und Monate z.B. mit Penizillin intravenös (später oral) oder alternativ mit Amoxicillin, Tetrazyklinen oder Cephalosporinen indiziert.

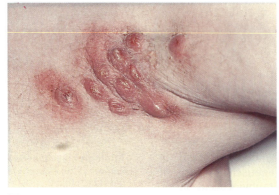

⌾ 84: Hidradenitis suppurativa – Schweißdrüsenabszesse in der Axilla.

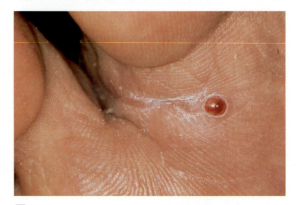

⌾ 85: Rezidivknoten einer Aktinomykose am Fuß.

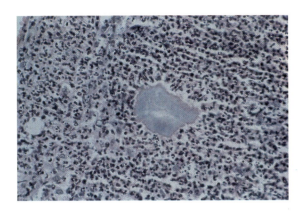

86: Histologisches Bild einer Aktinomykose mit einer Druse (Geflecht von Aktinomyzeten).

7.3.4 Primär bakterielle Infektionen der Haut – Pyodermien

Unter Pyodermie versteht man die Infektion der Haut mit Eiterkokken, vor allem mit hämolysierenden Streptokokken und Staphylococcus aureus. β-hämolysierende Streptokokken breiten sich infolge der enzymatischen Wirkung von Streptokinase und Hyaluronidase eher horizontal aus, Staphylococcus aureus ist durch Enzyme wie Koagulase und Hämolysine in der Lage, sich vertikal entlang der Follikel und Schweißdrüsen auszubreiten und Abszeßhöhlen zu bilden. Je nach Eindringtiefe und Erreger können verschiedene Hautschichten betroffen sein. Eine Einteilung der Pyodermien nach Erreger und Lokalisation ist in 29 dargestellt.

7.3.4 Primär bakterielle Infektionen der Haut – Pyodermien

Pyodermien sind Infektionen der Haut mit Eiterkokken. Es können verschiedene Hautschichten betroffen sein.

Zur Einteilung der Pyodermien nach Erreger und Lokalisation siehe 29.

29: Übersicht über Lokalisation und Erreger von Pyodermien

	Erreger	Staphylococcus aureus	β-hämolysierende Streptokokken
	Leitenzyme	Koagulase, Hämolysine	Streptokinase, Hyaluronidase
	Ausbreitung	vertikal (entlang der Follikel und der Schweißdrüsen)	horizontal
betroffene Hautschicht			
Epidermis		Impetigo contagiosa, (großblasige Form) Dermatitis exfoliativa (staphylogenes Lyell-Syndrom)	Impetigo contagiosa
oberes Korium		Follikulitis	Ecthyma
tiefes Korium		Furunkel Karbunkel Hidradenitis suppurativa Phlegmone	Erysipel (in Lymphspalten) nekrotisierende Fasziitis

7.3.4.1 Impetigo contagiosa

Definition. Häufige, ansteckende, oberflächliche Infektion der Haut, vorwiegend im Kindesalter.

Ätiologie. Die kleinblasige Form wird vorwiegend von **β-hämolysierenden Streptokokken** der Gruppe A hervorgerufen, die großblasige Form von **Staphylococcus aureus**; bei Stämmen, die ein blasenbildendes Toxin (Exfoliatin) bilden, ist ein Übergang in das staphylogene Lyell-Syndrom möglich (S. 149). Infektionsquellen sind Nasen- und Racheninfektionen bei Patienten oder Impetigoherde bei Kontaktpersonen, vor allem Geschwister, Kindergarten- oder Schulkameraden.

Klinik. Beginn mit umschriebenem Erythem und kleinen Bläschen und Pusteln, die schnell platzen. Es entstehen asymmetrische, scharf begrenzte Herde mit **goldgelben Krusten**. Ausbreitung durch Schmierinfektion (87). Die Impetigo beginnt bevorzugt im Nasen-Mund-Bereich und an den Händen. Als Komplikation kann eine regionäre Lymphangitis und -adenitis auftreten, selten auch eine postinfektiöse Glomerulonephritis. Selten sind bullöse Formen (3/5, S. 294)

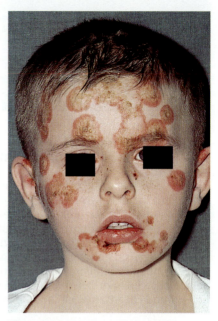

87: Impetigo contagiosa durch β-hämolysierende Streptokokken – scharf begrenzte krustöse Herde im Gesicht eines Kindes.

Diagnose. Das klinisch typische Bild und der bakteriologische Nachweis der Erreger aus Hautabstrich, Nasen- und Rachenabstrich sind richtungweisend. Differentialdiagnostisch ist an eine superinfizierte Herpes-simplex-Infektion zu denken. Der Antistreptolysin- bzw. Antistaphylolysin-Titer ist bei länger dauernden Infektionen erhöht.

Therapie. Initiale Herde können lokal antibiotisch behandelt werden. Bei stärkerer Ausbreitung und insbesondere bei Rezidiven ist aber eine systemische Antibiotikabehandlung z.B. mit Amoxicillin erforderlich. Sanierung der Infektionsquelle ist wesentlich.

7.3.4.2 Ecthyma

Synonym: Ecthyma terebrans

Definition. Umschriebene, ulzerierende Pyodermie.

Ätiologie. Aus kleinen Verletzungen entstehen besonders nach Varizellen, Skabies oder Insektenstichen und bei Durchblutungsstörungen Ulzerationen durch β-hämolysierende Streptokokken.

Klinik. Es finden sich einzelne oder multiple, wie **ausgestanzt** wirkende, kreisrunde Ulzera mit gerötetem Rand, die bevorzugt an den Beinen lokalisiert sind. Komplikationen sind Erysipel und Sepsis.

Diagnose. Das typische klinische Bild und der bakteriologische Nachweis von β-hämolysierenden Streptokokken ermöglichen die Diagnose.

Therapie. Eine antiseptische, antibiotische Lokalbehandlung reicht zumeist aus, in schweren Fällen muß eine orale Antibiotikatherapie durchgeführt werden.

7.3.4.3 Erysipel

Synonyme: Wundrose, Erysipelas

▶ **Definition.** Häufige, akute Infektionen in den Lymphspalten des Koriums durch β-hämolysierende Streptokokken der Gruppe A (seltener G), selten auch Staphylococcus aureus. Die Bakterien können nur über eine Eintrittspforte in die Lymphspalten der Haut eindringen.

Klinik. Plötzlicher Beginn mit Kopfschmerzen, Fieber, Schüttelfrost. Innerhalb von Stunden bildet sich ein flächenhaftes, nicht immer scharf begrenztes, leuchtend rotes Erythem aus. Es kommt zu unterschiedlich starker Ödembildung, Überwärmung und meist starker Druckschmerzhaftigkeit (⬤ 88). Das Erysipel ist eine Erkrankung der Kutis. Die Ausbreitung entlang der Lymphspalten kann zu **typischen zungenförmigen Ausläufern,** zu Lymphangitis und regionaler Lymphknotenschwellung im Lymphabflußgebiet führen. Häufige **Eintrittspforten** sind Rhagaden, Interdigitalmykosen, Wunden und Ulzera. Als Komplikation kann eine Begleitthrombophlebitis auftreten. Beim Gesichtserysipel ist eine Hirnvenenthrombose eine lebensgefährliche Komplikation. Bei nicht ausreichender Antibiotikabehandlung oder versäumter Sanierung der Eintrittspforte kann es zu Rezidiven kommen. Durch den wiederholten Entzündungsprozeß besteht die Gefahr der Obliteration der Lymphgefäße mit nachfolgendem chronischen Lymphödem (Elephantiasis).

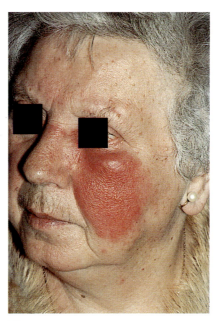

⬤ **88: Gesichtserysipel** – hochrote, ödematöse Schwellung der linken Wange mit zungenförmigen Ausläufern über dem Nasenrücken.

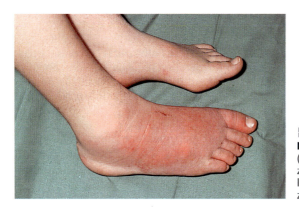

⬤ **89: Beginnendes Erysipel am rechten Fuß** (Eintrittspforte Zwischenzehenmykose) mit lymphogener Ausbreitung zur Wade.

Diagnose Klinisch und mittels Entzündungsparameter.

Therapie Hochdosierte, parenterale Penicillin-Therapie, Sanierung der Eintrittspforte. Bei Rezidiven Langzeit-behandlung.

Nekrotisierende Fasziitis

Definition ▶

Ätiologie Infektion der Subkutis und Faszien mit Streptokokken der Gruppe A

Klinik Lebensbedrohliche Gangrän mit hohem Fieber

Therapie Débridement, parenterale Antibiotika, Schocktherapie

7.3.4.4 Follikulitis

Superfizielle Follikulitis

Definition ▶

Ätiologie Infektion des oberen Haar-follikels durch Staphylococcus aureus.

Klinik Follikuläre Pustel im behaarten Bereich.

Diagnose Zur Diagnose dient die bakteriologische Untersuchung des Pustelinhalts. Zur Differentialdiagnose der pustulösen Mykose epilierte Haare zur mykologischen Kultur.

Therapie Die Behandlung erfolgt lokal antiseptisch oder mit Antibiotika systemisch.

Diagnose. BKS erhöht, Leukozytose und Anstieg von Staphylokokken- oder Streptokokken-Antikörper im Serum. Erregernachweis kulturell aus dem durch Skarifikation gewonnenen Preßsaft am Erysipelrand.

Therapie. 1. Bettruhe mit Ruhigstellung und Hochlagerung der erkrankten Region. 2. Hochdosierte parenterale Penicillin-Therapie (bei Penicillin-Allergie: Erythromycin oder Clindamycin). 3. Behandlung der Eintrittspforte (z.B. Fußmykose). 4. Bei häufigen Rezidiven prophylaktisch Langzeitbehandlung mit Depotpenicillin (z.B. Tardocillin® oder Sulfonamiden.

Nekrotisierende Fasziitis

Synonym: Streptokokkengangrän

> ▶ *Definition.* Foudroyante Entwicklung von flächigen Nekrosen der Subkutis und Faszien innerhalb von 1–2 Tagen.

Ätiologie. Infektion durch Streptokokken der Gruppe A, auch Mischinfektionen mit Anaerobiern oder gramnegativen Bakterien.

Klinik. Rasche Entwicklung von hohem Fieber und außerordentlich schmerzhaften erysipelartigen Rötungen und Schwellungen, meist an Extremitäten oder Unterbauch, die innerhalb von Stunden zu hämorrhagischer Infarzierung und Gangrän führen.
Komplikation: Verbrauchskoagulopathie.

Therapie. Chirurgisches Débridement und Dekompression mit Abtragung der nekrotischen Faszien, parenterale Antibiotikatherapie, intensivmedizinische Therapie von Schock und Gerinnungsstörung. Bei zu spätem Therapiebeginn hohe Letalität (25–50%).

7.3.4.4 Follikulitis

Superfizielle Follikulitis

Synonyme: Oberflächliche Haarfollikelentzündung, Osteofollikulitis Bockhart

> ▶ *Definition.* Oberflächliche pustulöse Infektion des Haarfollikels mit Staphylococcus aureus.

Ätiologie. Infektion des oberen Teils des Haarfollikels durch Staphylococcus aureus. Häufig begünstigt durch heißes Klima oder Okklusivverbände.

Klinik. Plötzlich treten follikulär gebundene Pusteln mit gerötetem Rand auf, häufig im Bartbereich (Folliculitis barbae), am Gesäß und den Oberschenkelstreckseiten.

Diagnose. Im Bartbereich tritt häufig eine **tiefe Follikulitis** (Sycosis barbae) auf, die differentialdiagnostisch von einer tiefen Tinea barbae (Mykose) abgetrennt werden muß. Zur Diagnostik sollte man einen Pustelabstrich zur bakteriologischen Kultur machen und epilierte Haare (kein Abstrich!) zur mykologischen Kultur entnehmen.

Therapie. Bei vereinzeltem Auftreten ist eine spontane Abheilung möglich, bei Ausbreitung gibt man antiseptische Lösung, z.B. PVP-Jod oder Antibiotika.

Furunkel und Karbunkel

Synonyme: Tiefe Follikulitis und Perifollikulitis

▶ **Definition.** Tiefe bakterielle, abszedierende Entzündung, ausgehend vom Haarfollikel.

Ätiologie. Der häufigste Erreger ist **Staphylococcus aureus**. Multiple, disseminierte Furunkel (Furunkulose) weisen auf schlechte hygienische Verhältnisse oder eine gestörte Immunabwehr hin. Furunkel treten gehäuft bei latentem und manifestem Diabetes mellitus und bei Atopikern auf.

Klinik. In der Umgebung eines Follikels entwickelt sich innerhalb von Stunden bis Tagen eine tiefe entzündliche Infiltration (Perifollikulitis) und ein stark druckschmerzhafter, hyperthermer, fluktuierender Abszeß (◨ 90). Es

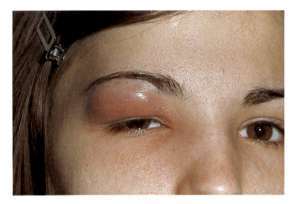

◨ 90: **Furunkel** des rechten Oberlides.

kommt entweder zur Spontanentleerung nach außen oder seltener zur Resorption. Einbruch der Bakterien in die Lymphbahnen führt zur regionalen Lymphangitis und Lymphadenitis mit Fieber. Eine gefürchtete Komplikation ist die hämatogene Aussaat. Insbesondere bei Oberlippen- und Nasenfurunkeln kann es zur septischen Sinus-cavernosus-Thrombose über die Venae angulares kommen. Das Auftreten von beetartigen Furunkeln bezeichnet man als **Karbunkel**. Es tritt häufig im Bereich des Nackens auf.

Diagnose. Die Diagnose erfolgt durch Abstrich aus Punktionseiter, der zur mikroskopischen Untersuchung und bakteriologischen Kultur verwendet wird.

Therapie. Bei beginnenden Furunkeln fördert die lokale Anwendung von Ichthyol-Watteverbänden die eitrige Einschmelzung. Im Stadium der Fluktuation kann der Eiter durch tiefe Stichinzision entleert werden (»Ubi pus, ibi evacua!«). Die Nachbehandlung erfolgt mit antiseptischen oder antibiotischen Salben. Besteht bereits eine lymphogene oder hämatogene Aussaat der Bakterien, muß unbedingt eine systemische Behandlung über mindestens eine Woche durchgeführt werden. Da penicillinresistente Staphylokokken inzwischen auch außerhalb der Krankenhäuser auftreten, sollte ein penicillinasefestes Antibiotikum (z.B. Flucloxacillin) eingesetzt werden.

▶ **Merke.** Bei Gesichtsfurunkeln sind zusätzlich absolute Bettruhe und weiche Kost indiziert.

Bei Rezidiven oder Furunkulose sollte nach einer Infektionsquelle innerhalb der Familie (Staphylokokkenträger im Nasen-Rachen-Raum), nach Diabetes mellitus oder Ursachen für eine gestörte Immunabwehr gesucht werden. Erregernachweis und Antibiogramm sind unbedingt notwendig.

7.3.4.5 Phlegmone

> **Definition.** Schwere abszedierende Infektion mit diffuser Ausbreitung in den tiefen Hautschichten, entlang der Sehnen, Faszien und Muskulatur.

Ätiologie. Meist entsteht eine Phlegmone nach Verletzungen oder postoperativ durch Staphylococcus aureus, selten durch Streptokokken der Gruppe A oder gramnegative Bakterien.

Klinik. Flächenhaftes, überwärmtes, mehr livides Erythem mit **sehr** schmerzhafter, teigiger Schwellung. In der Tiefe kann es zu eitriger Einschmelzung kommen (91). Fieber und Krankheitsgefühl, BSG-Beschleunigung und Leukozytose treten auf.

Differentialdiagnose. Erysipel, nekrotisierende Fasziitis, Streptokokken-Gangrän.

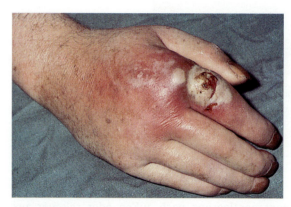

91: Phlegmone der rechten Hand mit eitriger Einschmelzung am Zeigefinger.

Therapie. Wichtig ist die hochdosierte, intravenöse Antibiotikabehandlung mit penicillinasefesten Penicillinen. Zusätzlich erfolgt die symptomatische Lokalbehandlung mit feuchten Umschlägen und eine Thromboseprophylaxe. **Ein frühzeitiges chirurgisches Vorgehen ist indiziert.** Besonders gefährlich sind Mundboden- und Sehnenscheidenphlegmonen, da sie durch nekrotische Einschmelzung zu Schädigungen der Gefäß-Nervenstränge und der Muskulatur führen.

7.3.4.6 Panaritium

Synonyme: Umlauf, eitrige Paronychie

> **Definition.** Eitrige Entzündung in der Umgebung des Nagels.

Ätiologie. Staphylococcus aureus dringt in kleine Verletzungen des Nagelwalls ein, z.B. nach Nagelpflege oder durch eingewachsene Fußnägel. Beginn meist mit einer schmerzhaften Entzündung an einer Stelle des Paronychiums, die schließlich den ganzen Nagel umschließt (Umlauf). Das Nagelbett kann mitbetroffen werden, so daß sich der Nagel später abhebt. Starke, klopfende Schmerzen weisen auf eine Ausbreitung in der Tiefe hin.

Therapie. Die Behandlung besteht aus Seifenbädern, antiseptischen Umschlägen mit Chinosol, Rivanol oder PVP-Jod und antiseptischen Salben.

7.3.4.7 Staphylogenes Lyell-Syndrom

Synonyme: Staphylogene toxische epidermale Nekrolyse, Dermatitis exfoliativa neonatorum Ritter von Rittershain, Staphylococcal scalded skin syndrome (SSSS)

▶ **Definition.** Schwere, lebensbedrohliche, durch Staphylokokken-Toxine ausgelöste blasige Ablösung der Haut.

Epidemiologie. Die Erkrankung tritt bei Säuglingen und Kleinkindern, selten bei immunologisch geschwächten Erwachsenen auf. Häufig findet man eine vorausgehende bullöse Impetigo beim Patienten oder bei Kontaktpersonen.

Ätiologie. Akantholytische Spalt- und Blasenbildung durch **Exfoliatin A und B**, epidermolytische Toxine von **Staphylococcus-aureus**-Stämmen der Phagengruppe II, die zu den Serinproteasen gehören.

Klinik. Beginn mit hohem Fieber und scharlachartigem Exanthem, häufig nach bullöser Impetigo, Otitis media oder Pharyngitis. Nach ein bis zwei Tagen kommt es am ganzen Integument zu diffuser Rötung und Bildung von schlaffen Blasen, die schnell zerreißen und zu flächigen Erosionen führen (**wie verbrühte Haut** = scalded skin, ◉ 92). Das Nikolski-Phänomen ist positiv. **Die Schleimhäute werden nicht befallen.** Als Komplikationen können Sekundärinfektionen der Haut, Pneumonie und Sepsis auftreten.

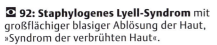

◉ 92: **Staphylogenes Lyell-Syndrom** mit großflächiger blasiger Ablösung der Haut, »Syndrom der verbrühten Haut«.

Diagnose. Der histologische Schnellschnitt zeigt die **akantholytische Blasenbildung** im Bereich des Stratum granulosum und subkorneale Blasenbildung. Der bakteriologische Nachweis von Staphylococcus aureus gelingt in den Fokalherden (z.B. Rachen).

Differentialdiagnose. Scharlach, großblasige Impetigo und medikamentöses Lyell-Syndrom.
Das medikamentöse Lyell-Syndrom kann histologisch unterschieden werden. Man findet Epidermisnekrosen mit Beginn in der Basalzellschicht. Außerdem sind die **Schleimhäute meist mitbefallen.**

Therapie. Neben der intravenösen Antibiotikatherapie (penicillinasefeste Penicilline, Cephalosporine, Erythromycin, Makrolidantibiotika) ist eine Intensivpflege wie bei ausgedehnten Verbrennungen nötig. Bei rechtzeitiger Antibiotikatherapie ist die Prognose günstig. Abheilung innerhalb von zwei Wochen.

7.3.5 Sekundäre bakterielle Infektionen der Haut – Superinfektionen

Dermatosen können sekundär bakteriell infiziert werden. Man nennt das Superinfektion oder Pyodermisierung. Besonders häufig kommt es dazu bei Hauterkrankungen, die zu einer Schädigung der Epidermis geführt haben oder bei denen infolge des Juckreizes die Epidermis zerkratzt wird, z.B. bei Ekzemen, Skabies, blasenbildenden Dermatosen.

Superinfiziertes Ekzem

Superinfiziertes Ekzem

Sekundäre Besiedelung von Ekzemen mit grampositiven Bakterien.

Ekzematöse Hautveränderungen sind oft mit grampositiven Bakterien besiedelt und heilen erst nach antiekzematöser-antiseptischer Kombinationsbehandlung ab. Besonders Atopiker neigen aufgrund ihrer genetisch bedingten verminderten zellulären Immunabwehr zu bakteriellen Infektionen.

Gramnegativer bakterieller Fußinfekt

Gramnegativer bakterieller Fußinfekt

Superinfektion einer Fußmykose mit gramnegativen Bakterien bei Okklusion (◉ 93).

Eine Mykose der Zehenzwischenräume ist häufig Eintrittspforte für Bakterien, nicht nur von Streptokokken (Erysipel) sondern auch von gramnegativen Bakterien, die vor allem bei heißem Wetter unter Okklusion (Gummistiefel) sich stark vermehren und eine akute Entzündung mit Mazeration des gesamten Fußes hervorrufen können (◉ 93).

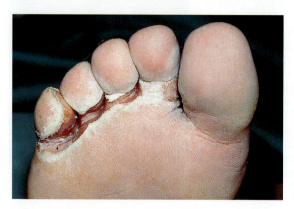

◉ **93: Gramnegativer bakterieller Fußinfekt** bei einem Kanalarbeiter, ausgehend von einer Zwischenzehenmykose mit Mazeration der Hornschicht, entzündlich erosiven Zwischenzehenräumen und fötidem Geruch.

Gramnegative bakterielle Follikulitis

Gramnegative bakterielle Follikulitis

Sekundärbesiedelung mit gramnegativen Bakterien im Verlauf einer antibiotischen Aknebehandlung.

Im Verlauf der Aknebehandlung mit Antibiotika kann es zu einer Sekundärbesiedelung mit gramnegativen Stäbchen kommen, die dann zu einer pustulösen Dermatose im Bereich der behandelten Hautregionen (meist Gesicht, Brust und Rücken) führen. Die Diagnose kann durch kulturelle Anzüchtung der Bakterien aus dem Pustelinhalt gestellt werden.

7.3.6 Systemische bakterielle Infektionen mit Hautbeteiligung

7.3.6.1 Borrelia-burgdorferi-Infektion

Synonyme: Erythema-migrans-Krankheit, Lyme disease, Lyme Borreliose

> ▶ **Definition.** Häufigste von Zecken übertragene bakterielle Infektion, die über Jahre persistierend fast alle Organe betreffen kann, bevorzugt die Haut, seltener das Nervensystem, die Gelenke, Herzmuskel und Auge.

Definition ▶

Ätiologie Erreger ist die durch Zeckenstich übertragene Spirochäte Borrelia burgdorferi.

Ätiologie. Durch Zecken oder selten auch Stechmücken werden Spirochäten übertragen. Diese Bakterien wurden erstmals 1982 von Burgdorfer und Mitarbeitern aus amerikanischen Zecken isoliert und **Borrelia burgdorferi** genannt. Es konnten bisher 3 verschiedene Genospezies (B. burgdorferi

7.3 Bakterielle Erkrankungen

sensu stricto, B. garinii und B. afzelii) isoliert werden, die vermutlich zu unterschiedlichen Organmanifestationen führen.

Epidemiologie. Die Erkrankung ist vor allem in der nördlichen Hemisphäre verbreitet. Endemiegebiete sind waldreiche Gegenden. Hauptvektor in Europa ist die **Zecke Ixodes ricinus,** die je nach Region zu 5 bis 35 % mit Borrelien durchseucht gefunden wird. Aufgrund der Lebensweise der Zecken treten Neuinfektionen vor allem in der warmen Jahreszeit auf. Serologische Untersuchungen deuten auf eine Durchseuchung der deutschen Bevölkerung je nach Expositionshäufigkeit von 2–20 % hin. Nur ein Teil der Infizierten erkrankt.

Epidemiologie In waldreichen Gegenden ist der Hauptvektor die Zecke Ixodes ricinus, die zu 5–35 % mit Borrelien infiziert ist.

Diagnose. Die Anzüchtung von Borrelia burgdorferi auf Spezialnährböden ist schwierig. Die Isolierung der Erreger ist bisher vor allem aus befallener Haut, selten aus Synovialflüssigkeit, Blut und Liquor, Iris und Herzmuskel sowie aus Zecken gelungen. Beschleunigte Blutsenkung, Leukozytose und zirkulierende Immunkomplexe deuten auf eine disseminierte Infektion hin. Im Serum lassen sich im fortgeschrittenen Stadium IgG-Antikörper gegen Borrelien nachweisen, bei frischer unbehandelter Infektion auch IgM-Antikörper. Der Antikörpernachweis ist besonders hilfreich bei Verdacht auf Beteiligung des Nervensystems und bei Spätstadien.

Diagnose Anzüchtung von Borrelia burgdorferi auf Spezialnährböden ist schwierig. Der serologische Nachweis von borrelienspezifischen IgM- und IgG-Antikörpern ist im Frühstadium unzuverlässig, im Spätstadium diagnostisch sehr aussagekräftig.

Klinik. Die Lyme-Borreliose kann je nach Immunitätslage und B.-burgdorferi-Genospezies unterschiedlich verlaufen. Am häufigsten kommt es zu einer lokalisierten Infektion der Haut in der Umgebung des Zeckenstiches, seltener zur Disseminierung der Borrelien. Die Mehrzahl der Patienten kann in diesem Stadium geheilt werden, nur ein kleiner Teil (geschätzt 10–20 %) entwickelt andere Organmanifestationen. Die Häufigkeit der klinisch inapparenten Infektionen ist noch nicht bekannt (▦ **30** u. ▨ **23**).

Klinik Die Erkrankung verläuft in 2 Stadien (▦ 30 u. ▨ 23):

30: Krankheitsspektrum der Lyme-Borreliose

	Frühstadium		Spätstadium
	lokalisiert	disseminiert	chronisch
Haut	keine Symptome Erythema migrans Lymphozytom	multiple Erytheme Erythema chronicum migrans mit Lymphknotenvergrößerung Krankheitsgefühl	Acrodermatitis – akut-infiltrativ – chronisch atrophisch Fibrose und Sklerose (malignes Lymphom)
Gelenke		Arthralgie akute Arthritis	chron. Arthritis
Muskeln		Myalgien Karditis	Kardiomyopathie
Nerven		Meningismus Radikulitis Meningo-Radikulo-Polyneuritis Paresen	Polyneuritis Enzephalopathie
Antikörper im Serum IgG IgM	+ +	in ca. 60 % ++ in 100 % ++ meist	+++ immer + selten

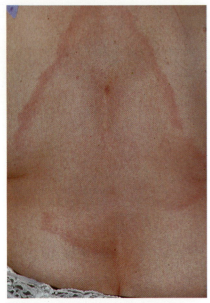

94: Erythema migrans am Rücken mit Zeckenstichreaktion im Bereich der LWS.

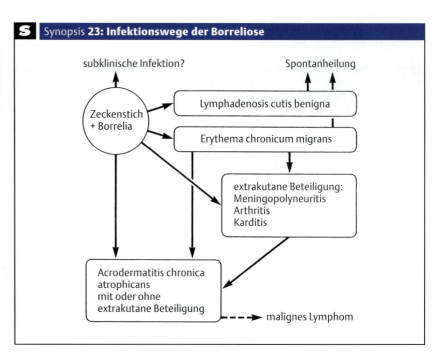

Synopsis 23: Infektionswege der Borreliose

I. Frühstadium

Erythema chronicum migrans

Klinik Von der Stichstelle ausgehendes, Erythem, das ringförmig zentrifugal wandert und zentral abblaßt. Gelegentlich sieht man multiple Erytheme.

Diagnose Das typische klinische Bild (94) und die Anzüchtung der Borrelien, der serologische Nachweis von borrelienspezifischen IgM- und IgG-Antikörpern in ca. 60 % ermöglichen die Diagnose.

Lymphadenosis benigna cutis

An der Stichstelle können Lymphfollikeln ähnliche Knötchen vor allem bei Kindern im Bereich des Ohrs, des Gesichtes und der Mamillen entstehen (95).

Als Zeichen einer hämatogenen Aussaat können im Frühstadium Allgemeinsymptome und multiple Erytheme auftreten.

I. Frühstadium

Erythema chronicum migrans

Klinik. Einige Tage bis Wochen nach dem Zeckenstich entsteht im Bereich des Einstichs ein meist symptomloses Erythem, das sich zentrifugal ausbreitet und zentral abblaßt. Es kommt durch die zelluläre Immunabwehrreaktion der Haut mit den durch die Haut wandernden Borrelien zustande. Das Erythema migrans kann spontan abheilen, aber auch über Monate »wandern« und rezidivieren. Häufig sieht man dann nur noch Teile des Ringes. Es gibt auch homogen gerötete und vesikulöse Formen. Nach hämatogener Disseminierung kann man multiple Erytheme beobachten.

Diagnose. Das klinische Bild ist sehr typisch. Wenn der Ring sehr groß ist, kann er jedoch leicht übersehen werden (94). Aus dem Erythemrand können aus Gewebeproben Borrelien angezüchtet werden. Der serologische Nachweis von IgM- und/oder IgG-Antikörpern gelingt im Frühstadium nur in ca. 60 %. Ein negatives serologisches Ergebnis schließt deshalb eine Frühinfektion **nicht** aus. Differentialdiagnostisch kommt eine superfizielle Tinea (langsameres zentrifugales Wachstum und randständige Schuppung), ein beginnendes Granuloma anulare (erhabener Randwall) oder auch ein Erysipeloid (bei entsprechender Berufsanamnese) und eine hyperergische Insektenstichreaktion in Frage.

Lymphadenosis benigna cutis

Synonym: Borrelien-Lymphozytom

An der Zeckenstich- oder Insektenstichstelle können sich Lymphfollikeln ähnliche Knötchen mit rötlich-bläulicher Verfärbung der Haut bilden. Ohr, Gesicht und Mamillen werden bevorzugt betroffen. Diese Frühmanifestation der Borrelieninfektion sieht man gehäuft bei Kindern. Unbehandelt bleibt sie Monate bis Jahre bestehen. Häufig tritt eine regionale Lymphknotenschwellung auf (95).

Als Zeichen einer hämatogenen Aussaat der Borrelieninfektion können im Frühstadium Krankheitsgefühl, Nackensteifigkeit, Glieder- und Kopfschmerzen sowie multiple Erytheme auftreten.

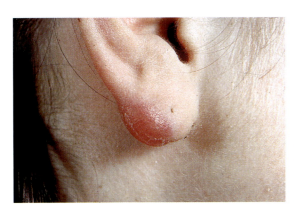

95: **Lymphadenosis cutis benigna** des rechten Ohrläppchens mit Lymphknoten präaurikulär.

II. Spätstadium

Nach der Generalisationsphase kommt es zu Organmanifestationen in Form von Meningopolyneuritiden, Radikulitis, Enzephalitis und Myelitis sowie zu rezidivierenden Mono- und Oligoarthritiden, gelegentlich auch zu Myo- und Perikarditis sowie Myositis. In diesem Stadium ist der serologische Nachweis von borrelienspezifischen Antikörpern mit deutlich erhöhten Titern immer möglich. Insbesondere der Nachweis von IgM-Antikörpern deutet auf eine behandlungsbedürftige Borrelieninfektion hin. Die IgG-Antikörper sinken nach der Therapie nur langsam ab.

II. Spätstadium

Nach der Generalisationsphase kommt es zu Organmanifestationen (Meningopolyneuritiden, Enzephalitis, Arthritiden).

Acrodermatitis chronica atrophicans Herxheimer

Klinik. Im Spätstadium, das Jahre bis Jahrzehnte (!) nach der Infektion mit Borrelien auftreten kann, kommt es in der Umgebung von Gelenken oder an den Streckseiten der Gliedmaßen zu entzündlichen, streifigen bis flächigen Hautveränderungen. Anfangs ist die Haut ödematös verdickt, in der zweiten Phase wird die Haut zunehmend atrophisch und nimmt eine lividrote bis bläuliche Verfärbung an (96). Im Bereich der Gelenke können sich fibroide Knoten entwickeln (97). Der Patient geht häufig erst wegen einer gleichzeitig auftretenden sensiblen Polyneuropathie und/oder Arthritis zum Arzt.

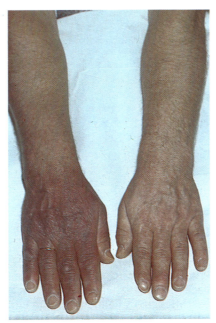

96: **Acrodermatitis chronica atrophicans** des rechten Armes.

Diagnose. Nachweis von Borrelia-burgdorferi-spezifischen IgG- und IgM-Antikörpern im Serum und histologische Untersuchung einer Hautbiopsie führen zur Diagnose. Aus der Biopsie können auch Borrelien angezüchtet werden (98).

Differentialdiagnose. Chronisch-venöse Insuffizienz, Erfrierungen (Perniones), Akrozyanose, Altersatrophie der Haut.

Acrodermatitis chronica atrophicans Herxheimer

Klinik Nach Jahren kommt es in der Umgebung von Gelenken und an den Streckseiten von Gliedmaßen zu entzündlich geröteten, flächigen Hautveränderungen, fibroiden Knoten und schließlich zu livid-roter Verfärbung mit zunehmender Atrophie der Haut. Siehe 96 und 97.

Diagnose Nachweis von Borrelia-burgdorferi-IgG- und IgM-Antikörpern im Serum.

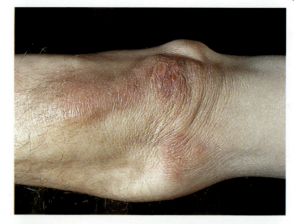

a

b

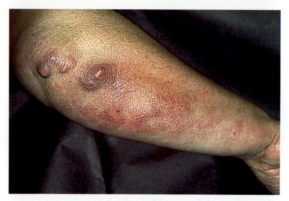

◉ 97: **Acrodermatitis chronica atrophicans Herxheimer:** Ulnarstreifen (97 a) und fibroide Knoten (97 b) am Ellenbogen.

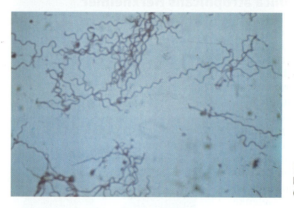

◉ 98: **Anzucht von Borrelia burgdorferi,** Giemsafärbung.

Lyme Disease

Borrelien-Infektion mit Erythema migrans, Arthritis und neurologischen Symptomen, die epidemisch in USA beobachtet wurde.

Therapie Analog zur Syphilis erfolgt die Behandlung durch 2–3wöchige parenterale Penicillintherapie. Bei neurologischen Symptomen mit hochdosierter intravenöser Penicillintherapie. Alternative orale Therapie mit Tetrazyklinen oder Erythromycin ist möglich.

Lyme Disease

Im Jahre 1975 wurde in der Stadt Lyme (USA) gehäuft das Auftreten von Erythema migrans mit Arthritis, neurologischen und kardialen Symptomen nach Zeckenstichen bei Kindern beobachtet und als Krankheitseinheit beschrieben. Es handelt sich um eine besonders schwere Verlaufsform der Borreliose, die in Europa seltener beobachtet wird.

Therapie der Borrelieninfektion. Die Borreliose ist wie die Syphilis eine Spirochäteninfektion. Sie ähnelt in ihrem Krankheitsverlauf sowie in der Antibiotikaempfindlichkeit der Syphilis. Die Borrelien haben wie die Treponemen einen sehr langsamen Generationszyklus (ca. 20 Stunden) und können langzeitig im Gewebe persistieren. Im Frühstadium sind beim Erwachsenen Tetracycline, v. a. Doxycyclin, bei Kindern Amoxicillin in hoher Dosierung über 14–21 Tage die Therapie der Wahl. Bei neurologischer Symptomatik ist eine hochdosierte parenterale Penicillin-G- oder Ceftriaxon-Therapie erforderlich.

Klinischer Fall

Bei einer 47jährigen Patientin traten vor zwei Jahren am linken Ellenbogen livid-rote Verfärbungen mit einem Streifen am Unterarm entlang der Ulnarseite auf. Seit etwa einem Jahr sind symmetrisch an den Handrücken, Fußrücken und Kniegelenken ähnliche livide, leicht ödematöse Erytheme aufgetreten. Die Haut am linken Unterarm ist inzwischen papierdünn gefältet, am Ellenbogen ist ein fibroider Knoten entstanden. Die Patientin leidet zunehmend unter Gelenkschmerzen und wird wegen »Rheuma« behandelt. Sie fühlt sich schlapp, die tägliche Arbeit kann sie nur mit Mühe erledigen. Immer häufiger fühlt sie ein »Kribbeln« in den Unterarmen und Händen. Sie arbeitet seit vielen Jahren im Wald und kann sich auf Befragen auch an einen Zeckenstich mit nachfolgender ringförmiger Rötung der Haut in der linken Leiste vor fünf Jahren erinnern. Der Hausarzt hat die Hautveränderungen bisher als »Frostbeulen« und venöse Stauungen aufgefaßt und die übrigen Symptome auf die Wechseljahre zurückgeführt.

Laborbefunde: BSG 20/50. Das Blutbild ist unauffällig. Borrelia-burgdorferi-Antikörper sind im Serum stark erhöht (IgG-Antikörper 1:2560, IgM-Antikörper 1:160 im Immunfluoreszenztest). Die histologische Untersuchung zeigt eine abgeflachte Epidermis mit mäßigem lymphohistiozytären Infiltrat in allen Lagen des Koriums. Damit kann die Diagnose einer Borrelia-burgdorferi-Infektion im chronischen Stadium mit Acrodermatitis atrophicans, Arthritis und Polyneuropathie gestellt werden. Die Patientin erhält zwei Wochen täglich 30 Mill. Einheiten Penicillin i.v. Bereits während der Therapie verschwinden die Gelenkschmerzen und das Kribbeln. Die lividen Erytheme blassen in den folgenden Monaten ab, nur am linken Ellenbogen bleiben atrophische, sklerodermieartige Herde zurück.

7.3.6.2 Erysipeloid

Synonyme: Rotlauf, Schweinerotlauf des Menschen

▶ *Definition.* Von einer Hautverletzung ausgehend entwickelt sich ein hellrotes, schmerzhaftes Infiltrat, hervorgerufen durch den Erreger des Schweinerotlaufs Erysipelothrix rhusiopathiae. Bevorzugt betroffen sind Metzger, Fischer, Hausfrauen.

Ätiologie. Der Erreger, das grampositive Bacterium Erysipelothrix rhusiopathiae kommt bei Schweinen, Salzwasserfischen, Krabben, anderen Schalentieren und bei Geflügel vor und kann beim Kontakt mit infizierten Tieren über Hautverletzungen übertragen werden.

Klinik. Nach einer Inkubationszeit von zwei bis sieben Tagen entwickelt sich von einer Hautverletzung ausgehend ein schmerzhaftes, hellrotes Infiltrat, das sich zentrifugal ausbreitet und nach einiger Zeit eine scharfbogig livid-rote Begrenzung zeigt. Am häufigsten sind die Hände von Metzgern, Fischern, Hausfrauen und Personen, die Kontakt mit frischem Geflügel, Fisch oder Fleisch haben, betroffen (◉ 99). Das Allgemeinbefinden ist meist gut (Arthritis ist möglich).

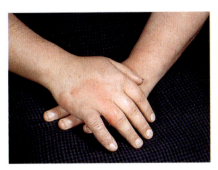

◉ **99: Erysipeloid der Hand bei** einem jungen Metzger.

Diagnose. Der Erreger kann aus Gewebsflüssigkeit von skarifizierter Haut in der Randzone gezüchtet werden. Die Berufsanamnese ist diagnostisch richtungweisend.

Differentialdiagnose. Das Erysipel entwickelt sich stürmischer und mit Fieber. Erythema chronicum migrans nach Zeckenstich breitet sich langsamer aus als das Erysipeloid.

Therapie. Orale Gabe von Penicillin, Tetrazyklin oder Erythromycin für 1 Woche.

7.3.6.3 Anthrax

Synonyme: Milzbrand der Haut, Pustula maligna

Ätiologie. Haus- und Wildtiere werden von **Bacillus anthracis,** einem grampositiven, aeroben, sporenbildenden Bakterium befallen. Bei Kontakt kann das Bakterium auf den Menschen übertragen werden. In erster Linie erkranken Schlachthofarbeiter, Tierärzte und Bauern.

Klinik. An der Inokulationsstelle entsteht nach zwei bis drei Tagen eine rote Makula, die sich zur hämorrhagischen Pustel umwandelt. In der Umgebung entwickelt sich ein derbes Infiltrat, im Zentrum eine schwarze Nekrose. Unbehandelt kann sich über eine lymphogene Aussaat eine tödlich endende Milzbrandsepsis entwickeln. Die Erkrankung ist nach dem Bundesseuchengesetz **meldepflichtig. Der Hautmilzbrand ist die häufigste Milzbrandform.**

Therapie. Rasche Heilung durch frühzeitige hochdosierte Gabe von Penicillin oder Tetrazyklinen. Zusätzlich Milzbrandserum. Die Erkrankung ist eine **Kontraindikation für einen chirurgischen Eingriff.**

7.3.6.4 Toxisches Schocksyndrom

Synonym: Toxic shock syndrome (TSS)

> ▶ ***Definition.*** Das toxische Schocksyndrom ist eine Multiorganerkrankung mit den obligaten Leitsymptomen Fieber, Hypotonie und Exanthem in der akuten Phase und Desquamation in der Rekonvaleszenz. Das Syndrom wurde 1978 erstmals von Todd und Mitarbeitern als Entität beschrieben.

Ätiologie. Toxinbildender **Staphylococcus aureus,** gehäuft Phagengruppe 1, Phagentyp 29/52. Das Toxin wird als **Toxic-shock-syndrome Toxin 1** (TSST-1) bezeichnet und löst im Tierversuch Fieber und Hypotonie aus. In ca. 80 bis 90 % der Fälle tritt das TSS bei jungen Frauen und Mädchen während der Menstruation auf. Die menstruelle Vagina begünstigt die Toxinproduktion und -resorption vor allem bei langliegenden Tampons.

Klinik. Kennzeichnend sind ein abrupter Beginn mit Fieber, Schüttelfrost, schwerem Krankheitsgefühl, Kopfschmerzen, Myalgien, Erbrechen, Schwindel, hypotonen Kreislaufreaktionen und Synkopen bis zum protrahierten Schock. Innerhalb von 12 bis 48 Stunden tritt ein diffuses feinfleckiges **Exanthem** bis zur Erythrodermie auf, bevorzugt an Palmar- und Plantarflächen sowie am Schultergürtel. Der Kopf bleibt meist frei. Nach Überwindung der akuten Schockphase kommt es nach ca. zwölf Tagen zu einer groblamellären Abschuppung der Haut, nach zwei bis drei Monaten kann es zu Haar- und Nagelverlust kommen. Todesfälle können in den ersten drei Wochen auftreten. Letalität 3 bis 5 %.

Diagnose. Das typische klinische Bild mit Hypotonie (systolisch unter 90 mmHg), Temperatur über 39 °C und Exanthem. Durch den Abstrich aus Vagina und anderen Schleimhäuten gelingt der kulturelle Nachweis von TSST-1-bildenden Staphylokokken. Der serologische Nachweis von TSST-1-Antikörpern ist möglich.

Differentialdiagnose. Toxische Verlaufsform des Scharlach, Sepsis (z.B. durch Meningokokken).

Therapie. Schnell einsetzende intensivmedizinische Behandlung kann lebensrettend sein. Antibiotische Therapie mit Clindamycin ist das Mittel der Wahl. Alternativ Isoxazolyl-Penicillin plus Aminoglykosid.

Prophylaxe. Gute Menstrualhygiene mit häufigem Tamponwechsel. TSS tritt nur bei Patienten auf, die keine Antikörper gegen TSST-1 haben.

7.3.6.5 Scharlach

Synonym: Scarlatina

▶ **Definition.** Scharlach ist eine bakterielle Erkrankung durch toxinbildende Streptokokken, gekennzeichnet durch eine Pharyngitis mit hohem Fieber, Lymphknotenschwellung und typischem makulopapulösem Exanthem.

Ätiologie. Erreger sind β-hämolysierende Streptokokken der Gruppe A, seltener auch C und D, die mit lysogenen Bakteriophagen infiziert sind. Sie bilden ein erythrogenes Toxin, das zum typischen Scharlachexanthem führt. Die Übertragung geschieht durch Tröpfcheninfektion, Eintrittspforte sind meist der Rachen und die Tonsillen. Das erythrogene Toxin wirkt als Antigen und führt zu immunisierender Antikörperbildung.

Klinik. Nach einer Inkubationszeit von 2–5 Tagen treten Initialsymptome wie Fieber, Kopfschmerz, Halsschmerzen und plötzliches Erbrechen auf. Die Halslymphknoten schwellen an. Danach tritt sofort oder nach einigen Tagen ein Exanthem und Enanthem auf, deren Ausprägung abhängig von der Immunitätslage des Patienten ist. Typischerweise tritt zunächst ein Exanthem mit »scharlach«-roten Flecken in den Leisten- und Armbeugen auf, das sich dann makulopapulös ausbreitet (◨ 4/3, S. 313), die periorale Zone und das Kinn aber charakteristisch frei läßt. Es können durch abnorme Kapillarfragilität Hautblutungen auftreten (Rumpel-Leede-Test positiv). Der Zungenbelag schilfert nach dem 2. Tag ab, die Zunge ist rot, die Papillen sind geschwollen, sog. Himbeerzunge oder Scharlachzunge (◨ 100). Die schwere Angina bleibt bestehen. Nach lytischem Temperaturabfall klingen die Haut- und Schleimhautveränderungen ab, die Haut schilfert ab, an den Händen und Füßen großflächig lamellös (◨ 101). Der Verlauf kann durch die Toxinwirkung sehr schwer sein und durch Hyperpyrexie, Somnolenz, Krämpfe, Purpura und Kreislaufkollaps zum Tode führen. Es kann eine nekrotisierende

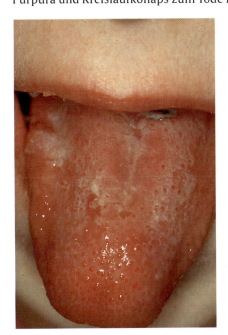

◨ **100: Typische Himbeerzunge bei Scharlach** mit roten geschwollenen Zungenpapillen.

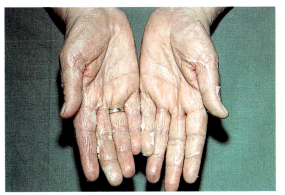

◨ **101: Großflächige Ablösung der Haut an den Händen** beim Abklingen des Scharlachexanthems.

Als **Komplikation** können Otitis, Sinusitis, Myokarditis, Glomerulonephritis und Polyarthritis auftreten.

Diagnose Nachweis von hämolysierenden Streptokokken im Rachenabstrich, Leukozytose, später Anstieg des Antistreptolysintiters.

Therapie Penicillin ist sehr gut wirksam. Seither sind keine schweren oder tödlichen Verläufe mehr zu beobachten.

Meldepflicht

Angina mit starker Lymphknotenschwellung auftreten. Dem Scharlach kann wie bei allen Streptokokkenerkrankungen eine **Komplikation** folgen, z.B. Otitis, Sinusitis, Myokarditis, Glomerulonephritis und Polyarthritis.

Diagnose. Richtungweisend ist das klinische Bild mit schwerer Pharyngitis, hohem Fieber, typischem Exanthem und der bakteriologische Nachweis von hämolysierenden Streptokokken aus dem Rachenabstrich. Leukozytose von $15\,000–40\,000/mm^3$, später Eosinophilie. Antistreptolysintiteranstieg nach ca. 8 Tagen.

Differentialdiagnose. Masern, Röteln, infektiöse Mononukleose und andere Viruserkrankungen sowie scarlatiniforme Arzneimittelexantheme.

Therapie. Penicillin ist sehr gut wirksam (Dosierung 1–2 Mio. E/Tag über 10 Tage). Durch frühzeitige Behandlung können die toxischen Wirkungen und Folgekrankheiten verhindert werden. Bei Penicillinallergie können Erythromycin oder Tetrazykline gegeben werden.

Meldepflicht. Im Erkrankungs- und Todesfall.

7.4 Mykobakteriosen

7.4.1 Hauttuberkulosen

Die Hauttuberkulosen, infektiöse Hauterkrankungen durch Mycobacterium tuberculosis (meist Typus humanus, seltener Typus bovinus), lassen sich in zwei große Gruppen unterteilen: solche, die sicher direkt erregerbedingt sind, und solche, die im Rahmen einer Mitreaktion bei Organtuberkulosen auftreten, sogenannte Tuberkulide (▦ 31). Die Hauttuberkulosen im engeren Sinn sind in den entwickelten Ländern mit dem allgemeinen Rückgang der Tuberkulose selten geworden. In den Ländern der sogenannten Dritten Welt stellen sie jedoch ein ernstes medizinisches und sozialmedizinisches Problem dar.

7.4 Mykobakteriosen

7.4.1 Hauttuberkulosen

Den eigentlichen erregerbedingten Hauttuberkulosen lassen sich die parainfektiösen Tuberkulide gegenüberstellen (▦ 31).

▦ 31: Kutane Tuberkulosen	
I Inokulationstuberkulose mit exogener Genese	tuberkulöser Primärkomplex Tuberculosis verrucosa cutis Lupus vulgaris (teilweise)
II Sekundäre Tuberkulose endogener Genese a) per continuitatem b) per Autoinokulation	Tuberculosis colliquativa cutis periorifizielle Tuberkulose
III Hämatogene Tuberkulose	akute Miliar-Tbc Lupus vulgaris (teilweise)
IV Tuberkulide a) mikropapulös b) papulös c) nodös	Lichen scrofulosorum papulonekrotisches Tuberkulid Erythema induratum (Bazin) knotige Vaskulitiden (teilweise)

7.4.1.1 Primäre Inokulationstuberkulose

Der tuberkulöse Primärkomplex der Haut ist eine Inokulations-Tbc bei Kindern und Jugendlichen, die noch keine Tbc durchgemacht haben. Die klinischen Symptome bestehen aus

7.4.1.1 Primäre Inokulationstuberkulose (tuberkulöser Primärkomplex der Haut)

Diese entsteht durch Inokulation von Mykobakterien, manchmal iatrogen (Beispiel: Zirkumzision mit kontaminierten Instrumenten) bei Patienten, die noch keine Tuberkulose (stille Feiung) durchgemacht haben. Klinisch bildet sich an der Inokulationsstelle eine Papel, die in ein Ulkus übergeht, begleitet von einer schmerzlosen regionären Lymphknotenschwellung (Primärkom-

plex). Dieses Ulkus zeigt nur geringe Tendenz zur Spontanheilung. Gelegentlich kommt es zur Abszedierung bzw. Fistelbildung. Das Allgemeinbefinden ist nur wenig oder gar nicht gestört. Im Areal des Primärkomplexes kann es zum Lupus vulgaris kommen.
Diagnostisch wichtig sind die Kultur des Erregers aus Eiter oder Gewebematerial und der Nachweis säurefester Stäbchen im Gewebe mit Spezialfärbungen. Histologisch findet sich initial eine abszedierende Entzündung, die charakteristischen tuberkuloiden Granulome entstehen erst nach Wochen. Der Tuberkulintest ist in der Frühphase negativ, wird jedoch im Verlauf der Erkrankung positiv. **Differentialdiagnostisch** kommen vor allem das Skrofuloderm, selten ein syphilitischer Primärkomplex, Tularämie, Katzenkratzkrankheit, superinfizierter Herpes genitalis sowie atypische Mykobakteriosen in Betracht.
Therapeutisch ist eine tuberkulostatische Behandlung mit einer Mehrfachkombination angezeigt. Behandelt wird 6 Monate lang mit einer Kombination aus 300 mg Isoniazid, Rifampicin 450 mg (bei KG < 50 kg) bzw. 600 mg (bei KG > 50 kg) täglich. In den ersten 2 Monaten zusätzlich Pyrazinamid 1,5 g (KG < 50 kg), 2 g (KG 50–74 kg), 2,5 g (KG > 75 kg) kombiniert mit Ethambutol 15 mg/kg KG.

Ulkus mit regionärer Lymphknotenschwellung (Primärkomplex), Abszedierung und Fistelbildung.

Diagnose Der Erregernachweis gelingt aus Eiter oder aus Gewebematerial (säurefeste Stäbchen).

Differentialdiagnose Klinisch ähnlich können aussehen: Skrofuloderm, Primärsyphilis, superinfizierter Herpes genitalis.

Therapie Tuberkulostatische Behandlung mit Mehrfachkombination.

Tuberculosis verrucosa cutis

Bei dieser Form der Hauttuberkulose handelt es sich um eine exogene Reinfektions-Tbc bei Patienten mit partieller Immunität, besonders bei Menschen, die Umgang mit erregerhaltigem Material haben (Pathologen, Veterinäre, Schlachter). In weniger entwickelten Ländern sind auch Kinder und Jugendliche betroffen. Die Infektion erfolgt durch erregerhaltiges Sputum über kleine Hautwunden, vor allem an Händen oder Füßen. Klinisch entstehen eine, selten mehrere, hyperkeratotische Effloreszenzen, die im Frühstadium kaum von vulgären Warzen zu unterscheiden sind. Bei weiterer Ausdehnung bilden sich flache, verruköse Plaques, die bei einer gewissen Ausdehnung auch zentral abheilen können, oft in Form einer Atrophie (◉ 102). Gelegentlich entleert sich aus den verrukösen Veränderungen etwas Eiter.

Tuberculosis verrucosa cutis

Reinfektions-Tbc bei partieller Immunität, häufig durch beruflichen Kontakt mit erregerhaltigem Material. Klinisch hyperkeratotische, warzenartige Effloreszenzen, später plaqueartig (◉ 102).

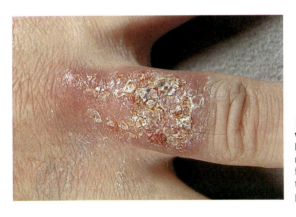

◉ 102: **Tuberculosis verrucosa cutis** am Fingerrücken eines 35jährigen Veterinärs mit flächenhaftem, infiltriertem, grob schuppenden Erythem.

Histologie. Feingeweblich finden sich irreguläre Epidermisverdickung und Abszeßbildung in der Dermis. Die eher spärlich vorhandenen tuberkuloiden Granulome zeigen im allgemeinen keine Verkäsung. Tuberkelbazillen sind, falls überhaupt, nur in geringer Zahl nachweisbar.

Differentialdiagnostisch kommen vulgäre Warzen, Lupus vulgaris, vegetierende Pyodermie, atypische Mykobakteriosen und tiefe Mykosen in Betracht.

Therapie. Therapeutische Exzision kleinerer Herde unter tuberkulostatischer Behandlung, wie beim Lupus vulgaris möglichst in einer Mehrfachkombination.

Histologisch abszedierende Entzündung, wenig tuberkuloide Granulome.

Differentialdiagnose Warzen, Lupus vulgaris, atypische Mykobakteriosen, Mykosen.

Therapie Exzision unter Tuberkulostatika-Schutz.

Lupus vulgaris (Tuberculosis luposa cutis)

Lupus vulgaris

Synonym: Tuberculosis luposa cutis

▶ **Definition.** Es handelt sich um eine extrem chronische, schwere und progrediente Reinfektions-Tbc der Haut, nicht selten als fortgeleitete Entzündung aus einem Lymphknotenherd oder nach einer Tuberculosis colliquativa cutis, seltener durch hämatogene Streuung.

Definition ▶

Diese Form der Hauttuberkulose ist weltweit verbreitet, vor allem in Ländern mit schlechten hygienischen Bedingungen. Frauen sind etwas häufiger als Männer betroffen. Klinisch findet sich zumeist nur ein planer oder leicht erhabener, polyzyklisch begrenzter, manchmal schuppender Herd, bevorzugt im Gesichtsbereich (◉ 103). Im weiteren Verlauf kommt es zu Ulzerationen, die unter Narbenbildung abheilen. Tiefreichende Gewebedestruktion führt zu **Mutilationen** (Verstümmelung, Lupus!). Gelegentlich kommt es zu Schleimhautbefall mit trockener Rhinitis.

Klinisch meist polyzyklischer Herd im Gesichtsbereich (◉ 103). Im Verlauf Ulzeration und Narbenbildung sowie **Mutilationen** (»Lupus«!).

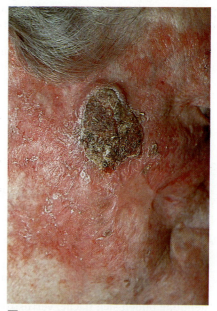

◉ 103: **Seit 40 Jahren bestehender Lupus vulgaris mit karzinomatöser Umwandlung** bei einer 68jährigen Frau. Ausgedehntes erythematöses, teils atrophisches, teils hypertrophisches Areal. Großer ulzerierter Tumor.

Histologie. Typisch sind tuberkuloide Granulome im Korium, nur selten verkäsend, mit epitheloidzelligem Infiltrat und lymphozytärem Saum, Riesenzellen vom Langhans-Typ. Säurefeste Stäbchen sind nur in geringer Menge nachweisbar.

Histologie Kaum verkäsende, tuberkuloide Granulome im Korium, wenig säurefeste Stäbchen.

Diagnose und Differentialdiagnose. Diagnostisch bietet der Lupus vulgaris wenig Probleme. Dif- ferentialdiagnostisch kommen vor allem Lupus erythematodes und Hautsarkoidose in Betracht, selten vegetierende Pyodermien, tiefe Mykosen, Halogenoderm und Tertiärsyphilis.

Diagnose und Differentialdiagnose Klinisch ist vor allem der Lupus erythematodes abzugrenzen. Außerdem kommen Hautsarkoidose, tiefe Mykosen und Tertiärsyphilis in Betracht.

Merke ▶

Diagnostische Hilfen	Lupus vulgaris	Kutane Sarkoidose (Kap. 11.1)
Glasspateldruck	braune Eigenfarbe	gelbbraune Eigenfarbe
Sondenphänomen	bricht ein in Nekrobiose	bricht nicht ein

Therapie. Der extrem chronische Verlauf macht eine konsequente tuberkulostatische Behandlung mit einer Mehrfachkombination notwendig.

Therapie Es werden systemisch Tuberkulostatika in einer Mehrfachkombination verabreicht.

Prognose. Gut, aber nach langjähriger Dauer können sich in Lupusherden Karzinome entwickeln (◉ 103).

Prognose Gut, in alten Lupusnarben Karzinomentwicklung möglich (◉ 103).

7.4.1.2 Sekundäre Tuberkulose

Tuberculosis colliquativa cutis

Synonym: Skrofuloderm

Klinik. Dies ist die häufigste Form der Hauttuberkulose in den Tropen und Subtropen als Reinfektion bei schlechter bis mäßiger Abwehrlage. Hierzulande gehört das Skrofuloderm zu den Raritäten. Ausgehend von einem tuberkulösen Herd in oberflächlichen Lymphknoten (Hals, Axillen, Inguinalregion) oder im Knochen kommt es zu einer eitrig-abszedierenden Entzündung (◉ 104), die unter charakteristischer Narbenbildung abheilt. Die hämatogene Auslösung ist viel seltener und kommt eher bei älteren Patienten vor. Klinisch finden sich mehr oder weniger derbe subkutane Infiltrate, die einschmelzen und nach außen durchbrechen. Die Entzündung produziert serpiginöse Ulzera mit unterminierten Rändern, die nach Abheilung charakteristische, zipflige Narben hinterlassen.

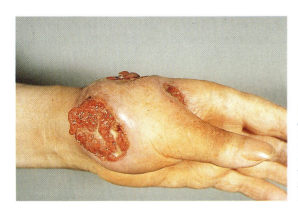

◉ **104: Tuberculosis colliquativa cutis** an der Hand einer 55jährigen Frau. Vegetierende und ulzerierende, livid-rote, tumoröse Veränderung am aufgetriebenen Daumenballen.

Therapie. Es kommt nur eine konsequente Behandlung mit einer Mehrfachkombination (s.o.) in Betracht.

Periorifizielle Tuberkulose

Seltene Form der Haut-Tbc mit Schleimhautbeteiligung bei fortgeschrittener Organtuberkulose und mäßiger bis schlechter Abwehrlage. Aus schmerzhaften periorifiziellen Knoten bilden sich zerfallende Geschwüre. Die Diagnose wird kulturell abgesichert, die Behandlung wird von der Organtuberkulose bestimmt.

7.4.1.3 Hämatogene Tuberkulose

Akute Miliartuberkulose der Haut

Synonym: Tuberculosis miliaris disseminata cutis

Seltene Form der Haut-Tbc bei immungeschwächten Säuglingen und Kindern, heutzutage fast ausschließlich in Entwicklungsländern. Klinisch multiple, teils zerkratzte Papeln und makulöses Erythem. Histologisch zeigen die Effloreszenzen Abszeßbildung und tuberkuloide Granulome. Die Prognose ist auch bei konsequenter tuberkulostatischer Behandlung schlecht.

7.4.1.2 Sekundäre Tuberkulose

Tuberculosis colliquativa cutis (Skrofuloderm)

Klinik Diese Art der Reinfektions-Tbc bei mäßiger oder schlechter Abwehrlage ist gekennzeichnet durch eitrig-abszedierende Hautveränderungen über tuberkulösen Herden in Lymphknoten oder Knochen (◉ 104). Die Abheilung erfolgt mit zipfligen Narben.

Therapie Tuberkulostatische Mehrfachkombination.

Periorifizielle Tuberkulose

Seltene Haut-Tbc bei Organtuberkulose und schlechter Abwehrlage. Periorifiziell zerfallende Geschwüre.

7.4.1.3 Hämatogene Tuberkulose

Akute Miliartuberkulose der Haut

Hauttuberkulose bei abwehrgeschwächten Säuglingen und Kindern. Multiple papulöse Hautveränderungen mit Erythem. Die Prognose ist selbst bei konsequenter Behandlung schlecht.

7.4.1.4 Tuberkulide

> **Definition.** Es handelt sich um abakterielle Eruptionen der Haut auf immunbiologischer Basis im Verlaufe der hyperergischen Phase einer tuberkulösen Erkrankung.

Bei manchen Tuberkuliden kann Tuberkelbazillen-DNS mittels PCR nachgewiesen werden.

Lichen scrofulosorum (Tuberkulid des Kindesalters)

> **Definition.** Kleinpapulöses, lichenoides, stammbetontes Tuberkulid bei tuberkulösen Kindern. Die follikulären oder perifollikulären Papeln können zu größeren, rauh erscheinenden Plaques konfluieren.

Histologisch finden sich perifollikuläre Granulome.
Differentialdiagnostisch kommen follikuläre Formen der Neurodermitis, Lichen ruber acuminatus, Lichen nitidus und kleinpapulöse Formen der Sarkoidose in Betracht. Der Verlauf ist chronisch, Spontaninvolution möglich.

Papulonekrotisches Tuberkulid

Bevorzugt im Kindes- und Jugendalter an den Extremitätenstreckseiten auftretende mittelgroße, teils zentral nekrotische Papeln.
Histologisch finden sich neben tuberkuloiden Granulomen Nekrosezonen um ausgeprägte Gefäßentzündungen. Differentialdiagnostisch kommt vor allem die Pityriasis lichenoides et varioliformis in Betracht, die jedoch histologisch leicht abgegrenzt werden kann.

Erythema induratum (Bazin)

> **Definition.** Vor allem bei Frauen mittleren Alters auftretende knotige Gefäßentzündungen der Waden, seltener anderer Lokalisation. Klinisch teils knotige, teils flächenhafte, indurierte, örtlich auch ulzerierte Hautveränderungen.

Histologisch finden sich eine chronisch-granulomatöse Entzündung der Dermis und des Subkutangewebes.
Differentialdiagnostisch sind vor allem die Necrobiosis lipoidica und andere granulomatöse Prozesse abzugrenzen. Der Verlauf ist extrem chronisch, Spontanheilungen sind selten.

7.4.2 Andere Mykobakteriosen

7.4.2.1 Atypische Mykobakteriosen

> **Definition.** Auch andere Mykobakterien als M. tuberculosis und M. leprae können gelegentlich ulzeröse oder granulomatöse, chronische Hautveränderungen verursachen. Da die Erreger taxonomisch nur teilweise einzuordnen sind, werden diese Erkrankungen als »atypische« Mykobakteriosen bezeichnet. Die Erreger finden sich im allgemeinen als Saprophyten im Boden oder im Wasser.

7.4.2.2 Schwimmbadgranulom

Granulomatöse Hauterkrankung durch Mycobacterium marinum, selten durch M. kansasii, die im Wasser und in feuchtem Milieu vorkommen. Nach Inokulation des Erregers in kleine Wunden kommt es zu subkutanen Schwellungen (◘ 105), die eitrig einschmelzen können oder zu verrukösen, plaqueartigen Effloreszenzen. Die Ausbreitung entlang der Lymphbahnen, wie bei der Sporotrichose, kommt vor.

Diagnose und Differentialdiagnose. Die Diagnose wird am besten durch Kultivierung des Erregers auf geeigneten Nährmedien aus dem Gewebe gestellt, eventuell auch mittels PCR am Gefrierschnitt. Die histologisch faßbare granulomatöse Entzündung ist unspezifisch, säurefeste Stäbchen lassen sich nur selten nachweisen. Differentialdiagnostisch kommen vor allem Sporotrichose, Chromomykose, Tuberculosis verrucosa cutis sowie vegetierende Pyodermien in Betracht.

Das Schwimmbadgranulom ist eine atypische Mykobakteriose durch M. marinum oder M. kansasii (◘ 105). Eine Ausbreitung entlang der Lymphbahnen, wie bei Sporotrichose, ist möglich.

Diagnose Erregernachweis kulturell aus Gewebe oder Eiter, am Gefrierschnitt mittels PCR.

Differentialdiagnostik Mykosen, Tuberculosis verrucosa cutis sowie Pyodermie.

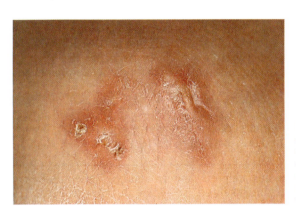

◘ 105: **Schwimmbadgranulom** mit subkutaner Granulombildung bei 40jähriger Frau. Erythematöse, indurierte Herde mit beginnender Ulzeration.

Therapie. Kleine Herde können chirurgisch oder kryotherapeutisch angegangen werden. Antibiotisch etwas wirksam sind Tetrazykline (z.B. Doxycyclin 200 mg/die für mehrere Wochen). Alternativ kommen Rifampicin und INH in Betracht (Dosierung s. Tbc).

Therapie Tetrazykline und Tuberkulostatika, eventuell chirurgische Entfernung kleiner Herde.

Klinischer Fall

Etwa sechs Wochen nach einer Verletzung an der Hand traten bei der 40jährigen Patientin, die als Aushilfe im Geschäft des Ehemannes arbeitete, der mit exotischen Fischen handelt, granulomatöse Hautveränderungen auf (◘ 105), die trotz intensiver Lokalbehandlung nicht abheilten. Histologisch wurde der Verdacht eines Schwimmbadgranuloms bestätigt, die Diagnose durch anschließende Kultivierung von Mycobacterium marinum gesichert. Unter der Behandlung mit Tetrazyklinen langsame Rückbildung der Hautveränderungen.

7.4.2.3 Buruli-Ulkus

Seltene, rasch progrediente, tiefe, schmerzlose Ulzeration durch M. ulcerans, vor allem in tropischen und subtropischen Gegenden. Betroffen sind besonders Kinder und Jugendliche. Der Infektionsmodus ist unbekannt. Die **Diagnose** erfolgt durch den histologischen Nachweis großer Mengen säurefester Stäbchen im Subkutangewebe sowie kulturell. Nach Wochen oder Monaten kommt es im allgemeinen zur spontanen Abheilung. Die Prognose ist im allgemeinen gut, jedoch abhängig von zusätzlicher Superinfektion. Therapie: Exzision und Rifampicin oder Lamprene.

Seltene tropische oder subtropische Mykobakteriose mit bizarrer, schmerzloser Ulzeration.

7.4.3 Lepra

Definition ▶

▶ **Definition.** Durch Mycobacterium leprae hervorgerufene, früher kosmopolitische, heute in wärmeren Klimaten vorkommende Infektionskrankheit der Haut und der peripheren Nerven.

Häufigkeit und Epidemiologie
Weltweit existieren in warmen Klimaten (auch im Mittelmeerraum), ca. 8–12 Millionen Erkrankte. Die Inkubationszeit ist lang, sie kann im Extremfall mehrere Jahre dauern. Betroffen sind alle Altersgruppen und beide Geschlechter. Die Häufigkeit der einzelnen Formen ist regional verschieden. Ein genetischer Defekt der zellulären Immunität ist wahrscheinlich.
Die Kontagiosität ist, abhängig von der Disposition, eher gering.
Die Ansteckung erfolgt durch infektiöses Wund- oder Nasensekret.

Häufigkeit und Epidemiologie. Weltweit gibt es 8 bis 12 Millionen Erkrankte mit ansteigender Tendenz. In Mitteleuropa finden sich autochthone Herde in Italien, Griechenland, Türkei, Spanien und Portugal mit mehreren tausend Patienten. Die Inkubationszeit ist lang, sie kann im Extremfall mehrere Jahre dauern. Betroffen sind alle Altersgruppen und beide Geschlechter; der Anteil der einzelnen Lepraformen ist regional verschieden. Eine genetisch fixierte Disposition mit einem relativ isolierten Defekt der zellulären Immunabwehr gegenüber M. leprae wird diskutiert. Die Kontagiosität der Lepra ist nicht sehr hoch, für disponierte Menschen scheint jedoch ein langdauernder oder intensiver Kontakt mit einem »offen« Leprösen nicht erforderlich. Die Übertragung erfolgt höchstwahrscheinlich durch bakterienhaltiges Wund- und Nasensekret von Patienten mit einer lepromatösen Form. Tierische Vektoren (Insekten) sind als Überträger nicht sicher nachgewiesen. Möglicherweise existiert ein tierisches Reservoir in den im Süden Nordamerikas und in Lateinamerika wildlebenden neunbändigen Gürteltieren (»armadillos«).

Klinik Diagnostisch wegweisend sind Anamnese, Hautveränderungen und periphere Nervenschädigungen (☐ 32).

Klinik. Die Diagnostik der Lepra stützt sich auf die Anamnese sowie auf die charakteristischen kutanen und nervalen Veränderungen *(Tab. 32)*. Besonders wichtig ist deshalb die Frage nach Aufenthalten in Endemiegebieten.

Merke ▶

▶ **Merke.** Bei Patienten aus anderen Ländern und bei Einheimischen, die aus Endemiegebieten zurückkehren, ist immer an Lepra zu denken.

Klinische Symptomatik, bakteriologische und immunologische Befunde sind in ☐ 33 zusammengefaßt.
Uncharakteristisches Frühstadium: **Lepra indeterminata.** Danach

Die **klinischen Symptome** der Lepra sind, zusammen mit bakteriologischen und immunologischen Parametern, ausführlich in der ☐ 33 zusammengefaßt. Nicht selten durchläuft die Lepra ein uncharakteristisches Frühstadium **(Lepra indeterminata),** bevor es nach unterschiedlich langer Zeit zu einer der eigentlichen Lepraformen auf dem Spektrum zwischen Lepra tuberculoides

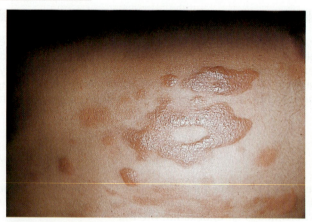

◉ 106: **Dimorphe Lepra.** Charakteristisch konfigurierte, flach erhabene, bräunlich-rötliche, zentral abgeheilte, scharf begrenzte Herde am Stamm eines 60jährigen Mannes.

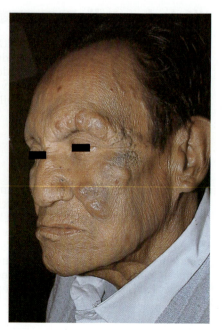

◉ 107: **Lepra lepromatosa** mit knotigen und wulstigen, teils hyperpigmentierten Veränderungen an den kühleren Stellen des Gesichtes. 72jähriger Mann, seit 30 Jahren Lepra bekannt.

7.4 Mykobakteriosen

32: Diagnostik der Lepra

I. Anamnese
1. Herkunft aus oder Aufenthalt in Endemiegebieten (auch Jahre vorher)
2. Dauerbehandlung mit Diaminodiphenylsulfon (Dapson) bei ausländischen Patienten

II. Haut- und neurologische Veränderungen
1. hypopigmentierte oder erythematöse Flecken/Plaques (Formvielfalt) mit:
   – dissoziierter Empfindungsstörung
   – verminderter Schweißsekretion
   – Alopezie
   – trophischen Störungen
2. disseminierte Papeln oder Knoten mit:
   – Bevorzugung kühler Körperteile
   – assoziierten neurologischen Störungen
3. Verdickung oberflächennaher peripherer Nerven
4. Mononeuritis multiplex

und Lepra lepromatosa kommt. Bei guter zellulärer Immunität entwickelt sich die tuberkuloide Lepra, deren Bezeichnung durch die tuberkuloiden Granulome im Korium erklärt ist. Diese Form der Lepra ist durch eine intensive Mono- oder Oligoneuritis im Bereich der meist diskreten makulösen Hautveränderung gekennzeichnet (◧ 107). Ist die zelluläre Abwehr vermindert, kommt es, je nach deren Ausmaß, zu den dimorphen (»borderline«-)Formen, die zwischen der polaren Form der Lepra tuberculoides und Lepra lepromatosa liegen.

Charakteristisch sind bizarre, oft zentral abgeheilte Herde (◧ 106). Mit weiter abnehmender Immunität nehmen die Hautveränderungen an Ausdehnung, Intensität und Zahl zu (▤ 33), ebenso die Menge der Bakterien im Gewebe. Klinisch finden sich vor allem akral lokalisierte, papulöse oder knotige Effloreszenzen (◧ 107). Akut entzündliche Veränderungen dagegen nehmen ab und werden zunehmend durch eine granulomatöse Reaktion ersetzt. Auch die Lepromin-(Mitsuda-)Reaktion, ein dem Tuberkulintest vergleichbarer Intrakutantest mit inaktivierten M. leprae aus humanen oder Gürteltier-Lepromen, ist nur bei den tuberkuloiden Formen mit guter Abwehrlage positiv (▣ 24). Im Verlauf der Lepra kann es zu Exazerbationen kommen, die als **Lepra-Reaktionen** bezeichnet werden. Diese sind durch einen Wechsel in der Immunitätslage bedingt und leiten häufig einen Übergang in eine andere Form, meist solche mit schlechterer Immunität (»downgrading«) ein. Der Übergang in eine Form mit besserer Immunitätslage wird entsprechend als »upgrading« bezeichnet. Bei den tuberkuloiden und dimorphen Formen kommt es zur Typ-1-Reaktion, einer zellvermittelten akuten Entzündungsreaktion mit ausgeprägt neuritischen Erscheinungen. Die Typ-2-Reaktion, bei der es sich wahrscheinlich um eine Immunkomplex-Reaktion handelt, kommt häufiger bei den lepromatösen Formen vor, zumeist unter dem Bild eines Erythema nodosum leprosum, deren Maximalvariante das Lucio-Phänomen ist, eine nekrotisierende Vaskulitis.

kommt es nach unterschiedlich langer Zeit zu einer der eigentlichen Lepraformen.

Polare Formen sind die tuberkuloide und lepromatöse Lepra. Zwischenformen werden als dimorph oder borderline bezeichnet und finden sich bei schwacher zellulärer Abwehr.

Dimorphe (borderline) Lepra: Charakteristisch sind bizarre, elevierte Herde (◧ 106, ▤ 33).

Lepra lepromatosa: Knotige und papulöse Effloreszenzen, besonders akral (◧ 107).

Der **Lepromin-Test** (Mitsuda-Reaktion) dient nur der Klassifikation. Er ist nur bei den tuberkuloiden Formen mit guter Abwehrlage positiv. Er eignet sich nicht zur Diagnostik, da er auch bei Gesunden aus den Endemiegebieten positiv sein kann (▣ 24). Exazerbationen werden als **Lepra-Reaktion** bezeichnet.
Hierbei unterscheidet man eine Typ-1-Reaktion (zellvermittelt) bei tuberkuloiden Formen und eine Typ-2-Reaktion (antikörpervermittelt) bei lepromatösen Formen.

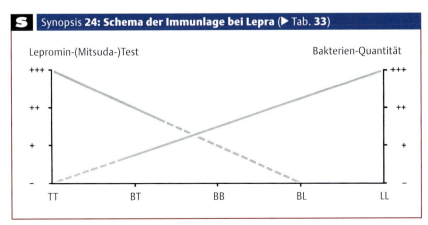

Synopsis 24: Schema der Immunlage bei Lepra (▶ Tab. 33)

33: Klinische und histologische Kriterien der Lepra

Befunde	polar tuberkuloide Lepra	dimorph-tuber-kuloide Lepra (BT)	dimorphe (borderline) Lepra (BB)	dimorph–lepromatöse Lepra (BL)	polar lepromatöse Lepra (LL)
Effloreszenzen	einzelne oder wenige, asymmetrisch angeordnet, scharf begrenzt, makulös oder randerhaben, erythematös oder hypopigmentiert	wenige bis mehrere, asymmetrisch angeordnet, stärker infiltriert, sonst wie TT	mehrere bis zahlreiche, groß, bizarr konfiguriert, randeleviert, scharf begrenzt	wie BB, zusätzlich papulöse oder noduläre Veränderungen wie bei LL	papulös und/oder knotig, Gesicht und Ohren bevorzugt, symmetrisch. Maximalform: Facies leontina.
periphere Nerven	Neuritis, frühzeitig Sensibilitätsstörungen und verminderte Schweißsekretion im Herd. Verdickung des peripheren Nervs herdnahe	wie bei TT, periphere Nerven frühzeitig befallen, verdickt, in fortgeschrittenen Fällen trophische Störungen und Muskelatrophie	wie bei TT und BT, oft ausgedehnter und frühzeitiger Nervbefall, Sensibilitätsstörung im Herd nicht ausgeprägt	Nervbefall spät und weniger ausgeprägt, sonst wie bei LL. Hautveränderungen neurologisch unauffällig	Nervbefall und Ausfälle spät, oft nur sekundär durch Kompression. Später distal betonte, symmetrische Sensibilitätsstörungen
Histologie					
Histiozyten	–	–	++	++	++
Schaumzellen	–	–	–	+/–	++
Epitheloidzellen	+	+	+/++	+/–	–
Langhans-Zellen	++/–	+/–	–	–	–
Lymphozyten	–/+	–/+	(+)	++/+	+/–
säurefeste Stäb.[1]	1 (Nerv)	1–10 (Nerv)	1–10 (Infiltrat)	10–100 (Infiltrat)	1000+ (Infiltrat)
Lepromintest (*Mitsuda*-Reaktion)	+	+/–	–	–	–

+ vorhanden ++ reichlich vorhanden — fehlt
[1] pro Gesichtsfeld (Ölimmersion, x 1000)

Diagnose (32) Die Kultivierung von Mycobacterium leprae gelang bisher nicht, so daß die Diagnostik sich ganz auf den Erregernachweis im Gewebe stützt.

Therapie Um Resistenzentwicklungen vorzubeugen, ist eine **Kombinationstherapie** mit **Dapson, Rifampicin** und **Clofazimin** nötig. Erregerarme Formen werden 6 Monate, erregerreiche Formen 24 Monate lang behandelt. Typ-1-Leprareaktionen werden mit Steroiden und Antiphlogistika, Typ-2-Reaktionen mit Thalidomid behandelt.

Diagnose. (32) Da es bislang nicht gelungen ist, M. leprae auf künstlichen Nährböden zu kultivieren, stützt sich die Diagnostik ganz auf den Erregernachweis aus Skarifikationsmaterial und im Gewebe am Paraffinschnitt, nach Fite-Faraco oder Triff gefärbt. Der Lepromin-Test ist nur zur Klassifikation, nicht jedoch zur Diagnostik geeignet, da er in Endemiegebieten auch bei Gesunden oft positiv ist.

Therapie. Die Therapie richtet sich nach der Menge der Erreger im Abstrich oder im Gewebe. Patienten mit erregerarmer Lepra (»paucibazillär«), in der Regel TT- oder BT-Formen, nehmen täglich 100 mg **Dapson** und 1mal im Monat unter Kontrolle 600 mg **Rifampicin**. Dauer der Behandlung: 6 Monate. Patienten mit erregerreicher Lepra (»multibazillär«) erhalten zusätzlich pro Tag 50 mg **Clofazimin** (Lamprene). Diese Behandlung wird 24 Monate lang durchgeführt. Wird eines der Medikamente nicht vertragen, kommen Prothionamid oder Ethionamid in Betracht. Wegen der Gefahr der Leprareaktion sollte die Behandlung durch erfahrene Therapeuten erfolgen. Eine Hospitalisierung ist wegen der geringen Kontagiosität behandelter Fälle nur für kurze Zeit sinnvoll und notwendig. Die Leprareaktion vom Typ 1 wird mit Steroiden und nichtsteroidalen Antiphlogistika behandelt, die Typ-2-Reaktion bevorzugt mit Thalidomid. Lepra-Impfstoffe sind noch nicht verfügbar.

Klinischer Fall

Bergmann kam es eineinhalb Jahre nach einem längeren Aufenthalt in Venezuela zu umschriebenen, gefühllosen Hautveränderungen an den Unterschenkeln. Erst nachdem weitere kleinere, erythematöse Herde am Stamm und im Gesicht (◉ 108) aufgetreten waren, wurde ein Hautarzt aufgesucht. Die klinische Verdachtsdiagnose einer tuberkuloiden Lepra ließ sich histologisch und neurologisch sichern. Völlige Rückbildung der Hautveränderungen innerhalb eines Jahres unter der Monotherapie mit Dapson, da Rifampicin wegen einer Leberschädigung nicht eingesetzt wurde.

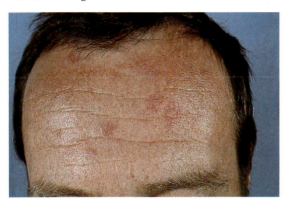

◉ 108: Diskrete erythematöse, relativ unscharf begrenzte, teils makulöse, teils leicht infiltrierte Effloreszenzen einer tuberkuloiden **Lepra** an der Stirn eines 40jährigen Mannes.

7.5 Leishmaniosen

▶ *Definition.* Leishmaniosen (»Orientbeule«) sind chronisch-granulomatöse Hautveränderungen durch Protozoen des Genus Leishmania. Im wesentlichen sind vier Erregergruppen für die klinischen Veränderungen der kutanen Leishmaniosen der Alten und Neuen Welt verantwortlich (🅢 25).

Häufigkeit und Epidemiologie. Weltweit leiden viele Millionen an Leishmaniosen. Die geographische Verteilung geht aus 🅢 25 hervor. Seit weniger Insektizide zur Malariabekämpfung eingesetzt werden, nehmen die Leishmaniosen wieder zu. Leishmaniosen sind Zoo- oder Anthroponosen, die Erkrankung kommt bei Tieren (insbesondere Nagetieren) und beim Menschen vor. Der Mensch kann sowohl Zwischen- als auch Endwirt sein.
Die Übertragung der Erreger erfolgt durch Sandmücken, zumeist Phlebotomus-Arten. Betroffen sind Männer und Frauen aller Altersgruppen, wobei in manchen Gegenden die berufliche Exposition eine Rolle spielt (z.B. Gummisammler-Ulkus in Mittelamerika).

Klinik. Die kutane Leishmaniose der Alten Welt (Orientbeule), die auch in Südeuropa (Spanien!) noch heimisch ist, ist auf die Haut beschränkt. Zumeist besteht nur eine Effloreszenz, seltener mehrere oder viele. An der Stichstelle entwickelt sich eine Papel *(Abb. 109)*, die sich langsam zu einer verrukösen Plaque umwandelt, wobei eine Ulzeration nicht selten ist. Bei manchen Patienten kommt es zu ständigen Rezidiven (Leishmania recidivans). Nur bei schlechter Immunitätslage findet sich eine Propagation der Infektion und eine Beteiligung der regionären Lymphknoten. Eine ausgesprochene Rarität ist die anergische Form der Leishmaniose, die klinisch große Ähnlichkeit mit der lepromatösen Lepra hat.
Die klinischen Veränderungen bei den Leishmaniosen der Neuen Welt in Mittel- und Südamerika sind ausgeprägter (🅢 25) als bei denen der Alten Welt, insbesondere findet sich häufig ein Schleimhautbefall. Die Prognose dieser mukokutanen Formen der Leishmaniose (»Espundia«) ist schlechter, da Spontanheilungen seltener sind und eine Zerstörung tiefer liegender Strukturen vorkommt.

7.5 Leishmaniosen

◀ Definition

Häufigkeit und Epidemiologie
Weltweites Vorkommen in warmen Klimazonen. Zur geographischen Verteilung siehe 🅢 25. Leishmaniosen sind Zoo- oder Anthroponosen. Reservoir sind vor allem wildlebende Nagetiere.
Die Überträger sind Sandmücken (meist Phlebotomus-Arten). Alle Altersgruppen und beide Geschlechter sind betroffen.

Klinik Leishmaniosen der Alten Welt (Orientbeulen) sind auch in Südeuropa (Spanien!) heimisch.
Nach Insektenstich treten eine oder wenige papulöse oder plaqueartige Effloreszenzen auf (◉ 109), die gelegentlich ulzerieren.
Sonderformen sind die rezidivierende und die anergische Form. Bei Leishmaniosen in Mittel- und Südamerika ist Schleimhautbefall mit destruierendem Wachstum (mukokutane Form) nicht selten (🅢 25).

Synopsis 25: Leishmaniosen.

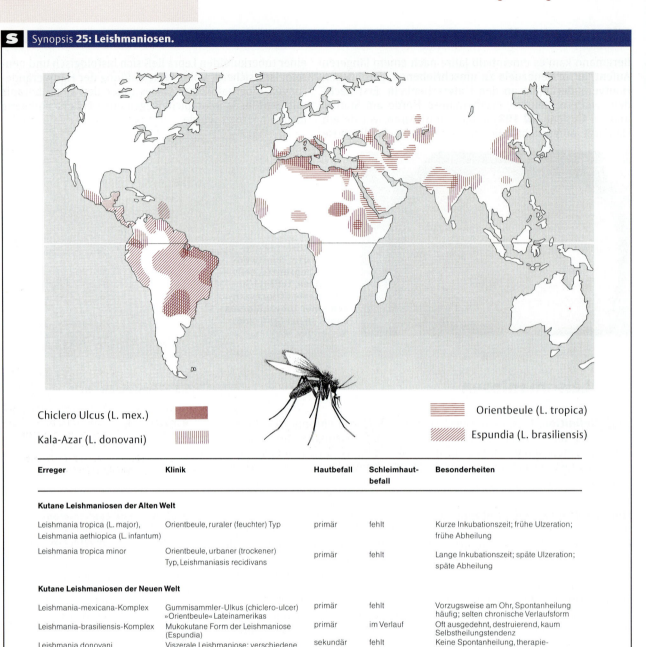

Chiclero Ulcus (L. mex.)
Kala-Azar (L. donovani)
Orientbeule (L. tropica)
Espundia (L. brasiliensis)

Erreger	Klinik	Hautbefall	Schleimhaut-befall	Besonderheiten
Kutane Leishmaniosen der Alten Welt				
Leishmania tropica (L. major), Leishmania aethiopica (L. infantum)	Orientbeule, ruraler (feuchter) Typ	primär	fehlt	Kurze Inkubationszeit; frühe Ulzeration; frühe Abheilung
Leishmania tropica minor	Orientbeule, urbaner (trockener) Typ, Leishmaniasis recidivans	primär	fehlt	Lange Inkubationszeit; späte Ulzeration; späte Abheilung
Kutane Leishmaniosen der Neuen Welt				
Leishmania-mexicana-Komplex	Gummisammler-Ulkus (chiclero-ulcer) »Orientbeule« Lateinamerikas	primär	fehlt	Vorzugsweise am Ohr, Spontanheilung häufig; selten chronische Verlaufsform
Leishmania-brasiliensis-Komplex	Mukokutane Form der Leishmaniose (Espundia)	primär	im Verlauf	Oft ausgedehnt, destruierend, kaum Selbstheilungstendenz
Leishmania donovani	Viszerale Leishmaniose: verschiedene Formen in der Alten und Neuen Welt (Kala-Azar)	sekundär	fehlt	Keine Spontanheilung, therapiebedürftig. Bei den südamerikanischen Formen Erregernachweis auch in klinisch unauffälliger Haut möglich.

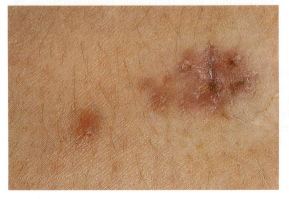

109: Kutane Leishmaniose mit erythematösem Infiltrat am Oberschenkel eines 12jährigen Mädchens nach einem Urlaub in Südspanien. Die größere Effloreszenz zeigt den Zustand nach Probeexzision.

7.5 Leishmaniosen

Diagnose. Die Diagnose stützt sich besonders auf den Erregernachweis im histologischen Schnitt und auf die Kultur, die spezielle Nährmedien erfordert. Serologische Nachweismethoden sowie Intrakutantestung (Montenegro-Test) haben, je nach Durchseuchungsgrad der Bevölkerung, nur epidemiologischen und keinen diagnostischen Wert.

Die **viszerale Form** der Leishmaniose (Kala-Azar) kann in unterschiedlichen Phasen der Erkrankung Hautveränderungen verursachen, die als sogenannte »Post-Kala-Azar-Dermatose« bezeichnet werden. Initial ist das klinische Bild von erythematösen makulösen oder papulösen Hautveränderungen gekennzeichnet, die vor allem mit der lepromatösen Lepra und der diffusen kutanen anergischen Leishmaniose verwechselt werden können. Die anfänglich oft schmutzig grau-braun pigmentierten Makulä können im weiteren Verlauf depigmentieren.

Therapie. Die Therapie der nicht spontan abheilenden Leishmaniosen ist unbefriedigend. Kleinere Herde lassen sich in toto exzidieren, größere kryotherapeutisch angehen oder mit intraläsionaler Gabe fünfwertiger Antimonverbindungen behandeln. Letztgenannte Präparate werden auch systemisch zur Behandlung ausgedehnter Haut- und Schleimhautherde eingesetzt, sie sind aber in der Handhabung problematisch.

Diagnose Die Diagnose erfolgt durch histologischen oder kulturellen Erregernachweis. Die Intrakutantestung (Montenegro-Test) ist nur von epidemiologischem Interesse. Bei der **viszeralen Form** der Leishmaniose (Kala Azar) treten Hautveränderungen vor allem im Spätstadium auf (»Post-Kala-Azar-Dermatose«).

Therapie Chirurgische oder kryochirurgische Behandlung kleinerer Herde, sonst Gabe fünfwertiger Antimonverbindungen intraläsional oder systemisch.

Sonstige tropische Hauterkrankungen

Eine Vielzahl der in tropischen und subtropischen Ländern vorkommenden parasitären Erkrankungen können mehr oder weniger charakteristische Hautveränderungen hervorrufen (siehe auch Kapitel über tiefe Mykosen). Recht häufig wird die **Larva migrans** (nematosa) von einem Urlaub in Ostafrika oder Südostasien mitgebracht. Die Infestation mit Hakenwurmlarven führt zu charakteristischen, meist geröteten, stark juckenden, gewundenen, leicht erhabenen Gängen (»creeping eruption«), meist an der Fußsohle (◯ **110**). In seltenen Fällen können auch Fliegenlarven Ursache einer creeping eruption sein (Larva migrans oestrosa), allerdings mit eher geraden und kaum gewundenen Gängen. In der Regel sterben die Hakenwurmlarven, für die der Mensch Fehlwirt ist, nach Tagen bis Wochen ab. Eine Therapie mit Mebendazol (2mal 100 mg/die für 3 Tage, Albendazol (400 mg/die für 5 Tage) oder Febendazol (2mal 300 mg/die für 10 Tage), ist nur bei ausgedehntem Befall oder extremem Juckreiz notwendig. Die äußerliche Behandlung mit Anthelminthika-Zubereitungen ist nicht sicher wirksam.

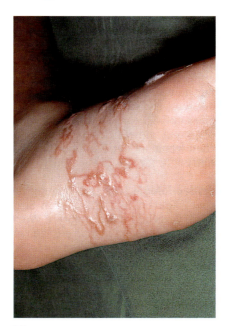

◯ **110: Typisch gewundener erythematöser Gang einer Larva migrans** an der Fußsohle eines 23jährigen Patienten.

Tropenkrankheiten der Haut

Andere tropische Hauterkrankungen: kutane **Amöbiasis** mit ausgedehnten Nekrosen; **Zerkariendermatitis** durch Schistosomenlarven; **Larva migrans** (creeping eruption) durch Nematodenlarven; **Filariosen** durch Mikrofilarien; **Onchozerkose** durch erwachsene Würmer und Mikrofilarien.

Aus der Fülle der tropischen Hautkrankheiten werden gelegentlich hierzulande beobachtet: **Tungiasis** (Sandflöhe) mit stark juckenden Papeln mit zentralem schwarzen Punkt, vor allem an den Zehen und den Fußsohlen, hervorgerufen durch die Sandflohweibchen. Sekundärinfektionen sind häufig, therapeutisch bleibt oft nur die chirurgische Entfernung.

Nicht besonders häufig sind die **Zerkariendermatitis** (»swimmers itch«) nach dem Baden in Gewässern, die Larven der im Darmtrakt von Wassergeflügel lebenden Trichobilharzien enthalten. Die juckenden, papulösen Hautveränderungen sind eher flüchtig. Betroffen sind die nicht von der Badekleidung bedeckten Körperstellen, im Gegensatz zur sogenannten »**seabather's** eruption«. Hier finden sich die juckenden, oft wochenlang persistierenden, exanthematisch erscheinenden Hautveränderungen an bedeckten Körperteilen. Ursache sind wahrscheinlich Larven von Nesseltieren (Seeanemonen!). Ebenfalls selten sind Hautveränderungen bei Wurmerkrankungen wie **Filariosen** mit Elephantiasis als Spätfolge und **Onchozerkose** mit subkutanen Knoten oder einer psoriasiformen Dermatose.

Klinischer Fall

Schon kurz nach der Rückkehr von einem Urlaub an der ostafrikanischen Küste fiel dem 23jährigen Mann eine Rötung an der Fußsohle auf. Aus dieser entwickelte sich im Laufe der nächsten Tage die langsam fortschreitende, mäandrierende, streifige Rötung durch die Larva migrans. Eine ähnliche Veränderung bildete sich mit zeitlicher Verzögerung an derselben Fußsohle (⊙ 110). Nach lokaler Kryotherapie am vorderen, larvenhaltigen Ende komplette Rückbildung innerhalb weniger Tage.

7.6 Parasitäre Hauterkrankungen (Epizoonosen)

7.6.1 Hauterkrankungen durch Milben

7.6.1.1 Skabies

Synonym: Krätze

Ätiologie und Pathogenese. Der Erreger der Skabies ist die Krätzmilbe **Sarcoptes scabiei var. hominis**. Die weiblichen Milben sind 0,3–0,4 mm groß und gerade noch mit bloßem Auge wahrnehmbar. Das Männchen ist nur halb so groß. Das begattete Weibchen gräbt Gänge in die Hornschicht der Haut und legt dort Eier ab. Es stirbt nach wenigen Wochen ab. Aus den Eiern entwickeln sich innerhalb von 3 Wochen zunächst Larven, dann Nymphen und schließlich geschlechtsreife Milben. Larven, Nymphen und Männchen leben auf der Hautoberfläche. Die Männchen gehen nach der Kopulation zugrunde (S 26).

Epidemiologie. Die Übertragung der Milben erfolgt bei engem körperlichem Kontakt, vor allem beim Sexualkontakt. Bis die Infektion bemerkt wird, vergehen meist mehrere Wochen, da zunächst eine Sensibilisierung gegen die Milbenantigene erfolgen muß, die dann zu einem stark juckenden papulösen bis urtikariellen Exanthem führen. Bei der Untersuchung der Kontaktpersonen ist dies zu berücksichtigen.

Klinik. In den ersten Wochen nach Infektion ist das Leitsymptom der äußerst quälende Juckreiz, besonders in der Bettwärme. In dieser Phase kann man bereits an den **Prädilektionsstellen** (Interdigitalfalten, Handge-

Ätiologie Die Krätzmilbe Sarcoptes scabiei var. hominis bohrt Gänge in die Hornschicht und legt dort Eier ab, die sich innerhalb von 3 Wochen zu geschlechtsreifen Milben entwickeln (S 26).

Epidemiologie Die Übertragung erfolgt durch engen körperlichen Kontakt, seltener durch die Wäsche. Sensibilisierung gegen die Milbenantigene führt zu dem stark juckenden Exanthem.

Klinik Leitsymptome sind quälender Juckreiz besonders in der Bettwärme und gangartige Papeln an den Prädilektionsstellen: Beugestellen, Interdigitalfalten, Genitale. Sekundär kommt es zu immunologischen Hautreaktionen und bakteriellen Superinfektionen (⊙ 111).

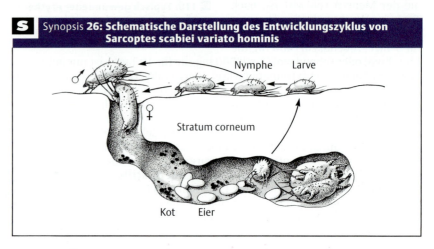

Synopsis 26: Schematische Darstellung des Entwicklungszyklus von Sarcoptes scabiei variato hominis

7.6 Parasitäre Hauterkrankungen (Epizoonosen)

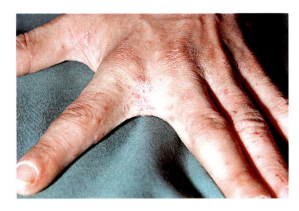

111: Skabies – gangartige Papeln in den Interdigitalfalten.

lenken, vordere Axillarlinie, Mamillen und **immer im Genitalbereich** bei Erwachsenen) typische **gangartige,** längliche Papeln erkennen (111). Geübte Untersucher sehen am Gangende die Milbe als dunkles Pünktchen. Nach einigen Tagen bis Wochen kommt es durch die Sensibilisierung auf die Milbenantigene zu generalisiertem Juckreiz und papulovesikulösen bis urtikariellen Hauterscheinungen. Durch Kratzen und Sekundärinfektion entsteht ein buntes Bild mit Exkoriationen, Ekzematisation und Impetiginisierung. Diagnostische Schwierigkeiten kann die sogenannte **»gepflegte« oder larvierte Skabies** machen. Der gut gepflegte Patient klagt lediglich über starken Juckreiz. Es fehlen entzündliche Hauterscheinungen. Bei guter Beleuchtung sieht man aber die hautfarbenen länglichen Papeln an den Prädilektionsstellen und kann auch Milben nachweisen. Eine besonders schwere Verlaufsform mit massivem Milbenbefall kann bei Patienten mit Immunabwehrschwäche und Malignomen auftreten. Sie wird **Scabies norwegica** oder **Borkenkrätze** genannt.

Diagnostisch schwierig ist die larvierte Skabies. Es fehlen entzündliche Hauterscheinungen.

Eine besonders schwere Verlaufsform bei Immunabwehrschwäche ist die Scabies norwegica.

Diagnose. Der mikroskopische Nachweis gelingt am besten in den gangartigen, papulösen Herden an den Prädilektionsstellen, vor allem in den Zwischenfingerräumen und im Genitalbereich beim Erwachsenen. Man skarifiziert die Haut über der Papel und nimmt die Milbe mit einer Nadel oder einem Tesafilmstreifen oder schneidet die Papel tangential mit einem Skalpell ab. Das Material wird auf einen Objektträger mit 15% Kalilauge gebracht. Man erkennt bei 100facher mikroskopischer Vergrößerung Milben, Eier oder Kotballen (Skyballa); 112.

Diagnose Mikroskopischer Nachweis von Milben, Eiern oder Kotballen in typischen Papeln. Siehe 112.

Differentialdiagnostisch kommt ein pruriginöses Ekzem, atopische Dermatitis oder Pyodermie in Frage.

Therapie.
– Beim Erwachsenen dreitägige Ganzkörperbehandlung mit Gamma-Hexachlorocyclohexan (Jacutin®), Allethrin (Spregal®) oder Benzylbenzoat. Bei Kindern nur stundenweise Behandlung wegen der neurotoxischen Nebenwirkung der Präparate. Bei Säuglingen und Schwangeren Therapie mit dem weniger toxischen Benzylbenzoat (Antiscabiosum Mago®).
– Vollbad mit Detergens und Antiseptikum.
– Wäsche wechseln und waschen. Da die Milben außerhalb der Haut nur 2–3 Tage überleben, genügt das Auslüften der Oberbekleidung über mindestens 4 Tage.

Therapie Ganzkörperbehandlung mit Gamma-Hexachlorocyclohexan oder Benzylbenzoat über 3 Tage, danach Vollbad mit Antiseptikum.

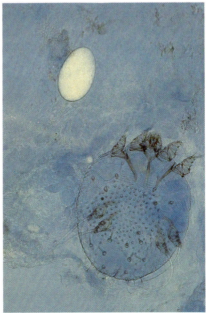

112: Mikroskopisches Präparat einer Papel mit Krätzmilbe und Ei.

7.6.1.2 Trombidiose

Synonyme: Erntekrätze, Herbstkrätze

Ätiologie. Viele Arten von Laufmilben leben auf Pflanzen. Nur ihre Larven verursachen Hauterscheinungen, im Herbst vor allem **Trombicula autumnalis.**

Klinik. Hauterscheinungen treten an den Körperstellen mit besonders engem Kleidungskontakt auf: Gürtellinie, Büstenhalter etc. Einige Stunden nach Kontakt kommt es zu roten Makulae und Urtikae, später Seropapeln mit starkem Juckreiz.

Diagnose. Gelegentlich kann man die Trombidien als winzige rote Pünktchen erkennen. Häufig treten kleine Epidemien in feuchten Spätsommermonaten auf.

Therapie. Juckreizstillende, indifferente Therapie mit Eichenrinde und Zinkschüttelmixtur.
Weitere Milbenerkrankungen der Haut können durch Übertragung von **Tiermilben** auf den Menschen entstehen, z.B. Cheyletiella species von Kaninchen, Hasen, Katzen und Hunden sowie die Hühner- und Vogelmilben Dermatonyssus species. Die **Haarbalgmilbe** Demodex folliculorum lebt als Saprophyt in den Talgdrüsenfollikeln des Menschen und kann rosaceaähnliche Hautveränderungen hervorrufen.

7.6.2 Erkrankungen durch Läuse

Läuse sind flügellose Insekten. Kopf-, Kleider- und Filzläuse werden von Mensch zu Mensch übertragen, vor allem unter schlechten hygienischen Bedingungen bei engem körperlichem Kontakt. Sie saugen in stündlichen Abständen Blut. Die befruchteten Weibchen kleben Nissen, in denen sich die Eier befinden, je nach Spezialisierung an die Kopfhaare, Schamhaare oder in die Nähte der Kleider.

7.6.2.1 Pediculosis capitis

Synonym: Kopfläuse

Ätiologie. Kopfläuse (Pediculi capitis) sind 2–3,5 mm lang. Sie befallen die Kopfhaare. Vor allem bei Kindern gibt es immer wieder Endemien in Kindergärten und Schulen.

Klinik. Starker Juckreiz, durch die Kratzeffekte **sekundäre Impetiginisierung** insbesondere an der Kopfhaut und der Nacken-Haar-Grenze und Lymphknotenschwellung nuchal sind das Hauptsymptom.

Diagnose. Bei geeigneter Beleuchtung sieht man die weißen Nissen, die sich im Gegensatz zu Hautschuppen nicht von den Haaren abstreifen lassen (☒ 113). Man findet auch die krabbelnden Läuse (☒ 114).

Therapie. Gamma-Hexachlorcyclohexan (Jacutin®) oder Allethrin (Jacutin N®) als Gel oder Spray. Auswaschen nach mehreren Stunden. Wiederholung der Behandlung nach 3–5 Tagen. Auskämmen der Nissen mit Essig und einem ganz feinen Läusekamm. Anschließend Behandlung des Kopfekzems.

7.6 Parasitäre Hauterkrankungen (Epizoonosen)

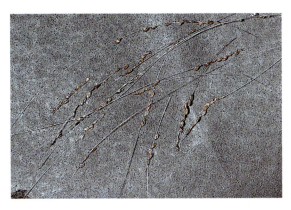

◉ 113: Nissen von Kopfläusen an den Haarschäften.

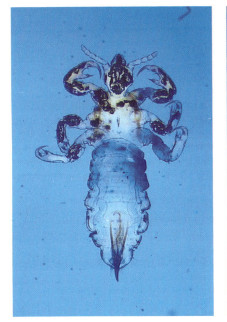

◉ 114: Kopflaus.

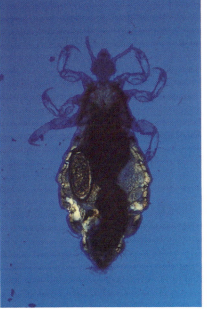

◉ 115: Kleiderlaus.

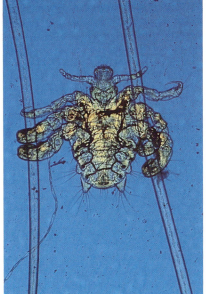

◉ 116: Filzlaus, die sich an zwei Haaren festhält.

7.6.2.2 Pediculosis vestimentorum

Synonym: Kleiderläuse

Ätiologie. Die Kleiderlaus ist größer als die Kopflaus (3–4 mm); ◉ 115.

Klinik. Der Läusebiß führt zu Juckreiz und Quaddelbildung. Durch den Juckreiz wird die Haut stark zerkratzt und unter schlechten hygienischen Bedingungen sekundär bakteriell infiziert. Der gesamte Körper wird schließlich befallen. Bei entsprechender Verwahrlosung kann es zu schweren entzündlichen und ekzematischen Hautreaktionen kommen. Man nennt diese Erscheinungen **Vagantenhaut**. Läuse übertragen Rickettsiosen, Fleckfieber, Wolhynisches Fieber und Rückfallfieber.

Diagnose. Die Läuse und Nissen findet man nicht auf der Haut, sondern in den Nähten der Kleider.

Therapie. Kleider entwesen. Behandlung der Haut, entsprechend dem Grad der Sekundärinfektion. Behandlung der Kontaktpersonen.

7.6.2.2 Pediculosis vestimentorum

Der Biß der Kleiderläuse führt zu Juckreiz und Quaddelbildung. Die Haut wird stark zerkratzt und sekundär ekzematisiert und impetiginisiert. Die Läuse und Nissen lassen sich nur in den Nähten der Kleider nachweisen (◉ 115).

Therapie Die Kleider entwesen und Sekundärinfektionen behandeln.

7.6.2.3 Pediculosis pubis

Synonyme: Filzläuse, Phthiriasis

Ätiologie. Die Filzläuse sind nur 1,5–2 mm lang und rund (■ 116).

Klinik. Befallen werden Regionen mit **apokrinen Schweißdrüsen:** Schamhaare, Achselhaare, Mamillenhaare, bei Kindern auch Wimpern und Augenbrauen. An den Bißstellen entwickeln sich kleine Hämatome, sogenannte **Taches bleues** (oder Maculae coeruleae). Der Patient wird meist durch den starken Juckreiz alarmiert. Die Filzläuse bewegen sich und werden oft schon vom Patienten entdeckt.

Therapie. Wie Kopfläuse. Mit dem Patienten über die notwendige Partnerbehandlung sprechen.

7.6.3 Erkrankungen durch Wanzen

Synonym: Cimikose

Ätiologie. In Europa kommen Wanzen nur noch selten vor. Die Bettwanze Cimex lectularius läßt sich nachts auf den Menschen fallen und saugt Blut.

Klinik. Das beim Biß eingebrachte Speicheldrüsensekret erzeugt Juckreiz und Quaddeln. In der Mitte der Quaddel kann ein hämorrhagischer Punkt sichtbar sein. Die Wanzenbisse sitzen vor allem an unbekleideten Hautstellen, gruppiert oder aufgereiht.

Therapie. Die Vernichtung der Wanzen in den Räumen erfolgt durch Insektizide. Symptomatische Therapie der Hautreaktionen mit Lokalsteroiden und Antihistaminika.
Tropische Wanzen sind gefährlicher, da sie die Chagas-Krankheit übertragen können.

7.6.4 Erkrankungen durch Flöhe

Synonym: Pulikose

Klinik. Flöhe sind flügellose Insekten, die streng auf einen Wirt spezialisiert leben. Der Menschenfloh Pulex irritans ist durch gute Wohnungshygiene bei uns weitgehend ausgerottet. Flohbisse sind meist multipel und asymmetrisch angeordnet an bedeckten Körperstellen zu finden. An der Bißstelle entsteht eine Quaddel und zentral sieht man auf Spateldruck einen kleinen hämorrhagischen Fleck. Diese Beobachtung ist diagnostisch richtungweisend (■ 117).
Die meisten Flöhe sind nicht wirtsspezifisch. Tierflöhe können auch den Menschen befallen. Häufig sind Katzenflohstiche. Der tropische Sandfloh ruft die Tungiasis hervor (S. 169).

■ 117: Flohstiche.

Therapie. Symptomatische Behandlung der stark juckenden Quaddeln mit Antihistaminika. Kleidung mit Insektiziden einsprühen (Jacutin® Puderspray, DDT® Puderspray).

7.6.5 Erkrankungen durch Zeckenstiche

Zecken sind in waldreichen Gegenden sehr weit verbreitet. In Europa ist der häufigste Vertreter **Ixodes ricinus**. Sie leben auf Zweigen und lassen sich auf einen vorbeikommenden Blutwirt herabfallen, um sich in der Haut mit dem Stechsaugapparat einzuhaken und dort über mehrere Tage eine reichliche Blutmahlzeit zu sich zu nehmen (◉ 118). Sie können dabei ihr Körpervolumen um ein Mehrfaches vergrößern. Nach dem Saugakt zieht die Zecke die Mundwerkzeuge wieder aus der Haut zurück und fällt vom Wirt ab. Sie kann mehrere Monate von dieser Mahlzeit leben.

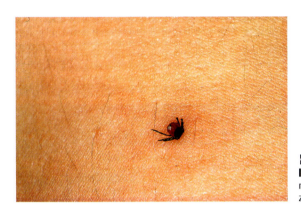

◉ 118: **Adulte weibliche Zecke** (Ixodes ricinus) bei der Blutmahlzeit.

Klinik. Der Saugakt verursacht einen leichten örtlichen Juckreiz. Wird die Zecke gewaltsam entfernt, können zurückbleibende Teile eine entzündliche **Fremdkörperreaktion** verursachen (Zeckengranulom). Beim Saugen können auch pathogene Erreger von der Zecke auf den Wirt übertragen werden, z.B. Eiterkokken, die zu Pyodermie oder Erysipel führen. Besondere Beachtung verdient die durch Zecken übertragene **Borrelia-burgdorferi-Infektion** *(Kap. 7.3.6.1)* und eine **Arbovirus-Infektion,** die die Frühsommermeningoenzephalitis (FSME) verursacht.

Therapie. Nach einem Aufenthalt in Zeckengebieten sollte man den Körper nach Zecken absuchen und diese so schnell wie möglich entfernen. Man packt die Zecke mit den Fingern oder einer Zeckenpinzette am Kopf und zieht sie vorsichtig aus der Haut heraus, ohne dabei den Körper zu quetschen. Die früher empfohlene Vorbehandlung mit Öl oder Klebstoff gilt heute als riskant, da bei der Erstickung der Zecke eventuell vermehrt Erreger (durch Regurgitation?) in die Haut übergehen können. Gelingt die Entfernung nur unvollständig, sollten zurückgebliebene Reste herausgestanzt werden. In Endemiegebieten von FSME kann eine passive Immunisierung mit FSME-Immunglobulin innerhalb von 48 Stunden nach Zeckenstich durchgeführt werden. Eine aktive Immunisierung mit FSME-Impfstoff empfiehlt sich für Personen, die sich aus beruflichen Gründen oder in der Freizeit häufig in Endemiegebieten aufhalten. Die Endemiegebiete kann man bei den Gesundheitsämtern erfahren. Die Durchseuchung der Zecken mit Borrelia burgdorferi ist in Deutschland hoch. Je nach Region sind 5–30% der Zecken infiziert. Die frühzeitige Entfernung der Zecken vermindert das Risiko der Borrelienübertragung. Die Infektion macht sich erst nach 1–2 Wochen an der Stichstelle bemerkbar, entweder als Erythema migrans oder als Lymphadenosis cutis benigna *(7.3.6.1)*. Der Patient muß bei der Entfernung der Zecke auf diese Folgen aufmerksam gemacht werden. Eine serologische Untersuchung auf Borrelia-Antikörper ist nach ca. 6 Wochen empfehlenswert.

7.6.5 Erkrankungen durch Zeckenstiche

In Europa ist der häufigste Vertreter der Zecken Ixodes ricinus, in waldreichen Gegenden weit verbreitet (◉ 118).

Klinik Der Zeckenstich verursacht leichten Juckreiz (◉ 118). Bei der gewaltsamen Entfernung können zurückbleibende Teile ein Zeckengranulom verursachen. Beim Zeckenstich können pathogene Erreger von der Zecke auf den Wirt übertragen werden, z.B. Eiterkokken, **Borrelia burgdorferi** und **Arboviren.**

Therapie Frühzeitige Entfernung der Zecke mit Zeckenpinzette ohne vorherige Anwendung von Öl oder Klebstoff. Zurückgebliebene Reste müssen herausgestanzt werden. In Endemiegebieten von FSME ist eine passive Immunisierung angezeigt. Aktive Immunisierung mit FSME-Impfstoff empfiehlt sich nur für Personen, die beruflich in Endemiegebieten Zeckenstichen ausgesetzt sind. Nach Entfernung der Zecke sollte der Patient auf die möglichen Folgen einer Borrelia-burgdorferi-Infektion aufmerksam gemacht werden. Serologische Untersuchungen nach ca. 6 Wochen sind empfehlenswert.

7.7 Sexuell übertragene Krankheiten

Synonyme: Genitale Kontaktinfektionen, Geschlechtskrankheiten, venerische Infektionen, STD (sexually transmitted diseases)

Infektionskrankheiten, die überwiegend oder ausschließlich beim Geschlechtsverkehr übertragen werden, haben eine besondere mikrobiologische, psychologische, soziale und rechtliche Stellung.

Mit dem Gesetz zur Bekämpfung der Geschlechtskrankheiten vom 23.7.1953 (Bundesgesetzblatt I 700), geändert am 25.8.1969 (Bundesgesetzblatt I 1351), werden in der BR Deutschland Patient, Arzt und Gesundheitsamt beim Auftreten der Geschlechtskrankheiten **Syphilis, Gonorrhö, Ulcus molle** und **Lymphogranuloma inguinale** besondere Maßnahmen auferlegt. Für die HIV-Infektion besteht seit dem 1.10.1987 eine Berichtspflicht der Laboratorien über positive HIV-Antikörpertests. Die Meldung wird anonym (ohne Angabe des Patientennamens) an das Bundesgesundheitsamt gemacht (⊞ **34**).

⊞ 34: Auszug aus dem Gesetz zur Bekämpfung der Geschlechts-Krankheiten vom 23.7.1953, geändert am 25.8.1969
Geltungsbereich: Bundesrepublik Deutschland

§ 1   **Geschlechtskrankheiten im Sinne des Gesetzes sind:**
1. Syphilis
2. Gonorrhö
3. Ulcus molle
4. Lymphogranuloma inguinale

§ 2   Die Bekämpfung der Geschlechtskrankheiten umfaßt Maßnahmen zur Verhütung, Feststellung, Erkennung und Heilung der Erkrankungen sowie die vorbeugende und nachgehende Gesundheitsfürsorge. Zu diesem Zweck werden die Grundrechte auf körperliche Unversehrtheit und auf Freiheit der Person eingeschränkt. Die Durchführung obliegt den Gesundheitsämtern.

§ 3–8:   Pflichten der Kranken und krankheitsverdächtigen Personen
 – Verpflichtung zur Untersuchung und Behandlung bei approbiertem Arzt
 – Verpflichtung zur sexuellen Enthaltsamkeit bis die Krankheit nicht mehr übertragbar ist
 – Verpflichtung zur Untersuchung vor Eheschließung
 – Verbot von Muttermilch- und Blutspende

§ 9–13:   **Pflichten der Ärzte**
Die genannten Geschlechtskrankheiten dürfen nur von einem approbierten Arzt behandelt werden. Er ist verpflichtet, die Untersuchung und Behandlung nach dem wissenschaftlichen Erkenntnisstand durchzuführen und schriftliche Aufzeichnungen über Anamnese, Untersuchungsbefund, Diagnostik und Behandlung des Patienten zu machen.
 – Verpflichtung zur Meldung beim Gesundheitsamt ohne Nennung des Namens und der Anschrift (anonym).
 – Namentliche Meldung beim Gesundheitsamt, wenn Behandlung verweigert oder unterbrochen wird oder der Patient sich der Nachuntersuchung entzieht.
 – Verpflichtung, den Patienten über die Erkrankung aufzuklären und nach Ansteckungsquellen zu suchen.

§ 14–31: Aufgaben des öffentlichen Gesundheitswesens
 – Einrichtung von Beratungsstellen für Geschlechtskranke (Prostituiertenkontrolle)
 – Aufklärung der Bevölkerung
 – Anordnung von Zwangsmaßnahmen bei Weigerung von Geschlechtskranken, sich untersuchen und behandeln zu lassen.
 – Übernahme der Kosten, falls Patient dazu nicht in der Lage ist.

7.7.1 Sexuell übertragene Krankheiten durch Bakterien

7.7.1.1 Gonorrhö

Synonym: Tripper

▶ **Definition.** Die Gonorrhö wird durch Neisseria gonorrhoeae hervorgerufen. Sie tritt primär im Bereich der Schleimhäute des Urogenitaltraktes, des Analkanals, des Rachens oder der Konjunktiven auf.

Epidemiologie. Bis zur Einführung der Antibiotikatherapie war die Gonorrhö besonders in Zeiten schlechter sozialer und hygienischer Umstände eine der häufigsten Infektionskrankheiten, die wegen ihrer schweren entzündlichen Komplikationen im Urogenitaltrakt mit den Folgen der Urethralstriktur, Adnexitis und Unfruchtbarkeit gefürchtet war. Die Einführung der Sulfonamide und besonders des Penicillins sowie weltweite Kontrollmaßnahmen brachten in den 50er Jahren zunächst einen Rückgang der Gonorrhö, nach Einführung der hormonellen Kontrazeption und der damit größeren sexuellen Freizügigkeit in der westlichen Welt kam es erneut zu einem Anstieg. Nach Auftreten der HIV-Infektion und dem damit verbundenen Appell zur partnerschaftlichen Treue bzw. zum Kondomgebrauch ist in den letzten Jahren die Zahl der gemeldeten Gonorrhö-Fälle, vor allem der Rektalgonorrhö, zurückgegangen. **Trotzdem ist die Gonorrhö auch heute noch die häufigste der meldepflichtigen Infektionskrankheiten** (nach Schätzungen der WHO über 60 Mill. Neuerkrankungen pro Jahr).

Neisseria gonorrhoeae ist äußerst empfindlich gegenüber Temperaturschwankungen und Austrocknung. Deshalb ist die Übertragung ausschließlich durch direkten Schleimhautkontakt möglich, am besten beim Geschlechtsverkehr, früher auch häufig während der Geburt Übertragung auf die Konjunktiven der Neugeborenen mit nachfolgender eitriger Blepharo-Konjunktivitis und Erblindung. Diese ist durch die **Credésche Prophylaxe** (1%ige Argentum-nitricum-Lösung in die Konjunktiven des Kindes direkt nach der Geburt) weitgehend verschwunden.

Klinik der genitalen Gonorrhö. Nach einer Inkubationszeit von 2–10 Tagen kommt es im Bereich der infizierten Schleimhäute zu einer akuten Entzündung. **Beim Mann** äußert sich die unkomplizierte Gonorrhö als **akute eitrige Urethritis anterior** mit Dysurie und reichlich gelb-grünlichem Ausfluß aus der Harnröhre. Das Orificium urethrae ist gerötet, durch den Fluor kann es zu einer begleitenden Balanoposthitis und Infektion der paraurethralen Drüsen kommen (◨ 119). Als **Komplikation** können die Gonokokken in Prostata und Nebenhoden aszendieren und dort eine akute oder chronische Urethro-Prostatitis und Epididymitis mit nachfolgender Infertilität infolge des Verschlusses der Nebenhodenkanälchen verursachen. In ca. 20% verläuft die Infektion beim Mann asymptomatisch.

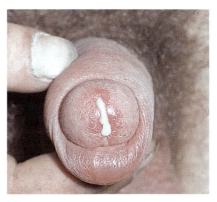

◨ 119: Akute Urethritis gonorrhoica anterior mit gelb-grünem eitrigen Ausfluß und gerötetem Orificium urethrae und Präputiumödem.

▶ **Merke.** Bei der Frau verläuft die Gonorrhö in der Frühphase milder als beim Mann. In 50–70% bleibt die **Urethritis** und **Zervizitis** unbemerkt, da Ausfluß oder leichte Dysurie als »nichts Besonderes« angesehen werden.

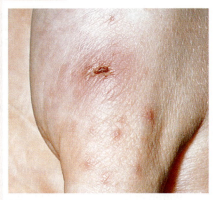 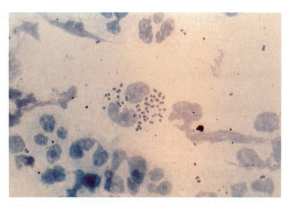

◉ 120: Disseminierte Gonokokkeninfektion mit typischen hämorrhagischen Papeln und Pusteln und Ulzeration am Daumen.

◉ 121: Ausstrichpräparat, Methylenblau-Färbung mit Leukozyten und intra- und extrazellulär gelegenen, semmelförmigen Diplokokken.

Erst die aufsteigende Infektion führt zur schmerzhaften **Salpingitis** und evtl. lokalisierten Peritonitis.

Die Salpingitis kann zum Tubenverschluß und damit zur Infertilität führen.

Bei entsprechendem Sexualverhalten kann es primär zur **extragenitalen Gonorrhö** z.B. der anorektalen oder oropharyngealen Gonorrhö kommen. Zur Gruppe zählt auch die Gonokokken-Konjunktivitis des Kleinkindes.

Disseminierte Gonokokkeninfektion Hämatogene Aussaat von Gonokokken tritt nur in 1–3 % der Fälle auf. Klinisch typisch ist die Trias von intermittierendem Fieber, Arthralgien und einer Dermatitis mit hämorrhagischen Pusteln an den Akren (◉ 120).

Die **Arthritis gonorrhoica** kann als einziges Symptom auftreten.

Labordiagnostik. – Mikroskopischer **Nachweis** (Färbung mit Methylenblau oder nach GRAM) von **gramnegativen** intraleukozytär liegenden Diplokokken im Ausstrichpräparat (◉ 121).

Merke ▶

Kulturelle Anzüchtung Da das mikroskopische Präparat nur eine Sensitivität von 40–70 % hat, kann eine Gonorrhö nur durch Kultur ausgeschlossen werden.

Selten tritt eine Bartholinitis auf, die dann sehr schmerzhaft und diagnostisch wegweisend ist. Eine Kolpitis (Vaginitis) kommt bei der geschlechtsreifen Frau **nicht** vor. Gonokokken können nur das Vaginalepithel von Mädchen vor der Menarche infizieren. Erst die Komplikationen einer aufsteigenden Infektion führen zu einer äußerst schmerzhaften ein- oder doppelseitigen **Salpingitis** mit Fieber und starker Druckschmerzhaftigkeit im Unterbauch (bei vaginaler Untersuchung Portiohebeschmerz). Weiterhin kann es auch zu einer lokalisierten Peritonitis, der **Perihepatitis acuta Fitz-Hugh-Curtis** kommen mit atemabhängigen Schmerzen im Oberbauch. Die Salpingitis führt je nach Schweregrad der Entzündung zur Zerstörung des Flimmerepithels der Eileiter, zu Verwachsungen und Verklebungen im Bereich der Adnexen, die zur **Infertilität** führen können.

Bei entsprechendem Sexualverhalten kann es auch primär zu einer **extragenitalen Gonorrhö** z.B. der **anorektalen** Gonorrhö (Proktitis) oder der **oropharyngealen Gonorrhö** (Pharyngitis) bei Mann und Frau kommen. Auch die Konjunktivitis des Kleinkindes durch N. gonorrhoeae gehört zur Gruppe der extragenitalen Gonorrhö.

Disseminierte Gonokokkeninfektion: Die hämatogene Aussaat der Gonokokken kommt nur in ca. 1–3 % der Fälle, zumeist bei Frauen mit Komplementmangel der Fraktionen C 6–8 vor. Es handelt sich hierbei auch um besondere Gonokokken-Stämme (Auxotypen). Klinisch ist diese benigne Gonokokkensepsis erkennbar an der Trias von intermittierendem Fieber bis 39 °C, Arthralgien und einer sehr charakteristischen Dermatitis mit hämorrhagischen Pusteln an den Akren (◉ 120). Histopathologisch handelt es sich hierbei um eine Vaskulitis. Der Gelenkbefall äußert sich in der Frühphase der Disseminierung mit asymmetrischen Polyarthralgien, in der Spätphase als Monarthritis mit Gelenkerguß. Die **Arthritis gonorrhoica** kann auch als alleiniges Symptom hämatogener Streuung auftreten.

Labordiagnostik. – Mikroskopischer Direktnachweis: Urethral- oder Zervikalsekret wird auf einem Objektträger ausgestrichen und nach Lufttrocknung und Hitzefixierung mit **Methylenblau** oder nach **GRAM** gefärbt. Bei 800–1000facher Vergrößerung kann man im Mikroskop **intraleukozytäre gramnegative** Diplokokken mit typischer semmelförmiger Konfiguration erkennen (◉ 121).

▶ *Merke.* Im Vaginalabstrich einer erwachsenen Frau kann man keine Gonokokken nachweisen!

Kulturelle Anzüchtung von Neisseria gonorrhoeae: Da das mikroskopische Präparat nur eine Sensitivität von 40–70 % hat, kann eine Gonorrhö **nur** durch Kultur ausgeschlossen werden. Auf modifiziertem Thayer-Martin-Agar bei 35 °C unter 5–7 % CO_2–Anreicherung wachsen die Gonokokken nach

7.7 Sexuell übertragene Krankheiten

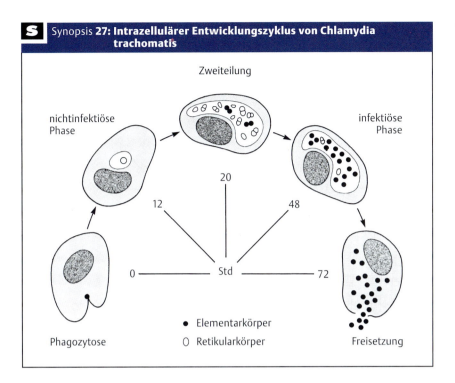

Synopsis 27: Intrazellulärer Entwicklungszyklus von Chlamydia trachomatis

24–48 Stunden. Der kulturellen Anzüchtung von N. gonorrhoeae kommt eine besondere Bedeutung bei der Erkennung von asymptomatischen Infektionen, vor allem bei Frauen zu.

Differentialdiagnose. Die klinische Symptomatik der Chlamydieninfektion ist der Gonorrhö sehr ähnlich. Zum Vergleich siehe S 28.

Therapie. **Unkomplizierte Gonorrhö:** Einzeitbehandlung mit Spectinomycin 2 g i.m. oder oral mit Gyrasehemmern (z.B. Ciprofloxacin 500 mg). Nachkontrolle nach 1 Woche. Bei **postgonorrhoischer Urethritis** Untersuchung auf Chlamydien und Mykoplasmen, serologische Untersuchung zum Ausschluß einer gleichzeitig akquirierten Syphilis nach 6 Wochen. Patienten auch auf die Möglichkeit einer gleichzeitig erworbenen HIV-Infektion hinweisen.
Komplizierte Gonorrhö: Bei **Adnexitis** oder **Epididymitis gonorrhoica** hochdosierte parenterale Penicillintherapie über 10 Tage, falls kein Erregernachweis möglich ist, Therapie mit Breitspektrumantibiotika, die sowohl gonokokken- wie auch chlamydienwirksam sind (Gyrasehemmer).

7.7.1.2 Genitale Chlamydieninfektionen

▶ *Definition.* Weltweit verbreitete, häufige Infektionskrankheit im Genitalbereich durch Chlamydia trachomatis.

Biologie und Epidemiologie. Chlamydien sind sehr kleine gramnegative Bakterien, die sich **obligat intrazellulär** vermehren. Sie besitzen eine Zellwand, DNS und RNS. Sie vermehren sich intrazellulär in einem besonderen **Entwicklungszyklus**, bei dem die Elementarkörperchen von der Wirtszelle phagozytiert werden. Diese werden metabolisch aktiv und werden zu Retikularkörperchen, die einen sogenannten Einschluß bilden. Sie liegen in einer Vakuole im Zytoplasma und verdrängen den Zellkern. Schließlich platzt die Vakuole und zerstört dabei die Wirtszelle. Die freigesetzten reifen Elementarkörperchen können weitere Zellen, vorzugsweise Zylinderepithelien infizieren (S 27). Wenn die Einschlüsse nicht platzen, kommt es zu einer latenten, persistierenden Infektion.

Differentialdiagnose Chlamydieninfektion.
Zum klinischen Fall siehe S 28.

Therapie Einzeittherapie mit Spectinomycin oder Gyrasehemmern

Komplizierte Gonorrhö Hochdosierte parenterale Antibiotikatherapie.

7.7.1.2 Genitale Chlamydieninfektionen

◀ Definition

Biologie und Epidemiologie Chlamydien sind kleine Bakterien, die sich obligat intrazellulär vermehren. Sie haben einen besonderen Entwicklungszyklus (S 27).

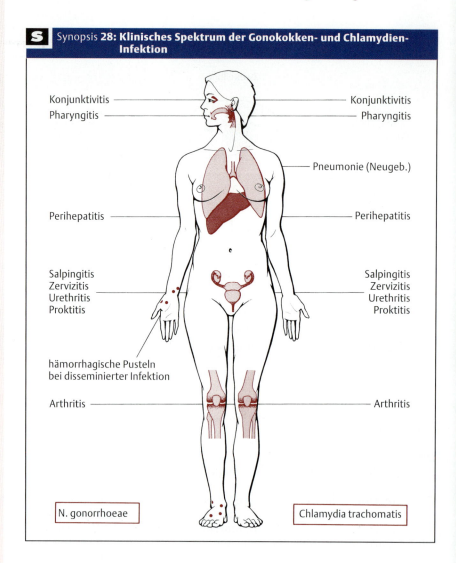

Synopsis 28: Klinisches Spektrum der Gonokokken- und Chlamydien-Infektion

Man unterscheidet 15 Serotypen von Chlamydia trachomatis. Serotyp A–C ruft das Trachom hervor, Serotyp D–K okulogenitale Infektionen und Serotyp L1–L3 das Lymphogranuloma inguinale.

Okulogenitale Chlamydieninfektion

Klinik. Chlamydia trachomatis Serotyp D–K befällt die Urogenital- und Konjunktivalepithelien und ruft ein der Gonorrhö sehr ähnliches Krankheitsspektrum hervor (S 28).

Beim Mann tritt nach dem infizierenden Geschlechtsverkehr innerhalb von 1–3 Wochen eine **seröse Urethritis** auf. Hauptsymptom ist die Dysurie mit morgendlichem wäßrigem Fluor. Die Beschwerden können unbehandelt wieder abklingen und jederzeit rezidivieren. Bei Aszension der Chlamydien kann es zur **Epididymitis**, vielleicht auch **Prostatitis** kommen. Bei Analverkehr kann eine **Proktitis** entstehen.

Bei der Frau tritt nach der Infektion zunächst eine **Zervizitis** auf. Meist bleibt diese Infektion unerkannt. Dem vermehrten serösen bis mukopurulenten Zervikalfluor wird oft keine Bedeutung beigemessen, bis es zur aufsteigenden Infektion in das Endometrium, die Eileiter und das Peritoneum kommt. Den größten Schaden richten die Chlamydien am Flimmerepithel der Eileiter an. Die Entzündung führt zur Verklebung und derben Infiltration der Eileiter und bei doppelseitiger **Salpingitis** zur **Infertilität**.

Komplikationen bei länger bestehender Chlamydieninfektion sind die Perihepatitis, die Einschlußkörperchen-Konjunktivitis mit typischen meist ein-

---

Man unterscheidet 15 Serotypen von Chlamydia trachomatis.

Okulogenitale Chlamydieninfektion

Klinik Befall der Urogenital- und Konjunktivalepithelien mit gonorrhöähnlichem Krankheitsbild (S 28).

Beim Mann tritt 1–3 Wochen nach der Infektion eine seröse Urethritis auf. Bei Aszension der Chlamydien kommt es zu Epididymitis und bei Analverkehr zur Proktitis.

Bei der Frau tritt nach Infektion eine meist unerkannte serös-mukopurulente Zervizitis auf. Bei Aszension der Chlamydien kommt es zur Salpingitis mit nachfolgender Verklebung der Eileiter und Sterilität.

Komplikationen sind Perihepatitis, Einschlußkörperchen-Konjunktivitis (122), reaktive Arthritis.

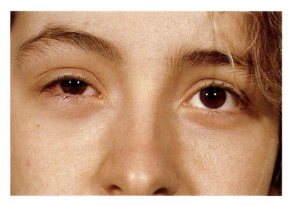

◉ 122: Konjunktivitis und Lidödem des rechten Auges durch **Chlamydia trachomatis** Serotyp D-K.

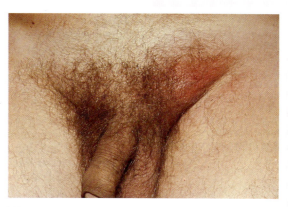

◉ 123: Lymphogranuloma inguinale durch **Chlamydia trachomatis** Serotyp L 1-3.

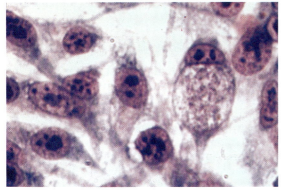

◉ 124: Intrazellulärer Einschluß mit Elementarkörperchen von Chlamydia trachomatis im Zytoplasma eines Fibroblasten (McCoy-Zellkultur, Giemsa-Färbung 1000fache Vergrößerung).

seitigen pflastersteinartigen Veränderungen der Bindehaut (◉ 122) und schließlich die reaktive Arthritis (Morbus Reiter).

Differentialdiagnose. Gonorrhö und Mykoplasmeninfektion.

> ▶ ***Merke.*** Häufig kommt es auch zu Doppel- und Dreifachinfektionen von Chlamydien, Mykoplasmen und Gonokokken.

Bei Neugeborenen kann es zu einer **perinatalen Chlamydieninfektion** kommen, wenn die Mutter infiziert ist. Häufigste Infektion ist die serös-eitrige **Konjunktivitis**, die durch die Credé-Prophylaxe nicht verhindert wird und 1–3 Wochen nach der Geburt auftritt. Gleichzeitig wird der Naso-Pharyngealraum besiedelt, und es kann zu **Bronchitis und Pneumonie**, wahrscheinlich auch Otitis media kommen.

Lymphogranuloma inguinale

Durch Chlamydia trachomatis Serotyp L1–3 wird das Lymphogranuloma inguinale hervorgerufen. Es ist in tropischen Regionen häufig, in Europa selten und wird meist von Auslandsreisen mitgebracht. Meldepflicht!

Klinik. Die Primärläsion ist ein unscheinbares herpesartiges Bläschen, das erodiert und spontan abheilt. Nach 3–4 Wochen kommt es zu Krankheitsgefühl und meist **einseitigen** inguinalen Lymphknotenschwellungen. Die Lymphknoten können faustgroß anschwellen, verbacken, eitrig einschmelzen und schließlich sich über Fisteln entleeren (◉ 123).

Differentialdiagnose Gonorrhö und Mykoplasmeninfektion.

◀ Merke

Beim Neugeborenen kann es zur perinatalen Chlamydieninfektion mit Konjunktivitis, Bronchitis und Pneumonie kommen.

Lymphogranuloma inguinale

Es wird durch Chlamydia trachomatis Serotyp L1–3 hervorgerufen und kommt in Europa selten vor.

Klinik Nach unscheinbarer Primärläsion, die spontan abheilt, kommt es nach 3–4 Wochen zu Krankheitsgefühl und einseitiger Lymphknotenschwellung mit eitriger Einschmelzung (◉ 123).

Diagnose. 1. **Direkter Nachweis:** Chlamydia trachomatis kann **auf Zellkulturen** gezüchtet werden. Die Einschlüsse können mit verschiedenen Färbungen sichtbar gemacht werden, z.B. Giemsa (☎ **124**), Jod oder mit fluoreszenzmarkierten monoklonalen Antikörpern. Dieses Verfahren ist zeitaufwendig und teuer. Einfacher ist der Nachweis von **Chlamydienantigenen** mit Hilfe von polyklonalen oder monoklonalen Chlamydienantikörpern im direkten Immunfluoreszenztest oder im Enzymimmunoassay. Da die Chlamydien intrazellulär liegen, muß bei der Entnahme darauf geachtet werden, daß Epithelien im Ausstrichmaterial enthalten sind. Am besten können Chlamydien aus Urethra, Zervix und Bindehaut isoliert werden.
2. **Serologischer Nachweis:** Serumantikörper werden nur bei komplizierten Chlamydieninfektionen gebildet.

Therapie. Orale Behandlung mit Doxycyclin 2×100 mg über mindestens 7–10 Tage oder alternativ Erythromycin 4×500 mg 10 Tage lang. Bei Komplikationen ist eine parenterale Therapie notwendig. Die Untersuchung der Kontaktpersonen und deren Behandlung ist – wie bei jeder Geschlechtskrankheit – wesentlich.

Klinischer Fall

Der 24jährige Patient hatte vor drei Monaten eitrigen Urethralausfluß. Nachdem mikroskopisch gramnegative Diplokokken nachgewiesen worden waren, wurde er unter der Diagnose einer akuten Urethritis gonorrhoica mit 2 g Spectinomycin i.m. behandelt. Danach war er zunächst beschwerdefrei. Er stellte sich deshalb nicht mehr zur Nachkontrolle vor. Nach zwei bis drei Wochen bemerkte er wieder einen leichten glasigen Ausfluß morgens und leichtes Brennen nach dem Wasserlassen. In den letzten Wochen hatte er in beiden Kniegelenken Schmerzen und entwickelte eine Konjunktivitis rechts.

Im Urethral- und Konjunktivalabstrich konnten im Immunfluoreszenztest Chlamydienantigene nachgewiesen werden. Die kulturelle Untersuchung auf Gonokokken, Mykoplasmen und Trichomonaden war negativ. Im Serum waren erhöhte IgG- und IgA-Antikörper gegen Chlamydia trachomatis nachweisbar.
Diagnose: Postgonorrhoische Chlamydieninfektion.
Therapie: Doxycyclin 2×100 mg über 14 Tage. Zusätzlich Lokaltherapie der Bindehaut mit Erythromycin-Augentropfen. Eine Partneruntersuchung wurde veranlaßt.

7.7.1.3 Genitale Mykoplasmeninfektion

Bei sexuell aktiven Personen kann man auf den Urogenitalschleimhäuten häufig Mycoplasma hominis und Ureaplasma urealyticum nachweisen. Unter für sie günstigen Bedingungen können sie sich vermehren und Entzündungen hervorrufen. Man rechnet sie deshalb zu den opportunistischen Keimen. Gesichert ist die Pathogenität von **Ureaplasma urealyticum** bei der Urethritis des Mannes und von **Mycoplasma hominis** bei der Salpingitis der Frau.

Therapie. Doxycyclin 2x100 mg 10 Tage lang, alternativ Erythromycin wie bei Chlamydieninfektionen.

7.7.1.4 Syphilis

Synonyme: Lues, harter Schanker

▶ **Definition.** Eine schwere, in Stadien verlaufende, chronische Geschlechtskrankheit, die alle Organsysteme befallen und unbehandelt zu Siechtum und Tod führen kann. Sie wird durch Treponema pallidum hervorgerufen.

Geschichte und Epidemiologie. Die erste bekannte Epidemie trat 1495 in und um Neapel auf. Möglicherweise wurde sie von Seeleuten, die mit Columbus in der Karibik waren, eingeschleppt. Die Erkrankung breitete sich in den folgenden Jahren vor allem in den Söldnerheeren rapide aus und hatte wegen der hohen Mortalität katastrophale Auswirkungen (Beispiel: von 8000 Schweizer Söldnern überlebten nur 148. Ihre Heimatstadt Bern

---

Diagnose Chlamydia trachomatis kann auf Zellkulturen angezüchtet werden oder Chlamydienantigene können im Abstrich direkt mit Antikörpern im Immunfluoreszenztest oder Enzymimmunoassay nachgewiesen werden. Zur Darstellung in Giemsa-Färbung siehe ☎ 124.
Serologischer Nachweis von Chlamydia-trachomatis-Antikörpern ist nur bei komplizierten Infektionen zuverlässig.

Therapie Doxycyclin oder Erythromycin. Behandlung der infizierten Kontaktpersonen!

7.7.1.3 Genitale Mykoplasmeninfektion
Ureaplasma urealyticum und Mycoplasma hominis sind transiente Keime der Urogenitalschleimhaut. Ureaplasmen können eine Urethritis hervorrufen, Mycoplasma hominis eine Salpingitis.

Therapie Doxycyclin und Erythromycin.

7.7.1.4 Syphilis

Definition ▶

Geschichte und Epidemiologie Die erste Epidemie trat 1495 in Neapel auf und hatte anfangs wegen der hohen Mortalität katastrophale Auswirkungen. Im Verlauf der Jahrhunderte wandelte sich die Syphilis zu einer chronisch verlaufenden Krankheit.

nahm sie wegen Angst vor Ansteckung nicht auf). Im Verlauf der Jahrhunderte wandelte sich die Syphilis – durch abnehmende Virulenz des Erregers oder Selektion von immunologisch kompetenteren Patienten – zu einer chronisch verlaufenden Krankheit. Gelegentlich kann man auch heute noch bei immunabwehrgeschwächten Patienten solche foudroyanten Verläufe sehen. Sie werden als Lues maligna bezeichnet.

Biologie von Treponema pallidum. Der Erreger der Syphilis, die Spirochäte Treponema pallidum, wurde 1905 von Schaudinn und Hoffmann entdeckt. Bis heute ist es nicht gelungen, das Bakterium auf Nährböden oder in Zellkulturen anzuzüchten. Lediglich auf lebenden Organen – vorzugsweise Kaninchenhoden – können sie kultiviert werden.

Biologie Treponema pallidum wurde 1905 entdeckt. Es läßt sich bisher nur auf lebenden Organen kultivieren.

Klinik. Das klinische Bild ist sehr vielgestaltig, und die Krankheitssymptome können individuell sehr unterschiedlich sein. Alle Organsysteme können im jahrzehntelangen Verlauf der Syphilis befallen werden.

Klinik Das klinische Bild ist sehr vielgestaltig, alle Organsysteme können befallen werden.

Stadium I
Nach einer Inkubationszeit von 2–3 Wochen tritt an der Eintrittspforte eine derbe Papel auf, die sich in ein nicht oder wenig schmerzhaftes Ulkus mit derbem Rand umwandelt. Dieses harte Ulkus (Ulcus durum) wird als **Primäraffekt** oder harter Schanker bezeichnet. Die Lokalisation ist abhängig von der Art des Geschlechtsverkehrs, beim Mann am häufigsten an der Glans penis, dem Frenulum, Präputium oder ano-rektal (125). Bei der Frau im Bereich der kleinen Labien, an der Portio uteri oder extragenital, z.B. an der Lippe. Etwa eine Woche später tritt eine derbe, indolente regionale Lymphknotenschwellung auf. **Primäraffekt (Ulcus durum) und Skleradenitis werden als syphilitischer Primärkomplex bezeichnet.** Ohne Behandlung heilt das Ulkus nach einigen Tagen bis Wochen narbig ab.

Stadium I
2–3 Wochen nach Infektion tritt an der Eintrittspforte ein **Ulcus durum,** der **Primäraffekt,** auf. Eine Woche später eine derbe, indolente regionale Lymphknotenschwellung (sog. **Bubo**) (125).

Primäraffekt und regionale Lymphknotenschwellung werden als syphilitischer Primärkomplex bezeichnet.

Stadium II
Die generalisierte Aussaat der Treponemen und die immunologischen Reaktionen kennzeichnen das klinische Bild der Sekundärphase, der Lues II. Etwa nach 3–4 Wochen sind Antikörper im Serum nachweisbar. Nach 8–12 Wochen kommt es zu Antigen-Antikörperreaktionen, die sich klinisch in Krankheitsgefühl, Arthralgien, Temperaturanstieg und schließlich in **Exanthemen** äußern. Diese Exantheme bezeichnet man als **Syphilide.** Sie sind morphologisch sehr vielgestaltig und können anderen dermatologischen Erkrankungen, vor allem Virusexanthemen (Roseola syphilitica), Arzneimittelexanthemen, schuppenden Dermatosen oder Acne vulgaris ähneln (126). Die Differentialdiagnose der Syphilide ist in 35 dargestellt. Die Lymphknoten sind **generalisiert** vergrößert und meist sehr derb und gut abgrenzbar zu tasten – **Polyskleradenitis.** Diagnostisch richtungweisend ist die Vergrößerung der kubitalen Lymphknoten. Gleichzeitig oder einige Wochen später treten weitere Krankheitserscheinungen auf, in denen im

Stadium II
Nach 3–4 Wochen sind Antikörper im Serum nachweisbar, nach 8–12 Wochen kommt es zu Antigen-Antikörperreaktionen mit **syphilitischen Exanthemen** (126, 35).

Die Lymphknoten sind **generalisiert** vergrößert.

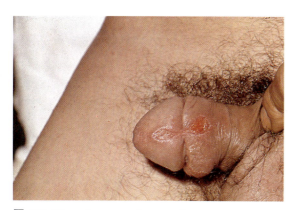

 125: Ulcus durum an Glans und Präputium, luetischer Primäraffekt.

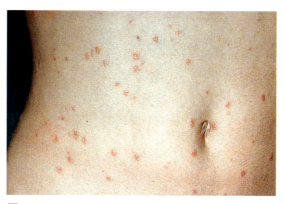

 126: Papulöses generalisiertes Exanthem am Stamm bei Lues II.

»Reizsekret« Treponemen nachweisbar sind (▶ vgl. S. 188) und die wie der Primäraffekt infektiös sind: Die akute eitrige Tonsillitis – **Angina specifica** und weißlich opaleszierende Papeln an der Mundschleimhaut – **Plaques muqueuses** – sowie die im Genital- und Analbereich auftretenden, breitbasig aufsitzenden, zur Mazeration neigenden Papillome – **Condylomata lata** (◉ 127). Ca. 4 Monate nach der Infektion klingt das Exanthem wieder spontan ab. Es können in den folgenden 2 Jahren **Rezidivexantheme** mit unterschiedlicher Morphologie auftreten. Besonders typisch ist das Auftreten von Papeln in den Handlinien der Palmae oder an den Plantae (◉ 128). Das abheilende Exanthem kann ein postinflammatorisches **Leukoderm** hinterlassen, das besonders auffällig im Nacken ist und sinnigerweise als »Halsband der Venus« bezeichnet wurde.

Nach 5–6 Monaten kann es zu einem kleinfleckigen, »Mottenfraß«-ähnlichen Haarausfall kommen – **Alopecia areolaris.**

Die Beteiligung innerer Organe bleibt meist unerkannt, da sie leicht verlaufen. Häufiger treten eine Begleithepatitis, Immunkomplexnephritis, Meningitis, Myositis und Periostitis auf.

Sonderform: Eine besonders schwere Verlaufsform im Stadium II ist die **Lues maligna.** Sie tritt bei schlechter Immunabwehrlage auf, z.B. bei malignen Erkrankungen und HIV-Infektion. Die Hautläsionen sind größer und exulzerieren (◉ 129).

Im Anschluß an die Sekundärphase kann der Patient völlig erscheinungsfrei werden.

Latenzstadium: Dieses Stadium kann über viele Jahre oder lebenslänglich andauern. Die Patienten fühlen sich gesund. Das Stadium nennt man **Lues latens seropositiva.** In dieser Phase kann es zur Spontanheilung oder zumindest zur permanenten Latenz kommen. Nur mit Hilfe des treponemenspezifischen IgM-Antikörpernachweises läßt sich entscheiden, ob die Lues noch behandlungsbedürftig ist.

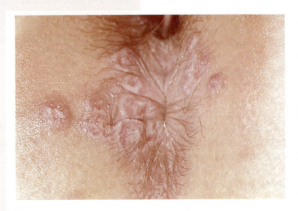

◉ 127: Condylomata lata perianal bei Lues II.

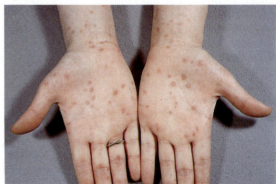

◉ 128: Papulöses Syhilid bei Lues II in den Palmae.

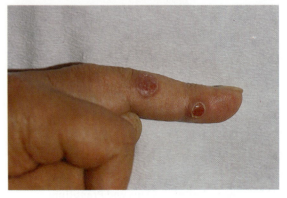

◉ 129: Exulzerierende Papeln bei Lues maligna.

7.7 Sexuell übertragene Krankheiten

35: Differentialdiagnose der syphilitischen Exantheme

morphologisches Bild des Syphilids	besondere Merkmale	Differentialdiagnose
makulöses monomorphes Syphilid Roseola	kein Juckreiz	Masern Mononukleose akutes HIV-Exanthem Pityriasis rosea Arzneimittelexanthem
papulöses oder makulopapulöses Syphilid	Befall von Handtellern und Fußsohlen	Parapsoriasis lichenoides Lichen ruber Arzneimittelexanthem Tuberkulid
Papulosquamöses Syphilid	Befall von Haaransatz und Handtellern	Psoriasis vulgaris seborrhoische Dermatitis Pityriasis rosea
papulopustulöses Syphilid	kein Fieber, nässende Papeln nasolabial und in den Mundwinkeln	Akne vulgaris Rosacea pustulosa Varizellen Perlèche

Merke: Die Syphilis ist der »Affe« unter den Krankheiten. Sie kann viele Krankheiten imitieren.

◀ Merke

Stadium III

Nach 3–5 Jahren oder Jahrzehnten kann sich eine infektionsallergische granulomatöse Gewebereaktion auf die **Treponemenantigene** an verschiedenen Organen entwickeln. Die Granulome werden **Syphilome oder Gummen** genannt. Sie können sich auch an Haut oder Schleimhäuten manifestieren. Diese Form der Tertiärsyphilis tritt heute nur noch selten auf. Ebenso selten ist die Neurosyphilis und die kardiovaskuläre Syphilis geworden. Die antibiotische Behandlung eines exulzerierten Gummas an der Haut führt zu narbiger Abheilung. Die **kardiovaskuläre Spätsyphilis** kann als obliterierende **Endarteriitis Heubner** die kleinen Gefäße des ZNS befallen mit Parenchymatrophie und Demenz, oder sie kann durch Befall der Vasa vasorum der Brustaorta zu einer **Mesaortitis** und zum **Aortenaneurysma** führen.

Stadium III

Nach 3–5 Jahren kann sich eine granulomatöse Gewebereaktion **auf Treponemenantigene** entwickeln. Sie werden **Syphilome** oder **Gummen** genannt. Neurosyphilis und kardiovaskuläre Syphilis können auftreten. Behandelte exulzerierte Gummen heilen narbig ab. Die **kardiovaskuläre Spätsyphilis** kann zur Endarteriitis im ZNS und zur Mesaortitis mit **Aortenaneurysma** führen.

Stadium IV

Dieses Stadium wird auch **Metalues** genannt. Im Gegensatz zur Tertiärlues ist die **Immunitätslage abgeschwächt.** Die Treponemen vermehren sich wieder. Den Befall der Leptomeningen, der Hinterstränge und Dorsalganglien nennt man **Tabes dorsalis.** Klinisch gekennzeichnet durch Sensibilitätsausfälle, Ataxie und Schmerzattacken sowie Reflexausfälle und Pupillenstarre. Die **progressive Paralyse** ist gekennzeichnet als chronische Meningoenzephalitis mit atrophisierendem Parenchymschaden. Sie führt zu psychotischen Wesensveränderungen und schließlich zur Demenz.

Stadium IV (Metalues)

Die Immunitätslage ist abgeschwächt. Es kommt zu **Tabes dorsalis** und **progressiver Paralyse.**

Syphilis connata

Treponema pallidum kann nach Abschluß der Plazentaentwicklung im 4.–5. Schwangerschaftsmonat **diaplazentar** von der Mutter auf das Kind übertragen werden, sofern die Mutter eine **floride** Lues hat. Daraus folgt, daß Luesinfektionen der Mutter, die vor der Schwangerschaft oder im ersten Trimenon ausreichend behandelt werden, das Kind nicht schädigen. Deshalb wird heute in der Frühschwangerschaft routinemäßig ein serologischer Luestest (TPHA-Test) durchgeführt.
Der Schweregrad der Lues connata hängt von der Infektiosität der mütterlichen Lues ab. Im schwersten Fall – bei Frühlues der Mutter – wird das Kind im 7.–8. Schwangerschaftsmonat tot geboren. Liegt die Infektion bei der Mutter schon länger zurück, kommt das Kind mit Symptomen der Lues II zur Welt: Haut- und Schleimhautexantheme, Rhinitis syphilitica, interstitielle Hepatitis, Hydrozephalus, Osteochondritis, Pneumonia alba, Anämie u.a.

Syphilis connata

Treponemen können diaplazentar von der Mutter auf das Kind übertragen werden.

In der Frühschwangerschaft wird deshalb heute routinemäßig ein serologischer Lues-Test durchgeführt.

Je nach Schweregrad der Lues connata kann es zu Totgeburt oder Symptomen der Lues II bei Geburt kommen. Das Kind kann auch erscheinungsfrei geboren werden und die Diagnose ist nur serologisch zu stellen.

Symptome weisen auf die generalisierte Aussaat der Treponemen hin. Das Kind kann auch bei der Geburt erscheinungsfrei sein, und erst im Jugendlichen- oder Erwachsenenalter wird bei einer serologischen Untersuchung die Lues erkannt und Zeichen der **Lues connata tarda** offenbar. Sichere Erkennungszeichen sind die **Sattelnase** als Folge der ulzerösen Rhinitis syphilitica mit Knorpel- und Septumzerstörung und die **Parrot-Furchen** perioral bis ins Lippenrot.

Merke ▶

> ▶ *Merke.* Die **Hutchinson-Trias** mit Tonnenform der oberen Schneidezähne, Keratitis parenchymatosa und Innenohrschwerhörigkeit ist beweisend für eine Lues connata tarda. Diese Symptome entwickeln sich in den ersten Lebensjahren.

Diagnostik Im Reizsekret des Primäraffekts oder der Condylomata-lata-Papeln können Treponemen im Dunkelfeld nachgewiesen werden (☎ 130).

Diagnostik. **Direkter Nachweis im Dunkelfeld:** Da Treponema pallidum ein Gewebeparasit ist, muß zum Nachweis Sekret aus der Tiefe der Läsion gewonnen werden. Man desinfiziert und arrodiert die Oberfläche und preßt das Ulkus (Primäraffekt) oder eine Papel (Condylomata lata) seitlich zusammen, so daß zellfreies **klares Reizsekret** austritt, das mit einem Tropfen NaCl auf einen Objektträger gebracht wird. Das Präparat wird mit einem Deckgläschen abgedeckt und **sofort** mit dem Dunkelfeldmikroskop untersucht. Nach einiger Übung erkennt man silbrig-hell aufleuchtende, spiralige Bakterien mit typischen Knick- und Rotationsbewegungen (☎ 130).

Serologischer Nachweis von Antikörpern: Ca. 3 Wochen nach Infektion sind treponemenspezifische Antikörper im Serum nachweisbar. Nach 6 Wochen werden auch nichttreponemale Lipoidantikörper gebildet, die mit dem VDRL-Test nachgewiesen werden.
Methoden zum Nachweis von treponemalen Antikörpern sind der **TPHA-Test,** der **FTA-Test** und der **TPI-Test.**

Serologischer Nachweis von Antikörpern

Ca. 3–4 Wochen nach Infektion können **treponemenspezifische Immunglobulin-Antikörper** im Serum nachgewiesen werden, zunächst werden IgM-Antikörper gebildet, dann IgG-Antikörper. Außerdem werden ca. 6 Wochen nach Infektion auch unspezifische, **nichttreponemale Lipoidantikörper** gebildet, die früher mit der Wassermann-Reaktion, heute mit dem sogenannten VDRL-Test (Venereal disease research laboratory test) nachgewiesen werden. Als Antigen wird Cardiolipin verwendet. Die heute gebräuchlichen Methoden zum Nachweis von treponemalen Antikörpern sind der **TPHA-Test** (= Treponema-pallidum-Hämagglutinationstest), der **FTA-Test** (= Fluoreszenz-Treponema-Antikörpertest) und in Sonderfällen der sehr aufwendige Nelson- oder **TPI-Test** (Treponema-pallidum-Immobilisations-Test), bei dem als Antigen lebende Treponemen verwendet werden. TPHA- und FTA-Test sind auch zum Nachweis von IgM-Antikörpern geeignet. Das Patientenserum wird säulenchromatographisch aufgetrennt und mit der IgM-Fraktion der Test durchgeführt. Weitere Methoden sind der SPHA- (**S**olid **p**hase **H**ämagglutinationstest) und ELISA- (**E**nzyme **l**inked **i**mmuno**s**orbent **a**ssay) Test.

TPHA- und FTA-Test sind auch zum Nachweis von IgM-Antikörpern im fraktionierten Patientenserum geeignet.

Merke ▶

> ▶ *Merke.* Die Beurteilung der Seroreaktionen sollte nur im Zusammenhang mit den anamnestischen und klinischen Daten des Patienten vorgenommen werden.

Der Verlauf der Seroreaktionen ist in ⑤ 29 dargestellt, die verschiedenen Testverfahren in ▦ 36.

Der Verlauf der Seroreaktionen ist in ⑤ 29 dargestellt, die verschiedenen Testverfahren in ▦ 36.

Suchtest: TPHA- und VDRL-Test werden als Suchtest in der Routine eingesetzt.
3–4 Wochen nach Infektion wird der TPHA-Test reaktiv und bleibt meist auch bei behandelter Lues reaktiv.

Der VDRL-Test wird nach 5–6 Wochen reaktiv und ist weniger spezifisch.

Suchtest

Als Suchtest, z.B. bei routinemäßigen Untersuchungen von Schwangeren, Soldaten, Prostituierten und Patienten, eignet sich der **TPHA-Test.** 3–4 Wochen nach Infektion wird er reaktiv und bleibt meist auch bei behandelter Lues reaktiv. Er ist leicht durchführbar, gut reproduzierbar, hochspezifisch und sensitiv.
Der **VDRL-Test** wird nach 5–6 Wochen reaktiv, nach Behandlung fallen die Antikörpertiter ab. Da als Antigen Cardiolipin verwendet wird, ist er weniger spezifisch.

Bestätigungstests
Hierfür eignet sich der FTA-Test oder auch der VDRL-Test mit Titration.

Bestätigungstests

Als Bestätigungstests eignen sich der FTA-Test und der VDRL-Test mit Titration.

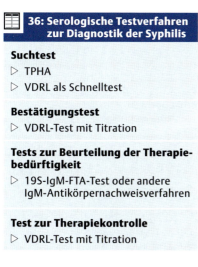

36: Serologische Testverfahren zur Diagnostik der Syphilis

Suchtest
▷ TPHA
▷ VDRL als Schnelltest

Bestätigungstest
▷ VDRL-Test mit Titration

Tests zur Beurteilung der Therapiebedürftigkeit
▷ 19S-IgM-FTA-Test oder andere IgM-Antikörpernachweisverfahren

Test zur Therapiekontrolle
▷ VDRL-Test mit Titration

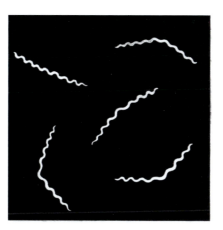

130: Treponema pallidum im Dunkelfeldmikroskop (Zeichnung).

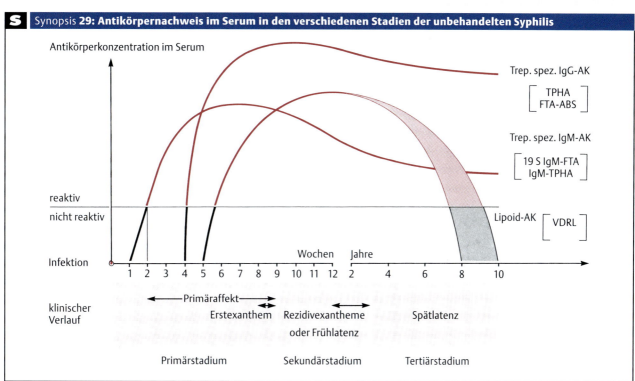

Synopsis 29: Antikörpernachweis im Serum in den verschiedenen Stadien der unbehandelten Syphilis

Beim **FTA-Test** werden Treponemen auf Objektträgern fixiert und mit indirekter Fluoreszenztechnik treponemenspezifische Antikörper nachgewiesen. Um Kreuzreaktionen mit apathogenen Treponemen zu vermeiden, wird das Serum vorher mit Reiter-Treponemen absorbiert (FTA-Abs-Test). IgG-Antikörper können mit diesem Test nach ca. 4 Wochen nachgewiesen werden. Der Test bleibt auch nach Behandlung positiv und ist deshalb nicht zur Therapiekontrolle geeignet. Falsch positive Ergebnisse treten bei Patienten mit Autoimmunerkrankungen auf.

Testverfahren zur Beurteilung der Behandlungsbedürftigkeit

Bei länger bestehender Infektion können IgG-Antikörper gegen T. pallidum lebenslänglich im Serum nachweisbar bleiben (sogenannte Seronarbe).

Testverfahren zur Beurteilung der Behandlungsbedürftigkeit: Bei länger bestehender Infektion können IgG-Antikörper lebenslänglich im Serum nachweisbar bleiben.

▶ **Merke.** IgM-Antikörper sind dagegen bei unbehandelter Lues nachweisbar. Nach Behandlung verschwinden sie innerhalb von 6–12 Monaten.

◀ Merke

Um die Therapiebedürftigkeit einer Lues latens festzustellen, führt man treponemenspezifische Tests mit der IgM-Fraktion des Patientenserums durch.

Testverfahren zur Verlaufskontrolle

Testverfahren zur Verlaufskontrolle
Der quantitativ durchgeführte VDRL-Test ist zur Verlaufskontrolle geeignet. Nach Therapie sinken die Titer der Lipoidantikörper im Serum schnell ab.

Der quantitativ durchgeführte VDRL-Test ist zur Verlaufskontrolle sehr gut geeignet. Nach Therapie sinken die Titer der Lipoidantikörper im Serum schnell ab, während die treponemenspezifischen IgG-Antikörper anwesend bleiben, vor allem wenn die Lues vor Therapie schon länger als ein Jahr bestanden hat. Die IgM-Antikörper-Diagnostik ist als Verlaufsuntersuchung zu kostspielig.

Bei Verdacht auf **Neurolues** sollte auch eine **Liquoruntersuchung** durchgeführt werden.

Bei Verdacht auf **Neurolues** oder bei Luesinfektionen, deren Dauer unbekannt ist, sollte auch eine **Liquoruntersuchung** auf treponemenspezifische Antikörper durchgeführt werden.

Therapie Penicillin ist in allen Stadien der Syphilis das Mittel der Wahl. Bei Frühlues (<1Jahr) Penicillin G 1 Mill IE i.m./ die 14 Tage lang, bei Spätlues (>1Jahr) 21 Tage lang.

Therapie. **Penicillin ist in allen Stadien der Syphilis das Mittel der Wahl.** Auch nach 40 Jahren sind keine Resistenzentwicklungen bekannt geworden. Mit Penicillin können genügend hohe Gewebsspiegel ohne die Gefahr toxischer Nebenwirkungen erreicht werden, und es ist auch gut liquor- und plazentagängig. Ab einem Blutspiegel von 0,03 IE/ml wirkt Penicillin treponemocid. Wegen der langsamen Generationszeit der Treponemen ist auf ausreichend lange und hohe Gewebsspiegel zu achten. Bei Infektionen, die weniger als 1 Jahr bestehen, wird mit Clemizol-Penicillin G 1 Mill. IE i.m. täglich 14 Tage lang behandelt. Bei Infektionen, die wahrscheinlich länger als 1 Jahr bestehen, soll 21 Tage behandelt werden. Bei Neurolues wird eine intravenöse Penicillintherapie durchgeführt. **Besteht eine Penicillinallergie, kann alternativ mit Tetrazyklinen und Erythromycin behandelt werden.**

Bei Penicillinallergie alternativ mit Tetrazyklin und Erythromycin.

Bei Behandlung der Lues kann durch den Erregerzerfall eine toxische Reaktion auftreten – die **Jarisch-Herxheimer-Reaktion.**

Bei Behandlung der Lues in einem treponemenreichen Stadium kann der durch die erste Injektion hervorgerufene Erregerzerfall zu toxischen Reaktionen mit Fieber, Schüttelfrost und verstärktem Exanthem, der **Jarisch-Herxheimer-Reaktion,** führen. Durch die gleichzeitige Injektion von Glukokortikoiden mit der ersten Penicillininjektion kann dies verhindert werden.

Serologische Nachkontrolle: Nach 3, 6, 12 Monaten, dann jährlich bis zu 4 Jahren sollte eine serologische Nachkontrolle stattfinden.

Serologische Nachkontrolle.
Jeder Patient sollte 3, 6, 12 Monate und dann jährlich bis zu 4 Jahren mit dem quantitativen VDRL-Test nachuntersucht werden. Je länger die Lues vor Therapiebeginn bestanden hat, desto langsamer sinken die Antikörpertiter ab. **Reinfektionen** können an einem Titeranstieg über mehr als 4 Stufen sowie an einem erneuten Nachweis von IgM-Antikörpern erkannt werden. Partneruntersuchung und -therapie ist wichtig.

Partnerbehandlung ist wichtig.

7.7.1.5 Ulcus molle (weicher Schanker)

7.7.1.5 Ulcus molle

Synonyme: Weicher Schanker, Chancroid

Ätiologie Wird durch **Haemophilus ducreyi** hervorgerufen.

Ätiologie. Durch das Bakterium **Haemophilus ducreyi** hervorgerufene Geschlechtskrankheit, die vor allem in tropischen und subtropischen Ländern Asiens und Afrikas verbreitet ist; in Deutschland werden nur sporadische Fälle beobachtet.

Klinik 1–5 Tage nach Infektion treten Ulcera auf, später doppelseitige inguinale Lymphadenitis mit Rötung und eitriger Einschmelzung.

Klinik. Nach einer Inkubationszeit von 1–5 Tagen treten im Genitalbereich multiple, **sehr schmerzhafte**, scharf begrenzte Ulcera mit weichem Infiltrat auf. Die Ulcera können spontan abheilen, aber auch durch Autoinokulation an anderen Stellen neu auftreten. Tage bis Wochen nach Auftreten der genitalen Ulcera kommt es zu ein- oder **doppelseitiger** inguinaler Lymphadenitis mit starker Schwellung und Rötung (Bubonen), eitriger Einschmelzung und Fistelbildung.

Diagnose Mikroskopischer Nachweis von »fischzugartig« angeordneten gramnegativen Stäbchen.

Diagnose. Mikroskopischer Nachweis von »fischzugartig« angeordneten gramnegativen zarten Stäbchen aus dem aktiven Rand der Geschwüre. Kulturelle Anzüchtung auf Spezialnährböden ist schwierig.

Differentialdiagnose. Syphilitischer Primäraffekt, Herpes genitalis und Pyodermie, Lymphogranuloma inguinale, Granuloma venereum.

Therapie. Tetrazykline oder Cotrimoxazol.

7.7.2 Sexuell übertragene Krankheiten durch Viren

7.7.2.1 HIV-Infektion

▶ **Definition.** Weltweit sich ausbreitende epidemische Infektionskrankheit mit letalem Ausgang, hervorgerufen durch ein Retrovirus, das HIV = Humanes Immundefizienz-Virus genannt wird.

Epidemiologie. 1981 wurde erstmals in USA bei jungen homosexuellen Männern ein nicht erklärbarer Zusammenbruch des Immunsystems mit tödlich verlaufenden Pneumonien und dem Auftreten eines bis dahin seltenen Kaposi-Sarkoms beobachtet. Die epidemische Ausbreitung in den Großstädten und in bestimmten Gruppen legte die Vermutung einer Infektionskrankheit nahe. 1983 konnten Montagnier und Mitarbeiter in Paris und 1984 Gallo und Mitarbeiter in Bethesda, USA, ein Retrovirus isolieren, das seit 1986 HIV 1 genannt wird. 1985/86 wurde HIV 2 entdeckt, ein weiteres Retrovirus in Westafrika, das AIDS hervorruft und dem SIV (Simian Immunodeficiency Virus) von Meerkatzen nahe verwandt ist.

HIV wird durch Blut, Sperma und Genitalsekrete übertragen.

HIV konnte auch aus anderen Körpersekreten isoliert werden (z.B. Speichel, Tränenflüssigkeit, Muttermilch und Urin). Es sind jedoch bisher keine Übertragungen auf diesem Weg nachgewiesen und die Epidemiologie spricht gegen diese Übertragungswege. Es ist davon auszugehen, daß der HIV-Infizierte lebenslänglich Virusträger ist und auch -überträger sein kann. In Gruppen mit risikoreichem Verhalten (ungeschützter Geschlechtsverkehr mit häufig wechselnden Partnern und gemeinsame Benutzung von Injektionskanülen beim Fixen) hat sich die Zahl der an AIDS Erkrankten seit 1981 jährlich verdoppelt. Besonders häufig betroffen sind homosexuelle Männer mit häufig wechselnden Geschlechtspartnern, i.v. Drogenabhängige, Hämophiliepatienten, die infizierte Blutprodukte vor 1985 erhalten haben, Partner und Kinder von HIV-Infizierten, Prostituierte, die keine Kondome benutzen. Die Infektion hat sich weltweit ausgebreitet, besonders in Zentralafrika, Asien, der Karibik und in den Großstädten der USA und Europas. Das Ausmaß der Seuche ist nicht genau bekannt, da epidemiologische Untersuchungen von repräsentativen Bevölkerungsquerschnitten bisher fehlen.

Ätiologie und Pathogenese. HIV bindet sich mit seinem Oberflächenprotein gp 120 an Zellen, die an der Oberfläche CD_4-Rezeptoren tragen. Es kann diese Zellen, vor allem T-Helferlymphozyten, Langerhanszellen der Haut, Makrophagen und Gliazellen im ZNS infizieren. HIV ist aufgrund eines Enzyms, der reversen Transkriptase, in der Lage, RNS in DNS umzuschreiben und dann in das Genom der Wirtszelle einzubauen. Aus dem nunmehr im Genom eingebauten Provirus können jederzeit wieder neue Viren synthetisiert werden und durch Knospung (budding) aus den infizierten Zellen ausgeschleust werden (⬛ 30). Die Infektion und Zerstörung der im Immunsystem entscheidenden T-Helferlymphozyten und weitere noch ungenügend erforschte Faktoren führen schließlich zu einem Zusammenbruch des Immunabwehrsystems und zum Auftreten einer Vielzahl von opportunistischen Krankheiten.

Klinik. In ⬛ 31 ist der Verlauf der HIV-Infektion in **5 Stadien** dargestellt. Das bis heute bekannte klinische Bild der HIV-Infektion läßt als Prinzip

---

Differentialdiagnose Syphilitischer Primäraffekt, Lymphogranuloma inguinale u.a.

Therapie Tetrazykline oder Cotrimoxazol.

7.7.2 Sexuell übertragene Krankheiten durch Viren

7.7.2.1 HIV-Infektion

◀ **Definition**

Epidemiologie 1981 wurde erstmals in den USA diese Erkrankung beobachtet. 1983 konnte ein Retrovirus als Erreger isoliert werden, der seit 1986 HIV 1 genannt wird.

1985/86 wurde HIV 2 entdeckt.

HIV wird durch Blut, Sperma und Genitalsekrete übertragen. Es konnte auch aus anderen Körpersekreten isoliert werden. Jedoch sind bisher keine Übertragungen auf diesem Wege nachweisbar.

Risikogruppen sind homosexuelle Männer mit häufig wechselnden Geschlechtspartnern, Drogenabhängige (needle-sharing), Hämophiliepatienten, Prostituierte.
Die Infektion hat sich weltweit ausgebreitet, besonders stark in Zentralafrika, Asien, der Karibik und in den Großstädten der USA und Europas.

Ätiologie und Pathogenese HIV bindet sich an Zellen, die an der Oberfläche CD_4-Rezeptoren tragen. Es kann diese Zellen, vor allem T-Helferlymphozyten, Langerhanszellen, Makrophagen und Gliazellen, infizieren.
Die Infektion und Zerstörung der im Immunsystem entscheidenden T-Helferlymphozyten und weitere Faktoren führen schließlich zu einem Zusammenbruch des Immunabwehrsystems (⬛ 30) und dem Auftreten opportunistischer Infekte.

Klinik Die HIV-Infektion verläuft in **5 Stadien** (⬛ 31). Es können alle Organ-

7 Erregerbedingte Krankheiten

Synopsis 30: Infektion einer CD_4^+–Zelle durch HIV und der Replikation von HIV in der Zelle. Modifiziert nach *Gelderblom*.

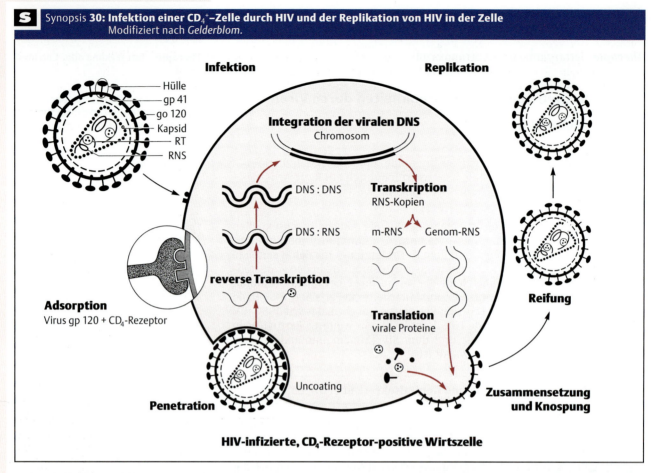

Synopsis 31: Klinischer Verlauf der HIV-Infektion. Modifiziert nach *Helm* und *Goebel*

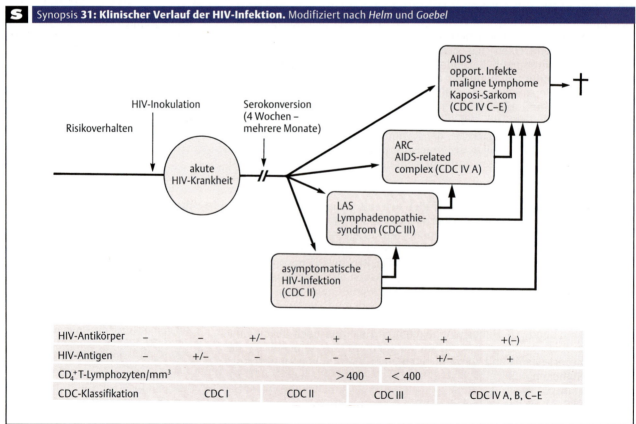

erkennen, daß **alle** Organsysteme betroffen sein können und daß man zwischen direkten HIV-verursachten Krankheitserscheinungen und sekundären, durch die HIV-Wirkung an immunologischen Systemen begünstigten, sogenannten opportunistischen Infektionen und Tumoren unterscheiden muß. Ca. 4–8 Wochen nach Infektion kommt es bei einem Teil der Patienten zur klinischen Erstmanifestation der Infektion, die als **akute HIV-Krankheit** bezeichnet wird. Nach einer Stadieneinteilung des Centers of Disease Control (CDC) wird diese Phase als Stadium I bezeichnet. Sie erscheint als mononukleoseähnliches Krankheitsbild. Hierbei kann es zu einem kleinfleckigen Exanthem und zu meningitischen Symptomen kommen. Diese Symptome klingen spontan wieder ab. Der HIV-infizierte Patient kommt in eine **asymptomatische Latenzphase** (CDC Stadium II), die unterschiedlich lange – Monate bis Jahre – dauern kann, und in der er sich klinisch völlig gesund fühlt. Eine persistierende, generalisierte Lymphknotenschwellung kennzeichnet das nächste Stadium, das **LAS**, Abkürzung für **Lymphadenopathiesyndrom** (CDC Stadium III A). Es ist ungeklärt, ob es in dieser Phase noch einen Stillstand bzw. eine Remission in das asymptomatische Stadium gibt. Treten pathologische Laborbefunde und Allgemeinsymptome wie Fieber, Nachtschweiß und Durchfälle auf, die auf eine Immunabwehrschwäche hinweisen, bezeichnet man das als **AIDS-related complex** oder **ARC** (CDC Stadium III B und IV A). Auch dieses Stadium ist von unbestimmter Zeitdauer.

Das manifeste Immunmangelsyndrom wird **AIDS** genannt – **acquired immune deficiency syndrome** – und als CDC Stadium IV bezeichnet. Es kommt zu einer klinischen Verschlechterung des Allgemeinzustandes mit unfreiwilligem Gewichtsverlust, persistierendem Fieber, nächtlichen Schweißausbrüchen und Durchfällen. Treten **neurologische Symptome** auf, wie Myelopathie, periphere Neuropathie, chronische AIDS-Enzephalopathie und ZNS-Infektionen mit Toxoplasmen, Zytomegalie-Virus oder Cryptococcus neoformans sowie ZNS-Tumoren, vor allem Lymphome, wird dies als CDC Stadium IV B bezeichnet. Die bei AIDS gehäuft vorkommenden opportunistischen Infektionen sind in der ▦ 37 aufgeführt (CDC Stadium IV C 1 und C 2). Bei 30–40 % der Patienten entwickeln sich Tumoren, am häufigsten das **Kaposi-Sarkom** und Non-Hodgkin-Lymphome (CDC Stadium IV D). Beim voll ausgeprägtem AIDS können gleichzeitig opportunistische Infektionen, Tumoren und neurologische Symptome bestehen, die dann innerhalb von 2–3 Jahren, nach qualvollem Siechtum, zum Tode führen. Eine besondere Verlaufsform, die sehr schnell zur Abmagerung führt, wird »wasting syndrome« oder in Afrika »slim disease« genannt, eine Art Schwindsucht.

Haut- und Schleimhautveränderungen bei HIV-Infektionen

In allen Stadien kann es zu Haut- und Schleimhauterkrankungen kommen. Einige Krankheitsbilder korrelieren mit dem Schweregrad des Immundefektes und werden als prognostische Marker angesehen.
Ca. 6–8 Wochen nach Infektion kann ein **makulöses Exanthem** im Rahmen der HIV-Krankheit auftreten. Bereits bei beginnendem Immundefekt tritt bei ca. 60 % der Patienten eine zunächst zentrofaziale, später disseminierte Form einer **seborrhoischen Dermatitis** auf. Bei entsprechender genetischer Disposition manifestiert sich eine exsudative Form der Psoriasis oder es treten Mischbilder auf, sogenannte Seborrhiasis.
In auffälliger Häufung und mit schweren Verläufen treten **Viruserkrankungen** auf: rezidivierende oder persistierende, ulzeröse Herpes-simplex-Infektionen (☎ 131), ulzerierender Zoster über mehrere Dermatome, disseminierte Mollusca contagiosa, ausgedehnte Condylomata acuminata oder bowenoide Papulose. Ein erstmals im Zusammenhang mit der HIV-Infektion beobachtetes Krankheitsbild ist die **orale Haarleukoplakie** an den seitlichen Zungenrändern. Es handelt sich um eine Reaktivierung einer Epstein-Barr-Virus-Infektion. Die weißlichen hyperkeratotischen Herde an den seitlichen Zungenleisten machen keine Beschwerden. Differentialdiagnostisch abzugrenzen sind die Candida-Stomatitis, Lichen ruber mucosae und Leukoplakie (☎ 132). Das Auftreten der oralen Haarleukoplakie ist ein prognostisch schlechtes Zeichen.

---

systeme betroffen sein. Man unterscheidet zwischen direkten HIV-verursachten Krankheitserscheinungen und sekundären, durch die HIV-Wirkung begünstigten, Infektionen und Tumoren.

Ca. 4–8 Wochen nach Infektion kann die **akute HIV-Krankheit** auftreten. Sie erscheint als mononukleoseähnliches Krankheitsbild. Hierbei kann es zu einem kleinfleckigen Exanthem und zu meningitischen Symptomen kommen. Diese Symptome klingen spontan wieder ab. Der HIV-infizierte Patient kommt in eine **asymptomatische Latenzphase,** die Monate bis Jahre dauern kann.

Eine persistierende generalisierte Lymphknotenschwellung kennzeichnet das nächste Stadium – **das Lymphadenopathiesyndrom.** Treten zusätzlich pathologische immunologische Befunde und Allgemeinsymptome auf, bezeichnet man das als **AIDS-related complex.**

Das **manifeste Immunmangelsyndrom** wird als **AIDS** bezeichnet. Es kommt zu einer klinischen Verschlechterung des Allgemeinzustandes mit unfreiwilligem Gewichtsverlust, persistierendem Fieber, nächtlichen Schweißausbrüchen und Durchfällen. Treten **neurologische Symptome** auf, wie Myelopathie, periphere Neuropathie, chronische AIDS-Enzephalopathie und ZNS-Infektionen mit Toxoplasmen, Zytomegalie-Virus oder Cryptococcus neoformans sowie ZNS-Tumoren, vor allem Lymphome, wird dies als CDC Stadium IV B bezeichnet. Opportunistische Infektionen sind in der ▦ 37 aufgeführt. Bei 30–40 % der Patienten entwickeln sich Tumoren, am häufigsten das **Kaposi-Sarkom** und Non-Hodgkin-Lymphome.

Haut- und Schleimhautveränderungen bei HIV-Infektionen

In allen Stadien können Haut- und Schleimhauterkrankungen auftreten.

Ein **makulöses Exanthem** tritt bei der akuten HIV-Krankheit auf, später bei ca. 60 % eine **seborrhoische Dermatitis.**

Viruserkrankungen der Haut sind häufiger und verlaufen schwerer (Herpes simplex, ☎ 131).

Die **orale Haarleukoplakie** an den seitlichen Zungenrändern wird durch Epstein-Barr-Virus und HPV hervorgerufen (☎ 132).

37: Opportunistische Infektionskrankheiten bei HIV-Infektionen Klassifikation des Center of Disease Control 1987

Stadium IV C₁

▷ **durch Protozoen und Helminthen:**
- Pneumocystis-carinii-Pneumonie
- Toxoplasmose-Pneumonie oder ZNS-Befall
- intestinale chronische Kryptosporidiose
- intestinale Isosporidiose
- extraintestinale Strongyloidiasis

▷ **durch Pilze:**
- Candida-Ösophagitis oder -Pneumonie
- Kryptokokkose mit Lungen-, ZNS- oder Hautbefall (⌘ 137, 138)
- Aspergillose mit ZNS-Befall oder disseminiert
- Histoplasmose, disseminierte Form

▷ **durch Bakterien:**
- atypische Mykobakteriose, disseminiert (M. avium intracellulare)

▷ **durch Viren:**
- Zytomegalie-Infektion mit Pneumonie, Retinitis, ZNS-Befall
- chronische ulzerierende Herpes-simplex-Infektion
- progressive multifokale Leukenzephalopathie (unklare Genese, z.B. Papova-Viren)

Stadium IV C₂

▷ Candida-Stomatitis
▷ orale Haarleukoplakie
▷ Zoster über mehrere Dermatome
▷ Salmonellen-Sepsis
▷ Nocardiose
▷ Tuberkulose

Pilzinfektionen durch Dermatophyten und vor allem Candida-Stomatitis und -Ösophagitis sind ein klinisches Signal des manifesten zellulären Immundefektes.

Auch **Pilzinfektionen** sind häufiger. Neben Dermatophyteninfektionen der Haut und der Nägel sind vor allem das Auftreten einer **Candida-Stomatitis und -Ösophagitis** sowie einer -Paronychie das klinische Signal eines manifesten zellulären Immundefektes. Im Brust- und Rückenbereich erscheint eine stark juckende **papulöse Dermatitis.** In den Papeln sind vermehrt lipophile Hefepilze (Pityrosporon species) nachweisbar.
Bakterielle Infektionen der Haut treten seltener beim Erwachsenen, häufiger bei Kindern mit HIV-Infektion auf.

Das **Kaposi-Sarkom** tritt bei 15–30% der HIV-Infizierten auf.
Es ist ein **multizentrischer Tumor der Gefäßepithelien,** am häufigsten an Haut und Schleimhäuten lokalisiert. Die ⌘ 133 bis 136 zeigen die wesentlichen klinischen Bilder des Kaposi-Sarkoms.

Das **Kaposi-Sarkom** tritt bei etwa 15–30% der HIV-Infizierten auf, vor allem bei homosexuellen Patienten. Es ist ein **multizentrischer Tumor der Gefäßendothelien.** Ein humanes Herpesvirus (HHV 8) scheint beteiligt. Die häufigste Lokalisation ist die Haut und die Mundschleimhaut. Man sieht einzelne oder multiple, zunächst hellrote Infiltrate, die bevorzugt in den Spaltlinien der Haut entstehen (⌘ 133). Sie wachsen zu violett-roten bis bräunlichen Tumorknoten an und haben häufig einen hämatomartigen gelbgrünen Rand (⌘ 134 u. 135). Der Verlauf ist langsam progredient, gelegentlich gibt es auch aggressiv wachsende Formen, die schnell disseminieren und Lymphknoten, Lunge und Gastrointestinaltrakt befallen *(Kap. 9.4.5)*. **Histologisch** sieht man im Frühstadium eine vaskuläre Proliferation, die an Granulationsgewebe erinnert. Ältere Tumoren haben Spindelzellen, Gefäßspalten und ausgeformte Kapillaren oder Angiosarkomcharakter mit reichlichen Mitosen (⌘ 136).

Diagnostik HIV kann direkt durch kulturelle Anzüchtung, durch RNS-Nachweis (PCR) diagnostiziert werden oder indirekt durch Nachweis von HIV-Antikörpern im Serum.

***Diagnostik.* Direkter Nachweis von HIV:** Die kulturelle Anzüchtung von HIV auf frischen, peripheren Lymphozytenkulturen ist möglich, für die Routine jedoch zu aufwendig. Die wichtigste Methode zum direkten HIV-Nachweis ist die quantitative HIV-RNS-Messung durch PCR.
Die Bestimmung der Virusmenge dient der Festsetzung des Therapiebeginns und des Erfolges.

7.7 Sexuell übertragene Krankheiten

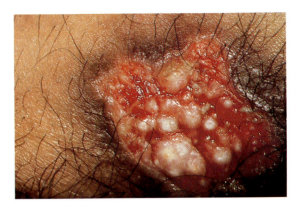

◉ 131: **Ulzeröser Herpes simplex analis** bei HIV-Infektion.

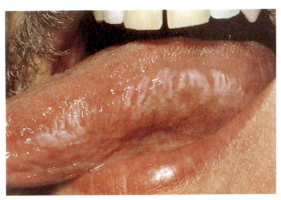

◉ 132: **Orale Haarleukoplakie** an den seitlichen Zungenrändern. **Längsgestreifte weißliche verruköse Infiltrate durch Epstein-Barr-Virus.**

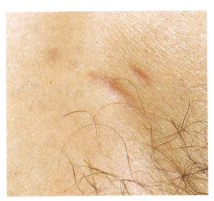

◉ 133: **Kaposi-Sarkom.** Frühe hellrote Infiltrate in den Spaltlinien der Haut.

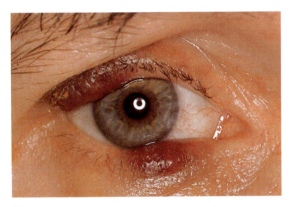

◉ 134: **Kaposi-Sarkom an den Augenlidern.**

Serologischer Nachweis von HIV-Antikörpern

Als **Suchtest** eignet sich derzeit am besten der **Enzymimmunoassay**. Er ist empfindlich, aber es kann zu unspezifisch positiven Ergebnissen kommen. Deshalb müssen alle positiven Ergebnisse mit einem **Bestätigungstest** überprüft werden. Hierzu eignet sich das **Western-Blot oder Immunoblotverfahren.** Es werden die viralen Proteine in einem Gel elektrophoretisch getrennt und auf ein Nitrozellulosepapier übertragen. Das Nachweispapier wird nun mit Patientenserum inkubiert. Enthält dieses Antikörper gegen die Proteine auf dem Nachweispapier, werden sie an die entsprechenden Proteinbanden gebunden. Mit Hilfe eines Markersystems wird die Antigen-Antikörperreaktion sichtbar gemacht. Man kann mit diesem Verfahren das Antikörperspektrum gegen die einzelnen viralen Oberflächen- und Kernproteine bestimmen. Ein weiterer Bestätigungstest ist der **Immunfluoreszenztest,** bei dem man HIV-infizierte menschliche Lymphozyten verwendet, mit Patientenserum inkubiert und mit fluoreszenzmarkiertem Antihumanglobulin die Antigen-Antikörperbindung sichtbar macht. Der serologische Nachweis von HIV-Antikörpern gelingt etwa 6–8 Wochen nach Infektion, bei manchen Patienten aber auch erst nach Monaten. Diese diagnostische Lücke stellt besonders bei Bluttransfusionen noch ein Risiko dar. In dieser Phase kann die Infektion bisher nur durch Viruskultur nachgewiesen werden.

Zur Diagnostik der zellulären Immunabwehrlage wird eine quantitative Analyse der Lymphozyten-Subpopulation durchgeführt. Ein Absinken der CD_4^+-T-Lymphozyten unter $250/mm^3$ über mehrere Monate weist auf einen schweren Defekt der T-Helferzellen hin. Mit dem Auftreten von lebensbedrohlichen opportunistischen Infektionen ist dann zu rechnen. In der Eiweißelektrophorese fällt schon sehr früh eine **Hypergammaglobulinämie** auf (durch Erhöhung von IgG und IgA).

Serologischer Nachweis von HIV-Antikörpern
Als **Suchtest** eignet sich der Enzymimmunoassay. Positive Testergebnisse müssen mit einem **Bestätigungstest** überprüft werden. Hierzu eignet sich das Immunoblotverfahren und der Immunfluoreszenztest.

Der serologische Nachweis von HIV-Antikörpern gelingt etwa 6–8 Wochen nach Infektion.

Diagnostik der Immunabwehrlage: Quantitative Bestimmung der CD_4^+- und CD_8^+-T-Lymphozyten.

Bestimmung der Immunglobuline.

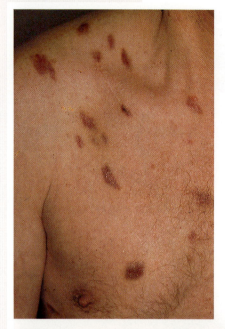

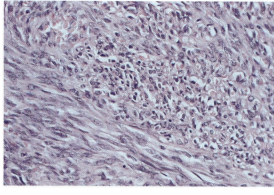

○ 136: **Kaposi-Sarkom, histologisches Bild** mit erythrozytengefüllten Kapillarspalten und Spindelzellen.

◂ ○ 135: **Kaposi-Sarkom, fortgeschrittenes Stadium** mit livid-roten bis bläulichen Knoten.

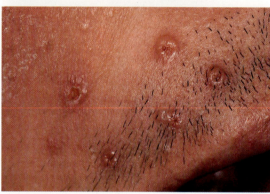

○ 137: **Kutane Kryptokokkose im Gesicht eines HIV-infizierten Patienten.**

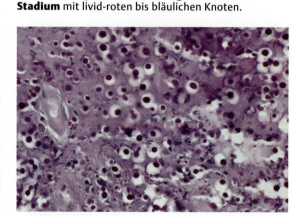

○ 138: **Histologischer Nachweis von massenhaft Cryptococcus neoformans mit typischer Schleimkapsel.**

Gezielte Suche nach den in ▦ 37 aufgeführten Infektionskrankheiten.

Therapie Die Therapie der HIV-Infektion macht große Fortschritte. Eingesetzt werden Nokleosidanalogat, sterische Inhibitoren der reversen Transkriptase und Inhibitoren der HIV-Protease.

Entsprechend der Symptomatik ist die Diagnostik der in ▦ 37 aufgeführten Infektionskrankheiten durchzuführen.

Therapie. Die Therapie der HIV-Infektion macht große Fortschritte. Es stehen derzeit 3 Wirkstoffgruppen zur Verfügung. **1. Nucleosidanaloga,** z.B. Zidovudin (AZT), Didanosin (ddI), Zalcitabin (ddC), Stavudin (d4T), Lamivudin (3TC). Sie blockieren die virale reverse Transkriptase und führen zu einem Kettenabbruch bei der Synthese der proviralen DNS. **2. Sterische Inhibitoren der reversen Transkriptase** (Nevirapin und Delavirdin). **3. Inhibitoren der HIV-Protease** (Saquinavir, Ritonavir, Indinavir, Nelfinavir). Sie hemmen die Polyproteinspaltung auf einer späteren Stufe der Virusreplikation und führen zu nicht infektionsfähigen Virionen. Zur Verminderung der Resistenzentwicklung und der toxischen Nebenwirkungen werden Kombinationstherapien durchgeführt, z.B. Zidovudin + Zalcitabin und zusätzlich eine Proteaseinhibitor. Der Therapieerfolg wird durch wiederholte Bestimmungen der Plasma-Viruslast (RNS-Kopien/ml) und der CD4⁺-T-Lymphozytenzahl gemessen. Die Viruslast soll möglichst unter 5000 RNS-Kopien liegen. Resistenzentwicklung durch Selektion oder Mutation der HI-Viren kann durch Umstellung der Therapie überwunden werden. Die Therapie führt zu einer Verbesserung der zellulären Immunität und damit einer Verminderung von opportunistischen Infektionen und Tumoren. Dadurch hat sich die

Prognose der HIV-Infizierten wesentlich verbessert. Allerdings sind die Kosten der Therapie sehr hoch und nur ein kleiner Teil der weltweit Infizierten wird bisher behandelt.

38: Therapiebeginn	
Status	**Empfehlung**
symptomatische HIV-Infektion	Therapieindikation bei allen Patienten
asymptomatische HIV-Infektion, CD4$^+$-T-Zellzahl < 500/mm^3	Therapieindikation*
asymptomatische HIV-Infektion, CD4$^+$-T-Zellzahl > 500/mm^3	→ Therapieindikation bei > 30 000–50 000 RNS-Kopien/ml und/oder rasch sinkenden CD4$^+$-T-Zellenzahl → Therapie zu erwägen bei > 5 000–10 000 RNS-Kopien/ml

* bei stabilen CD4$^+$-T-Zellzahlen von 350–500/mm^3 und Plasma-Virämie anhaltend > 5 000–10 000 Kopien/ml; Abwarten vertretbar

Die rechtzeitige Erkennung und Behandlung der opportunistischen Infektionen ist eine wichtige lebensverlängernde Maßnahme. Das Kaposi-Sarkom kann mit Radiatio, Exzision, Vereisung mit flüssigem Stickstoff und α2-Interferon sowie niedrigdosierter Zytostatikatherapie behandelt werden.

Die rechtzeitige Erkennung und Behandlung der opportunistischen Infektionen ist lebensverlängernd.

Prävention
Eine Reihe von Impfstoffen sind in der Erprobung, z.B. rekombinante Glycoprotein-Impfstoffe gp 160 und gp 120. Seuchenhygienische Maßnahmen zur Erkennung und Unterbrechung von Infektionsketten sind bei Geschlechtskrankheiten schwer durchzusetzen. Deshalb ist die einzige wirksame Maßnahme zur Zeit der **Schutz vor Ansteckung.** Aufklärung der Bevölkerung über die Übertragungswege von HIV, insbesondere Aufforderung, sich durch partnerschaftliche Treue oder Kondomgebrauch beim Sexualverkehr zu schützen, gesetzlich vorgeschriebene Kontrolle von Blut- und Blutprodukten auf HIV sowie strikte Einhaltung der Hygienevorschriften beim Umgang mit Körpersekreten im Krankenpflegebereich, sind zur Zeit die wichtigsten Maßnahmen, dieser rasch fortschreitenden Epidemie Einhalt zu gebieten.

Prävention
Ein wirksamer Impfstoff konnte bisher nicht entwickelt werden. Seuchenhygienische Maßnahmen sind bei Geschlechtskrankheiten schwer durchzusetzen. Die einzig wirksame Maßnahme zur Zeit ist der Schutz vor Ansteckung.

Klinischer Fall

Dem 38jährigen Patienten sind seit zwei Jahren vergrößerte Lymphknoten am Hals, Nacken und unter den Axillen aufgefallen, die jetzt wieder kleiner werden. Seit ca. sechs Monaten leidet er unter Leistungsminderung, Appetitlosigkeit und Gedächtnisstörungen. Seit dieser Zeit beobachtet er auch hellrote ovaläre Flecken in den Spaltlinen der Haut der Oberarme und Brust, die jetzt teilweise zu lividroten Knoten gewachsen sind. Neue Herde sind an den Wangen und am rechten Augenlid aufgetreten. In der Mundhöhle sieht man 1. eine diffuse Rötung mit fleckigen weißen Belägen an der Wangenschleimhaut, 2. lividrote Flecken am harten Gaumen und 3. weiße längsgeriffelte Hyperkeratosen an den Zungenrändern. Er hat seit 20 Jahren überwiegend homosexuellen Geschlechtsverkehr mit wechselnden Partnern, seit einem Jahr nur noch mit Kondom. Vor 10 Jahren wurde er wegen einer Lues behandelt. Er hatte dreimal eine Gonorrhö.

Im Serum sind mit dem EIA-Suchtest HIV-Antikörper nachweisbar, die im Western Blot mit HIV-spezifischen Kern- und Oberflächenproteinen reagieren. Die CD4$^+$-Lymphozyten sind mit 280/mm^3 deutlich erniedrigt. Im Hauttest keine Reaktion auf mikrobielle Antigene. Immunglobuline G und A stark erhöht. Die histologische Untersuchung eines Knotens sichert die Verdachtsdiagnose Kaposi-Sarkom bei HIV-Infektion. Im Mundspülwasser werden Candida albicans 10^5 KBE/ml nachgewiesen. Nach Soortherapie bleibt die streifige Leukoplakie an den Zungenrändern bestehen. Nach der CDC-Klassifikation befindet sich der Patient im Stadium CDC-IV-D. Die kosmetisch entstellenden Kaposi-Herde werden teilweise mit flüssigem Stickstoff, teilweise mit Röntgenweichstrahltherapie entfernt. Er wird mit einer Kombination von Zidorudin (Retrovir®) und Zalcitabin (Hivid®) behandelt.

7.7.2.2 Genitale Infektionen durch humane Papillomviren (HPV)

Condylomata acuminata

Synonyme: Feigwarzen, spitze Kondylome

> ▶ **Definition.** Im Genitoanalbereich vorkommende Infektion durch humane Papillomviren, meist Typ 6 und 11.

Klinik. Es treten zunächst stecknadelkopfgroße weißliche bis rötliche, warzenähnliche Knötchen auf, die allmählich wuchern und zu blumenkohlartigen Gebilden heranwachsen können. Die Papillomviren werden beim Geschlechtsverkehr übertragen. Zum Angehen der Virusinfektion ist ein pathologisches Milieu und/oder eine Immunabwehrstörung erforderlich. Feuchtigkeit, Mazeration und Epithelläsionen durch chronische gonorrhoische oder nicht gonorrhoische Urethritis, Fluor vaginalis durch Candida, Trichomonaden oder Gonokokken- und Chlamydieninfektionen sowie eine chronische Proktitis sind prädisponierende Erkrankungen *(7.2.17.4, ▶ ◼ 83).*

Differentialdiagnose. Condylomata lata bei Lues II.

Therapie. Wie bei allen Viruspapillomen ist die Rezidivneigung sehr hoch, solange eine zelluläre Immunabwehrschwäche besteht. Konservative Behandlung mit zytotoxischen Substanzen wie Podophyllin oder Podophyllotoxin sowie operative Abtragung oder Vereisung mit flüssigem Stickstoff werden zunächst eingesetzt. Bei Rezidiven ist eine längerdauernde immunmodulierende Therapie erforderlich, z.B. mit Interferonen. Partneruntersuchung und -behandlung!

Sonderform: Riesenkondylome mit Übergang in Plattenepithelkarzinom – Condylomata gigantea Buschke-Löwenstein.

Bowenoide Papulose

Synonym: Condylomata plana

> ▶ **Definition.** Infektion mit humanen Papillomviren, meist vom Typ 16 und 18 im Genitalbereich.

Klinik. Flache, samtartige Papeln treten bevorzugt an der Glans penis oder im Bereich der großen und kleinen Labien sowie der Cervix uteri auf. Auffällig ist, daß bei Zervixdysplasien in über 90% Papillomvirus-DNS nachgewiesen wurde, so daß heute ein Zusammenhang zwischen diesen Virustypen und der Entstehung des Zervixkarzinoms und Peniskarzinoms angenommen wird.

Therapie. Wie Condylomata acuminata, jedoch sorgfältige Nachkontrolle und langfristige Überwachung wegen der möglichen malignen Entartung.

Genitale Herpes-simplex-Infektion

> ▶ **Definition.** Infektion im Genitoanalbereich mit Herpes-simplex-Virus-Typ 2 mit Rezidivneigung.

Klinik und Therapie. Wie bei Herpes-simplex-Infektionen anderer Lokalisationen *(7.2.16.5).* Ulzerierende und persistierende Herpes-genitalis-Infektionen weisen auf einen manifesten Immundefekt hin, z.B. bei HIV-Infektion.

8 Benigne Tumoren und Nävi

8.1 Benigne Tumoren

Aus der Epidermis, interfollikulär, follikulär oder aus den Schweißdrüsenausführungsgängen können sich benigne Tumoren entwickeln, die im Laufe des Lebens manifest werden. Auch aus dem Bindegewebe entstehen gutartige Tumoren mit unterschiedlicher Histogenese. Unter den gutartigen Hauttumoren gibt es sehr häufige Formen, die hier angesprochen werden (⊞ 39). Daneben entsteht eine große Vielfalt von seltenen Möglichkeiten, die nicht alle beschrieben werden.

39: Die häufigsten gutartigen Tumoren

seborrhoische Warzen
  ▷ endophytische Form
  ▷ exophytische Form
  ▷ Sonderformen: Melanoakanthom
     Stukko-Keratose

Fibrome
  ▷ Fibroma pendulans
  ▷ Histiozytom

Keloide
Leiomyom
Lipom
Zysten
  ▷ Milium
  ▷ Epidermiszysten
  ▷ Atherom

8.1.1 Seborrhoische Warze

Synonyme: Verruca seborrhoica senilis, Alterswarze, seborrhoische Keratose

▶ **Definition.** Häufige, hellbraune bis schwarze, breitbasige, epidermale Akanthose, die im Laufe des Lebens in zunehmender Vielzahl auftritt.

Häufigkeit. Fast alle Menschen tragen im Laufe des Lebens mehrere bis viele, diskrete bis sehr auffällige seborrhoische Warzen. Männer und Frauen sind betroffen.

Klinik. Seborrhoische Warzen treten in großer morphologischer Variationsbreite und in unterschiedlicher Vielzahl bei fast allen Menschen im Laufe des Lebens auf. Bevorzugt sitzen sie am Oberkörper, im Gesicht, an den Handrücken und Vorderarmen. Sie sind harmlos und machen in der Regel keine Beschwerden. Es handelt sich um kleine, bis fingernagelgroße und in Einzelfällen bedeutend größere, scharf begrenzte, weiche, braun bis schwarz hyperpigmentierte Akanthopapillome der Haut, die sich fettig anfühlen (deshalb der Name). Die Oberfläche ist am Anfang matt, gefeldert oder gepunzt, mehr oder weniger exophytisch vorgewölbt (◎ 139, ◎ 2/5, S. 234) und zeigt im fortgeschrittenen Stadium eine zerklüftete Oberfläche, die pseudokomedonenartige Bilder macht und in den Falten Hornmassen anschoppt. Zu Beginn sind die seborrhoischen Warzen flach. Sie können trotz flächiger Vergrößerung auch flach bleiben und zunehmend pigmentieren (endophytische Variante, Lentigo senilis, ◎ 2/6, S. 234).

▶ **Merke.** Seborrhoische Warzen sind harmlos und bleiben dies auch.

Marginalspalte:

8 Benigne Tumoren und Nävi

8.1 Benigne Tumoren

Aus der Epidermis (interfollikulär, follikulär oder aus den Schweißdrüsengängen) sowie aus dem Bindegewebe können sich benigne Tumoren entwickeln. Die häufigsten sind in ⊞ 39 aufgelistet.

8.1.1 Seborrhoische Warze

◀ Definition

Häufigkeit Seborrhoische Warzen sind bei fast allen Menschen, Männern und Frauen, zu finden.

Klinik In großer morphologischer Variationsbreite treten wenige bis sehr viele, teils flächige, teils exophytische, zunehmend braun pigmentierte Akanthopapillome in gesunder Haut auf (◎ 139, ◎ 2/5, S. 234).

◀ Merke

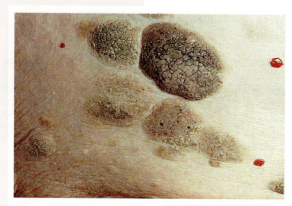

◉ 139: **Gruppierte exophytische seborrhoische Keratosen** mit himbeerartiger Oberfläche und partieller Hyperpigmentierung.

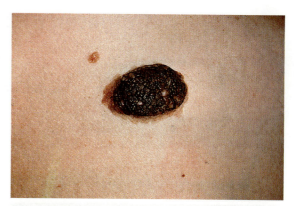

◉ 140: **Seborrhoische Keratose** mit starkem, himbeerartigem exophytischen Anteil, **Typ »Melanoakanthom«**.

Sie können allerdings mechanisch irritiert werden, zu kleinen Blutungen führen und lokalen Infektionen eine Eintrittspforte bieten. Sie stehen auf normaler Haut.

Histologie Papillomatöse Epithelproliferation mit endophytischer oder exophytischer Ausprägung.

Histologie. Papillomatöse Epithelproliferation mit zumeist exophytischer, gelegentlich auch endophytischer Ausprägung. Bei größeren Gebilden kann es zur adenoiden Proliferation mit verschlungenen Zellsträngen, zu hyperkeratotischen Hornperlen und zu einer deutlichen melanozytären Hyperpigmentierung kommen.

Bei starker Pigmentausbildung imponiert die Erscheinung als **Melanoakanthom** (◉ 140).

Als Sonderform ist das ebenfalls gutartige, meist solitär auftretende **Melanoakanthom** zu betrachten (◉ 140), bei dem die Akanthose besonders stark ist mit einer warzig ausgeformten Oberfläche sowie einer braunschwarzen Hyperpigmentierung.

Ätiologie Es handelt sich um eine umschriebene Altersveränderung der Haut, die unabhängig von exogenen Einflüssen auftritt.

Ätiologie. Es handelt sich um eine typische, fast regelmäßig auftretende, gutartige Altersveränderung der normalen Haut. Eine Abhängigkeit von exogenen Einflüssen (Licht, Chemikalien etc.) besteht nicht.

Diagnose und Differentialdiagnose Typischer Aspekt. Gelegentlich ist die Abgrenzung zu Nävuszellnävi nötig.

Diagnose und Differentialdiagnose. Die Diagnostik ist aus Aspekt und Lokalisation sowie aus dem Verlauf zu finden. Einzelne Elemente sind von Nävuszellnävi abzugrenzen, wobei die zerklüftete, fettige und von Hornperlen durchsetzte Oberfläche für seborrhoische Warzen typisch ist und bei Nävuszellnävi kaum vorkommt. In Zweifelsfällen hat die histologische Klärung zu erfolgen.

Therapie Kürettage mit dem scharfen Löffel in Vereisung oder Lokalanästhesie.
Prognose Gutartig.

Therapie. Kürettage in Vereisung oder Lokalanästhesie mit dem scharfen Löffel oder mit der elektrischen Schlinge.

Prognose. Es handelt sich um eine gutartige Dermatose, die nie maligne entartet.

Sonderformen
Stukko-Keratosen: Plane und hyperkeratotische seborrhoische Warzen der Unterschenkel bei trockener Haut.
Leser-Tréylat-Syndrom: Eruptive, seborrhoische Warzen mit Juckreiz als mögliche Paraneoplasie.

Sonderformen
Stukko-Keratosen sind plane, nicht pigmentierte, multipel und kleinfleckig auftretende seborrhoische Keratosen an Unterschenkeln und Fußrücken bei älteren Menschen mit ausgetrockneter Haut.
Das **Leser-Tréylat-Syndrom** bezeichnet eine eruptive Aussaat von multiplen seborrhoischen Warzen, begleitet von starkem Juckreiz, das gelegentlich monitorisch bei malignen intestinalen Tumoren auftritt. Da es nicht scharf vom häufigen schubweisen Auftreten der seborrhoischen Warzen abgegrenzt werden kann, ist seine Bedeutung als Paraneoplasie sehr zweifelhaft.

8.1.2 Fibrome

Fibrome treten als weiche, aus dem Niveau der Haut hervortretende oder gestielte (**Fibroma pendulans**), hautfarbene und schmerzfreie Anhängsel der Haut in den Faltenregionen und besonders am Hals auf. Sie können durch Scherenschlag entfernt werden (◉ 141). Harte Fibrome treten als derbe Knoten in der Haut in der Regel als überschießende Narbenbildungen um Stichverletzungen (vorwiegend Insektenstiche oder Dornen) auf und imponieren histologisch zunächst als **Histiozytome,** die später zu derben Fibromen umgewandelt werden. Oft zeigen sie eine leichte Hämosiderinpigmentierung oder einen Pigmenthof. Diese Fibrome sind auf Druck schmerzhaft, weshalb sie gelegentlich exzidiert werden (◉ 142).

8.1.2 Fibrome

Fibrome treten als weiche, gestielte Fibromata pendulantia auf oder als derbe Fibrome (Histiozytome, ◉ 142). Erstere sind durch Scherenschlag entfernbar (◉ 141).

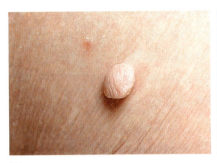
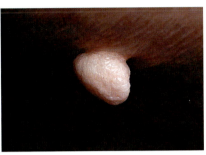

◉ 141: **Weiche gestielte Fibrome**, wie sie gehäuft am Hals und in den Axillen vorkommen.

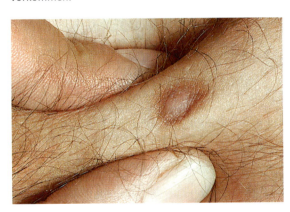

◉ 142: **Dermales Histiozytom.** Auf seitlichen Druck spürt man das »derbe Fibrom« und die dermale Verankerung durch Einziehung. Beachte den braunen Rand durch Hämosiderinablagerung.

8.1.3 Keloide

Keloide sind überschießende Narben, die sich umschrieben knotig oder flächig panzerartig nach Verletzungen ausbilden. Sie entstehen Wochen nach denselben und zeigen eine Progredienz über Monate bis Jahre, um endlich in eine bindegewebig verdickte Narbe überzugehen (◉ 143). Am Anfang zeigen sie eine hyperämische Rötung und Juckreiz. Flächige Keloide können zu einer dermatogenen Kontraktur und zur Einschränkung der Gelenkbeweglichkeit führen (◉ 144). Bei der Rückbildung schrumpfen sie und können in verstärktem Maße funktionelle Einschränkungen bewirken. Keloide können aus Aknenarben entstehen oder im Laufe einer narbenfreien Akne als sogenannte Spontankeloide imponieren.

Therapie. Druckverbände, Lokalbehandlung mit Steroiden oder Pflanzenextrakten (Emdecassol®), intrafokale Steroidinjektion bei umschriebenen Herden, Röntgenweichbestrahlung in der frühen Eruptionsphase sind möglich und führen zu einer teilweisen Besserung oder zu einem Stopp der Progression. Entlastende Operationen sind bei funktionellen Störungen vorzusehen. Die Rezidivhäufigkeit bei Narbenoperationen beträgt 30%!

8.1.3 Keloide

Keloide sind überschießende Narben mit Entzündung und Juckreiz. Sie können zu dermatogenen Kontrakturen führen (◉ 143, 144).

Keloide können aus Aknenarben entstehen oder im Laufe einer narbenfreien Akne als Spontankeloide imponieren.

Therapie Lokalbehandlung durch Steroide intrafokal, Druckverbände, Röntgenweichbestrahlung in den Ausbildungsphasen, entlastende Operation bei dermatogenen Kontrakturen in der Spätphase. Die Rezidivhäufigkeit bei Narbenoperationen beträgt 30%!

Prognose Gutartig, teilweise selbstlimitierend. Bei dermatogenen Kontrakturen ist eine Behandlung notwendig.

8.1.4 Zysten

Zysten sind epithelausgekleidete Hohlräume der Epidermis. Meistens entstehen sie durch Verlegung eines Follikelausführungsganges.

Milien sind stecknadelkopfgroße, weißliche Zysten in der Epidermis. Sie können nach Anritzen entleert oder ausgekratzt werden.

Epidermalzysten imponieren als kugelige Knoten im Bereich der Follikelausführungsgänge mit Hornmasse als Inhalt. Therapeutisch kommt nur die Exzision in Frage.

Atherome (Grützbeutel) sind kugelige, meist an der Kopfhaut sitzende Zysten der tiefen Haarfollikelanteile mit Hornmasse und Talg als Inhalt. Therapeutisch muß das Atherom mit dem gesamten Sack exzidiert werden, da sonst Rezidive vorkommen.

Prognose. Keloide sind gutartig. Sie können aber zu beträchtlichen funktionellen Beeinflussungen der Gelenkbeweglichkeit führen oder Körperöffnungen funktionell beeinträchtigen. Verletzungen auf Keloiden heilen ausgesprochen schlecht.

8.1.4 Zysten

Zysten haben einen Hohlraum und sind von einer epithelialen Zystenwand umkleidet. Ihre Größe schwankt von Stecknadelkopfgröße bis zu Faustgröße. Meistens entstehen sie durch Verlegung eines Follikelausführungsganges. Die Verlegung kann funktionell oder traumatisch bedingt sein.

Milien sind stecknadelkopfgroße, weißliche, kugelig erhabene Zysten, die meist gruppiert im Gesicht spontan auftreten. Es handelt sich um intraepitheliale, verhornende Zysten an Drüsenausführungsgängen oder auch interfollikulär. Milien treten spontan auf oder in Narben nach blasenbildenden Krankheiten (Pemphigus, Porphyrien, Epidermolysen u.a.). Sie können nach Anritzen entleert oder ausgekratzt werden.

Epidermalzysten sind erbs- bis pflaumengroße, kugelige, derbe bis pralle Knoten in der Haut. Oft kann man den obliterierten Follikelausführungsgang noch erkennen. Es handelt sich um zystische Ausweitungen des Infundibulum-Anteiles eines Haarfollikels, wobei der Inhalt vorwiegend aus abgeschilferten Hornmassen in zwiebelschalenartiger Anordnung besteht. Therapeutisch kommt nur die Exzision in Frage. Am Skrotum finden sich multiple Epidermiszysten, die man sehen und palpieren kann, die aber kaum stören.

Atherome (Grützbeutel, Tricholemmalzyste). Es handelt sich um kugelige, fast immer an der Kopfhaut einzeln oder multipel auftretende Zysten, ausgehend vom tiefen Haarfollikelanteil (Tricholemm), wobei die Zysten nuß- bis faustgroß, prall-elastisch und vorgewölbt sind. Bei großer Spannung ist die Zystenwand dünn und die Haare darauf können verdrängt sein. Die Zysten sind mit einer Mischung aus Hornlamellen und Talg gefüllt, die bei der Öffnung als übelriechende Masse ausfließt. Therapeutisch muß das Atherom mit dem gesamten Sack exzidiert werden, da sonst Rezidive vorkommen.

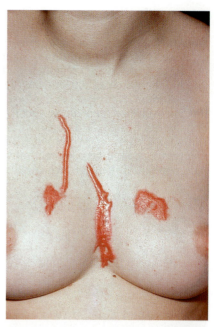

◉ **143: Spritzerartige frische Keloide** auf der Brust einer jungen Dame mit deutlicher Rötung und Juckreiz.

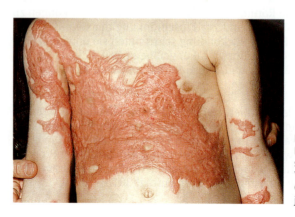

◉ **144: Flächiges Keloid, zusätzlich von Narbenzügen durchsetzt**, 4 Monate nach Verbrennung 2. und 3. Grades bei einem fünfjährigen Kind.

Besonderheit: **Steatocystoma multiplex:** Talgretentionszysten mit autosomal-dominantem Erbgang, wobei sich während und nach der Pubertät multiple Zysten aus Talgdrüsenläppchen (gefüllt mit Talg) entwickeln. Sie treten gruppiert und multipel in den Achselhöhlen, auf der Brust, am Rücken und seltener an der Stirn auf. Sie sprechen auf orale Retinoid-Therapie nicht an. Neben diesen relativ häufigen gibt es noch eine Vielzahl von seltenen zystischen Gebilden der Haut: Riesenporen oder Riesenkomedonen, Talgdrüsenfollikulome, ekkrine und apokrine Syringome (Schweißdrüsenzysten) u.a. An der Mundschleimhaut finden sich Speicheldrüsenzysten und Schleimdrüsenzysten. Zystisch imponieren auch die mukoiden Dorsalzysten der Finger, die keine epitheliale Wand aufweisen, sondern eine bindegewebige Kapsel haben.

Steatocystoma multiplex sind autosomal-dominant vererbte, multipel und in der Pubertät auftretende Talgretentionszysten.
Sie sprechen auf orale Retinoid-Therapie nicht an.

8.1.5 Andere Tumoren

Unter der Vielzahl von seltenen, gutartigen epidermalen Tumoren ist das **Epithelioma adenoides cysticum** herauszuheben, das nasolabial symmetrisch auftritt, und die **Spiegler-Zylindrome**, die multipel am behaarten Kopf auftreten. Beide Tumoren können kombiniert und familiär auftreten, mit autosomal dominantem Erbgang.
Ausgehend von den Musculi arrectores pilorum können solitär, segmentär oder disseminiert (in diesem Fall autosomal-dominant vererbt) **Leiomyome der Haut** auftreten, die durch Druck- und Kälteschmerz ausgezeichnet sind.
Vom subkutanen Fettgewebe ausgehen können solitäre oder disseminierte, indolente oder schmerzhafte **Lipome**, die selten gigantische Ausmaße annehmen können und dann vorwiegend im Schultergürtelbereich und an den Armen lokalisiert sind. Bei der Palpation sind sie prall-elastisch.

Die **Lipome** gehen vom subkutanen Fettgewebe aus, sind oft solitär, meist indolent und nur selten schmerzhaft.

8.2 Nävi

Synonyme: Male, Muttermale

▶ *Definition.* Nävi sind umschriebene, gutartige Fehlbildungen, die als genetische Mosaike zumeist durch eine somatische, postzygotische Mutation verursacht werden und eine embryonale Störung widerspiegeln. Sie sind charakterisiert durch ein Zuviel oder ein Zuwenig von normal vorkommenden Zellen oder Strukturen der Haut. Oft manifestiert sich der Mosaikzustand in einer segmentären Anordnung (Blaschko-Linien).

◀ Definition

Nävi können bei der Geburt vorhanden sein oder erst im Laufe des Lebens manifest werden. Viele zeigen eine charakteristische Entwicklung mit Rückbildung. Praktischerweise werden Nävi des melanozytären Systems (Pigmentnävi) abgegrenzt von Nävi, die von einzelnen Schichten der Haut ausgehen oder Mischungen enthalten (epitheliale Nävi, Bindegewebsnävi, Blutgefäßnävi). Davon gibt es eine große Vielfalt. Die häufigsten und wichtigsten werden besprochen.

Nävi können bereits bei Geburt vorhanden sein oder erst im Laufe des Lebens manifest werden.

8.2.1 Melanozytäre Nävi

8.2.1.1 Epidermale melanozytäre Nävi

▶ *Definition.* In umschriebenen Bereichen sind die dendritischen, epidermalen Melanozyten (histologisch Klarzellen) vermehrt und produzieren mehr Melanin. Klinisch handelt es sich um scharf begrenzte, braune Flecken (**S** 32).

◀ Definition

Dazu gehören die Sommersprossen (Epheliden), die kleinfleckigen Lentigines (Lentigo simplex) und der Café-au-lait-Fleck (Naevus pigmentosus).

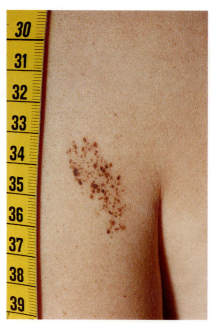
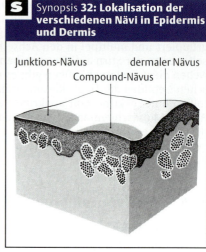

◀ ◉ 145: Naevus spilus; Café-au-lait-Fleck mit eingesprenkelten, kleinfleckigen Pigmentzellnestern.

Sonderformen stellen dar:
Der **Naevus spilus**, bei welchem die Kombination eines Café-au-lait-Flecks mit eingesprenkelten, kleinfleckigen Pigmentzellnestern vorliegt (◉ 145, ◉ 5/6, S. 451).
Der **Becker-Nävus** (Melanosis naeviformis), bei welchem eine handtellergroße melanozytäre Hyperpigmentierung zusammen mit einer Hypertrichose desselben Bereiches spontan oder posttraumatisch im Laufe der Adoleszenz auftritt (◉ 5/2, S. 450).

8.2.1.2 Dermale melanozytäre Nävi

▶ **Definition.** Dendritische Melanozyten finden sich flächig oder als kugelige Gebilde im dermalen Bindegewebe. Man nimmt an, daß sie bei der embryonalen Auswanderung die Epidermis nicht erreicht haben und im Korium liegengeblieben sind. Hier reifen sie aus und produzieren Melaninpigment.

Unter dem Namen **Mongolenfleck** als unscharf begrenzte, graublaue Verfärbung der Haut über dem Kreuzbein, Gesäß und Rücken ist bei den Neugeborenen der mongolischen Rasse bei 90–100 % ein solcher Fleck zu beobachten, der sich bis zur Pubertät langsam zurückbildet. Bei weißrassigen Neugeborenen sieht man einen Mongolenfleck nur selten. Auch hier bildet er sich langsam zurück.
Naevus fusco-coeruleus. Bei Mongolen und Japanern, selten auch bei Weißen, tritt eine blauschwarze, flächige und unscharf begrenzte Pigmentierung im Versorgungsbereich des 2. und 3. Trigeminusastes auf mit Befall der Augenbindehaut und gelegentlich mit Hypertrichose der Schläfe (Naevus Ota). Ähnliche Veränderungen können auch an der Schulter auftreten (Naevus Ito).
Naevus coeruleus (blauer Nävus): Blauschwarze, derbe und manchmal etwas prominente Knötchen durch Anhäufung von pigmentbildenden Melanozyten in der Dermis. Sie kommen in der Regel einzeln vor, können überall am Körper auftreten und werden meist erst im Laufe des Lebens bemerkt. Prädilektionsstellen sind die Handrücken und Vorderarme (◉ 146, ◉ 2/4, S. 234).

8.2 Nävi

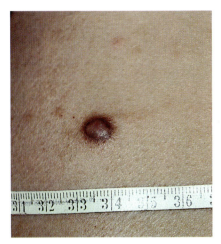

146: Naevus bleu (blauer Nävus) mit zentralem fibromatösen Anteil.

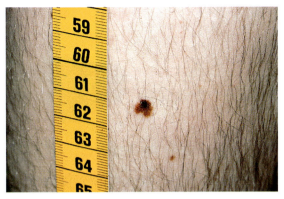

147: Dysplastischer Nävus mit bizarren Rändern und Farbunterschieden.

8.2.2 Nävuszellnävi

▶ **Definition.** Nävuszellnävi werden aus Nävuszellen gebildet, die eng mit den dendritischen Melanozyten verwandt sind, die dendritische Form aber verloren haben, kugelig oder spindelig ausgebildet sind und Melaninpigment zwar enthalten können, dieses aber nicht an umliegende Zellen abgeben.

Nävuszellnävi können punktförmig bis großflächig erscheinen, einzeln, gruppiert oder in großer Vielzahl auftreten und alle Schattierungen von braun bis schwarz aufweisen. Nur wenige sind bei der Geburt durch Pigmentierung schon sichtbar. Sie entwickeln sich im Laufe der Pubertät zur definitiven Form und Farbe mit Schwerpunkten in der Vorpubertät und am Ende derselben, wobei sich oft auch eine **Hypertrichose** auf den Nävi ausbildet. Nävuszellnävi zeigen Umwandlungs- und Rückbildungstendenzen, die sich im Laufe des Lebens bemerkbar machen: Bindegewebige oder lipomatöse Umwandlungen führen zu Pigmentverlust und Konsistenzabnahme der Nävi, so daß diese im Endstadium als weiche Fibrome imponieren. Nävuszellnävi können aber auch dysplastische, also progressive Veränderungen durchmachen, die auf zellulärer Ebene durch Kernatypien, Mitosen und vermehrte Pigmentbildung imponieren, während klinisch Größenzunahme, Farbveränderung und vorübergehend Entzündungszeichen auftreten (147). Solche Läsionen können Vorläufer der Melanomentwicklung darstellen (vgl. 8.2.2.1). Dysplastische Nävi im Erwachsenenalter können einzeln oder im Rahmen des dysplastischen Nävus-Syndroms gehäuft und stetig progredient auftreten.

Die Nävuszellnävi werden nach dem Sitz der Nävuszellnester eingeteilt, wobei im Laufe der Adoleszenz ein gewisser Wandel zu beobachten ist (32).

Junktionsnävi sind früh auftretende, punkt- bis fleckförmige Nävi mit homogen brauner bis braun-schwarzer Pigmentierung, oft papulös und immer scharf begrenzt. Histologisch liegen die Nävuszellen in der Grenzzone (Junktionszone) zwischen Dermis und Epidermis.

Compound-Nävi sind meist knotige, braune bis braun-schwarze, scharf begrenzte Nävi, die oft eine zerklüftete Oberfläche und eine Hypertrichose aufweisen (148, 2/1, S. 234). Histologisch finden sich Nävuszellnester in der Junktionszone und vermehrt im dermalen Bindegewebe. Compound-Nävi bilden sich in der Regel aus Junktionsnävi im Laufe der Pubertät (Reifung und Tiefenausdehnung).

Dermale Nävi stellen den Endzustand der Nävusentwicklung dar mit papulöser, wulstiger Gestalt, brauner Farbe und Haarbesatz. Histologisch sind die Nävuszellnester ausschließlich in der Dermis zu finden. Sie enthalten wenig

Nävuszellnävi sind unterschiedlich groß. Sie kommen meist in großer Vielzahl vor und zeigen sich besonders in der Pubertät durch ihre Pigmentierung. Oft bildet sich auch eine **Hypertrichose** auf den Nävi aus.
Es kann zu einer Rückbildung durch lipomatöse oder fibromatöse Umwandlung der Nävi kommen.
Im Endstadium können diese als weiche Fibrome imponieren.

Nävuszellnävi können aber auch eine Progression zu dysplastischen Nävi durchmachen. Diese können Vorläufer von Melanomen sein (147).

Junktionsnävi sind frühe, in der dermo-epidermalen Grenzzone gelegene Pigmentzellager. Sie weisen eine homogene braune bis braun-schwarze Pigmentierung auf.

Compound-Nävi sind gereifte Pigmentzellager mit Schwerpunkt in der Dermis. Sie sind knotige, braune bis braun-schwarze, scharf begrenzte Nävi. Oft findet man eine zerklüftete Oberfläche und eine Hypertrichose (148, 2/1, S. 234).

Dermale Nävi sind die alten, rein dermalen Pigmentzellnester, oft schon in Rückbildung.

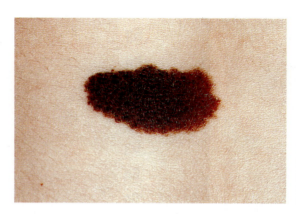

◉ 148: »Compound-Nävus« mit kugelig zerklüfteter Oberfläche und braunschwarzer Farbe.

Pigment, sind im Erwachsenenalter anzutreffen und zeigen oft die typischen Rückbildungs- und Umwandlungszeichen der bindegewebigen oder lipomatösen Degeneration.

Therapie. Pigmentzellnävi mit den Zeichen dysplastischer Entwicklung im Erwachsenenalter sollten kontrolliert und bei fortschreitender Dysplasie zur Verhinderung der Realisierung maligner Melanome mit einer Exzisionsbiopsie entfernt werden. Auch kosmetisch störende Nävi können exzidiert werden. Die Exzision ist auf jeden Fall anderen Therapieversuchen vorzuziehen.

> ▶ **Merke.** Kongenitale Pigmentnävi, die größer als 2 cm sind, sollten vor dem 20. Lebensjahr wegen der gesteigerten Entartungsgefahr exzidiert werden.

Im Kindesalter bietet sich die engmaschige Kontrolle an, so daß in der Regel die Exzision erst später und in Lokalanästhesie vorgenommen werden kann.

Prognose. Die Prognose der Nävuszellnävi ist gut. Sie machen die beschriebene Entwicklung bis nach der Pubertät und eine Rückbildung im Laufe des Erwachsenenalters durch. Mit mehr Vorsicht ist die Prognose von dysplastischen Nävi zu sehen, die kontrollbedürftig sind (alle sechs bis zwölf Monate) und im Falle eines Fortschreitens der klinischen Dysplasiezeichen prophylaktisch exzidiert werden müssen. Dysplastische Nävi stellen das Reservat für Melanome aus vorbestehenden Pigmentläsionen dar.

Besondere Nävus-Formen. **Nävus Sutton (Halonävus).** Es handelt sich um Pigmentnävi in der Kindheit oder während der Adoleszenz, die charakterisiert sind durch einen weißen, depigmentierten Hof, wobei im Laufe dieser Entwicklung oft auch eine Depigmentierung des zentralen Nävus hinzukommt. Man nimmt lokale autoimmunologische Phänomene als Ursache an. Der Nävus Sutton ist harmlos (◉ 2/2, S. 234).
Spindelzellnävus (Spitztumor; benignes, juveniles Melanom). Es handelt sich um solitäre, umschriebene und gutartige, knotige Nävi, die sich bei Kindern oder Jugendlichen ausbilden und histologisch durch bizarre und polymorphe, spindelförmige Nävuszellen charakterisiert sind und dadurch an ein malignes Melanom erinnern können. Spindelzellnävi sind aber gutartig.
Der **großflächige Naevus pigmentosus et pilosus (Riesenpigmentnävus)** ist selten und tritt dann meist im Rahmen einer neurokutanen Melanose kongenital als Badehosennävus meist kombiniert mit einer Vielzahl von kleineren und kleinsten behaarten Pigmentnävi auf. Auch Kopf und Gesicht sind nicht ausgespart. Familiäre Häufung kommt vor.

Therapie. Wegen der erhöhten Gefahr der Melanomentwicklung sind solche großflächige Nävi schon in der Kindheit kurzfristig (alle drei Monate) zu kontrollieren. Es besteht die Möglichkeit, durch eine großflächige Schleifung (in Narkose) während der ersten Lebenswochen Teile davon zu entfernen. Erfolgte dies nicht oder nicht vollständig, so sind pigmentreiche und knotige Anteile möglichst früh nach deren Auftreten zu exzidieren.

Therapie Exzisionsbiopsien haben bei dysplastischen Nävi mit Progression zu erfolgen

Merke ▶

Prognose Gut. Dysplastische Nävi müssen in 6- bis 12monatigen Abständen kontrolliert und bei Progredienz exzidiert werden.
Dysplastische Nävi stellen das Reservat für Melanome aus vorbestehenden Pigmentläsionen dar.

Besondere Nävusformen
Nävus Sutton
Pigmentnävus mit weißem Hof, harmlos. (▶ ◉ 2/2, S. 234).

Spindelzellnävus Erworbener, gutartiger, knotiger Nävus mit unruhiger, zur Fehldeutung verleitender Histologie.

Großflächiger Nävus pigmentosus
Er tritt selten und dann im Rahmen einer neurokutanen Melanose als Badehosennävus auf. Auch Kopf und Gesicht sind nicht ausgespart.

Therapie Die großflächige Schleifung während der ersten Lebenswochen oder später Serienexzisionen, besonders der knotigen Bereiche, sind wegen der erhöhten Gefahr der Melanomentwicklungen zu empfehlen.

Prognose. In 15% der Fälle von Badehosennävus im Rahmen einer neurokutanen Melanose treten Melanome einzeln oder multipel im Bereich des Nävus auf. Die Manifestation dieser Melanome findet in der Kindheit und der Jugend statt (50% davon vor dem sechsten Lebensjahr).

8.2.2.1 Das Syndrom der dysplastischen Nävi (DNS)

▶ **Definition.** Es handelt sich um ein autosomal und wahrscheinlich dominantes Syndrom mit multiplen dysplastischen Nävi und früh und multipel auftretenden Melanomen (▦ **40, 41 u. ▨ 33**).

Man nimmt an, daß mehr als 20% aller Melanome auf dem Boden eines DNS entstehen. Die Häufigkeit dieses Syndroms scheint zuzunehmen.

▦ 40: Syndrom der dysplastischen Nävi (DNS)

Dysplastische Nävi (DN)
▷ multipel (10 bis > 100)
▷ an Stamm, Gesäß, Kopf
▷ Zunahme an Zahl und Größe im Erwachsenenalter

Familiäre Häufung
▷ autosomal
▷ dominant oder polygen
▷ oft mit heller Komplexion

Melanome in DN
▷ früh auftretend (20.–40. Lebensjahr)
▷ oft multipel
▷ kumulativ bis 100% bei > 70jährigen

▦ 41: Dysplastische Nävi (DN) – Kennzeichen

▷ polyzyklische, unregelmäßige Begrenzung (> 5 mm)
▷ Polychromasie (schwarz, braun, rosa)
▷ Regression und Randausläufer
▷ Oberfläche flach, lichenoid

Therapie. Das Syndrom der dysplastischen Nävi muß zunächst diagnostiziert werden. Eine Familienuntersuchung mit Erfassung anderer befallener Personen sowie eine umfassende Orientierung der Patienten und deren Angehörigen ist notwendig. Träger des DNS sind engmaschig (alle sechs Monate) zu kontrollieren. Dysplastische Nävi, die sich fortentwickeln, sind immer wieder durch Exzisionsbiopsien zu entfernen. Nur so kann die Realisierung von Melanomen verhindert werden. Bei Realisierung eines Melanoms richtet sich die Prognose nach dessen Tiefenausdehnung *(Kap. 9.3).*

Prognose. Hochgerechnet realisiert jeder Patient mit einem DNS bis zum 70. Jahr ein oder mehrere Melanome.

8.2.3 Epidermale Nävi

▶ **Definition.** Angeborene, nicht familiäre, meist streifig angeordnete Verdickung der Epidermis mit Hyperkeratose.

Häufigkeit. Oft vorkommend, bei Geburt vorhanden oder in der Kindheit sich ausprägend und nicht familiär.

Klinik. Es handelt sich um umschriebene, pflastersteinartige, verruköse oder schuppende, scharf begrenzte Verdickungen der Epidermis, die gele-

---

Prognose In 15% der Fälle von Badehosennävus treten frühkindliche Melanome auf.

8.2.2.1 Das Syndrom der dysplastischen Nävi

◀ **Definition**

Man nimmt an, daß 20% aller Melanome auf dem Boden eines DNS entstehen.

Therapie Diagnose und Familienuntersuchung sind wichtig. Die Träger des DNS sind alle 3 bis 6 Monate zu kontrollieren. Progrediente dysplastische Nävi müssen exzidiert werden.

Prognose Die Prognose wird durch die auftretenden Melanome bestimmt.

8.2.3 Epidermale Nävi

◀ **Definition**

Häufigkeit Relativ häufig, sporadisch, frühkindlich auftretend.

Klinik Umschriebene, streifige oder halbseitig systematisiert auftretende

| Synopsis 33: Differentialdiagnose von Pigmentgeschwülsten der Haut (s. auch S. 234/235). |

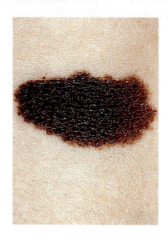 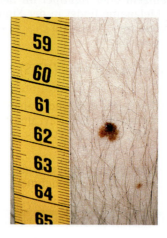 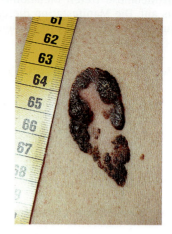

	Nävus	**Dysplastischer Nävus**	**Melanom (SSM)**
Farbe	rosa, braun, schwarz homogen	braun, schwarz, unterschiedliche Felder	braun, blau, schwarz inhomogen
Kontur	rund – oval	bizarr	unregelmäßig
Blutung	–	–	+ (leicht)
Wachstum	Pubertät	Pubertät und später	nach der Pubertät, rasch und horizontal, mit Knotenbildung (vertikal)
ärztliches Vorgehen	Beratung	Beratung und regelmäßige Beobachtung, Exzisionsbiopsie	Exzision mit Sicherheitsabstand, Durchuntersuchung

Verdickungen der Epidermis mit schuppender, warziger oder pflastersteinartiger Oberfläche (◨ 149). Gelegentlich Juckreiz.

gentlich auch Juckreiz verursachen. Es gibt die umschriebene weiche Form, eine streifige verruköse, oft juckende Form und die linear oder halbseitig systemisch auftretenden verrukösen Formen mit entzündlicher Reaktion und Juckreiz. Letztere tritt vorwiegend in der Kindheit zutage und breitet sich langsam aus, sie kann gelegentlich auch zu einer Nageldystrophie führen. Diese Form hat als entzündlicher, linearer, verruköser, epidermaler Nävus (Inflammatory linear verrucous epidermal naevus) die Bezeichnung ILVEN gefunden (◨ 149).

Histologie Akanthose und Papillomatose mit Hyperkeratose.

Histologie. Die Epidermis ist akanthotisch verdickt und papillomatös aufgeworfen mit Hyperkeratose. Oft ist die Akanthose psoriasiform ausgeprägt. Beim Vorliegen eines lymphozytären Infiltrates in der Dermis besteht in der Regel Juckreiz.

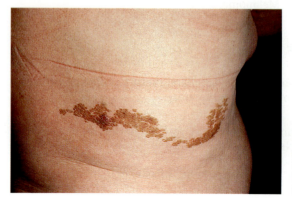

◨ **149: Segmentärer epidermaler Nävus** im Stammbereich mit Rötung und Juckreiz (ILVEN).

Ätiologie und Pathogenese. Nävoide Neubildung.

Diagnose und Differentialdiagnose. Die Diagnose ist einfach, differentialdiagnostisch muß ein striärer Lichen ruber und eine striäre Psoriasis abgegrenzt werden.

Therapie. Therapeutisch kommt die Exzision, eventuell in Serien in Betracht, wenn die Veränderungen stark stören. Die Dermabrasio und die Kürettage führen, sofern sie nicht sehr tief ausgeführt werden, zu Rezidiven.

Prognose. Gutartig, keine maligne Entartung.

8.2.4 Talgdrüsen-Nävus

Synonym: Naevus sebaceus

▶ *Definition.* Epitheliale Fehlbildung mit besonderer Betonung der Talgdrüsen.

Häufigkeit. Mittelhäufig, Auftreten in der Kindheit und Adoleszenz mit Rückbildungstendenz nach der Pubertät.

Klinik. Umschrieben, streifig oder unregelmäßig, immer aber scharf begrenzt, sitzen pflastersteinartige bis papillomatöse, oft fast kugelige Gebilde in der Haut. Selten sind sie linear oder systemisch angeordnet. Der bevorzugte Sitz ist die Kopfhaut und der Rand des Gesichtes. Meistens fehlen die Haare in diesem Bereich fast vollständig (◨ 150).

Histologie. Im mittleren und oberen Korium sind reife Talgdrüsenläppchen in bizarren Ballungen angeordnet, sezernieren aber kaum Talg. Die Haarfollikel sind atrophisch, während die übrige Epidermis hyperplastisch sein kann.
Im Laufe des Lebens treten auf Talgdrüsennävi warzige oder filiforme Exophyten auf, die leicht verletzlich sind. Des weiteren treten im Erwachsenenalter, sofern die Talgdrüsennävi nicht zurückgebildet sind, in 15-30% Basaliome oder Spinaliome auf (◨ 150).

Ätiologie und Pathogenese. Nävoide Fehlbildung.

Diagnose und Differentialdiagnose. Klinisch einfach, bei sekundären Veränderungen der Oberfläche histologisch zu klären.

Therapie. Man kann mit der Behandlung zuwarten bis nach der Pubertät, da eine spontane Rückbildung möglich ist. Bei Auftreten von Exophyten jeglicher Art ist die Exzision, einzeitig oder in mehreren Sitzungen, dringend angezeigt, da sich bösartige Tumoren entwickeln können.

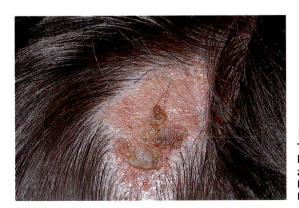

◨ 150: Angeborener Talgdrüsennävus im behaarten Kopf mit warzigen und kugeligen Exophyten (histologisch Basaliom).

Ätiologie und Pathogenese Nävoide Neubildung.

Diagnose und Differentialdiagnose Abgrenzung von striären Formen des Lichen ruber und der Psoriasis.

Therapie Therapeutisch sind Serienexzisionen möglich, Dermabrasio und Kürettage sind meist unzureichend.

Prognose Gutartig.

8.2.4 Talgdrüsen-Nävus

◀ Definition

Häufigkeit Mittelhäufig. Rückbildungstendenz nach der Pubertät.

Klinik Umschriebene, scharf begrenzte, exophytische, hautfarbene Gebilde in der Kopfhaut oder am Rand des Gesichtes.
Meistens fehlen an dieser Stelle die Haare (◨ 150).

Histologie Im Korium finden sich knotige Anreicherungen von Talgdrüsenläppchen, die kaum Talg sezernieren.

Im Erwachsenenalter können Exophyten auftreten und in 15-30% der Fälle auch Basaliome (◨ 150) oder Spinaliome.

Ätiologie und Pathogenese Nävoide Fehlbildung.

Diagnose und Differentialdiagnose Nur bei sekundären Veränderungen wichtig und histologisch zu klären.

Therapie Bei Persistenz ins Erwachsenenalter und vor allem bei Auftreten von Exophyten oder Tumoren ist wegen der Gefahr der Entartung die Totalexzision notwendig.

Prognose In 15–30 % entwickeln sich Basaliome und Spinaliome darauf.

Bemerkung: Auch von den Talgdrüsen gehen die senilen Talgdrüsenhyperplasien aus und das Adenoma sebaceum. Letzteres tritt zentrofazial bei der tuberösen Hirnsklerose als eines von vielen klinischen Symptomen auf.

Prognose. Auf dem Naevus sebaceus des Erwachsenen treten in 15–30 % Basaliome oder Spinaliome auf, weshalb die prophylaktische Operation empfohlen wird.

Bemerkung: Von den Talgdrüsennävi sind die zirkumskripten, multipel an der Stirn auftretenden senilen Talgdrüsenhyperplasien zu unterscheiden und auch das Adenoma sebaceum, welches zentrofazial bei der tuberösen Hirnsklerose als eines von vielen klinischen Symptomen auftritt.

Andere Nävi

Es gibt eine Vielzahl von seltenen und weniger seltenen, in der Regel umschriebenen Nävi, als Fehlbildung einzelner oder zusammengesetzter Anteile der Haut:
Naevus lipomatosus, ekkrine und apokrine Schweißdrüsennävi, Haarnävi, Komedonennävi, Bindegewebsnävi und Elastica-Nävi.

8.2.5 Gefäßnävi und Hämangiome

8.2.5.1 Naevus flammeus

Synonyme: Feuermal, Portweinfleck, planes Hämangiom, Naevus teleangiectaticus

▶ *Definition.* Angeborene oder frühkindlich auftretende, persistierende, hellrote bis blaurote, scharf umschriebene Flecke aufgrund von Gefäßerweiterungen in der oberen Dermis.

Häufigkeit. Sehr häufig, solitär, selten systemisch, treten sie meist bei der Geburt oder frühkindlich auf, ohne deutlichen familiären Bezug.

Häufigkeit Sehr häufig, ohne familiären Bezug.

Klinik Die medialen Naevi flammei sind sehr häufig (30–50 % aller Kinder), meist diskret im Nacken und an der Stirn gelegen und bilden sich bis zum 2. Lebensjahr deutlich zurück (sog. Storchenbiß).

Klinik. Bei der Geburt oder kurz danach finden sich hellrote, oft blasse, oft aber auch blau-rot imponierende, scharf und oft bizarr begrenzte, plane Farbveränderungen ohne subjektive Symptome. Die Größe reicht von linsengroß bis zur segmentären oder manschettenartigen Bedeckung großer Körperpartien. Mit dem Glasspatel können die Gefäße blutleer gedrückt werden, so daß die Farbe vorübergehend verschwindet. Mittelgroße Nävi flammei finden sich sehr häufig bei 30–50 % aller Kinder, sehr diskret im Nacken und manchmal auch auf der Stirn (Storchenbiß). Vor allem die Stirnveränderungen blassen nach dem zweiten Lebensjahr deutlich ab und verschwinden oft, während die anderen Lokalisationen persistieren. Ganz anders als diese meist **medial gelegenen Feuermale** sind die lateralen Feuermale zu sehen, die selten auftreten, einseitig im Gesicht lokalisiert sind und nur ganz selten doppelseitig auftreten. Oft ist die Ausdehnung auf Bereiche von einem oder mehreren Trigeminussegmenten begrenzt. Diese

Die lateralen Naevi flammei sind sehr selten, auf einer Gesichtshälfte oder auf einer Extremität zu finden. Sie persistieren und können sekundär gutartige, kugelige Exophyten ausbilden (☐ 151).

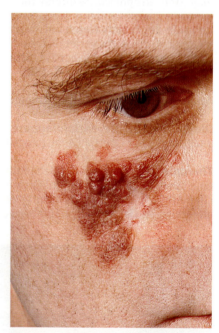

☐ **151: Lateraler Naevus flammeus im Trigeminus-Bereich rechts V/2**, der seit Geburt persistiert und im Erwachsenenalter sekundär exophytische, gutartige Proliferationen aufweist. Der Versuch einer Strahlentherapie in der Kindheit führte zur atrophischen Strahlennarbe (nasaler Rand).

lateralen Feuermäler zeigen keine Rückbildungstendenzen, sie können im Erwachsenenalter sogar kugelige, gutartige Exophyten ausbilden (◘ 151).

Histologie. Flächig vernetzte Kapillarerweiterungen im subepidermalen Bindegewebe.

Ätiologie. Es handelt sich um angeborene Fehlbildungen.

Diagnose. **Laterale Naevi flammei** im Gesicht oder an den Extremitäten können im Rahmen von komplexen Mißbildungssyndromen auftreten und diagnostisch von Bedeutung sein:
Sturge-Weber-Syndrom. Kombination von einseitigem Naevus flammeus im Gesichtsbereich, oft unter Einbeziehung der Mundschleimhaut, mit einer Angiomatose des gleichseitigen Auges (mit Glaukom) und einer zerebralen Angiomatose mit epileptischen Anfällen und Ausfallssyndromen. Oft familiäre Häufung (autosomal-dominant).
Von-Hippel-Lindau-Syndrom. Naevus flammeus kombiniert mit multiplen kapillären Angiomen der Hirnhäute und manchmal auch von parenchymatösen Organen. Das seltene und angeborene Syndrom wird wahrscheinlich dominant vererbt.
Klippel-Trenaunay-Syndrom. Kombination eines Naevus flammeus einer Extremität mit einer Varikose derselben und einem segmentären oder streifigen Riesenwuchs. Meist sind arteriovenöse Anastomosen vorhanden, die zu starken Schmerzen führen können und operativ unterbunden werden müssen.
Den Naevi flammei zuzuordnen sind auch folgende Krankheitsbilder:
Teleangiectasia hereditaria haemorrhagica (Morbus Osler-Rendu). Die autosomal-dominante Erbkrankheit mit heterozygoten Merkmalsträgern (die homozygoten sind nicht lebensfähig) ist selten. Die meist planen, teils papulösen Teleangiektasien finden sich an der Haut (akral angereichert), an den Schleimhäuten sowie an inneren Organen, wo sie eine erhöhte Blutungsgefahr darstellen.
Spinnennävi (Naevus araneus, Spider-Nävus), die einzeln oder mehrfach bei Kindern (◘ 152) auftreten (wo sie auch gelegentlich spontane Rückbildung zeigen) und die auch im Laufe von progressiven Leberleiden exanthematisch am Oberkörper bei Erwachsenen auftreten.

Therapie. Koagulation mit der elektrischen Nadel. Lasertherapie.

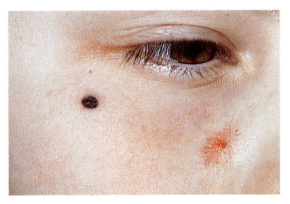

◘ 152: Solitärer Spinnennävus an der Nase eines 9jährigen Mädchens mit zentraler Papel und sternförmig angeordneten Venolen. Juvenile Spinnennävi gehen oft spontan zurück. Am äußeren Augenwinkel findet sich noch ein Pigmentnävus.

8.2.5.2 Hämangiome

Synonyme: Gutartige Angiome, Blutschwämmchen

▶ ***Definition.*** Es handelt sich um umschriebene, gutartige kapilläre Gefäßneubildungen in der Haut mit Auftreten im frühen Kindesalter und Rückbildungstendenz.

Häufigkeit Sehr häufig, nicht vererbt.

Klinik Bei Geburt oder kurz danach finden sich in oder unter der Haut blaßblaue bis schwarzblaue, weiche »Blutschwämmchen«. Progression in den ersten 12 Lebensmonaten und Regression bis zum 9. Lebensjahr (◉ 153).

Man kann plane, tuberöse und kavernöse Hämangiome unterscheiden.

Histologisch handelt es sich um echte **kapilläre Gefäßneubildungen**.

Ätiologie Gutartige Neubildung mit Eigendynamik.

Diagnose Blickdiagnose.

Therapie Eine Behandlung ist kaum notwendig, da es zu spontanen Rückbildungen kommt. Restveränderungen können nach dem 10. Lebensjahr operativ korrigiert werden. Aktive Therapie ist nur dann nötig, wenn die Funktion oder die Entwicklung eines Organs beeinträchtigt ist: Orale Prednisolon-Behandlung mit 1–2 mg/kg KG pro Tag für 3 bis 4 Wochen mit lang-

Häufigkeit. Sehr häufig, angeboren oder frühkindlich auftretend, nicht vererbt.

Klinik. Bei der Geburt schon sichtbar oder kurz danach erstmals auffallend, finden sich blaßblaue bis schwarzblaue, meist deutlich begrenzte, flache bis kugelige, weiche und teilweise ausdrückbare Gefäßgeschwülste in oder unter der Haut. Sie können erbsgroß bis faustgroß sein und machen eine typische Entwicklung durch. In den ersten neun bis zwölf Lebensmonaten ist in der Regel ein deutliches Wachstum in allen Richtungen zu beobachten, das langsam in eine Regressionsphase übergeht, die bis zum sechsten oder neunten Lebensjahr reicht (◉ 153). Zurück bleiben entweder kleine Närbchen, atrophische Bereiche mit Teleangiektasien oder es kommt, erfreulicherweise in vielen Fällen, zur vollständigen Rückbildung. Überstürzte Umwandlungen können zu Nekrosen mit Krustenbildung führen, zu kurzfristigen Blutungen, selten zu Infektionen. Eine lebensbedrohliche Blutungsgefahr besteht nicht. Je nach dem Sitz und dem Ausmaß der Gefäßsprossung und des Wachstums spricht man klinisch von planen, tuberösen oder kavernösen Hämangiomen.

Histologisch handelt es sich um echte **kapilläre Gefäßneubildungen**, wobei endotheliale Zellen embryonalen Charakters im Bereiche des Papillarkörpers oder der Kutis und Subkutis herdförmig proliferieren.

Ätiologie. Umschriebene, gutartige Neubildung mit Eigendynamik.

Diagnose. Blickdiagnose.

Therapie. Im Bewußtsein der eigendynamischen Rückbildung ist in den meisten Fällen eine aktive Therapie nicht notwendig. Restveränderungen können operativ entfernt werden. Röntgenbestrahlungen sind kaum mehr angezeigt. Einzig in den Fällen, in welchen das Hämangiom die Funktion oder die Entwicklung eines Organs beeinträchtigt (Saugstörung bei Angiomen der Lippe, Atemstörungen bei Angiomen der Nase, Sehbehinderung oder Schielen bei Angiomen des vorderen Augenabschnittes) ist ein frühzeitiges aktives Eingreifen notwendig. Dies kann konservativ erfolgen durch eine orale Kortisonbehandlung mit 1–2 mg Prednisolon/kg KG pro Tag wäh-

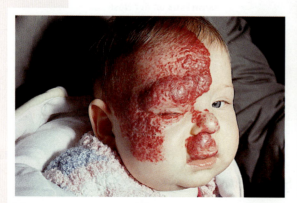
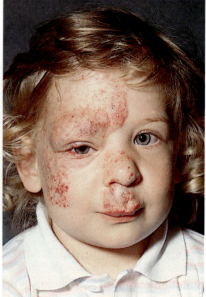

◉ **153: Kavernöses Hämangiom** bei einem Kleinkind von 6 Monaten (links) mit spontaner Rückbildung nach 3 Jahren (rechts).

rend drei bis vier Wochen und langsamer Dosisreduzierung. Eine solche Behandlung kann auch wiederholt werden. Nur in besonderen Fällen kommt eine Umspritzung mit Triamcinolon-Kristallsuspension in Frage oder die frühzeitige operative Ausräumung. Lasertherapie.

Prognose. Die Eigendynamik mit Rückbildungstendenz ist immer vorhanden, kann aber nicht immer vollständig erwartet werden. Eine maligne Transformation ist nicht zu befürchten.
Bemerkung: **Multiple Hämangiome** der Haut und von inneren Organen können Symptome von komplexen Krankheitsbildern darstellen:
- **Mafucci-Syndrom** mit Hämangiomatose und Chondrodysplasie.
- **Kasabach-Merritt-Syndrom** mit Hämangiomen an Haut und Organen mit einer permanenten Verbrauchskoagulopathie und Blutungsneigung.
- **Blue-Rubber-Bleb-Naevus** als Hämangiomatose der Haut und des Gastrointestinaltraktes.

Hämangiome können auch solitär nach Verletzungen auftreten als **eruptive Angiome** (Granuloma pyogenicum) oder im Laufe des Lebens in großer Vielzahl als punktförmige **senile Angiome** oder als Angiome des freien Lippenrandes (Pasini).
Hämangiome können auch im Rahmen von kombinierten nävoiden Gebilden imponieren als Angiofibrome, Angiolipome oder als **Angiokeratome.** Letztere können näviform am Körper, streifig an den Fingern oder umschrieben am Skrotum jeweils gruppiert vorkommen. Im Rahmen des Angiokeratoma corporis diffusum Fabry sind disseminierte Angiokeratome das kutane Leitsymptom einer angeborenen Stoffwechselstörung (Glykosphingolipidosis als Grund eines Defektes der α-Galaktosidase A).
Weiter kommen Angiome kombiniert mit Lymphangiomen vor und selten als gutartige Glomustumoren, ausgehend von den kutanen arteriovenösen Anastomosen.

Prognose Eigendynamik mit Rückbildung bis zum 9. Lebensjahr.

Multiple Hämangiome als Symptome komplexer Krankheiten.
- **Mafucci-Syndrom.** Hämangiomatose mit Chondrodysplasie.
- **Kasabach-Merritt-Syndrom.** Hämangiomatose mit Verbrauchskoagulopathie und Blutungsneigung.
- **Blue-Rubber-Bleb-Naevus.** Hämangiomatose von Haut und Intestinaltrakt.

Erworbene Hämangiome können eruptiv auftreten oder als senile Angiome.
Angiomatöse Tumoren können auch kombiniert als **Angiokeratome** auftreten sowie als Hämangiolymphangiome und als gutartige Glomustumoren.

8.2.5.3 Granuloma pyogenicum

Synonyme: Granuloma teleangiectaticum, Botryomykom, Granuloma pediculatum

▶ **Definition.** Leicht blutender, gutartiger Hauttumor, der nach einem infizierten Trauma in wenigen Wochen entsteht.

Klinik. Weiche, kugelige Tumoren sitzen breitbasig in der Haut oder auf derselben (🗎 154). Sie sind unvollständig oder kaum mit Epidermis überzogen, zeigen eine entzündliche Rötung, Mazeration und oft Exsudation; Veränderungen, die auch auf die Umgebung der Basis übergehen können. Typisch ist eine leichte Verletzlichkeit mit oft schwer stillbaren Blutungen. Oft finden sich demnach Blutkrusten.

8.2.5.3 Granuloma pyogenicum

◀ Definition

Klinik Kugelige Hauttumoren, entzündlich verändert, mit Blutkrusten bedeckt, zeigen sie leichte Verletzlichkeit und schwer stillbare Blutungen (🗎 154).

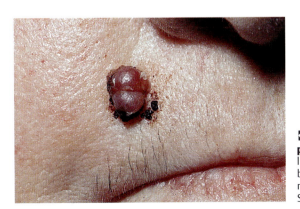

🗎 **154: Granuloma pyogenicum** an der Oberlippe mit kugeligen, leicht blutenden Tumoren, nach einer infizierten Stichverletzung.

Histologie Kapilläres Hämangiom mit Entzündungsreaktion.

Ätiologie und Pathogenese In 1–3 Wochen aufschießender, reaktiver, gutartiger, leicht blutender Hauttumor nach infizierten Verletzungen.

Diagnose und Differentialdiagnose Die Diagnose ist aus dem klinischen Aspekt, der leichten Verletzlichkeit und der kurzen Entstehungszeit zu stellen. Ein Melanom muß abgegrenzt werden.

Therapie Exzision mit der Basis

Prognose Gut.

Histologie. Es handelt sich um ein knapp überhäutetes kapilläres Hämangiom mit granulozytärer oder granulomatöser Entzündung der Basis.

Ätiologie und Pathogenese. Häufiger, gutartiger, an Händen und im Gesicht bevorzugt lokalisierter reaktiver Hauttumor, der nach einer infizierten Verletzung in 1–3 Wochen aufschießt. Es handelt sich um überschießendes Granulationsgewebe mit einem kapillären Hämangiom.

Diagnose und Differentialdiagnose. Die klinische Diagnose ist durch den Aspekt, die leichte Verletzlichkeit und das schnelle Entstehen charakterisiert. Differentialdiagnostisch müssen ein gestieltes Fibrom, ein abgeschnürtes Angiom, und vor allem ein blutendes kugeliges Melanom abgegrenzt werden.

Therapie. Exzision unter Mitnahme der entzündlichen Basis.

Prognose. Gut.

9 Maligne Tumoren und Paraneoplasien

9.1 Präkanzerosen

9.1.1 Aktinische Präkanzerosen

Synonyme: Keratosis actinica, Keratosis solaris, Keratosis senilis

▶ **Definition.** Keratotische Veränderung auf lichtgeschädigter Haut, die in ein Spinaliom übergehen kann; intraepidermale Krebsvorstufe.

Häufigkeit. Die aktinische Präkanzerose ist eine bei hellhäutigen Menschen jenseits des 50. Lebensjahres sehr häufig vorkommende Hautveränderung. Meist ist starke UV-Exposition über Jahre und Jahrzehnte vorausgegangen. Wegen der größeren beruflichen Sonnenexposition in typischen Männerberufen (Straßen-, Bau-, Garten-, Landarbeiter und Seeleute) findet man ein Überwiegen des männlichen Geschlechts.

Klinik. Betroffen sind vorzugsweise hellhäutige, blonde oder rothaarige Menschen mit sonnenempfindlicher Haut (Hauttyp I und II). Prädilektionsstellen sind sonnenexponierte Areale wie Gesicht, Stirn, Schläfe, Glatze, Hals, Halsausschnitt, Handrücken und Unterarme. Hier entstehen zunächst erythematöse und atrophische, später gelbgrau-bräunliche und keratotische, leicht verletzliche Herde. Diese können in ein Hauthorn (Cornu cutaneum) und in einem fortgeschrittenen Stadium in ein Spinaliom übergehen (◐ 155). Die Herde treten häufig multipel auf und können einen Durchmesser bis zu mehreren Zentimetern erreichen.

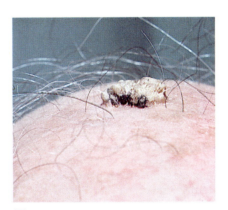

◐ 155: **Verruköse Präkanzerose** mit Ausbildung eines breiten **Cornu cutaneum** auf der haarfreien Kopfhaut (Glatze). DD: Seborrhoische Warze, Spinaliom.

Histologie. Die Epidermis insgesamt ist nicht verbreitert; es findet sich jedoch eine Verbreiterung des Stratum corneum mit wechselnden ortho- und parakeratotischen Hyperkeratosen. Im Bereich der Basalzellschicht findet Proliferation mit Kern- und Zellpolymorphie und Dyskeratose statt, wobei diese atypischen Zellen ausschließlich im epidermalen Kompartiment angereichert sind. Im Korium sieht man ein teils diffuses, teils perivaskuläres lymphohistiozytäres Infiltrat.

Ätiologie. Mit einer Latenzzeit von 10 bis 20 Jahren entwickelt sich auf chronisch lichtexponierter Haut zunächst ein irreparabler Schaden an der DNS der Basalzellen, der zu intraepidermalen Zellklonen atypischer Zellen führt. Diese Veränderungen werden durch kurzwelliges Licht im UV-B-Bereich (280 nm bis 320 nm) ausgelöst. Durch invasives Wachstum und Einbrechen durch die Basalmembran entstehen in 10–20 % der aktinischen Präkanzerosen Spinaliome.

Differentialdiagnose. Differentialdiagnostisch kommen alle Keratosen anderer Genese in Frage, insbesondere seborrhoische Keratosen. Diese sitzen in der Regel mehr rumpfbetont, sind stärker pigmentiert und haben eine kryptenartige Oberfläche, aus der sich Talg und Hornmaterial entleeren läßt (◐ 2/5, S. 234).

9 Maligne Tumoren und Paraneoplasien

Therapie Vorrangig sind Exzision oder Kürettage; alternativ ist Kryo- oder lokale Zytostatika-Therapie möglich.

Besonderheiten Andere ätiologische Ursachen können führen zu:
- **Arsenkeratosen:** Jahrzehnte nach Arsenexposition bilden sich palmar und plantar Keratosen, die in ein Spinaliom übergehen können.
- **Röntgenkeratosen:** Nach einer Radiotherapie der Haut können sich aus einem Radioderm Keratosen entwickeln, die in ein Spinaliom übergehen können.
- **Teerkeratosen:** Sie können nach langjähriger Exposition entstehen und in ein Spinaliom übergehen.

Prognose Bei Behandlung gut.

9.1.2 Bowenoide Präkanzerose

Definition ▶

Häufigkeit Der M. Bowen tritt jenseits des 40. Lebensjahres, weniger häufig als aktinische Präkanzerosen, bevorzugt bei Männern auf.

Klinik Es handelt sich um flache, scharf begrenzte, erythematosquamöse, zum Teil keratotische Veränderungen, bevorzugt am Rumpf, an den Händen und im Gesicht (◉ 156).

Histologie Die Epidermis ist durchsetzt von atypischen dyskeratotischen Zellen (Carcinoma in situ).

Therapie. Chirurgische Entfernung mittels Kürettage oder Exzision. Alternativ kommt die kryochirurgische Behandlung mit flüssigem Stickstoff oder bei sehr flachen Veränderungen die lokale zytostatische Behandlung mit 5-Fluorouracil (Effudix®) in Frage.

Besonderheiten. Andere ätiologische Ursachen als UV-Bestrahlung können führen zu:
- **Arsenkeratosen:** Jahrzehnte (10 bis 40 Jahre) nach Arsenexposition bilden sich im Bereich der Palmae und Plantae kaum sichtbare, aber deutlich palpable punkt- bis kegelförmige Keratosen, die in ein Spinaliom übergehen können.
- **Röntgenkeratosen:** Nach einer Radiotherapie der Haut können sich auf dem Boden eines Radioderms Keratosen entwickeln, die in ein Spinaliom übergehen können. Früher fand man diese Keratosen häufig an den jahrzehntelang vor Röntgenstrahlen ungeschützten Händen der Radiologen.
- **Teerkeratosen:** Nach langjähriger Exposition mit teerhaltigen Produkten können Keratosen entstehen, die makroskopisch planen Warzen ähneln und in ein Spinaliom übergehen können (Teerkrebs).

Prognose. Bei regelmäßiger Kontrolle und Behandlung gut.

9.1.2 Bowenoide Präkanzerose

Synonym: Morbus Bowen

▶ **Definition.** Die bowenoide Präkanzerose ist ein intraepidermales Karzinom der Haut (Carcinoma in situ). Es ist charakterisiert durch atypische dyskeratotische Zellen in einer ungeordneten Epidermis mit Zell- und Kernpolymorphien. Der Übergang in ein Bowen-Karzinom ist möglich.

Häufigkeit. Die bowenoide Präkanzerose tritt bei Menschen jenseits des 40. Lebensjahres, allerdings weniger häufig als die aktinische Keratose auf. Männer sind etwas häufiger betroffen als Frauen. Es ist kein besonderer Hauttyp bevorzugt.

Klinik. Der Morbus Bowen ähnelt makroskopisch häufig einer Psoriasis oder einem nummulären Ekzem. Im Gegensatz zu Psoriasis- oder Ekzemherden tritt der Morbus Bowen jedoch solitär auf und persistiert. Makroskopisch handelt es sich um flache, scharf begrenzte, bizarr konfigurierte, erythematosquamöse und zum Teil keratotische Veränderungen (◉ 156). Die histologische Diagnose »Morbus Bowen« kommt häufig überraschend. Bowenoide Präkanzerosen können an jeder beliebigen Stelle des Integuments vorkommen, bevorzugte Lokalisation sind jedoch Gesicht, Rumpf, Hände und Unterschenkel.

Histologisch charakterisiert ist der Morbus Bowen durch eine verbreiterte Epidermis, die von atypischen, zu Einzelverhornung neigenden Zellen (Dyskeratose) durchsetzt ist (Carcinoma in situ).

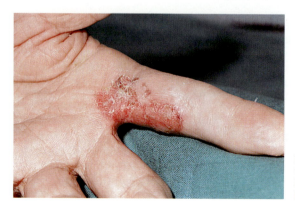

◉ **156: Bowenoide Präkanzerose** am Zeigefinger, die sich als nicht heilendes, erodierbares Ekzem darstellt.

Sobald der bowenoide Zellverband die Basalmembran durchbrochen hat, spricht man von einem Bowen-Karzinom.

Therapie. Die Behandlung erfolgt durch chirurgische Exzision im Gesunden mit histologischer Kontrolle oder Laser-Evaporation. Der Morbus Bowen spricht auch gut auf Röntgenweichbestrahlung an.

9.1.3 Erythroplasie Queyrat

▶ *Definition.* Dem Morbus Bowen ähnliche, intraepidermale Proliferation dysplastischer Zellen (Carcinoma in situ) im Bereich der Schleimhäute und Übergangsschleimhäute mit möglichem Übergang in ein invasives Karzinom.

Klinik. Klinisch ist die Erythroplasie Queyrat ein meist einzeln vorkommender, scharf begrenzter, exsudativ bis erosiver, hochroter und leicht verletzlicher Herd. Prädilektionsstellen sind Glans und Präputium, Vulva, Analbereich und die Mundschleimhaut.
Die Erythroplasie Queyrat geht rasch in ein invasives Karzinom mit lymphogener Metastasierung über.

Histologie. Die Histologie entspricht weitgehend der des Morbus Bowen. Es handelt sich ebenfalls um ein intraepidermales Karzinom mit dysplastischen Zellen. Diese zeigen jedoch bei der Erythroplasie Queyrat weniger Einzelzellverhornung als beim Morbus Bowen.

Therapie. Wünschenswert ist die chirurgische Entfernung des Herdes in toto (eventuell mit plastischer Defektdeckung). Bei ungünstiger Lokalisation empfiehlt sich eine Röntgenweichbestrahlung. Postoperativ sind regelmäßige klinische Kontrollen der Lymphknotenstation unerläßlich.

9.1.4 Morbus Paget

Synonym: Paget's disease of the nipple

▶ *Definition.* Intradermale Frühform eines Karzinoms der Drüsenausführungsgänge (in den meisten Fällen der Milchdrüsenausführungsgänge), das durch für den Tumor typische intraepidermale dyskeratotische Zellen (sogenannte Paget-Zellen) charakterisiert ist.

Häufigkeit. Der Morbus Paget kommt selten vor. In der Regel sind Frauen jenseits des 40. Lebensjahres betroffen. Bei Männern (sehr selten) handelt es sich meist um die extramammäre Form der Erkrankung.

Klinik. Meist entsteht einseitig ein von der Brustwarze ausgehender, zunächst nur diskret schuppender Herd; er wächst über die **Mamillenregion** hinaus, wird stark exsudativ und entzündlich (◨ 157). Im weiteren Verlauf verschwindet die Mamillen-Haut-Grenze allmählich vollständig. Der Patient leidet unter starkem Juckreiz und Schmerzen.

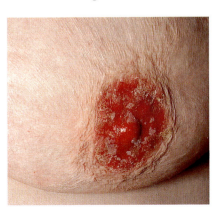

◨ 157: Morbus Paget der Mamille.

Histologie Es handelt sich um ein intraepidermales Karzinom der Brustdrüsenausführungsgänge mit ballonierenden dyskeratotischen Zellen (Paget-Zellen).

Ätiologie und Pathogenese Der Morbus Paget ist die intraepidermale Form eines dermotropen **echten Karzinoms** der Brustdrüsenausführungsgänge, er kann nach einer Latenzzeit von Monaten bis Jahren in die invasive Form eines Karzinoms übergehen.

Diagnose und Differentialdiagnose Jede persistente »ekzematöse« Veränderung der Mamillen ist verdächtig. Nach kurzem erfolglosem Therapieversuch Probeexzision.
Differentialdiagnostisch kommen Psoriasis, Mamillenekzem und Morbus Bowen in Frage.

Therapie Mastektomie mit axillärer Lymphknotenausräumung.
Besonderheiten. Der seltene **extramammäre Morbus Paget** ist ein intradermales Karzinom der Ausführungsgänge apokriner Drüsen.
Bei einem Morbus Paget der Anogenitalregion liegt in ca. 20% der Fälle gleichzeitig ein Karzinom anderer Organe vor.

Therapie Exzision im Gesunden mit plastischer Defektdeckung.

Prognose Nach vollständiger Operation (ohne Lymphknotenbefall) gut.

9.1.5 Lentigo maligna

Definition ▶

Häufigkeit Jenseits des 50. Lebensjahres vorkommend; Männer sind doppelt so häufig betroffen wie Frauen.

Klinik Im Bereich lichtexponierter Haut treten unscharf begrenzte, unregelmäßig pigmentierte, graubraune bis schwarze, plane Herde von bis zu mehreren Zentimetern Durchmesser auf (☐ **158**, ☐ *2/7, S. 235).* Häufig besteht eine lange Anamnese.

Histologie. Der Morbus Paget ist ein **intraepidermales Karzinom** der Brustdrüsenausführungsgänge mit charakteristischen dyskeratotischen »Paget-Zellen«. Diese Zellen sind groß, PAS-positiv und ballonierend. Ihr Zellkern ist blaß. Sie bilden keine Interzellularbrücken. Im Korium findet sich ein lymphohistiozytäres Infiltrat.

Ätiologie und Pathogenese.

> Der Morbus Paget ist kein Carcinoma in situ im Sinne einer Präkanzerose, sondern die intraepidermale Form eines dermotropen **echten Karzinoms** der Drüsenausführungsgänge der Mamma.

Das zunächst nur intraepidermale Karzinom geht nach einer Latenzzeit von Monaten bis Jahren in die invasive Form eines Karzinoms mit der Fähigkeit zu metastasieren über.

Diagnose und Differentialdiagnose. Jede länger persistente »ekzematöse« Veränderung im Bereich der Mamille ist verdächtig auf einen Morbus Paget. Sollte eine solche Hautveränderung nicht rasch auf einen Therapieversuch ansprechen, ist eine Probeexzision zum Ausschluß oder zur Sicherung der Diagnose eines Morbus Paget unbedingt erforderlich.
Differentialdiagnostisch kommen das Mamillenekzem (meist doppelseitig), ein Morbus Bowen und die Psoriasis in Frage.

Therapie. Mastektomie mit axillärer Lymphknotenausräumung.

Besonderheiten. **Extramammärer Morbus Paget:** Diese sehr seltene Form des Morbus Paget ist ein im Bereich apokriner Drüsen (axillär, anogenital, Nabelregion) vorkommendes, intradermales Karzinom der Drüsenausführungsgänge.
Bei einem Morbus Paget der Anogenitalregion liegt in ca. 20% der Fälle gleichzeitig ein primäres Karzinom anderer Organe vor (hauptsächlich Zervix, Rektum und Urethra).

Therapie. Großzügige Exzision im Gesunden mit plastischer Defektdeckung.

Prognose. Nach ausreichender Exzision (ohne Lymphknotenbefall) gut. Kontrolle der Gegenseite ist notwendig. Bei Befall der Lymphknoten verhält sich die Prognose (und Therapie) wie beim Mammakarzinom Stadium II.

9.1.5 Lentigo maligna

Synonyme: Melanotische Präkanzerose, Melanosis circumscripta praeblastomatosa Dubreuilh, Morbus Dubreuilh

> ▶ *Definition.* Intraepidermal wachsende präkanzeröse Proliferation atypischer Melanozyten mit der Tendenz, in ein Lentigo-maligna-Melanom überzugehen.

Häufigkeit. Die Lentigo maligna kommt im Alter jenseits des 50. Lebensjahres vor. Männer sind doppelt so häufig befallen wie Frauen.

Klinik. Auf aktinisch geschädigter Haut im Bereich der lichtexponierten Areale (Gesicht, Stirn, Schläfen, Hals und Halsausschnitt, Hände und Unterarme) entwickeln sich über Jahre graubraune bis schwarze, unscharf und unregelmäßig begrenzte, plane Herde. Diese Herde sind von unterschiedlicher Ausdehnung und können von Stecknadelkopfgröße bis zu mehreren Zentimetern Durchmesser reichen, wobei mit zunehmender Größe eine immer stärkere Inhomogenität der Pigmentierung des Herdes einhergeht

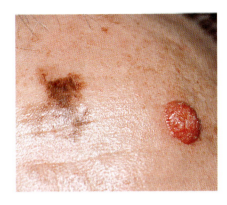

◉ **158: Lentigo maligna (melanotische Präkanzerose)** auf der Stirn eines 75jährigen Mannes mit Progredienz durch bizarre Ausläufer (Stirnmitte) und Basaliom rechts daneben. Beide Veränderungen sind Ausdruck der lichtbedingten Ausbildung von Präkanzerosen und Malignomen der Haut an den frei getragenen Körperstellen.

(◉ 158, ◉ 2/7, S. 235). Die größeren Herde haben häufig kleine randständige »Inseln«; man spricht hier von »archipelartiger« Auflösung des Herdes.

Histologie. Die Lentigo maligna ist das Carcinoma in situ der epidermalen Melanozyten. Im Bereich der unteren Epidermis und der Haar- und Talgdrüsenausführungsgänge finden sich vermehrt atypische Melanozyten, die von der Melanozytenpopulation im Bereich der Basalmembran ausgehen und epidermotrop das ganze epidermale Kompartiment zunehmend ausfüllen. Im Korium sieht man ein lymphohistiozytäres Infiltrat mit pigmentspeichernden Zellen (Melanophagen). Die Basalmembran ist intakt. Wird sie durchbrochen, liegt der Befund eines Lentigo-maligna-Melanoms vor.

Ätiologie. Die Lentigo maligna ist Folge langjähriger UV-Exposition. Sie entsteht auf chronisch aktinisch geschädigter, lichtempfindlicher Haut. Ähnlich wie aus den Keratinozyten zunächst eine aktinische Präkanzerose und später ein Spinaliom entsteht, entsteht durch onkogene Schädigung der DNS des Melanozyten zunächst ein Klonus maligner Zellen, der sich zu einer melanotischen Präkanzerose und schließlich zu einem Lentigo-maligna-Melanom entwickeln kann.

Diagnose und Differentialdiagnose. Plane, braunschwarze, unscharf begrenzte Herde mit langer Anamnese auf lichtexponierter Haut sprechen für das Vorliegen einer melanotischen Präkanzerose. Wenn innerhalb der Veränderung knotige Areale vorhanden sind, muß mit einem Lentigo-maligna-Melanom gerechnet werden (◉ 2/7, S. 235).
Differentialdiagnostisch kommen ein oberflächlich spreitendes Melanom (SSM), die Lentigo simplex (kleinere Herde bei jüngeren Patienten), die Lentigo senilis und die endophytische, seborrhoische Keratose in Frage. Letztere ist meist heller und homogener pigmentiert als die Lentigo maligna.

Therapie. Operable Herde der Lentigo maligna werden in toto exzidiert (eventuell mit plastischer Defektdeckung). Bei großen Herden in ungünstiger Lokalisation ist die fraktionierte Röntgenbestrahlung mit Grenzstrahlen mit einer Gesamtdosis von 100 Gy (5 × 20 Gy, Dermopan Stufe I) indiziert. Die Röntgentherapie ist kontraindiziert, wenn das Stadium eines LM-Melanoms bereits erreicht ist.

Prognose. Gut bei ausreichender Behandlung. Bei realisierten Melanomknoten richtet sie sich nach der Invasionstiefe (siehe Melanom).

Histologie Carcinoma in situ mit intraepidermaler Proliferation atypischer Melanozyten; wird die Basalmembran durchbrochen, liegt ein Lentigo-maligna-Melanom vor.

Ätiologie Chronische UV-induzierte Schäden an der DNS von Melanozyten führen zur Ausbildung von melanotischen Präkanzerosen und schließlich zu einem Lentigo-maligna-Melanom.

Diagnose und Differentialdiagnose Dunkle, unscharf begrenzte Herde auf sonnenexponierter Haut mit langer Anamnese sprechen für eine Lentigo maligna. Bei knotigen Arealen muß mit einem Lentigo-maligna-Melanom gerechnet werden.
Differentialdiagnostisch kommen SSM, Lentigo simplex, Lentigo senilis und endophytische, seborrhoische Keratose in Frage.

Therapie Exzision mit plastischer Defektdeckung. Bei nicht operablen Befunden wird eine fraktionierte Röntgenweichbestrahlung durchgeführt. Keine Röntgentherapie bei LMM.

Prognose Gut; bei realisierten Melanomknoten reduziert, abhängig von der Invasionstiefe.

9.1.6 Leukoplakie

Definition ▶

Klinik Leukoplakien sind nicht juckende, schmerzlose, scharf begrenzte, mitunter erosive Veränderungen im Bereich der Mund- oder Genitalschleimhaut. Die weißlichen, **nicht abstreifbaren** planen Herde können in eine verruköse Form übergehen.

Histologie In einem regelmäßig geschichteten Epithel finden sich Zell- und Kernpolymorphie, Kernhyperchromasie und Dyskeratose.

Ätiologie Chronischer, mechanischer, physikalischer oder chemischer Reiz führt zu Leukoplakie, z.B. Lippenleukoplakie (Raucher, Zimmerleute), Leukoplakie der Zungen- und Wangenschleimhaut (Pfeifenraucher), Leukoplakien im Genitalbereich durch rezidivierende Virusinfektionen (Herpes simplex) und Smegma.

Therapie Die Exzision persistenter oder erosiver Herde ist die Therapie der Wahl.

Prognose Gut; eine Spontanremission nach Weglassen der Noxe ist sehr häufig.
Die persistierende Leukoplakie – die erosive und ulzerative Form – haben den Charakter einer echten Präkanzerose. Sie bedürfen der Behandlung.

9.1.6 Leukoplakie

▶ *Definition.* An Schleimhäuten und Übergangsschleimhäuten vorkommende dysplastische und keratotische Veränderung mit relativ geordneter histologischer Struktur des Epithels. Übergang in ein Spinaliom ist möglich, aber eher selten.

Klinik. Leukoplakien kommen bevorzugt vor im Bereich der Mund- und lateralen Wangenschleimhaut sowie im Bereich von Lippen, Zunge und des Genitale (Vaginalschleimhaut, Portio uteri, Präputium und Glans). Klinisch ist die Leukoplakie eine nicht juckende, schmerzlose, zunächst plane, scharf begrenzte Veränderung. Die im allgemeinen **nicht abstreifbaren** weißlichen Veränderungen sind im Bereich des Genitales oft erosiv-exsudativ. Die primären Veränderungen können in eine verruköse Form übergehen. Eine seltene Form der Leukoplakie ist die »speckled leukoplakia«. Im Gegensatz zur klassischen Leukoplakie, bei der meist ein einzelner, gelegentlich auch mehrere größere Herde auftreten, ist sie charakterisiert durch multiple punktförmige Veränderungen auf einem Hautbezirk, dessen Ausdehnung der einer »normalen« Leukoplakie entspricht. Die »speckled leukoplakia« geht häufiger in ein Spinaliom über als andere Formen.
Histologisch zeichnet sich die Leukoplakie durch eine Epithelhyperplasie mit Einzelzellverhornung, Zell- und Kernpolymorphie und Kernhyperchromasie aus. Die regelmäßige Schichtung des Epithels bleibt erhalten. Bei Verlust dieser Schichtung liegt ein Carcinoma in situ vor.

Ätiologie. Chronischer, mechanischer, physikalischer oder chemischer Reiz führt zur Bildung von Leukoplakien. Typisch dafür ist die Lippenleukoplakie des Rauchers (Karzinogen: Teerbestandteile), des Zimmermanns (mechanischer Reiz durch mit den Lippen gehaltene Nägel) und die Leukoplakie der Zungen- und Wangenschleimhaut des Pfeifenrauchers (Hitze und Teer). Im Genitalbereich können rezidivierende Virusinfektionen (Herpes simplex) und Smegma (Noxe unbekannt) zur Ausbildung von Leukoplakien führen.

Therapie. Bei persistenten oder erosiven leukoplakischen Herden sollten diese exzidiert werden. Alternativ kommen Kürettage, Kryotherapie, Elektrodissektion, orale oder lokale Anwendung von Vitamin-A-Säure in Frage.

Prognose. Leukoplakien heilen in der Regel nach strikter Meidung der Noxe in zwei bis vier Wochen ab. Dies kann auch bei Rezidiven noch der Fall sein. Erst die persistierende Leukoplakie, die erosive und die ulzerative Form bedürfen der Behandlung, da sie den Charakter einer echten Präkanzerose angenommen haben.

42: Präkanzerosen am Genitale	Vulva	Penis
obligate Entartung:		
▷ Erythroplasie Queyrat	X	X
hohe Wahrscheinlichkeit zu entarten:		
▷ Morbus Bowen	X	X
▷ Leukoplakie	meist Portio und Vagina	X
niedrige Wahrscheinlichkeit zu entarten, prädisponierende Faktoren:		
▷ kongenitale Phimose	–	X
▷ Lichen sclerosus et atrophicus	X	X
▷ chron. entzündliche und degenerative Veränderungen:		
▷ Herpes simplex recidivans	X	X
▷ Condylomata acuminata	X	X
▷ Balanoposthitis chronica	–	X
▷ Lupus vulgaris	X	X
▷ Radioderm	X	X

9.2 Spinaliom – Basaliom

9.2.1 Spinaliom

Synonyme: Spinozelluläres Karzinom, (verhornendes) Plattenepithelkarzinom, Stachelzellkarzinom, Epithelioma spinocellulare.

▶ **Definition.** Das Spinaliom ist ein Tumor epidermalen Ursprungs, der in seiner intradermalen Form einem Carcinoma in situ entspricht und der nach unterschiedlich langer Zeit (Wochen bis Jahre) in die invasive Form mit den Charakteristika eines echten malignen Tumors übergeht. Das Spinaliom wächst destruierend, metastasiert lymphogen und hämatogen und kann zu letalem Ausgang führen. Im Bereich der Schleimhäute und Übergangsschleimhäute ist das Spinaliom der am häufigsten vorkommende maligne Tumor (S 34).

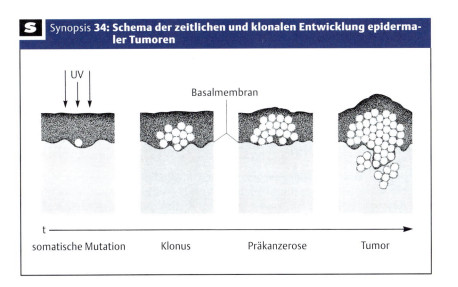

Synopsis 34: Schema der zeitlichen und klonalen Entwicklung epidermaler Tumoren

Häufigkeit. Über 90 % der malignen Neubildungen der Haut sind epidermalen Ursprungs.

▶ **Merke.** Im Bereich der Haut findet man ca. zehnmal häufiger Basaliome als Spinaliome, im Bereich der Übergangsschleimhäute fast ausschließlich Spinaliome und im Bereich der Schleimhäute ausschließlich Spinaliome.

Die Morbidität liegt in Mitteleuropa zwischen 6 (Frauen) und 12 (Männer) pro 100 000 Einwohner; in sonnenreichen Ländern steigt sie auf 30 (Texas) und 50 (Australien) pro 100 000 weißer Einwohner.
Männer erkranken zwei- bis fünfmal häufiger als Frauen; dies kann man zum Teil erklären durch die erhöhte Exposition gegenüber kanzerogenen Noxen in Berufen, die von Männern bevorzugt werden oder durch »typisch männliche« Gepflogenheiten (z.B. Pfeifenrauchen).
Der Anteil der Hautmalignome an der Gesamtzahl der Krebsfälle in der Bevölkerung wird bestimmt
– durch die Gesamtmenge der Sonnenexposition und
– durch genetische Faktoren (wie Sonnenempfindlichkeit der Haut des Individuums).
Besonders gefährdet sind Menschen mit wenig oder schwer pigmentierender Haut, mit blonden und rötlichen Haaren und blauen bis blaugrünen Augen (»Kelten«).

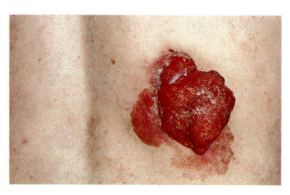

◨ 159: **Spinaliom (Plattenepithelkarzinom)** am Rücken eines 76jährigen Mannes mit einem intraepidermalen Anteil und einem großen knotigen exophytischen Tumor. DD: Fibrosarkom.

(»Kelten«). Spinaliome treten im höheren Alter auf (Gipfel 70–80 Jahre). Das Entstehen aus einer aktinischen Präkanzerose ist möglich.

Spinaliome treten vor allem im höheren Alter mit einem Gipfel zwischen 70 und 80 Jahren auf. Dies ist die Folge sich über die Gesamtlebensdauer summierender kanzerogener Noxen, wie UV-Licht, Röntgenbestrahlung und industrielle Schadstoffe (z.B. Teer, Mineralöle, Arsen). Arsen induziert neben Spinaliomen vornehmlich Basaliome. Das Entstehen aus einer aktinischen Präkanzerose ist möglich.

Klinik Aus zunächst unauffälligen, gelbgraubraunen, keratotischen Plaques entstehen exo- und endophytisch wachsende, leicht verletzliche Tumoren (◨ 159).

Klinik. Spinaliome entwickeln sich zunächst als wenig auffällige, fest und breit aufsitzende, hautfarbene bis gelbgraubräunliche, keratotische, wenig erhabene Plaques, die mit zunehmender Entzündungsreaktion in der Umgebung in einen exo- und endophytisch wachsenden Tumor übergehen; die Tumoren sind nicht schmerzhaft, von gelbgraubrauner Farbe und leicht verletzlich (◨ 159). Zum Teil exulzerieren sie, und mitunter lassen sich gelbliche Hornmassen entleeren.

Histologie Das Spinaliom ist ein solider, epithelialer Tumor mit Verhornungstendenz. Die Spinaliomzellen sind große plasmareiche, den Keratinozyten ähnelnde, zur Verhornung neigende Zellen, die von den unteren Epidermisschichten aus in Tumorzapfen in das Korium vorwachsen.

Histologie. Das Spinaliom ist ein solider, epithelialer Tumor mit Verhornungstendenz. Die Spinaliomzellen sind groß und plasmareich und ähneln den Keratinozyten des Stratum spinosum. Je differenzierter das Spinaliom, desto stärker ist die Neigung zur Verhornung. Zum Teil finden sich sogenannte Hornperlen, die aus konzentrisch aufgebauten Schichten von Spinaliomzellen mit zentraler Verhornung bestehen. Je undifferenzierter das Spinaliom, desto häufiger finden sich Atypien, Hyperplasie und Hyperchromasie der Zellen sowie atypische Mitosen. Von der unteren Epidermisfläche aus dringen Tumorzapfen in das Korium vor. In den Tumorrandzonen treten besonders gehäuft entdifferenzierte Zellen auf. In der Tumorumgebung findet sich ein gemischtzelliges Infiltrat.

Lokalisation Die meisten Spinaliome kommen im Bereich **sonnenexponierter Haut,** wie Gesicht, Hände und Unterarme sowie im Bereich der Schleimhäute und Übergangsschleimhäute vor (◧ 35). Neben den Spinaliomen der Haut kommen in absteigender Häufigkeit vor:
• **Lippenkarzinom** (Unterlippen)

Lokalisation. Spinaliome sind am häufigsten im Bereich **sonnenexponierter Haut** und im Bereich der Schleimhäute und Übergangsschleimhäute zu finden. (◧ 35). Im Gesichtsbereich sind die am häufigsten vorkommenden Spinaliome die **Lippenkarzinome,** vor allem die Unterlippenkarzinome; diese Häufigkeit erklärt sich aus dem ungünstigeren Einfallswinkel des Sonnenlichtes (sogenannter »Sonnenbalkon«) und der Exposition mit chemischen (Teer: Pfeifen- und Zigarettenraucher), thermischen (Raucher und Glasbläser) und mechanischen Noxen (z.B. Zimmerleute und Schneider, die Nägel bzw. Nadeln zwischen den Lippen halten).

• **Peniskarzinom** Peniskarzinome entstehen ab dem 4. Lebensjahrzehnt. Bevorzugt sind die Glans penis (◨ 160), das Präputium und der Sulcus coronarius. Ursächlich sind für die Entstehung Smegma und chronisch-rezidivierende Entzündungsprozesse. Als Kofaktor wirkt eine Phimose, die eine Reinigung erschwert.
Das Peniskarzinom manifestiert sich als exophytisch verrukös wachsender Tumor oder als induriert endophytisch wachsende Infiltration. Es metastasiert

• **Peniskarzinom:** Peniskarzinome entstehen ab dem vierten Lebensjahrzehnt, bevorzugt an der dorsalen Seite der Glans, im Bereich des Präputiums und des Sulcus coronarius. Ursächlich für die Entstehung eines Peniskarzinoms scheinen Smegma und chronisch-rezidivierende Entzündungsprozesse (auch HPV-Viren) zu sein; als Kofaktor wirkt eine Phimose, die ihrerseits wieder rezidivierende Entzündungen im Bereich der Glans unterhält und gründliche Reinigung erschwert (zirkumzidierte Männer erkranken selten an einem Peniskarzinom).
Klinisch manifestiert sich das Peniskarzinom als exophytisch verrukös wachsender Tumor (◨ 160) oder als induriert endophytisch wachsende Infiltration. Es metastasiert primär lymphogen in die regionalen Lymphknoten; eine primär hämatogene Aussaat ist selten.

9.2 Spinaliom – Basaliom

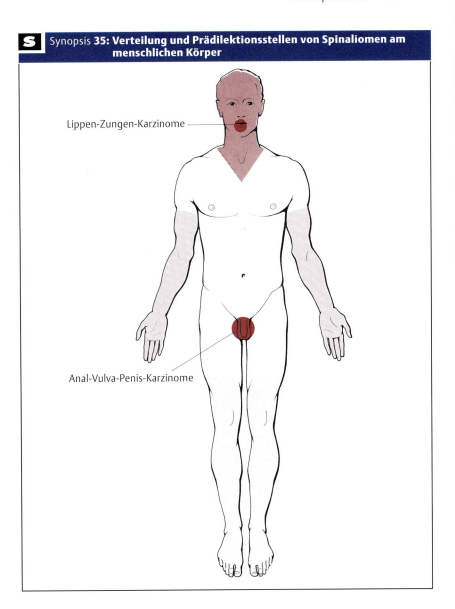

Synopsis 35: Verteilung und Prädilektionsstellen von Spinaliomen am menschlichen Körper

Lippen-Zungen-Karzinome

Anal-Vulva-Penis-Karzinome

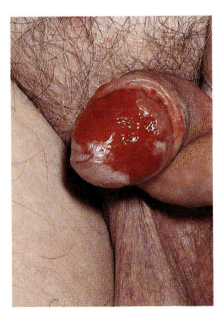

160: Beginnendes Peniskarzinom mit kugeligen Exophyten auf dem Boden einer Erythroplasie der Glans penis

9 Maligne Tumoren und Paraneoplasien

primär lymphogen; eine primär hämatogene Aussaat ist selten.

Die therapeutischen Maßnahmen orientieren sich an der Ausdehnung des Befundes und dem Tumorstadium. Sie reichen von der lokalen Exzision eines umschriebenen Herdes bis zur Penisamputation mit umfangreicher abdominaler Lymphknotenausräumung und anschließender Chemotherapie.

● **Vulvakarzinom:** Das Vulvakarzinom entsteht häufig auf dem Boden eines Lichen sclerosus et atrophicus. Auch der M. Bowen gilt als Präkanzerose.

● **Vulvakarzinom:** Das Vulvakarzinom entsteht häufig auf dem Boden einer Craurosis vulvae (Lichen sclerosus et atrophicus) jenseits der Menopause oder auf einem Morbus Bowen. Es findet sich meist im Bereich des Übergangs von den großen auf die kleinen Schamlippen oder im Bereich der Klitoris. Wie das Peniskarzinom wächst es als exophytischer oder plattenartig indurierter Tumor. Die extramammäre Form des Morbus Paget kann eine Sonderform des Vulvakarzinoms darstellen (*Kap. 9.1.4*).

● **Karzinome der Anal- und Perianalregion:** entstehen häufig auf dem Boden von spitzen Kondylomen oder auf dem Boden eines Lichen sclerosus et atrophicus.

● **Karzinome der Anal- und Perianalregion:** Circa 15 % der anorektalen Karzinome finden sich im perianalen Bereich und sind durch Inspektion und gegebenenfalls bioptisch als solche zu erkennen. Sie entstehen häufig auf dem Boden von spitzen Kondylomen (HPV-Viren) oder wie das Vulva- und Peniskarzinom auf dem Boden eines Lichen sclerosus et atrophicus. 85 % der anorektalen Karzinome finden sich im Rektum oder Analkanal und werden häufig erst sehr spät, nach Auftreten von Stuhlunregelmäßigkeiten oder blutigen Stühlen diagnostiziert.

● **Zungenkarzinom.** Bevorzugt an Zungenspitze oder -rand lokalisiert. Entsteht auf dem Boden chronischer Entzündungen und durch kanzerogene Noxen.

● **Zungenkarzinom:** Das Spinaliom der Zunge findet sich bevorzugt am Zungenrand oder der Zungenspitze, weniger am Zungengrund oder Zungenrücken. Es entsteht auf dem Boden chronischer Entzündungen und narbiger Veränderungen wie Leukoplakien, Gummata und durch kanzerogene Noxen. Das klinische Bild entspricht einer plattenartigen Induration, es kommen jedoch auch endophytisch wachsende Tumoren vor. Das Zungenkarzinom metastasiert schnell in die regionalen Lymphknotenstationen der lateralen Halsregion.

Ätiologie und Pathogenese Durch Karzinogene werden Schäden an der DNS gesetzt, die bis zu einem gewissen Maß durch Reparaturvorgänge eliminiert werden können. Bei Überschreiten dieses Maßes entsteht durch somatische Mutation eine maligne Zelle, die nach Zellteilung zu einem malignen Klonus und in 10–20 % zu einem malignen Tumor führt. An erster Stelle der bekannten Karzinogene steht das UV-Licht, das insbesondere bei sonnenempfindlichen Individuen zur Entwicklung von Spinaliomen führt (S 35).

Ätiologie und Pathogenese. Ein Spinaliom entsteht durch einen mehrschrittigen Prozeß, zu dem prädisponierende Faktoren und karzinogene Noxen beitragen. Der erste Schritt findet auf molekularer Ebene statt. Durch bekannte Karzinogene werden Schäden an der DNS gesetzt, die durch eine Reihe von Reparationsmechanismen (Exzisionsreparatur) bis zu einem gewissen Maß reparabel sind. Quantitative und/oder qualitative Überschreitung der Reparationsfähigkeit führt durch somatische Mutation zum Entstehen einer malignen Zelle. Durch umfangreiche Untersuchungen sind diese molekularen Mechanismen der Reparation und der Karzinogenese für das UV-Licht und für Röntgenstrahlen nachgewiesen worden. Um aus einer Zelle einen malignen Klonus und ein Karzinom entstehen zu lassen, sind jedoch weitere Schritte des Wachstums und der Wachstumsförderung notwendig, die bislang nicht definiert werden konnten. Sicher ist, daß nicht alle malignen Klone zu malignen Tumoren werden. Circa 80 % bis 90 % der Klone können von der Epidermis eliminiert werden (–> Zelltod). In 10 % bis 20 % persistieren die malignen Zellen, überwuchern und führen zu einem Karzinom (S 34 u. S 35).

Neben den experimentellen Befunden beweisen epidemiologische Untersuchungen die karzinogene Potenz der UV- und Röntgenbestrahlung: Die am häufigsten von Spinaliomen befallenen Areale der Haut sind die sonnenexponierten Stellen (Lichtterrassen des Gesichtes); Land- und Straßenarbeiter sowie hellhäutige Menschen mit sonnenempfindlicher Haut sind bevorzugt betroffen; Röntgenärzte und deren technisches Hilfspersonal entwickeln nach zum Teil jahrzehntelanger Röntgenstrahlenexposition vermehrt Spinaliome, besonders im Bereich der Hände und Unterarme. Bei chronisch-degenerativen und chronisch-entzündlichen Hautprozessen sollte man immer auf die Entwicklung von Spinaliomen achten. Diese werden insbesondere bei chronischen Unterschenkelulzera häufig erst sehr spät erkannt.

Weitere **prädisponierende Faktoren** sind chronisch-entzündliche und -degenerative Hautveränderungen wie Lupus vulgaris, Lichen sclerosus et atrophicus und Radioderm.

Weitere **prädisponierende** Faktoren sind straffe atrophisierende und sklerosierende Narben, wie sie beim Lupus vulgaris, Lichen sclerosus et atrophicus beim Radioderm (Röntgennarbe) sowie bei Verbrennungs- und Erfrierungsnarben vorkommen. Rezidivierende mechanische Traumatisierung kann ebenfalls zur Entstehung eines Spinalioms führen. Bei dunkelhäutigen Menschen, insbesondere bei Schwarzafrikanern, bei denen die UV-Induktion eine untergeordnete Rolle spielt, sind die meisten Spinaliome auf chronisch-degenerativen und auf -entzündlichen Prozessen zu finden.

Diagnose und Differentialdiagnose. Im Initialstadium kann die Diagnose allein aufgrund des klinischen Erscheinungsbildes schwierig sein. Man findet meist eine breitbasig aufsitzende, leicht verletzliche Hyperkeratose entweder im Bereich
- von sonnenexponierten Arealen der Haut, der Schleimhäute und der Übergangsschleimhäute,
- von chronisch-entzündlichen und -degenerativen Hautveränderungen.

Im Verdachtsfalle muß eine Probeexzision durchgeführt werden. Im Analkanal und im Bereich der Rektumschleimhaut führt die Zytologie in 85 % zu korrekten Untersuchungsergebnissen; auch hier ist zur Sicherung der Diagnose eine Probeexzision unerläßlich.

Das Spinaliom ist vom Basaliom und vom Keratoakanthom meist schon durch die Wachstumsanamnese zu unterscheiden; Spinaliome zeigen in der Regel eine mittlere Wachstumsgeschwindigkeit über Monate, während sich Keratoakanthome über Wochen und Basaliome über Jahre entwickeln.

Weitere **Differentialdiagnosen** sind:
– alle benignen und präkanzerösen, verruciformen und keratotischen Veränderungen (aktinische Keratose und Arsenkeratose, Morbus Bowen, pseudoepitheliomatöse Hyperplasie seborrhoische Keratose, Chondrodermatitis chronica helicis nodularis, Winkler, Verruca vulgaris),
– zahlreiche Adnextumoren (z.B. Hidrokystom, Talgdrüsenadenom, proliferierender Trichilemmtumor),
– Hautmetastasen zahlreicher Malignome und
– das amelanotische Melanom.

In den meisten Fällen entscheidet erst der histologische Befund.

Diagnose und Differentialdiagnose
Das Spinaliom stellt sich klinisch als leicht verletzliche Hyperkeratose oder als keratotischer, exo- oder endophytisch wachsender Tumor dar.

Wichtig: Die klinische Verdachtsdiagnose muß bioptisch gesichert werden.

Das Spinaliom wächst schneller als das Basaliom.

Differentialdiagnostisch kommen alle keratotischen, verruciformen und tumorösen Veränderungen der Haut in Frage, wie aktinische Präkanzerosen, Morbus Bowen, seborrhoische Keratose, Chondrodermatitis chronica helicis nodularis Winkler, Adnextumoren und amelanotisches Melanom.

Klinischer Fall

Ein 67jähriger Mann, der bisher keine Hauttumoren aufwies, bemerkt plötzlich, daß er am linken Ohr ein hautfarbenes, sehr empfindliches Knötchen hat, das nicht nur auf Berührung schmerzt, sondern ganz besonders beim Schlafen auf der linken Seite. Dieser Schmerz beim Schlafen ist so stark, daß er regelmäßig aufwacht und nicht mehr auf der linken Seite liegen kann. Das Knötchen sitzt im Ohrrand, mit dem Knorpel fest verbunden, und ist auf feinste Berührung stark druckempfindlich (161). Die klinische Differentialdiagnose umschließt ein Spinaliom, ein Keratoakanthom und eine *Chondrodermatitis chronica helicis nodularis Winkler.* Nach Keilexzision und Resektion des Knorpelrandes bestätigt die Histologie die Chondrodermatitis Winkler. Die Wunde verheilt in typischer Weise ohne Rezidiv und ohne weitere Schmerzbelästigung.

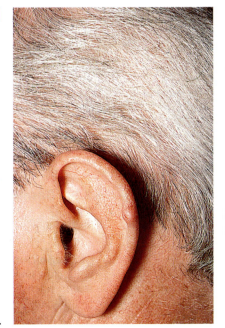

 161: Chondrodermatitis helicis nodularis Winkler mit einem derben, dem Ohrrand aufsitzenden Knötchen, das sehr stark schmerzt. Der 67jährige Mann kann seit 4 Wochen auf der linken Seite nicht mehr liegen, weshalb er die Exzision verlangte.

Therapie. Die therapeutischen Maßnahmen sind abhängig von Tumorgröße und Lokalisation sowie von der Beschaffenheit des umgebenden Gewebes und den daraus resultierenden chirurgischen Möglichkeiten.

Die **radikale Entfernung der Tumormassen** weit im gesunden Gewebe (mindestens 1 cm) steht an erster Stelle der therapeutischen Maßnahmen; sie hat den Vorteil, daß anstelle des Tumors gesundes, normal belastbares

Therapie An erster Stelle der therapeutischen Maßnahmen steht die **radikale chirurgische Entfernung** der Tumormassen weit im gesunden Gewebe.

Gewebe tritt. Das Spektrum der Eingriffe reicht von der einfachen primären Exzision bis zu weitreichenden plastisch-chirurgischen Maßnahmen, wie Schwenklappenplastiken, Transplantationen, Amputationen (Finger, Zehen, Zunge, Vulva, Penis, Anus, Rektum), Keilexzisionen bzw. Vermillektomien (sogenanntes Lip-shaving: großzügige Exzision der Unterlippe mit plastischem Lippenersatz durch Unterlippen-Mundschleimhaut) und eventuell Neck dissection (beim Zungen- und Lippenkarzinom).

Bei nicht oder nur schwer operablen Tumoren wird eine fraktionierte Radiotherapie mit einer Gesamtstrahlendosis von 50–80 Gy appliziert.

Die **Radiotherapie** bleibt älteren und schwer operablen Patienten mit kleineren und früh erfaßten Spinaliomen vorbehalten.
Je nach Lokalisation und Ausdehnung wird eine Gesamtstrahlendosis von 50–80 Gy in fraktionierten Dosen über Wochen appliziert. Ein großer Nachteil der Radiotherapie ist der nicht sichere Nachweis der Tumorgrenzen und somit die Gefahr von Randrezidiven.

Die Chemotherapie bleibt den metastasierenden, inoperablen oder nicht vollständig im Gesunden entfernten Tumoren vorbehalten.

Die **Chemotherapie** bleibt den metastasierenden und/oder inoperablen Spinaliomen vorbehalten. Sie kann auch als ergänzende Maßnahme bei nicht sicher im Gesunden entfernten Tumoren eingesetzt werden. Es werden Bleomycin (15 mg/m² Körperoberfläche zweimal wöchentlich, Gesamtmenge: 200 mg/m²) oder Methotrexat (20–50 mg/m² Körperoberfläche, einmal wöchentlich, Gesamtmenge ca. 300–500 mg/m²) parenteral verabreicht. Als Nebenwirkung können eine Lungenfibrose oder sklerodermiforme Hautveränderungen sowie passagere Hauterscheinungen wie Erytheme, Pruritus und Hautschuppung auftreten.
Beim Spinaliom ist die lokale zytostatische Behandlung nicht ausreichend.

Prognose Die Prognose der Spinaliome der Haut liegt bei 80% Heilung, die der Tumoren an der Haut-Schleimhaut-Grenze ist schlechter.

Prognose. Die Prognose der Spinaliome der Haut liegt bei 80% Rezidivfreiheit nach 5 Jahren. Die Prognose der Spinaliome an der Haut-Schleimhaut-Grenze, Zunge und im Bereich des Ösophagus ist schlechter.

Klinischer Fall

Ein 75jähriger Landwirt bemerkte seit etwa sechs Monaten das Wachstum einer warzigen Veränderung am Kopf. Bereits im Alter von 30 Jahren hatte der Patient eine ausgeprägte androgenetische Alopezie; eine Kopfbedeckung hat er während der Tätigkeit im Freien selten getragen. Im Bereich des Scheitels fand sich ein 1 cm durchmessender, erhabener, grau-weiß keratotischer Tumor mit verruköser Oberfläche. Im ventralen Anteil des Tumors waren dunkelrot-braune Blutkrusten aufgelagert. Die umgebende Haut war leicht gerötet. Die Probeexzision ergab die Histologie eines hochdifferenzierten Spina-

lioms. Der Tumor wurde daraufhin mit einem Sicherheitsabstand von 1,5 cm weit im Gesunden entfernt. Der Hautdefekt wurde mittels eines aus der Supraklavikulargegend entnommenen Vollhauttransplantats gedeckt. In der nachfolgenden Durchuntersuchung fand sich kein Anhalt für eine Metastasierung. Fünf Jahre nach der Exzision war der Patient nach wie vor frei von Filiae. Zwischenzeitlich sind multiple neu aufgetretene, aktinische Präkanzerosen im Bereich des Kopfes, der Schläfen und der Wangenknochen kürettiert worden. Der Patient trägt jetzt regelmäßig einen Hut.

9.2.2 Basaliom

Synonyme: Epithelioma basocellulare, Basalzellkarzinom

Definition ▶

▶ *Definition.* Das Basaliom ist ein von den basalen Zellschichten der Epidermis und dem Follikel ausgehender Tumor, der invasiv und destruierend wächst, jedoch nicht metastasiert.
Es fehlt somit ein Charakteristikum des echt malignen Wachstums; deshalb wird das Basaliom auch als semimaligner Tumor bezeichnet, womit eine Abgrenzung zu den malignen Tumoren einerseits und zu den benignen Geschwülsten andererseits erfolgt.

Häufigkeit Das Basaliom ist ein häufig vorkommender Tumor mit einer Morbidität von 20–50/100 000 Einwohner (Nord- und Mitteleuropa) bis 250 pro 100 000 Einwohner (Austra-

Häufigkeit. Das Basaliom ist der häufigste Tumor an der Haut; die Morbidität schwankt, entsprechend der Intensität der Sonnenbestrahlung, zwischen 20 bis 50 pro 100 000 Einwohner (Nord- und Mitteleuropa) und 250 pro 100 000 Einwohner (Australien). Die Häufigkeit des Auftretens steigt mit zunehmendem Alter. Manifeste Basaliome vor dem 40. Lebensjahr sind sel-

Synopsis 36: Lokalisation und Häufigkeit von Basaliomen am menschlichen Kopf

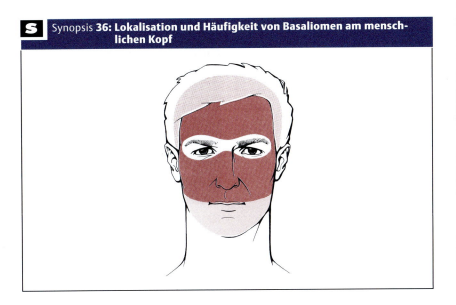

ten. Es besteht keine Geschlechtsbevorzugung. Basaliome treten oft multipel und mit großer morphologischer Vielfalt auf.

Klinik. Basaliome findet man meist im sogenannten »zentrofazialen« Bereich; 80% der Basaliome finden sich innerhalb der Verbindungslinie beider Mundwinkel zum unteren Ohransatz und dem Haaransatz im Kapillitiumbereich. In absteigender Häufigkeit reihen sich das untere Gesichtsdrittel, Ohrmuscheln, Retroaurikulärbereich und Kopfhaut ein (S 36). Nur 5% der Basaliome finden sich an Stamm und Extremitäten. Das initiale Basaliom stellt sich entweder als stecknadelkopfgroßes, hautfarbenes, derbes Knötchen oder als hautfarbene Induration dar, die sich klinisch von der gesunden Haut allenfalls durch den Palpationsbefund und das Auftreten kleiner Teleangiektasien am Rande des befallenen Bereiches unterscheiden. Daraus entwickelt sich langsam (Monate bis Jahre) ein glasiger, hautfarbener, halbkugeliger Tumor mit Teleangiektasien (**solides Basaliom**, 162) oder ein zentral atrophisierender, nach zentripetal wachsender Tumor mit perlschnurartiger Rundleiste und Teleangiektasien (**zikatrisierendes Basaliom**, 163a, 2/9, S. 235).

Sklerodermiforme Basaliome sind besonders problematisch:
– diagnostisch, da sie als häufig vollkommen unauffällige Induration wachsen, ohne die basaliomverdächtigen Kriterien der Teleangiektasien und des perlschnurartigen Randsaumes aufzuweisen,
– therapeutisch, da makroskopisch das kranke von gesundem Gewebe nicht eindeutig abgegrenzt werden kann und daher häufig nicht im Gesunden exzidiert wird.

Zentrale Ulzerationen führen zum **Ulcus rodens** (rodere: nagen) oder **Basalioma exulcerans**. Man unterscheidet sie von Ulzerationen anderer Genese wieder durch den perlschnurartigen Randwall und Teleangiektasien. Bei tief infiltrierendem und destruierendem Wachstum über das Korium hinaus spricht man von einem **Ulcus terebrans** oder **Basalioma terebrans**. Es handelt sich hierbei um tief ulzerierte, zu Blutungen neigende Tumoren, die Knorpel und Knochen angreifen und mitunter massive Verstümmelungen anrichten. Diese fortgeschrittene Form des Basaliomwachstums findet man gehäuft in ländlicher Umgebung, wo unzulängliche ärztliche Versorgung und Nachlässigkeit der Patienten dazu führt, daß die rechtzeitige Erkennung und Behandlung des Tumors versäumt werden.

Sonderformen sind: Das **pigmentierte Basaliom**, mit starker melanozytärer braunschwarzer Pigmentierung. Klinisch kann es durch die typischen Basaliommerkmale, wie glasige Oberflächenbeschaffenheit, Teleangiektasien und perlschnurartige Formationen, von einem malignen Melanom, einem Angiokeratom, von Pigmentnävi und pigmentierten seborrhoischen Keratosen oder einem Naevus bleu differenziert werden (2/9, S. 235).

---

lien). Die Häufigkeit steigt mit zunehmendem Alter. Es besteht keine Geschlechtsbevorzugung. Oft multiples Auftreten.

Klinik Die bevorzugte Lokalisation des Basalioms ist der »zentrofaziale« Bereich (S 36).
Klinisch stellt sich das Basaliom als hautfarbenes Knötchen oder Induration mit perlschnurartigem Randwall und Teleangiektasien dar.

Klinisch unterscheidet man das halbkugelig wachsende **solide Basaliom** (162) und das **zikatrisierende**, zentral atrophisierende Basaliom (163a, 2/9, S. 235).

sklerodermiforme Basaliom (hautfarbene Induration),

Ulcus rodens, zentral ulzeriert und

Ulcus terebrans (tiefe Infiltration über das Korium hinaus mit Ulzeration).

Sonderformen sind: Das **pigmentierte Basaliom** (2/9, S. 235) (melaninreich),

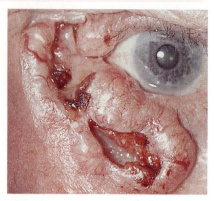 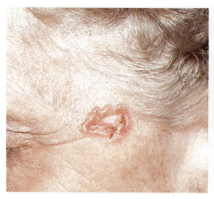 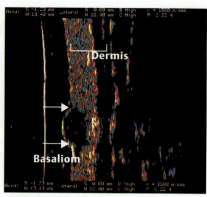

◉ **162: Typisches Basaliom in zentrofazialer Lage mit perligem Randsaum.** Teleangiektasien und zentraler Nekrose. Das Basaliom hat die Strukturen der Adnexe des Auges durchsetzt und zerstört.

◉ **163 a: Zikatrisierendes Basaliom** an der linken Schläfe bei einer 74jährigen Dame mit dünnem Randsaum und vernarbendem Zentrum. Die Ausdehnung des zikatrisierenden Basalioms in der Peripherie ist klinisch nicht exakt zu erfassen.

◉ **163 b: Ultraschallbild eines Basalioms.** Die vertikale und horizontale Ausdehnung kann präoperativ bestimmt werden.

das **Rumpfhautbasaliom** (erythematosquamös, häufig arseninduziert),

Das **Rumpfhautbasaliom**, das klinisch meist als scharf begrenzter, planer, erythematosquamöser Herd imponiert. Die mehr braunrötliche Farbe und wenige perlschnurartige Basaliomformationen unterscheiden diese Herde von einem nummulären Ekzem, einem Morbus Bowen oder von Psoriasisherden. Rumpfhautbasaliome findet man häufig neben Psoriasisherden bei älteren Patienten, die sich in jungen Jahren einer Arsenbehandlung unterzogen haben.

der **fibroepitheliomatöse Tumor** (Pinkus-Tumor, mit starker Gewebsproliferation, wenig invasiv),

Eine klinische und histologische Sonderform ist der seltene **fibroepitheliomatöse Tumor** (Pinkus-Tumor, 1953), der um das Basaliomgewebe eine mächtige fibromatöse Gewebsproliferation zeigt und der weniger invasiv wächst als ein Basaliom. Er kommt bei älteren Patienten in der Regel am Stamm und der unteren Extremität vor und stellt sich als hautfarbener oder rötlicher, weich elastischer, papillomatöser Tumor dar. Weitere klinische und histologische Sonderformen stellen die metatypischen Basaliome dar.

das **metatypische Basaliom vom »type mixte«** (Basaliomzellen und spindelförmige Zellen) und

Das **metatypische Basaliom vom »type mixte«** setzt sich aus typischen Basaliomzellen und teilweise aus an Spindelzellen erinnernde Zellen zusammen. Klinisch ist dieser ausschließlich histologisch zu diagnostizierende Tumor jedoch dem Basaliom zuzuordnen. Anders ist dies beim **metatypischen Basaliom vom »type intermédiaire«**, das sich aus Zellen zusammensetzt, die weder den Basaliomzellen noch den Spindelzellen zuzuordnen sind. Hierbei handelt es sich häufig um verwilderte, entdifferenzierte Basaliome. Sie wachsen aggressiver destruierend und invasiver als normale Basaliome und haben die Fähigkeit zu metastasieren. Sie erinnern an Mischtumoren mit Anteilen von Basaliomen und solchen von Spinaliomen. Möglicherweise wird durch unzureichende Röntgenbestrahlung von Basaliomen eine Entdifferenzierung und damit der Übergang zu einem metatypischen Basaliom vom »type intermédiaire« induziert.

das **metatypische Basaliom vom »type intermédiaire«** (verwildertes, entdifferenziertes Basaliom mit Fähigkeit zur Metastasierung, Mischtumor aus Basaliom und Spinaliom).

Histologie Basaliome sind solide epitheliale Tumoren mit zellulärer Ähnlichkeit zum Stratum basale. Die Basaliomzellen haben große, ovale, basophile Kerne; sie wachsen in palisadenartiger Anordnung in das Korium vor. Zwischen den Basaliomsträngen liegt das Bindegewebe, das sich besonders beim sklerodermiformen Basaliom am Gesamtaufbau des Tumors beteiligt.

Histologie. Basaliome sind solide epitheliale Tumoren mit zellulärer Ähnlichkeit zum Stratum basale. Basaliomzellen haben große, längsovale, basophile Kerne mit wenig Stroma. Von der meist atrophischen und häufig ulzerierten Epidermis aus wachsen die Basaliomzellstränge in das Korium hinein. Die äußere Zellschicht ist palisadenartig, während die Zellen im Zentrum des Tumors regellos angeordnet sind.

Zwischen den Basaliomsträngen liegt das Bindegewebe, das sich mehr (sklerodermiformes Basaliom, Pinkus-Tumor) oder weniger am Gesamtaufbau des Tumors beteiligt. Der Tumor ist zum Bindegewebe hin oft durch eine charakteristische Spaltbildung begrenzt, die (fixationsbedingt) durch Retraktion des Tumorgewebes entsteht.

Ätiologie Zur Ausbildung von Basaliomen führen:

Ätiologie. **Der wichtigste ätiologische Faktor für Basaliome ist das UV-Licht.** Dazu kommt eine genetische Disposition, die sich in einer beson-

9.2 Spinaliom – Basaliom

deren UV-Empfindlichkeit manifestiert. Betroffen sind Menschen keltischen Typs mit sonnenempfindlicher Haut (Typ I und II) mit blonden oder roten Haaren und blauen oder blaugrünen Augen. Die Disposition alleine führt jedoch nicht zur Ausbildung eines Basalioms. Hinzu müssen auslösende Faktoren kommen wie die chronische und übermäßige Sonnenbestrahlung oder Kanzerogen-Expositionen.

Trivalentes, anorganisches Arsen, früher zur Behandlung der Psoriasis (Fowler-Lösung) und anderer Krankheiten verwendet, kann mit einer Latenzzeit von bis zu 30 Jahren zur Entwicklung von Rumpfhautbasaliomen führen. Bis 1942 wurden besonders im Weinbau arsenhaltige Insektenvertilgungsmittel verwendet. Diese führen bei Menschen, die im Weinbau tätig waren und durch den Genuß von ungewaschenem Obst oder »Haustrunk« aus arsenbehandelten Trauben Arsen aufgenommen hatten, zur Ausbildung von Basaliomen. Des weiteren entstehen Basaliome auf atrophisierenden, narbigen Hautarealen, wie sie bei Lupus vulgaris und der Röntgendermatitis vorkommen, sowie auf chronisch-ulzerösen und -fistulierenden Prozessen.

Von allen genannten ätiologischen Faktoren ist die aktinische Belastung die wichtigste. Über 90 % der Basaliome finden sich in den extrem sonnenexponierten Arealen der Haut (Lichtterrassen). Es scheint jedoch, daß für die Entstehung eines Basalioms eine geringere UV-Gesamtmenge erforderlich ist als für die eines Spinalioms.

Pathogenese. Eine aus der Basalzellschicht (Keimschicht der Epidermis) stammende Zelle wird während des normalen Reifungsprozesses nach multiplen Teilungen in die obere Zellage der Epidermis befördert. Dort verliert sie ihre mitotische Fähigkeit und differenziert (Keratinisierung). Dieser Differenzierungsprozeß ist bei Basaliomzellen nicht zu finden. Das Basaliom entsteht aus einer maligne entarteten pluripotenten, basalen Epithelzelle. Im Gegensatz zu normalen Keratinozyten fehlt ihr die Fähigkeit zur Verhornung (Keratinisierung); sie behält aber die mitotische Fähigkeit bei. Diese pluripotenten Epithelzellen können ihren Ursprung sowohl in den basalen Zellschichten der Epidermis als auch in den Zellen des Follikelapparates haben. Im histologischen Bild erscheinen die Basaliomnester zunächst als knospenartig angeordnet, an Basalzellen erinnernde Herde, die einer fötalen Haaranlage ähneln.

Eine genetisch bedingte Sonderform ist das **Basalzellnävussyndrom** (Goltz-Gorlin-Syndrom, 1960). Es handelt sich um eine autosomal-dominant vererbte nävoide Phakomatose. Die betroffenen Kinder und Jugendlichen leiden unter multiplen, vor allem am Stamm vorkommenden, hautfarbenen bis rotbräunlichen, halbkugeligen Tumoren. Diese zunächst benignen Tumoren (nävoides Stadium) können jenseits der Pubertät in echte Basaliome mit der Fähigkeit des invasiven Wachstums übergehen (onkotisches Stadium). Neben den Basalzellnävi kommen Knochenanomalien (Kieferzysten, Spina bifida), Hypertelorismus, Ovarialfibrome und Verkalkung der Falx cerebri vor.

Diagnose und Differentialdiagnose. Klinisch sind Basaliome vor allem durch die Ausbildung eines **perlschnurartigen Randsaums** (histologisch: Basalzellnester) und durch Auftreten von **Teleangiektasien** charakterisiert. Die klinische Diagnose muß histologisch durch eine primäre Exzision in toto oder durch eine Probeexzision gesichert werden. Präoperativ kann die Ausdehnung und Dicke des Tumors mittels Ultraschall festgelegt werden (**⊡ 163 b**). **Differentialdiagnosen** siehe ⊞ **43.**

---

chronisch-rezidivierende UV-Exposition, insbesondere bei Individuen mit sonnenempfindlicher Haut sowie

Aufnahme von anorganischem Arsen.

Weitere günstige Voraussetzungen zur Entwicklung eines Basalioms bilden **narbig atrophisierende und chronisch-ulzeröse Hautveränderungen.**

Pathogenese Die Basaliomzelle entsteht aus einer pluripotenten Epithelzelle, der im Gegensatz zum normalen Keratinozyten die Fähigkeit der Verhornung fehlt, die jedoch die mitotische Fähigkeit behält.

Das **Basalzellnävussyndrom** ist eine autosomal-dominant vererbte Phakomatose, die mit multiplen, zunächst benignen Tumoren einhergeht. Jenseits der Pubertät können diese Tumoren in echte Basaliome übergehen.

Diagnose und Differentialdiagnose Die klinischen Charakteristika aller Basaliome sind **perlschnurartiger Randsaum** und **Teleangiektasien.** Die klinische Verdachtsdiagnose muß histologisch gesichert werden. Differentialdiagnosen siehe ⊞ **43.**

43: Differentialdiagnosen der verschiedenen Basaliom-Formen

Basaliome	Differentialdiagnosen
kleine Basaliome	Talgdrüsenhypertrophie, senile Angiofibrome
Rumpfhaut-Basaliome	Morbus Bowen, Morbus Paget, Psoriasis, nummuläres Ekzem
ulzerierendes Basaliom	Spinaliom, Keratoakanthom
pigmentiertes Basaliom	exophytische seborrhoische Keratose Angiokeratom, Melanom, Naevus bleu

Therapie Die Therapie der Wahl ist die **operative Entfernung** des Tumors; dadurch ist eine optimale Beurteilung der Geschwulstränder und eine gezielte Erweiterung des Eingriffs möglich.

Strahlentherapie wird in nicht operablen Fällen mit Röntgenweichstrahlen oder mit schnellen Elektronen durchgeführt.

Prognose Die Prognose eines Basalioms ist bei 95% der Fälle gut, insbesondere da es nicht metastasiert. Das Basalioma terebrans kann durch Destruktion zum Tode führen.

Therapie. Die Therapie der Wahl ist die **chirurgische Exzision.** Dies ermöglicht die optimale Beurteilung der Geschwulstränder und, falls erforderlich, die gezielte Erweiterung des Eingriffs. Kleine Tumoren sind primär zu exzidieren, bei ausgedehnterem Befund oder bei besonderer Lokalisation (z.B. Augenlider) werden plastisch-chirurgische Eingriffe nötig.

Bei der mikroskopisch kontrollierten Chirurgie (MKC) werden topographisch gekennzeichnete Exzisate entnommen, die eine gezielte Revision ermöglichen; dieses Vorgehen hat sich besonders bei sklerodermiformen Basaliomen bewährt, bei denen häufig histologisch die Befunde ausgedehnter sind als klinisch zu vermuten war. Kürettage, Elektrodissektion oder Kryotherapie sind allenfalls bei sehr kleinen und initialen Basaliomen bei älteren Patienten indiziert. Die genaue histologische Beurteilung, insbesondere der Abtragungsränder, ist dabei erschwert.

Wenn wegen ungünstiger Lokalisation oder zu großer Tumorausdehnung die Exzision nicht möglich ist, sollte die Diagnose histologisch gesichert und eine **Strahlentherapie** angeschlossen werden. Dann wird eine fraktionierte Röntgenweichbestrahlung mit Einzeldosen von 3–5 Gy und einer Gesamtdosis bis 60 Gy zur Anwendung kommen; bei Knorpel- oder Knochenbefall wird eine Behandlung mit schnellen Elektronen durchgeführt. Wichtig ist, daß das Bestrahlungsfeld nach allen Seiten 0,5 bis 1 cm über die klinisch sichtbare Begrenzung des Tumors hinausreicht, um Randrezidive zu verhindern.

Prognose. Die Prognose der Basaliome ist in 95 % der Fälle gut, insbesondere da sie nicht metastasieren. Bei ausgedehnten Befunden von Basalioma terebrans entspricht die Prognose der Lokalisation und der Ausdehnung des Tumors; destruierendes Wachstum im Bereich lebenswichtiger Organstrukturen kann zum Tode führen. Im Falle eines metatypischen Basalioms »type intermédiaire« entspricht die Prognose der eines Spinalioms.

Klinischer Fall

Ein 75jähriger, hellhäutiger, ehemals rothaariger Gärtner stellte sich wegen eines seit etwa 1 Jahr wachsenden Tumors an der Stirn links vor. Der etwa kirschkerngroße, halbkugelige Tumor hatte eine glasige, hautfarbene Oberfläche und zahlreiche Teleangiektasien. Medial davon fand sich ein planer, hellbrauner, unregelmäßig und unscharf begrenzter Herd. Er maß max. 1,5 × 1 cm. Im kranialen Anteil der Veränderung fanden sich mehrere stecknadelkopfgroße, dunkelbraune, plane Areale. Der klinische Befund war eindeutig. Es handelte sich im Bereich der
- Stirn links um ein solides Basaliom und im
- medialen Stirnbereich um eine Lentigo maligna mit

Verdacht auf Übergang in ein LMM im kranialen Anteil (☎ **158**).

Das Basaliom wurde spindelförmig, die Lentigo maligna mit einem Sicherheitsabstand von 1 cm exzidiert und in einer zweiten Sitzung mittels Rotationsplastik gedeckt. Histologisch fand sich ein adenoid zystisches Basaliom und eine Lentigo maligna mit Übergang in ein LMM bei 11 h (Clark Level II, Tumordicke 0,15 mm). Beide Herde waren weit im Gesunden exzidiert. Wegen der geringen Metastasierungstendenz und der guten Prognose des gerade erst durch die Basalmembran gebrochenen LMM wurde von einer Nachexzision Abstand genommen.

9.3   Malignes Melanom

Definition ▶

Häufigkeit Die Morbidität der malignen Melanome hat zugenommen. Sie liegt derzeit bei 7 bis 14 pro 100 000 Mitteleuropäer.

9.3   Malignes Melanom

▶ *Definition.* Das maligne Melanom ist ein hochgradig maligner Tumor, der von den melaninbildenden Zellen (Melanozyten) ausgeht. Er metastasiert frühzeitig auf lymphogenem und hämatogenem Weg. Das rasche Einwandern von Melanomzellen in die dünnwandigen Lymphgefäße des oberen Koriums und die damit frühzeitig einsetzende Metastasierung erklärt sich dadurch, daß Melanozyten, sowohl benigne wie maligne, nicht im Zellverband wachsen und keine Interzellularbrücken bilden. Sie segregieren nach einer Zellteilung.

Häufigkeit. Die Morbidität der malignen Melanome hat in den letzten Jahrzehnten kontinuierlich zugenommen. Während sie in den dreißiger Jahren in Mitteleuropa noch 1 bis 2 pro 100 000 war, stieg sie in den sechziger Jah-

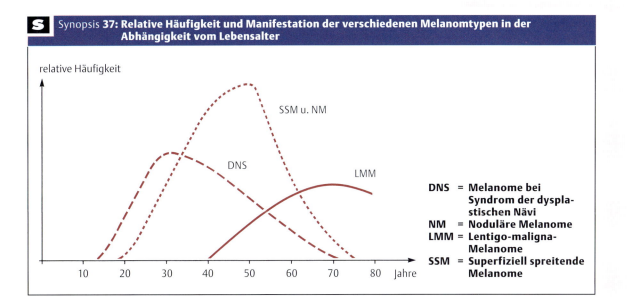

Synopsis 37: Relative Häufigkeit und Manifestation der verschiedenen Melanomtypen in der Abhängigkeit vom Lebensalter

DNS = Melanome bei Syndrom der dysplastischen Nävi
NM = Noduläre Melanome
LMM = Lentigo-maligna-Melanome
SSM = Superfiziell spreitende Melanome

ren auf 5 pro 100 000 und in den achtziger Jahren auf 7 bis 14 pro 100 000 Einwohner an. Es ist nicht klar, ob für die steigenden Zahlen ausschließlich die vermehrte UV-Exposition verantwortlich ist.

In epidemiologischen Studien wird ein Süd-Nord-Gefälle innerhalb der Bevölkerung europäischer Herkunft deutlich. Je mehr man sich dem Äquator nähert, desto größer ist die Morbidität innerhalb der hellhäutigen Bevölkerung. Besonders hohe Zahlen werden von der hellhäutigen Bevölkerung Australiens berichtet (20/100 000). Die asiatische und die schwarze Bevölkerung desselben Breitengrades erkrankt nur $1/6$- bis $1/4$mal so häufig. Europäer entwickeln Melanome häufiger am Stamm und an den Extremitäten, während Afrikaner und Asiaten Melanome besonders im Bereich der weniger pigmentierten Areale wie Fußsohlen und Handinnenflächen sowie im Bereich der Schleimhäute entwickeln. Frauen sind fast doppelt so häufig befallen wie Männer.

Vor der Pubertät tritt ein malignes Melanom extrem selten auf. Nur 2% der Melanomkranken sind unter 20 Jahre alt. In der dritten Lebensdekade befinden sich ca. 10% der Erkrankten, zwischen dem 30. bis zum 70. Lebensjahr ca. 80% der Erkrankten. Jenseits des 60. Lebensjahres nimmt insbesondere die Häufigkeit des Lentigo-maligna-Melanoms (LMM) zu. Die Altersverteilung des primär nodulären malignen Melanoms (NM) entspricht weitgehend der des superfiziell spreitenden malignen Melanoms (SSM) mit einer geringfügigen Verschiebung des Gipfels (NM: 55 Jahre, SSM: 50 Jahre). Vergleiche S 37.

Lichtempfindliche Haut (Hauttyp I und II) ist ein genetisch determinierter, prädisponierender Faktor für die Entwicklung eines malignen Melanoms. Darüber hinaus kommen ca. 10% der Melanome familiär gehäuft vor (Syndrom der dysplastischen Nävi, DNS). Es handelt sich hierbei um eine autosomal dominante Vererbung mit polygenem Erbgang oder inkompletter Penetranz.

Klinik. Maligne Melanome sind in der Regel in ihrer Farbintensität unterschiedliche, tiefbraune bis blauschwarze Tumoren. Durch verschieden schnelles vertikales und horizontales Wachstum sowie sekundäre Veränderungen wie Erosion und Ulzeration, Blutungen und Verkrustung oder regressive Veränderungen entwickeln sich klinisch in Farbe, Form und Größe vollkommen verschiedenartige Tumoren. Mitunter finden sich im Tumor pigmentfreie Areale, selten ist ein Melanom völlig pigmentfrei (amelanotisches malignes Melanom, AMM). Die meisten Melanome finden sich bevorzugt im Bereich des Rückens, der Brust und der Extremitäten (S 38); Lentigo-maligna-Melanome (LMM) finden sich bevorzugt im Gesicht, an Hals, Armen und Unterschenkeln.

Die Morbidität nimmt in Äquatornähe zu: bei der hellhäutigen Bevölkerung Australiens bis zu 20 pro 100 000. Die asiatische und schwarze Bevölkerung entwickelt weniger häufig Melanome, diese allerdings bevorzugt im Bereich der Handteller, Fußsohlen und Schleimhäute.

Frauen sind etwa doppelt so häufig befallen wie Männer. Altersgipfel zwischen 30. und 70. Lebensjahr (S 37).

Klinik Melanome sind braune bis tiefschwarze Tumoren verschiedenster Größe und Form.

Selten kommen amelanotische maligne Melanome vor.
Bevorzugte Lokalisation sind Rücken, Brust und Extremitäten (S 38).

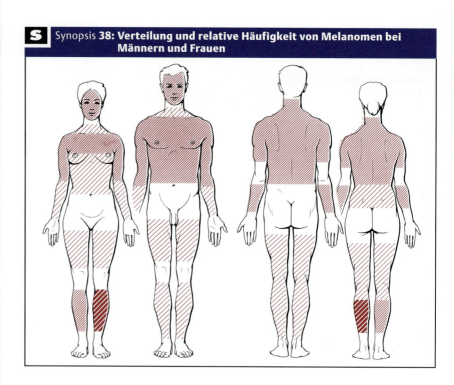

Synopsis 38: Verteilung und relative Häufigkeit von Melanomen bei Männern und Frauen

Klinisch und histologisch lassen sich folgende **Melanomtypen** unterscheiden:
- **primär noduläres malignes Melanom (NM)** (Synonyme: Knotiges malignes Melanom, noduläres malignes Melanom) (◨ 164, ◐ 2/10, S. 235).

Ca. 20% der malignen Melanome in der kaukasischen Bevölkerung sind primär noduläre maligne Melanome. Sie entstehen entweder »de novo« auf gesunder Haut oder aus einem pigmentierten Nävuszellnävus. Die bevorzugte Lokalisation sind Rücken, Brust und Extremitäten. Das mittlere Erkrankungsalter ist ca. 55 Jahre.
Die Anamnese ist in der Regel kurz (Monate bis zwei Jahre). Klinisch liegt meist ein brauner bis blauschwarzer, meist glatter, teils auch verrukoser oder ulzerierter Knoten mit starker Blutungsneigung vor. Das NM wächst rasch von der dermoepidermalen Grenze ausgehend in vertikaler Richtung und hat somit die **schlechteste Prognose von allen Melanomformen.**
Histologisch setzt sich das NM entweder aus großen epitheloidzelligen, aus spindelzelligen oder aus kleinen malignen Melanozyten oder einer Mischung aus allen drei Zelltypen zusammen. Nach lateral ist das NM scharf begrenzt; insbesondere liegen keine atypischen intraepidermalen Melanozyten in der angrenzenden Epidermis. Intraepidermales Wachstum ist im Sinne eines invasiven Wachstums zu verstehen und wird regelmäßig von einer in die Tiefe des Koriums gerichteten Invasion gefolgt.

- **Superfiziell spreitendes malignes Melanom (SSM)**
Synonym: Pagetoides malignes Melanom
Der Anteil der superfiziell spreitenden malignen Melanome im hellhäutigen Krankengut beträgt **ca. 60%.** Die bevorzugte Lokalisation sind wie beim NM Rücken, Brust und Extremitäten. Das mittlere Erkrankungsalter liegt bei 50 Jahren. Die Anamnese ist relativ kurz (zwischen ein und fünf Jahren). Das SSM zeichnet sich durch relativ langes Wachstum in horizontaler Richtung aus; aus diesem Grund findet man bei diesem Melanomtyp mitunter die prämaligne Form eines »Melanoma in situ«. Daher hat ein in den Frühstadien erkanntes SSM eine relativ gute Prognose (◨ 165, ◐ 2/8, S. 235).
Makroskopisch imponiert ein unterschiedlich von weißgrau, rosa bis blauschwarz pigmentierter, scharf begrenzter, gyrierter, flacher Tumor mit mehr oder weniger ausgeprägten nodulären Arealen.
Histologisch setzt sich das SSM aus großen, plasmareichen, zum Teil in Nestern, zum Teil einzeln liegenden »pagetoiden« Melanozyten zusammen.

9.3 Malignes Melanom

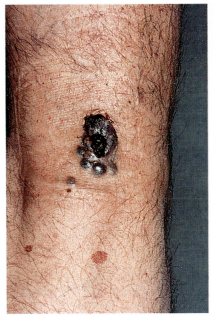

◉ 164: **Primär noduläres Melanom** mit zentraler Erosion und kutanen Satellitenmetastasen bei einem 43jährigen Mann.

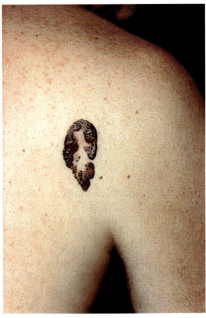

◉ 165: **Oberflächlich spreitendes Melanom (SSM)** an der Schulter eines 33jährigen Mannes mit zentraler Regression und Abheilung.

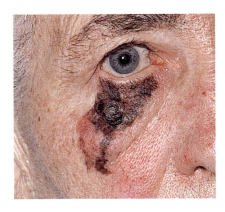

◉ 166: **Lentigo-maligna-Melanom (LMM)** an der rechten Wange einer 70jährigen Frau mit zentraler Ausbildung eines Melanomknotens.

Sie sind über alle Schichten der Epidermis verteilt. Im Bereich der nodulären Areale des Tumors haben die malignen Melanozyten die Basalmembran durchbrochen und dringen in die Dermis ein. Im nodulären Anteil können neben den pagetoiden auch spindelförmige oder kleinzellige maligne Melanozyten vorkommen. Im Bereich der depigmentierten Areale des Tumors findet man eine ausgeprägte immunologische Reaktion mit Rundzellinfiltraten und starker Melanophagenaktivität. Die einzelnen Tumorzellen zeigen im Zytoplasma eine feine staubförmige Pigmentgranulation (◨ 39).

- **Lentigo-maligna-Melanom (LMM)**
Etwa 10% der Melanome sind Lentigo-maligna-Melanome. Das LMM entwickelt sich auf dem Boden einer Melanosis praeblastomatosa Dubreuilh (Lentigo maligna). Diese kann Jahre bis Jahrzehnte als Präkanzerose bestehen, bevor sie in die maligne Wachstumsform übergeht. Die **bevorzugte Lokalisation** sind die sonnenexponierten Areale der Haut (Gesicht, Hals, Hände, Arme und Unterschenkel).
Die meisten LMM-Patienten sind älter als 60 Jahre.
Makroskopisch stellt sich das LMM als planer, relativ großer Herd dar mit 2 bis 6 cm Durchmesser. Die Farbe variiert von hell bis dunkelbraun und schwarz, von weißgrau bis blaugrau. In den grau-weißen Arealen findet vermutlich eine immunologische Regression des Tumors statt, die bis zur voll-

- **Lentigo-maligna-Melanom (LMM)** – 10% der malignen Melanome. Das LMM entsteht aus einer mitunter Jahrzehnte bestehenden Melanosis praeblastomatosa (Lentigo maligna). Die Prognose ist wegen des langen horizontalen Wachstums relativ gut. **Bevorzugte Lokalisation** sind die sonnenexponierten Areale der Haut (Gesicht, Hals, Hände, Arme und Unterschenkel) (◉ 166).

ständigen Abheilung einiger Areale führen kann. Dazwischen finden sich dunkelbraune bis schwarze Knötchen, in denen invasives, vertikales Wachstum stattfindet (**⬓ 166**).

Histologie. Die malignen Melanozyten sind meist spindelförmig mit pleomorphen und hyperchromatischen Kernen. Sie liegen im Bereich der dunkel pigmentierten, planen Areale des Tumors in Zellnestern entlang der dermoepidermalen Grenze. Die restliche Epidermis ist nicht, wie beim SSM, durchsetzt von malignen Melanozyten. In den knotigen Arealen allerdings dehnen sich die malignen Zellen vertikal in beide Richtungen aus. Im tumorangrenzenden Korium findet sich ein gemischtzelliges Infiltrat mit dermalen Melanophagen und regelmäßig eine deutliche aktinische Elastose.

• Akrolentiginöses malignes Melanom (ALM)

Synonym: Akral lokalisiertes malignes Melanom

Ca 5 % der Melanome entwickelt sich primär im Bereich der Phalangen, der Handinnenflächen und Fußsohlen oder im Bereich der Schleimhäute und Übergangsschleimhäute. Diese Melanome zählen zur Gruppe der akrolentiginösen Melanome. Das mittlere Erkrankungsalter liegt bei 65 Jahren. Bei dunkelhäutigen und orientalischen Völkern ist dies der häufigste Melanomtyp. ALM können im Bereich der Mund-, Genital-, Anal- und Darmschleimhaut vorkommen und werden wegen der häufig unzugänglichen Lokalisation meist erst in einem späten Tumorstadium diagnostiziert. Die schlechteste Prognose haben die anorektalen Melanome mit einer Fünfjahres-Überlebensrate < 10 %.

Makroskopisch und mikroskopisch ähnelt das ALM dem LMM. Es ist jedoch viel aggressiver. Es finden sich plane, zum Teil unscharf begrenzte Makulae in den Farbschattierungen hellbraun bis schwarz. In den dunklen Arealen können bereits knotige Veränderungen auftreten, die je nach Lokalisation durch mechanische Belastung zu Blutungen neigen. Sie können im Bereich des Nagelbettes zunächst als subunguale Verfärbung imponieren oder durch eine Nagelwachstumsstörung auffallen.

Die **Prognose** des ALM ist abhängig von Tumordicke und Eindringtiefe. Prinzipiell ist das ALM prognostisch günstiger zu beurteilen als das NM, da das vertikale Wachstum erst später einsetzt. Radikale chirurgische Therapie allerdings ist im Bereich der Phalangen und Schleimhäute nur bedingt durchführbar.

5 % der Melanome sind **Sonderformen**. Dazu gehören:

• Amelanotisches malignes Melanom (AMM)

Mitunter fehlt malignen Melanomen vom primär nodulären Typ (NM) die Fähigkeit, Pigment zu bilden. Sie werden als »amelanotische« maligne Melanome bezeichnet. Das AMM ist aufgrund allein des klinischen Befundes nicht zu diagnostizieren. Letztlich kann die Diagnose erst histologisch gestellt werden. Es handelt sich klinisch häufig um vollkommen pigmentfreie, erosive Tumoren, bevorzugt an den Extremitäten. Auch die Metastasen des AMM sind melaninfrei.

• Selten kommt das **Aderhautmelanom** im Bereich des hinteren Augenabschnittes vor.

• **Melanome** auf großen **kongenitalen Nävi**

• **Melanome** der sichtbaren **Schleimhäute**

• **Unklassifizierbare** maligne **Melanome**

Ätiologie und Pathogenese. Die Ätiologie des malignen Melanoms ist unbekannt. Als pathogenetischer Faktor wird Induktion durch UV-Bestrahlung angenommen. Diese Hypothese konnte experimentell nur für das LMM nachgewiesen werden; dennoch scheint ein linearer Zusammenhang zwischen der Menge der UV-Exposition und der Genese maligner Pigmenttumoren zu bestehen. Dafür spricht die hohe Morbidität, insbesondere bei

---

Histologisch ist das LMM durch spindelförmige maligne Melanozyten mit pleomorphen, hyperchromatischen Kernen charakterisiert.

• Akrolentiginöses malignes Melanom (ALM)
Im Bereich der Phalangen, Handinnenflächen, Fußsohlen und Schleimhäute vorkommendes Melanom. Das mittlere Erkrankungsalter liegt bei 65 Jahren. Bei Afrikanern und Asiaten ist das ALM der am häufigsten vorkommende Melanomtyp.

Es ist **histologisch** dem **LMM** verwandt, wächst jedoch viel aggressiver.

Die **Prognose** ist abhängig von Tumordicke und Eindringtiefe.

• Sonderformen

• Amelanotisches malignes Melanom (AMM)
Seltenes malignes Melanom, dessen Melanozyten **kein Melaninpigment** synthetisieren.

• Das Aderhautmelanom ist ein selten vorkommendes Melanom am hinteren Augenabschnitt.

• Melanome auf großen **kongenitalen Nävi**

• Melanome der sichtbaren **Schleimhäute**

• Unklassifizierbare maligne **Melanome**

Ätiologie und Pathogenese Die Ätiologie des malignen Melanoms ist unbekannt. Als pathogenetischer Faktor wird die Auslösung durch UV-Bestrahlung angenommen. Dies ist experimentell nur für das LMM nachgewiesen, das

Patienten mit lichtempfindlicher Haut in Regionen mit starker Sonnenbelastung. Die Zunahme der Erkrankungsfälle in Mitteleuropa während der letzten 30 Jahre ist wahrscheinlich auf vermehrte UV-Exposition während der Freizeit zurückzuführen. Die alleinige Ursache scheint das UV-Licht jedoch nicht zu sein. Dafür spricht die Tatsache, daß maligne Melanome auch an nicht sonnenexponierter Haut und an Schleimhäuten vorkommen und zugenommen haben.

fast ausschließlich im Bereich UV-exponierter Areale vorkommt.

▶ **Merke.** In 60% der Fälle entsteht ein Melanom aus einem seit Jahren bestehenden Nävuszellnävus (NZN), meist vom epidermalen oder junktionalen Typ.

◀ **Merke**

Im Gegensatz zum dysplastischen Nävus ist ein NZN nicht unbedingt als Melanomvorstufe (Precursor-Nävus) zu verstehen. Es scheint nur ein besonders günstiges »Mikroklima« für die Entstehung von malignen Melanomen zu bestehen. Genetische Prädisposition für die Entwicklung von malignen Melanomen liegt beim autosomal-dominant vererbten **Syndrom der dysplastischen Nävi (DNS)** vor *(8.2.2.1)*. In diesen Fällen könne sich aus dysplastischen Nävi multiple maligne Melanome entwickeln. Diese Melanome kommen familiär gehäuft vor. Die Realisierung der Melanome beim DNS beginnt ab dem 20. Lebensjahr und erreicht mit dem 70. Lebensjahr nahezu 100%, d.h. fast alle Patienten mit DNS haben bis zum 70. Lebensjahr mindestens ein Melanom entwickelt (**S** 37).

NZN sind im Gegensatz zu dysplastischen Nävi nicht als sogenannte Precursor-Nävi (Vorstufe eines malignen Melanoms) zu verstehen.

Dysplastische Nävi findet man beim hereditären **Syndrom der dysplastischen Nävi** (DNS) gehäuft. Daraus entwickeln sich bis zum 70. Lebensjahr zwangsläufig eines oder mehrere maligne Melanome. Bei DNS kommen Melanome familiär gehäuft vor (**S** 37).

In ca. 20% der Fälle entstehen maligne Melanome auf klinisch gesunder Haut.

In ca. 20% entstehen maligne Melanome auf klinisch gesunder Haut.

Häufig beobachten Patienten die Veränderung über einen langen Zeitraum und suchen erst einen Arzt auf, wenn der Herd durch Juckreiz, spontane Blutung oder tumoröses Wachstum auffällt.

Erstsymptom können Jucken, spontanes Bluten oder rasches Wachstum sein.

In weiteren 10% entstehen Melanome auf dem Boden einer melanotischen Präkanzerose (Lentigo maligna), die häufig erst nach Jahren oder Jahrzehnten in ein LMM übergeht. In sehr seltenen Fällen kann auch aus einem Naevus coeruleus ein malignes Melanom entstehen.

In weiteren 10% gehen sie aus einer melanotischen Präkanzerose (Lentigo maligna) hervor.

Diagnose und Differentialdiagnose. Der Verdacht auf ein malignes Melanom liegt vor, wenn
– ein Pigmenttumor neu auftritt, wächst oder sich farblich verändert
– der Pigmenttumor klinisch oder dermatoskopisch nach der **ABCD-Regel** auffällige ist:
A – Asymmetrie
B – Begrenzung unregelmäßig
C – Colorit sehr dunkel oder unregelmäßig innerhalb des Herdes
D – Durchmesser größer als 5 mm

Die Verdachtsdiagnose sollte durch Auflichtmikroskopie und sonographische Dickenschätzung bestätigt werden. In vielen Fällen, insbesondere im fortgeschrittenen Tumorstadium, ist die Diagnose auf Grund des klinischen Bildes schnell und eindeutig zu stellen.

Diagnose und Differentialdiagnose
Ein Pigmenttumor ist suspekt, wenn er neu auftritt, wächst, sich farblich verändert oder nach der ABCD-Regel auffällig ist.
Bei Verdachtsdiagnose wird eine Exzision mit mindestens 1 cm Sicherheitsabstand nach allen Seiten durchgeführt.

▶ **Merke.** Aus Hautveränderungen, bei denen differentialdiagnostisch ein Melanom in Betracht kommt, sollte nie eine Probeexzision entnommen werden; dadurch könnte einer vorzeitigen Metastasierung Vorschub geleistet werden. Bei unklaren Fällen hat sich die Exzisionsbiopsie mit der intraoperativen Kryostatschnellschnittdiagnose bewährt; sie ermöglicht gegebenenfalls eine sofortige Erweiterung des Eingriffs.

◀ **Merke**

2: Differentialdiagnose pigmentierter Hauttumoren

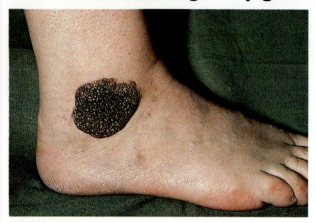

◉ *2/1* Exophytischer, ruhiger und harmloser **Naevus pigmentosus** et papulosus *(Kap. 8.2.2).*

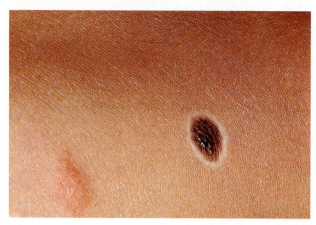

◉ *2/2* **»Sutton-Naevus«** mit depigmentiertem Randsaum *(S. 204).*

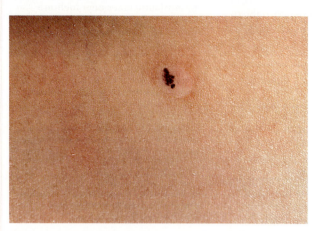

◉ *2/3* Geringe **Restpigmentierung nach unvollständiger Naevusexzision**, oft fälschlicherweise als **»Pseudomelanom«** bezeichnet.

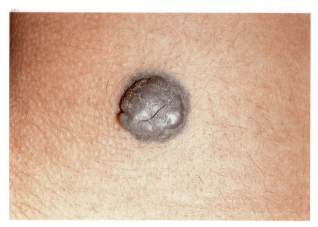

◉ *2/4* **Blauer Naevus,** der sich so vergrößert hat, daß er aus der unteren Dermis papulös hervortritt und eine histiozytäre, derbe Narbenreaktion bewirkt *(Kap. 8.2.1.2).*

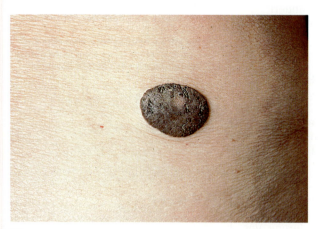

◉ *2/5* Exophytische **seborrhoische Keratose** mit Strukturierung der Oberfläche durch Talgretentionszysten und kleine Verletzungen bedingt *(Kap. 1.1).*

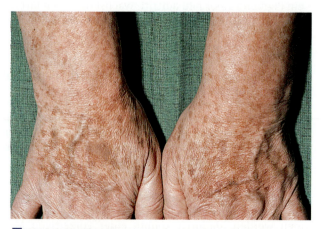

◉ *2/6:* **Lentigo senilis** am Handrücken mit scharf begrenzter brauner Verfärbung im Niveau der Haut. Die Oberflächenzeichnung ist etwas verdeutlicht. Solche Veränderungen treten regelmäßig im Laufe des Lebens als endophytische seborrhoische Warzen (Alterswarzen) auf und sind von der Lentigo maligna abzugrenzen *(Kap. 8.1.1).*

9 Maligne Tumoren und Paraneoplasien **235**

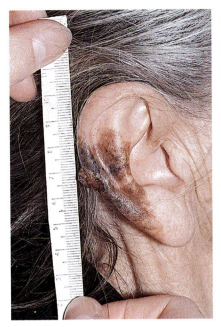

◉ 2/7 **Lentigo maligna** mit realisiertem Melanomknoten am Ohr einer 82jährigen Frau, die ihr Leben lang in der Landwirtschaft tätig war (Sonnenexposition).

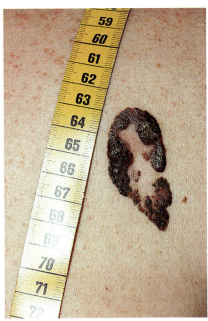

◉ 2/8 **Oberflächlich spreitendes Melanom** (SSM) mit zentraler Rückbildung bis zur narbigen Abheilung und randständiger Entwicklung der knotigen Tumoren.

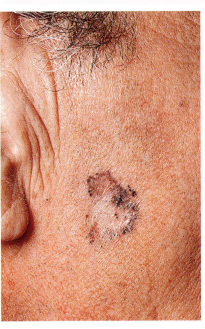

◉ 2/9 **Zikatrisierendes**, am Rande pigmentierendes **Basaliom** bei einem 70jährigen Mann (Kap. 9.2.2).

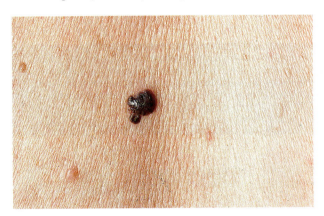

◉ 2/10 **Primär noduläres Melanom.**

Bei Verdachtsdiagnose wird eine Exzision mit mindestens 1 cm Sicherheitsabstand nach allen Seiten durchgeführt. In 90 % der Fälle führen Kryostat- und Paraffinschnittuntersuchung zu identischen Ergebnissen. Mitunter liefert die Kryostatschnitttechnik falsche Ergebnisse, dies sind meist falschpositive Ergebnisse im Fall eines benignen juvenilen Melanoms (Spitz-Tumor), eines Naevus coeruleus oder NZN. In unklaren Fällen sollte deshalb der Eingriff erst nach Vorliegen der Paraffinschnittuntersuchung erweitert werden. Bei eindeutiger histologischer Diagnose eines malignen Melanoms mit einer Tumordicke von mehr als 0,75 mm sollte eine Nachexzision innerhalb von vier Wochen nach dem Ersteingriff vorgenommen werden.

Differentialdiagnostisch kommen alle pigmentierten benignen und malignen Hautveränderungen in Frage. Ein AMM kann klinisch einem Spinaliom, mesenchymalen Tumoren und Hautmetastasen eines Karzinoms gleichen (▦ **44** und ◉ 2, S. 234 und 235).

▶ **Merke.** Die Vielfalt der gut- und bösartigen Pigmenttumoren der Haut läßt sich nur durch viel Praxis erfassen (Kap. 8 und 9).

Es soll eine Exzisionsbiopsie mit mindestens 1 cm Sicherheitsabstand nach allen Seiten durchgeführt werden. Eine Nachexzision sollte spätestens vier Wochen nach dem Ersteingriff erfolgen.

Zu der **Differentialdiagnose** siehe ▦ **44** und ◉ 2, S. 234 und 235.

◀ Merke

44: Differentialdiagnosen des malignen Melanoms

▷ **pigmentierte nävoide und melanozytische Veränderungen**	pigmentierter Nävuszellnävus, Naevus papillomatosus et pigmentosus, benignes juveniles Melanom, Lentigo maligna, Naevus coeruleus
▷ **vaskuläre Veränderungen**	thrombosiertes Hämangiom, Angiokeratom, Granuloma pyogenicum, Glomustumor, subunguales Hämatom
▷ **dermale Veränderungen**	pigmentiertes Histiozytom, pigmentiertes Dermatofibrom
▷ **sonstige**	pigmentierte seborrhoische Keratose, pigmentiertes Basaliom, Keratoakanthom, Melanoakanthom,
	DD der AMM: Spinaliom; mesenchymale Tumoren, Hautmetastasen von Karzinomen

Therapie

Therapie

> Die sofortige und vollständige Entfernung des Primärtumors ist der erste und wichtigste Schritt der Behandlung.

Durch die histologische Aufarbeitung wird die Diagnose gesichert. Durch Festlegung von Eindringtiefe (45) und Tumordicke (46) werden die Kritierien zur Stadieneinteilung und damit für die Prognose und die weitere Therapie erstellt.

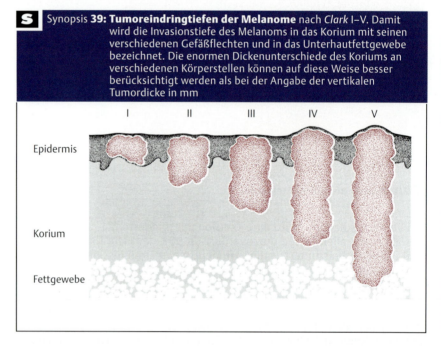

Synopsis 39: Tumoreindringtiefen der Melanome nach *Clark* I–V. Damit wird die Invasionstiefe des Melanoms in das Korium mit seinen verschiedenen Gefäßflechten und in das Unterhautfettgewebe bezeichnet. Die enormen Dickenunterschiede des Koriums an verschiedenen Körperstellen können auf diese Weise besser berücksichtigt werden als bei der Angabe der vertikalen Tumordicke in mm

45: Tumoreindringtiefe nach Clark (vgl. 39)

Level I: Tumorzellen ausschließlich in der Epidermis
Level II: Tumorzellen durch Basalmembran bis in das Stratum papillare
Level III: Tumorzellen im oberen Korium (gesamtes Stratum papillare) bis zur Grenzzone vom Stratum reticulare
Level IV: Tumorzellen im mittleren und unteren Korium
Level V: Tumorzellen im subkutanen Fettgewebe

46: Tumordicke des Primärtumors nach Breslow

pT	Primärtumor	
pT1	Tumordicke ≦ 0,75 mm	bei fehlender Angabe zur Tumordicke: Invasionslevel II
pT2	Tumordicke 0,76–1,5 mm	bei fehlender Angabe zur Tumordicke: Invasionslevel III
pT3	Tumordicke 1,51–4,0 mm	bei fehlender Angabe zur Tumordicke: Invasionslevel IV
pT4	Tumordicke > 4,0 mm	bei fehlender Angabe zur Tumordicke: Invasionslevel V
pTa	Satelliten-Metastasen innerhalb von 2 cm vom Primärtumor (bzw. Lokalrezidiv nach Entfernung mit Sicherheitsabstand)	
pTb	In-transit-Metastasen vor der regionären Lymphknotenstation	

Dazu gehören die eingehende körperliche Untersuchung einschließlich Röntgendiagnostik, Sonographie, Computertomographie und Lymphographie zum Ausschluß von Metastasen in Lymphknoten, Lunge, Leber, Herz, Gehirn und Knochen.

Die klinische Stadieneinteilung (⊞ 47) erfolgt nach den TMN-Regeln der UICC (Union Internationale Contre Cancer).

47: Stadieneinteilung beim Melanom

N   **Regionäre Lymphknotenmetastasen**
N1   Metastasen ≦ 3 cm in regionären Lymphknoten
N2   Metastasen > 3 cm in regionären Lymphknoten

M   **Fernmetastasen**
M1 (a) Befall von Haut, Subkutis oder Lymphknoten jenseits der regionären Lymphstationen
M1 (b) Viszerale Metastasen

Klinische Stadieneinteilung				10-Jahres-Überlebensrate
Stadium Ia	pT1 (≦ 0,75 mm)	N0	M0	97%
Stadium Ib	pT2 (0,76–1,5 mm)	N0	M0	90%
Stadium IIa	PT3 (1,51–4,0 mm)	N0	M0	67%
Stadium IIb	pT4 (> 4,0 mm)	N0	M0	43%
Stadium IIIa	pTa, pTb	N0	M0	28%
Stadium IIIb	jedes pT	N1, N2	M0	19%
Stadium IV	jedes pT	jedes N	M1	3%

Die Behandlung des Primärtumors

Primär dünne maligne Melanome (Breslow-Dicke max. 0,75 mm) werden mit einem **Sicherheitsabstand** von **1 cm** nach allen Seiten exzidiert, primär **dicke Melanome** mit einem **Sicherheitsabstand von 3 cm.** Die Exzision ist bis zur Muskelfaszie durchzuführen. Die Art der Narkose soll vom operationstechnischen Vorgehen und vom Gesundheitszustand des Patienten abhängig gemacht werden. Bezüglich der Prognose gibt es keinen Unterschied zwischen Lokalanästhesie und Vollnarkose.

Liegt lediglich der Verdacht auf ein malignes Melanom vor, sollte der Tumor mit kleinem Sicherheitsabstand exzidiert werden, eine intraoperative Schnellschnittdiagnose durchgeführt und in Abhängigkeit davon die endgültige Exzisionsweite festgelegt werden.

Behandlung des Primärtumors.
Dünne maligne Melanome (Tumordicke ≦ 0,75 mm) sollen mit 1 cm Sicherheitsabstand, dicke Melanome mit einem Sicherheitsabstand von 3 cm exzidiert werden.

Eine evtl. erforderliche Nachexzision sollte innerhalb von 4 Wochen durchgeführt werden.

Bei Patienten mit atypischen Pigmentnävi, bei denen ein Melanom nicht mit Sicherheit ausgeschlossen werden kann, sollte zunächst eine operative Entfernung in toto erfolgen. Eine Nachexzision mit dem je nach Tumordicke notwendigen Sicherheitsabstand sollte möglichst innerhalb von 4 Wochen durchgeführt werden.

Das zweizeitige Vorgehen wird auch notwendig bei malignen Melanomen, die unter der Verkennung der Diagnose zunächst mit einem zu geringen Sicherheitsabstand entfernt wurden.

Behandlung nach Tumorstadien

Stadien I a–I b: Melanompatienten ohne nachgewiesene Metastasen, deren Primärtumor mit ausreichendem Sicherheitsabstand entfernt wurde, werden 10 Jahre lang in drei- bis sechsmonatigen Intervallen klinisch kontrolliert. Jährlich wird eine Lymphknotensonographie, Abdomensonographie und Röntgendiagnostik (Thorax) durchgeführt. Diese Kontrollen werden bei den Patienten anderer Stadien, gegebenenfalls in kürzeren Intervallen, durchgeführt bis zur 10jährigen Rezidivfreiheit.

Stadien II a–III a: bei dickeren Melanomen ohne klinischen Nachweis einer Metastasierung sollte die elektive Lymphadenektomie durchgeführt werden (radikale Exzision regionärer Lymphknoten ohne den klinischen Nachweis einer Metastasierung). Bei Melanomen am Stamm sollten vorher mittels Lymphszintigraphie die drainierenden Lymphknotenregionen ermittelt werden.

Besonders günstig beeinflußt die elektive Lymphadenektomie die Überlebenszeit der Patienten mit einem malignen Melanom mittlerer Dicke (1,5–4 mm).

Die adjuvante Chemotherapie (z.B. BCNU, Hydroxyurea, DTIC als sog. Dreierschema), bzw. die adjuvante Immuntherapie (Interferon oder Interleukine) sollte nur bei Patienten mit dicken malignen Melanomen (pT4) oder – wenn zusätzliche Risikofaktoren vorliegen – auch bei Melanomen mittlerer Dicke (pT3) durchgeführt werden. Diese Therapieschemata sollten ausschließlich im Rahmen kontrollierter Studien angewandt werden, da endgültige Ergebnisse über den positiven Einfluß der adjuvanten Chemo- und Immuntherapie bei Melanompatienten ohne nachweisliche Metastasierung (Stad. I a–II b) noch nicht vorliegen.

Stadien III a–III b: Stadien der regionären Metastasierung.

Bei Lokalrezidiven im Narbenbereich wird eine großzügige Nachexzision sowie eine elektive Lymphadenektomie durchgeführt. Bei Satelliten und Intransitmetastasen (subkutane Metastasen, lokalisiert zwischen Primärtumor und der ersten Lymphknotenstation) an den Extremitäten ist zusätzlich zur chirurgischen Entfernung der Metastasen und zur elektiven Lymphadenektomie die hypertherme Perfusionstherapie durchzuführen.

Bei Befall der regionären Lymphknoten (Stad. III b) ist die radikale Lymphadenektomie der drainierenden Lymphknotenstationen indiziert. Weiterhin sollte die adjuvante Chemo- bzw. Immuntherapie durchgeführt werden. Langzeitbehandlungen mit DTIC (1 Jahr) oder eine Polychemotherapie führen zu signifikanter Erhöhung der Überlebensrate (20–30 %).

Im Stadium der Fernmetastasierung (Stad. IV) sollten alle Möglichkeiten ausgeschöpft werden, um die Tumormassen zu reduzieren. Die chirurgischen, chemo- und strahlentherapeutischen Maßnahmen haben ausschließlich palliativen Charakter. Bei der Auswahl der Maßnahmen muß zwischen der Belastung für den Patienten und dem zu erwartenden Ergebnis abgewogen werden.

Solitäre Metastasen in Lunge, Leber und ZNS sind möglichst operativ zu entfernen; bei disseminierter Metastasierung in die Weichteile, Lunge und Leber führt die Chemotherapie zur teilweisen oder mitunter vollständigen Tumorremission und wirkt lebensverlängernd.

Die Strahlenbehandlung ist insbesondere bei Knochen- und disseminierter Hirnmetastasierung indiziert.

Behandlung nach Tumorstadien

Stad. I a–I b: Nach Entfernung des Primärtumors werden die Patienten 10 Jahre lang in regelmäßigen Abständen klinisch kontrolliert. Jährlich wird eine Lymphknoten- und Abdomensonographie durchgeführt sowie der Thorax geröntgt. Die klinischen Kontrollen werden bis zur 10jährigen Rezidivfreiheit durchgeführt.

Stad. II a–III a sollte die elektive Lymphadenektomie, bei Melanomen am Stamm nach vorheriger Lymphszintigraphie durchgeführt werden. Bei dicken malignen Melanomen sollte eine adjuvante Chemo- oder Immuntherapie angeschlossen werden.

In den **Stadien III a–III b** wird eine großzügige Exzision der Metastasen bzw. eine radikale Lymphadenektomie evtl. mit hyperthermer Perfusionstherapie durchgeführt. Im Anschluß daran wird die adjuvante Chemo- und Immuntherapie eingeleitet.

Im **Stadium der Fernmetastasierung (Stad. IV)** sollen alle Möglichkeiten ausgeschöpft werden, um die Tumormassen zu reduzieren. Die chirurgischen, chemo- und strahlentherapeutischen Maßnahmen haben ausschließlich palliativen Charakter.

Prognose. Zur Prognosebeurteilung teilt man die Melanomerkrankungen in vier Stadien ein (⊞ 47).

Die 10-Jahres-Überlebensrate in den verschiedenen Stadien schwankt statistisch zwischen 3 % und 97 %. Die individuelle Prognose für den einzelnen Patienten in den Stadien I a–II b (ohne nachweisbare Metastasierung) ist abhängig von **Tumordicke** und **Eindringtiefe des Primärtumors.**

Die **Tumoreindringtiefe nach Clark** (⊞ 45, ⊟ 39) setzt die Prognose und damit das individuelle Risiko in Beziehung zur **Eindringtiefe** des Tumors in die verschiedenen Hautschichten. Dies gilt für alle Regionen.

Die **Tumordicke nach Breslow** (⊞ 46) setzt die Prognose und das individuelle Risiko in Beziehung zur **absoluten vertikalen Tumorausdehnung.** Die Korrelation zwischen Tumordicke und Tumoreindringtiefe verändert sich in den einzelnen Körperregionen, da sich die Dicke der Hautschichten unterscheidet.

Ein weiters prognostisches Kriterium ist die Lokalisation des Primärtumors. Melanome im Bereich der Extremitäten haben eine bessere Prognose als Melanome im Bereich des Rumpfes oder des Kopfes, da hier die Metastasierung nach vielen Seiten erfolgen kann. Wegen der meist späten Diagnosestellung sind Melanome im Anogenitalbereich prognostisch besonders ungünstig.

Prognose
Die Melanomerkrankungen werden in vier Stadien eingeteilt. Die 10-Jahres-Überlebensrate in den verschiedenen Stadien schwankt zwischen 97 % und 3 %. Die Kriterien für die Einteilung in Stadien sind:
- Lokalisation
- histologische Art des Melanoms
- Tumordicke
- Tumoreindringtiefe
- Lymphknotenmetastasen
- Fernmetastasen

Klinischer Fall

Im Frühjahr 1983 bemerkte der damals 33jährige Patient das Wachstum eines zuvor bestehenden Nävus im Bereich des rechten Schulterblattes. Die Erstvorstellung bei einem Dermatologen fand vor allem wegen der »unreinen« Haut, in zweiter Linie wegen des wachsenden »Muttermals« im Dezember 1983 statt. Klinisch fand sich ein längsovaler, 3,5 × 2 cm messender, gyrierter, braunschwarzer Herd mit peripher gelagertem, kranial konfluierendem Tumorknoten. Das Zentrum des Tumors war nicht pigmentiert und frei von knotigen Veränderungen. Dort erschien die Haut teilweise grau-rot und atrophisch oder völlig unauffällig (⊡ 165, S. 231).

Die klinische Diagnose war eindeutig. Es handelte sich um ein malignes Melanom, wahrscheinlich vom SSM-Typ. Der Tumor wurde am Tag nach der Erstvorstellung in Vollnarkose mit einem Sicherheitsabstand von > 3 cm bis zur Muskelfaszie exzidiert. Der Wundverschluß erfolgte zunächst mit einem synthetischen Hautersatz. Nach Erhalt der Histologie wurde eine Nachexzision von weiteren 2 cm durchgeführt. Der Defekt wurde mit einem Vollhauttransplantat aus der Oberschenkelregion gedeckt. Histologisch handelte es sich um ein SSM, Clark-Level IV, max. Tumordicke 1,85 mm mit reichlich spindelförmigen Melanozyten. In den depigmentierten Arealen und in der Tumorumgebung fand sich eine ausgeprägte lymphohistiozytäre Reaktion. Der Tumor war auch histologisch weit im Gesunden (Erstexzisat > 3 cm) entfernt. Die nachfolgende eingehende Durchuntersuchung (klini-

sche Untersuchung, Röntgendiagnostik, Lymphographie, Sonographie, Computertomographie) ergab keinen Anhalt für Filiae. Es handelte sich somit um ein SSM, Stadium IIa.

Sechs Monate nach Exzision fiel klinisch ein vergrößerter Lymphknoten in der rechten Axilla auf. Es wurde eine radikale Lymphknotenresektion in der rechten Axilla durchgeführt. Drei der resezierten Lymphknoten waren positiv. Der Patient lehnte zu diesem Zeitpunkt eine Zytostatikatherapie ab. Ende 1984 traten multiple subkutane Melanommetastasen im Bereich des rechten Oberarmes, des Halses und periumbilikal auf; sie wurden großzügig reseziert. Im Mai 1985 fiel sonographisch eine Raumforderung im rechten Leberlappen auf. Radiologisch wurde der Verdacht auf Metastasen im Bereich beider Lungenhili geäußert. Nach 7 Zyklen zytostatischer Therapie (BHD-Schema: BCNU, Hydroxyurea, DTIC) waren die Metastasen in Leber und Lunge vollkommen eingeschmolzen. Im Juni 1986 im CT Nachweis von Lymphknotenmetastasen parailiakal und im rechten Leberlappen sowie Auftreten einer monströsen subkutanen Metastase im Bereich der rechten Wange. Nach 5 Zyklen zytostatischer Therapie mit Mafosfamid, Dacarbazin und β- und γ-Interferon wurde wieder eine Teilremission der Tumorknoten erreicht. Im Dezember 1986 traten großflächig subkutane Metastasen im Bereich der unteren Extremitäten auf. Im Januar 1987 verstarb der Patient in allgemeiner Tumorkachexie.

9.4 Mesenchymale maligne Tumoren der Haut

9.4.1 Fibrosarkom

▶ **Definition.** Primär in der Dermis aus Bindegewebszellen entstehender, rasch metastasierender, maligner Tumor der Haut.

Häufigkeit. Das Fibrosarkom ist ein sehr seltener Tumor. Er kann in jeder Altersgruppe – auch kongenital – vorkommen, jedoch sind am häufigsten Männer jenseits des 40. Lebensjahres betroffen.

Klinik. Das Fibrosarkom tritt am gesamten Integument, bevorzugt jedoch an den unteren Extremitäten auf. Die schmerzlosen, subkutanen, rotbraunen bis bläulichen, derben Knoten oder plattenartigen Indurationen nehmen sehr schnell an Größe zu und neigen zur Ulzeration (◉ 167) Sie entstehen sowohl in gesunder Haut als auch in chronisch-degenerativen Hautveränderungen wie Bestrahlungsnarben (Radioderm) oder Lupus vulgaris. Das Fibrosarkom metastasiert rasch, bevorzugt in Lunge und Leber.

Histologie. Der Tumor setzt sich aus atypischen, spindel- bis rundzelligen Fibroblasten mit zahlreichen Mitosen zusammen. Die Zellen sind häufig faszikulär oder »fischgrätenartig« angeordnet. Das dazwischenliegende Stroma ist mehr oder minder faserreich und neigt zu muzinöser Degeneration (»Myxosarkom«).

Therapie. Die Therapie besteht aus großzügiger chirurgischer Entfernung im Gesunden mit anschließender Chemotherapie und/oder Radiotherapie.

Prognose. Ungünstig.

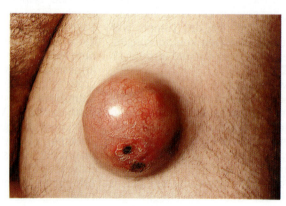

◉ **167: Knotiges Fibrosarkom** am Gesäß (7 cm Durchmesser), welches trotz Operation zu multiplen parafokalen Metastasen und zu Fernmetastasen führte.

9.4.2 Dermatofibrosarkom

▶ **Definition.** Semimaligner Tumor, der lokal aggressiv wächst, häufig rezidiviert und selten metastasiert.

Häufigkeit. Das Dermatofibrosarkom ist sehr selten. Es kommt in jedem Lebensalter vor, bevorzugt jedoch bei 20- bis 40jährigen Patienten. Frauen sind etwas häufiger betroffen als Männer.

Klinik. Klinisch ist das Dermatofibrosarkom zwischen einem Dermatofibrom und einem Fibrosarkom einzuordnen. Es tritt meist am Stamm, bevorzugt in der Schulterregion als ein schmerzloser, subkutaner, hautfarbener bis rötlicher Tumor auf, der sich aus mehreren derben Knoten buckelig zusammensetzt. Diese erinnern im Initialstadium makroskopisch an ein Spontankeloid. Eine Metastasierung ist sehr selten und erfolgt wahrscheinlich nur, wenn der Tumor in ein echtes Fibrosarkom übergeht.

Histologie. Der Tumor setzt sich aus spindelförmigen, wellig und »wirbelartig« angeordneten Fibroblasten mit nur vereinzelten Zellatypien und Mitosen zusammen. Im Gegensatz zum Dermatofibrom reichen die Veränderungen bis tief in das subkutane Fettgewebe hinein. Das dazwischenliegende Stroma ist unterschiedlich zellreich, die Epidermis sekundär (durch vertikale Ausdehnung des Tumors) atrophisiert. Übergang in ein echtes Fibrosarkom ist möglich.

Therapie. Wegen der hohen Rezidivneigung ist eine großzügige chirurgische Entfernung im Gesunden erforderlich.

Prognose. Wegen der großen lokalen Rezidivneigung vorsichtig zu beurteilen.

9.4.3 Hämangiosarkom

Synonym: Angiosarkom

▶ **Definition.** Seltener, im höheren Alter vorkommender Gefäßtumor mit später Metastasierungstendenz.

Häufigkeit. Das Hämangiosarkom kommt sehr selten vor; es besteht keine Geschlechtsbevorzugung.

Klinik. Das Hämangiosarkom tritt am gesamten Integument auf; bevorzugt betroffen sind Gesicht und Kopf sowie die weibliche Brust. Makroskopisch findet sich zunächst ein planes, blaurotes, einem Hämatom gleichendes Infiltrat, das in einen blauroten Tumor übergeht. Bei Fortschreiten der Erkrankung kann es zu Lymphstauungen mit Lymphödem oder zu geschwürigem Zerfall des Tumors kommen. Das Hämangiosarkom metastasiert spät hämatogen, vor allem in die Lunge. In seltenen Fällen entsteht ein Hämangiosarkom auf dem Boden eines kongenitalen Hämangioms.

Histologie. Das Angiosarkom setzt sich aus zwei Elementen zusammen:
– aus unregelmäßigen, vaskulären, untereinander anastomosierenden Hohlräumen, die von atypischen Endothelzellen umkleidet sind und
– aus dazwischenliegenden undifferenzierten, spindelförmigen Sarkomzellen, die in soliden Strängen angeordnet sind.

Therapie. Wenn möglich, erfolgt die Exzision in toto. Wenn Lokalisation (Gesicht, Kopf) und Ausdehnung des Tumors dies nicht zulassen, wird eine fraktionierte Radiotherapie durchgeführt, gegebenenfalls mit anschließender Polychemotherapie.

Prognose. Nach Metastasierung infaust.

9.4.4 Lymphangiosarkom

Synonyme: (Hämangio-)Lymphosarkom, malignes Endotheliom bei chronisch elefantiatischem Lymphstau, Stewart-Treves-Syndrom

▶ **Definition.** Maligner, großflächiger Tumor, der auf dem Boden eines chronischen Lymphödems entsteht.

Häufigkeit. Das Lymphangiosarkom kommt sehr selten vor; bevorzugt betroffen sind Frauen.

Klinik. Auf dem Boden eines chronischen Lymphödems mit elefantiatischem Lymphstau der oberen oder unteren Extremität entstehen multiple,

---

Histologie Der Tumor setzt sich aus »wirbelartig« angeordneten atypischen Fibroblasten zusammen.

Therapie Großzügige chirurgische Entfernung.

Prognose Die Rezidivneigung ist ausgeprägt.

9.4.3 Hämangiosarkom

◀ **Definition**

Häufigkeit Sehr seltener Tumor des hohen Alters ohne Geschlechtsbevorzugung.

Klinik Meist im Gesicht oder am Kopf tritt ein blauroter Tumor auf, der spät metastasiert.

Histologie Der Tumor besteht aus atypischen Endothelwucherungen mit dazwischenliegenden sarkomatösen Stromazellen.

Therapie Chirurgische Entfernung oder Radiotherapie mit anschließender Polychemotherapie.

Prognose Infaust.

9.4.4 Lymphangiosarkom

◀ **Definition**

Häufigkeit Das Lymphangiosarkom kommt sehr selten, bevorzugt bei Frauen in höherem Alter vor.

Klinik Auf dem Boden eines chronischen Lymphödems entstehen multiple, blaurote, schmerzhafte Knoten (◉ 168). Häufigste Ursache ist ein Lymphödem des Armes bei vorangegangener Mastektomie mit axillärer Lymphknotenausräumung.

sich großflächig ausdehnende, blaurote Erytheme, die sich zunehmend in zum Teil schmerzhafte, bis haselnußgroße Tumoren verwandeln. Diese Tumoren können konfluieren und sich über die gesamte betroffene Extremität ausdehnen (◉ 168). Häufigste Ursache für das Entstehen eines Lymphangiosarkoms ist ein chronisches Lymphödem des Armes, bei vorangegangener Mastektomie mit axillärer Lymphknotenausräumung nach Mammakarzinom. Im Schnitt zehn Jahre nach Mammaamputation entwickeln 0,5 % der Patientinnen ein Lymphangiosarkom.
Weniger häufig kommt der Tumor auf dem Boden eines kongenitalen oder eines postoperativen Lymphödems der unteren Extremität vor.

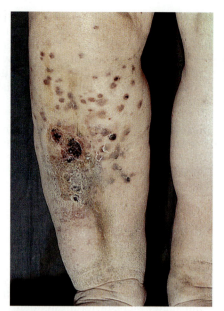

◉ 168: **Angiosarkom** des rechten Beines mit multiplen kutanen und subkutanen Knoten **bei einem angeborenen Lymphödem (Stewart-Treves-Syndrom).**

Histologie Der Tumor besteht aus atypischen endothelialen und perivaskulären Zellen, die lymphangiektatische Gefäße bilden.

Histologisch findet sich eine Proliferation atypischer endothelialer und perivaskulärer Zellen mit Ausbildung von lymphangiektatischen Gefäßen. Dazwischen liegen solide Komplexe mit pleomorphen und spindelförmigen sarkomatösen Zellen.

Therapie Wichtig ist die Amputation der betroffenen Extremität mit anschließender Radio- und Chemotherapie.
Prognose Infaust.

Therapie. Die frühzeitige Amputation der betroffenen Extremität mit anschließender Röntgen- und Chemotherapie ist erforderlich.

Prognose. Infaust.

9.4.5 Kaposi-Sarkom

Das früher sehr seltene Kaposi-Sarkom hat einen dramatischen Bedeutungswandel erfahren. Der Tumor wurde 1981 erstmals gehäuft bei New Yorker Homosexuellen beschrieben und unterschied sich klinisch vom »klassischen« Kaposi-Sarkom durch einen besonders aggressiven Verlauf.
Ähnlichkeiten mit einer in Zentralafrika vorkommenden Form sind unverkennbar. Bald stellte sich heraus, daß es sich um eine Begleiterkrankung bei AIDS handelte.

9.4.5 Kaposi-Sarkom

Das Kaposi-Sarkom, das früher eine dermatologische Rarität darstellte, hat seit 1981 einen dramatischen Bedeutungswandel erfahren.
Bis zu diesem Zeitpunkt trat die sehr seltene Erkrankung mit einer Morbidität von 0,02 bis 0,05 pro 100 000 vor allem in Schwarzafrika auf. In Europa erkrankten fast ausschließlich Südosteuropäer, hauptsächlich Männer jenseits des 50. Lebensjahres.
Seit den fünfziger Jahren wurde in Zentralafrika neben der bis dahin bekannten, relativ benignen, langsam progredienten Form eine aggressive Variante des Kaposi-Sarkoms beobachtet. Diese kommt endemisch bei jungen Afrikanern vor und führt rasch zu viszeralem Befall und zum Tode.
1981 wurde erstmals gehäuftes Auftreten von Kaposi-Sarkomen bei jungen New Yorker Homosexuellen beschrieben. Das Krankheitsbild unterschied sich jedoch vom »klassischen« Kaposi-Sarkom sowohl durch die Lokalisation der Hautveränderungen wie insbesondere auch durch den aggressiven klinischen Verlauf. Ähnlichkeiten zur in Zentralafrika vorkommenden Form waren unverkennbar. Wie sich herausstellte, handelte es sich dabei um eine Begleiterkrankung des »erworbenen Immundefektsyndroms« (AIDS: acquired immunodeficiency syndrome).
Inwieweit die zentralafrikanische Form des Kaposi-Sarkoms in einem Zusammenhang mit dem möglicherweise schon seit langem in Afrika endemischen HI-Virus steht, ist noch ungeklärt.

Man muß heute zwischen **zwei klinischen Formen** des Kaposi-Sarkoms unterscheiden:
- das disseminierte Kaposi-Sarkom bei AIDS (DKS),
- das »klassische« idiopathische Kaposi-Sarkom.

Man muß heute zwischen zwei klinisch völlig **unterschiedlichen Formen** des Kaposi-Sarkoms unterscheiden:
- das disseminierte Kaposi-Sarkom bei AIDS (DKS), das mittlerweile sehr viel häufiger ist als
- das »klassische« idiopathische Kaposi-Sarkom, wie es von Kaposi 1872 erstmals beschrieben wurde.

9.4.5.1 Disseminiertes Kaposi-Sarkom bei AIDS (DKS)

▶ **Definition.** Maligne, häufig bereits primär multifokal auftretende, vaskuläre Neoplasie der Haut bei HIV-Infizierten, die in ein systemisches Stadium mit Befall innerer Organe übergehen kann.

Häufigkeit. Wegen des Zusammenhangs des DKS mit dem AIDS muß angesichts zunehmender Verbreitung des AIDS mit einer erheblichen Zunahme von DKS-Erkrankungen gerechnet werden.
Nach heutigem Wissensstand erkranken etwa 30 % der an AIDS Erkrankten an einem DKS, vor allem homosexuelle Männer (Assoziation mit Herpesviren, HHV 8).

Klinik. Das DKS kann in jeder Phase einer sich auf ein AIDS hinentwickelnden HIV-Infektion entstehen. Ein DKS kann auch ohne Vorliegen eines Lymphadenopathiesyndroms (LAS) oder eines »AIDS-related complex« (ARC), geschweige denn des Vollbilds von AIDS auftreten und somit die erste klinische Manifestation der HIV-Infektion darstellen *(7.7.2.1)*.
Das DKS zeigt einen wesentlich aggressiveren Krankheitsverlauf als die »klassische« Form des Kaposi-Sarkoms. Häufig entsteht es bereits **primär multifokal** in Haut, Mund- und Genitalschleimhaut. Es handelt sich makroskopisch um multiple, braunrote bis bläuliche, zum Teil indurierte Plaques; diese können von Stecknadelkopf- bis zu Handtellergröße anwachsen, konfluieren und in derbe, schmerzhafte Knoten übergehen (☎ **133–136**, *S. 193/194*). Die Knoten können ulzerieren. Da der Lymphabfluß gestört ist, ist das befallene Areal häufig elefantiatisch aufgetrieben. Nach einem zunächst lokalisierten Verlauf geht das DKS rasch in die disseminierte Form mit Befall des gesamten Integumentes, der Schleimhäute, des Gastrointestinums, der Leber, Niere, Lunge und Lymphknoten über.

Histologie. Um Wucherungen von endothelialen Zellen mit Ausbildung von gefäßartigen Spalträumen findet sich eine unterschiedlich stark ausgeprägte Fibroblastenproliferation; in der Tumorumgebung liegen frische und ältere Hämorrhagien mit Hämosiderinablagerungen sowie eine plasmazelluläre Stromareaktion.

Ätiologie. Die Infektion mit dem HI-Virus scheint Voraussetzung zur Entstehung des DKS, nicht aber direkter Auslöser zu sein, da nur etwa 30 % der AIDS-Patienten an einem Kaposi-Sarkom erkranken. Wahrscheinlich kann auf der Basis der durch das HI-Virus ausgelösten Immundefizienz die noch unbekannte Noxe in den Körper eindringen und zum Entstehen des Tumors führen.

Differentialdiagnose. In Frage kommen alle solitär und multipel vorkommenden, benignen und malignen Gefäßtumoren wie Hämangiom, zirkumskripte und diffuse Angiokeratome, Glomustumor, Angiosarkom, Lymphangiosarkom, großknotige Lues II sowie die disseminierte Form der Sarkoidose.

Therapie. *Siehe Kap. 7.7.2.1, S. 189.*

Prognose. Diese ist wegen der Grunderkrankung infaust. Anämie und interkurrente Infektionen führen innerhalb kurzer Zeit (Monate bis drei Jahre) zum Tode.

9.4.5.2 »Klassisches« idiopathisches Kaposi-Sarkom

> ▶ **Definition.** Seltene, maligne, primär solitär auftretende vaskuläre Neoplasie der Haut, die langsam progredient ist und zu einem späten Zeitpunkt in ein systemisches Stadium mit Befall innerer Organe übergehen kann.

Häufigkeit. Das klassische Kaposi-Sarkom ist eine sehr seltene Erkrankung mit einer Morbidität von 0,02 bis 0,05 pro 100 000 (2 bis 5 Erkrankungen auf 10 Millionen Menschen). In Europa erkranken fast ausschließlich Menschen süd- oder osteuropäischer Herkunft (Türkei, Italien, Polen) und Juden. Männer erkranken etwa 10mal häufiger als Frauen. Betroffen sind hauptsächlich Patienten jenseits des 50. Lebensjahres.

Klinik. Der einzelne Herd des Kaposi-Sarkoms unterscheidet sich weder makroskopisch noch mikroskopisch vom DKS. Gravierende Unterschiede bestehen jedoch im klinischen Verlauf und hinsichtlich der Prognose. Bevorzugt im Bereich der unteren Extremität treten zunächst lokalisiert solitäre braunrote bis bläuliche Plaques auf; diese können an Größe zunehmen und in derbe schmerzhafte Knötchen übergehen. Eine spontane Remission ist in diesem Stadium möglich. Meist bleibt die Erkrankung jedoch über Jahre stationär und geht nach fünf bis zehn Jahren in die disseminierte Form mit lymphogener Ausbreitung in innere Organe über.

Histologie. Siehe DKS.

Ätiologie. Die Ätiologie des klassischen Kaposi-Sarkoms ist unbekannt; rassisch-genetische Faktoren wurden vielfach diskutiert, eindeutige Beweise für die genetische Hypothese gibt es nicht. Wie beim DKS scheint auch hier ein immunologischer Faktor von Bedeutung zu sein; dafür spricht, daß das idiopathische Kaposi-Sarkom bei Patienten mit systemischem Lupus erythematodes (fragliche Immundefizienz) und bei Patienten mit immunsuppressiver Therapie vorkommt.

Differentialdiagnose. Siehe DKS.

Therapie. Solitäre Herde werden exzidiert, kryotherapeutisch oder mit Laserstrahlen behandelt. Multiple Herde werden entweder mit schnellen Elektronen oder mit fraktionierter Röntgenweichteilbestrahlung (Gesamtdosis 20 bis 30 Gy) behandelt. Bei disseminiertem oder systemischem Befall, bei dem eine Rückbildung der neoplastischen Veränderungen mit lokalen Maßnahmen nicht zu erwarten ist, ist eine Mono- oder Polychemotherapie indiziert.

Prognose. Langsame Progression.

9.4.6 Kutane Metastasen

> ▶ **Definition.** Sekundär in der Haut abgesiedelte Tochtergeschwülste aus malignen Veränderungen anderer Organe, die entweder per continuitatem oder auf hämatogenem oder lymphogenem Weg entstehen.

Häufigkeit. Ca. 3 bis 5 % der Patienten mit metastasierenden Malignomen entwickeln kutane Metastasen. Da Mamma- und Uteruskarzinome sehr häufig Hautmetastasen bilden, überwiegt die Zahl der weiblichen Patienten. Bei Männern führen Bronchial-, Magen- und Dickdarmkarzinom am häufigsten zu kutanen Metastasen.

Klinik. Hautmetastasen entstehen entweder per continuitatem, lymphogen oder hämatogen. Das makroskopische Bild und die jeweilige Ausdehnung

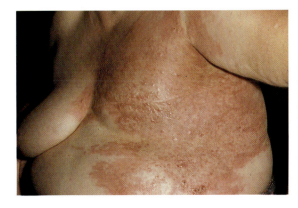

◨ 169: **Lymphangiosis carcinomatosa im Sinne eines »Cancer en cuirasse«** 3 Jahre nach der Operation des Mammakarzinoms mit sehr starkem Juckreiz und starker Entzündungsreaktion an den progressiven Rändern (»Erysipelas carcinomatosum«).

können sehr unterschiedlich sein. Häufig treten jedoch einer oder multiple hautfarbene bis rötliche, derbe Knoten von unterschiedlicher Größe auf. Sie liegen kutan oder subkutan in verschiedenen Ebenen und sind mitunter nicht sichtbar, sondern nur palpabel. Ebenso können sie exophytisch und ulzerierend oder plattenartig als derbe Infiltration wachsen.
Plattenartiges Wachstum findet man besonders beim Mammakarzinom, das bevorzugt in die Haut der Brust-, Rücken- und Oberarmregion metastasiert. Dort bildet es eine fast panzerartige großflächige Induration der Haut (Cancer en cuirasse, ◨ 169).

togen. Meist handelt es sich um kutan oder subkutan liegende, hautfarbene bis rötliche Knoten. Plattenartiges Wachstum findet man vor allem beim Mammakarzinom; es kann großflächige, panzerartige Metastasen im Bereich der Brust-, Rücken- und Oberarmhaut bilden (Cancer en cuirasse, ◨ 169).

▶ **Merke.** Tumoren, die bevorzugt Hautmetastasen bilden, sind mit absteigender Häufigkeit Mamma-, Magen-, Uterus-, Lungen-, Darm- und Nierenkarzinome.

◀ Merke

Hautmetastasen können überall am gesunden Integument auftreten. Häufig befallen sind jedoch die
– Bauchwand (Metastasen von Primärtumoren in Lunge, Magen, Niere, Ovarien),
– Rückenhaut (Metastasen von Primärtumoren in Lunge und Brust),
– Extremitäten, Gesicht, Nacken, Kopfhaut (Metastasen von oropharyngealen oder Nierenkarzinomen).

Häufig befallen sind die
– Bauchwand (Primärtumor in Lunge, Magen, Niere, Ovarien),
– Rückenhaut (Primärtumor in Lunge, Brust),
– Extremitäten, Gesicht, Nacken, Kopfhaut (Primärtumor in Niere und Oropharyngealregion).

Histologie. Das histologische Bild der kutanen Metastase läßt in der Regel Rückschlüsse auf histologischen Charakter oder gar Sitz des Primärtumors zu.
- **Adenokarzinom:** Der Primärtumor sitzt meist in Kolon, Lunge, Brust, Niere, Ovar oder Magen. Muzingefüllte Siegelzellen finden sich vor allem in den Metastasen eines Magenkarzinoms, seltener eines Nieren- oder Lungenkarzinoms.
- **Plattenepithelkarzinom:** Hautmetastasen mit den histologischen Charakteristika eines Plattenepithelkarzinoms stammen meist aus Karzinomen der Mundhöhle, Ösophagus, Lunge, Zervix, Penis oder auch aus Spinaliomen der Haut.
- **Undifferenzierte Hautmetastasen** haben ihren Ursprung in einem Lungen- oder Mammakarzinom.

Sind die kutanen Metastasen lichtmikroskopisch nicht eindeutig einzuordnen, besteht die Möglichkeit, durch Bestimmung der Zytokeratine den Primärtumor weiter einzugrenzen. Durch Auftragen fluoreszenzmarkierter, gegen definierte Zytokeratine gerichteter Antikörper auf das histologische Präparat erhält man ein spezielles Zytokeratinmuster, das den einzelnen Organen zuzuordnen ist.

Histologie Kutane Metastasen mit den histologischen Merkmalen eines
- **Adenokarzinoms** stammen aus Kolon, Lunge, Brust, Niere, Ovar oder Magen,
- **Plattenepithelkarzinome** stammen aus Mundhöhle, Ösophagus, Lunge, Zervix, Penis oder Haut,
- **undifferenzierte Metastasen** stammen von Lungen- oder Mammakarzinomen ab.

Sind kutane Metastasen lichtmikroskopisch nicht eindeutig zuzuordnen, kann durch Bestimmung des Zytokeratinmusters der Primärtumor weiter eingegrenzt werden.

Besonderheiten
Erysipelas carcinomatosum: Lymphogene Metastasierung oder Metastasierung per continuitatem eines Mammakarzinoms (seltener eines Magenkarzinoms) kann zu einem flächigen Erythem der Haut führen. Das klinische Bild erinnert an ein Erysipel; im Unterschied hierzu besteht jedoch keine Temperaturerhöhung.

Besonderheiten Das **Erysipelas carcinomatosum** ist eine flächige kutane Metastasierung eines Mammakarzinoms. Klinisch ergibt sich das Bild eines Erysipels ohne Überwärmung. Histologisch finden sich Karzinomzellen in den kutanen Lymphgefäßen.

Histologisch findet man Tumorzellen in den Lymphgefäßen des oberen und mittleren Koriums.

Therapie. Die Therapie richtet sich nach der Behandlung des Primärtumors; solitäre Hautmetastasen werden exzidiert mit anschließender Röntgen- und Chemotherapie.

9.5 Paraneoplastische Syndrome der Haut

Kutane Paraneoplasien sind Hautveränderungen, die mit malignen Tumoren **anderer Organe** vergesellschaftet sind; dabei handelt es sich weder um genetische Anomalien, die als (obligate oder fakultative) Präkanzerosen anzusehen sind und auf deren Boden Malignome entstehen können, noch um metastatische Veränderungen. Paraneoplastische Syndrome sind nicht direkt dem Tumor zugehörig und keine Geschwulstsymptome. Sie sind vielmehr als **immunologische Reaktion** auf Tumorantigene zu verstehen, die vom Körper als fremd (non-self) erkannt werden. Zwischen der Dermatose und dem Tumor besteht eine enge pathogenetische Beziehung; operative, radiologische oder chemotherapeutische Behandlung des Tumors führt zum Abklingen der Hautveränderungen.

In wenigen Fällen ist das paraneoplastische Syndrom streng assoziiert mit einer bestimmten Tumorart oder dem Befall bestimmter Organe. Mit der Paraneoplasie assoziierte Malignome können sowohl Tumoren aller viszeralen Organe, als auch lymphoproliferative Neoplasien sein. Mitunter findet sich der Primärtumor am Hautorgan selbst. In wenigen Fällen entsteht das paraneoplastische Syndrom vor Auftreten des assoziierten Malignoms (sogenannte »**monitorische**« **Paraneoplasie**). Meist entwickeln sich die Hautveränderungen gleichzeitig oder später als der Tumor.

Man unterscheidet kutane Paraneoplasien, die streng – nahezu 100%ig – mit einem Malignom assoziiert sind (obligate Paraneoplasie) und solche, die mit unterschiedlicher Häufigkeit mit einem Malignom vergesellschaftet sind (fakultative Paraneoplasie).

9.5.1 Obligate kutane paraneoplastische Syndrome (▤ 48).

• **Acanthosis nigricans maligna**

▶ ***Definition.*** In nahezu 100% der Fälle mit einer viszeralen Neoplasie (fast ausschließlich Adenokarzinome, speziell des Magens) assoziierte Hautveränderung.

Klinik. Symmetrische, gelb-braun-schwarz pigmentierte, papuloverruköse Hyperplasie der Epidermis (◨ 170). Im fortgeschrittenen Stadium ist die Haut »baumrindenartig« lichenifiziert. Auf der pigmentierten Hautveränderung sitzen zahlreiche weiche Fibrome. Prädilektionsstellen sind die Intertrigines (Axillen, Inguinal- und Genitoanalbereich); mit fortschreitender Erkrankung werden auch Hals und Streckseiten der Extremitäten befallen. Oft tritt zudem eine papillomatöse Verdickung der Mundschleimhaut auf.

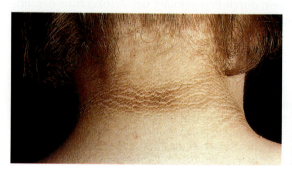

◨ 170: Acanthosis nigricans maligna im Nacken mit schmutzig-brauner Hyperkeratose **bei einer Patientin mit einem Magenkarzinom.**

9.5 Paraneoplastische Syndrome der Haut

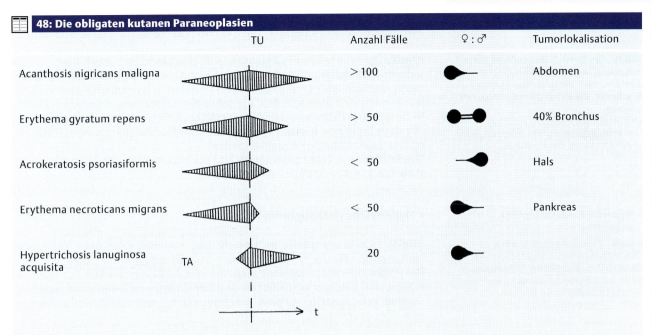

48: Die obligaten kutanen Paraneoplasien

Es wird das Auftreten der Paraneoplasien zeitlich in Beziehung zur Erstdiagnose des Tumors (TU), die Häufigkeit (in Beziehung zur Anzahl der publizierten Fälle), die Geschlechtsverteilung und das Prädilektionsorgan des Tumors dargestellt.

Differentialdiagnostik. Die **Pseudo**akanthosis nigricans kommt konstitutionell bei übergewichtigen Patienten und bei Diabetikern mit dunkler Komplexion vor. Sie ist im Gegensatz zur Akanthosis nigricans maligna keine Paraneoplasie. Im klinischen Bild fehlt die verrukös-papulöse Veränderung; es finden sich nur weiche Fibrome auf hyperpigmentierter Haut der Intertrigines.

- **Acrokeratosis (psoriasiformis) Basex**

Klinik. Im Bereich der Akren (Nase, Ohren, Hände, Ellenbogen, Füße und Knie) entstehen unscharf begrenzte, hyperkeratotische, erythematosquamöse Herde von bis zu mehreren Zentimetern Durchmesser.
Die Acrokeratosis Basex ist eine teilweise monitorische Paraneoplasie, d.h., häufig treten erste kutane Symptome vor der Entwicklung des Malignoms auf.
Männer sind häufiger betroffen als Frauen. Der Primärtumor findet sich vor allem im Nasenrachenraum (Tonsillen, Kehlkopf, Zunge, Rachen).

- **Erythema gyratum repens Gammel**

Klinik. Im Bereich des Stammes und der proximalen Extremität treten streifenförmige oder anulär angeordnete Erytheme auf, die randständig eine halskrausenartige (Collerette-)Schuppung haben. Die sich wiederholenden Erytheme und Schuppung sind zum Teil parallel angeordnet, so daß eine »zebraartige« Streifung der Haut entsteht. Das Erythema gyratum repens ist häufig das Erstsymptom eines Malignoms (monitorische Paraneoplasie). Es besteht keine Geschlechtsbevorzugung. Der Primärtumor kann jeglicher Herkunft sein; meist sind es jedoch Karzinome (Mamma-, Magen-, Ösophagus-, Lungen-, Prostata-, Genitalkarzinome). Selten werden andere assoziierte Neoplasien wie ein Melanom oder ein Plasmozytom gefunden.

- **Acrokeratosis Basex**

Klinik Hyperkeratotische, erythematosquamöse Herde im Bereich der Akren.

Der Primärtumor findet sich im Nasenrachenraum.

- **Erythema gyratum repens Gammel**

Klinik Im Bereich des Stammes und der proximalen Extremitäten finden sich streifenförmige Erytheme mit randständiger, halskrausenartiger (Collerette-)Schuppung.

Der Primärtumor kann jeglicher Herkunft sein.

9 Maligne Tumoren und Paraneoplasien

• Erythema necroticans migrans

Klinik Im Bereich der unteren Extremität und inguinal vorkommende anuläre, nach peripher wachsende Erytheme, die sekundär nekrotisieren können.
Es besteht ein Diabetes mellitus.
Der Primärtumor ist ein Inselzell- oder α-Zellkarzinom des Pankreas.

• Hypertrichosis lanuginosa acquisita

Klinik Plötzliches, exzessives Wachstum lanugoartiger Haare im Bereich des gesamten Integuments.
Es besteht keine Assoziation zu Tumoren bestimmter Organe.

9.5.2 Fakultative kutane paraneoplastische Syndrome

• Erythema necroticans migrans
Synonyme: Staphylodermia superficialis circinata, Glukagenom-Syndrom

Klinik. Die sehr seltene Paraneoplasie ist charakterisiert durch meist an der unteren Extremität und in der Inguinalregion vorkommende, bizarr konfigurierte, anuläre oder serpiginöse, nach peripher wachsende Erytheme. Zentral können sich Blasen bilden, die sekundär nekrotisieren und eintrocknen.
Es besteht ein Diabetes mellitus mit erhöhten Plasmaglukagonwerten.
Mit dem Erythema necroticans migrans sind Pankreaskarzinome (Inselzell- oder α-Zellkarzinome) streng assoziiert.
Das Erythema necroticans migrans ist eine monitorische Paraneoplasie.
Frauen erkranken häufiger als Männer.

• Hypertrichosis lanuginosa acquisita

Klinik. Plötzliches, meist im Gesicht beginnendes, exzessives Wachstum lanugoartiger Haare, das sich über das gesamte Integument ausbreitet.
Die Hypertrichosis lanuginosa acquisita ist ein Spätsymptom.
Frauen sind häufiger betroffen als Männer. Assoziierte Neoplasien sind Karzinome verschiedener Organe (Magen-, Darm-, Bronchial-, Gallenblasen- und Blasenkarzinom).

9.5.2 Fakultative kutane paraneoplastische Syndrome

49: Fakultative kutane paraneoplastische Syndrome

Hautveränderung	assoziierter maligner Tumor	Häufigkeit Koinzidenz
Dermatomyositis	Karzinome: Lunge, Brust, Ovarien, Magen	häufig
bullöses Pemphigoid	Karzinome	häufig
Dermatitis herpetiformis Duhring	uncharakteristisch	häufig
Cutis verticis gyrata	Karzinome	häufig
Bloom-Syndrom	Leukosen	häufig
Livedo reticularis	Gammopathien, Lymphome	häufig
Kälteurtikaria		
Erythrodermien	Maligne Lymphome, Leukosen	selten
Pruritus sine materia	Karzinome, Lymphome	selten
Zoster generalisatus	Karzinome, Lymphome	selten
Pemphigus vulgaris	Karzinome, Lymphome	selten
Erythema anulare centrifugum	Karzinome, Lymphome	selten
Mucinosis follicularis	Mycosis fungoides, Lymphome	selten
Skleromyxödem	Plasmozytom	selten
Pyoderma gangraenosum	Plasmozytom, Gammopathie, Leukosen	selten
subkorneale Pustulose	Plasmozytom	selten
Pseudosklerodermie	Plasmozytom, Lymphome, Bronchialkarzinom	selten
Thrombophlebitis migrans	Karzinome: gastrointestinal, urogenital, Pankreas	selten
eruptive seborrhoische Warzen (Leser-Tréylat-Syndrom)	Adenokarzinome	selten

9.6 Pseudokanzerosen

▶ *Definition.* **Pseudokanzerosen** werden wallartig gewucherte Epithelhyperplasien genannt, die chronisch progredient verlaufen und mit Entzündung einhergehen. Sie sehen sowohl klinisch wie histologisch Spinaliomen sehr ähnlich. Pseudokanzerosen können in speziellen Fällen auch in ein Spinaliom übergehen.

9.6.1 Keratoakanthom

▶ *Definition.* Schnell wachsender, benigner, epithelialer Tumor mit der Fähigkeit zur Spontanremission.

Häufigkeit. Betroffen sind Patienten jenseits des 60. Lebensjahres. Männer erkranken häufiger als Frauen.

Klinik. Meist handelt es sich um einen sehr schnell (wenige Wochen) und halbkugelig wachsenden, solitären Tumor, dessen keratotisches Zentrum häufig eingedellt oder gar ulzeriert ist (✪ 171). Wie das Basaliom ist er besetzt mit zahlreichen Teleangiektasien. Beim Keratoakanthom finden sich jedoch keine randständigen, perlschnurartigen, basaliomatösen Knötchen. Betroffen sind in der Regel die lichtexponierten Areale der Haut, wie Gesicht, Nacken, Hände und Unterarme. Bei multipel vorkommenden Keratoakanthomen dürfte, obwohl häufig nicht eindeutig nachweisbar, eine jahrelange Exposition gegenüber Kanzerogenen vorausgegangen sein.

Histologisch ähnelt das KA in einzelnen Arealen einem Spinaliom. Nur wenn im histologischen Schnitt der gesamte Tumor erfaßt ist, kann das Keratoakanthom eindeutig von einem hochdifferenzierten Spinaliom unterschieden werden.

Ein zentraler, unregelmäßig geformter Krater mit großem Hornpfropf ist umkleidet und teilweise lippenförmig überdeckt von einer papillomatösen Stachelzellproliferation. Die zum Teil atypischen Spindelzellen neigen wie beim Spinaliom zur Ausbildung von Hornperlen. Mitosen sind weniger häufig als beim Spinaliom. Das Korium ist durchsetzt von einem gemischtzelligen, entzündlichen Infiltrat.

Therapie. Die Exzision ist Therapie der Wahl. Spontanremission, auch angestoßen durch eine subtotale Exzision oder Kürettage, ist möglich; leider auch gelegentliche Rezidive.

Prognose. Gut.

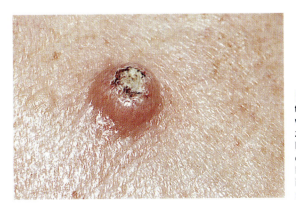

✪ **171: Typisches Keratoakanthom mit Randwall** (Lippenbildung) und zentralem keratotischen Pfropf an der Schulter eines 58jährigen Patienten. Das Element ist innerhalb von 4 Wochen neu aufgetreten.

Häufigkeit Meist sind männliche Patienten jenseits des 60. Lebensjahres betroffen.

Klinik Das Keratoakanthom kommt bevorzugt an lichtexponierten Arealen der Haut vor. Es handelt sich um einen schnell wachsenden solitären, halbkugeligen Tumor mit keratotischem Zentrum (✪ 171).

Histologie Histologisch findet man atypische Spindelzellen mit Bildung von Hornperlen. Mitosen sind weniger häufig als beim Spinaliom; insgesamt liegt eine einem hochdifferenzierten Spinaliom sehr ähnliche Histologie vor.

Therapie Wegen hoher Rezidivneigung ist die Exzision die Therapie der Wahl. Spontanremission ist oft auch nach Teilexzision möglich.

Prognose Gut.

9.6.2 Pseudokarzinomatöse Hyperplasie

▶ **Definition.** Flächige, hyperplastische Wucherung, die histologisch einem Spinaliom ähnelt.

Klinik. Es sind nur ältere Menschen betroffen. Die Erkrankung ist gekennzeichnet durch eine großflächige, zerklüftete und keratotische Wucherung (◧ 172), die mit einem äußerst unangenehmen Geruch mikrobieller Durchsetzung einhergeht. Fast immer geht sie von den Außenbezirken von Unterschenkelulzera aus.

Histologie. Die pseudokarzinomatöse Hyperplasie erinnert histologisch an ein hochdifferenziertes Plattenepithelkarzinom. Es findet sich eine massive Epithelproliferation mit Ausbildung von Hornperlen; die in das Korium einwachsenden Epithelzapfen bleiben jedoch überall deutlich durch eine Basalzellschicht umscheidet.
Im Gegensatz zum Spinaliom findet man keine eindeutig atypischen Keratinozyten oder Mitosen.

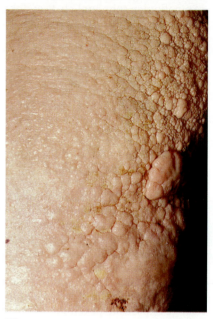

◧ 172: **Pseudokarzinomatöse Hyperplasie** am Unterschenkel mit chronischer Stauung.

Ätiologie und Pathogenese. Ätiologie und Pathogenese der pseudokarzinomatösen Hyperplasie sind unbekannt. Gegen das Vorliegen eines hochdifferenzierten Plattenepithelkarzinoms spricht der jahrelange Verlauf und die fehlende Fähigkeit zu metastasieren. Man nimmt eine vegetierende Pyodermie (eventuell Mischinfektion) an, die sekundär zur Epithelproliferation führt.

Therapie. Da differentialdiagnostisch in erster Linie ein Spinaliom in Betracht kommt, ist zunächst ein solcher Prozeß auszuschließen. Hierzu sollten mehrere Biopsien aus lateralen und zentralen Bereichen des Tumors entnommen werden. Nach Sicherung der Diagnose wird der Tumor unter antibiotischer Lokal- und/oder Systembehandlung chirurgisch abgetragen und gegebenenfalls plastisch gedeckt. Bei ausgedehnten oder therapieresistenten Fällen ist eine parenterale Zytostatikatherapie indiziert.

Prognose. Gutartig, aber meist chronischer Verlauf.

9.6.3 Bowenoide Papulose des Genitales

Synonyme: Bowenoide Genitalpapeln, pigmentierte Papeln des Penis (PPP)

▶ **Definition.** Im Bereich der Vulva oder des Penis vorkommende papulöse Veränderungen, die histologisch einem Morbus Bowen gleichen, jedoch nicht sicher in ein Bowen-Karzinom übergehen können (Ursache: Human-papilloma-virus der Gruppe 16).

Klinik. Bei 20- bis 40jährigen Patienten treten im Bereich der Glans, des Präputiums oder des Penisschafts sowie seltener im Bereich der Vulva multiple rot-braune, bis linsengroße, leicht papulöse Herde auf. Die Veränderungen sind nicht schmerzhaft; es besteht kein Juckreiz.

Das **histologische** Bild entspricht einem Morbus Bowen mit intradermalen atypischen Zellen und Dyskeratosen.

Differentialdiagnostisch werden PPP – da lichtmikroskopisch identisch dem Morbus Bowen – durch das klinische Bild (multiple Papeln) und durch den Nachweis von humanpathogenen Papillomviren der Gruppe HPV 16 in den Effloreszenzen abgegrenzt.

Ätiologie und Pathogenese. Humanpathogene Papillomviren der Gruppe HPV 16 werden für die Entstehung der bowenoiden Papulose verantwortlich gemacht. Bisher ist bei der bowenoiden Papulose kein invasives Wachstum im Sinne eines Bowenkarzinoms nachgewiesen worden, obwohl bekannt ist, daß die humanpathogenen Papillomviren vom Typ HPV 16 eine besonders onkogene Potenz haben. So werden mit bowenoider Papulose hochgradig assoziierte Zervixkarzinome und andere invasiv wachsende Genitaltumoren gefunden, bei denen humanpathogene Papillomviren, insbesondere HPV 16 und HPV 18, nachgewiesen werden.

Therapie. Von der früher durchgeführten invasiven chirurgischen Therapie wurde wegen der guten Prognose der bowenoiden Papulose Abstand genommen. Statt dessen wendet man lokale Zytostatika oder Kryotherapie an. Erste Erfolge mit parafokaler virustatischer Therapie (Interferone) sind evident.

Prognose. Chronisch rezidivierend, meist gutartig verbleibend.

Histologie Ähnlich der des Morbus Bowen mit intradermalen, atypischen, dyskeratotischen Zellen.

Ätiologie und Pathogenese Die bowenoide Papulose wird durch humanpathogene Papillomviren (HPV 16) ausgelöst. Diese sind in den Veränderungen nachweisbar. Bisher ist kein invasives Wachstum beobachtet worden.

Therapie Konservatives Vorgehen ist indiziert. In Frage kommen lokale Zytostatika und Kryotherapie.

Prognose Chronisch rezidivierend, gutartig.

10 Maligne Lymphome und ähnliche Erkrankungen

> ▶ **Definition.** Lymphome sind Neoplasien des Immunsystems. Im engeren Sinne bezeichnen sie Entartungen von Lymphozyten; wegen des gleichen klinischen Erscheinungsbildes werden oft auch noch Neoplasien der monozytär-histiozytären und der myeloischen Zellreihe hinzugezählt. Der primäre Manifestationsort kann neben den lymphatischen Geweben auch die Haut sein.

Lymphome sind nicht häufig, zusammen mit den Leukämien und dem Morbus Hodgkin beträgt die Inzidenz etwa 15 pro 100 000 Einwohner und Jahr. Die Klassifikation der Lymphome ist ohne Anwendung immunhistochemischer Verfahren (monoklonale Antikörper) nicht mehr möglich. In den letzten Jahren gewannen auch molekulargenetische Techniken eine zunehmende Bedeutung für die Diagnostik und die Klassifikation der Lymphome. Die alte Einteilung in **Retikulosarkom,** Lymphadenosen, Retikulo- und Lymphosarkomatosen wurde abgelöst durch neuere Klassifikationssysteme, in denen der Malignitätsgrad der Lymphome als wesentliches Einteilungskriterium verwendet wird. In ▦ **50** sind die häufiger auftretenden kutanen Lymphome sowie deren Dignität dargestellt.

Zur Einteilung der Lymphome mit Hautmanifestationen siehe ▦ **50.**

▦ 50: Kutane Lymphome

Niedrige Malignität	Hohe Malignität
T-Zell Lymphome	
▷ Mycosis fungoides	
▷ Sézary-Syndrom	▷ pleomorphes T-Zell-Lymphom (großzellig)
▷ pleomorphes T-Zell-Lymphom (kleinzellig)	▷ CD30-negatives großzelliges Lymphom
▷ CD30-positives-T-Zell-Lymphom	▷ ATLL (adult T-cell-lymphoma/leucemia)
▷ chronisch lymphatische Leukämie (T-CLL)	▷ akute lymphatische Leukämie (T-ALL)
▷ Pagetoide Retikulose	
B-Zell-Lymphome	
▷ Immunozytom	▷ großzelliges B-Zell-Lymphom
▷ Keimzentrumslymphom (Kopf und Stamm)	▷ (Keimzentrumslymphom der unteren Extremität)
▷ Plasmozytom	▷ akute lymphatische Leukämie (B-ALL)
▷ chronisch lymphatische Leukämie (B-CLL)	

10.1 Niedrigmaligne primäre Lymphome der Haut

10.1.1 Mycosis fungoides

Synonym: Granuloma fungoides

> ▶ **Definition.** Die Mycosis fungoides ist ein chronisch verlaufendes, kutanes T-Zell-Lymphom, das in fortgeschrittenen Stadien Lymphknoten und innere Organe befällt und zum Tode führt.

Epidemiologie. Mehr als ein Drittel aller kutanen Lymphome sind eine Mycosis fungoides. Die Erkrankung tritt bevorzugt bei Männern im mittleren und höheren Alter auf.

10.1 Niedrigmaligne primäre Lymphome der Haut

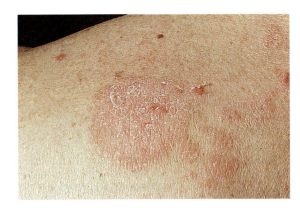

◯ 173: **Prämykosid** – scharf begrenzter ekzematoider Herd, **6 Monate vor Diagnosestellung einer Mycosis fungoides (Stadium I).**

Klinik. Die klassische Mycosis fungoides durchläuft an der Haut drei typische Stadien, bevor ein Lymphknotenbefall und die Generalisation mit Befall der inneren Organe eintritt. Sie beginnt mit einem **ekzematösen (prämykosiden) Stadium** (◯ 173). Man findet entzündlich gerötete, pityriasiform oder psoriasiform schuppende, scharf begrenzte Herde, die Juckreiz verursachen. In dieser Phase entspricht der klinische Befund einem nummulären oder lichenoiden Ekzem, einer Psoriasis oder einer großflächigen Parapsoriasis en plaque *(Kap. 13.1.2).* Als Maximalform kann in diesem Stadium eine Erythrodermie auftreten. Auffällig ist die Chronizität und die relative Therapieresistenz der Erkrankung. Im ekzematösen (prämykosiden) Stadium ist die Diagnosestellung sehr schwierig, da weder klinisch noch histologisch sichere Zeichen der Mycosis fungoides vorliegen.

Bei Fortschreiten geht die Mycosis fungoides in das **Infiltrat(Plaque)stadium** (◯ 174) über. In ekzematösen Herden oder de novo entstehen infiltrierte Bezirke oder Plaques, die eine bräunlich-rote Eigenfarbe aufweisen. Typischerweise finden sich Inseln gesunder Haut (**nappes claires**) in den Mycosis-fungoides-Bezirken. Der Juckreiz ist in diesem Stadium stark ausgeprägt. Im peripheren Blut sind mit molekulargenetischen Methoden nicht selten Lymphomzellen (klonale T-Zellen) nachzuweisen.

Bei weiterem Fortschreiten geht die Erkrankung in das **Tumorstadium** (◯ 175) über. Innerhalb der Infiltrate bilden sich halbkugelige, teilweise exulzerierte Tumoren mit schwammartiger (fungoider) Konsistenz. Klinisch und auch histologisch besteht der Eindruck einer weiteren Entdifferenzierung der Lymphomzellen.

Sowohl im Infiltrat- als auch im Tumorstadium können die Lymphknoten betroffen sein. Diese sind zunächst unspezifisch geschwollen (**dermopathische Lymphadenopathie**), später auch von Lymphomzellen befallen.

Im späten Stadien kommt es zur **Organbeteiligung,** vor allem der Leber und Milz, aber auch der Lunge und des ZNS. Das Allgemeinbefinden ist deutlich beeinträchtigt, in der Regel besteht Fieber.

Klinik Die Krankheit durchläuft typische Stadien:

Ekzemstadium: ekzematöse, stark juckende, relativ therapierefraktäre Herde (◯ 173).

Infiltratstadium: Stark juckende, plattenartige Infiltrate. Typischerweise Inseln gesunder Haut innerhalb der Lymphomherde (◯ 174).

Tumorstadium: Nachweis von schwammartigen, halbkugeligen (fungoiden) Tumoren bei extremem Juckreiz (◯ 175).

Generalisiertes Lymphomstadium: Zunächst unspezifische Lymphknotenschwellung (dermopathische Lymphadenopathie), dann Mycosis fungoides der Lymphknoten. Später Befall der inneren Organe (Leber, Milz).

◯ 174: **Infiltratstadium einer Mycosis fungoides (Stadium II)**

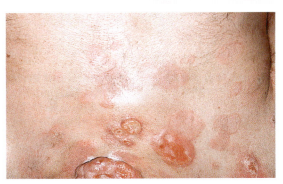

◯ 175: **Fungoide Herde im Tumorstadium einer Mycosis fungoides (Stadium III)**

Histologie Bandförmiges Infiltrat im oberen Korium, Nachweis von Mykosis-(Lutzner-)Zellen. Ausbildung von **Pautrier-Mikroabszessen** in der Epidermis durch monoklonale Infiltratzellen (Epidermotropismus).

Histologie. Das histologische Bild des prämykosiden Stadiums ist uncharakteristisch. Es finden sich entzündliche Infiltrate, wie sie bei ekzematösen Reaktionen gefunden werden. Intraepidermale Ansammlungen von atypischen Lymphozyten können aber eine histologische Diagnose auch in frühen Läsionen erlauben. Die Diagnose Mycosis fungoides ist im Infiltrat- und Tumorstadium sicher zu stellen. Im Plaquestadium findet sich im oberen Korium ein bandförmiges, vorwiegend lymphozytäres Infiltrat.
Häufig findet man atypische Helfer-T-Lymphozyten (CD 4$^+$-Phänotyp), selten auch zytotoxische T-Lymphozyten (CD 8$^+$), die einen hyperchromatischen, hirschgeweihartig gelappten (zerebriformen) Kern aufweisen. Diese Lymphomzellen werden auch **Mykosis-** oder **Lutznerzellen** genannt. Charakteristisch ist ein **Epidermotropismus** mit Exozytose der Infiltratzellen in die Epidermis. Dort bilden sie pathognomonische **Pautrier-Mikroabszesse.** Im Tumorstadium ist das Bild monomorpher. Die Anzahl der atypischen Zellen steigt deutlich an, lymphozytäre Blasten können hinzukommen. Durch molekulargenetische Untersuchungen kann häufig ab dem Plaquestadium, seltener auch schon im ekzematösen Stadium gezeigt werden, daß die Infiltratzellen klonalen Ursprungs sind (**T-Zell-Rezeptor-Rearrangement**).

Ätiologie Nicht bekannt.

Ätiologie. Die Ursache der Mycosis fungoides konnte bislang nicht geklärt werden. Es ist umstritten, ob die Mycosis fungoides durch maligne Transformation einzelner Zellen aus chronischen Entzündungsherden der Haut entsteht, oder ob primär Tumorzellen vorliegen, die zunächst eine Begleitentzündung verursachen. Bei einzelnen Patienten finden sich Hinweise für eine genetische Prädisposition. Umweltfaktoren wie eine erhöhte Exposition durch Radioaktivität oder Karzinogene wurden als Auslöser angeschuldigt, ein Beweis für deren pathogenetische Rolle steht aber noch aus. In seltenen Fällen konnten in Mycosis-fungoides-Herden retrovirale DNA-Sequenzen von HTLV-1 nachgewiesen werden. Diesem Virus scheint in Mitteleuropa aber nur in Ausnahmefällen eine pathogenetische Bedeutung zuzukommen.

Differentialdiagnose Prämykosid: Ekzem, Psoriasis. Infiltrat- und Tumorstadium: Pseudolymphome, nodöse Arzneimittelreaktionen.

Diagnose und Differentialdiagnose. Die Diagnosestellung im prämykosiden Stadium ist sehr schwierig. Die relative Therapieresistenz weist, auch nach multiplen, negativen Hautbiopsien, auf die Diagnose hin. Differentialdiagnostisch kommen in diesem Stadium ein Ekzem, eine Psoriasis und besonders eine Parapsoriasis en plaque in Frage. Das Infiltrat- und das Tumorstadium bieten ein klassisches Bild, nodöse Arzneimittelreaktionen, Pseudolymphome und andere maligne Lymphome können in diesen Fällen histologisch sicher ausgeschlossen werden.

Therapie Lokaltherapie: Kortikoide, Photochemotherapie (PUVA). Systemische Therapie: effektiv sind auch Interferon-α, Retinoide und Methotrexat. In späten Stadien kann eine Polychemotherapie durchgeführt werden.

Therapie. Beschränkt sich die Erkrankung auf die Haut, so sollten lokale Kortikoide in Kombination mit PUVA-Bestrahlungen eingesetzt werden. Bei Ineffektivität können zusätzlich Interferon-α (3 × 3–9 MU/Woche) oder Acitretin (Neo-Tigason®) gegeben werden. Eine Monotherapie mit Methotrexat (10–20 mg/Woche) ist in vielen Fällen wirksam. Eine topische Lokaltherapie mit Nitrosoharnstoffen (Hydroxyurea oder Carmustin [BCNU]) wird vor allem in Frankreich und den USA durchgeführt. Solitäre Tumorknoten sprechen gut auf eine Strahlentherapie an (Dermopan-Bestrahlung oder schnelle Elektronenbestrahlung). In späten Stadien sollte eine Kombinationsbehandlung mit Kortikoiden und Chlorambucil (Knospe- oder Winkelmann-Schema) oder eine Polychemotherapie durchgeführt werden. In einigen Zentren wird auch die extrakorporale Photopherese erfolgreich eingesetzt.

Prognose und Verlauf Der Verlauf der Mycosis fungoides ist unberechenbar.

Prognose und Verlauf. Der Verlauf der Mycosis fungoides ist unberechenbar. Oft verbleibt die Erkrankung im prämykosiden Stadium über Jahre oder Jahrzehnte. Nach Eintritt in das Tumorstadium führt die Krankheit in der Regel innerhalb einiger Jahre zum Tode. Rückbildungen und auch Heilungen, insbesondere bei früher und adäquater Therapie, sind möglich.
Früher wurden foudroyant verlaufende kutane Lymphome als **Mycosis fungoides d'emblée** bezeichnet, heute können diese Fälle aufgrund immunhistologischer Befunde primär als hochmaligne Lymphome klassifiziert werden.

Klinischer Fall

Bei einem 73jährigen Patienten bestanden seit etwa 10 Jahren juckende Hautveränderungen, die vom Hausarzt unter der Diagnose Ekzem und später Psoriasis mit Lokalsteroiden behandelt wurden. Diese Therapie führte immer wieder zu Remissionen. Der Patient wurde zur Abklärung vorgestellt (176).
Am gesamten Integument fanden sich scharf begrenzte, bis handflächengroße, teilweise gyrierte Herde. Die Oberfläche wies eine feine Schuppung auf; deutlich war bei vielen Herden ein dermales Infiltrat zu palpieren, einige Elemente waren tumorös umgewandelt und exulzeriert. Der Patient klagte über einen ausgeprägten Juckreiz. Die klinische Diagnose Mycosis fungoides konnte histologisch bestätigt werden. Unter systemischer PUVA-Behandlung sowie Röntgenbestrahlung der Tumoren (7 × Gy, Dermopan Stufe IV) kam es nach Wochen zur fast vollständigen Rückbildung der Hauterscheinungen, die mit intermittierenden Behandlungszyklen über fünf Jahre erhalten werden konnte.

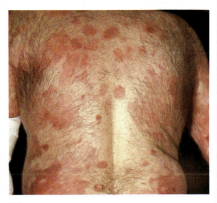

176: **Mycosis fungoides im Stadium III mit Infiltraten und Tumoren** nebeneinander bei einem 73jährigen Patienten.

10.1.2 Sézary-Syndrom

Synonym: T-Zell-Erythrodermie

▶ *Definition.* Erythrodermatisch verlaufendes kutanes T-Zell-Lymphom mit zirkulierenden atypischen T-Zellen (Sézary-Zellen).

Epidemiologie. Die Erkrankung ist weitaus seltener als die Mycosis fungoides, der Erkrankungsbeginn liegt selten vor dem 50. Lebensjahr.

Klinik. Das Sézary-Syndrom beginnt mit uncharakteristischen, ekzematösen Veränderungen, die sich in eine Erythrodermie mit ausgeprägter Hautinfiltration weiterentwickeln. Die befallene Haut neigt zu Hyperpigmentierung **(Melanoerythrodermie)**. Die Erkrankung führt zu einem ausgeprägten Juckreiz. An Handflächen und Fußsohlen findet man als paraneoplastisches Zeichen ausgeprägte Hyperkeratosen sowie Nagelveränderungen. Die oberflächlichen Lymphknoten sind dermopathisch (unspezifisch) oder tumorös geschwollen. Im peripheren Blut sind atypische T- Zellen (Sézary- oder Lutzner-Zellen) nachweisbar, die Krankheit wird deshalb als leukämische Verlaufsform der Mycosis fungoides angesehen. Das Sézary-Syndrom führt nach einigen Jahren zum Tode, die Prognose ist schlechter als die der Mycosis fungoides.

Histologie. Das histologische Bild entspricht der Mycosis fungoides.

Ätiologie. Ungeklärt. In Einzelfällen sind retrovirale DNA- Sequenzen in den Tumorzellen gefunden worden.

Diagnose und Differentialdiagnose. Eine Erythrodermie stellt die Maximalform von unterschiedlichen Dermatosen dar. Differentialdiagnostisch kommen neben einem Sézary-Syndrom Arzneimittelreaktionen, Ekzeme, Psoriasis, Pityriasis rubra pilaris, Lichen ruber und die Alterserythrodermie in Betracht. Der Nachweis von mehr als 5% Sézary-Zellen im Differentialblutbild von Erythrodermiepatienten ist diagnostisch entscheidend. Es ist nicht geklärt, ob die Alterserythrodermie ohne Nachweis von atypischen T-Lymphozyten in der Haut oder im peripheren Blut eine Vorstufe des Sézary-Syndroms darstellt.

10.1.2 Sézary-Syndrom

◀ Definition

Epidemiologie Nicht häufig, betrifft vor allem Männer im höheren Alter.

Klinik Stark juckende Erythrodermie mit Nachweis von Sézary-Zellen im peripheren Blut. Letaler Verlauf innerhalb weniger Jahre.

Histologie Entspricht der Mycosis fungoides.
Ätiologie Nicht bekannt.

Differentialdiagnose Erythrodermie anderer Genese (z.B. Ekzeme, Psoriasis, Lichen ruber).

Therapie PUVA, Kortikoide lokal und systemisch, Polychemotherapie, extrakorporale Photopherese.

Therapie. Wie bei Mycosis fungoides. Die extrakorporale Photopherese hat sich als therapeutisch sehr effektiv erwiesen.

10.1.3 Pleomorphes kleinzelliges T-Zell-Lymphom der Haut

Definition ▶

▶ **Definition.** Das pleomorphe kleinzellige T-Zell-Lymphom ist ein niedrigmalignes Lymphom, das sich klinisch und histologisch von der Mycosis fungoides durch eine fehlende epidermale Beteiligung unterscheidet.

Epidemiologie Kann in allen Lebensaltern auftreten. Wahrscheinlich nicht so selten.

Epidemiologie. Dieses Lymphom kann in allen Lebensaltern auftreten. In letzter Zeit wird es häufiger diagnostiziert.

Klinik Plaques oder Knötchen, ohne epidermale Mitbeteiligung.

Klinik. Es finden sich Plaques oder disseminierte Papeln und Knoten. Im Gegensatz zur Mycosis fungoides ist eine epidermale Beteiligung und damit ein ekzematöser Aspekt selten.

Histologie Dermales Infiltrat aus kleinzelligen, pleomorphen T-Helferzellen.

Histologie. Es findet sich ein dermales Infiltrat pleomorpher Lymphozyten, meist vom T-Helferzellphänotyp. Im Gegensatz zur Mycosis fungoides ist ein Epidermotropismus der Tumorzellen nicht nachweisbar.

Differentialdiagnose Pseudolymphome.

Diagnose und Differentialdiagnose. Die Diagnose wird in der Regel histologisch gestellt. Eine eindeutige Abgrenzung von Pseudolymphomen ist, auch bei Anwendung molekulargenetischer Methoden, oftmals nicht möglich. Ein primär extrakutanes Lymphom sollte durch Staginguntersuchungen ausgeschlossen werden.

Therapie Wie Mycosis fungoides.

Therapie. Pleomorphe T-Zell-Lymphome können wie andere niedrigmaligne T-Zell-Lymphome behandelt werden.

10.1.4 Großzelliges CD30-positives kutanes T-Zell-Lymphom

Definition ▶

▶ **Definition.** Das CD30-positive T-Zell-Lymphom ist gekennzeichnet durch das rasche Auftreten von meist solitären Tumoren, die das **Aktivierungsantigen CD30** exprimieren. Der Verlauf dieser Tumoren ist relativ gutartig, spontane Rückbildungen werden beobachtet.

Epidemiologie Seltenes Lymphom im höheren Lebensalter.

Epidemiologie. Dieses seltene Lymphom kann in allen Lebensaltern auftreten, wird jedoch meist bei älteren Menschen beobachtet.

Klinik Meist solitäre Knoten, die exulzerieren, aber auch spontan abheilen können.

Klinik. Relativ rasch entstehen solitäre Knoten oder größere Tumoren ohne bevorzugte Lokalisation. Sehr häufig exulzerieren die Tumorknoten. Eine spontane Regression ist nicht ungewöhnlich. Ein großflächiger Hautbefall ist ebenso wie eine Generalisation nicht typisch.

Histologie Großzellige, pleomorphe Lymphoblasten (CD30-positiv).

Histologie. Es finden sich Infiltrate aus großzelligen, pleomorphen oder anaplastischen Lymphoblasten, die eine starke Expression des Aktivierungsantigens CD30 aufweisen. Ein Epidermotropismus fehlt in der Regel.

Ätiologie Unbekannt.

Ätiologie. Unbekannt.

Differentialdiagnose Andere CD30-positive Lymphome.

Differentialdiagnose. Andere CD30-positive Lymphome, sowie die lymphomatoide Papulose sollten ausgeschlossen werden.

Therapie Exzision oder Bestrahlung der Knoten.

Therapie. Solitäre Knoten können exzidiert oder bestrahlt werden. Eine aggressive Chemotherapie ist nicht indiziert.

10.1.5 Immunozytom

▶ **Definition.** Das **Immunozytom** ist ein niedrigmalignes **B-Zell-Lymphom,** hervorgerufen durch diffus proliferierende lymphoplasmozytoide Zellen und Plasmazellen. Diese produzieren zwar Immunglobuline, sezernieren sie im Gegensatz zu **Plasmozytomen** nur selten ins Blut.

Epidemiologie. Das Immunozytom ist ein seltenes Lymphom, das vor allem im mittleren Erwachsenenalter auftritt.

Klinik. Es finden sich rasch entstandene solitäre oder multiple braunrote Plaques oder Knoten, die keine Beschwerden verursachen. Manchmal werden gleichzeitig Lymphknoten oder Milz befallen. Die gebildeten Immunglobuline (meist Leichtketten) werden in der Regel intrazellulär gespeichert und sind nur selten im Serum nachweisbar. Die Prognose ist günstig, jedoch ist eine weitere Entartung zu einem hochmalignen Lymphom möglich.

Histologie. Im mittleren und tiefen Korium finden sich massive Infiltrate aus kleinen Lymphozyten, lymphoplasmozytoiden Zellen und Plasmazellen, die B-Zell-Oberflächenmarker exprimieren. Im Zytoplasma dieser Zellen sind Immunglobuline nachweisbar. In der molekulargenetischen Diagnostik läßt sich ein klonales **Immunglobulin-Gen-Rearrangement** nachweisen.

Ätiologie. Unbekannt.

Differentialdiagnose. Differentialdiagnostisch kommen andere kutane Lymphome, vor allem die Mycosis fungoides und Pseudolymphome in Betracht.

Therapie. Kleinere Herde können exzidiert werden, ansonsten ist eine Röntgenbestrahlung wirksam.

10.1.6 Kutanes Keimzentrumslymphom

▶ **Definition.** Keimzentrumslymphome sind relativ gutartig verlaufende **B-Zell-Lymphome,** bei denen die Abgrenzung zu Pseudolymphomen oftmals schwierig ist.

Epidemiologie. Primäre kutane B-Zell-Lymphome sind selten, wobei die Keimzentrumslymphome noch am häufigsten vorkommen.

Klinik. Das klinische Bild ist gekennzeichnet durch solitäre oder auch gruppiert stehende Papeln oder Knoten. Die Diagnose wird histologisch gestellt.

Histologie. In den Infiltraten, die die Epidermis nicht betreffen, finden sich Keimzentrumszellen (Zentrozyten und Zentroblasten), die B-Zellmarker exprimieren. Molekulargenetisch läßt sich ein klonales Rearrangement des Immunglobulingens nachweisen.

Differentialdiagnostisch sollten vor allem Pseudolymphome (Borrelieninfektion) ausgeschlossen werden. Die Prognose dieses Lymphoms ist sehr günstig, wenn die Herde an Kopf und Stamm auftreten. Eine deutlich schlechtere Prognose weist das **Keimzentrumslymphom der unteren Extremitäten** auf.

10.1.5 Immunozytom

◀ **Definition**

Epidemiologie Seltenes Lymphom des mittleren Lebensalters.

Klinik Solitäre oder multiple Plaques oder Knoten. Eine Paraproteinämie ist ungewöhnlich.

Histologie Dermales Infiltrat von lymphoplasmoiden B-Zellen, in denen Immunglobuline nachweisbar sind.

Ätiologie Unbekannt.

Differentialdiagnose Andere kutane Lymphome und Pseudolymphome.

Therapie Exzision oder Röntgenbestrahlung.

10.1.6 Kutanes Keimzentrumslymphom

◀ **Definition**

Epidemiologie

Klinik Meist solitäre Knoten.

Histologie Dermal lokalisierte klonale B-lymphozytäre Zellen.

Differentialdiagnose Pseudolymphome.

10.2 Hochmaligne Lymphome der Haut

> **Definition.** Die **hochmalignen Non-Hodgkin-Lymphome (NHL)** sind durch das Auftreten von Frühformen lymphatischer Zellen in Infiltraten gekennzeichnet. Die genaue Klassifizierung erfolgt aufgrund histologischer, histochemischer, immunhistologischer und molekulargenetischer Befunde.

Früher wurden diese Lymphome als Retikulosarkom bezeichnet. Bessere Klassifikationsmöglichkeiten erlauben heute eine Unterteilung in das **großzellig pleomorphe T-Zell-Lymphom**, das **CD 30-negative großzellige Lymphom** und die **ATLL (adult T-cell lymphoma/leucemia)**. Das **Keimzentrumslymphom der unteren Extremitäten** (B-Zell-Lymphom) und die kutan beginnende **myelozytäre Leukämie** haben ebenfalls einen rasch progredienten Verlauf. Die Erstmanifestation der hochmalignen NHL kann primär an der Haut sein, jedoch ist auch eine metastatische Hautbeteiligung nach Befall innerer Organe häufig.

Epidemiologie. Etwa 20 % aller kutanen Lymphome sind hochmaligne. Diese treten vor allem im mittleren und höheren Lebensalter auf. Foudroyant verlaufende NHL werden zunehmend bei immunsupprimierten Patienten und besonders im Spätstadium der HIV-Infektion gefunden. Die ATLL stellt in Mitteleuropa eine Rarität dar. Dieses Lymphom tritt endemisch in der Karibik, im Südosten der USA und in Japan auf.

Klinik. Es entwickeln sich relativ rasch plattenartige Infiltrate oder tumoröse Knoten (☉ 177). Ein solitäres wie auch ein disseminiertes Auftreten dieser roten bis braunen Herde ist möglich. Lymphknoten und Milz sind meist mitbeteiligt, im peripheren Blut lassen sich zirkulierende Tumorzellen nachweisen. Der Befall innerer Organe wie Leber und Lunge und bei HIV-Patienten des ZNS ist häufig. Der Verlauf ist foudroyant, die meisten Patienten sterben schon im Jahr nach der Diagnosestellung.

Histologie. Dichtes, mitosereiches Infiltrat von atypischen Frühformen lymphatischer Zellen (Blasten). Die Entartung ist oft derartig ausgeprägt, daß auch durch Oberflächenmarkerbestimmung der Nachweis der Ursprungszelle nicht mehr möglich ist.

Ätiologie. Die Ätiologie der NHL ist nicht bekannt. Die Entstehung der ATLL wird auf eine Infektion durch das **Retrovirus HTLV-1** zurückgeführt, welches eine maligne Transformation der T-Helfer-Lymphozyten bewirkt.

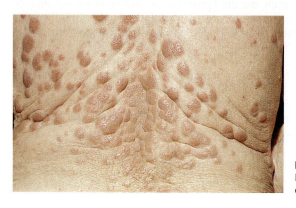

☉ **177: Hochmalignes Non-Hodgkin-Lymphom.** Retikulosarkomatose nach der alten Nomenklatur.

Diagnostik und Differentialdiagnose. Die Diagnosestellung und die genaue Klassifizierung erfolgt histologisch. Hautmetastasen können so ausgeschlossen werden. Die Diagnose eines ATLL wird aufgrund des klinischen und histologischen Befundes sowie dem Nachweis von HTLV-1 DNA-Sequenzen und Antikörpern gegen dieses Virus gestellt.

Differentialdiagnose Hautmetastasen.

Therapie. Röntgenbestrahlung und Polychemotherapie werden versucht.

Therapie Strahlentherapie und Polychemotherapie.

10.3 Leukosen der Haut

Leukosen oder Leukämien sind durch eine systemische, diffuse und autonome Proliferation weißer Blutzellen gekennzeichnet. Meist kommt es zur Ausschwemmung dieser malignen Zellen ins Blut. Die Ursprungszellen der lymphatischen Leukämie mit der akuten und chronischen Form und den Lymphadenosen stammen aus der lymphozytären Zelllinie, bei den myeloischen Leukämien oder den Myelosen ist das myeloisch-hämatopoetische Zellsystem betroffen. Im Rahmen dieses Buchabschnittes sollen nur die spezifischen Hauterscheinungen sowie unspezifische Veränderungen dieser Erkrankungen, die Leukämide, behandelt werden.

10.3 Leukosen der Haut

Leukosen oder Leukämien sind durch eine systemische diffuse und autonome Proliferation weißer Blutkörperchen gekennzeichnet. Im folgenden sollen spezifische Hauterscheinungen und unspezifische Veränderungen, die Leukämie, behandelt werden.

10.3.1 Lymphadenosis cutis circumscripta

▶ **Definition.** Die Lymphadenosis cutis circumscripta bezeichnet spezifische leukämische Infiltrate an Haut oder Schleimhäuten, die bei der **chronisch lymphatischen Leukämie** (B-CLL, T-CLL) und selten auch bei der **akuten lymphatischen Leukämie** (ALL) auftreten.

10.3.1 Lymphadenosis cutis circumscripta

◀ **Definition**

Epidemiologie. Bei etwa 30% der CLL werden spezifische Hautveränderungen beobachtet.

Epidemiologie Spezifische Hauterscheinungen treten bei 30% der CLL auf.

Klinik. Meist im Gesicht treten symmetrisch knotige Infiltrate auf, deren Farbe von hautfarben bis braunrot reicht. Unter Diaphanoskopie sieht man meist ein lupoides Infiltrat. Die Hautveränderungen verursachen keine Beschwerden. Juckreiz ist selten. Eine Vergröberung der Gesichtszüge bei einer diffusen leukämischen Infiltration wird als **Facies leontina** bezeichnet. Der Befall der Schleimhäute ist häufig. Im Mund sind meist die Tonsillen sowie das Zahnfleisch (Makrulie) und der Gaumen betroffen. Die lymphatisch-leukämische Erythrodermie mit generalisierter spezifischer Infiltration der Haut ist die seltene Maximalform der Lymphadenosis cutis circumscripta.

Klinik Es entstehen asymptomatische, symmetrische knotige Infiltrate, vor allem im Gesicht. Der Befall von Tonsillen, Zahnfleisch und Gaumen ist häufig. Als Maximalform wird eine lymphatisch-leukämische Erythrodermie beobachtet.

Histologie. Es findet sich eine Infiltration des Koriums durch ein monomorphes Infiltrat atypischer Lymphozyten. Keimzentren oder follikuläre Strukturen entstehen nicht. Im Gegensatz zu B-Zell-Leukämien kann bei T-Zell-Leukämien eine epidermale Beteiligung auftreten.

Histologie Man findet ein monomorphes lymphozytäres Infiltrat im Korium.

Differentialdiagnose. Als klinische Differentialdiagnose kommen andere kutane Lymphome und Pseudolymphome in Betracht; ferner Granulomatosen wie die Sarkoidose und das eosinophile Granulom des Gesichtes.

Differentialdiagnose Andere kutane Lymphome, Pseudolymphome und Granulomatosen.

Therapie. Die Behandlung erfolgt im Rahmen der Grundkrankheit mit einer Polychemotherapie. Die spezifischen Hautveränderungen sprechen sehr gut auf eine Strahlentherapie an.

Therapie Polychemotherapie und Strahlentherapie.

10.3.2 Hautveränderungen bei akuten Leukosen

Bei den akuten Leukosen findet man regelmäßig Haut- und Schleimhautveränderungen. Häufig sind spezifische Infiltrate der Tonsillen und des Zahnfleisches. Es besteht eine Neigung zur Nekrotisierung. Seltener treten diese

10.3.2 Hautveränderungen bei akuten Leukosen

Nekrotisierende spezifische Infiltrate der Tonsillen, des Zahnfleisches und der Anogenitalregion.

Veränderungen auch in der Anogenitalgegend und am übrigen Integument auf. Die Therapie besteht in einer Polychemotherapie, die Hautveränderungen sprechen auf eine Strahlentherapie an. Bakteriell superinfizierte Infiltrate sollten antibiotisch behandelt werden.

10.3.3 Hautveränderungen bei der Monozytenleukämie

Synonym: Myelosis circumscripta monocytotica

Epidemiologie. Monozytenleukämien sind selten, die Erkrankung tritt vor allem im höheren Alter auf.

Klinik. Die spezifischen Hautveränderungen der Monozytenleukämie gehen öfter den leukämischen Blutbildveränderungen voraus. Es findet sich ein polymorphes makulopapulöses, teilweise schuppiges, lividrotes bis bräunliches Exanthem oder ein nodöser Hautbefall (178). Hierbei entstehen eruptiv multiple blaurote Knoten ohne bevorzugten Sitz. Diese Hautveränderungen wurden früher als **Retikulosarkomatose Gottron** bezeichnet. Der Befall der Mundschleimhaut mit **Gingivahyperplasie** ist möglich. Die Erkrankung hat einen foudroyanten Verlauf und führt in wenigen Monaten zum Tode.

Histologie. Es findet sich ein monomorphes, diffuses, auch perivaskuläres und periadnexielles Infiltrat aus atypischen Zellen.

Differentialdiagnose. Differentialdiagnostisch kommen andere hochmaligne NHL in Betracht.

Therapie. Die Grunderkrankung sollte mit einer Polychemotherapie behandelt werden, die Hautveränderungen sprechen auf eine Strahlentherapie an. Der Effekt dieser Maßnahmen ist jedoch nur temporär.

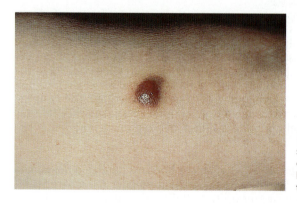

178: Hämorrhagischer Tumorknoten bei einer 82jährigen Patientin mit Monozytenleukämie.

10.3.4 Leukämide

Unspezifische Hauterscheinungen sind bei etwa 50% der Leukosepatienten zu beobachten. Der Pruritus sine materia kann bei allen Leukämieformen auftreten, ebenso die Prurigo leucaemica. Generalisierte, unspezifische Erythrodermien finden sich häufig bei den chronisch lymphatischen Leukämien, die Unterscheidung von spezifischen Erythrodermieformen ist nur histologisch möglich. Die Erythrodermie kann dem Leukosenachweis längere Zeit vorausgehen.
Die lymphombedingte Immunsuppression kann zu einem generalisierten Zoster oder anderen Infektionen führen, ebenso beobachtet man manchmal einen **malignen Herpes simplex,** der im Mund unter dem Bild eines **Aphthoid Pospischill-Feyrter** auftritt. Die akuten Leukosen führen zu einer massiven Infiltration des Knochenmarkes, die daraus folgende Panzytopenie äußert sich am auffälligsten in Hämatomen und purpuriformen Blutungen

(Zahnfleischblutungen). Die bei **Plasmozytomen** und Leukämien zu beobachtende **Kryoglobulinämie** kann eine **Livedo reticularis**, eine **Kälteurtikaria** und **Raynaud-Phänomene** auslösen. Als Auslöser eines **Pyoderma gangraenosum** kommen sowohl Plasmozytome wie Leukosen in Frage. Ein atypisches **Sweet-Syndrom** (akute febrile neutrophile Dermatose) wird gehäuft bei der akuten myeloischen Leukämie, aber auch bei anderen Leukämieformen beobachtet.

Therapie. Die Behandlung der Grundkrankheit steht im Vordergrund. Die unspezifischen Hautveränderungen werden entsprechend der ausgelösten Dermatose therapiert. Falls eine Leukose als Grundkrankheit nicht bekannt ist, sollte diese bei den genannten Leukämiden ausgeschlossen werden.

10.4 Pseudolymphome

▶ **Definition.** Kutane **Pseudolymphome** sind gutartige, rückbildungsfähige, lymphoproliferative Prozesse, die klinisch und oft auch histologisch einem malignen Lymphom gleichen. Als Ursache dieser Veränderungen kommen Insektenstiche, Arzneimittelallergien oder abnorme Reaktionen auf Licht oder Fremdkörper in Frage.

10.4.1 Lymphozytom

Synonym: Lymphadenosis cutis benigna

▶ **Definition.** Das Lymphozytom ist ein singulärer, rückbildungsfähiger, reaktiv hyperplastischer, lymphoretikulärer Herd, der nach **Zeckenstichen** entstehen kann.

Epidemiologie. Das Lymphozytom tritt bei Kindern und Jugendlichen auf, bei Erwachsenen wird es häufiger bei Frauen beobachtet.

Klinik. In der Regel am Ohrläppchen (◉ **179**), der Mamillengegend, der Axille oder am Skrotum findet man ein recht scharf begrenztes, relativ weiches, blaurotes, tumoröses Infiltrat; gelegentlich geht von diesem Herd Juckreiz aus, Allgemeinsymptome fehlen. Die regionären Lymphknoten sind zuweilen geschwollen, im Blutbild kann eine Lymphozytose bestehen. Ein örtlicher Zusammenhang mit vorausgegangenen Zeckenstichen kann aber nur in den seltensten Fällen nachgewiesen werden.

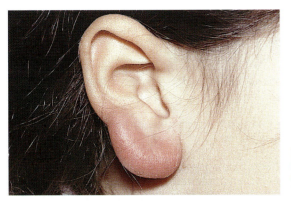

◉ **179: Typisches Lymphozytom am Ohrläppchen** bei einem 14jährigen Mädchen.

Histologie. Charakteristisch sind noduläre, teilweise auch diffuse lymphoide Infiltrate im oberen und mittleren Korium mit Abnahme der Infiltratdichte zur Subkutis hin und oft Ausbildung von Keimzentren (**B-Zell-Pseudolymphom**).

Ätiologie. Eine Infektion durch **Borrelia burgdorferi** ist in den meisten Fällen Auslöser des Lymphozytoms.

Diagnose und Differentialdiagnose. Die klinische Verdachtsdiagnose sollte histologisch bestätigt werden, um ein echtes Lymphom, eine Sarkoidose, ein eosinophiles Granulom und an der Brust einen Morbus Paget auszuschließen. Die Abgrenzung von B-Zell-Pseudolymphomen anderer Genese ist durch Bestimmung der Antikörpertiter gegen Borrelien sowie dem molekulargenetischen Nachweis von Borrelien-DNA durch eine PCR-Untersuchung möglich.

Therapie. Therapeutisch gibt man Amoxicillin (3 g/die) oder Doxycyclin (200 mg/die) für mindestens 14 Tage.

10.4.2 Lymphocytic infiltration of the skin (Jessner-Kanof)

▶ **Definition.** Rückbildungsfähige, figurierte lymphozytäre Infiltrate besonders in lichtexponierten Arealen.

Epidemiologie. Nicht seltene Erkrankung im mittleren Erwachsenenalter, die vor allem bei Männern auftritt.

Klinik. Insbesondere in den lichtexponierten Arealen des Gesichtes, des Nackens und des oberen Thorax finden sich scharf begrenzte rote bis rotbraune Infiltrate, die oft aus einer Papel entstehen und unter zentraler Abheilung sich peripher ausbreiten (◨ 180). Zuweilen ist die Oberfläche schuppig belegt. Juckreiz ist die Ausnahme. Nach Monaten erfolgt eine spontane Abheilung ohne Narbenbildung; ein schubartiges Auftreten in weiteren Arealen ist jedoch nicht selten. Hyperästhesien oder follikuläre Keratosen wie beim diskoiden Lupus erythematodes lassen sich nicht nachweisen.

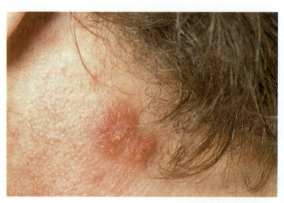

◨ **180: Anuläres lymphozytäres Infiltrat (lymphocytic infiltration of the skin)** bei einem 40jährigen Mann.

Histologie. Es finden sich mäßig dichte oberflächliche und tiefe perivaskuläre Infiltrate, die überwiegend aus T-Lymphozyten bestehen (**T-Zell-Pseudolymphom**).

Ätiologie. Die Ursache der Erkrankung ist unbekannt. Sie ist auch noch nicht generell als eigene Entität anerkannt.

Differentialdiagnose. Differentialdiagnostisch sollte primär eine Mykose sowie ein diskoider Lupus erythematodes ausgeschlossen werden. Klinisch ähnliche Bilder können auch durch eine polymorphe Lichtdermatose, Arzneimittelreaktionen und Borrelieninfekte hervorgerufen werden.

Therapie. Die Therapie ist oft unbefriedigend. Wirksam sind lokale und systemische Steroide. Versucht werden kann auch eine Chloroquin-(Resochin®-)Therapie.

Ätiologie Infektion mit Borrelia burgdorferi.

Differentialdiagnose Lymphom, Sarkoidose, Morbus Paget (Mamille), eosinophiles Granulom (Gesicht).

Therapie Amoxicillin, Doxycyclin.

10.4.2 Lymphocytic infiltration of the skin (Jessner-Kanof)

Definition ▶

Epidemiologie Betrifft bevorzugt Männer im mittleren Alter.

Klinik Asymptomatische, oft figurierte Infiltrate in lichtexponierten Herden. Die Einzelherde heilen spontan ab, schubartig treten jedoch neue Läsionen auf (◨ 180).

Histologie Perivaskuläre Infiltrate aus T-Helferzellen.

Ätiologie Nicht geklärt.

Differentialdiagnose Mykose, diskoider LE, polymorphe Lichtdermatose, Arzneimittelreaktionen, Borreliose.

Therapie Unbefriedigend. Versuch mit Lokalsteroiden möglich, evtl. Chloroquin.

10.4.3 Lymphomatoide Papulose

▶ **Definition.** Die lymphomatoide Papulose ist eine chronische, schubartig verlaufende Dermatose, die durch entzündlich gerötete Papeln und Knötchen gekennzeichnet ist. Die Histologie bietet das Bild eines hochmalignen Lymphoms.

Epidemiologie. Seltene Erkrankung des mittleren Erwachsenenalters.

Klinik. Ohne jegliche Allgemeinerscheinungen treten schubartig rote Knötchen, besonders am Stamm und im Glutäalgebiet auf. Die asymptomatischen Effloreszenzen können sich hämorrhagisch nekrotisch umwandeln und heilen nach 3–4 Wochen unter Narbenbildung ab. Typisch ist ein Verlauf über viele Jahre, wobei bei 10 % –20 % der Patienten ein malignes Lymphom entsteht. Hierbei wurde gehäuft ein Übergang zum Morbus Hodgkin und zur Mycosis fungoides gefunden. Die lymphomatoide Papulose wird deshalb von vielen Autoren nicht mehr unter den Pseudolymphomen, sondern als Prälymphom unter den niedrigmalignen Lymphomen eingereiht.

Histologie. Histologisch findet sich ein dichtes, polymorphes dermales Infiltrat mit atypischen T-Lymphozyten. Diese sind entweder groß und exprimieren das Aktivierungsantigen CD30 (Ki-1) (Typ A der lymphomatoiden Papulose), oder kleiner und zerebriform und meist CD30-negativ wie bei der Mycosis fungoides (Typ B der lymphomatoiden Papulose). Hämorrhagien und Nekrosen sind sekundäre Veränderungen. Mit molekulargenetischen Methoden kann eine monoklonale Proliferation transformierter T-Lymphozyten nachgewiesen werden, wobei herdspezifische, unterschiedliche Klone auftreten können. Die Rückbildung nach einigen Wochen bedeutet möglicherweise eine Selbstheilung durch Ausschaltung dieser Klone.

Ätiologie. Die Ursache dieser oft multiplen Transformation von Lymphozyten ist ungeklärt.

Diagnose und Differentialdiagnose. Die Diagnose wird durch das typische klinische Bild in Kombination mit der entsprechenden Histologie gestellt. Differentialdiagnostisch kommen die Pityriasis lichenoides acuta und auch eine Lues II in Betracht. In Infiltraten des Morbus Hodgkin und kutanen T-Zell-Lymphomen können ebenfalls CD30-positive Zellen auftreten, so daß beide Erkrankungen ausgeschlossen werden müssen.

Therapie. Eine sicher wirksame Therapie ist nicht bekannt. Versucht werden kann die Gabe von Antibiotika, Kortikoiden, Methotrexat oder eine Lichttherapie.

10.4.4 Aktinisches Retikuloid

Synonym: Chronisch aktinische Dermatitis

▶ **Definition.** Chronische ekzematoide Lichtreaktion, die an ein Lymphom erinnert. Vorausgegangen sind in der Regel Photoallergien und eine persistierende Lichtreaktion.

Epidemiologie. Die Krankheit ist selten und betrifft Männer des mittleren und höheren Alters.

Klinik. An lichtexponierten Stellen des Gesichts und des Nackens entsteht ein zunehmend lichenoides, chronisches Ekzem mit Hautverdickung, Rötung, Schuppung und starkem Juckreiz (☎ 181). In seltenen Fällen mündet die Erkrankung in eine Erythrodermie. Es besteht eine ausgeprägte Lichtempfindlichkeit gegenüber UVA, UVB und sichtbarem Licht.

10.4.3 Lymphomatoide Papulose

◀ Definition

Epidemiologie Die seltene Erkrankung betrifft Erwachsene im mittleren Alter.
Klinik Es besteht ein polymorphes Bild durch schubartig auftretende, spontan abheilende Papeln ohne Allgemeinsymptome. Entartung zum malignen Lymphom ist möglich.

Histologie Das Infiltrat besteht aus polymorphen, bizarren, lymphoiden Zellen.

Ätiologie Nicht bekannt.

Differentialdiagnose Pityriasis lichenoides acuta, Lues II.

Therapie Keine sicher wirksame Therapie bekannt.

10.4.4 Aktinisches Retikuloid

◀ Definition

Epidemiologie Selten, betrifft meist ältere Männer.

Klinik Man findet lichenoide, ekzematöse Herde an den lichtexponierten Stellen, starker Juckreiz (☎ 181) und eine ausgeprägte Lichtempfindlichkeit.

Histologie. Im Korium findet sich ein dichtes, buntes Infiltrat aus Lymphozyten (überwiegend Suppressor-T-Lymphozyten, CD8-positiv), Plasmazellen und Eosinophile. Vereinzelt lassen sich atypische Lymphozyten mit Mitosen nachweisen. Das Bild ist jedoch uncharakteristisch; typische, die Diagnose beweisende Veränderungen gibt es nicht.

Ätiologie. Die Ursache ist unbekannt. Man nimmt an, daß es in Folge einer photoallergischen Dermatitis zu einer persistierenden Lichtreaktion kommt, die in ein aktinisches Retikuloid übergeht.

Diagnose und Differentialdiagnose. Die Diagnose ergibt sich aus den klinischen und histologischen Befunden, differentialdiagnostisch kommt ein chronisch photoallergisches Ekzem und bei großflächigem Befall auch eine Mycosis fungoides in Betracht.

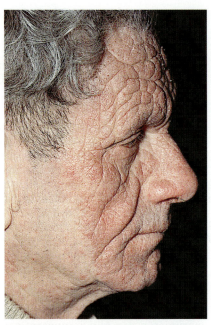

181: Ausgeprägtes aktinisches Retikuloid bei einem 59jährigen Patienten mit multiplen Photoallergien (Gärtner).

Therapie. Die Behandlung besteht in einem strikten Lichtschutz; paradoxerweise ist eine Lichttherapie mit niedrig dosierter PUVA oft wirksam. Die Lokaltherapie mit Steroiden kann hilfreich sein, eine immunsuppressive Therapie mit Kortikoiden, Azathioprin, Methotrexat oder Cyclosporin A sollte schweren Fällen vorbehalten bleiben. Beta-Carotin (z.B. Carotaben®) und Chloroquin (Resochin®) sind nur in Einzelfällen wirksam.

10.5 Morbus Hodgkin

Synonym: Lymphogranulomatose

▶ **Definition.** Der Morbus Hodgkin ist eine chronisch progrediente, granulomatöse Systemerkrankung des lymphoretikulären Gewebes mit oft infauster Prognose. Der Nachweis von Hodgkin- und Sternberg Zellen ist für diese Erkrankung pathognomonisch.

Epidemiologie. Der Morbus Hodgkin tritt mit zwei Erkrankungsgipfeln im jüngeren Erwachsenenalter sowie jenseits des 50. Lebensjahres, vor allem bei Männern, auf. Bei HIV-Patienten scheint die Erkrankung gehäuft vorzukommen.

Klinik. Die Hauptmanifestationsorte des Morbus Hodgkin sind Lymphknoten und Milz. Bis zu 5% der Erkrankten weisen spezifische Hauterscheinungen mit Nachweis von Hodgkin-Zellen in der Dermis auf. Bevorzugt an der Kopfhaut und am Rumpf entstehen unscharf begrenzte, livid-rote oder bräunliche Plaques oder Knoten. In Spätstadien der Erkrankung werden auch diffuse plattenartige Hautinfiltrate, insbesondere über Lymphknotenregionen beobachtet. Eine Exulzeration der Herde ist möglich (**Ulcus lymphogranulomatosus**).
Häufig kommt es zu ulzerierenden Tonsillitiden als Folge spezifischer Infiltrate im lymphatischen Rachenring. Ein Befall der Mundschleimhaut und des Zahnfleisches wird im Gegensatz zu Leukosen nicht beobachtet.

Bei 30–50% der Hodgkin-Patienten kommt es zu unspezifischen paraneoplastischen Hautveränderungen. Sehr häufig sind der Pruritus sine materia oder diffuse Hyperpigmentierungen der Haut. Die **Prurigo lymphogranulomatotica** mit ihrem starken Juckreiz stellt eine weitere sehr therapierefraktäre paraneoplastische Dermatose dar. Ein **Zoster generalisatus** ist Folge einer krankheitsbedingten Immunsuppression. Seltener werden ichthyosiforme Hautveränderungen, eine Vaskulitis, bullöse Eruptionen, ein Pemphigoid oder ein Erythema nodosum beobachtet.

> Weitaus häufiger sind die **unspezifischen Hauterscheinungen:** Pruritus, Hyperpigmentierungen, **Prurigo** und **Zoster generalisatus.**

Histologie. Der Morbus Hodgkin wird aufgrund des histologischen Befundes der befallenen Lymphknoten in vier Typen eingeteilt. Diese typischen histologischen Kriterien finden sich jedoch nicht in dermalen Infiltraten. Die Diagnose Morbus Hodgkin erfordert den Nachweis der mehrkernigen **Sternberg-Riesenzellen** oder deren einkernigen Vorläuferzellen, den **Hodgkin-Zellen,** zusätzlich findet sich ein gemischtzelliges, reaktives Begleitinfiltrat, das dominieren kann. Da die Hodgkin-Zellen CD30-positiv sind, ist eine Abgrenzung der lymphomatoiden Papulose oder CD30-positiver Lymphome oft problematisch.

> **Histologie** Das Hodgkin-Infiltrat zeigt ein buntes Zellbild, pathognomonisch ist der Nachweis von **Hodgkin** und **Sternberg Zellen.**

Ätiologie. Die Ursache der Erkrankung ist nicht bekannt. Die pathogenetische Rolle des **Epstein-Barr-Virus,** das in etwa 40% der Hodgkin-Lymphome nachweisbar ist, konnte bislang noch nicht geklärt werden.

> **Ätiologie** Ungeklärt, insbesondere die pathogenetische Rolle einer Epstein-Barr-Virusinfektion.

Therapie. Spezifische Infiltrate werden aggressiv mit einer Polychemotherapie oder einer Strahlenbehandlung angegangen. Die unspezifischen Hautveränderungen werden wie die entsprechenden Dermatosen therapiert. Der häufig auftretende Pruritus ist oft therapierefraktär. Antihistaminika sowie eine Lichttherapie können effektiv sein.

> **Therapie** Bei spezifischen Hautveränderungen ist eine Polychemotherapie und eventuell Strahlentherapie erforderlich. Unspezifische Hautveränderungen werden wie die entsprechenden Dermatosen behandelt.

10.6 Histiozytosen

10.6 Histiozytosen

▶ **Definition.** Histiozytosen sind durch monozytär-histiozytäre Infiltrate gekennzeichnet. Morphologisch erscheinen diese Infiltratzellen als Xanthomzellen, Epitheloidzellen, Fremdkörperriesenzellen oder Langerhanszellen.

◀ **Definition**

Eine allgemein anerkannte Klassifikation der Histiozytosen gibt es bislang noch nicht. Sie werden in die **Non-Langerhanszell-Histiozytosen,** zu denen das **juvenile Xanthogranulom,** die **benigne zephalische Histiozytose,** das **Xanthoma disseminatum,** die **multizentrische Retikulohistiozytose,** das **generalisierte eruptive Histiozytom** und weitere noch seltener auftretende Formen gezählt werden und die **Langerhanszell-Histiozytosen** mit ihren Unterformen unterteilt.

10.6.1 Juveniles Xanthogranulom

10.6.1 Juveniles Xanthogranulom

Synonyme: Juveniles Riesenzellgranulom, Nävoxanthoendotheliom

▶ **Definition:** Benigne Histiozytose des frühen Kindesalters, bei der gelbe Knoten bevorzugt im Gesicht auftreten, die sich innerhalb einiger Jahre spontan zurückbilden.

◀ **Definition**

Epidemiologie. Die Erkrankung ist nicht selten und tritt bei Säuglingen und Kleinkindern, vor allem im ersten Lebensjahr auf.

> **Epidemiologie** Die Erkrankung ist nicht selten und betrifft Säuglinge und Kleinkinder.

Klinik. (☎ 182) Am Kopf und den Streckseiten der Extremitäten finden sich gelbe, kutan gelegene Papeln oder halbkugelige Tumoren. Diese treten solitär oder zu mehreren ohne Regelmäßigkeit der Anordnung auf. In seltenen Fällen sind Schleimhäute, Augen und innere Organe betroffen. Ohne Thera-

> **Klinik** Gelb glänzende Tumoren im Gesicht, die sich nach Monaten bis Jahren spontan zurückbilden (☎ 182).

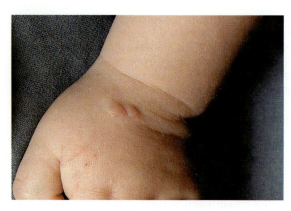

182: Juveniles Xanthogranulom bei einem 18 Monate alten Mädchen.

pie bilden sich die asymptomatischen Herde innerhalb von Jahren unter Rücklassung einer Hyperpigmentierung zurück.

Histologie. Es finden sich dermale granulomatöse Infiltrate aus Histiozyten, Schaumzellen, typischen Touton-Riesenzellen, Fremdkörperriesenzellen, Lymphozyten und Eosinophilen. Langerhanszellen sind nicht beteiligt, eine Beziehung zur Langerhanszell-Histiozytose besteht nicht.

Ätiologie. Die Ätiologie ist unbekannt.

Diagnose und Differentialdiagnose. Ein exanthematischer Befall im Gesicht kann eine Langerhanszell-Histiozytose imitieren, die histologisch ausgeschlossen werden kann. Mastozytosen können durch fehlende urtikarielle Reaktionen nach physikalischen Reizen ausgeschlossen werden.

Therapie. Keine, allenfalls ist die Exzision störender Knoten zu erwägen. Bei exanthematischem Befall kann eine Kortikoidbehandlung versucht werden.

10.6.2 Langerhanszell-Histiozytosen

Synonym: Histiozytosis X

> ▶ *Definition.* Langerhanszell-Histiozytose, die durch Infiltrate und Granulome aus Langerhanszellen gekennzeichnet sind.

Epidemiologie. Die Langerhanszell-Histiozytosen sind seltene Erkrankungen, die vor allem im Kindesalter auftreten.

Klinik. Die Langerhanszell-Histiozytosen werden nach Verlaufsform und Manifestationsalter in drei Erscheinungsformen eingeteilt, wobei Übergänge dieser Formen möglich sind. Sie stellen primär Systemerkrankungen dar, wobei in der Hälfte der Fälle Hauterscheinungen vorliegen.
Das **Abt-Letterer-Siwe-Syndrom** tritt gewöhnlich als akute Erkrankung im ersten Lebensjahr auf. An der Haut findet man gelbbraune, leicht schuppende Papeln, die zum Teil nekrotisch zerfallen und dann sekundär superinfiziert werden. Das schubartige Neuauftreten von Effloreszenzen führt zu einem polymorphen Bild. Die Erkrankung ist primär generalisiert, sie führt zu septischem Fieber und Blutbildveränderungen. Häufig bestehen Lymphadenopathien, eine Hepatosplenomegalie und auch Knochenveränderungen. Die Erkrankung schreitet rasch voran und führt oft innerhalb eines Jahres zum Tode.
Die **Hand-Schüller-Christian-Krankheit** ist die chronische Verlaufsform der Langerhanszell-Histiozytose. Die Erkrankung beginnt im Kindesalter, selten auch im Erwachsenenalter. Die Hautveränderungen sind vielgestaltig, es finden sich braunrote Flecken und gelbbraune schuppende Papeln, die krustig belegt und oft auch superinfiziert sind. Prädilektionsorte sind der

Kopf, die seborrhoischen Areale des Rumpfes und die Anogenitalregion. An den Schleimhäuten kann es zu schmerzhaften Ulzerationen kommen. Durch Granulombildung in den Knochen kommt es zu Defekten, die im Bereich der Schädelkalotte zu einem Landkartenschädel führen. Bei Befall der Sella kommt es zum **Diabetes insipidus**, Granulome in der Orbita führen zum Exophthalmus. Der Verlauf ist in der Regel chronisch progredient und führt in vielen Fällen zum Tode. Die Prognose ist um so besser, je später die Erkrankung auftritt.

Das **eosinophile Granulom der Knochen** ist eine relativ gutartige Verlaufsform der Langerhanszell-Histiozytose. Sie wird als Spielart der Hand-Schüller-Christian-Krankheit aufgefaßt, bei der Knochendefekte im Vordergrund stehen. Diese führen oft zu Spontanfrakturen. Die Hautveränderungen entsprechen der Hand-Schüller-Christian-Krankheit, sind jedoch diskreter ausgeprägt. Die Erkrankung schreitet nur langsam fort, zuweilen kommt es zu Spontanheilungen. Eine Beziehung zum eosinophilen Granulom des Gesichtes (Granuloma faciei) besteht nicht.

Histologie. Es findet sich eine Proliferation von Histiozyten im Korium mit den **Oberflächenmarkern von Langerhanszellen (CD1a)**. Elektronenmikroskopisch lassen sich Langerhans- oder **Birbeck-Granula** in diesen Zellen nachweisen. Durch molekulargenetische Untersuchungen konnte gezeigt werden, daß bei den Langerhanszell-Histiozytosen eine klonale Proliferation der Tumorzellen vorliegt.

Diagnose und Differentialdiagnose. Bei allen Erkrankungsformen der Langerhanszell-Histiozytosen, die histologisch abgesichert werden sollten, kommen differentialdiagnostisch ein seborrhoisches Ekzem sowie ein Morbus Darier in Betracht.

Ätiologie. Die Ätiologie ist unbekannt. Es ist bislang noch nicht geklärt, ob die Langerhanszell-Histiozytosen einen reaktiven Prozeß oder eine maligne Proliferation darstellen.

Therapie. Die akuten Formen der Langerhanszell-Histiozytosen werden meist in Therapiestudien behandelt, in denen Kortikoide und Zytostatika (Etoposid, Vinblastin, Mercaptopurin und Methotrexat), aber auch Interferon-α und Cyclosporin A verabreicht werden. Chronische kutane Verlaufsformen können mit einer Lichttherapie (PUVA) oder mit Thalidomid behandelt werden. Lokaltherapeutisch kommen Antiseptika und Kortikoide zum Einsatz. Knochenveränderungen sprechen auf Strahlentherapie an.

10.7 Mastozytosen

Synonyme: Mastzellen-Nävus, Mastozytom, Urticaria pigmentosa

▶ *Definition.* Die Mastozytosen beruhen auf einer umschriebenen Mastzellanhäufung in der Haut. Sie imponieren als pigmentierte Flecken oder Infiltrate, die nach Reiben urtikariell anschwellen.

Epidemiologie. Die Mastozytosen sind nicht selten und treten vor allem als Mastozytom im Säuglings- und Kleinkindalter auf; im Jugend- und frühen Erwachsenenalter sieht man exanthematische, kleinfleckige Mastozytosen.

Klinik. Solitäre oder multiple Mastozytome stellen vor allem bei Kleinkindern die häufigste Manifestation einer Mastozytose dar. Bevorzugt am Stamm finden sich scharf begrenzte bis zu münzgroße, schmutziggelbe bis bräunlich pigmentierte Flecken oder tumoröse Infiltrate. Ein Reiben an den Herden führt zur Freisetzung von Histamin aus den Mastzellen und dadurch zu einem apfelsinenschalenartigen urtikariellen Anschwellen der Flecken und zu starkem Juckreiz (**Darier-Zeichen**).

---

oft mit Destruktion der Sella und Diabetes insipidus, Exophthalmus. Chronisch progredienter Verlauf, oft letal.

Eosionophiles Granulom der Knochen Hautveränderungen wie bei der Hand-Schüller-Christian-Krankheit, aber diskreter. Obligater Knochenbefall mit häufigen Spontanfrakturen. Relativ gutartige Verlaufsform der Histiozytose.

Histologie Infiltrate von **proliferierenden Histiozyten** (Langerhanszellen).

Differentialdiagnose Seborrhoisches Ekzem, Morbus Darier.

Ätiologie Nicht bekannt.

Therapie Lokaltherapie: Antiseptika, Kortikoide. Polychemotherapie sowie Strahlentherapie der Knochenveränderungen.

10.7 Mastozytosen

◀ **Definition**

Epidemiologie Betrifft Kinder und jüngere Erwachsene.

Klinik Infiltrate von Linsen- bis Münzgröße, die nach physikalischen Reizen urtikariell anschwellen. Stärkere Pigmentierung der Flecken möglich (☎ 183).

Die **exanthematische Mastozytose** imponiert beim Erwachsenen als **Urticaria pigmentosa**.

Bei der **exanthematischen Mastozytose** (■ 183), die im Erwachsenenalter unter dem Bild einer **Urticaria pigmentosa** auftritt, finden sich am gesamten Integument multiple pigmentierte Flecken, Papeln oder kleine Knoten. Es sind Einzelfälle von Erythrodermien als Maximalvariante der Mastozytose beschrieben. Bei der **seltenen bullösen Mastozytose** kommt es zur Blasenbildung in den Herden, es werden große Mengen Histamin freigesetzt, die sehr oft systemische Reaktionen auslösen. **Systemische Mastozytosen** werden vor allem bei Erwachsenen beobachtet, hierbei finden sich Infiltrate in inneren Organen und Knochen. Hinweise für diese klinische Erscheinungsform sind Diarrhöen, Kreislaufstörungen und Magengeschwüre. Die Entartung von Mastozytosen zu Mastzellretikulosen und Mastzelleukämien ist sehr selten.

Systemische Mastozytosen befallen neben der Haut auch Knochen und innere Organe.

Fast alle der im Säuglingsalter entstandenen Mastozytome bilden sich nach einigen Jahren spontan zurück. Bei Erkrankungsbeginn im späteren Lebensalter ist die Prognose, besonders im Hinblick auf Persistenz und Systembeteiligung, vorsichtiger zu stellen.

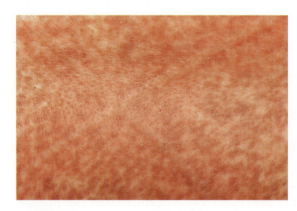

■ 183: **Ausgeprägte exanthematische Mastozytose** bei einer 39jährigen Patientin **mit zentraler urtikarieller Anschwellung nach Reiben.**

Histologie. Diffus im oberen Korium finden sich Mastzellinfiltrate, die anhand ihrer histamin- und heparinhaltigen Granula nachgewiesen werden, zuweilen besteht eine perivaskuläre Akzentuierung dieser Zellen im mittleren Korium. Auf eine schonende Biopsietechnik zur Vermeidung der Histaminfreisetzung muß geachtet werden.

Histologie Mastzellinfiltrate im Korium.

Ätiologie. Unbekannt

Ätiologie Unbekannt.

Diagnose und Differentialdiagnose. Die typischen Veränderungen der Herde nach physikalischen Reizen legen die Diagnose einer Mastozytose nahe, die histologisch gesichert werden sollte. Differentialdiagnostisch kommen Xanthome, Histiozytome, Lymphome, Arzneiexantheme und Insektenstichreaktionen in Frage. Bei ausgeprägtem kutanem Befall und bei entsprechenden klinischen Symptomen ist auch an eine systemische Mastozytose zu denken. Die Bestimmung der **5-Hydroxyindolessigsäure**-Ausscheidung (Abbauprodukt von Serotonin) und eine Knochenmarksbiopsie können dann diagnostisch weiterführen.

Differentialdiagnose Xanthome, Histiozytome, Lymphome, Arzneiexantheme, Insektenstiche.

Therapie. Mastzellstabilisatoren (Ketotifen) und Antihistaminika unterdrücken die Histamineffekte Flush und Pruritus. Gastrointestinale Erscheinungen sprechen gut auf Cromoglicinsäure (z.B. Colimune®) an. Eine Urticaria pigmentosa kann durch eine Photochemotherapie (PUVA) gebessert werden. Die Patienten sollten vor Histaminliberatoren (Kodein, Morphin, Azetylsalizylsäure) sowie vor physikalischen Reizen (heiße und kalte Bäder) gewarnt werden.

Therapie Antihistaminika, UVA-(PUVA)-Bestrahlung.

11 Granulomatöse Erkrankungen

Die Einordnung beruht auf dem einheitlichen histologischen Substrat, dem Granulom. Weiterhin haben diese Krankheiten die unklare Ätiologie, den chronischen Verlauf und den braun- oder blaurötlichen Aspekt gemeinsam. Letzteren prüft man am besten unter Glasspateldruck.

11.1 Sarkoidose

Synonyme: Boecksches Sarkoid, Morbus Besnier-Boeck-Schaumann

▶ **Definition.** Die Sarkoidose ist eine nicht verkäsende, granulomatöse Systemerkrankung unklarer Ätiologie und Pathogenese, die meist im mittleren Lebensalter auftritt. Betroffen sind vor allem mediastinale und periphere Lymphknoten, Lunge, Haut, Leber, Milz, Augen, Parotis und Phalangen. Sie zeichnet sich ferner aus durch eine Depression der zellulären Immunität und einen oft positiven Kveim-Test.

Häufigkeit. Sarkoidose ist eine nicht seltene, weltweit verbreitete Erkrankung, die beide Geschlechter gleichermaßen befällt, obwohl Frauen häufiger von Hautsarkoidose betroffen werden. Sie tritt meist im mittleren Lebensalter auf. Es besteht eine gesicherte familiäre Belastung und eine Assoziation mit HLA-B 7 und DR 5.

Klinik. (⊟ 40) Zunächst muß man die Sarkoidose nach akuten, subakuten und chronischen Verläufen unterteilen. In allen Stadien kommen Hauterscheinungen vor. Die Hautärzte werden im Frühstadium meist mit dem Erythema nodosum konfrontiert. Die chronische Sarkoidose kann unerkannt abheilen, aber auch durch Entwicklung einer irreversiblen Fibrose (Lunge) zum tödlichen Ausgang führen.

• **Hauterscheinungen.** Bei 40–50 % der Patienten mit Sarkoidose bestehen Hauteffloreszenzen mit einer ausgesprochenen Polymorphie. Typisch ist immer der lupoide Aspekt bei Diaskopie (Glasspateldruck) mit graugelblicher Eigenfarbe (apfelgeleefarbig) und das negative Sondenphänomen. Nur selten verursacht das Boecksche Sarkoid Juckreiz.

• **Erythema nodosum.** (☎ 184) Findet sich bei 30 % der Patienten. Es tritt hauptsächlich im akuten und subakuten Stadium auf. Deshalb sollte man bei diesem Krankheitsbild, das vorwiegend bei jungen Frauen auftritt, unbedingt radiologisch nach einer bihilären Adenopathie fahnden (☎ 185). Wenn sich außerdem noch eine Arthritis zeigt, spricht man vom Löfgren-Syndrom *(4.5.3)*, das oft mit einer Hyp- oder Anergie vergesellschaftet ist. Die Prognose ist gut.

• **Angiolupoid Brocq-Pautrier.** Meist bei Frauen entwickeln sich auf den Brillenauflagestellen angiomartige Effloreszenzen mit Teleangiektasien. Die Farbe geht ins Bräunliche und nimmt unter Glasspateldruck einen typischen lupoiden Aspekt an.

• **Kleinknotig-disseminierte Form** (benignes Miliarlupoid; ☎ 186). Diese Form ist gekennzeichnet durch multiple, lividrote, mittelderbe, papulöse oder kleinknotige, nicht konfluierende, aber häufig gruppierte Effloreszenzen an den Streckseiten der Extremitäten, im Gesicht und gelegentlich auch am Rumpf.

• **Zirzinäre Form.** (☎ 187) Sie findet sich vor allem im Gesichts- und Nackenbereich und kann oft nur histologisch von der Necrobiosis lipoidica differenziert werden.

Randspalte

11 Granulomatöse Erkrankungen

11.1 Sarkoidose (M. Besnier-Boeck-Schaumann)

◀ **Definition**

Häufigkeit Sie ist eine nicht seltene Erkrankung im mittleren Lebensalter. Frauen sind häufiger von Hautsarkoidose betroffen.

Klinik Man unterscheidet eine akute von einer subakuten und chronischen Verlaufsform. Zum Organbefall siehe ⊟ 40. Im Frühstadium sehen die Hautärzte häufig ein Erythema nodosum.

Hauterscheinungen treten in 40–50 % der Fälle auf und sind vielgestaltig. Unter Glasspateldruck erscheinen sie lupoid; das Sondenphänomen ist negativ.

Erythema nodosum (☎ 184) findet sich bei 30 % der Patienten. Das Löfgren-Syndrom ist charakterisiert durch Erythema nodosum, bilaterale mediastinale Lymphknotenschwellung (☎ 185) und Arthritis.

Das **Angiolupoid Brocq-Pautrier** zeigt sich mit angiomartigen Herden an den Brillenauflagestellen.

Die **kleinknotig-disseminierte Form** entsteht hauptsächlich an den Extremitätenstreckseiten, im Gesicht und am Stamm (☎ 186).

Die **zirzinäre Form** (☎ 187) besteht aus gyrierten Herden im Gesicht und im Nacken.

11 Granulomatöse Erkrankungen

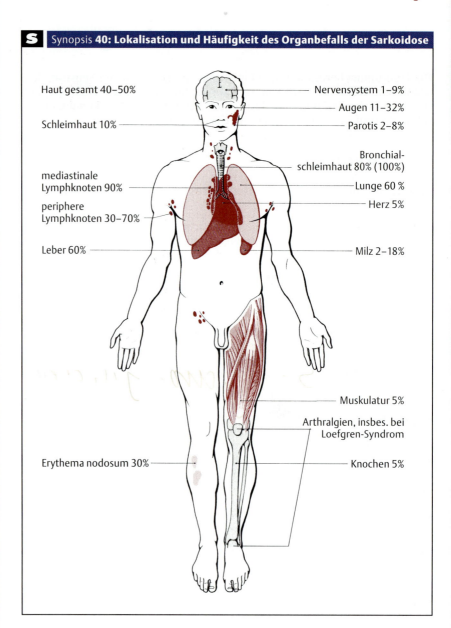

Synopsis 40: Lokalisation und Häufigkeit des Organbefalls der Sarkoidose

- Haut gesamt 40–50%
- Schleimhaut 10%
- mediastinale Lymphknoten 90%
- periphere Lymphknoten 30–70%
- Leber 60%
- Erythema nodosum 30%
- Nervensystem 1–9%
- Augen 11–32%
- Parotis 2–8%
- Bronchialschleimhaut 80% (100%)
- Lunge 60%
- Herz 5%
- Milz 2–18%
- Muskulatur 5%
- Arthralgien, insbes. bei Loefgren-Syndrom
- Knochen 5%

Die großknotige Form tritt meist als **Lupus pernio** im Nasen- und Wangenbereich auf. Fast immer ist auch eine Organbeteiligung vorhanden.

Die **subkutan-knotige Form** (☐ 188) tastet man als subkutane Knoten. Die **Narbensarkoidose** zeigt sich als livide und knotige Auftreibung in einer Narbe.

Schleimhautveränderungen finden sich v.a. im Augen- und Hals-Nasen-Ohren-Bereich.

Allgemeinerscheinungen: Anfänglich entwickeln sich nur indifferente Symptome. Erst später entstehen

- **Lupus pernio** ist eine relativ häufige Erscheinungsform der **großknotigen Form** und tritt im Rahmen einer chronischen Sarkoidose auf als eine flächenhafte, livide Infiltration der Nase, Ohren und Wangen. Großknotige Formen können auch in ähnlicher Weise an Extremitäten und Rumpf erscheinen. Diese Form weist auf eine Beteiligung innerer Organe hin.

- **Subkutan-knotige Form.** (☐ 188) In der Subkutis finden sich sarkoide Granulome. Die überliegende Haut ist leicht livide oder unverändert.
Ganz typisch ist die **Narbensarkoidose**, die sich durch eine entzündliche Infiltration und livide Verfärbung einer Narbe äußert. Zur Sicherung der Diagnose ist die Histologie notwendig.

Schleimhauterscheinungen. Konjunktiven, Nasenschleimhaut, Tonsillen und Kehlkopfschleimhaut weisen glasige Knötchen, Knoten oder Plaques auf.

Allgemeinerscheinungen. Am Anfang bestehen unspezifische Symptome wie Müdigkeit, Gewichtsverlust und Abgeschlagenheit. Häufig wird erst durch ein Erythema nodosum oder das Löfgren-Syndrom die Diagnose gestellt.

11.1 Sarkoidose

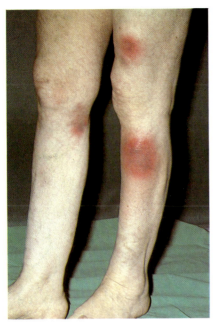
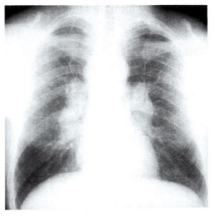

◨ 185: **Löfgren-Syndrom mit symmetrischer Lymphknotenschwellung des Lungenhilus bei Sarkoidose** (Röntgenaufnahme).

◂ ◨ 184: **Erythema nodosum** bei einer 73jährigen Patientin mit alter Tuberkulose.

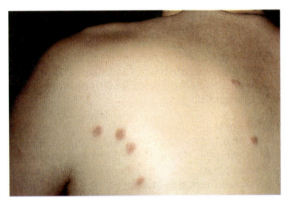

◨ 186: **Disseminierte, kleinknotige Form der Hautsarkoidose** am Rücken eines sonst gesunden 35jährigen Mannes.

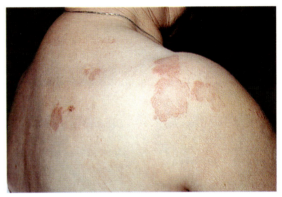

◨ 187: **Anuläre und zirzinäre Hautsarkoidose** im Schulterbereich einer 68jährigen Frau.

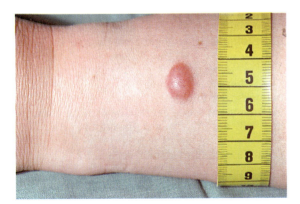

◨ 188: **Subkutan-knotige Form der Hautsarkoidose** am Unterarm eines 42jährigen Mannes.

Lungenbeteiligung (eventuell bis zu Fibrose), Ostitis multiplex cystoides Jüngling, Augenbeteiligung (möglicherweise als Heerfordt-Syndrom), Lymphknoten-, Leber- und Milzschwellung sowie Befall des Nervensystems.

Lungen: Die bihiläre Adenopathie kann über eine Marmorierung der Lungen zu einer Lungenfibrose führen.

Knochen: Es finden sich zystische Aufhellungen, insbesondere an den Handknochen, als sogenannte Ostitis multiplex cystoides Jüngling.

Augen: Wichtig sind Iridozyklitis, unspezifische Konjunktivitis, Uveitis und Retina-Ödem. Als **Heerfordt-Syndrom** zusammengefaßt wird die bilaterale Uveitis mit doppelseitiger Parotisschwellung, Beteiligung der übrigen Speichel- und Tränendrüsen, mit Fieber, Nervenparesen und evtl. auch Hautbeteiligung.

Leber und Milz: Sie sind bei einem Drittel der Patienten vergrößert.

Lymphknoten: Indolente, derbe, nicht verwachsene, in der Regel mäßige Vergrößerungen peripherer Lymphknoten treten in 30–70 % der Fälle auf.

Zentrales Nervensystem: Polyneuritiden und sarkoide Infiltration des ZNS und der Meningen können eine breite Symptomatik hervorrufen.

Histopathologie Bindegewebig eingescheidete **Epitheloidzellgranulome** mit Langhans-Riesenzellen ohne zentrale Nekrobiose sind die typischen Merkmale.

Histopathologie. Typisch ist das sarkoide Granulom im Korium und der Subkutis, das aus bindegewebig eingescheideten **Epitheloidzellinseln** besteht. Zudem finden sich auch Langhans-Riesenzellen und solche mit vielfachen Einschlüssen (Asteroide, Schaumann-Körper). Eine zentrale Nekrobiose fehlt. Ein intakter Bindegewebsstreifen trennt das Granulom von der Epidermis.

Ätiologie und Pathogenese Sie ist unklar. Man vermutet eine immunologische Störung.

Ätiologie und Pathogenese. Unklare Ätiologie. Übergänge zu Tuberkulose werden beschrieben. Eine infektiöse Genese bleibt unbestätigt. Momentan glaubt man eher an eine immunologische Störung mit zellulärer Hyporeaktivität gegenüber vielen Antigenen (Ausnahme Kveim-Reaktion) und normaler bis gesteigerter humoraler Immunität.

Diagnose und Differentialdiagnose Die Diagnose erfolgt aus dem klinischen Bild, der Histologie, der tuberkuloiden Anergie, und dem **positiven Kveim-Test.** Dieser wurde jedoch wegen der fehlenden Standardisierung aufgegeben.

Diagnose und Differentialdiagnose. Bei dieser Erkrankung kann der Dermatologe oft eine bis dahin unerkannte Systemerkrankung aufdecken. Aus dem klinischen Bild, der Histopathologie, den negativen Reaktionen auf die Recallantigene (Multitest Mérieux) und dem positiven Kveim-Test gelingt die Diagnosesicherung. Die Höhe des Angiotensin-Converting-Enzyms (ACE) erlaubt Rückschlüsse auf die Aktivität der Erkrankung.
Der **Kveim-Test** beruht auf einer Granulombildung nach intrakutaner Injektion von Extrakten aus Sarkoidose-Granulomen. Er ist in 85 % der Sarkoidosefälle positiv. Wegen fehlender Standardisierung wird er aufgegeben. Zur speziellen Diagnostik siehe ▥ **51.**

Zur speziellen Diagnostik siehe ▥ **51.**

Differentialdiagnose Hauttuberkulose, Lues, Lepra.
Zur Stadieneinteilung der Sarkoidose im Röntgenbild siehe ▥ **52.**

Differentialdiagnose. Die Abgrenzung der Sarkoidose muß erfolgen gegen:
Lupus vulgaris mittels Tuberkulintest, Histologie, Sondenversuch (Kap. 7.4.1.1)
Lues II mittels Serologie
Lepra mittels Anamnese, Anästhesie der Läsionen
Leishmaniosis mittels Anamnese, Histologie
Pseudolymphome mittels Anamnese sowie gegen eine örtliche granulomatöse Gewebsreaktion, wie z.B. das Akanthoma fissuratum. Hier hilft jedoch die Lokalisation weiter.
Zur Stadieneinteilung der Sarkoidose im Röntgenbild siehe ▥ **52.**

▥ 51: Spezielle Diagnostik

▷ BSG – beschleunigt
▷ Serumelektrophorese, γ- und $α_2$-Globulinerhöhung
▷ Hyperkalzämie und -kalzurie
▷ Leberenzyme – erhöht bei Leberbeteiligung
▷ Angiotensin-converting-enzyme – erhöht bei starker Lungenbeteiligung
▷ Röntgen-Thorax – mediastinale Lymphknoten, Lungenbeteiligung
▷ Röntgen der Hände – Ostitis multiplex cystoides.

52: Stadien des Krankheitsverlaufes im Thorax-Röntgenbild

Stadium 0	normales Lungenparenchym
Stadium I	mediastinale Lymphknoten und Strukturveränderungen des Lungenparenchyms
Stadium II	manifeste Lungenparenchymveränderungen, insbesondere in den Mittelfeldern
Stadium III	Fibrosestadium mit doppelseitigen Vernarbungen und Pleuraschwielen

Therapie. Man sollte drei Prinzipien berücksichtigen:

- Es ist nur eine morbostatische Behandlung möglich!
- Es besteht eine hohe Tendenz zur Spontanheilung!
- Die Sarkoidose ist eine Systemerkrankung und erfordert eine interdisziplinäre Zusammenarbeit.

Systemische Therapie. Als antientzündliche systemische Therapie sind ACTH und Glukokortikoide empfehlenswert, wo nötig, in Kombination mit Tuberkulostatika (falls Aktivierungsgefahr einer Begleittuberkulose besteht). Kortikoide sind indiziert sowohl in der arthritischen Initialphase der akuten Verlaufsform als auch als Langzeittherapie in den Stadien II und III der chronischen Lungensarkoidose. Im Falle strikter Kortikoid-Kontraindikation kann man auch auf eine antiproliferative Behandlung mit Azathioprin oder Methotrexat zurückgreifen. Nichtsteroidale Antiphlogistika sind nicht wirksam. Hauterscheinungen sprechen zum Teil auch auf Chloroquin an.

Lokaltherapie. Die besten Erfolge erzielt man mit einer intraläsionalen Injektion von Triamcinolonacetonid-Kristallsuspension oder mit glukokortikoidhaltigen Folienverbänden. Bei kleineren Herden kommt auch eine Exzision in Frage. Photochemotherapie und UV-B zeigen sich zum Teil ebenfalls hilfreich, Radiotherapie dagegen nur in ausgewählten Fällen.

Prognose. Die Prognose ist in der Regel günstig, wird aber bestimmt von Lungenbefall, Lungenfibrose und Cor pulmonale. Die Mortalität liegt bei 3–6%. Die Erkrankung ist sehr rezidivfreudig und belastet die Patienten psychisch (Gesichtsherde) und physisch oft stark, was wiederum richtungweisend ist für die Behandlung. Eine Restitutio ad integrum ist möglich, oft bleiben aber Atrophien und Narben zurück. Passagere Rückbildungen in einer Schwangerschaft sind möglich.

11.2 Granuloma anulare

▶ **Definition.** Gutartige, chronische, vorwiegend bei Jugendlichen an den Akren auftretende, umschriebene Erkrankung mit Bildung derber, sich zentrifugal ausbreitender Papeln, die häufig ringförmig (anulus = kleiner Ring) angeordnet sind.

Häufigkeit. Das Granuloma anulare ist relativ selten. Meistens erkranken Kinder (40% im 1. Lebensjahrzehnt) und Jugendliche. Es besteht eine deutliche Gynäkotropie.

Klinik. (☎ 189) Die Dorsalseiten von Händen, Fingern, Füßen und Zehen gelten als Prädilektionsstellen, aber auch Unterarme und Ellbogen, Unterschenkel und seltener Gesicht, Gesäß und Körperstamm können befallen sein. Es handelt sich um umschriebene, derbe, juckreizfreie, hautfarbene bis gering gerötete Papeln, die sich peripherwärts ausbreiten und zentral ohne Narbenbildung abheilen können. So entstehen anuläre und polyzyklische

---

Therapie Die interdisziplinäre Zusammenarbeit ist wichtig. Dennoch ist bei dieser zur Spontanheilung tendierenden Erkrankung nur eine morbostatische Behandlung möglich, wobei für schwere Formen oder als Übergangsbehandlung vor allem Glukokortikoide oder ACTH, manchmal sogar Zytostatika wie Azathioprin oder Methotrexat notwendig sind.

Lokaltherapie Für die externe Therapie stehen die Glukokortikoide als intraläsionale Injektion oder unter Folienverbänden an erster Stelle.

Prognose Quoad vitam ist sie meistens günstig. Ausnahme: Lungenfibrose. Quoad sanationem ist sie weniger gut wegen der Rezidivfreudigkeit und der oft atrophischen Abheilung.

11.2 Granuloma anulare

◀ **Definition**

Häufigkeit Relativ selten mit Bevorzugung von Kindern und Jugendlichen. Gynäkotropie.

Klinik. Prädilektionsstellen sind Hände, Finger, Füße und Zehen. Es finden sich derbe, juckreizfreie, hautfarbene bis gering gerötete Papeln, die meist anuläre Figuren bilden (☎ 189).

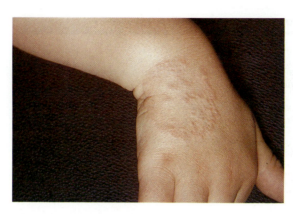

189: Granuloma anulare mit typischem Knötchensaum am rechten Handrücken eines 11jährigen Mädchens.

Figuren mit alabasterfarbigem Randwall. In immer neuen Schüben können weitere Papeln hinzutreten.

Sonderformen

• **Subkutane Knotenform.** Derbe, manchmal schwer gegenüber Rheumaknoten abgrenzbare Knoten mit unveränderter Oberfläche. Sie bestehen vor allem bei Kindern an den Beinen, am Gesäß, an den Handinnenflächen und am Kopf.

• **Disseminierte Form.** (Granuloma anulare disseminatum) Die Ringbildung steht hier nicht im Vordergrund. Es kommt zu einer disseminierten Eruption von sich aggregierenden Papeln und Knötchen. Man stellt gelegentlich eine beschleunigte Blutsenkung oder eine Eosinophilie fest. Betroffen sind hauptsächlich Erwachsene, wobei mehrfach eine Beziehung zu Diabetes mellitus und eine Provokation durch Sonnenlicht beobachtet wird. HIV-infizierte Patienten scheinen bevorzugt befallen.

Histopathologie. Unter der kaum veränderten Epidermis findet man im Korium nekrobiotische Bezirke mit mehr oder weniger vollständiger Kollagenfaserdegeneration, sauren Mukopolysacchariden und reichlich Glykogen. Diese Bezirke sind umgeben von epitheloidzelligen Granulomen und lymphozytären Infiltraten.

Ätiologie und Pathogenese. Die Ätiologie ist ungeklärt. Man weiß, daß kein Zusammenhang mit Tuberkulose oder mit rheumatischen Erkrankungen besteht. Ein Diabetes mellitus sollte ausgeschlossen werden.

Diagnose und Differentialdiagnose. Das klinische Bild erlaubt oft eine einfache Diagnosestellung; sonst hilft die Biopsie. Schwierig ist manchmal die Differentialdiagnose zu Necrobiosis lipoidica, Noduli rheumatosi, Lichen ruber anularis und anulärer Sarkoidose. Bei Einzelherden an der Hand kommt auch ein Schwimmbadgranulom oder ein Fremdkörpergranulom (Kakteenstachel-Verletzungen) in Frage.

Therapie. Glukokortikoide sind die Therapie der Wahl, insbesondere als Folienverband oder als intraläsionale Injektion. Recht häufig erfolgt spontan Rückbildung nach Biopsie oder nach Kryotherapie. Nur bei der disseminierten Form kommt eine systemische Behandlung mit INH, Etretinat, Dapson oder PUVA in Frage.

Prognose. Die Prognose ist gut, spontane Rückbildung häufig, weshalb sich eine therapeutische Zurückhaltung empfiehlt.

Sonderformen

• **Subkutane Knotenform**
Derbe Knoten mit unveränderter Oberfläche. Besonders bei Kindern an Beinen, Gesäß und Kopf.

• **Disseminierte Form:**
Die Ringbildung steht hier nicht im Vordergrund. Es kommt zur disseminierten Eruption von sich aggregierenden Papeln und Knötchen. Meist sind Erwachsene betroffen.

Histopathologie Epitheloidzellige Granulome im oberen Korium mit oder ohne zentrale Nekrobiosezonen.

Ätiologie und Pathogenese Die Ätiologie ist ungeklärt.

Diagnose und Differentialdiagnose Das klinische Bild ist meist eindeutig; sonst hilft die Biopsie. Necrobiosis lipoidica, Noduli rheumatosi, Lichen ruber anularis und anuläre Sarkoidose sollten abgegrenzt werden.

Therapie Die wichtigste Behandlung besteht in der intraläsionalen Injektion von Glukokortikoiden als Kristallsuspension oder unter Folienverband. Oft erfolgt nach der Biopsie eine spontane Rückbildung.

Prognose Die Prognose ist gut, deshalb empfiehlt sich eine therapeutische Zurückhaltung.

11.3 Melkersson-Rosenthal-Syndrom

▶ **Definition.** Symptomenkomplex unklarer Genese, gekennzeichnet durch Lingua plicata, rezidivierende periphere Fazialisparesen und Cheilitis granulomatosa.

Häufigkeit. Es handelt sich um ein seltenes, relativ wenig bekanntes und oft inkomplett auftretendes Syndrom. Die ersten Krankheitszeichen treten bei jungen Erwachsenen auf. Beide Geschlechter sind gleich häufig betroffen. Eine familiäre Häufung ist bekannt.

Klinik. Die **Cheilitis granulomatosa** ist das häufigste, meist auch das erste Symptom und imponiert als rezidivierende, später immer länger persistente Schwellung der Lippen (insbesondere der Oberlippe). Diese sind rüsselförmig, oft asymmetrisch verdickt und gerötet (◩ 190). Anfänglich bilden sich die Schwellungen nach Tagen bis Wochen zurück; später bleibt die Schwellung als Makrocheilie stehen. Der Patient spürt ein Spannungsgefühl oder Parästhesien. Leichtes Fieber und allgemeines Krankheitsgefühl begleiten oft. Eine rezidivierende **Fazialisparese** kommt dazu und kann gelegentlich auch als erstes Symptom auftreten. Sie ist vom peripheren Typ und meist einseitig. In 10% der Fälle wird der Nervus trigeminus mitbetroffen. Sogar zentralnervöse und psychische Symptome können erscheinen.

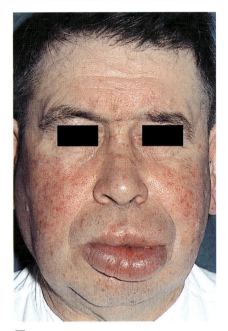

◩ **190: Cheilitis granulomatosa der Lippen mit peripherer Fazialisparese links im Rahmen eines Melkersson-Rosenthal-Syndroms.**

Lingua plicata (Faltenzunge) mit Infiltration und Starre der Zunge, rascher Ermüdung, Geschmacks- und Empfindungsstörungen stellt das dritte Leitsymptom dar. Weitere durch Granulome bedingte Schwellungen betreffen gelegentlich die Wangen (Pareiitis granulomatosa), die Augenlider (Blepharitis granulomatosa), die Stirn (Metopitis granulomatosa), eine oder beide Gesichtshälften (Prosopitis granulomatosa) oder den Gaumen (Uranitis granulomatosa).
Für die Diagnose oligosymptomatischer Formen ist die Kenntnis weiterer neurovegetativer Randsymptome wichtig, z.B. migräneähnliche Kopfschmerzen, Geschmacksstörungen, Hyperakusis oder einseitiges Gesichtsschwitzen.

Histopathologie. Die Cheilitis granulomatosa zeigt sich durch epitheloidzellige Granulome der Submukosa in einer ödematösen Umgebung. Anfangs und zwischen den Schüben finden sich häufig nur spärliche, später perivaskuläre Infiltrate.

Ätiologie und Pathogenese. Die Ätiologie ist unklar. Vermutlich handelt es sich um ein polyätiologisches Geschehen mit genetischen, vegetativ-dysregulativen sowie entzündlichen, möglicherweise auch infektallergischen Komponenten.

Diagnose und Differentialdiagnose. Wenn kein Vollbild vorliegt, wird die Diagnose häufig verfehlt. Vor allem die Rezidivneigung und die Chronizität der Symptome führen zur Diagnosestellung. Ergänzend zu werten sind die neurovegetativen »Randsymptome«. Die Differentialdiagnose der Makro-

Differentialdiagnostisch sind insbesondere das rezidivierende Erysipel und der rezidivierende Herpes simplex wichtig.

Therapie Systemisch: Prednisolon, Diclofenac oder Azetylsalizylsäure. Lokal: Intraläsionale Kortikoidinjektion. Bei einer stabilen hochgradigen Makrocheilie Operation.

Prognose Quoad sanationem meist schlecht. Chronischer, schubweiser Verlauf.

11.4 Granuloma faciale eosinophilicum

Definition ▶

Häufigkeit Sehr selten. Androtropie. Entsteht meist zwischen dem 40. und 50. Lebensjahr.

Klinik Hauptsächlich an Wangen und Schläfen finden sich flach erhabene, rote bis bräunliche Läsionen mit orangenschalenähnlicher Oberfläche.

Histopathologie Aus einer leukozytären Phase entwickelt sich eine fibrotische Phase mit Speicherung von Hämosiderin, Melanin und Lipiden.

Ätiologie und Pathogenese Unklare, vermutlich reaktive Granulomatose.

Diagnose und Differentialdiagnose Typisches klinisches Bild. Vor allem gegenüber Sarkoidose, »Lymphocytic Infiltration«, Lupus vulgaris und Pseudolymphom sollte differenziert werden.

Therapie Lokale Glukokortikoide mit Okklusivverband oder intraläsional und Exzision kleinerer Herde.

Prognose Günstig.

---

cheilie umfaßt vor allem die Infektionen (wie Herpes rezidivans und Erysipel), Allergien (Quinckeödem), das hereditäre Angioödem (HANE), Tumoren (Sarkome), Traumata (Hämatom) und Sarkoidose.

Therapie. Diese ist symptomatisch. In schweren Fällen, und nur wenn noch keine persistente Makrocheilie besteht, empfiehlt sich die systemische Gabe von 40–60 mg Prednisolon mit langsamer Reduktion der Dosierung nach 3 Wochen. Auch nichtsteroidale Antiphlogistika und Azetylsalizylsäure sind nützlich. Die intraläsionale Injektion von Triamcinolon als Kristallsuspension wirkt vor allem zum Abfangen eines Schubes. Bei einer stabilen und hochgradigen Makrocheilie bleibt nur die operative Reduktion (Keilexzision).

Prognose. Der Verlauf ist chronisch und erstreckt sich schubweise über Jahre bis Jahrzehnte. Die Heilungsperspektiven sind schlecht.

11.4 Granuloma faciale eosinophilicum

Synonym: Eosinophiles Granulom des Gesichtes

▶ **Definition.** Chronisch-entzündliche, umschriebene, granulomatöse, meist plattenförmige Gesichtsherde bei älteren Erwachsenen mit unbekannter Ätiologie.

Häufigkeit. Sehr seltene Veränderung, die vorwiegend Männer zwischen dem 40. und 50. Lebensjahr betrifft und sich über viele Jahre erstreckt.

Klinik. Betroffen sind vor allem Wangen, Schläfen und auch Nase, Stirn, Kinn und behaarter Kopf, gelegentlich sogar Handrücken und Unterarme. Es finden sich flach erhabene, mäßig derbe, scharf begrenzte, oft multipel auftretende Läsionen, anfänglich eher rot, später mehr bräunlich. Meistens entsteht eine orangenschalenähnliche Oberfläche (eingezogene Follikelostien). Bei Glasspateldruck zeigt sich eine gelblichbraune Eigenfarbe.

Histopathologie. Die Leitkriterien sind ein hauptsächlich eosinophiles, dermales Infiltrat (leukozytäre Phase), wobei eine Zone unterhalb der Epidermis und um die Haarfollikel herum verschont bleibt. Daraus entwickeln sich zunächst perivaskulär, später mehr diffus angeordnete fibrotische Granulome mit Speicherung von Hämosiderin, Melanin und Lipiden (fibrotische Phase).

Ätiologie und Pathogenese. Unklare Ätiologie. Wahrscheinlich handelt es sich um eine reaktive Granulomatose.

Diagnose und Differentialdiagnose. Das typische Granuloma faciale mit seiner apfelsinenschalenähnlichen Oberfläche, seiner rot-bräunlichen Farbe als Plaque im Gesicht gehört häufig mit zu der Differentialdiagnose der Gesichtsefloreszenzen. Die Abgrenzung ist hauptsächlich bei Sarkoidose, Lupus vulgaris und Pseudolymphomen (»lymphocytic infiltration of the skin«) ein Problem, ab und zu auch bei Lupus erythematodes, fixem Arzneimittelexanthem und Erythema elevatum et diutinum. Das eosinophile Granulom des Gesichtes ist von der Histiozytosis X durch das Fehlen von Histiozyten und Birbeck-Granula (elektronenmikroskopisch) abgrenzbar.

Therapie. Die Behandlung ist wenig erfolgversprechend. Kortikoide sollten nur unter Folienverbänden oder als Kristallsuspension intraläsional angewandt werden. Kleinere Herde kann man auch exzidieren. In manchen Fällen hilft eine systemische Therapie mit Chloroquin (Resochin) oder DADPS (Kap. 12.4).

Prognose. Die Prognose ist günstig, spontane Abheilung jedoch selten.

11.5 Necrobiosis lipoidica (diabeticorum)

Synonym: Dermatitis atrophicans lipoides diabetica

▶ **Definition.** Es ist ein sklerodermiformer Prozeß mit papulösem Rand, der hauptsächlich bei Patienten mit Diabetes, Prädiabetes und Hypertonie auftritt und histologisch eine zentral nekrobiotische, granulomatöse Entzündung mit Lipidablagerungen in der Dermis aufweist.

◀ **Definition**

Häufigkeit. Diese relativ häufige Krankheit kann in jedem Alter auftreten, bevorzugt jedoch das mittlere Lebensalter. Frauen sind häufiger befallen. Nur bei 3 von 1000 Diabetikern findet sich eine Necrobiosis lipoidica, aber 50–70 % der Necrobiosis-lipoidica-Patienten haben Diabetes.

Häufigkeit Relativ häufig. Gynäkotropie.

Ätiologie und Pathogenese. Die Ätiologie ist unbekannt. Da häufig ein Diabetes oder Prädiabetes vorliegt, hat man versucht, sie unter dem Nenner »Mikroangiopathie« unterzubringen. Für Necrobiosis lipoidica bei Nichtdiabetikern ist damit aber keine Erklärung erbracht.

Ätiologie und Pathogenese Die Ätiologie ist unklar. Die diabetische Mikroangiopathie spielt eine Rolle.

Klinik. Prädilektionsstellen sind die Unterschenkelstreckseiten (Schienbein), die Fußgelenkgegend und die Fußrücken. In nur 15 % sind auch andere Körperteile, manchmal sogar der Kopf, befallen.
Aus papulösen oder makulösen gelb-bräunlichen Elementen entwickeln sich unregelmäßige, aber scharf begrenzte, plattenartig indurierte Herde mit Atrophie der Epidermis und Teleangiektasien sowie einem rötlichen bis lividroten Rand (🔲 **191**). Meist symmetrisches Auftreten. Bei Glasspateldruck zeigt sich am Rand ein lupoider Aspekt. Nicht selten entstehen schlecht heilende Ulzerationen im Zentrum.

Klinik Die **Schienbeinregion** ist am häufigsten befallen. Es finden sich symmetrische, sklerodermiforme Herde mit zentralen Teleangiektasien und rötlichem bis lividrotem Rand (🔲 **191**).

🔲 **191: Necrobiosis lipoidica** mit plattenartigen, scharf begrenzten Infiltrationen, zentraler Atrophie (Teleangiektasen) mit scholligen Fetteinlagerungen am Unterschenkel einer 48jährigen Patientin mit Diabetes mellitus.

Histopathologie. Die Epidermis ist atrophisch verstrichen. In der Dermis finden sich unscharf begrenzte kollagene Degenerationszonen mit Lipoideinlagerungen. Am Rande kommt es zur Bildung von entzündlichen Infiltraten, epitheloidzelligen Granulomen und Fibrose. Die Gefäße zeigen Endothelverdickung und häufig Verschlüsse.

Histopathologie Als Folge einer Angiopathie entwickelt sich eine Nekrobiose kollagenen Gewebes mit Ablagerung von Lipoiden.

Diagnose und Differentialdiagnose. Das klinische Bild und der Befall der Prädilektionsstellen führen zur Diagnose. Die Histologie sichert dieselbe. Differentialdiagnostisch kommen Granuloma anulare, Sclerodermia circumscripta, Sarkoidose und rheumatische Hautmanifestationen in Betracht.

Diagnose und Differentialdiagnose Sklerodermiforme Herde der Schienbeinregion bei Diabetes mellitus oder diabetischer Grundlage führen zur Diagnose. Hauptsächlich das Granuloma anulare sorgt für differentialdiagnostische Probleme.

Therapie. Eine befriedigende Therapie ist nicht bekannt. Zunächst sollte ein eventuelles Grundleiden behandelt werden (Diabetes mellitus, Hypertonie). Ferner gibt es gute Erfolge mit lokalen Glukokortikoiden als intrafokale Injektion oder unter Folienverband. Außerdem werden Kompressionsverbände empfohlen.

Therapie Behandlung der Grunderkrankung und lokale Kortikoide.

Verlauf. Bei 20 % besteht Spontanrückbildung mit Narben, aber meist ist der Verlauf chronisch und führt in einem Drittel der Fälle zu Ulzerationen.

Sonderform

Granulomatosis disciformis chronica et progressiva (Miescher)
Wahrscheinlich handelt es sich um eine Sonderform der Necrobiosis lipoidica bei Nichtdiabetikern mit Sitz oder Ausgangspunkt im tiefen Korium. Klinisch entsprechen die Herde einer Necrobiosis lipoidica, aber histologisch finden sich kaum Nekrobiose und Lipoidablagerungen, dafür mehr epitheloidzellige, granulomatöse Herde in tieferer Lage.

11.6 Lichen nitidus

Synonym: Granuloma nitidum

> **Definition.** Der Lichen nitidus ist eine chronische, ätiologisch unklare, durch epitheloidzellige Granulome ohne Nekrose in den Papillenspitzen gekennzeichnete Hauterkrankung, die sich als multiple, stecknadelkopfgroße, lichenoide Papeln manifestieren.

Häufigkeit. Sie ist eine seltene, nicht geschlechtsgebundene Dermatose, die in jedem Alter auftreten kann.

Klinik. Prädilektionsstellen sind Penisschaft und Unterarmbeugeseiten, gelegentlich auch der Stamm. Generalisierte Formen sind sehr selten.
Es finden sich rötliche, glänzende (nitidus = glänzend), bis glasstecknadelkopfgroße, nur ganz leicht erhabene, zum Teil zentral eingedellte Papeln, die nicht jucken (◨ 192). Mit der Lupe ist oft ein zentrales braunes Pünktchen (Granulom) zu sehen. Sie stehen in dichter Aussaat.

Histopathologie. Typisches Bild mit epitheloidzelligen, in den Papillenspitzen gelegenen Granulomen ohne Nekrose, die seitlich durch eine akanthotische Epidermis umfaßt werden. Zentral ist die Epidermis dagegen atrophisch.

Ätiologie und Pathogenese. Die Ätiologie ist unklar. Vieles spricht für eine eigenständige Krankheit.

Diagnose und Differentialdiagnose. Die charakteristischen Effloreszenzen, der chronische Verlauf sowie die typische Histologie ermöglichen die Diagnose. Differentialdiagnostisch kommen Lichen ruber planus (Pruritus, Schleimhautbeteiligung), Lichen scrophulosorum (Tuberkulintest), Miliaria rubra cristallina (kürzerer Verlauf), Lichen trichophyticus (Pilznachweis) und Pityriasis rubra pilaris (pityriasiform schilfernd) sowie manchmal auch plane Warzen und Mollusca contagiosa in Betracht.

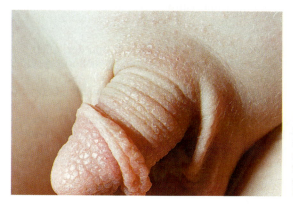

◨ **192: Lichen nitidus** mit glänzenden, glasstecknadelkopfgroßen rötlichen Papeln im Genitalbereich bei einem sonst gesunden 3jährigen Knaben.

Therapie. Lokale Kortikosteroide helfen bei dieser therapieresistenten Erkrankung am besten.

Verlauf. Der Verlauf ist chronisch mit spontaner, narbenfreier Abheilung nach Monaten bis Jahren.

11.7 Noduli rheumatosi

Synonyme: Rheumaknoten, Rheumatismus nodosus

Man unterscheidet »rheumatische Knötchen« und »rheumatoide Knoten«.

Klinik und Häufigkeit. **Rheumatische Knötchen** treten hauptsächlich bei Kindern im Rahmen einer **akuten** Polyarthritis – bei über 30 % der Fälle von rheumatischem Fieber – als subkutane Knötchen über Knochenvorsprüngen und Gelenken auf.
Rheumatoide Knoten finden sich in geringer Zahl hauptsächlich im Ulnarbereich in der Nähe des Ellbogens bei Erwachsenen mit **chronischer** Polyarthritis.

Histopathologie. Es findet sich bei beiden eine fibrinoide Nekrose.

Pathogenese. Unklar.

Differentialdiagnose. Sie umfaßt Heberden-Knoten, juxtaartikuläre Knoten (Lues), Gichttophi, Xanthome, Kalzinose, Acrodermatitis chronica atrophicans und Granuloma anulare.

Therapie. Das Grundleiden soll behandelt werden. Bei Bedarf kann man die Knoten eventuell exzidieren, sonst ist die intraläsionale Glukokortikoidinjektion die effektivste Therapie.

Verlauf. Rheumaknoten bilden sich nach unterschiedlich langer Zeit zurück, während rheumatoide Knoten in der Regel bestehen bleiben, spontan perforieren oder bei Belastung ulzerieren können.

Therapie. Wenig erfolgversprechend. Versuche mit lokalen Kortikosteroiden.

Verlauf Chronisch mit spontaner Heilung.

11.7 Noduli rheumatosi

Klinik und Häufigkeit Rheumatische Knötchen: multiple subkutane Knötchen über Knochenvorsprüngen und Gelenken bei akuter Polyarthritis, hauptsächlich im Kindesalter.
Rheumatoide Knoten: indolente, subkutane Knoten, vor allem beim Erwachsenen bei chronischer Polyarthritis.

Histopathologie Fibrinoide Nekrose.

Pathogenese Unklar.

Differentialdiagnose Andere subkutane knotenbildende Dermatosen.

Therapie Die Behandlung des Grundleidens und intraläsionale Glukokortikoidinjektionen sind neben der Exzision am effektivsten.

Verlauf Rückbildung nach unterschiedlich langer Zeit.

12 Blasenbildende Erkrankungen

Unter diesem Begriff werden chronisch verlaufende Hautkrankheiten unterschiedlicher Genese zusammengefaßt, deren Primäreffloreszenzen Blasen sind. Das sind einerseits Genodermatosen *(Kap. 16.7)* und andererseits Dermatosen, die wahrscheinlich **immunologisch** bedingt sind:
- Pemphigus-Gruppe
- Pemphigoid-Gruppe
- Herpes gestationis
- Dermatitis herpetiformis Duhring
- lineare IgA-Dermatose
- Pemphigus chronicus benignus familiaris

12.1 Pemphigus-Krankheiten

> ▶ *Definition.* Es sind chronische Dermatosen, die durch akantholytische Blasenbildung auf gesunder Haut, abgerundete Keratinozyten (Pemphiguszellen) im Blasenlumen und Autoantikörper gegen die Oberflächen von Plattenepithelzellen (»Pemphigus-Antikörper«) gekennzeichnet sind.

Akantholytische Blasen entstehen intraepidermal durch Auseinanderweichen der Keratinozyten (**S** 41). Die so getrennten Zellen runden sich und können am Blasengrund zytologisch nachgewiesen werden (Positiver Tzanck-Test). Sie heißen **»Pemphiguszellen«.** Ursache der Akantholyse sind Autoantikörper gegen Desmogleine, Antigene der Desmosomen, die diese Zell-Zell-Kontakte lösen und die Bildung neuer Kontakte hemmen.
Die Pemphigus-Krankheiten umfassen:
- Pemphigus vulgaris
- Pemphigus vegetans
- Pemphigus foliaceus
- paraneoplastischer Pemphigus
- Pemphigus erythematosus
- Fogo selvagem

12.1.1 Pemphigus vulgaris

> ▶ *Definition.* In gesunder Haut und Schleimhaut entstehen Blasen durch Akantholyse in den unteren Epidermisschichten. »Pemphigus-Antikörper« sind im Serum und abgelagert in den Interzellularräumen der betroffenen Hautareale nachweisbar. Es sind Autoantikörper (IgG) gegen Desmoglein 3, ein Protein der Desmosomen.

Häufigkeit. Der Pemphigus vulgaris ist selten. Bevorzugt erkranken Menschen im mittleren und **höheren Lebensalter,** seltenst auch Kinder. Die Geschlechter sind gleich häufig betroffen.

> ▶ *Merke.* Die **Nikolski-Phänomene** weisen die Neigung zur Blasenbildung nach:
> Nikolski I: Blasen lassen sich durch Schiebedruck auf gesunder Haut auslösen.
> Nikolski II: Stehende Blasen lassen sich durch seitlichen Druck verschieben.

12.1 Pemphigus-Krankheiten

Klinik. Die ersten Zeichen des Pemphigus vulgaris sind unscheinbar. An beliebigen Hautstellen, oft am Kopf, am Nabel, an der Brust oder am ganzen Integument treten **schlaffe Blasen** mit klarem Inhalt auf. Sie platzen rasch, ergeben Erosionen und verkrusten. Der Blasenrand schiebt sich exzentrisch weiter. Durch Konfluenz der Herde entstehen großflächige Läsionen, die teils erodiert, teils schuppig-krustig belegt sind, aber auch noch intakte Blasen zeigen (◉ 193, ◉ 3/1, S. 293). Die Reepithelialisierung beginnt im Zentrum und erfolgt ohne Narbenbildung. Eine reaktive Hyperpigmentierung bleibt jedoch noch lange an Stellen abgeheilter Blasen bestehen. Da während akuter Phasen an normaler Haut durch seitlich schiebenden Druck Blasen auslösbar sind (Nikolski-Phänomen I), werden oft die druckexponierten Intertrigines und die Glutäalregion bevorzugt und sehr hartnäckig befallen. Teils entstehen dort sekundär Vegetationen. Bei mehr als der Hälfte der Patienten beginnt die Erkrankung an den Mundschleimhäuten und bleibt zuweilen lange Zeit darauf beschränkt. Die Blasen platzen dort noch rascher, und es entstehen leicht blutende, schmerzhafte Erosionen. Bisweilen werden auch die Genitalschleimhäute befallen. Bei ausgedehntem Befall bestehen Krankheitsgefühl und Appetitlosigkeit, oft auch Fieber.

Klinik Es treten in gesunder Haut **schlaffe Blasen** mit klarem Inhalt auf, die rasch platzen, Erosionen ergeben und verkrusten. Sie dehnen sich exzentrisch aus und konfluieren (◉ 193, ◉ 3/1, S. 293).

Durch seitlich schiebenden Druck sind auf gesunder Haut Blasen auslösbar (Nikolski-Phänomen I positiv). Bei der Hälfte beginnt die Krankheit in der Mundschleimhaut

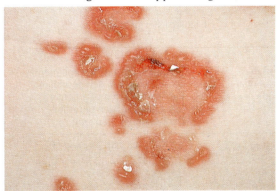

◉ 193: Pemphigus vulgaris.

Histologie. Es herrschen suprabasal lokalisierte, akantholytische Blasen vor, d.h. Blasen entstanden durch Verlust des Zell-Zell-Kontaktes und Insudation von Serum. In Blasenlumen finden sich Pemphiguszellen (**Tzanck-Test** als exfoliative Zytologie positiv) und Leukozyten. Die Dermis ist von Leukozyten infiltriert (◉ 41).
Immunhistologisch lassen sich in den Interzellularräumen der gesamten Epidermis bevorzugt in frühen Läsionen IgG- und Komplementablagerungen nachweisen.

Histologie Siehe ◉ 41.

Laborbefunde. Charakteristisch und diagnostisch von entscheidender Bedeutung sind die IgG-Autoantikörper gegen Desmoglein 3 im Serum (»Pemphigus-Antikörper«). Andere Parameter sind diagnostisch nicht wichtig und erst in fortgeschrittenen Stadien pathologisch: BKS, Blutbild, Serumproteine und Elektrolyte.

Laborbefunde ◉ 41.

Ätiologie und Pathogenese. Die »Pemphigus-Antikörper« sind bei allen Patienten gegen das gleiche Antigen der Desmosomen von Plattenepithelzellen gerichtet. Das Antigen ist ein Protein der Cadherin-Familie, Desmoglein 3 der Desmosomen. Cadherine sind kalziumbindende, transmembranöse Zelladhäsionsmoleküle. Die »Pemphigus-Antikörper« scheinen eine wesentliche pathogenetische Bedeutung (Autoimmunerkrankung) zu haben und keine sekundären Phänomene zu sein. Dafür sprechen, daß ihr Titerverlauf der Schwere der Krankheit parallel geht und Pemphigus vulgaris überzufällig häufig mit anderen Autoimmunerkrankungen (Myasthenie, perniziöse Anämie) kombiniert ist. Es wird diskutiert, daß die Fixation von »Pemphigus-Antikörpern« an der Zelloberfläche proteolytische Fermente aktiviert, was Akantholyse und Blasenbildung induziert. Bei genetischer Disposition für autoimmunologische Krankheiten können Medikamente einen Pemphigus vulgaris induzieren, z.B. Propranolol, Penicillamin, Captopril, aber auch Viren, Ernährungsfaktoren und UV-Bestrahlung.

Ätiologie und Pathogenese Die Erkrankung ist **autoimmunologisch** bedingt. Antigen ist Desmoglein 3, ein Cadherin in den Desmosomen.

Synopsis 41: Histologische und immunhistochemische Befunde bei:

	Pemphigus vulgaris	**Bullösem Pemphigoid**	**Dermatitis herpetiformis Duhring**
Histologie: Blasenbildung	suprabasale Akantholyse	subepidermale, junktionale Blase	subepidermale, dermolytische Blase

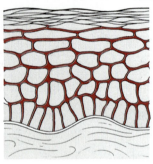

intraepidermale Blase
Pemphiguszellen

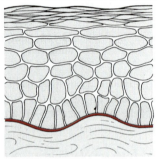

subepidermale Blase
Basalmembran

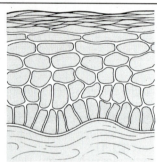

eosinophile und neutrophile Leukozyten
Papillenspitzenabszeß
Basalmembran
entzündliches Infiltrat

Immunhistologie: Direkte Immunfluoreszenz (DIF) (erkrankte Haut)	IgG- und Komplementablagerungen in den Interzellularräumen der Epidermis, bevorzugt in frühen Läsionen.	IgG- und Komplementablagerungen homogen-linear längs der Lamina lucida der Basalmembran	granuläre IgA- und Komplementablagerungen in den dermalen Papillenspitzen und granuläre IgA-Ablagerungen unterhalb der Basalmembranzone
Indirekte Immunfluoreszenz (IIF) (Serum des Patienten)	Desmoglein 3-Auto-Antikörper »Pemphigus-Antikörper«	BP-Autoantikörper »Pemphigoid-Antikörper«	Autoantikörper gegen Endomyosium, Retikulin oder Gliadin.

Diagnose und Differentialdiagnose
Blasen an der Mundschleimhaut und/oder am Körper mit positivem Nikolski-Phänomen lassen an einen Pemphigus vulgaris denken.
Der histologische Nachweis der Akantholyse in den suprabasalen Schichten und der Nachweis der »Pemphigus-Antikörper« im Serum sind beweisend.

Therapie Mittel der Wahl ist die systemische Therapie mit Glukokortikoiden und Immunsuppressiva (z.B. Azathioprin), eventuell Zytostatika oder Plasmapherese.

Diagnose und Differentialdiagnose. Blasen an der Mundschleimhaut und/oder später am Körper mit Pemphiguszellen im Blasenlumennd ein positives Nikolski-Phänomen lassen an einen Pemphigus vulgaris denken. Akantholytische Blasenbildung in suprabasalen Schichten und der Nachweis von »Pemphigus-Antikörpern« (Desmoglein 3) im Serum bestätigen die Verdachtsdiagnose.
Abzugrenzen sind die übrigen bullösen Dermatosen (📖 53).

Therapie. Glukokortikoide systemisch sind das Mittel der Wahl. Es hat sich bewährt mit hohen Dosen (~ 150 mg Prednison) zu beginnen, die reduziert werden, wenn eine Remission eingetreten ist. Danach sucht man die niedrigst mögliche Erhaltungsdosis zu finden, die zur Aufrechterhaltung der Remission ausreicht. Liegt die Glukokortikoiddosis unter der sogenannten Cushing-Schwelle, so wird man diese Dosis langfristig verordnen. Liegt sie aber höher und sind somit schwere Nebenwirkungen zu erwarten, beginnt man in der Remissionsphase eine zusätzliche immunsuppressive Therapie,

12.1 Pemphigus-Krankheiten

53: Differentialdiagnose von Pemphigus vulgaris, bullösem Pemphigoid und Dermatitis herpetiformis Duhring

	Pemphigus vulgaris	Bullöses Pemphigoid	Dermatitis herpetiformis Duhring
Geschlechtsverteilung	Frauen und Männer gleich	Frauen etwas häufiger	meist Männer
Erkrankungsalter	30–60 Jahre	meist älter als 60	20–50 Jahre
Hautbefall	schlaffe Blasen vorwiegend auf normaler Haut und Erosionen	polymorphes Bild mit prallen, meist großen Blasen auf erythematöser Haut und Erosionen	gruppierte Bläschen auf erythematöser und urtikarieller Haut, Erosionen und Krusten
Schleimhautbefall	meistens	selten	praktisch nie
Vernarbung	nein	nein	ja
Tzanck-Test (S. 281)	positiv (Pemphiguszellen)	negativ	negativ
Antigene	Desmoglein 3	BP AG 1 (ca. 70 %) BP AG 2 (ca. 55 %)	Retikulin Gliadin
Nikolski-Phänomen I (S. 280)	positiv	negativ (positiv nur in Herden)	negativ
Nikolski-Phänomen II (S. 280)	positiv	positiv	negativ
Jodprovokation	negativ	negativ	positiv
subjektive Beschwerden	Erosionen sind schmerzhaft	Erosionen sind schmerzhaft	brennende und juckende Empfindungen
Therapie	Kortikosteroide, Azathioprin, Plasmapherese	Tumor-Suche! Kortikosteroide, Azathioprin	Sulfone, Sulfonamide, jodfreie Diät (bei ausgeprägter Enteropathie auch glutenfreie Diät)

z.B. mit Azathioprin (Imurek® 100–200 mg/Tag). Danach kann gewöhnlich die Glukokortikoid-Erhaltungsdosis deutlich reduziert werden. Die Nebenwirkungen der immunsuppressiven Therapie: Leukopenie, Nephrotoxizität, Infektanfälligkeit sind zu beachten. Die Therapie richtet sich nach dem klinischen Verlauf und dem Titerverlauf der »Pemphigus-Antikörper«, die eng korreliert sind (s.o.). Bei schweren Verlaufsformen kommen auch Cyclophosphamid, Methotrexat, Cyclosporin A und Plasmapherese in Betracht. Die externe Therapie soll die Reepithelialisierung der Erosionen fördern und sekundäre Infektionen verhindern.

Außerdem gibt man Externa zur Förderung der Reepithelialisierung und zur Verhinderung sekundärer Infektionen.

Prognose. Der Verlauf kann akut bis chronisch mit intermittierenden Remissionen sein. Unbehandelt und vor dem Einsatz von Glukokortikoiden verlief die Erkrankung meist in ein bis drei Jahren letal. Glukokortikoide und Immunsuppressiva verbesserten die Prognose entscheidend. Die Todesursachen sind jetzt vorwiegend die Folgen der langfristigen Glukokortikoid- und immunsuppressiven Therapie.

Prognose Der Verlauf ist akut bis chronisch. Die Progredienz kann zum Tode führen.

12.1.2 Pemphigus vegetans

> **Definition.** Der Pemphigus vegetans ist eine Sonderform des Pemphigus vulgaris, die gekennzeichnet ist durch Blasen mit Erosionen und nachfolgenden papillomatösen Vegetationen. Eventuell ist diese Verlaufsform die Folge einer speziellen Immunitätslage des Patienten.

Häufigkeit. Viel seltener als Pemphigus vulgaris.

Klinik. Die schlaffen, rasch erodierten Blasen heilen nicht ab, sondern am Blasengrund entstehen papillomatöse Wucherungen, Vegetationen genannt. Beim Eintrocknen können die Läsionen einen warzenartigen Aspekt annehmen. Prädilektionsstellen für die Vegetationen sind die Intertrigines, wo Mazeration und bakterielle Besiedelung fördernd wirken. Am übrigen Integument herrschen mehr oder weniger pemphigustypische Blasen vor.

Histologie. Die Epidermis zeigt suprabasale, durch Akantholyse entstandene Blasen, und zugleich besteht eine ausgeprägte Akanthose und Papillomatose. Meist sind in den Reteleisten multiple Mikroabszesse, angefüllt mit Neutrophilen und Eosinophilen vorhanden.

Ätiologie. Siehe Pemphigus vulgaris.

Diagnose und Differentialdiagnose. Zur Abgrenzung von anderen vegetierenden Dermatosen sind die akantholytischen Blasen im Initialstadium mit erst nachfolgender Akanthose und Papillomatose sowie die »Pemphigus-Antikörper« im Serum diagnostisch entscheidend. Differentialdiagnostisch ist zu denken an vegetierende Pyodermien (Staphylokokken!), Condylomata lata bei Lues II (TPHA!) und Acanthosis nigricans (Histologie!).

Therapie. Systemische Therapie wie bei Pemphigus vulgaris.
Als lokale Maßnahmen kommen bei geringer Ausdehnung auch Glukokortikoide mit antimikrobiellem Zusatz und die chirurgische Abtragung in Betracht.

Prognose. Der Verlauf erfolgt in Schüben, zuweilen kann ein generalisierter Pemphigus vulgaris auftreten. Die Vegetationen sind häufig sehr therapieresistent.

12.1.2.1 Pemphigus foliaceus

> **Definition.** Es handelt sich um eine Erkrankung, die durch akantholytische Blasen im Stratum granulosum, Autoantikörper im Serum gegen Desmoglein 1, ein Cadherin der Desmosomen, und Ablagerung von IgG und Komplement im Stratum granulosum im Bereich der betroffenen Areale gekennzeichnet ist (direkte und indirekte Immunfluoreszenz sind dem Pemphigus vulgaris ähnlich).

Häufigkeit. Die Erkrankung ist sehr selten. Am meisten betroffen sind Menschen zwischen dem 30. und 60. Lebensjahr.

Klinik. Die ersten Läsionen sind flache, schlaffe, rasch aufplatzende Blasen, die **meist am behaarten Kopf, im Gesicht und am oberen Rumpf lokalisiert sind.** Die rasch zerstörten Blasen hinterlassen flache, nässende Erosionen, die schuppig-krustig belegt sind. Sie dehnen sich exzentrisch aus. So kann sich eine sekundäre Erythrodermie entwickeln. Das gesamte Integument ist dann gerötet und von klebrigen, blätterteigartigen Schuppenkrusten bedeckt. Bakterielle Sekretzersetzung ergibt einen charakteristischen, unangenehmen Fötor. Manchmal besteht Juckreiz oder Brennen. Durch Reibung entstehen immer neue Läsionen (Nikolski-Phänomen I ist positiv), weiterhin wirkt Licht verschlechternd. Der **Schleimhautbefall ist selten und nur gering.**

Histologie. Akantholytische Blasenbildung im Stratum granulosum, häufig auch Akanthose und Papillomatose. In der Dermis findet man ein leukozytäres Infiltrat, reich an Eosinophilen.

Laborbefunde. Typisch und von diagnostischer Bedeutung sind Autoantikörper im Serum und abgelagert in den Interzellularräumen der Epidermis (»Pemphigus-Antikörper«). Zytologische Untersuchungen (Tzanck-Test) zeigen Pemphiguszellen im Blaseninhalt. Die Parameter (BKS, Blutbild, Dysproteinämie) sind erst bei fortgeschrittenem Stadium pathologisch.

Ätiologie und Pathogenese. Die **Autoantikörper** im Serum von Patienten mit Pemphigus foliaceus reagieren in der direkten und indirekten Immunfluoreszenz wie »Pemphigus-Antikörper«. Biochemische und immunologische Untersuchungen sprechen dafür, daß sie gegen ein anderes Antigen gerichtet sind als die eigentlichen »Pemphigus-Antikörper«, nämlich gegen Desmoglein 1. Dennoch ist für beide Antikörper die Bezeichnung »Pemphigus-Antikörper« üblich. Für die pathogenetische Bedeutung der Desmoglein 1-Antikörper sprechen die gleichen Beobachtungen und Versuchsergebnisse wie bei Pemphigus vulgaris.

Diagnose und Differentialdiagnose. Die aufgelagerten Schuppenkrusten und die Prädilektionsstellen lassen auch an einen diskoiden Lupus erythematodes und an ein seborrhoisches Ekzem denken. Bei erythrodermatischen Ausprägungen müssen ein generalisiertes Ekzem, eine Psoriasis vulgaris oder Prämykoside abgegrenzt werden. Histologische, immunhistologische und serologische Befunde erlauben die Differenzierung.

Therapie. Wie bei Pemphigus vulgaris, vornehmlich Glukokortikoide und Immunsuppressiva (Azathioprin). Zusätzlich sind bakterielle Sekundärinfektionen systemisch und/oder lokal zu behandeln. Lokal haben sich Desinfizienzien ($KMnO_4$, Eosin) und Adstringenzien (Eichenrindenextrakte) bewährt.

12.1.2.2 Pemphigus erythematosus

Synonyme: Pemphigus seborrhoicus, Senear-Usher-Syndrom

▶ *Definition.* Der Pemphigus erythematosus ist durch erythematosquamöse Plaques und akantholytische Blasen in den seborrhoischen Arealen gekennzeichnet. Immunologisch betrachtet, handelt es sich um eine Kombination von Pemphigus foliaceus mit Lupus erythematodes, da im Serum ANA *(Kap. 5)* und »Pemphigus-Antikörper« vorhanden sind und deshalb Immunglobulin-Ablagerungen entlang der Basalmembranzone (wie bei Lupus erythematodes) und zwischen den Keratinozyten (wie bei Pemphigus foliaceus) nachzuweisen sind.

Häufigkeit. Die Erkrankung ist sehr selten. Besonders Erwachsene im mittleren Alter sind betroffen.

Klinik. In den seborrhoischen Arealen (Gesicht, behaarter Kopf, Brust- und Rückenmitte) bestehen symmetrische, seborrhoid schuppende, mit Schuppenkrusten belegte, erythematöse Herde zusammen mit Blasen, die rasch platzen (◙ 194). Typisch sind der flüchtige Verlauf und das wechselnde Aussehen der Hauteffloreszenzen. **Die Schleimhäute sind nicht befallen.** Häufig besteht ein Juckreiz. UV-Licht provoziert.

Histologie. Das histologische Bild entspricht dem Pemphigus foliaceus.

Histologie Akantholytische Blasenbildung im Stratum granulosum.

Laborbefunde »Pemphigus-Antikörper« kommen vor.

Ätiologie und Pathogenese Pemphigus foliaceus ist **autoimmunologisch** bedingt, wobei die Antikörper gegen Desmoglein 1 in den Desmosomen gerichtet sind.

Diagnose und Differentialdiagnose Diskoider LE, seborrhoisches Ekzem, generalisiertes Ekzem, Psoriasis vulgaris.

Therapie Systemisch: Glukokortikoide und/oder Immunsuppressiva.

12.1.2.2 Pemphigus erythematosus

◀ **Definition**

Häufigkeit Sehr selten.

Klinik Am Kopf und am oberen Rumpf sind erythematöse Herde mit Schuppen, Krusten und Blasen vorhanden (◙ 194). **Kein Schleimhautbefall.**

Histologie Siehe Pemphigus foliaceus.

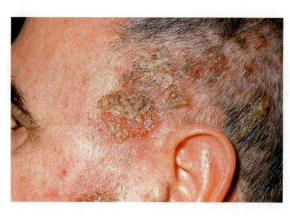

194: **Pemphigus erythematosus.** Auf gerötetem Grund besteht eine seborrhoide Schuppung mit Bläschen im Randbereich.

Immunologische Befunde LE-Band, Pemphigus-Muster, ANA und »Pemphigus-Antikörper« sind nachweisbar gegen Desmoglein 1.

Immunologische Befunde. Die direkte Immunfluoreszenz zeigt in den Herden bei 80 % bandförmige Ablagerungen von IgG-Antikörpern in der subepidermalen Basalmembranzone wie bei Lupus erythematodes *(Kap. 5)* und zusätzlich in den Interzellularräumen der Epidermis abgelagerte IgG-Antikörper (»Pemphigus-Antikörper«) gegen Desmoglein 1.
Im Serum werden »Pemphigus-Antikörper« (wahrscheinlich gegen Desmoglein 1) und manchmal auch ANA nachgewiesen. »Pemphigoid-Antikörper« sind nicht vorhanden.

Verlauf Oft lokalisiert.

Verlauf. Der Verlauf ist weniger schwer als beim Pemphigus vulgaris. Die Erkrankung kann lokalisiert bleiben und in Schüben verlaufen, sie kann aber auch generalisieren und so das Bild eines Pemphigus foliaceus ergeben.

Diagnose und Differentialdiagnose Seborrhoisches Ekzem, LE oder Pemphigus vulgaris.

Diagnose und Differentialdiagnose. Differentialdiagnostisch kommen in erster Linie ein seborrhoisches Ekzem, ein Lupus erythematodes oder ein Pemphigus vulgaris in Betracht, die sich jedoch histologisch und immunhistologisch sowie durch Autoantikörper im Serum abtrennen lassen.

Therapie Glukokortikoide systemisch oder lokal je nach klinischer Ausprägung.

Therapie. Schwere Verläufe werden systemisch mit Glukokortikoiden oder mit Immunsuppressiva behandelt. Wenige Einzelherde wird man lokal mit Glukokortikoid-Creme oder Glukokortikoid-Kristallsuspension behandeln.

12.1.2.3 Brasilianischer Pemphigus foliaceus

Synonym: Fogo selvagem (»wildes Feuer«)

Definition ▶

▶ *Definition.* Die Erkrankung ist dem Pemphigus foliaceus sehr nahe verwandt, jedoch ist sie endemisch im zentralen Südamerika.

Häufigkeit Bevorzugt junge Frauen.

Häufigkeit. Der brasilianische Pemphigus foliaceus betrifft bevorzugt junge Frauen (65 % unter 50 Jahren) und tritt familiär gehäuft auf.

Klinik Ähnlich dem Pemphigus foliaceus.

Klinik. Sehr ähnlich dem Pemphigus foliaceus. Es können neben den Blasen Erythrodermien und Papillomatosen in den Vordergrund treten. Die Schleimhäute bleiben unbeteiligt. Subjektiv klagen die Patienten über Schmerzen, die wie Feuer brennen (»wildes Feuer«).

Histologie Siehe Pemphigus foliaceus.

Histologie. Die histologischen Befunde entsprechen dem Pemphigus foliaceus.

Immunologische Befunde »Pemphigus-Antikörper«.

Immunologische Befunde. Im Serum sind in hohen Titerstufen Autoantikörper (»Pemphigus-Antikörper«) nachweisbar. Sie sind gegen dasselbe Antigen Desmoglein 1 gerichtet wie bei Pemphigus foliaceus und auch in den Interzellularräumen der Epidermis abgelagert nachweisbar.

12.1 Pemphigus-Krankheiten **287**

Ätiologie. Der Nachweis von Desmoglein 1-**Autoantikörpern** gegen die Desmosomen epithelialer Zellen (»Pemphigus-Antikörper«), deren Titer dem Krankheitsgeschehen parallel verläuft, spricht für eine immunologische Genese. Das endemische Auftreten weist noch auf ein zusätzliches infektiöses, von Insekten übertragenes Agens (z.B. Virus) hin.

Ätiologie Autoimmunologisch, kombiniert mit Infektion (Virus).

Verlauf. Vor Einführung der Glukokortikoide nahm der brasilianische Pemphigus foliaceus einen chronischen Verlauf, der nach 10 bis 30 Jahren zum Tode führte. Oft mehrjährige systemische Glukokortikoidtherapie führt in 55 % der Fälle zu einer Heilung.

Verlauf Chronisch.

Therapie. Systemisch Glukokortikoide für ein bis drei Jahre in einer Dosierung, die sich nach dem klinischen Bild richtet. Zusätzlich systemische und lokale Therapiemaßnahmen entsprechend der Sekundärinfektion.

Therapie Systemisch Glukokortikoide und antiinfektiös.

Klinischer Fall

Die 52 Jahre alte Patientin hat seit neun Monaten rezidivierend schmerzhafte Erosionen an den Mundschleimhäuten. Unterschiedliche Lokaltherapeutika sprachen nicht an. Seit vier Monaten treten zunehmend am Nabel, in der Leistenregion und am Rücken auf gesunder Haut schlaffe Blasen auf, die rasch platzen und verkrusten. Die bei der Krankenhausaufnahme durchgeführte histologische Untersuchung ergab eine akantholytische Blasenbildung in den unteren Epidermisschichten. In der direkten Immunfluoreszenz waren in den Interzellular-räumen der Epidermis IgG 4- und Komplementablagerungen erkennbar. Die »Pemphigus-Antikörper« hatten im Serum einen Titer von 1:320 und waren gegen Desmoglein 3 gerichtet. Diese histologischen und immunhistologischen Befunde bestätigten die klinische Verdachtsdiagnose eines **Pemphigus vulgaris.** Eine systemische Therapie mit anfangs 100 mg Decortin pro Tag führte zur Remission, die mit Azathioprin 100 mg und Decortin 8 mg pro Tag mehrere Monate stabil blieb.

12.1.3 Paraneoplastischer Pemphigus

12.1.3 Paraneoplastischer Pemphigus

▶ **Definition.** Der paraneoplastische Pemphigus ist eine Pemphiguskrankheit mit polymorphem klinischen Bild, häufig bei Lymphomen und Thymomen. Die Autoantikörper sind gegen Desmoplakine gerichtet.

◀ **Definition**

Klinik. Typisch ist ein polymorphes klinisches Bild mit Erythemen, kokardenartigen Effloreszenzen, Blasen und Erosionen am gesamten Integument. Er ist mit Lymphomen, Thymomen und Leukämien assoziiert.

Histologie. Suprabasale akantholytische Blasen, disseminierte Dyskeratosen und ein entzündliches Infiltrat in der Dermis.

Immunologische Befunde. DIF wie Pemphigus vulgaris. Im Serum (IIF) finden sich Autoantikörper, die gegen Desmoplakin I und II, Hauptbestandteile aller Desmosomen, gerichtet sind.

Verlauf. Leichte bis schwere Ausprägung. Meist heilt der paraneoplastische Pemphigus ab, wenn das Malignom therapiert wurde.

Therapie. Oft schlechtes Ansprechen auf die üblichen Therapien des Pemphigus. Malignomsuche und -therapie!

Diagnose und Differentialdiagnose. Die Abgrenzung von den Pemphigusformen erfolgt durch den Nachweis der Desmoplakin-Antikörper. Oft besteht ein Mischbild mit bullösem Pemphigoid und entsprechenden Antigennachweis (BP AG 1 und 2).

12.2 Pemphigoid-Gruppe

> **Definition.** Bei den Erkrankungen dieser Gruppe entstehen die Blasen epidermolytisch, d.h. durch Abheben der gesamten Epidermis von der Dermis. Es entstehen so subepidermale Blasen. Da keine intraepidermale Akantholyse vorkommt, fehlen die Pemphiguszellen (Tzanck-Test negativ).
> Die **Pemphigoid-Gruppe** umfaßt:
> - Bullöses Pemphigoid,
> - vernarbendes Schleimhautpemphigoid,
> - Herpes gestationis.

12.2.1 Bullöses Pemphigoid

Synonyme: Parapemphigus, Alterspemphigoid

> **Definition.** Die Erkrankung ist gekennzeichnet durch prall gespannte Blasen, die subepidermal auf gesunder Haut oder auf erythematösen Plaques entstehen. Typisch sind Autoantikörper gegen die Proteine der Hemidesmosomen. Die Krankheit verläuft chronisch. Sie tritt häufig paraneoplastisch auf.

Vorkommen. Am häufigsten betroffen sind Patienten nach dem 60. Lebensjahr.

Klinik. Die charakteristischen Effloreszenzen sind erbs- bis haselnußgroße pralle Blasen, die generalisiert, bevorzugt jedoch in den Falten, am oberen Abdomen und an den Oberschenkelinnenseiten auftreten. Manchmal bleibt die Erkrankung einige Zeit lokalisiert. Die Blasen entstehen auf völlig gesunder Haut und/oder auf elevierten Erythemen. Ausgedehnte Entzündungserytheme können auch ohne Blasen vorhanden sein (◯ 195, ◯ 3/2, S. 293). Der Blaseninhalt ist meist klar oder hämorrhagisch, da bei der subepidermalen Blasenbildung die Kapillaren des oberflächlichen Plexus angerissen werden können (S 41).
Da die Blasendecke aus der gesamten Epidermis besteht, sind die Blasen wesentlich widerstandsfähiger als bei Pemphigus-Krankheiten. Wenn sie platzen, entstehen flache Erosionen, die blutig-krustig belegt sind. Sie heilen von den Rändern ausgehend narbenlos ab.
Das Nikolski-I-Phänomen kann, vorwiegend in Blasenrandgebieten, positiv sein. Das Nikolski-II-Phänomen ist positiv, d.h. vorhandene Blasen lassen sich durch seitlichen Druck verschieben (S. 280).
Die Mundschleimhaut ist nicht oft befallen (nur 20%), die übrigen Schleimhäute sehr selten.

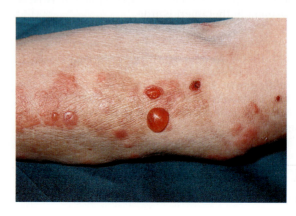

◯ 195: **Bullöses Pemphigoid.** Pralle Blasen unterschiedlicher Größen und Erytheme.

Gelegentlich bestehen Juckreiz oder Schmerzen durch die verkrusteten Erosionen.

Als Sonderform ist das lokalisierte bullöse Pemphigoid zu betrachten, das symmetrisch an den Unterschenkeln und am Kopf auftritt.

Sonderform, lokalisiert an Unterschenkeln und Kopf.

Histologie. Anfangs entwickelt sich eine subepidermale Spalte, die gesamte unveränderte Epidermis wird als Blasendecke abgehoben. Der Blaseninhalt besteht manchmal nur aus Serum, manchmal sind reichlich eosinophile und neutrophile Granulozyten vorhanden. In der oberen Dermis findet sich ein Infiltrat aus Lymphozyten, Histiozyten, eosinophilen und neutrophilen Leukozyten (**S 41**). Elektronenmikroskopisch ist die Spaltbildung innerhalb der Lamina lucida der Basalmembran lokalisiert (**S 41**).

Histologie Subepidermale Blasenbildung mit dermalem Infiltrat (**S 41**).

Immunhistologie. Immunhistologisch können entlang der meist nicht verbreiterten Basalmembran abgelagerte IgG 4, IgG 2 und Komplement nachgewiesen werden (**S 41**).

Immunhistologie Entlang der Basalmembran sind IgG und Komplement abgelagert (**S 41**).

Laborbefunde. Typisch sind im Serum der Patienten vorhandene **Autoantikörper,** die gegen Antigene der Hemidesmosomen (bullöses Pemphigoid-Antigen 1 und 2) gerichtet sind (»Basalmembran-Antikörper«, »Pemphigoid-Antikörper«). Autoantikörper gegen bullöses Pemphigoid-Antigen 1 (BP AG 1) sind in ca. 70% und BP AG 2 in ca. 55% nachweisbar. Diese Antikörpertiter sind nicht mit der Krankheitsaktivität korreliert. Alle übrigen Parameter sind unauffällig. Erst später treten unspezifisch auf: erhöhte BKS, Proteinmangel, Leukozytose, Anämie.

Laborbefunde Typisch sind **Autoantikörper** im Serum gegen Basalmembranbestandteile (»Pemphigoid-Antikörper«).

Ätiologie und Pathogenese. Die Ätiologie ist unbekannt. Am ehesten handelt es sich um eine **Autoimmunerkrankung,** bei der die Autoantikörper im Serum gegen BP AG 2 gerichtet sind. BP AG 1 ist ein 230 KDa-Protein der Plaques der Hermidesmosomen. BP AG 2 (180 KDa) ist ein ungewöhnliches Transmembranprotein der hemidesmosomalen Plaques mit kollagenartigen Teilabschnitten. Die Antigen-Antikörper-Reaktion entlang der Basalmembran (Hemidesmosome) führt dann zur Aktivierung der Komplementkaskade und nachfolgend durch Freisetzung von Enzymen zur Blasenbildung. Für einen Immunmechanismus spricht ferner die Assoziierung mit anderen immunologischen Erkrankungen wie Dermatomyositis, systemischem Lupus erythematodes, Colitis ulcerosa.

Ätiologie und Pathogenese Wahrscheinlich ist es eine **Autoimmunerkrankung.**

Da das bullöse Pemphigoid häufig als **Paraneoplasie** auftritt, könnte die Autoantikörperbildung primär durch das als »fremd« erkannte Karzinom induziert werden. Durch Kreuzreaktion dieser Antikörper mit den Hemidesmosomen der Haut würden dann die Blasen entstehen.

Auch Medikamente, wie z.B. Penicillin, Diazepame und Furosemid, können ein bullöses Pemphigoid induzieren, eventuell auch UV-Licht.

Das bullöse Pemphigoid tritt häufig als Paraneoplasie auf.

Diagnose und Differentialdiagnose. Gespannte, pralle Blasen auf gesunder Haut und elevierten Erythemen lassen bei älteren Patienten an ein bullöses Pemphigoid denken. Das Pemphigoid wird durch subepidermale Blasenbildung, IgG- und Komplementablagerungen entlang der Basalmembran sowie meist durch »Basalmembran-Antikörper« im Serum und negativen Tzanck-Test gesichert. Differentialdiagnostisch sind Pemphigus vulgaris, Morbus Duhring und eine diabetische bullöse Dermatose (Diabetes, keine entsprechenden immunhistologischen Befunde!) abzutrennen (⊞ 53).

Diagnose und Differentialdiagnose Siehe ⊞ 53.

Therapie. Eine Tumorsuche ist in jedem Falle angezeigt.

Systemisch Glukokortikoide, anfangs in mittleren Dosen (40–50 mg Prednisolon), die weitere Dosierung erfolgt entsprechend dem Verlauf. Meist reichen niedrige Dosen jedoch aus. Gelegentlich werden auch Langzeit-Sulfonamide gegeben. Nur in therapieresistenten Fällen wird man Immunsuppressiva (Azathioprin) oder Zytostatika (Methotrexat) zusätzlich verordnen. Lokal erfolgt die Behandlung desinfizierend, z.B. Pinseln mit Eosin-Lösung.

Therapie Tumorsuche! Therapie mit systemischen Glukokortikoiden und lokale Behandlung mit Desinfizienzien.

Prognose. Die Erkrankung verläuft chronisch, meist in Schüben. Wenn ein Malignom bekannt und therapiert ist, sistiert das Pemphigoid häufig, und es

Prognose Chronischer, meist schubweiser Verlauf. Die Prognose ist vom evtl. Vorliegen eines Tumors abhängig.

reziidiviert bei Tumorprogression. Die Letalität beträgt ohne Therapie 30 %. Glukokortikoide und Immunsuppressiva verbessern die Prognose entscheidend.

Klinischer Fall

Die 64jährige Patientin leidet seit einem Jahr an mäßig juckenden großflächigen Erythemen, in denen immer wieder pralle, teils hämorrhagische Blasen auftreten. Die histologische Untersuchung zeigte subepidermale Blasen mit einem leukozytären Infiltrat in der Dermis. Die direkte Immunfluoreszenz ließ an der Basalmembranzone abgelagertes Immunoglobulin und Komplement erkennen. Im Serum waren »Basalmembran-Antikörper« (Titer 1 : 128) vorhanden. Bei der Durchuntersuchung fand sich ein lobuläres Mammakarzinom, das vollständig reseziert werden konnte. Unter der oralen Therapie mit Kortikosteroiden sistierte das bullöse Pemphigoid 2 Monate nach der Operation.

12.2.2 Vernarbendes Schleimhautpemphigoid

12.2.2 Vernarbendes Schleimhautpemphigoid

Synonym: Benignes Schleimhautpemphigoid

Definition ▶

> ▶ **Definition.** Es sind chronische bullöse Dermatosen, die bevorzugt an den Schleimhäuten auftreten, selten aber auch die Haut befallen und zu Vernarbungen führen.

Ätiologie Siehe Pemphigoid. Autoantikörper gegen BPAG 2 oder Laminin 5.

Ätiologie. Wahrscheinlich handelt es sich um eine vernarbende Variante des bullösen Pemphigoids. Die Autoantikörper sind gegen BP-Antigen 2 oder gegen Laminin 5 gerichtet.

Klinik Bevorzugt an der Mundschleimhaut und an den Konjunktiven treten kleine Blasen auf, die rasch platzen und mit starker narbiger Schrumpfung abheilen, dies führt zu Synechien.
Seltener sind weitere Schleimhäute und nur gelegentlich ist auch die Haut betroffen.

Klinik. Am häufigsten sind die Mundschleimhaut und die Konjunktiven betroffen, auch die Nasen-, Rachen-, Genital- und Analschleimhäute können befallen sein. Die Hautbeteiligung ist selten.
In den Augen beginnt das bullöse Schleimhautpemphigoid mit kleinen Blasen an den bulbären Konjunktiven, die rasch platzen, eine chronische Konjunktivitis unterhalten und unter starker narbiger Schrumpfung abheilen. Dies führt zu narbigen Synechien zwischen bulbären und palpebralen Konjunktiven. Die Augenbeweglichkeit wird reduziert. Ektropien bedingen sekundäre Hornhautveränderungen mit Pannusbildung und Ulzerationen, die zur Erblindung führen. Die Verlegung der Tränenausführungsgänge durch Narben führt zur Austrocknung der Konjunktiven mit Panophthalmie, was letztlich zum Verlust des Auges führt.
An den Mundschleimhäuten treten, bevorzugt an Wange und Gingiva, rezidivierend Blasen auf, die rasch platzen und zu stark schmerzenden Erosionen führen, die unter narbiger Schrumpfung abheilen. Die gleichen narbigen Synechien entstehen auch an den anderen Schleimhäuten.
Eine **Hautbeteiligung** tritt in 10–30 % auf und ist in den meisten Fällen auf wenige Areale beschränkt, vor allem Gesicht, behaarter Kopf, Nabelregion und Mons pubis. Generalisierte Blasenschübe sind extrem selten.

Histologie Siehe Pemphigoid.

Histologie. Charakteristisch ist die subepidermale Blasenbildung, wobei die gesamte Epidermis das Blasendach bildet. Anfangs herrscht im Korium ein Infiltrat aus Eosinophilen, Lymphozyten und Plasmazellen vor, später kommt eine fibroblastische Aktivität mit Vaskularisation und narbiger Schrumpfung hinzu.

Immunhistologie Siehe Pemphigoid. Zirkulierende Antikörper gegen Basalmembranstrukturen (BPAG 2, Laminin 5) sind nur selten nachweisbar.

Immunhistologische Befunde. Mittels direkter Immunfluoreszenz lassen sich in der Basalmembranzone wie beim bullösen Pemphigoid lineare Ablagerungen von IgG, IgA und Komplement nachweisen. Jedoch sind zirkulierende Basalmembran-Antikörper in der indirekten Immunfluoreszenz nur bei wenigen nachweisbar. Meist sind sie gegen BPAG 2, seltener gegen Laminin 5 gerichtet.

Verlauf. Der Verlauf ist schubweise über Jahre ohne Beeinträchtigung des Allgemeinzustandes. Probleme bereiten die narbigen Stenosen und das nachlassende Sehvermögen. In 20% der Fälle tritt Erblindung ein.

Therapie. Auf Sulfone, Retinoide und Cyclosporin A spricht die Erkrankung manchmal an. Versucht werden können auch Glukokortikoide, systemisch oder intraläsional. Synechien werden operativ angegangen.

12.3 Herpes gestationis

▶ ***Definition.*** Der Herpes gestationis ist eine polymorphe, papulovesikulöse Dermatose der Schwangerschaft, die starken Juckreiz verursacht. Sie ähnelt dem bullösen Pemphigoid.

Vorkommen. Sie ist selten. Es tritt etwa ein Fall pro 3000 bis 10 000 Schwangerschaften auf.

Klinik. Nach der 20. Schwangerschaftswoche, manchmal allerdings erst nach der Entbindung, treten bevorzugt in der Periumbilikalregion und an den Extremitäten, später auch am gesamten Integument ödematöse, polyzyklische Plaques auf, in denen kleinere und größere Blasen entstehen. Häufig sind die kleinen Blasen gruppiert herpetiform angeordnet. Das gleichzeitige Vorhandensein von ödematösen Plaques, Erythemen, Blasen verschiedener Größe und Krusten gibt der Dermatose ein polymorphes Aussehen (◨ 196). Gelegentlich sind die Schleimhäute mitbetroffen. Nikolski I und II sind häufig positiv. Der Herpes gestationis juckt sehr stark. Das Allgemeinbefinden ist wenig beeinträchtigt.
Dieselben Effloreszenzen können auch beim Neugeborenen auftreten. Sie heilen jedoch in wenigen Wochen spontan ab.

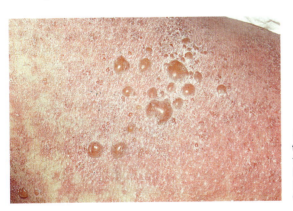

◨ **196: Herpes gestationis.** Auf erythematösen Plaques stehen herpetiform gruppierte Blasen unterschiedlicher Größe.

Histologie. Es liegt eine subepidermale Blasenbildung mit auffälliger Nekrose der Basalzellen und ein entzündliches Infiltrat im Korium vor. Mittels direkter Immunfluoreszenz (DIF) können in allen Fällen lineare Komplementablagerungen (C 3) und in einigen Fällen auch Immunglobulinablagerungen (meist IgG und IgA) längs der Basalmembran nachgewiesen werden.

Laborbefunde. Im Serum (IIF) lassen sich meist BPAG 2-Autoantikörper nachweisen, die früher »Herpes-gestationis-Faktor« genannt wurden. Häufig ist eine starke Bluteosinophilie vorhanden.

Pathogenese. Die passive Übertragung auf das Neugeborene und die immunologischen Befunde weisen auf eine immunologische Genese hin. Da gestagen- und östrogenhaltige Kontrazeptiva nur in belasteten Fällen einen Herpes gestationis provozieren, handelt es sich um eine autoimmunologische, hormonell ausgelöste Dermatose. Es besteht eine genetische Disposition (MHC-II-Moleküle).

Verlauf Schubweiser Verlauf. Komplikationen stellen narbige Stenosen dar.

Therapie Intraläsionale Injektionen von glukokortikoidhaltigen Suspensionen, ophthalmologische Operationen. Therapieversuche auch mit Sulfonen.

12.3 Herpes gestationis

◀ Definition

Vorkommen Sehr selten.

Klinik Im letzten Schwangerschaftstrimenon treten ödematöse, polyzyklische Plaques auf, in denen verschieden große Blasen entstehen, die gelegentlich herpetiform angeordnet sind (◨ 196).

Der **Juckreiz** ist stark. Nikolski-I- und -II-Phänomen sind häufig positiv. Das Neugeborene kann dieselben Effloreszenzen haben.

Histologie Subepidermale Blasenbildung mit Nekrose der Basalzellen und mit entzündlichem Infiltrat im Korium. Lineare Ig- und C-Ablagerungen entlang der Basalmembranzone.

Labor IIF: BPAG 2-Autoantikörper. Häufig Bluteosinophilie.

Pathogenese Wahrscheinlich immunologisch bedingte Erkrankung mit hormoneller und genetischer Abhängigkeit.

Diagnose und Differentialdiagnose
Die Diagnose beruht auf dem Auftreten während der Gravidität, dem polymorph-bullösen Bild, dem starken Pruritus, den histologischen und immunologischen Befunden (BPAG 2-Autoantikörper).

Therapie Glukokortikoidhaltige Externa, in schweren Fällen auch systemisch.

12.4 Dermatitis herpetiformis Duhring

Definition ▶

Häufigkeit Die Dermatitis herpetiformis Duhring ist selten, bevorzugt sind Männer.

Klinik Anfangs treten uncharakteristische erythematöse Plaques mit **brennendem** bis **schmerzhaftem Juckreiz** auf, danach entstehen darauf Gruppen von kleinen Bläschen. Die Prädilektionsstellen sind Streckseiten der Arme, Schultergürtel, Abdomen und Glutäal- und Oberschenkelregion (◉ 197, ◉ 3/3, ◉ 3/4, S. 293). Typisch ist eine synchrone Polymorphie der Effloreszenzen. Schleimhautbefall liegt praktisch nie vor (▤ 53). Es besteht eine **Jodempfindlichkeit**. **90 % der Patienten** haben zugleich eine **glutensensitive Enteropathie**.

Diagnose und Differentialdiagnose. Die Diagnose beruht auf dem Auftreten während der Gravidität, dem polymorph-bullösen klinischen Bild, dem starken Pruritus, den histologischen und immunologischen Befunden (BPAG 2-Autoantikörper). Differentialdiagnostisch sind abzugrenzen eine Dermatitis herpetiformis Duhring, ein bullöses Pemphigoid und ein Erythema exsudativum multiforme, was mittels immunhistologischer und histologischer Untersuchungen sowie der Anamnese gelingt.

Therapie. Leichte Fälle behandelt man nur lokal mit glukokortikoidhaltigen Cremes oder Austrocknen mit Farbstoffen. Bei ausgedehntem Befall sind systemisch Glukokortikoide in individueller Dosierung indiziert. Sulfone sind nicht wirksam. Nichthormonelle Kontrazeptiva sollen verordnet werden. Die Hauterscheinungen beim Neugeborenen sind passager und nicht therapiebedürftig.

12.4 Dermatitis herpetiformis Duhring

Synonym: Morbus Duhring

> ▶ **Definition.** Die Dermatitis herpetiformis Duhring ist eine polymorphe, oft chronisch-rezidivierend verlaufende Dermatose, die mit brennenden und schmerzhaften Empfindungen einhergeht. Charakteristisch sind subepidermale Spannungsblasen, Ansammlungen von Granulozyten und granuläre IgA-Ablagerungen in den dermalen Papillenspitzen. Die meisten Patienten haben zugleich eine oft unbemerkte Enteropathie.

Häufigkeit. Die Dermatose ist selten. Sie betrifft alle Altersgruppen, bevorzugt jedoch Männer im mittleren Alter. Es bestehen Assoziationen zu HLA-DR 3/DQ$_2$ und HLA-A$_1$, B$_8$.

Klinik. Anfangs treten uncharakteristische Erytheme und ödematöse Plaques mit **brennendem** bis **schmerzhaftem Juckreiz** auf. Darauf entstehen kleine Bläschen, die oft in Gruppen herpetiform angeordnet sind, oder auch große Blasen. Die Blasen dehnen sich exzentrisch aus und verkrusten rasch (◉ 197, ◉ 3/3, ◉ 3/4, S. 293). Diese synchrone Polymorphie mit Erythemen, urtikariellen Plaques, Blasen, Bläschen und Krusten ist sehr charakteristisch. Hinzu kommen Kratzeffekte mit Impetiginisierung. Die typischen Lokalisationen sind die Streckseiten der Arme, der Schultergürtel, das Abdomen sowie die Glutäal-, Sakral- und Oberschenkelregion. Oft besteht Symmetrie. Dieses Verteilungsmuster gibt einen Hinweis auf Morbus Duhring. Die Schleimhäute erkranken praktisch nie (▤ 53).
Die Patienten sind **jodempfindlich**. Lokale und systemische Applikation von Jod oder anderen Halogeniden kann zu Exazerbationen führen.
Bei etwa 90 % der Patienten tritt zugleich eine **glutensensitive Enteropathie** auf, die einer milden Form der idiopathischen Steatorrhö gleicht. Jedoch ist das Verhältnis zwischen Dermatitis herpetiformis Duhring und der Enteropathie derzeit noch unklar.

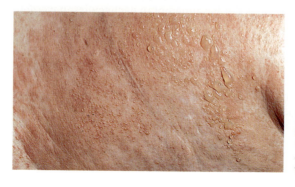

◉ **197: Dermatitis herpetiformis Duhring.** Kleine Bläschen stehen gruppiert in erythematöser Umgebung.

3: Blasenbildende Erkrankungen

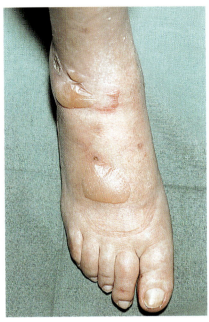

3/1 **Pemphigus vulgaris** mit großen, schlaffen Blasen klaren Inhaltes *(Kap. 12.1.1)*.

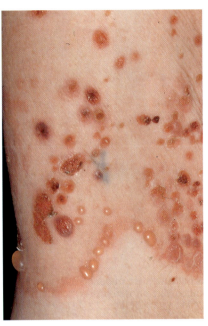

3/2 **Bullöses Pemphigoid** mit prallen, randständigen Blasen auf geröteter Haut. Die zentralen Blasen sind teilweise eingetrocknet oder hämorrhagisch durchtränkt *(Kap. 12.2.1)*.

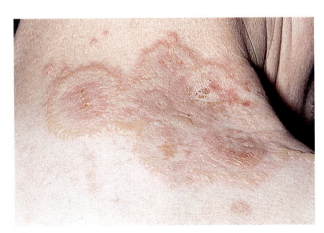

3/3 **Dermatitis herpetiformis Duhring** mit starkem Brennen. Die akuten, stark entzündlichen Herde zeigen randständig eine urtikarielle Schwellung mit beginnender Blasenbildung *(Kap. 12.4)*.

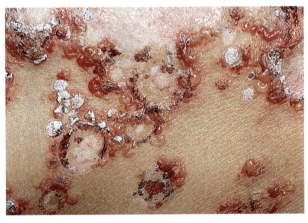

3/4 **Dermatitis herpetiformis Duhring** im subakuten Stadium mit gruppierten, teils konfluierenden Bläschen, sekundärer Exulzeration und hämorrhagischer Verkrustung *(Kap. 12.4)*.

Histologie. Die **Blasenbildung** erfolgt **subepidermal**. Im Blasenlumen finden sich massenhaft eosinophile und neutrophile Leukozyten. Die basalen Zellen der Epidermis des Blasendachs sind oft nekrotisch. Die Blasen gehen

Histologie Subepidermale Blasenbildung mit massenhaft Eosinophilen und Neutro-

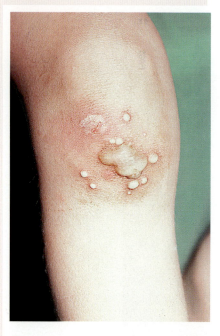

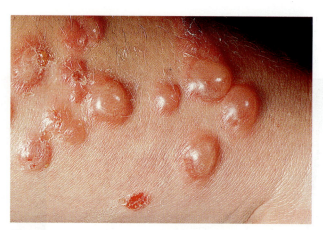

◉ 3/6 **Bullöse Insektenstichreaktionen** in gruppierter Anordnung mit starkem, schmerzhaftem Juckreiz. Solche treten am 2. und 3. Tag nach den Insektenstichen auf, werden zerkratzt und persistieren oft als juckende Papeln noch wochenlang.

◉ 3/5 **Impetigo bullosa** mit gruppiert stehenden, randständig fortschreitenden Pusteln, deren Eiter Leukozyten und Streptokokken enthält *(Kap. 7.3.4.1)*.

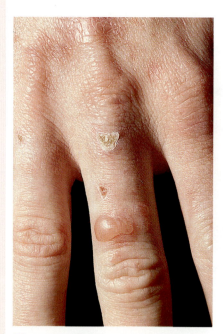

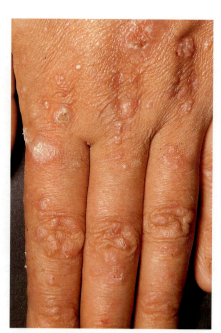

◉ 3/7 Prallstehende Blase bei einer **Porphyria cutanea tarda** am Fingerrücken zusammen mit Krusten und Narben *(Kap. 16.5.3)*

◉ 3/8 Narben, Milien und Blasenbildungen am Handrücken einer Patientin mit der autosomal dominant vererbten **Epidermolysis bullosa dystrophica** Pasini *(Kap. 16.7.3)*.

12.4 Dermatitis herpetiformis Duhring

aus Papillenabszessen hervor. Das sind Mikroabszesse aus eosinophilen und neutrophilen Leukozyten in den Spitzen der dermalen Papillen. Besonders in den Blasenrandbereichen und in den Erythemen sind diese zahlreich zu finden. Im Korium besteht ein buntes, entzündliches Infiltrat. Elektronenmikroskopische Befunde zeigen, daß die Blasen unterhalb der Lamina densa entstehen, d.h. die Lamina densa bildet die unterste Lage eines Blasendaches (**S 41**).

Immunologie. In der direkten Immunfluoreszenzmikroskopie lassen sich bei fast allen Patienten in gesunder und betroffener Haut granuläre IgA- und Komplement-Ablagerungen (C 3) in den Papillenspitzen und entlang der Basalmembranzone nachweisen.
Die indirekte Immunfluoreszenz zeigt bei einem großen Teil der Patienten IgA-Autoantikörper im Serum, die gegen Retikulinfasern (IgA) oder gegen Gliadin gerichtet sind. Die Patienten mit Enteropathie weisen meist noch IgA-Antikörper gegen Endomysium auf (Marker der Enteropathie).

Laborbefunde. Bei der Dermatitis herpetiformis Duhring finden sich oft eine Bluteosinophilie, erniedrigte IgM- und erhöhte IgA-Werte.

Pathogenese. Die Ätiologie ist unklar. Wahrscheinlich handelt es sich um ein polyätiologisches Krankheitsbild bei genetischer Prädisposition. Manifestationsfördernd sind Malignome, Fokalinfekte, Jod und andere Halogene sowie Nahrungsmittel, insbesondere Gluten. Genetisch ist die Dermatitis herpetiformis Duhring in 80% mit den Histokompatibilitätsantigenen HLA B8, HLA DR3 und HLA A_1 assoziiert.

Diagnose und Differentialdiagnose. Die klinische Diagnose beruht auf dem polymorphen Exanthem mit Prädilektion der Extremitäten-Streckseiten, der Schulter und Glutäalregion und den typischen brennenden bis schmerzenden Empfindungen. Bestätigt wird die Diagnose histologisch durch die subepidermalen Blasen und die Mikroabszesse in den dermalen Papillenspitzen sowie immunhistochemisch durch den Nachweis von granulären IgA-Ablagerungen in den dermalen Papillenspitzen und in der Basalmembranzone. Diese histologischen und immunhistologischen Befunde erlauben die klinisch oft schwierige Abgrenzung vom bullösen Pemphigoid, von Prurigoformen, chronischen Ekzemen und Erythema exsudativum multiforme.

Therapie. Mittel der Wahl sind Sulfone, z.B. Diaminodiphenylsulfon (DADPS), initial sind 150 bis 200 mg nötig, zur Stabilisierung reichen meist 50 bis 100 mg aus. Der Wirkungsmechanismus dieses Präparates ist ungeklärt. Auf hämatologische Nebenwirkungen (Met-Hb, Hämolyse) ist regelmäßig zu achten. Wirksam sind auch Sulfonamide wie z.B. Sulfapyridin. Im akuten Schub oder bei Sulfon-/Sulfonamidunverträglichkeit kommen Glukokortikoide in Betracht, sind aber nur mäßig wirksam. Eine glutenfreie Diät bessert die Enteropathie und in manchen Fällen, jedoch nicht immer, auch die Hauterscheinungen. Sie ist jedoch sehr aufwendig und teuer und deshalb nur bei Enteropathie angezeigt. Eine jodarme Diät ist immer notwendig. Antihistaminika sind bei starkem Juckreiz angezeigt. Extern können Glukokortikoide, Lotio alba oder Teerpräparationen versucht werden.

Prognose. Nach Fokussanierung heilt die Dermatitis herpetiformis Duhring oft ab. Sie kann aber auch chronisch-rezidivierend über Jahre und Jahrzehnte verlaufen, wobei in den meisten Fällen die Krankheitsintensität nachläßt. Der Allgemeinzustand bleibt immer unbeeinflußt.

---

philen im Blasenlumen und leukozytären Mikroabszessen in den Papillenspitzen.

Immunologie DIF: Granuläre IgA-Ablagerungen in den Papillenspitzen und in der Basalmembranzone sind charakteristisch.
IIF: Oft können Autoantikörper gegen Retikulin und Gliadin nachgewiesen werden. Für die Enteropathie typisch sind Endomysium-Antikörper (**S 41**) im Serum.

Laborbefunde Oft Bluteosinophilie und erhöhte IgA-Spiegel.

Pathogenese Unklar. Manifestationsfördernd wirken Jod und glutenhaltige Nahrungsmittel.

Diagnose und Differentialdiagnose Siehe 53.

Therapie Sulfone und Sulfonamide. Jod- und glutenarme Diät, sofern vom Verlauf her indiziert.

Prognose Akuter bis chronisch-rezidivierender Verlauf.

12.5 Lineare IgA-Dermatose

Synonym: IgA-Pemphigoid

> ▶ **Definition.** Die Dermatose ist charakterisiert durch lineare IgA-Ablagerungen entlang der Basalmembranzone. Das klinische Bild ist polymorph mit Erythemen und Blasen.

Häufigkeit. Die Erkrankung ist viel seltener als die Dermatitis herpetiformis Duhring. Bevorzugt betroffen sind Frauen.

Klinik. Das klinische Bild entspricht einem Mischbild aus Dermatitis herpetiformis Duhring und bullösem Pemphigoid oder ähnelt vorwiegend einer der beiden Dermatosen. Prädilektionsstellen gibt es nicht. Eine glutensensitive Enteropathie kommt nicht vor, und die Jodempfindlichkeit ist wesentlich geringer. Diese klinischen Beobachtungen sowie die fehlende Assoziation mit den Histokompatibilitätsantigenen HLA B8 und HLA DR3 unterstützen die Eigenständigkeit dieses Krankheitsbildes.

Pathologie und Immunpathologie. Der histologische Befund ist wie bei der Dermatitis herpetiformis Duhring.
Die direkte Immunfluoreszenz ergibt lineare IgA- und Komplementablagerungen entlang der Basalmembranzone. Die Diagnose wird immunhistochemisch durch den Nachweis dieser linearen IgA-Ablagerungen längs der Basalmembranzone gestellt. Im Serum sind Autoantikörper vom IgA-Typ nachweisbar, die noch nicht definiert sind.

Therapie. Die lineare IgA-Dermatose spricht auch auf Sulfone und Sulfapyridine an.

Prognose. Die Krankheit verläuft chronisch über Jahre.

12.6 Pemphigus chronicus benignus familiaris

Synonyme: Dyskeratosis bullosa hereditaria, Morbus Hailey-Hailey

> ▶ **Definition.** Es handelt sich um eine autosomal dominant vererbte Dermatose mit variabler Genpenetranz. Charakterisiert ist sie durch das rezidivierende Auftreten von gruppierten Bläschen in umschriebenen Arealen, vornehmlich in den Körperfalten.

Ätiologie. Die Erkrankung ist genetisch bedingt. Traumen, Wärme, Feuchtigkeit und Mikroben können Schübe induzieren. Sie hat nichts mit den Erkrankungen der Pemphigus-Gruppe *(Kap. 12.1)* und nichts mit den hereditären Epidermolysen *(Kap. 16.7)* zu tun.

Klinik. Nach der Pubertät kommt es in den Axillen und Leisten sowie am seitlichen Hals in erythematöser Umgebung zu kleinen Blasen, die oft konfluieren. Nach Platzen der Blasendecken entstehen nässende Areale, die zu Vegetationen neigen und verkrusten (☐ 198). Die Begrenzung dieser Plaques ist scharf. Die Läsionen dehnen sich in der Peripherie aus und zentral heilen sie zugleich ab, wodurch ein polymorphes Bild entsteht.

Verlauf. Die Erkrankung verläuft über viele Jahre in Schüben mit vollständigen Remissionen. Es besteht gewöhnlich Juckreiz.
Das Allgemeinbefinden ist nicht gestört.

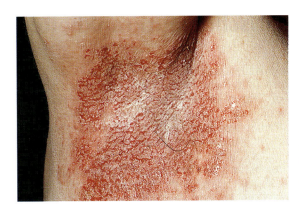

198: Pemphigus chronicus benignus familiaris. Erythematöse Herde mit Bläschen und Schuppenkrusten in den großen Körperfalten.

Histologie. Vorherrschend sind eine ausgeprägte suprabasale Akantholyse und Dyskeratosen der akantholytischen Zellen. Daher sind Pemphiguszellen im Blasengrundausstrich nachweisbar. Leukozyten fehlen.
»Pemphigus-Antikörper« sind im Serum nicht nachweisbar.
Der Pemphigus chronicus benignus familiaris ist abzugrenzen von einer Intertrigo (bakteriell oder mykotisch superinfiziert) und vom Pemphigus vegetans.

Diagnose. Die Anamnese in der Familie, der schubhafte Verlauf, die Prädilektionsstellen und das klinische Bild mit Blaseneruptionen lassen an einen Pemphigus chronicus benignus familiaris denken. Die Diagnose wird histologisch bestätigt.

Therapie. Krankheitsinduzierende Faktoren wie mikrobielle Infektionen, Traumen, Hitze und Sonne müssen gemieden werden. Meist ist eine kombinierte Lokaltherapie mit Glukokortikoiden und Antibiotika ausreichend. Nur bei schweren Verläufen werden diese Präparate systemisch verabreicht.
Gute Dauererfolge bringen auch die Exzision mit Hauttransplantation und CO_2-Laser-Abtragung.

Histologie Suprabasale Akantholyse und Dyskeratosen.

Diagnose Schubweise Blaseneruptionen in den Intertrigines erlauben die Verdachtsdiagnose, die histologisch bestätigt wird.

Therapie Meist ist eine kombinierte Lokaltherapie mit Glukokortikoiden und Antibiotika ausreichend.

13 Exanthematische Hautkrankheiten

▶ **Definition.** Exanthematische Krankheiten sind durch ein Exanthem an der Haut und meist auch an den einsehbaren Schleimhäuten charakterisiert. Eine Vielzahl von einzelnen Elementen sind ausgestreut und übersäen als »Exanthem« die Körperoberfläche. Sind die Elemente alle gleich gestaltet, so spricht man von einem monomorphen Exanthem im Gegensatz zum polymorphen Exanthem mit unterschiedlichen Elementen nebeneinander, die unterschiedliche Entwicklungsstufen erreicht haben. Exantheme können »stammbetont« oder »streckseitenbetont« angeordnet sein, oder sie können auch exogene Einflüsse wiedergeben und abzeichnen. Sie treten oft bei Infektionskrankheiten *(7.2; 7.3; 7.6* und *7.7)* und im Rahmen von Allergien *(4.1* bis *4.5)* auf, können aber auch Ausdruck eigenständiger exanthematischer Hautkrankheiten sein.

13.1 Parapsoriasis-Gruppe

Unter diesem Namen faßt man eine heterogene Gruppe von Krankheiten zusammen, die gewisse Ähnlichkeiten mit der Psoriasis aufweisen: Scharf begrenzte, kaum juckende, entzündliche Papeln mit diskreter Parakeratose. Dazu gehört die Pityriasis lichenoides mit einer chronischen und einer akuten Erscheinungsform sowie die Parapsoriasis en plaques mit einer kleinfleckigen und einer großflächigen Form.

13.1.1 Pityriasis lichenoides

▶ **Definition.** Chronische, in seltenen Fällen akute, selbst limitierende exanthematische Dermatose mit kleinfleckigen Papeln, lymphozytärer Vaskulitis und psoriasiformer Reaktion der Epidermis.

Ätiologie. Nicht bekannt, möglicherweise liegt eine parainfektiöse, lymphozytäre Vaskulitis vor.

Epidemiologie. Seltene Erkrankung der Jugendlichen und Erwachsenen.

Klinik. Die Pityriasis lichenoides ist gekennzeichnet durch ein über Wochen bis Monate, oft in Schüben ablaufendes Exanthem mit einer Vielzahl von linsengroßen, ovalen oder runden, scharf begrenzten, wenig juckenden, entzündlichen Papeln mit rötlicher bis brauner Farbe (◉ 199, ◉ *4/9, S. 314.* Diese sind bedeckt von einem parakeratotischen Schuppendeckel, der von der Seite her angehoben werden kann (Hobelspan-Phänomen).
Bei der Pityriasis lichenoides acuta (varioliformis Mucha-Habermann) ist der Verlauf akut, und einzelne oder eine große Zahl der papulösen Elemente zeigen hämorrhagische Nekrosen, die schmerzen. In den meisten Fällen treten chronische und akute Elemente nebeneinander auf.

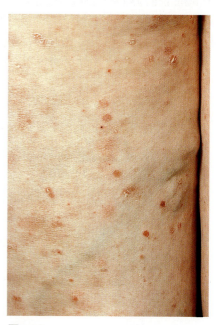

◉ **199: Parapsoriasis guttata** unter dem Bild der Pityriasis lichenoides mit positivem Hobelspan-Phänomen *(7.1.5)* rechts oben.

Histologie. Im oberen Korium findet sich eine lymphozytäre Vaskulitis um die Gefäße herum in kleinknotiger Anordnung. Die Epidermis darüber ist akanthotisch verdickt und zeigt eine umschriebene Hyper-Parakeratose. Bei den akuten Elementen kommt eine Nekrose der Epidermis und gelegentlich der obersten Koriumanteile im Zentrum der Papeln hinzu, die oft hämorrhagisch durchsetzt ist.

Differentialdiagnose. Bei der chronischen Form sind die Psoriasis guttata und ein psoriasiformes Syphilid im Rahmen der Lues II abzugrenzen, bei der akuten Form eine allergische Vaskulitis, papulöse Arzneiexantheme und Windpocken.

Therapie. Die Behandlung ist systemisch zu führen, kombiniert mit einer desinfizierenden oder antientzündlichen Lokalbehandlung. Liegt ein Infekt zugrunde, so steht die Behebung desselben unter antibiotischer Abschirmung im Vordergrund. Symptomatisch können Steroide und auch eine systemische PUVA-Therapie helfen.

13.1.2 Parapsoriasis en plaques (Brocq)

▶ **Definition.** Diskrete, exanthematische und stammbetonte, entzündliche Erkrankung der Haut mit chronisch-rezidivierendem Verlauf und runden bis ovalen, kleinfleckig bis großflächigen, scharf begrenzten, makulösen Herden mit kleieförmiger Schuppung.

Ätiologie. Nicht bekannt. Die großflächige Form kann in ein kutanes T-Zell-Lymphom übergehen (Mycosis fungoides, prämykotisches Stadium).

Epidemiologie. Es handelt sich um die häufigste Erkrankung der Parapsoriasis-Gruppe, Manifestation bei Jugendlichen und Erwachsenen aller Altersgruppen.

Klinik. Die Parapsoriasis en plaques stellt eine exanthematische Erkrankung dar mit kleinfleckigen, runden und meist ovalen Herden, die stammbetont an den Spaltlinien der Haut ausgerichtet sind, an den Extremitäten vorwiegend die Beugeseiten befallen und wenig jucken. Die Elemente sind scharf begrenzt, flach oder nur angedeutet papulös, von hellroter bis leicht gelbbrauner Färbung und zeigen eine leicht gefältelte, an Atrophie erinnernde Oberfläche, die auf Kratzen und bei älteren Elementen auch spontan eine feine kleieförmige Schuppung zeigt (▣ 200). Bei der großflächigen Form können bizarre zusammenfließende Felder, wiederum vorwiegend am Stamm, auftreten, die makulöse und leicht papulöse, also stärker infiltrierte Bereiche haben und in der Regel jucken. Die Parapsoriasis en plaques, vor allem die kleinfleckige Form, zeigt eine deutliche Besserung im Sommer und eine Verschlechterung im Winter.

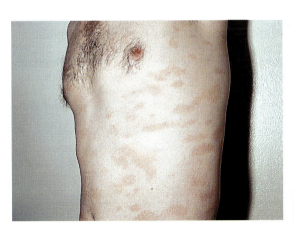

▣ 200: **Parapsoriasis en plaques** mit typischen ovalen Herden an den Flanken des Körpers.

Histologie Im oberen Korium findet sich eine lymphozytäre Vaskulitis in kleinknotiger Anordnung mit akanthotischer Epidermis und Hyper-Parakeratose.

Differentialdiagnose Die Psoriasis guttata und Lues II sowie Vaskulitis, Arzneiexantheme und Windpocken sind abzugrenzen.

Therapie Antibiotische Behandlung oder systemische PUVA-Therapie, blande Lokalbehandlung.

13.1.2 Parapsoriasis en plaques (Brocq)

◀ Definition

Ätiologie Nicht bekannt, die großflächige Form kann in ein kutanes T-Zell-Lymphom übergehen.

Epidemiologie Häufigste Erkrankung der Parapsoriasis-Gruppe.

Klinik Exanthematische Erkrankung mit kleinfleckigen bis ovalen, stammbetonten und an den Spaltlinien ausgerichteten pityriasiformen Elementen (▣ 200).

Bei der großflächigen Form konfluieren solche Elemente zu bizarren Gebilden.

Die Parapsoriasis en plaques zeigt eine Besserung im Sommer.

Histologie Diskretes, lymphozytäres Infiltrat im oberen Korium mit nur geringgradigen Epidermisveränderungen.
Bei der großflächigen Form treten atypische T-Lymphozyten und Pautrier-Mikroabszesse auf.

Differentialdiagnose Pityriasis versicolor, seborrhoische Ekzeme und Pityriasis rosea.

Therapie Abheilung nach UV-Bestrahlung.

Prognose Die kleinfleckige Form ist harmlos und chronisch-rezidivierend, selbst limitierend.
Die großflächige Form verläuft chronisch-rezidivierend, in 10–45 % der Fälle stellt sie sich als frühes Stadium eines kutanen T-Zell-Lymphoms (Mycosis fungoides) dar.

Histologie. Diskret und uncharakteristisch findet sich ein lymphozytäres Infiltrat in der oberen Dermis mit gelegentlicher Exozytose der Lymphozyten in die Epidermis. Die Epidermis selbst ist kaum verändert und zeigt nur eine geringe Parakeratose. Bei der großflächigen Form können histologisch die ersten Zeichen eines kutanen T-Zell-Lymphoms auftreten mit dichten lymphozytären Infiltraten (T_4-Helferzellen) und Zellatypien sowie mit vereinzelten Pautrier-Mikroabszessen in der basalen Epidermis.

Differentialdiagnose. Oberflächliche Hautmykosen, vor allem die Pityriasis versicolor und seborrhoische Ekzeme mit stammbetonten Ausbreitungen sind zu erwägen sowie die Pityriasis rosea.

Therapie. Die kleinfleckige und die großflächige Form sprechen auf Sonnenbestrahlung, SUP-Behandlung (S. 384) und auf die systemische PUVA-Therapie an, während eine lokale Behandlung nur bei Juckreiz notwendig ist.

Prognose. Die kleinfleckige Form ist chronisch-rezidivierend und immer harmlos. Sie macht kaum Beschwerden.
Die großflächige Form verläuft ebenfalls chronisch-rezidivierend und in vielen Fällen mit Juckreiz, welcher der Therapie zugänglich ist. 10 bis 45 % der großflächigen Fälle von Parapsoriasis en plaques, und darunter besonders diejenigen Fälle mit poikilodermatischen und atrophisierenden Stellen sowie mit starkem Juckreiz, entwickeln sich chronisch-progressiv in ein kutanes T-Zell-Lymphom (Mycosis fungoides). Sie bedürfen der engmaschigen Kontrolle und der intensiven Behandlung *(Kap. 10.2)*.
In seltenen Fällen treten klein- oder großflächige Formen der Parapsoriasis en plaques im Verlauf eines Morbus Hodgkin, einer systemischen Amyloidose oder eines Plasmozytoms, begleitend oder monitorisch als Paraneoplasie auf.

13.2 Lichen ruber

Synonym: Knötchenflechte

> ▶ **Definition.** Chronische, rezidivierende, entzündliche Erkrankung der Haut und der hautnahen Schleimhäute, nicht ansteckend und nicht erblich, mit Juckreiz und großer morphologischer Vielfalt.

Definition ▶

Ätiologie Nicht bekannt.

Ätiologie. Nicht bekannt. Möglicherweise liegt eine virusbedingte Autoimmunreaktion vor.

Epidemiologie Betrifft vorwiegend Erwachsene, Männer mehr als Frauen.

Epidemiologie. Der Lichen ruber ist eine der häufigsten Hautkrankheiten unbekannter Ursache, er befällt vorwiegend Erwachsene und die Männer häufiger als die Frauen.

Klinik Die Einzelmorphe ist eine entzündliche, polygonale und scharf begrenzte Papel. Nach Aufhellung ist die Wickham-Streifung sichtbar (③ 201).

Klinik. Die häufigste Form des Lichen ruber stellt der **Lichen ruber planus** dar. Die Einzelmorphe ist eine gerötete, scharf und polygonal begrenzte, flache oder zentral eingedellte, manchmal ringförmige Papel. Punktfein bis zu Linsengröße stehen sie oft in Gruppen (③ 201), konfluieren zu größeren, unregelmäßigen Platten (Plaques) und sogar zu netzförmigen Feldern. Auf diesen Elementen sieht man eine feine weißliche Streifung (**Wickham-Streifung**), die nicht abwischbar ist. Es handelt sich um die durchscheinende Verdickung des Stratum granulosum (Hypergranulose), welche oft erst nach Aufhellung der darübergelegenen Hornschicht durch Öl oder Wasser darzustellen ist.
Schubweise und akut mit starkem Juckreiz auftretend, persistieren die Papeln monate- und jahrelang. Noch deutlich länger ist eine posteruptive Pigmentierung sichtbar. Tritt eine solche ohne akute und juckende Phase des Lichen ruber auf, so spricht man von einer »Ashy-Dermatose« wegen der alleinigen aschgrauen Pigmentierung ohne Juckreiz.
Bei rassisch stark pigmentierter Haut kann der Lichen ruber auch zu einer Pigmentinkontinenz mit persistenter Depigmentierung führen.

Juckreiz tritt am Anfang auf, zurück bleibt eine posteruptive Pigmentierung.
Pigmentierung ohne vorangehenden Lichen ruber entspricht einer »Ashy-Dermatose«.
Posteruptiv können auch Depigmentierungen bleiben.

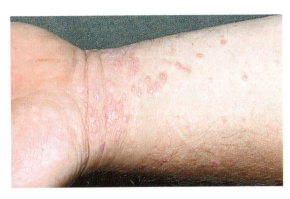

◉ 201: **Lichen ruber planus.**

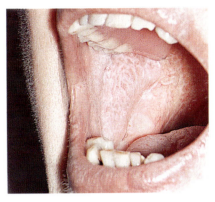

◉ 202: **Lichen ruber mucosae oris** mit typischer netzförmiger Zeichnung der mittleren und hinteren Wangenschleimhaut (**S** 43).

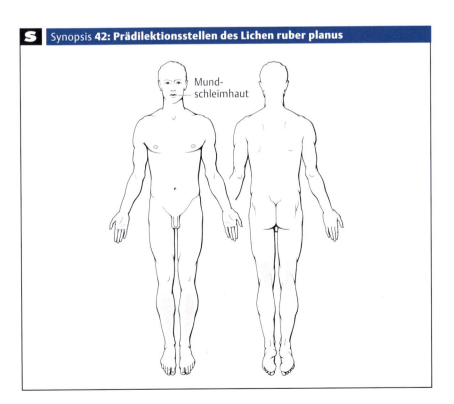

S Synopsis 42: **Prädilektionsstellen des Lichen ruber planus**

Der Lichen ruber befällt bevorzugt die Beugestellen (S 42).

Der Lichen ruber ist oft durch exogene Einflüsse provozierbar und lokalisierbar (isomorpher Reizeffekt, Köbner-Phänomen).

Der Lichen ruber mucosae zeigt die Wickham-Streifung sehr deutlich (202).

Als **Sonderformen** imponieren **Lichen ruber verrucosus** am Unterschenkel und **Lichen ruber acuminatus** an den behaarten Stellen.
Gut sichtbar in den 203 u. 204.

Histologie Ballonierende Degeneration der Basalzellschicht, Akanthose und Hypergranulose der Epidermis sowie ein bandförmiges Rundzell- Infiltrat in der oberen Dermis sind die Charakteristika.

13 Exanthematische Hautkrankheiten

Prädilektionsstellen des Lichen ruber planus sind die Beugestellen am Handgelenk, die Vorderarm-Innenseiten, der untere Rücken, die Kniebeugen und die Unterschenkel (S 42). An den Handflächen, Fußsohlen und am Nagelfalz imponieren die Lichen-ruber-Papeln oft als »warzenartige« Knötchen. Die Nägel können dadurch im Wachstum gestört sein.
Beim Lichen ruber läßt sich durch äußere Einflüsse (Verletzung, Kratzen, Druck etc.) der Haut ein **isomorpher Reizeffekt** (Köbner-Phänomen) hervorrufen mit eruptiven Elementen entlang der traumatisierten Stellen.
Selten tritt der Lichen ruber exanthematisch oder gar als Erythrodermie auf, möglicherweise infolge vorhergehender Exantheme anderer Ursache als isomorpher Effekt.
Neben dem häufigsten und klassischen Lichen ruber planus findet sich oft beim selben Patienten ein **Lichen ruber mucosae,** wobei Mundschleimhaut, Zunge, Lippen, die Genitalschleimhäute (bei beiden Geschlechtern) und der Analtrichter in dieser Reihenfolge der Häufigkeit befallen sind. Der Lichen ruber mucosae juckt selten, er ist gekennzeichnet durch die streifige oder netzartige Zeichnung (202, Wickham-Streifen) und weist, vor allem am Genitale, gelegentlich erosive und schmerzhafte Stellen auf.

Sonderformen
- **Lichen ruber verrucosus:** vor allem an den Unterschenkeln mit großen, knotigen Herden, welche jahrelang persistieren, zu Narben führen und sich sehr therapieresistent verhalten (203).
- **Lichen ruber acuminatus:** Multiple, punktförmige Lichen-ruber-Elemente an den Haarfollikeln, oft exanthematisch auftretend mit wenig Juckreiz (204). Als Maximalvariante gilt das seltene Graham-Little-Lasseur-Syndrom mit Lichen ruber acuminatus, follikulärem Befall der Axillar- und Genitalbehaarung sowie der Kopfhaut. Es kommt zum Verlust der Haare dieser Regionen, wobei an der Kopfhaut ein narbiger Status pseudopeladicus als narbige Alopezie zurückbleibt.

Histologie. Der Schwerpunkt des entzündlichen Geschehens spielt sich an der dermoepidermalen Grenze ab mit einer ballonierenden Degeneration der Basalzellen und einer Inkontinenz der Basalmembran. Melanosomen und epidermale Proteine (gepackt in sog. zytoide Körperchen) erreichen die Dermis und werden dort phagozytiert oder gelagert (posteruptive Pigmentierung). Die obere Dermis ist bandförmig eingenommen von einem dichten, lymphohistiozytären Infiltrat, welches die Epidermis erreicht und vorwölbt

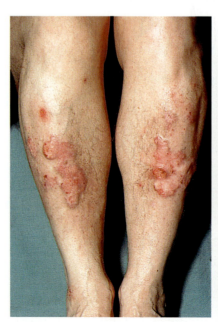

203: Lichen ruber verrucosus

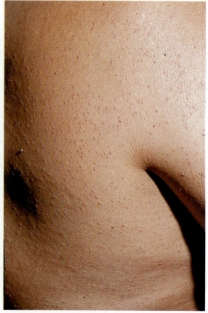

204: **Lichen ruber acuminatus** mit punktförmigen Papeln.

54: Differentialdiagnose der Lichen-ruber-Spielarten

Verdacht auf	differentialdiagnostische Überlegungen
Lichen ruber planus	▷ **lichenoide Arzneiexantheme** (Schwermetalle, Antimalariamittel, Aminophenazon, Chlorothiazid u.a.m.) ▷ akute »graft-versus-host«-Reaktion der Haut (GVHR) ▷ papulöse Lues II ▷ Lichen amyloidosus
Lichen ruber acuminatus	▷ Lichen nitidus ▷ folликuläre Verhornungsstörungen
Lichen ruber verrucosus	▷ Tuberculosis verrucosa cutis
Lichen ruber mucosae	▷ Leukoplakia nicotinica ▷ Balanitis scleroticans ▷ Craurosis vulvae

Synopsis 43: Differentialdiagnose an der Mundschleimhaut

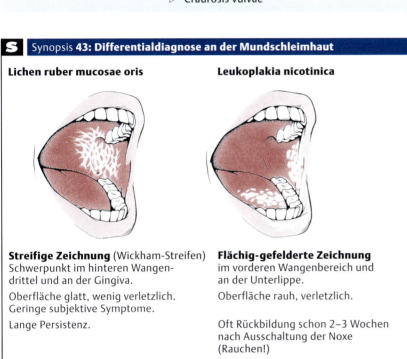

Lichen ruber mucosae oris

Streifige Zeichnung (Wickham-Streifen) Schwerpunkt im hinteren Wangendrittel und an der Gingiva.

Oberfläche glatt, wenig verletzlich. Geringe subjektive Symptome.

Lange Persistenz.

Leukoplakia nicotinica

Flächig-gefelderte Zeichnung im vorderen Wangenbereich und an der Unterlippe.

Oberfläche rauh, verletzlich.

Oft Rückbildung schon 2–3 Wochen nach Ausschaltung der Noxe (Rauchen!)

(entzündliche Papel). Die Epidermis selbst erfährt neben der basalen Degeneration auch einen Proliferationsreiz, der zur Hyperpigmentierung und vor allem zur Hyperepidermopoese mit der besonderen, herdförmig oder streifig angeordneten Verdickung des Stratum granulosum (Wickham-Streifen) und zu einer uncharakteristischen und nicht immer deutlich ausgeprägten Hyperkeratose führt.

Das besondere histopathologische Bild unterhält die Vermutung einer lokalen, möglicherweise virusbedingten Autoimmunreaktion.

Die **Differentialdiagnose** des Lichen ruber und seiner Sonderformen ist in 54 gegeben, diejenige des Lichen ruber mucosae in 43.

Therapie. Die Therapie des Lichen ruber ist eine symptomatische. Im Vordergrund steht die **Lokaltherapie** mit stark wirksamen Steroiden, welche meßbar erfolgreich zur Entzündungshemmung und Juckreizverminderung führen. Die Anwendung ist offen, unter Okklusivverbänden oder mittels intrafokaler Injektion. An den Schleimhäuten sollte eine lokale Steroidbehandlung nur bei deutlichen subjektiven Beschwerden erfolgen mit Haftsalben, Lutschtabletten (möglichst nicht schlucken, sondern am Ort zergehen lassen) oder mit intrafokalen Injektionen.

Differentialdiagnose Siehe 54 und 43.

Therapie Lokal mit Steroiden, auch intrafokal. In schweren und exanthematischen Fällen kommt eine systemische Behandlung mit Steroiden, ACTH, Retinoiden (Tigason) und PUVA-Therapie in Frage.

13.3 Pityriasis rosea

Synonym: Schuppenröschen

13.3 Pityriasis rosea (Marginalie)

Definition ▶

Ätiologie Eine Ursache ist nicht bekannt.

Häufigkeit Die Morbidität beträgt ca. 1 %, das Manifestationsalter liegt zwischen 10 und 35 Jahren. Selten Rückfälle.

Klinik Die Pityriasis rosea beginnt mit einer münzgroßen **Mutterplatte,** die nach Tagen bis Wochen von einem, evtl. mehreren exanthematischen Schüben von runden bis ovalären Herden am Stamm und an den proximalen Extremitäten gefolgt wird (S 44). Diese Herde sind entsprechend der **Spaltlinien** der Haut ausgerichtet. Sowohl Mutterplatte wie die einzelnen Herde des Exanthems zeigen eine scharf begrenzte Rötung mit einer kleieförmigen, randständig betonten **Schuppung** (sog. Collerette, ◎ 205) und Juckreiz. Die Haut ist irritierbar.

Die Pityriasis rosea heilt spontan und narbenfrei nach 6–8 Wochen ab.

Diagnose und Differentialdiagnose Diese muß entsprechend der 55 aktiv betrieben werden.

Schweren Fällen ist, und auch dann nur als Initialbehandlung, die **systemische Therapie** vorbehalten mit oralen Steroiden über Tage bis Wochen, mit ACTH-Injektionen (Synacthen) in begrenzter Zahl oder mit dem Retinoid Tigason in der Dosis von 25 bis 75 mg für einige Wochen. Die Retinoidbehandlung kann auch kombiniert werden mit einer systemischen PUVA-Therapie.

13.3 Pityriasis rosea

Synonym: Schuppenröschen

> ▶ **Definition.** Die Pityriasis rosea ist eine akut-entzündliche und selbstheilende Dermatose mit multiplen, ovalen, erythrosquamösen Herden, vorwiegend am Stamm.

Ätiologie. Die Ursache ist nicht bekannt. Virale oder immunologische Mechanismen konnten nie bestätigt werden. Es besteht keine Erblichkeit.

Häufigkeit. Es handelt sich um eine reine Hauterkrankung mittlerer Häufigkeit, Morbidität ca. 1%. Frauen sind häufiger befallen als Männer. Das Manifestationsalter liegt zwischen 10 bis 35 Jahren, selten können auch jüngere Kinder und alte Leute befallen sein. Die Pityriasis rosea ist eine einmalige Erkrankung, Rückfälle treten höchstens bei 2 % der Patienten auf.

Klinik. Die Pityriasis rosea beginnt in der Regel (bis 90 % der Fälle) mit einer einzigen, gut münzengroßen **Mutterplatte** (Primär-Medaillon, Plaque mère, Herald patch), die fast immer am Stamm, selten an den proximalen Extremitäten zu finden ist und kaum Symptome macht. Rötung und kleieförmige Schuppung, im Zentrum beginnend und am Rand als Saum stehend, sind die Charakteristika. In 5% der Fälle treten geringe Allgemeinsymptome (Kopfschmerzen, Abgeschlagenheit, Nervosität etc.) dazu.

Nach einigen Tagen bis zwei Wochen kommt es zu einem Exanthem mit multiplen, kleinfleckigen, ovalären, geröteten Herden, die sich am Stamm **entlang der Spaltlinien** der Haut ausrichten (S 44) und neben dem Stamm auch die proximalen Extremitäten befallen. Hände, Füße und Gesicht bleiben fast immer frei (◎ 205). Die einzelnen Elemente werden im Laufe der nächsten Tage größer, tragen eine kleieförmige **Schuppung,** die wiederum zentral aufbricht und mit einem randständigen Saum stehen bleibt (sog. Collerette). **Juckreiz** tritt in einzelnen Fällen ausgesprochen stark auf. Ein zweiter und auch ein dritter exanthematischer Schub kann nachfolgen. Die Krankheit heilt spontan und narbenfrei nach sechs bis acht Wochen ab. In seltenen Fällen treten auch gerötete, scharf begrenzte Elemente an der Mundschleimhaut auf. Allgemeinsymptome sind in der Regel nicht dabei, auch keine Lymphknotenschwellung.

Diagnose und Differentialdiagnose. Die Diagnose kann in der Regel aus dem Verlauf, der typischen Morphologie und deren Verteilung gemacht werden. Eine Vielzahl von anderen Krankheiten können eine Pityriasis rosea imitieren (55) und müssen aktiv ausgeschlossen werden.

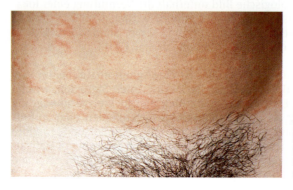

◎ **205: Pityriasis rosea:** Typische Mutterplatte am Bauch bei einer 23jährigen Frau mit eine Woche später hinzugekommenem Exanthem.

13.3 Pityriasis rosea

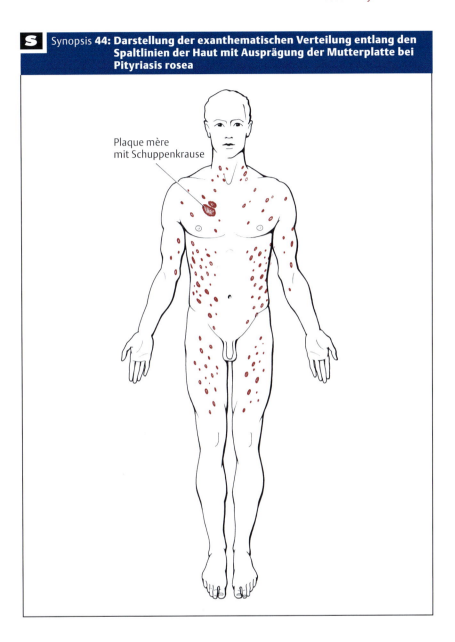

Synopsis 44: Darstellung der exanthematischen Verteilung entlang den Spaltlinien der Haut mit Ausprägung der Mutterplatte bei Pityriasis rosea

Plaque mère mit Schuppenkrause

55: Differentialdiagnose der Pityriasis rosea

ähnliche Krankheitsbilder machen	Abgrenzung durch
nummuläres Ekzem, seborrhoisches Ekzem mit Generalisierung	Morphologie und Verteilung
Arzneimittelexanthem	Anamnese, Testung
Lues II	Erregernachweis, Serologie
Parapsoriasis en plaques	Verlauf, Histologie
Pityriasis versicolor	Erregernachweis

Therapie Der Spontanverlauf kann durch eine Therapie kaum beeinflußt oder bei zu intensiver Maßnahme höchstens verzögert werden. Zur Juckreizstillung sind Ölbäder und eine milde Lokalbehandlung angezeigt.

Prognose Die Pityriasis rosea ist eine gutartige, selbstheilende Erkrankung mit geringer Rückfallquote. Die geistige und körperliche Leistungsfähigkeit sind nicht eingeschränkt.

13.4 Morbus Reiter

Definition ▶

Häufigkeit Selten, vorwiegend bei Männern.

Klinik Einige Wochen nach einem Infekt kommt eine **fieberhafte Krankheit** zustande, die Wochen bis Monate dauert. Schubweises Geschehen über Jahre ist möglich.

Unspezifische Urethritis mit Prostatitis, bilaterale **Konjunktivitis,** eine akut entzündliche, sehr schmerzhafte **Polyarthritis** (Knie, Füße, Iliosakralgelenke), gruppierte **pustulöse Exantheme** mit Bevorzugung der Handflächen und Fußsohlen, gefolgt von psoriasiformen **Keratosen (☎ 206)** sowie Schleimhautveränderungen (**Balanitis circinata, ☎ 207**) stellen das klinische Vollbild dar. Einzelne Symptome fehlen (▣ 56).

Besondere Befunde Entzündungszeichen bei negativer Rheumaserologie. In 75 % der Fälle HLA-B 27 positiv.

Ätiologie und Pathogenese Postinfektiöse Erkrankung mit unbekannter Pathogenese. Auslösung nach Shigellen-Enteritis, Gonorrhö, Chlamydien-Infektion und anderen.

Diagnose und Differentialdiagnose Die anamnestische und klinische Diagnose ist beim Vollbild leicht. Schwierigkeiten machen die mono- oder oligosymptomatischen Formen, bei denen erst der Verlauf Aufschluß gibt.

Therapie. Die Pityriasis rosea bedarf eigentlich keiner Behandlung, sie läuft und klingt spontan ab. Behandelt werden muß der oft sehr starke und quälende Juckreiz, wobei berücksichtigt werden muß, daß die Haut besonders reizbar ist. Irritationen durch intensive Waschungen, Detergenzien oder mechanische Möglichkeiten (Bürsten, Wechselbäder etc.) sind zu vermeiden, da sie den Juckreiz steigern. Die juckreizstillende Therapie ist lokal mit Ölbädern, nachfettenden Cremes und möglicherweise einige Tage mit milden steroidhaltigen Externa zu führen. Antihistaminika nützen wenig.

Prognose. Die Pityriasis rosea ist eine gutartige, selbstheilende Erkrankung mit geringer Rückfallquote. Sie ist nicht ansteckend, beeinträchtigt die körperliche und die geistige Leistungsfähigkeit nicht. Die spontane Abheilung kann durch zu intensive Lokalbehandlung verzögert werden.

13.4 Morbus Reiter

Synonyme: Reiter-Syndrom, Reiter-Trias

▶ *Definition.* Postinfektiöse Erkrankung mit Urethritis, Konjunktivitis, Arthritis und Hautveränderungen.

Häufigkeit. Seltene Erkrankung, tritt in über 90 % bei Männern auf.

Klinik. Ein bis vier Wochen nach einem Infekt (Darminfekt oder Urogenitalinfekt) kommt es zu einem akuten Krankheitsgeschehen mit **Fieberattacken,** Abgeschlagenheit und Bettlägerigkeit, die Wochen bis Monate dauert. In 30 bis 40 % der Fälle kommt es zu einem chronisch-schubweisen Geschehen, teilweise über Jahre. Gleichzeitig mit den Fieberattacken tritt eine leichte, schleimige bis trübe **Urethritis** auf, die in der Regel steril ist und oft auch eine milde Prostatitis. An den Augen kommt es zu einer bilateralen serösen, selten eitrigen **Konjunktivitis,** die nur in wenigen Fällen von einer Iridozyklitis begleitet wird. Von besonderer Bedeutung ist die sehr schmerzhafte und zur Immobilisierung führende **akute Arthritis** mit Rötung, Schwellung und Ergüssen der Knie- und Fußgelenke sowie der Iliosakralgelenke. An der Haut treten vielgestaltige, meist gruppierte **pustulöse Exantheme** besonders an Handflächen und Fußsohlen auf, mit Manifestationen auch periungual und subungual. Die Pusteln sind steril, platzen auf und werden nachgefolgt von psoriasiformen **Hyperkeratosen (☎ 206)**. Gelegentlich ist die Plantarfaszie sehr schmerzhaft (Fasziitis). An den Schleimhäuten beobachtet man oft eine Exfoliatio areata linguae und die nahezu pathognomonische polyzyklische, erosive und sterile **Balanitis circinata (☎ 207)**. Über die Häufigkeit der Symptome gibt ▣ 56 Aufschluß.

Besondere Befunde. Leukozytose und erhöhte Blutsenkung treten regelmäßig zusammen mit den anderen Entzündungszeichen auf. Rheumaserologie negativ. In 75 % der Morbus-Reiter-Fälle ist HLA-B 27 positiv.

Ätiologie und Pathogenese. Es handelt sich um eine postinfektiöse Erkrankung, deren Pathogenese nicht bekannt ist. Als Auslösung kommen enterale Infekte (Shigellen) und venerische Infektionen (Gonorrhö, Chlamydien) in Frage, doch werden Fälle von Morbus Reiter auch nach anderen Infektionen beschrieben.

Diagnose und Differentialdiagnose. Die Diagnostik als androtrope, postinfektiöse Erkrankung mit der typischen Symptomatik ist relativ einfach. Schwieriger ist es bei mono- oder oligosymptomatischen Formen. Die negative Serologie, der akute Verlauf mit in der Regel vollständiger Rückbildung erlaubt die Abgrenzung zu Krankheiten des rheumatischen Formenkreises, die Morphologie an der Haut dient zur Abgrenzung von postinfektiösen vaskulitischen Krankheitsbildern und der Psoriasis.

56: Symptome des Morbus Reiter

▷ **Urethritis**	95–100%
Prostatitis	50–80%
▷ **Konjunktivitis**	50–90%
Iridozyklitis	10–20%
▷ **Polyarthritis**	30–50%
Fasciitis plantaris	20%
▷ **Hautveränderungen**	30–50%
Balanitis circinata	20–50%

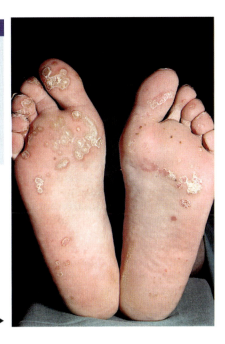

○ 206: Umschriebene, meist schmerzhafte **Plantarkeratosen** bei **Morbus Reiter.**

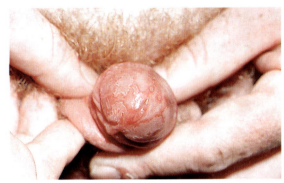

○ 207: Balanitis circinata bei Morbus Reiter.

Therapie. Die Behandlung ist mit Steroiden systemisch (Beginn mit 40–80 mg Prednisolon täglich) einzuleiten, bei starken Gelenkschmerzen kann nicht auf Antirheumatika verzichtet werden. Die Lokalbehandlung dient der Keratolyse und der Desinfektion.

Prognose. Die Hälfte bis zwei Drittel der Fälle heilen nach einem akuten, über Wochen bis Monate laufenden einmaligen Geschehen ab und hinterlassen in der Regel keine Defekte. Die übrigen Fälle können chronisch-rezidivierend, mit schwächeren Schüben über Jahre fortdauern, zu Gelenkveränderungen führen und damit zu einer Einschränkung der Belastbarkeit.

Therapie 40–80 mg Prednisolon systemisch pro Tag, eventuell kombiniert mit Antirheumatika. Keratolytische und desinfizierende Lokalbehandlung.

Prognose Die Hälfte bis zwei Drittel der Fälle heilen nach dem akuten Geschehen ohne Defekte ab. In chronisch-rezidivierenden Fällen können Gelenkveränderungen zurückbleiben.

Klinischer Fall

Bei einem 28jährigen Patienten traten, nachdem er mehrere Wochen eine geringe seröse Urethritis anterior ohne Beschwerden beobachtete, als akutes Geschehen eine Balanitis circinata (○ 207) und eine akute Arthritis auf. Diese betraf zunächst flüchtig mehrere Gelenke der Extremitäten mit nachfolgender Konzentration auf beide Knie und das linke Sprunggelenk. Die Arthritis war so schmerzhaft, daß eine Inaktivierung des Patienten und Bettlägrigkeit eintraten. Mehrere Tage später erschienen an den Handflächen und Fußsohlen sowie vereinzelt auch am Unterschenkel zunächst pustulöse, nach Tagen schuppende, tropfenförmig umschriebene entzündliche Herde (○ 206), die auf Druck schmerzen. Es handelte sich um einen typischen Morbus Reiter im Anschluß an eine Chlamydienurethritis, wobei sowohl Chlamydien im Urethralsekret als auch eine Erhöhung der Chlamydienantikörper im Serum nachgewiesen werden konnten. Die Initialbehandlung wurde mit täglich 60 mg Urbason (langsames Ausschleichen) und 200 mg Tetracyclin geführt und brachte zunächst eine Abheilung der Chlamydienurethritis und nach zwei Monaten ein Abklingen der schmerzhaften Symptome des Morbus Reiter. Erfreulicherweise traten keine nachfolgenden Schübe auf.

13.5 Morbus Behçet

Synonym: Behçet-Erkrankung

> ▶ **Definition.** Seltene, chronisch-rezidivierende, fieberhafte Erkrankung mit Aphthose, Hypopyon-Iritis und Polyarthritis.

Häufigkeit. Selten, tritt bei Männern doppelt so häufig auf wie bei Frauen.

Klinik. Gleichzeitig, nacheinander oder alternierend treten die Kardinal- und Nebensymptome auf. Daraus resultiert ein chronisch-schubweises Geschehen, begleitet von Allgemeinsymptomen, Fieber, Müdigkeit und Muskelschmerzen. Die **Kardinalsymptome** sind **Stomatitis aphthosa** mit in der Regel multiplen, schmerzhaften Aphthen in der Mundhöhle und im Nasen-Rachen-Raum. Gleichzeitig treten **genital** an Haut und Schleimhaut schmerzhafte Aphthen und Ulzerationen auf, die eine schlechte Heilungstendenz zeigen. Seltener treten zudem aphthöse Zustände entlang des gesamten Verdauungstraktes auf mit der Gefahr der Darmblutung und der Perforation. Am Auge tritt einseitig, selten symmetrisch, eine sterile **Hypopyon-Iritis** (Eiter mit Spiegelbildung in der vorderen Augenkammer) auf, mit unspezifischer Entzündung der vorderen Augenabschnitte. An den Gelenken imponiert eine chronisch-rezidivierende **Polyarthritis** mit Rötung, Schwellung und vorübergehender Inaktivierung der betroffenen Gelenke.

An der Haut können **sterile Pustulationen, Erythema nodosum** und eine Thrombophlebitis migrans als Begleitsymptome auftreten, während am Nervensystem, peripher wie auch zentral, nekrotisierende Herde auftreten können mit entsprechenden Ausfällen.

Besonderheiten. An der Haut von Patienten mit Morbus Behçet läßt sich eine unspezifische Stichkanalreaktion auslösen (auch nach Kochsalzquaddel intradermal) mit steriler Pustulation nach einigen Tagen, der histologisch ein polymorphkerniges, zum Teil zerfallendes leukozytäres Infiltrat entspricht. Experimentell kann man in diesen Fällen eine Hyperchemotaxis der Granulozyten nachweisen neben allgemeinen Entzündungszeichen im peripheren Blut.

Ätiologie und Pathogenese. Die Ursache ist nicht bekannt. Bei der Pathogenese spielt sehr wahrscheinlich die Hyperchemotaxis der Granulozyten eine Rolle bei der Manifestation der nekrotisierenden Immunkomplex-Vaskulitis.

Diagnose und Differentialdiagnose. Die Diagnose des vollen klinischen Bildes (▦ 57) ist leicht. Bei unvollständigem Bild kann die Diagnose bei Vorliegen von ein bis zwei Kardinal- und entsprechenden Nebensymptomen gestellt werden. Die pathologische Stichkanalreaktion (Behçet-Reaktion) ist pathognomonisch, jedoch nur im akuten Krankheitszustand auslösbar.

▦ 57: Symptome des Morbus Behçet	
▷ Stomatitis aphthosa	90–100 %
▷ genitale Aphthen (Ulzera)	60–90 %
▷ Augenveränderungen (Iritis, Konjunktivitis)	30–90 %
▷ Hautveränderungen, unspezifisch	59–90 %
▷ Polyarthritis	20–60 %
▷ neurologische Läsionen	10–30 %
▷ Thrombophlebitis	10–30 %

Therapie. Die Therapie ist symptomatisch und systemisch antientzündlich mit Kortikosteroiden zu führen. Gelegentlich kann durch eine begleitende Behandlung mit Immunsuppressiva das Krankheitsgeschehen gedrosselt werden. Mit Colchicin ($3 \times 0,5$ mg täglich, Colchicum Dispert) versucht man im akuten Geschehen die Hyperchemotaxis der Granulozyten zu drosseln. Die Lokalbehandlung dient der Desinfektion und der Schmerzlinderung.

Prognose. Chronisch-rezidivierende Allgemeinerkrankung, die in einzelnen Fällen auslaufen kann, in anderen durch akute Komplikationen (Blutung, Perforation) bedrohlich wird.

Definition ▶

Häufigkeit Seltene, androtrope Erkrankung.

Klinik Chronische, schubweise Erkrankung mit einer Vielzahl von Symptomen, gleichzeitig oder nacheinander auftretend.
Kardinalsymptome sind die **Stomatitis aphthosa** mit schmerzhaften, schlecht heilenden Aphthen im Mund-Nasen-Bereich und **genital,** eine **Hypopyon-Iritis** und eine chronisch-rezidivierende **Polyarthritis.**

Nebensymptome an der Haut sind **pustulöse Exantheme, Erythema nodosum,** Thrombophlebitis migrans sowie herdförmige Reizungen oder Ausfälle des Nervensystems.

Besonderheiten: Unspezifische Stichkanalreaktion mit steriler Pustulation (Behçet-Reaktion).

Ätiologie und Pathogenese Unbekannt, möglicherweise spielt eine Hyperchemotaxis der Granulozyten eine Rolle.

Diagnose und Differentialdiagnose Anamnestisch und klinisch kann beim Vollbild kaum Zweifel bestehen (▦ 57). Bei oligosymptomatischen Formen kann die Diagnose in der Regel bei Vorliegen von ein bis zwei Kardinalsymptomen und einigen Nebensymptomen gestellt werden.

Therapie Die symptomatische und systemische Kortikosteroidtherapie wird gelegentlich mit Immunsuppressiva unterstützt.
Mit Colchicin kann die Hyperchemotaxis der Granulozyten gedrosselt werden. Lokale Desinfektion und Schmerzlinderung.
Prognose Chronisch-rezidivierender Verlauf, perforierende Ulzerationen im Darm können zu akuten Komplikationen führen.

13.6 Polymorphe Lichtdermatose (PLD)

▶ *Definition.* Papulöses, vesikulöses oder lichenoides, lichtprovoziertes Exanthem unbekannter Ursache mit narbenfreier Abheilung.

Häufigkeit. Die polymorphe Lichtdermatose hat in den letzten 15 Jahren sehr stark zugenommen, sie betrifft vorwiegend Frauen im Erwachsenenalter, seltener Männer und Jugendliche. Familiäre Häufung kommt vor.

Klinik. Die Hauterscheinungen treten **im Frühjahr oder Sommer** auf, oft erstmals während des Urlaubs in einer sonnenreichen Gegend. Das Ausmaß der Symptome ist abhängig von der Intensität der Bestrahlung und tritt in der Regel am dritten bis fünften Tag auf. Die polymorphe Lichtdermatose tritt im Laufe des Jahres **in mehreren Schüben,** in der Regel mit zunehmender Abschwächung auf. Die Dermatose heilt im Winter ohne Residuen ab und erscheint im Frühling wieder mit unverminderter Stärke. Die PLD tritt viele Jahre lang auf, oft mit zunehmender Stärke, also auch in heimischen Bereichen, und schwächt sich nur in wenigen Fällen nach Jahren und Jahrzehnten ab. An den freigetragenen Körperstellen, vor allem Hals, Brust, Arme und gelegentlich an den Beinen, kommt es Stunden bis Tage nach der Sonnenexposition zu einem quälenden **Juckreiz** mit Aufschießen von **papulösen, pruriginösen, vesikulösen oder lichenoiden Elementen** (◨ 208). Meist ist das morphologische Bild bei einem Patienten relativ uniform, während es von Patient zu Patient stark variiert. Die Elemente persistieren Tage bis Wochen und werden durch neue Sonnenexposition verstärkt. Gesicht und Handrücken werden in der Regel verschont (Härtung durch Gewöhnung).

Histomorphologie. Ein uncharakteristisches, lymphozytäres Infiltrat findet sich um die Gefäße des oberen Koriums mit mehr oder weniger spongiotischer Auflockerung der Epidermis.

Ätiologie und Pathogenese. Die Ätiologie ist unbekannt, die Pathogenese zeigt eine histomorphologische Reaktion in Anlehnung an eine Spättypreaktion, die durch UVA-Bestrahlung ausgelöst wird. Ein Allergen ist nicht bekannt. Bei betroffenen Patienten können isomorphe Elemente durch wiederholte UVA-Bestrahlungen (5–30 Joule/cm^2) ausgelöst werden.

Therapie. Die Therapie ist symptomatisch und besteht im Vermeiden der UVA-Bestrahlung und im konsequenten Lichtschutz gegen UVB und UVA. Sie kann auch geführt werden mit Resochin, 125 mg täglich, beginnend fünf Tage vor der gefährlichen Sonnenexposition (Urlaub) und weitergeführt bis zum Ende derselben. In Anlehnung an die Lichtgewöhnung im Laufe des Jahres und an die Abhärtung von Gesicht und Handrücken kann vier bis sechs Wochen vor der gefährdenden Exposition eine Abhärtung durch Lichtgewöhnung eingeleitet werden mit langsam ansteigenden Ganzkörperbestrahlungen (UVA oder in schweren Fällen systemische PUVA-Therapie).

Prognose. Die polymorphe Lichtdermatose ist eine gutartige, wenn auch juckende und einen Urlaub verderbende Dermatose. Sie heilt narbenfrei ab.

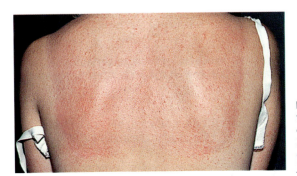

◨ **208: Polymorphe Lichtdermatose** an den frei getragenen Stellen des Oberkörpers bei einer 25jährigen Dame; vorwiegend papulöse, stark juckende Ausprägung.

13.7 Prurigo-Gruppe

Es handelt sich um eine heterogene Gruppe von exanthemischen Hautkrankheiten mit stark **juckenden Knötchen,** die akut, subakut oder chronisch verlaufen können. Die Ätiologie ist unklar und wahrscheinlich vielfältig, die Pathogenese in den meisten Fällen nicht zu klären. Prurigo-Erkrankungen sind häufig.

Bei **Pruritus,** Juckreiz, besteht eine Mißempfindung an der Haut, die zum Kratzen zwingt. Er kann z.B. bei einem Diabetes mellitus oder einer Niereninsuffizienz auftreten.

13.7.1 Prurigo acuta

Synonyme: Strophulus infantum, Prurigo simplex, Urticaria papulosa

> ▶ **Definition.** Es handelt sich um eine akute, juckende Hauterkrankung der Kinder ohne Begleitung durch Allgemeinsymptome.

Häufigkeit. Im Kindesalter zwischen zwei und zehn Jahren häufig, vorwiegend im Sommer und Herbst mit Tendenz zur Selbstlimitierung.

Klinik. Exanthemisch mit einer Betonung der Flanken und der Extremitäten treten akut juckende, entzündlich gerötete urtikarielle Papeln auf mit einem zentralen Bläschen. Diese Elemente jucken so stark, daß sie zwanghaft zerkratzt werden. Erst beim Auftreten von Blutungen hört der Juckreiz auf. Die Krankheit kann in Schüben ablaufen und ist in der Regel selbstlimitierend. Allgemeinsymptome sind in der Regel nicht vorhanden.

Histologie. Eine frische Seropapel findet sich intraepidermal mit einem unspezifischen lymphozytären Infiltrat im Korium, gelegentlich durchsetzt von eosinophilen Leukozyten. Narbige Abheilung nur infolge von tiefen Kratzeffekten.

Ätiologie und Pathogenese. Es handelt sich wahrscheinlich um ein allergisches Geschehen, welches der Urtikaria nahesteht (kindliche Urtikariaform). Blande Infekte, Verdauungsstörungen und intestinale Parasitosen können die Ursache darstellen. Oft werden auch epidermal Parasitosen als Ursache oder als Differentialdiagnose angesprochen.

Diagnose und Differentialdiagnose. Differentialdiagnostisch sind ein massiver epidermaler Parasitenbefall, im Frühstadium Varizellen abzugrenzen.

Therapie. Darmentleerung und Teepause sowie eine lokale antipruriginöse Behandlung.

Prognose. Der Verlauf ist gutartig und selbstlimitierend.

13.7.2 Prurigo simplex subacuta

Synonyme: Strophulus adultorum, Urticaria papulosa chronica

> ▶ **Definition.** Schubweise, über Wochen bis Monate verlaufende Dermatose mit exanthemischem Befall von stark juckenden Seropapeln ohne einheitliche Ursache.

Häufigkeit. Mittelhäufig, bevorzugt tritt die Krankheit bei Frauen zwischen dem 20. und dem 50. Lebensjahr auf. Eine psychosomatische Überlagerung wird oft beobachtet.

Klinik. Mückenstichartige, bis linsengroße, hellrote Papeln mit zentralen Bläschen und äußerst starkem Juckreiz finden sich am Stamm und an den proximalen Extremitäten (◉ 209). Gelegentlich ist auch das Gesicht und die behaarte Kopfhaut mitbefallen. Der Juckreiz der Primäreffloreszenzen läßt erst durch Zerkratzen nach, wodurch sekundäre, oft superinfizierte und narbig abheilende Elemente entstehen. Manchmal sind auch streifige Kratzspuren zu sehen. Allgemeinsymptome sind in der Regel nicht vorhanden außer einer psychosomatischen Überlagerung, die bis zum Zoonosenwahn führen kann.

Klinik Exanthematische, mückenstichartige Seropapeln mit Übergang in akanthotische Papeln bei schubweisem Verlauf über Wochen bis Monate. Starker Juckreiz ohne Allgemeinsymptome (◉ 209).

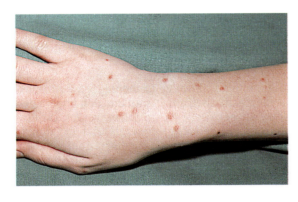

◉ **209: Prurigo subacuta** mit noch unzerkratzten, entzündlichen Elementen am Vorderarm.

Histologisch findet sich eine epidermale Seropapel, bei fortgeschrittenen Elementen eine Akanthose und ein unspezifisches lymphohistiozytäres Infiltrat.

Histologie Seropapel mit Übergang in akanthotische Papel.

Ätiologie und Pathogenese. Beide sind vielfältig und unklar.

Ätiologie und Pathogenese Vielseitig und unklar.

Diagnose und Differentialdiagnose. Die Prurigo simplex subacuta ist oft als symptomatische Reaktion bei einer Grunderkrankung zu verstehen. Sie kann bei Diabetes, bei Leberstoffwechselstörungen und bei malignen Tumoren auftreten mit dem Verdacht auf eine metabolische Ursache. Auch in der Schwangerschaft und bei Menstruationsstörungen kann eine Prurigo auftreten mit dem Verdacht auf eine hormonelle Ursache. Bei Fokalinfekten, Magen-Darm-Störungen und intestinalen Parasitosen wird eine infektallergische Ursache diskutiert.
Differentialdiagnostisch muß im Rahmen einer psychosomatisch überlagerten Akne eine pruriginöse Reaktion als Acne necrotica in Betracht gezogen werden. Auch im Rahmen einer Neurodermitis atopica können pruriginöse Elemente auftreten, die dem Krankheitsbild vorübergehend eine besondere Note geben.

Diagnose und Differentialdiagnose Symptomatische Prurigo bei Diabetes, Lebererkrankungen und malignen Tumoren. Auch während der Schwangerschaft und bei Fokalinfekten möglich.

Differentialdiagnostisch sind eine pruriginös zerkratzte Akne und eine pruriginöse Neurodermitis atopica auszuschließen.

Therapie. Erkennen und Behebung möglicher Ursachen. Ist dies nicht möglich, so kommt eine Purgation mit einer zwei- bis dreitägigen Teepause zur Sanierung der Darmverhältnisse in Frage. Die Lokalbehandlung sollte mit Antipruriginosa, kurzfristig mit Steroidcremes oder -lotiones geführt werden. Eine zu stark austrocknende Behandlung ist zu vermeiden, da sonst zusätzlich diffuser Juckreiz entsteht. In hartnäckigen Fällen ist eine unspezifische Behandlung mit oralen Tetrazyklinen, gefolgt von oralen Antimykotika und einer Normalisierung der Darmflora möglich. Die psychosomatische Mitbetreuung ist frühzeitig und intensiv anzustreben.

Therapie Behandlung und Behebung der Grundkrankheit. Symptomatisch mit Purgation und Teepause. Lokale Antipruriginosa, kurzfristig Steroide. In hartnäckigen Fällen erfolgt eine unspezifische Behandlung mit oralen Tetrazyklinen, Antimykotika und Darmregulanzien. Psychosomatische Mitbehandlung ist anzustreben.

Prognose. Der Verlauf ist chronisch-rezidivierend über viele Monate, gutartig. Nur in seltenen Fällen ist die Erkrankung als Prurigo paraneoplastica einzustufen.

Prognose Chronisch-rezidivierend, sonst gutartig.

Besonderheit. Prurigo nodularis Hyde. Es handelt sich um eine sehr seltene, primär noduläre Prurigo der Extremitäten mit akanthotischen, stark juckenden Knoten, die über Jahre persistieren oder langsam voranschreiten. Zur symptomatischen Therapie werden einzelne Knoten exzidiert, mit Triamcinolon-Kristallsuspension infiltriert oder durch Kryotherapie angegangen.

Prurigo nodularis Hyde Seltene, primär noduläre Prurigo der Extremitäten mit starkem Juckreiz. Jahrelang persistierend. Symptomatische Therapie: Exzision einzelner Knoten, Kryotherapie oder Steroide intrafokal.

13.8 Pruriginöse und urtikarielle Papeln und Plaques in der Schwangerschaft (PUPP)

Synonym: Pruritic urticarial papules and plaques of pregnancy (PUPP oder PPPP)

> **Definition.** Stark juckende, am Abdomen beginnende Hautkrankheit der zweiten Schwangerschaftshälfte mit urtikariellen Papeln und Plaques. Sie heilt nach der Entbindung ab.

Häufigkeit. 0,2–1% der Schwangerschaften sind in ihrer zweiten Hälfte betroffen.

Klinik. Urtikarielle, papulöse und plaqueförmige Elemente treten zunächst einzeln am Abdomen, dann exanthematisch am Stamm und den proximalen Extremitäten auf. Oft geht eine unspezifische Juckreizphase voraus. Die einzelnen Elemente jucken sehr stark, werden aber selten zerkratzt und klingen nach einigen Tagen wieder ab, während ständig neue Elemente aufschießen. Die Krankheit kann, mehr oder weniger ausgeprägt, die ganze zweite Schwangerschaftshälfte begleiten und klingt nach der Geburt ab. Der Zusammenhang mit Schwangerschaftsstreifen ist fraglich.
Systemische Begleitsymptome bestehen nicht. Die Schwangerschaft verläuft ungestört.

Histologie. Unspezifische, perivaskuläre lymphohistiozytäre Infiltrate in der oberen Dermis mit diskreter epidermaler Spongiose und gelegentlich Eosinophilie. Immunhistologisch finden sich keine richtungweisenden Befunde.

Ätiologie und Pathogenese. Es handelt sich um eine typische Schwangerschaftsdermatose der zweiten Hälfte, die nach der Geburt spontan abheilt. Die Pathogenese ist nicht bekannt.

Diagnose und Differentialdiagnose. Die Diagnose ist mit dem polymorphen, stark juckenden Exanthem in der zweiten Schwangerschaftshälfte klinisch zu stellen. Abgegrenzt werden müssen der reine Schwangerschaftsjuckreiz, sofern er nicht ein Frühstadium der PUPP darstellt, und der Herpes gestationes (Blasenbildung, immunpathologische Befunde; *Kap. 12.2.3*). Aufgrund der Anamnese (Lichtexposition) und der Verteilung kann eine polymorphe Lichtdermatose in der Schwangerschaft abgegrenzt werden *(Kap. 13.6)*. Aufgrund der Morphologie und der Verteilung können auch ein Erythema exsudativum multiforme während der Schwangerschaft und ein akuter Schub einer Neurodermitis atopica unterschieden werden.

Therapie. Die Behandlung sollte lokal mit Schüttelmixturen und schwach resorbierenden Steroiden in Cremegrundlage geführt werden. Der Okklusionseffekt durch Salben ist zu vermeiden. Nur in schweren und sehr hartnäckigen Fällen ist eine kurzfristige systemische Steroidgabe angezeigt mit 20–40 mg täglich und raschem Ausschleichen.

Prognose. Die PUPP kann chronisch rezidivierend die ganze Zeit der zweiten Schwangerschaftshälfte begleiten, ist gutartig, beeinflußt die Schwangerschaft nicht und klingt nach der Geburt ab. Rezidive bei der nächsten Schwangerschaft sind zu erwarten.

Häufigkeit 0,2–1% der Schwangerschaften sind in der zweiten Hälfte betroffen.

Klinik Exanthematisch und stammbetont treten urtikarielle, papulöse und plaqueförmige Elemente in der zweiten Schwangerschaftshälfte auf und klingen nach der Geburt ab. Es besteht starker Juckreiz.

Histologie Lymphohistiozytäre Infiltrate der oberen Dermis ohne richtungweisende Immunhistologie.

Ätiologie und Pathogenese Schwangerschaftsdermatose der zweiten Hälfte mit Abheilen nach der Geburt. Die Pathogenese ist nicht bekannt.

Diagnose und Differentialdiagnose Die Diagnose ist klinisch festzustellen. Differentialdiagnostisch ist der Schwangerschaftsjuckreiz, der Herpes gestationes *(Kap. 12.2.3)*, eine polymorphe Lichtdermatose *(Kap. 13.6)*, ein Erythema exsudativum multiforme und ein akuter Schub einer Neurodermitis atopica abzugrenzen.

Therapie Lokalbehandlung mit Schüttelmixturen oder steroidhaltigen Cremes.

Prognose Gutartige Erkrankung der zweiten Schwangerschaftshälfte ohne Beeinträchtigung der Schwangerschaft. Rezidive sind möglich.

4: Differentialdiagnose exanthematischer Hautkrankheiten

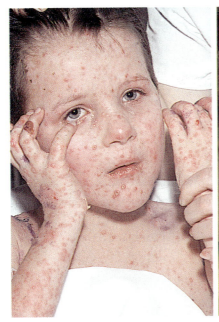

4/1 **Varizellenexanthem** am 3. Tag der Eruption mit entzündlichen Papeln, Pusteln und genabelten Pusteln nebeneinander (mit Begleitkonjunktivitis) *(Kap. 7.2.15)*.

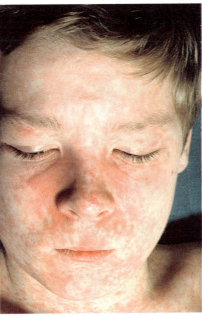

4/2 **Masernexanthem** mit zentrofazial konfluierenden, diskreten, nicht juckenden makulösen Elementen *(Kap. 7.2.9)*.

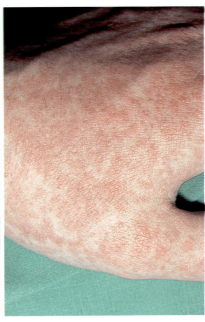

4/3 **Scharlachexanthem** mit geröteten, makulösen und leicht papulösen Elementen am Handrücken *(Kap. 7.3.6.5.)*

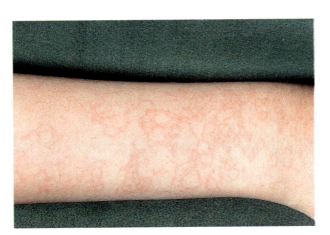

4/4 **Ringelröteln (Erythema infectiosum)** mit diskreten, nicht juckenden Herden am Vorderarm ohne spürbare Infiltrationen *(Kap. 7.2.11)*.

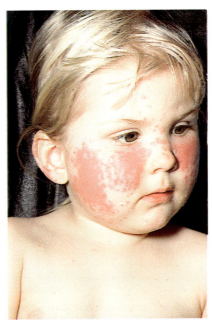

4/5 **Akropapulöses,** juckendes **Exanthem** bei einem 6jährigen Mädchen mit Befall der Wangen, wenig auch der Streckseiten der Extremitäten. Eine Virushepatitis liegt nicht vor *(Kap. 7.2.14)*.

Vergleiche Kap. 7.2

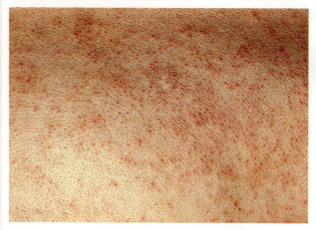

◉ 4/6 **Arzneimittelexanthem** vom makulopapulösen Typ mit juckenden Herden, die im Laufe der Zeit immer ekzemähnlicher werden. Es handelt sich um eine zellvermittelte Typ- IV-Reaktion nach systemischer Allergenzufuhr *(Kap. 4.5)*.

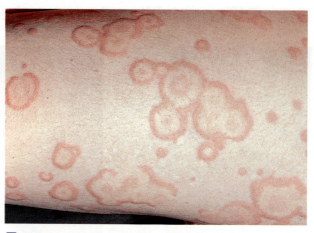

◉ 4/7 **Erythema exsudativum multiforme** mit exanthematischer Ausbreitung und akraler Betonung. Die anulären, kokardenförmigen Herde zeigen einen infiltrierten Rand und verursachen schmerzhaften Juckreiz *(Kap. 4.5.5)*.

> ▶ **Merke.** Exantheme können infektiös, parainfektiös (infektallergisch) oder allergisch sein oder auch unbekannter Genese.

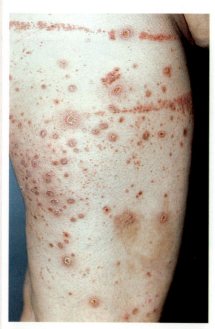

◉ 4/8 Exanthematische **Vasculitis allergica** mit papulösen, teils hämorrhagisch durchtränkten Herden mit akraler Betonung. Die »Drucklokalisation« ist deutlich erkennbar. Mehr Schmerzen als Juckreiz *(Kap. 4.3.1)*.

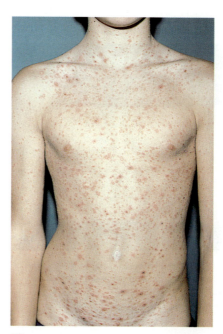

◉ 4/9 Stammbetonte, exanthematische Anordnung von Makeln und schuppentragenden Papeln: **Pityriasis lichenoides acuta varioliformis** *(Kap. 13.1.1)*.

14 Umschriebene Dermatosen

14.1 Lichen Vidal

Synonyme: Lichen chronicus, Neurodermitis circumscripta

▶ *Definition.* Umschriebenes, chronisch-persistentes Ekzem mit Lichenifikation und starkem Juckreiz. Meist solitär, selten multilokulär.

Häufigkeit. Häufige, harmlose Hauterkrankung mit Bevorzugung des weiblichen Geschlechts im mittleren Lebensalter. Eine überdurchschnittliche Korrelation mit dem Formenkreis der Atopie wird, obschon oft diskutiert, nicht beobachtet.

Klinik. Meist solitär und umschrieben, selten an mehreren Körperstellen tritt ein sehr starker, durch Kratzen **kaum stillbarer Juckreiz** auf, dem eine umschriebene Lichenifikation folgt. Die Morphologie derselben zeigt im Zentrum eine flächige, sehr starke **Lichenifikation** mit Verdickung der Haut (Hautfalte bei Abheben deutlich verdickt), mit Vergröberung des Oberflächenreliefs und mehr oder weniger parakeratotischer Schuppung. Am Rande der Lichenifikation ist dieselbe in einzelne lichenoide Papeln aufgelöst. Das ganze umschriebene Element zeigt eine diskrete braune **Hyperpigmentierung,** welche in der Regel die Lichenifikation überschreitet (◨ 210). Die einzelnen Herde sind münzengroß bis handtellergroß und zeigen eine Bevorzugung der Körpermitte (Nacken, Kreuz, Damm, Genitale) sowie der Unterschenkel und der Vorderarm-Beugeseiten. Der Lichen Vidal ist eine chronische und zu lokalen Rezidiven neigende Erkrankung, die viele Jahre persistieren kann. Eine Korrelation zu psychischen Belastungen kann oft beobachtet werden mit deutlichen Verschlechterungen oder Rezidiven.

Besonderheiten: Der Lichen Vidal kann stellenweise oder im gesamten zu verrukösen Elementen neigen, die im Wechsel mit Kratzeffekten imponieren (Lichen Vidal verrucosus). Andererseits gibt es Erscheinungsformen, die nur durch den **charakteristischen Juckreiz** und die Chronizität imponieren. Gelegentlich kommt im Laufe der Zeit die Hyperpigmentierung hinzu, während die Lichenifikation ausbleibt (Lichen invisibilis).

Histologie. Eine mächtige, plumpe Akanthose der Epidermis imponiert ebenso wie eine Hyperkeratose mit parakeratotischen Einschlüssen. Im Korium findet sich ein mehr oder weniger stark ausgeprägtes, lymphohistiozytäres Infiltrat. Mit Spezialfärbungen kann man eine Zunahme der Nervenendigungen in der Epidermis feststellen als mögliches Korrelat des chronischen Juckreizes.

Ätiologie und Pathogenese. Die Ätiologie ist nicht bekannt. Dasselbe gilt für die initiale Pathogenese, während für den Unterhalt und für Rezidive

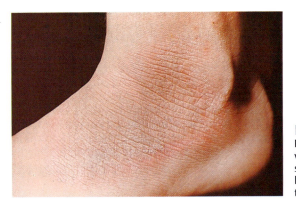

◨ **210: Lichen Vidal** am Fuß mit lichenoider, verdickter Platte, randständiger papulöser Auflösung und Hyperpigmentierung.

psychosomatische Bezüge eine wesentliche Rolle spielen. Das morphologische Substrat der Vermehrung epidermal gelegener Nervenendigungen kann die Chronizität des sehr starken Juckreizes zu deuten helfen.

Diagnose und Differentialdiagnose
Die Diagnose durch Juckreiz, Chronizität und die dreigeteilte Morphologie ist charakteristisch. Umschriebene Psoriasis, lichenoide Ablagerungskrankheiten, Lichen ruber und lichenoide Hauttuberkulose kommen differentialdiagnostisch in Frage.

Diagnose und Differentialdiagnose. Die Diagnose durch Juckreiz, Chronizität und die dreigegliederte Morphologie ist charakteristisch. Die wesentliche Differentialdiagnose besteht zur umschriebenen Psoriasis, die aus der Anamnese und der Morphologie, oft nur unter Zuhilfenahme der Histologie gelöst werden kann. Weiter müssen differentialdiagnostisch ausgeschlossen werden: Ablagerungskrankheiten (Lichen amyloidosus, Lichen myxomatosus), der Lichen ruber planus und lichenoide Formen der Hauttuberkulose. Dabei hilft vor allem die Histologie mit Spezialfärbungen.

Therapie Lokale Steroidbehandlung, unter Okklusivverband oder intrafokal.

Therapie. Diese ist lokal mit antientzündlichen Substanzen und Keratolytika zu führen. In der Regel helfen nur lokale Kortikosteroide, vorteilhafterweise unter Okklusivverband. In vielen Fällen ist die intrafokale Anwendung von Glukokortikoid-Kristallsuspension in mehreren Sitzungen notwendig. Die Anwendung von lokalen Teerpräparaten in mehreren Zyklen kann antiakanthotisch wirken. Eine systemische Behandlung erübrigt sich.

Prognose Gut, allerdings Neigung zur Chronizität.

Prognose. Gut; der Lichen Vidal ist aber wegen seiner Chronizität oft äußerst quälend und beeinträchtigt die Lebensqualität des Trägers deutlich.

Klinischer Fall

Eine 35jährige Geschäftsfrau leidet seit vier Jahren an einem quälenden Juckreiz des linken Fußrückens, so daß sie dem Kratzen, oft »bis aufs Blut«, nicht widerstehen kann. Seit einem Jahr ist aus dem Lichen invisibilis ein typischer Lichen Vidal mit dicker Haut, Pigmentsaum und unvermindertem Juckreiz entstanden (⬛ 210). Letzterer wird besonders quälend, wenn geschäftliche Anstrengungssituationen die ganze Konzentration verlangen oder wenn im privaten Bereich Probleme anstehen. Erst nach Erkennen der psychosomatischen Zusammenhänge, verbunden mit mehreren tropfenweisen intrafokalen Instillationen von Triamcinolon-Kristallsuspension mit einem Anästhetikum, kommt es zur Besserung von Juckreiz und Lichenifikation.

14.2 Zirkumskripte Sklerodermie

14.2 Zirkumskripte Sklerodermie

Synonyme: Morphea, lokalisierte Sklerodermie

Definition ▶

> ▶ *Definition.* Die zirkumskripte Sklerodermie ist eine episodische Erkrankung, bei der es an umschriebener Stelle zu einem entzündlich-ödematösen Erythem und nachfolgend zu einer plaqueartigen Sklerose der Haut mit Atrophisierung kommt.

Ätiologie Unbekannt.

Ätiologie. Unbekannt. Es handelt sich möglicherweise um eine vaskuläre Dysfunktion, eine Borrelien-Infektion oder um eine immunologische Erkrankung.

Epidemiologie Selten, meist sind Frauen betroffen.

Epidemiologie. Die zirkumskripte Sklerodermie ist relativ selten. Bevorzugt erkranken Erwachsene (20 bis 40 Jahre), meist Frauen. Aber auch Kinder sind im Gegensatz zur progressiven systemischen Sklerodermie betroffen.

Klinik Anfangs bestehen fleckige Erytheme, die sich, vom Zentrum ausgehend, in Sklerosen umwandeln und die Haut-Adnexe atrophisieren (⬛ 211).

Klinik. Anfangs besteht ein fleckförmiges, zentrifugal sich ausdehnendes Erythem, das zunehmend teigig derb wird. Rasch darauf folgt im Zentrum beginnend die Umwandlung in eine harte, weißlich glänzende Platte. Das Resterythem bleibt als charakteristischer, fliederfarbener Ring anfänglich noch bestehen (**Lilac ring;** ⬛ 211). Nach längerem Bestand kommt es oft zur Atrophie der Haarfollikel und zu De- und Hyperpigmentierungen. Nach dem spontanen Stillstand kann es zur völligen Rückbildung kommen, oft bleibt die Sklerose aber bestehen.

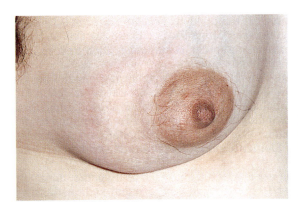

211: Umschriebene Sklerodermie (Morphaea) der Brust mit zentraler, weißlich-glänzender Sklerose und lilafarbenem Infiltratsaum (»lilac ring«).

Nach dem klinischen Bild sind **verschiedene Formen** zu unterscheiden:
- Herdförmige zirkumskripte Sklerodermie. Es bestehen nur ein Herd oder wenige, vorwiegend große Herde am Stamm.
- Disseminierte zirkumskripte Sklerodermie. Viele Herde sind über das gesamte Integument verteilt.
- Bandförmige zirkumskripte Sklerodermie. Bandförmig, bevorzugt in der Längsrichtung, sind die Extremitäten betroffen oder die seitliche Stirnregion (en coup de sabre).

Laborbefunde. Die Untersuchungen des Serums auf antinukleäre Antikörper (ANA) sind negativ. Der Nachweis von ANA würde auf eine **systemische** Sklerodermie hindeuten.

Histologie. Das entzündliche Stadium ist gekennzeichnet durch ein lymphozytäres Infiltrat in der Dermis und eine ödematöse Verquellung der Kollagenfasern. Im folgenden sklerotischen Stadium verbreitert sich das dermale Bindegewebe, die Kollagenfaserbündel werden homogenisiert und die Adnexe atrophisieren.

Verlauf. Der Krankheitsverlauf ist sehr unterschiedlich. In der Regel heilt die Erkrankung nach einigen Jahren spontan ab. In älteren Herden können schlecht heilende Ulzera entstehen. Sklerosen in Gelenknähe behindern manchmal die Beweglichkeit.

Therapie. Im entzündlichen Stadium ist Penicillin 3 ME/die für zwei Wochen angezeigt, oder Cephtriaxon (Rocephin®).
Lokal können kortikoidhaltige oder heparinhaltige Cremes versucht werden. Bei bandförmigem Befall sind zusätzlich physikalische Maßnahmen notwendig.

14.3 Lichen sclerosus et atrophicans

▶ *Definition.* Chronisch-progrediente, lichenoide, scharf begrenzte Papeln der Haut und der Genitalschleimhäute unbekannter Ursache mit Neigung zu Konfluenz und Atrophie.

Epidemiologie. Relativ seltene, umschriebene Hauterkrankung, bevorzugt bei Weißen, wobei Frauen öfter als Männer betroffen sind. Selten in der Kindheit, häufig im mittleren Erwachsenenalter auftretend, verläuft sie chronisch-progredient.

Klinik. Als Primäreffloreszenzen treten solitäre oder gruppierte, scharf begrenzte, elfenbeinweiße hyperkeratotische Papeln auf, die sich chronisch-progredient ausdehnen und mit Nachbarpapeln konfluieren können (212). Am Anfang kann manchmal eine kurze und diskrete Entzündungsphase beobachtet werden. Der Lichen sclerosus et atrophicans juckt schub-

Der Lichen sclerosus führt zur **Atrophie** und **Verletzungsanfälligkeit.**
Der Lichen am weiblichen Genitale, aber auch am männlichen, führt zur juckenden Atrophie (Craurosis vulvae aut penis).

Chronisch-erosive Elemente gelten als fakultative Präkanzerosen.

Histopathologie Epidermisatrophie mit **reaktiver Hyperkeratose** und diskreter Kolliquationsnekrose der oberen Dermis.

Ätiologie und Pathogenese Nicht bekannt.

Differentialdiagnose Leukoplakien, Lichen ruber atrophicans, Lichen Vidal.

Therapie Die Lokalbehandlung wird mit Reinigung, lokalen Steroiden zur Entzündungshemmung und Testosteronpropionat 2%ig in Fettsalbe durchgeführt.
Chronisch-erosive Elemente gelten als Präkanzerosen und sind zu exzidieren.

Prognose Chronisch-progredientes, juckendes Krankheitsbild, mit Ausnahme der präkanzerösen Potenz erosiver Elemente allerdings gutartig.

weise, führt zu einer **Atrophie** der Haut und der Schleimhäute mit Schrumpfungsprozessen und **Verletzungsanfälligkeit.** Der obere Rücken und das Kreuz sind die Prädilektionsstellen an der Haut, wobei auch bullöse und hämorrhagische Elemente auftreten können.
Die **häufigste Lokalisation** ist diejenige am weiblichen Genitale, die zu einem atrophischen Schwund der Schamlippen mit starkem Juckreiz führt (Craurosis vulvae). Am männlichen Genitale führen die Veränderungen zu einer Induration und Schrumpfung des Präputiums, des Frenulums mit häufigen Einrissen sowie zu einer Verengung der Urethralöffnung (Craurosis penis). **Chronisch-erosive Elemente gelten als fakultative Präkanzerosen.**

Histopathologie. Atrophie der Epidermis mit reaktiver Hyperkeratose. Ein lymphozytäres Infiltrat der Dermis umgibt eine diskrete Kolliquationsnekrose der oberen Dermis, wobei vor allem die elastischen Fasern frühzeitig zerstört werden.

Ätiologie und Pathogenese. Nicht bekannt.

Differentialdiagnose. Leukoplakien, Lichen ruber planus atrophicans, Lichen Vidal.

Therapie. Die Lokalbehandlung im Genitalbereich dient der Reinigung und der Juckreizstillung durch lokale Kortikosteroidanwendungen oder Testosteronpropionat 2%ig in einer Fettsalbe. Intraläsionale Triamcinoloninjektionen können akute Juckreizphasen unterbrechen. Die Behandlung der Hautherde beschränkt sich auf eine fettende Pflege.
Chronisch-erosive Elemente sind wegen der Gefahr der Präkanzerose zu exzidieren. Beim Mann ist in fortgeschrittenen Stadien in der Regel die Zirkumzision mit Frenulum-Plastik angezeigt.

Prognose. Es handelt sich um ein chronisch-progredientes, oft mit schubweisen Juckreizattacken einhergehendes Krankheitsbild, das mit Ausnahme der präkanzerösen Potenz gutartig ist und nur die lokale Befindlichkeit beeinträchtigt.

Klinischer Fall

Bei einer 47jährigen Frau tritt schleichend eine Schrumpfung der großen und kleinen Schamlippen auf mit Verhärtung, Trockenheit, Juckreiz und Verletzlichkeit beim Geschlechtsverkehr. Ein Jahr danach treten zudem umschriebene, scharf begrenzte weißliche und atrophische Hautbezirke auf am Hals beidseits und im Kreuz. Diese Elemente zeigen plattenartige, feine Hyperkeratosen. Auf Reiben entstehen kleine Einblutungen und Blutkrusten (◘ **212**). Die Diagnose eines multilokulären Lichen sclerosus et atrophicus mit Craurosis vulvae kann klinisch gestellt und histologisch gesichert werden. Unter der Lokalbehandlung mit Testosteronpropionat 2% in Nerisona Fettsalbe kann die Craurosis vulvae insofern gebessert werden, als der Juckreiz und die Verletzlichkeit nachlassen. Die anderen Lokalisationen lassen sich therapeutisch, auch mit intrafokaler Steroidanwendung, nicht beeinflussen.

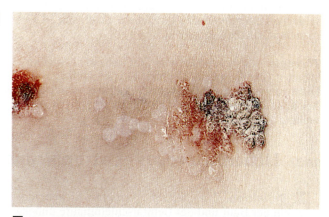

◘ **212: Multilokulärer Lichen sclerosus et atrophicans** mit gruppierten, scharf begrenzten Papeln, deren Oberfläche eine elfenbeinfarbene Hyperkeratose aufweist. Ein Teil der Elemente ist bullös abgehoben und hämorrhagisch unterlaufen (Prädilektionsstelle sakral).

15 Ablagerungskrankheiten

15.1 Metallablagerungen

15.1.1 Argyrose

Synonym: Argyrie

▶ **Definition.** Umschriebene oder universelle Silbereinlagerungen in der Haut.

Klinik. Man unterscheidet zwischen einer umschriebenen und einer universellen Form. Es kommt zunächst zu einer graubraunen, später zu einer grauen bis grau-schwärzlichen Verfärbung der Schleimhaut (Konjunktiven oder Mundschleimhaut) oder der Haut. Die Hyperpigmentierung manifestiert sich am stärksten an den lichtexponierten Arealen, Stirn, Nase und an den Händen.

Histopathologie. Sowohl lichtmikroskopisch als auch elektronenmikroskopisch sind Silberpartikel nachweisbar an der Basalmembran und den elastischen Fasern.

Ätiologie und Pathogenese. Die lokalisierte Argyrose ist zurückzuführen auf die örtliche Verwendung von silbersalzhaltigen Externa, z.B. in Form von Nasentropfen oder Silbernitrat-Präparationen. Auch Ohrschmuck aus Silber und Akupunkturnadeln können zu einer lokalen Argyrose führen. Die universelle Argyrie entwickelt sich nach der langfristigen Benutzung von silbersalzhaltigen Medikamenten oder nach industrieller Exposition (silberverarbeitende Industrie).
Erwähnenswert ist die iatrogene Argyrie nach der Verwendung von Adsorgan wegen chronischer Gastritis oder Magenulzera.

Therapie. Wenig erfolgversprechend, dekorative Kosmetik.

Prognose. Die Pigmentierung ist permanent.

15.1.2 Hydrargyrose

▶ **Definition.** Grau-schwärzliche Pigmentierung der Haut nach langfristiger Benutzung von Quecksilberderivaten.

Klinik. Die Pigmentierung äußert sich vor allem im Gesicht und an den Händen, besonders in den Handlinien.

Histopathologie. Man findet Quecksilbergranula an den elastischen Fasern.

Ätiopathogenese. Die bekanntesten Auslöser sind Hautbleichcremes (gegen Sommersprossen) und Augensalben.

Therapie und Prognose. Penicillamin fördert die Quecksilbersalzausscheidung.

◀ Definition

Klinik Verfärbungen in allen möglichen Grautönen zeigen sich hauptsächlich an lichtexponierten Bereichen.

Histopathologie Mikroskopisch ist die Ablagerung von Silberpartikeln nachweisbar.

Ätiologie und Pathogenese Silbersalzhaltige Medikation (sowohl extern als auch intern) oder industrielle Exposition können eine Argyrose verursachen.

Therapie Keine.

Prognose Permanente Einfärbung.

◀ Definition

Klinik Grauschwarze Pigmentierung an Händen und Gesicht.

Histopathologie Quecksilbergranula eingelagert.

Ätiopathogenese Vor allem Bleichcremes und Augensalben.

Therapie Versuch mit Penicillamin.

15.1.3 Hämochromatosen

Synonyme: Bronzediabetes, Siderose

> ▶ **Definition.** Es handelt sich um ein Eisenüberladungs-Syndrom, das gekennzeichnet wird durch schiefergraue Hyperpigmentierung der Haut, Diabetes mellitus (Bronzediabetes) und Leberzirrhose. Häufig besteht ein Hypogonadismus.

Häufigkeit. Man unterscheidet die primäre und die sekundäre Hämochromatose. Frauen und Männer werden befallen. Meist beginnt das Leiden zwischen dem 40. und 60. Lebensjahr. Die primäre Hämochromatose wird autosomal-rezessiv vererbt; die sekundäre ist nicht erblich und entsteht als Folge anderer Erkrankungen (z.B. chronisch ineffektive Erythropoese, multiple Bluttransfusionen).

Klinik. Die Hautsymptomatik kann den anderen Erscheinungen viele Jahre vorangehen, aber auch erst später zum Ausdruck kommen. Vor allem die lichtexponierten Bereiche und die Beugen sind graubraun bis bronzefarbig verfärbt. Sogar die Schleimhäute können befallen sein. Weitere dermatologische Erscheinungen sind Haarausfall (75%), Koilonychie (50%) und eine atrophisch wirkende, ichthyosiform schuppende Haut.
Die Eisenüberladung führt zur Organbeteiligung mit Hepatosplenomegalie, Diabetes mellitus (Bronzediabetes) durch Pankreasschädigung, Hypogonadismus mit Libidoverlust, Herzkrankheiten und schließlich seronegativer Polyarthropathie.

Histopathologie. Typisch ist die Melaninvermehrung in der Basalzellschicht, das Auftreten von Melanophagen in der oberen Dermis sowie Eisenablagerung in der tieferen Dermis. In anderen Organen zeigen sich ebenfalls Eisendepots mit Begleitfibrose.

Ätiologie und Pathogenese. Die Ätiologie ist unklar. Durch den genetischen Defekt erfolgt eine erhöhte Resorption von Eisen aus dem Darm. Bei den sekundären Formen werden die Leberzellen durch Alkohol und eisenhaltige Getränke geschädigt.

Diagnose und Differentialdiagnose. Verdächtig ist die Kombination von Hyperpigmentierung, Diabetes mellitus und Leberzirrhose. Typisch sind Hypersiderinämie und gesättigtes Plasmatransferrin. Insbesondere die Leberbiopsie, weniger die Hautbiopsie (Axillen), führt zur Diagnosesicherung.
Ausgeschlossen werden sollten andere Pigmentstörungen, wie z.B. Argyrose, Hydrargyrose, Arsenmelanose und Morbus Addison.

Therapie. Aderlässe (zu Beginn bis zu 500 ml wöchentlich), eisenarme Diät, Desferoxamin (Chelatbildner) unter Kontrolle des Ferritins sind therapeutisch und prophylaktisch hilfreich.

15.2 Kalzinosen

> ▶ **Definition.** Bei den Kalzinosen kommt es zur Präzipitation von unlöslichen Kalziumsalzen in Geweben. Auch die Haut kann davon betroffen sein. Mögliche Ursachen sind lokale Schädigungen oder Systemerkrankungen mit erhöhter Kalzämie. Meist bleibt die Genese unklar.
> Die Einteilung richtet sich nach der Ätiologie (⊞ 58).

Klinik. Man findet einzelne oder mehrere, eventuell disseminierte, harte, weiße Papeln, Knoten oder Plaques, gelegentlich mit Begleitentzündung und therapieresistenten Ulzerationen. Die Diagnose einer Kalkablagerung läßt

15.2 Kalzinosen

58: Einteilung der Kalzinosen

I. Dystrophische Kalzinosen
1. An einen lokalen Prozeß gekoppelt
   ▷ kongenital: Fibrodysplasia ossificans
   ▷ traumatisch: Narbe
   ▷ degenerativ: bei venöser Stase
   ▷ neoplastisch: Epithelioma calcificans Malherbe
2. Mit allgemeinen Störungen verbunden oder im Rahmen von Systemerkrankungen
   ▷ Dermatomyositis
   ▷ systemischer Lupus erythematodes (SLE)
   ▷ CREST-Syndrom
   ▷ Ehlers-Danlos-Syndrom
   ▷ Pseudoxanthoma elasticum
   ▷ Acrodermatitis atrophicans

II. Idiopathische Kalzinose:
   ▷ Calcinosis universalis
   ▷ Calcinosis circumscripta
   ▷ Calculus cutaneus
   ▷ Kalkknötchen an den Ohrrändern
   ▷ Calcinosis tumoralis

III. Metastatische Kalzinose (Störungen im Kalzium- und/oder Phosphorstoffwechsel)
1. Mit Hyperkalzämie
   ▷ Hyperparathyreoidismus
   ▷ Sarkoidose
   ▷ destruierende Knochenerkrankungen
   ▷ medikamentös (Vitamin D- oder AT10-Überdosierung)
   ▷ Milch-Alkali-Syndrom
2. Mit Normokalzämie
   ▷ chronische Nierenerkrankungen
   ▷ Pseudohypoparathyreoidismus

sich häufig schon aufgrund des Tastbefundes und der Inspektion stellen. Noch einfacher wird es, wenn sich kalkiger Inhalt entleert.

Therapie. Sie gestaltet sich sehr unterschiedlich. Bei der dystrophischen Kalzinose mit lokaler Schädigung steht die operative Maßnahme im Vordergrund. Bei den sonstigen dystrophischen Kalzinosen sowie bei der metastatischen Kalzinose muß das Grundleiden behandelt werden. Das Auftreten einer stärkeren Entzündung verlangt den Einsatz von Glukokortikoiden.

Therapie Falls möglich, ist das Grundleiden zu behandeln, sonst bleibt nur der operative Weg als symptomatische Behandlung.

Prognose. Die Prognose der Kalzinose ist ungünstig. Spontane Rückbildung ist äußerst selten.
Allgemein betrachtet, können die Konsequenzen schwerwiegend sein. Die Calcinosis metabolica verläuft meistens chronisch-progredient. Die Patienten versterben häufig an den Folgen einer Sekundärinfektion. Bei der metastatischen Kalzinose wird die Prognose durch das Grundleiden bestimmt.

Prognose Langsame Progression; einzelne Kalkherde verschwinden nicht.

15.3 Hyalinosen

Insgesamt seltene Erkrankungen. Am wichtigsten ist die Lipoidproteinose. Nur diese wird hier besprochen.

Lipoidproteinose

Lipoidproteinose

Synonyme: Urbach-Wiethe-Syndrom, Hyalinosis cutis et mucosae

▶ ***Definition.*** Es handelt sich um eine autosomal-rezessive Erkrankung mit Ablagerung von Lipiden und Typ-IV-Kollagen in der Haut und den Schleimhäuten mit Beginn in der Kindheit.

◀ **Definition**

Häufigkeit Selten.

Klinik Heiserkeit, Makroglossie, Makrocheilie und gelbliche Knötchen bis Plaques an Haut und Schleimhaut sind typisch. Eventuell Organbefall.

Histopathologie Lipoide in Hyalinablagerungen.

Ätiologie und Pathogenese Unbekannt.

Diagnostik Aufgrund der Heiserkeit seit früher Kindheit, typischer Papeln und Plaques sowie der Histologie möglich.

Differentialdiagnose
- Lichen myxoedematosus,
- Hyalinosis cutis bei Protoporphyria erythropoetica

Therapie Exzision einzelner Herde oder Dermabrasio.

Prognose Progredient bis zum Erwachsenenalter.

15.4   Purinstoffwechselstörungen

15.4.1   Gicht

Definition ▶

Häufigkeit Hauptsächlich Männer nach dem 40. Lebensjahr werden betroffen. Die Familienanamnese ist häufig positiv.

Klinik Man unterscheidet die akute und die chronische Gicht.

Akute Gicht äußert sich als akute Arthralgie meist am Großzehengrundgelenk mit den klassischen Entzündungssymptomen.

Chronische Gicht dagegen ist gekennzeichnet durch destruierende Gelenk-

---

Häufigkeit. Seltene Erkrankung ohne Geschlechtsprädisposition.

Klinik. Heiserkeit seit früher Kindheit ist das hervorstechendste Kennzeichen. Die Zunge wird größer und gröber; die Lippen werden dicker. Gelbbräunliche Noduli entstehen in der Mundhöhle. An der Haut, insbesondere im Gesicht, sind die Knötchen eher gelblich-weiß und lösen häufig an behaarten Regionen Haarausfall aus. Am Stamm konfluieren sie zu morphaea-artigen Plaques. Auch andere Organe können befallen werden. Typisch sind intrakranielle Verkalkungen, die epileptiforme Anfälle auslösen können.

Histopathologie. Im Korium sieht man Hyalin-PAS-positive amorphe Massen mit extrazellulären Lipoiden.

Ätiologie und Pathogenese. Die Ätiologie ist unbekannt.

Diagnostik. Die Heiserkeit seit früher Kindheit, die typischen Papeln und Plaques sowie die Histologie sichern die Diagnose.

Differentialdiagnose.
- Lichen myxoedematosus (Histologie)
- Hyalinosis cutis bei Protoporphyria erythropoetica (keine Schleimhautbeteiligung)

Therapie. Eine kausale Therapie ist nicht möglich; somit bleibt nur die Exzision von störenden Herden sowie eine Dermabrasio.

Prognose. Die Krankheit ist progredient bis zum frühen Erwachsenenalter. Eine Rückbildung erfolgt nicht. Problematisch ist die Larynxbeteiligung, insbesondere, wenn eine Tracheotomie notwendig wird.

15.4   Purinstoffwechselstörungen

15.4.1   Gicht

Synonyme: Podagra, Arthritis urica

▶ **Definition.** Diese heterogene Gruppe wird charakterisiert durch Hyperurikämie und rezidivierende akute Arthralgien mit Uratablagerungen in und um die Gelenke, eventuell auch in der Haut.

Häufigkeit. Betroffen werden vor allem Männer (95 %) und hauptsächlich nach dem 40. Lebensjahr. 40 % der Patienten haben eine positive Familienanamnese. Meist findet sich eine polygene Vererbung, obwohl auch manches für einen unregelmäßig dominanten Erbgang spricht. Statistisch gesehen besteht ein Zusammenhang mit dem Nahrungsmittelangebot sowie mit der Intelligenz und dem professionellen Niveau.

Klinik. Das typische klinische Bild ist schon seit der frühen Medizingeschichte (Hippokrates) bekannt. Man unterscheidet die akute und die chronische Gicht.

Akute Gicht: Nach einer zunächst asymptomatischen hyperurikämischen Phase entwickelt sich, meist nach Diätfehlern oder nach kleinen Verletzungen, eine akute Arthralgie, in 80 % der Fälle am Großzehengrundgelenk (Sprunggelenk und Fußwurzel: 10 %; Kniegelenk: 5 %). Es zeigen sich die klassischen Entzündungssymptome: rubor, calor, dolor, tumor und functio laesa. Bei Abklingen wird der befallene Bereich häufig violettfarben und schuppt ab.
Bei der **chronischen Gicht** entstehen aus rezidivierenden akuten Attacken destruierende, persistente Gelenkveränderungen. In etwa 50 % der Fälle

lagert sich Natriumurat in der Subkutis ab. Die weißlich-gelblichen, verschieblichen, meist schmerzlosen Knötchen nennt man Tophi oder Gichtknötchen. Sie finden sich bevorzugt am freien Helixrand sowie in der Umgebung erkrankter Gelenke.
Auf jeden Fall sollte man eine mögliche Nierenbeteiligung ausschließen.

Histopathologie. Nach Fixierung in absolutem Alkohol sieht man Natriumurat als büschelweise angeordnete, nadelartige Kristalle in der Dermis und Hypodermis umgeben von einem Fremdkörpergranulom.

Ätiologie und Pathogenese. Man unterscheidet primäre und sekundäre Gicht. Die **primäre Gicht** ist zurückzuführen auf die verminderte renale Purin-Ausscheidung. Weniger als 10% der Patienten haben eine erhöhte Purinbiosynthese.
Die **sekundäre Gicht** läßt sich auf einen erhöhten Substratanfall als Komplikation bei Polyzythämie, Leukämien, chronischer Niereninsuffizienz, perniziöser Anämie und bei der Einnahme verschiedener Medikamente zurückführen.

Diagnose. Hinweisend sind die Hyperurikämie, Arthralgieattacken, insbesondere bei Ansprechen auf Colchicin, und Tophi.

Differentialdiagnose. Bei Gelenkschmerzen kommen alle anderen Erkrankungen, die mit Arthralgien einhergehen, auch in Frage. Was die Hauterscheinungen betrifft, sollte man insbesondere an Chondrodermatitis nodularis helicis, Kalkknötchen der Ohrränder und an Basaliome denken.
Weiter sind abzugrenzen: Xanthome, rheumatische und rheumatoide Knoten, die Calcinosis cutis und Heberden-Knötchen.

Therapie. Kausal behandelt man durch purinarme Diät, Probenecid (Benemid) und Allopurinol. Im akuten Fall sind nichtsteroidale Antiphlogistika (z.B. Indometacin), Analgetika und Colchicin indiziert. Störende und kleinere Tophi können kürettiert oder exzidiert werden.

Prognose. Insbesondere durch die neueren Medikamente hat die Gicht einen Großteil ihres Schreckens verloren. Allerdings muß man bei Gichtpatienten häufig auch mit anderen Stoffwechselstörungen rechnen.

15.4.2 Lesch-Nyhan-Syndrom

Ein sehr seltenes, X-chromosomal rezessiv vererbtes, durch vollständiges Fehlen des Enzyms Hypoxanthin-Guanin-Phosphoribosyl-Transferase bedingtes Automutilationssyndrom (Autophagie), wobei die geistig retardierten Kinder massive Bißverletzungen aufweisen. Eine wirksame Therapie dieser Form der Hyperurikämie ist nicht bekannt.

15.5 Tätowierungen

Man unterscheidet zwischen Schmutz- und Schmucktätowierungen. Beide entstehen durch das Eindringen oder Einbringen von gefärbten Partikeln in das Bindegewebe der Haut.
Schmutztätowierungen sind in der Regel Folgen von Unfällen mit Feuerwerkskörpern, von Pulverschmauchverletzungen oder von Straßenunfällen. Das Eindringen von Metallsplittern in die Haut löst eine bräunliche Verfärbung (Siderose) aus. Bei Bergleuten entstehen häufig Kohlestaubtätowierungen durch Einbringung von Kohlepartikeln. Innerhalb der ersten 72 Stunden können Schmutzpartikel durch Ausbürsten relativ einfach und ohne große kosmetische Beeinträchtigung entfernt werden. Später bleibt fast nur die Möglichkeit der Stanzexzision oder der Lasertherapie.
Schmucktätowierungen werden nur auf Wunsch des Patienten wegen der Angst vor einer sozialen Stigmatisierung entfernt. Sie werden zumeist in der

---

veränderungen und subkutane Gichttophi, insbesondere am Ohr.

Histopathologie Natriumuratkristalle, umgeben von einer Fremdkörperreaktion.

Ätiologie und Pathogenese Die **primäre Gicht** wird hauptsächlich durch verminderte renale Purinausscheidung ausgelöst.

Die **sekundäre Gicht** entsteht im Rahmen anderer Erkrankungen oder wird medikamentös verursacht.

Diagnose Hyperurikämie, Arthralgieattacken, Besserung durch Colchicin, und Tophi sind typisch.

Differentialdiagnose Bei Gelenkschmerzen: alle anderen Arthropathien. Bei Tophi am Ohr: Chondrodermatitis nodularis helicis, Kalkknötchen, Basaliom. Bei Tophi in Gelenknähe: Xanthome, rheumatische Knoten, Calcinosis cutis und Heberden-Knötchen.

Therapie Präventiv mit Diät, Probenecid und Allopurinol. Symptomatisch: Antiphlogistika, Analgetika und Colchicin.

Prognose Relativ gut. Andere Stoffwechselstörungen sollten berücksichtigt werden.

15.4.2 Lesch-Nyhan-Syndrom

X-chromosomal vererbte Form der Hyperurikämie. Führt zur geistigen Retardierung.

15.5 Tätowierungen

Man unterscheidet Schmutz- und Schmucktätowierungen.

Schmutztätowierungen entstehen durch das Eindringen von gefärbten und färbenden Partikeln bei Unfällen.

Schnelles Eingreifen durch Ausbürsten innerhalb 72 Stunden läßt die Notwendigkeit von späteren Stanzexzisionen größtenteils vermeiden.

Bei **Schmucktätowierungen** werden unterschiedliche Farbpartikel durch Nadelstiche in die Dermis eingebracht.

Sowohl operative, chemische als auch physikalische Behandlungsmöglichkeiten können zur Entfernung eingesetzt werden.

Jugend oder während der Militärdienstzeit, sowohl von Laien als auch von Profis, durch das Einbringen von verschiedenen Farbpartikeln durch Nadelstiche in die Dermis gesetzt.

Zur Entfernung kommen sowohl Exzision (eventuell Serienexzisionen), Stanzexzision, Schleifung, Spalthautabtragung, chemische Ätzung als auch Laser-Therapie in Betracht. Eine narbenlose Entfernung ist nicht möglich.

15.6 Störungen im Fettstoffwechsel

15.6.1 Xanthomatosen

Definition ▶

> ▶ **Definition.** Xanthome (xanthos = gelb, oma = Tumor) und Xanthelasmen sind Neubildungen als Folge einer Speicherung von Plasmalipoproteinen durch Perizyten und Makrophagen in der Haut. Erhöhte Plasmalipoproteinkonzentrationen im Serum sind häufig vorhanden, aber keine »conditio sine qua non«.

Häufigkeit Relativ häufig. Zum Teil werden sie vererbt.

Häufigkeit. Relativ häufig. Zum Teil werden die primären Hyperlipoproteinämien vererbt. Dabei kommen autosomal dominante und rezessive Erbgänge vor.

Klinik und Klassifikation
• **Xanthelasmen:** Meist bilaterale, gelbe, flache Plaques, vor allem am Oberlid (◨ 213).
Meist stellen sie eine örtliche Stoffwechselstörung dar.

Klinik und Klassifikation.
• **Xanthelasmen:** Meist bilaterale und symmetrische, strohgelbliche bis elfenbeinfarbige, beetartig konfluierte weiche Papeln und Plaques an den Augenlidern, hauptsächlich am Oberlid und am inneren Augenwinkel (◨ 213). Oft besteht kein Hinweis für eine Hyperlipidämie, und die Xanthelasmen sind Ausdruck einer örtlichen Fettstoffwechselstörung.

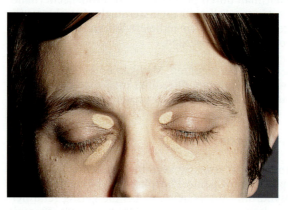

◨ 213: **Xanthelasma palpebrarum** bei einer 32jährigen Frau.

• **Xanthoma planum:** Scharf begrenzte, flache Lipideinlagerungen, hauptsächlich am Rumpf. Hier gilt: örtliche Störung oder Paraneoplasie.

• **Xanthoma planum:** Sie äußern sich als gelbliche oder orangefarbige, flache, manchmal kaum palpable Lipideinlagerungen. Die Prädilektionsstelle ist der Rumpf. Gehäuftes Auftreten bei Lymphomen, Leukämie und beim multiplen Myelom lassen an eine Paraneoplasie denken. Plane Xanthome können aber auch wie das Xanthelasma palpebrarum eine örtliche Stoffwechselstörung darstellen.

• **Xanthoma eruptivum:** Multiple, plötzlich aufschießende, von einem roten Hof umgebene Papeln zeigen sich im Rahmen einer Hypertriglyzeridämie (◨ 214).

• **Xanthoma eruptivum:** Sie entwickeln sich akut. Bevorzugt befallen ist das Gesäß, der Rücken und die Extremitätenstreckseiten. Die Xanthome imponieren als symmetrische, gelbliche, von einem roten Hof umgebene Papeln (◨ 214). Die entzündliche Umgebung und sogar die Xanthome selbst können unter Hinterlassung einer diskreten Pigmentierung zurückgebildet werden. Das Auftreten dieser Erscheinungen weist auf erhöhte Konzentrationen von Chylomikronen oder VLDL hin, also auf eine Hypertriglyzeridämie vom Typ I, III, IV oder V. In Kombination mit tuberösen Xanthomen spricht man von tuberoeruptiven Xanthomen.

15.6 Störungen im Fettstoffwechsel

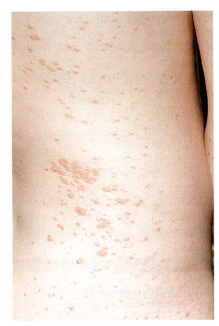

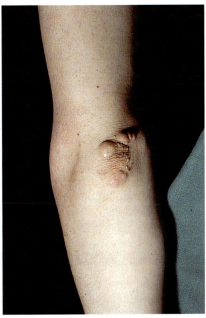

214: Multiple eruptive Xanthome am Stamm eines 28jährigen Mannes mit Hypertriglyzeridämie.

215: Tuberöse Xanthome über den Ellenbogensehnen bei einem 30jährigen Mann mit Hypercholesterinämie vom Typ II.

- **Xanthoma tuberosum:** Knotige Elemente mit einer großen Variationsbreite in Form (flach bis lobulär), Größe (0,5–5 cm Durchmesser) und Farbe (gelblich, rötlich bis bräunlich). Sie entwickeln sich langsam an den Extremitätenstreckseiten und typischerweise bei einer Hypercholesterinämie oder LDL-Vermehrung beim Typ II und III der Hyperlipidämien.

- **Xanthoma tendinosum et articulare:** Man sieht langsam wachsende, feste Knoten insbesondere an der Achillessehne (215) und an den Fingerstreckseiten. Fast alle Sehnen, auch an Palmae und Plantae, können befallen werden, ebenso wie auch Ligamente, Faszien und das Periost. Röntgenologisch stellt man keine Verkalkung fest. Im Serum finden sich eine schwere Hypercholesterinämie und ein erhöhter LDL-Spiegel beim Typ II und III der Hyperlipoproteinämien.

- **Xanthochromia palmaris striata aut papulosa:** Gelbliche, zum Teil streifige Effloreszenzen an den Handinnenflächen verdicken sich und werden gelegentlich papulös. Sie treten auf bei Typ III-Hyperlipoproteinämie und VLDL-Erhöhung.

Histopathologie. Man findet mächtige perivaskuläre Infiltrate aus lymphozytären und histiozytoiden Zellen, die Lipidmaterial aufnehmen und sich in Schaumzellen und Schaumriesenzellen (Touton-Zellen) umwandeln. Die Lipoide bestehen aus Cholesterinkristallen, Phospholipoiden, Fettsäuren und anderen Fetten. In älteren Xanthomen kommt es zu einer zunehmenden Fibrosierung. Bei eruptiven Xanthomen besteht eine entzündliche Umgebungsreaktion.

Ätiologie und Pathogenese. Xanthelasmen und Xanthome können im Rahmen von primären oder sekundären Hyperlipoproteinämien entstehen. Sie können allerdings auch lokalisiert als Ausdruck einer umschriebenen Störung auftreten.

Differentialdiagnose. Xanthelasmata palpebrarum müssen von Syringomen und Milien, Xanthome von anderen juxta-artikulären Tumoren und Histiozytosen abgegrenzt werden.

- **Xanthoma tuberosum:** Knotige Effloreszenzen in unterschiedlicher Größe, Farbe und Form an den Extremitätenstreckseiten bei Hypercholesterinämie.

- **Xanthoma tendinosum et articulare:** Als Begleitung einer Hypercholesterinämie entwickeln sich gelbliche, feste Knoten an Sehnen, Ligamenten, Faszien und am Periost, hauptsächlich an den Fingern und an der Achillessehne (215).

- **Xanthochromia palmaris striata aut papulosa:** Flache bis papulöse, gelbliche Veränderungen an den Palmae.

Histopathologie In mächtigen perivaskulären Infiltraten findet man typischerweise Schaumzellen und Toutonsche Riesenzellen. Jüngere Xanthome weisen eher Entzündung, ältere eher Fibrose auf.

Ätiologie und Pathogenese Xanthelasmen und Xanthome entwickeln sich aus einer örtlichen Störung oder bei Hyperlipoproteinämien.

Differentialdiagnose Xanthelasmata palpebrarum müssen von Syringomen und Milien, Xanthome von anderen juxta-artikulären Tumoren und Histiozytosen abgegrenzt werden.

Therapie Treten die Xanthome und Xanthelasmen als Begleitung einer Hyperlipoproteinämie auf, muß diese behandelt werden (Diät und Lipidsenker).
Ist die Hyperlipoproteinämie erworben, steht die Behandlung der Grunderkrankung im Vordergrund.
Prognose Die Hauterscheinungen können unter Diät verschwinden, was die Prognose der Hyperlipoproteinämien nicht beeinflußt.
Sekundäre Hyperlipoproteinämien erfordern eine Therapie der Grunderkrankung.
Bei einer örtlichen Störung ist eine Rückbildung ausgeschlossen.

Therapie. Treten die Xanthome und Xanthelasmen als Begleitung einer Hyperlipoproteinämie auf, muß diese behandelt werden (Diät und Lipidsenker). Bei den sekundären Hyperlipoproteinämien sollte zunächst die Grunderkrankung behandelt werden.
Bei störenden Xanthelasmen oder Xanthomen führt nur die Exzision oder die diathermische Entfernung zu einer befriedigenden Besserung.

Prognose. Primäre familiäre Hyperlipoproteinämien haben eine sehr unterschiedliche Prognose, die durch die Gefäßveränderung bestimmt wird. Die Hauterscheinungen können unter der Diät verschwinden.
Die Prognose der sekundären erworbenen Hyperlipoproteinämien wird im wesentlichen durch die Grunderkrankung bestimmt.
Xanthome aufgrund einer örtlichen Störung haben eine gute Prognose. Allerdings ist Spontanrückbildung ausgeschlossen, die weitere Ausdehnung leider nicht. Plane Xanthome ohne Hyperlipidämie treten gehäuft bei Lymphomen, Leukämie und beim multiplen Myelom auf.

Klinischer Fall

Bei einem 49jährigen Patienten, der wegen Claudicatio intermittens in die Sprechstunde kam, stellte man eine Hyperlipoproteinämie Typ III nach Frederickson fest. Seine Großmutter war an einem Herzinfarkt verstorben. Klinisch ließ sich ein lehrbuchmäßiger Arcus lipoides corneae und bilaterale Xanthelasmen an beiden Oberlidern diagnostizieren. Eine Operation der Verschlußstelle an der Bifurcatio wurde geplant. Präoperativ stellte man noch einen latenten Diabetes mellitus fest. Die operative Behandlung der Xanthelasmen wurde nicht gewünscht. Es wurde empfohlen, eine lipidsenkende Diät einzuhalten: außerdem wurde ein Lipidsenker verschrieben.

15.6.2 Systemische Lipidablagerungskrankheiten mit normalem Serumlipoidspiegel
Hierzu zählen z.B. das Refsum-Syndrom, der M. Fabry, M. Gaucher und die disseminierte Lipogranulomatose, nur zwei werden angesprochen.

15.6.2 Systemische Lipidablagerungskrankheiten mit normalem Serumlipoidspiegel

Zu dieser Gruppe gehören das Refsum-Syndrom, das Angiokeratoma corporis diffusum (Morbus Fabry), die Tangier-Krankheit, die Gaucher-Krankheit, die Sphingomyelinose (Niemann-Pick-Krankheit) und die disseminierte Lipogranulomatose. Diese Krankheiten sind sehr selten, nur zwei werden angesprochen.

• Refsum-Syndrom
Ein Defekt der Phytansäure-α-Hydroxylase verursacht Phytansäureablagerung und äußert sich an der Haut als Ichthyosis.

• Refsum-Syndrom
Synonyme: Heredopathia atactica polyneuritiformis, Phytansäurethesaurismose.
Durch einen Defekt der Phytansäure-α-Hydroxylase wird Phytansäure (Stoffwechselprodukt von Phytol, ein im Chlorophyll z.B. von grünen Gemüsen enthaltener Alkohol) in mehreren Geweben, auch in der Haut, abgelagert.

Wichtige Symptome sind Nachtblindheit, Katarakt, Polyneuritis, Ataxie und ichthyosiforme Dermatose.

Wichtigste Symptome sind Nachtblindheit, Katarakt, Polyneuritis (insbesondere distal), zerebrale Ataxie und eine ichthyosiforme Dermatose, zum Teil mit Palmar- und Plantarkeratomen. Von der Ichthyosis vulgaris kann sie durch den Phytansäurenachweis im Serum und durch Lipidanalyse der Haut abgegrenzt werden *(Kap. 16.6.10)*.

Therapie. Die Behandlung besteht aus einer chlorophyllfreien Diät.

Therapie Chlorophyllfreie Diät.

• Angiokeratoma corporis diffusum Fabry

Ein Defekt der α-Galaktosidase-A mit Trihexosylceramidablagerung verursacht an der Haut multiple Angiome bzw. Angiokeratome.
Der Hautarzt findet neben den linsengroßen, dunkelroten Flecken oder Knötchen häufig eine kardiovaskuläre, renale oder ophthalmologische Beteiligung.
Die Prognose ist infolge renaler und vaskulärer Zwischenfälle schlecht.

• Angiokeratoma corporis diffusum Fabry
Synonym: Thesaurismosis hereditaria lipoidica.
Ein X-chromosomal vererbter Defekt der α-Galaktosidase-A verursacht hauptsächlich bei Männern eine Anreicherung von Trihexosylceramid in den kleinen Gefäßen der Viszera und der Haut.
Kardiovaskuläre, renale, ophthalmologische und dermatologische Symptome stehen im Vordergrund. Der Hautarzt wird mit zahlreichen, bis zu linsengroßen, dunkelroten bis schwarzen Flecken oder Knötchen konfrontiert. Zum Teil tastet man eine keratotische Oberfläche. Diese »Angiokeratome« werden gebildet aus erweiterten kleinen Gefäßen in der oberen Dermis und sind bedeckt von einer dünnen Epidermis mit oder ohne Hyperkeratose. Die **Prognose** ist schlecht infolge Urämie und vaskulärer Zwischenfälle.

15.7 Amyloidosen

▶ **Definition.** Es handelt sich um eine zelluläre Stoffwechselstörung, wobei es zu extrazellulärer Ablagerung von Amyloid, einem Glykoprotein mit fibrillärer Ultrastruktur, kommt.

Einteilung, Häufigkeit und Geschlechtsverteilung:

- **Systemische Amyloidose** – kein Geschlecht bevorzugt.
  - **hereditäre Amyloidose:** ohne klinisch relevante Amyloidablagerung.
  - **idiopathische Amyloidose**, die »klassische primäre systemische Amyloidose«: mit Hauterscheinungen in 30%.

- **Lokalisierte Amyloidose** – seltenere Form, Frauen bevorzugt.
  - **Lichen amyloidosus**
  - **makulöse Amyloidose**
  - **Amyloidosis cutis nodularis atrophicans**
  - **Amyloidtumoren der Haut**

- **Sekundäre Amyloidose**; auch Begleitamyloidose. Sie tritt in Verbindung mit chronisch-infektiösen und nichtinfektiösen Erkrankungen auf. Am besten bekannt ist das Auftreten bei malignen Tumoren und beim Plasmozytom.

Klinik
- Die **systemische Amyloidose** ist gekennzeichnet durch eine ausgesprochene Polymorphie. Typisch sind kleine, zu Knoten und sogar zu Plaques auswachsende, weißlich-gelbliche Papeln, vor allem periorbital, im Kopfbereich (Folge: Alopezie) und in den Intertrigines. Dazu finden sich petechiale bis flächenhafte Einblutungen. Die Mundschleimhaut kann befallen sein mit glasigen Knötchen, verhärteten Plaques, Einblutungen und Makroglossie; bei Larynxbefall auch Schluckbeschwerden und Heiserkeit.

- **Lokalisierte Amyloidosen**
Der **Lichen amyloidosus** betrifft hauptsächlich die Unterschenkelstreckseiten in Form von stark juckenden, hyperkeratotischen, hautfarbenen bis gelblich-bräunlichen, dichtstehenden Papeln.
Die **makulöse Hautamyloidose** imponiert als braune, oft konfluierende Verfärbung zwischen den Schulterblättern.
Bei der **Amyloidosis cutis nodularis atrophicans** Gottron finden sich bräunlich-rote Knoten, die teilweise ein anetodermatisches Zentrum zeigen.
Die **Amyloidtumoren** der Haut kann man von den vorgenannten Formen unterscheiden; sie befallen hauptsächlich das Gesicht und weisen keine Atrophie auf (◘ 216).

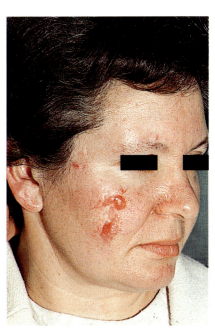

◘ **216: Amyloidtumoren** umschrieben im Gesicht einer 44jährigen Frau.

Histopathologie Das Amyloid liegt extrazellulär; es zeigt sich mit Kongorot oder im Polarisationsmikroskop in periretikulärer oder perikollagener Anordnung.

Ätiologie und Pathogenese Unbekannt. Chronisch-entzündliche Prozesse können auslösend wirken.

Diagnose Systemische Form: Rektumbiopsie. Lokalisierte Form: Hautbiopsie.

Differentialdiagnose Systemische Formen: Hyalinosis cutis et mucosae, Lichen myxoedematosus und tuberöse Xanthome.
Lokalisierte Formen bzw. Lichen amyloidosus: Lichen ruber.

Therapie Systemische Formen: Azathioprin, Melphalan oder D-Penicillamin.

Lokalisierte Formen: lokale Glukokortikoide.
Operation der knotigen Elemente.

Prognose Chronisch-progredient; bei der systemischen Amyloidose durch die Organbeteiligung infaust.

15.8 Muzinosen

Definition ▶

Von Bedeutung sind:
- Das diffuse Myxödem
- Myxoedema circumscriptum praetibiale symmetricum,
- Mucinosis follicularis,
- Mucinosis erythematosa reticularis,
- Lichen myxoedematosus und
- Skleromyxödem (Arndt-Gottron).

Histopathologie. Das Amyloid ist periretikulär (um Retikulinfasern und Basalmembran) oder perikollagen (um Kollagenfasern) gelagert. Die Organzellen selbst enthalten kein Amyloid. Der Amyloidnachweis gelingt am besten mit der Kongorotfärbung und durch Untersuchung von Doppelbrechung im Polarisationsmikroskop.

Ätiologie und Pathogenese. Die Ätiopathogenese ist unbekannt. Allerdings scheint die Amyloidbildung ein aktives Geschehen auf zellulärer Ebene darzustellen, das durch verschiedene Ursachen lokal oder systemisch ausgelöst werden kann.

Diagnose und Differentialdiagnose. Bei den systemischen Amyloidosen führt die Rektumbiopsie mit Amyloidnachweis eher als eine Haut- oder Mundschleimhautbiopsie zur Diagnosestellung. Bei den lokalisierten Amyloidosen kann per definitionem nur eine Hautbiopsie die Diagnose bestätigen.
Zur **Differentialdiagnose** der systemischen Formen gehören Hyalinosis cutis et mucosae, Lichen myxoedematosus sowie bei knotigen Effloreszenzen tuberöse Xanthome. Der Lichen amyloidosus sollte von Lichen-ruber-Formen abgegrenzt werden sowie vom Lichen simplex chronicus. Die makulöse Hautamyloidose läßt an Lichen Vidal denken sowie an postinflammatorische Hyperpigmentierungen. Bei der Amyloidosis cutis nodularis atrophicans kommen differentialdiagnostisch Amyloidtumoren sowie andere mit zentraler Atrophie einhergehende Dermatosen in Betracht.

Therapie. Bei systemischen Amyloidosen empfiehlt sich ein Versuch mit D-Penicillamin und Immunsuppressiva wie Azathioprin oder Melphalan. Bei Vorliegen einer Grundkrankheit muß diese vordringlich behandelt werden. Wegen des teilweise starken Juckreizes bei den lokalisierten Formen sind Glukokortikoide lokal und intrafokal angezeigt. Operative Maßnahmen kommen vor allem bei den nodulären und knotigen Formen in Frage.

Prognose. Nur bei den sekundären systemischen Formen besteht die Möglichkeit einer Rückbildung, sofern die zugrundeliegende Erkrankung behoben werden kann. Sonst ist die Prognose der systemischen Amyloidose durch die Beteiligung weiterer Organe infaust.
Die lokalisierten Formen sind therapieresistent, aber gutartig.

15.8 Muzinosen

▶ *Definition.* Bei Myxodermien oder Muzinosen finden sich Ablagerungen von gallertigem Material im Gewebe durch Störungen im Mukopolysaccharidstoffwechsel. Die schleimartige Substanz besteht aus Glykosaminoglykanen mit neutralen (z.B. Hexosamine) und sauren (z.B. Hyaluronsäure) Mukopolysacchariden, die ein unterschiedliches färberisches Verhalten zeigen.

Bei Muzinoseverdacht soll man das Gewebe in absolutem Alkohol mit 1% Formalin und nicht mit dem gewöhnlichen Formalin fixieren. Folgende Muzinosen sind an der Haut von Bedeutung:
- Das diffuse Myxödem,
- Myxoedema circumscriptum praetibiale symmetricum,
- Mucinosis follicularis,
- Mucinosis erythematosa reticularis,
- Lichen myxoedematosus und
- Skleromyxödem (Arndt-Gottron).

15.8.1 Diffuses Myxödem

Synonyme: Echtes Myxödem, diffuse Myxodermie bei Hypothyreose

▶ *Definition.* Infolge einer Hypothyreose sammeln sich disseminiert und diffus saure Mukopolysaccharide und Flüssigkeit in der Haut an.

Häufigkeit. Sehr selten.

Klinik. Man sieht eine sebostatische und hyperkeratotische, fahle, ödematöse Haut. Charakteristisch ist die Unmöglichkeit der Dellenbildung durch Fingerdruck, wie das bei anderen Ödemen der Fall ist. Am auffälligsten sind diese Veränderungen an den Extremitäten und im Gesicht. Die Nasolabialfalten sowie Palmae und Plantae sind gelblich verfärbt.

Ätiologie und Pathogenese. Begleiterscheinung einer Hypothyreose.

Diagnose und Differentialdiagnose. Die typische Klinik mit dem charakteristischen Gesichtsausdruck bei nachgewiesener Hypothyreose führt zur Diagnose. Manchmal wird ein Myxödem mit einer Sklerodermie verwechselt.

Therapie. Substitutionstherapie der Hypothyreose.

Prognose. Unter Durchführung einer Substitutionsbehandlung bilden sich die Hauterscheinungen zurück.

15.8.2 Myxoedema circumscriptum praetibiale symmetricum

Synonyme: Prätibiales Myxödem, Myxodermia circumscripta symmetrica praetibialis, zirkumskriptes prätibiales Myxödem

▶ *Definition.* Es handelt sich um eine nach Thyroidektomie oder bei Hyperthyreose auftretende prätibiale Einlagerung von sauren Mukopolysacchariden.

Häufigkeit. Nicht so selten; mit deutlicher Gynäkotropie.

Klinik. An den Unterschenkelstreckseiten, eventuell bis zum Fußrücken, entwickeln sich gelbliche bis lividrote, kissenartige, apfelsinenschalenartige Ödeme (◨ 217) mit Hypertrichose. Begleitsymptome wie Exophthalmus und Trommelschlegelfinger dürfen nicht übersehen werden.

Histopathologie. Muzine finden sich hauptsächlich im mittleren und unteren Drittel der Dermis. Histochemisch handelt es sich um saure und neutrale Mukopolysaccharide. Das Kollagen wirkt reduziert und auseinandergedrückt. Sperrarterien in der Dermis sind vermehrt.

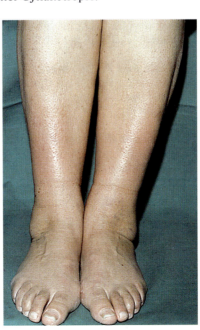

◨ **217: Myxoedema circumscriptum praetibiale** an den Unterschenkeln bei einer 66jährigen Patientin, deren Hyperthyreose durch Thyroidektomie behandelt wurde.

15.8.1 Diffuses Myxödem

◀ Definition

Häufigkeit Sehr selten.

Klinik Man sieht eine fahle, trockene, ödematöse, zum Teil gelbliche und nicht eindrückbare Haut, hauptsächlich im Gesicht und an den Extremitäten.

Ätiologie und Pathogenese Begleiterscheinung einer Hypothyreose.

Diagnose und Differentialdiagnose Hypothyreose mit Ödembildung ohne Eindrückbarkeit führt zur Diagnose.

Therapie Substitutionstherapie der Hypothyreose.

Prognose Rückbildung des Myxödems unter der Substitutionsbehandlung.

15.8.2 Myxoedema cirumscriptum praetibiale symmetricum

◀ Definition

Häufigkeit Nicht selten; Gynäkotropie.

Klinik Kennzeichnend sind gelbliche bis lividrote, apfelsinenschalenartige Unterschenkelödeme mit Hypertrichose (◨ 217).

Histopathologie Es findet sich eine dermale Einlagerung von sauren und neutralen Mukopolysacchariden.

Ätiologie und Pathogenese Hyperthyreose und Thyreoidektomie liegen dem Myxödem meist zugrunde.

Diagnose und Differentialdiagnose Die typische Anamnese, Klinik und Schilddrüsendiagnostik führen zur Diagnosestellung.

Therapie Behandlung der Hyperthyreose. Dazu evtl. Glukokortikoide (intraläsional oder als Folienverband) oder Hyaluronidase intraläsional. Kompression!

Prognose Nur teilweise erfolgt eine behandlungsbedingte Rückbildung.

15.8.3 Mucinosis follicularis

Definition ▶

Häufigkeit Nicht selten.

Klinik Man unterscheidet die **akute-subakute benigne Form** mit teigig infiltrierten, alopezischen, zum Teil papulösen Herden von der **chronisch-benignen Form** mit multiplen, polymorphen, keratotischen Herden an den Extremitäten und am Stamm. Die chronische Form bei malignen Lymphomen entspricht einer follikulär betonten Mycosis fungoides.

Histopathologie Lymphohistiozytäre perifollikuläre Infiltrate mit Atrophie der Haarfollikel und Muzinablagerung.

Ätiologie und Pathogenese Wahrscheinlich handelt es sich um eine sekundäre Muzinbildung nach Zellschädigung.

Diagnose Histologisch.
Differentialdiagnostisch kommen in Betracht: Alopecia areata und Tinea capitis et barbae.

Therapie Enttäuschend. Systemische Glukokortikoide helfen am besten. Bei der symptomatischen Form Grundkrankheit behandeln.

Prognose Sie ist von der Form abhängig und geht von Abheilung innerhalb Wochen bis zur infausten

---

Ätiologie und Pathogenese. Typisch ist das Auftreten nach Thyreoidektomie oder bei Hyperthyreose (Morbus Basedow). Man diskutiert vor allem das LATS (long acting thyroid stimulator) als auslösenden Faktor (Autoimmunkrankheit?).

Diagnose und Differentialdiagnose. Das klinische Aussehen, die Schilddrüsendiagnostik und die Vorgeschichte eines behandelten Morbus Basedow führen zur Diagnose. Differentialdiagnostisch kommen andere Unterschenkelödeme und die Necrobiosis lipoidica in Betracht.

Therapie. In erster Linie soll die Grundkrankheit behandelt werden. Dazu eventuell Glukokortikoide (intraläsional oder als Folienverband) oder Hyaluronidase intraläsional. Mit längerfristiger Kompression wurde Erfolg erzielt.

Prognose. Nur in einem Teil der Fälle bilden sich die Hauterscheinungen unter entsprechender Behandlung zurück.

15.8.3 Mucinosis follicularis

Synonyme: Alopecia mucinosa, Mucophanerosis intrafollicularis et seboglandularis

▶ *Definition.* Es handelt sich hierbei um idiopathisch oder symptomatisch auftretende intraepitheliale Muzineinlagerungen in Talgdrüsen und Follikelwand.

Häufigkeit. Nicht selten.

Klinik. Man unterscheidet die **akute-subakute, benigne Form** mit teigig infiltrierten, alopezischen, zum Teil papulösen Herden von der **chronisch-benignen Form** mit multiplen, polymorphen, keratotischen Herden an den Extremitäten und am Stamm.
Eine chronische Form bei malignen Lymphomen entspricht einer follikulär betonten Mycosis fungoides. Sie tritt häufiger auf als die idiopathische Form, weshalb eine Mucinosis follicularis auch als eine **Paraneoplasie** zu deuten ist.

Histopathologie. Man findet eine Zelldegeneration in der äußeren Haarwurzelscheide und in den Talgdrüsen mit Bildung von zystischen Räumen angefüllt mit Muzin. Außerdem sieht man unterschiedlich ausgeprägte lymphohistiozytäre Infiltrate, die bei der symptomatischen Mucinosis follicularis einen Rückschluß auf die Grunderkrankung erlauben.

Ätiologie und Pathogenese. Die Ätiologie ist unbekannt. Wahrscheinlich werden die mukoiden Substanzen sekundär im Anschluß an Zellschädigungen im Talgdrüsenapparat und den äußeren Haarwurzelscheiden gebildet und abgelagert.

Diagnose und Differentialdiagnose. Eine Blickdiagnose ist nur selten möglich. Die histologische Untersuchung erst bringt die Sicherheit. Differentialdiagnostisch sind zu erwähnen: Alopecia areata, Tinea capitis, Tinea barbae, seborrhoisches Ekzem, Lichen simplex chronicus und Lichen ruber acuminatus.

Therapie. Enttäuschend. Glukokortikoide helfen am besten bei systemischer Anwendung. Sonst kommen auch Dapsone, PUVA und Röntgenweichstrahlentherapie in Betracht. Bei der symptomatischen Form steht die Behandlung der Grunderkrankung im Vordergrund.

Prognose. Auch hier wird differenziert zwischen idiopathisch und symptomatisch. Die akut-idiopathische Form heilt nach Wochen bis Monaten ohne bleibende Alopezie ab.

Die chronisch-idiopathische Form kann sich über das ganze Integument ausdehnen und mehrere Jahre persistieren. Es muß sogar damit gerechnet werden, daß sich später noch ein malignes Lymphom entwickelt. Bei der symptomatischen Form besteht keine Rückbildungstendenz. Die Prognose ist allein von der Grundkrankheit abhängig.

Konsequenz eines malignen Lymphoms.

15.8.4 Mucinosis erythematosa reticularis

15.8.4 Mucinosis erythematosa reticularis (REM)

Synonyme: Retikuläre erythematöse Muzinose, REM-Syndrom, plaqueartige kutane Muzinose

▶ *Definition.* Im oberen Thoraxbereich sieht man netzförmige Erytheme als Ausdruck einer Ablagerung von mukoiden Substanzen im Bindegewebe.

◀ **Definition**

Vorkommen. Befallen sind hauptsächlich Frauen im mittleren Lebensalter. Wahrscheinlich kommt das REM-Syndrom häufiger vor als gedacht, wird aber oft übersehen.

Vorkommen Betroffen sind Frauen im mittleren Lebensalter.

Klinik. Es bilden sich erythematöse Infiltrate, die netzförmig zusammenfließen. Prädilektionsstellen sind die zentralen Brust- und Rückenbereiche. Nur selten wird auch die abdominelle Haut befallen. Ein milder Juckreiz ausgenommen, bestehen keine Symptome.
Häufig verschlechtern sich Lokalbefund und Juckreiz nach Sonnenbestrahlung.

Klinik Im zentralen Brust- und Rückenbereich bilden sich erythematöse, evtl. netzförmig zusammenfließende Infiltrate. Sonneneinwirkung bewirkt eine Verschlechterung.

Histologie. Die Epidermis ist normal. Dermal findet sich eine Gefäßerweiterung mit einem vorwiegend lymphozytären perivaskulären und perifollikulären Infiltrat. Wichtig für die Diagnose ist das Vorhandensein von alcianblauen Niederschlägen zwischen den Kollagenfasern.

Histologie Typisch sind ein perivaskuläres und perifolliküläres lymphozytäres Infiltrat und alcianblaue Niederschläge zwischen den Kollagenfasern.

Ätiopathogenese. Man vermutet ein entzündliches Geschehen, in dessen Verlauf mukoide Substanzen abgelagert werden.

Ätiopathogenese Nach einem entzündlichen Prozeß entstehen mukoide Ablagerungen.

Diagnose und Differentialdiagnose. Die wichtigste Differentialdiagnose stellt das seborrhoische Ekzem dar. Außerdem sollte das REM-Syndrom vom Lupus erythematodes abgegrenzt werden.

Diagnose und Differentialdiagnose Differentialdiagnostisch an ein seborrhoisches Ekzem und an Lupus erythematodes denken.

Therapie. Synthetische Antimalariamittel (Chloroquinphosphat, Hydroxychloroquin und Mepacrin) sind in vielen Fällen hilfreich. Eine spontane Rückbildung ist nicht ausgeschlossen. Antihistaminika und Glukokortikoide sind wirkungslos.

Therapie Eine spontane Rückbildung ist möglich. Sonst helfen nur Antimalariamittel.

Prognose. Das REM-Syndrom ist chronisch, verschwindet aber in manchen Fällen spontan.

Prognose Chronischer Verlauf.

15.8.5 Lichen myxoedematosus

15.8.5 Lichen myxoedematosus

Synonyme: Mucinosis papulosa seu lichenoides, Myxodermia papulosa

Klinik. Diese sehr seltene Erkrankung mit unbekannter Ätiopathogenese tritt unabhängig von einer Schilddrüsenerkrankung auf und äußert sich vor allem an den Armen, am Rumpf und an den Oberschenkeln. Man unterscheidet eine diskrete papulöse, eine lokalisierte, eine generalisierte Form mit Plaques und eine eruptive Form mit urtikariellen Plaques und Noduli. Das Skleromyxödem (Arndt-Gottron) wird häufig als eine Form des Lichen myxoedematosus im Sinne einer generalisierten, lichenoiden papulösen Eruption betrachtet. Fakultativ sind Leberfunktionsstörungen und Plasmazellinfiltration des Knochenmarks assoziiert. Bemerkenswert sind Serumeiweißerhöhung und abnorme Mengen von Serumglobulinen.

Klinik Sehr selten. Umschriebene papulöse oder plaqueartig besetzte Felder mit weicher Infiltration.

Histologie Fibromuzinose.
Prognose Chronisch progredient.

Therapie Unbefriedigend.

Histologisch zeigt sich eine Fibromuzinose.
Prognostisch muß insbesondere auf die Gefahr kardialer und zerebraler Insulte hingewiesen werden.

Therapie. Für die externe Behandlung benützt man intraläsionale Injektionen von Hyaluronidase oder Glukokortikoid-Kristallsuspension. Zur internen Therapie wurden Glukokortikoide und Immunsuppressiva zum Teil mit gutem Erfolg versucht. Insgesamt aber sind die Ergebnisse enttäuschend.

15.8.6 Skleromyxödem

15.8.6 Skleromyxödem (Arndt-Gottron)

Synonym: Arndt-Gottron-Syndrom

Definition ▶

> ▶ ***Definition.*** Es handelt sich um eine sehr seltene, hauptsächlich bei Frauen auftretende Dermatose mit einer flächenhaften Pachydermie der Haut sowie daraufstehenden disseminierten Papeln. Beides wird hervorgerufen durch Einlagerung mukoider Substanzen und gesteigerte fibroblastische Aktivität im Rahmen eines Plasmozytoms. Es wird häufig als eine besondere Form des Lichen myxoedematosus gesehen.

Klinik Symptomentrias:
- Sklerodermieartige diffuse Verdickung.
- Pachydermie mit grobem Faltenbild.
- Aussaat multipler Papeln (◨ 218).

Klinik. Klinisch imponiert folgende **Symptomentrias:**
- Sklerodermieartiges Bild vom Typ der diffusen Sklerodermie mit mimischer Starre.
- Elefantenhautartige, hyperpigmentierte, dicke und in groben Falten abhebbare Haut (Pachydermie).
- Multiple, dichtstehende, lichenoide, derbe hautfarbene, oft jukkende Papeln, die manchmal auch linear angeordnet sind und hauptsächlich im Gesicht und am Nacken auftreten (◨ 218).

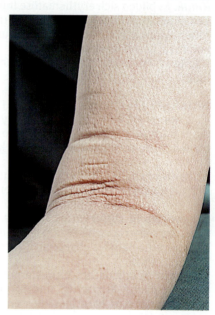

◨ **218: Skleromyxödem Arndt-Gottron** mit flächiger Pachydermie und daraufstehendem papulösen Besatz bei einer 46jährigen Patientin mit einem Plasmozytom (IgG).

Ätiologie und Pathogenese Das Skleromyxödem ist eine massive kutane Manifestation eines Plasmozytoms (IgG oder IgM), die oft der hämatologischen Manifestation vorausgeht.

Ätiologie und Pathogenese. Das Skleromyxödem Arndt-Gottron ist eine massive kutane Manifestation eines Plasmozytoms (IgG oder IgM), die oft der hämatologischen Manifestation vorausgeht.

Therapie und Prognose werden von der Grundkrankheit bestimmt.

Therapie und Prognose werden von der Grundkrankheit bestimmt.

16 Erbkrankheiten der Haut

16.1 Neurofibromatosis generalisata

Synonym: Morbus von Recklinghausen

▶ *Definition.* Erblich neuroektodermale Systemerkrankung (Phakomatose) mit einer Trias von Hautsymptomen: Neurofibrome, Café-au-lait-Flecken und kleinfleckige Hyperpigmentierungen der Axillen.

Erbgang und Häufigkeit. Die autosomal-dominante Erbkrankheit zeigt deutliche intra- und interfamiliäre Expressivitätsschwankungen. Die Häufigkeit beträgt 1:3000 mit einer hohen Rate von Neumutationen. Es besteht eine Heterogenie mit fünf erblichen und zwei sporadischen Typen (📋 59). Der Typ I ist der häufigste und wird hier angesprochen. Sein Gendefekt liegt auf Chromosom 17.

59: Heterogenie bei der Neurofibromatosis generalisata von Recklinghausen *(nach V.M. Riccardi)*

autosomal dominant	
klassische kutane Lokalisation der Trias, 85–90 %	Typ I
Haut gering befallen, bilaterale Akustikus-Neurinome »Akustikus-Typ«	Typ II
gemischter kutaner und zentraler Befall	Typen III, IV, VI
sporadisch	
segmentäre kutane Form (somatische Mutation)	Typ V
generalisierte, spätmanifeste Fälle	Typ VII

Klinik. Seit früher Kindheit, mit einer Verstärkung in der Adoleszenz, treten multiple kutane und subkutane **Neurofibrome** auf, als kleine, weiche, indolente Knötchen in der Haut (🔘 219) oder als gestielte Exophyten. Sie sind in der Regel schmerzfrei und gelegentlich bräunlich eingefärbt. Vereinzelt kommen auch derbe Fibrome und andere Nävi vor. Neurofibrome können, zumeist vereinzelt, sehr groß werden, wammenartig entstellend wirken und als lokale Dermatochalasis herunterhängen, zum Beispiel am Oberlid als Paragraphen-Neurofibrome. Kleine Neurofibrome treten fast regelmäßig am vorderen Auge (Iris) als **Lisch-Knötchen** auf.

Am Stamm und an den proximalen Extremitäten kommen ovale, scharf begrenzte Pigmentflecken als **Café-au-lait-Flecken** (🔘 220) frühkindlich zur Ausprägung. Oft sind sie das erste und jahrelang das einzige Symptom. Finden sich mehr als fünf Café-au-lait-Flecken größer als 2,5 cm, so kann allein damit die Diagnose gestellt werden. Daneben treten häufig, meist während der Adoleszenz, multiple **kleinfleckige Hyperpigmentierungen** besonders der Axillen auf (🔘 220).

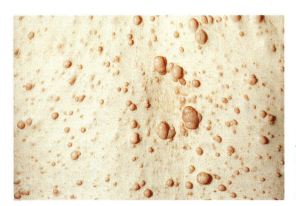

🔘 **219: Neurofibromatosis von Recklinghausen.** Multiple kleine und mittelgroße, weiche Neurofibrome der Rückenhaut.

Neurofibrome können an Nerven, am Rückenmark und im zentralen Nervensystem auftreten und entsprechend Ausfälle sowie **epileptische Anfälle** verursachen. Skelettveränderungen, vor allem an der Wirbelsäule (z.B. Kyphoskoliose), Störungen innerer Organe und Debilität finden sich häufig.

Bei der Neurofibromatosis von Recklinghausen kommt es selten zu einer sarkomatösen Entartung großer Neurofibrome und relativ häufig zu malignen Tumoren des lymphatischen oder hämatopoetischen Systems (maligne Entartung in 10 bis 25% der Fälle).

Ätiologie und Pathogenese. Erbkrankheit, der wahrscheinlich eine genetische und somatische Hypermutabilität zugrunde liegt.

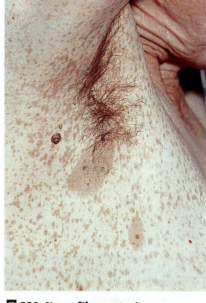

220: **Neurofibromatosis von Recklinghausen.** Zwei Café-au-lait-Flecken und kleinfleckige Hyperpigmentierung der Axilla.

Diagnose und Differentialdiagnose. Durch die klinische Trias der Haut, wobei multiple Neurofibrome (histologisch gesichert) sowie mindestens fünf Café-au-lait-Flecken größer als 2,5 cm die Diagnose sichern. Zusätzlich finden sich kleinfleckige Hyperpigmentierungen in den Axillen.

Therapie. Symptomatisch durch Exzision der störenden Neurofibrome.

Prognose. Die Krankheit ist chronisch progredient und determiniert durch die Möglichkeit der malignen Entartung (Neurofibrosarkome, Lymphome, Hämoblastosen) und die epileptischen Anfälle.

16.2 Tuberöse Hirnsklerose

Synonyme: Morbus Bourneville-Pringle, Adenoma sebaceum

> **Definition.** Erbliche, neuroektodermale Erkrankung (Phakomatose) mit der Trias: Epilepsie, Schwachsinn und Hautveränderungen (Adenoma sebaceum) sowie mit weißen, blattförmigen Flecken.

Erbgang und Häufigkeit. Autosomal-dominante Erbkrankheit mit frühkindlicher Manifestation sowie inter- und intrafamiliärer Expressivitätsschwankung. Die Häufigkeit beträgt 7:100 000. Mutationen des TSC-Gens 1 (Chr. 9) oder des TSC-Gens 2 (Chr. 16); viele Neumutationen.

Klinik. Die Haut ist zu 100% betroffen und zeigt in der Regel auch die frühesten charakteristischen Symptome (⊞ 60). Die weißen, ovalen und mit einem gezähnten Rand als blattförmige Flecken charakterisierten Veränderungen treten vereinzelt am Stamm und an den proximalen Extremitäten auf (◉ 221). Diese Flecken sind bei hellhäutigen Kindern sehr diskret und müssen gesucht werden; sie persistieren. Im Laufe der Kindheit und der Adoleszenz kommt es zur Ausprägung des Adenoma sebaceum mit multiplen, zentrofazial angereicherten, schmutzig-braunen bis roten Knötchen ohne subjektive Symptome (◐ 45). Es handelt sich um Angiofibrome oder gefäßreiche Bindegewebsnävi.

16.2 Tuberöse Hirnsklerose

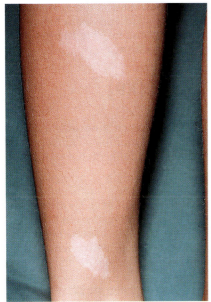

221: Zwei ovale, blattförmige weiße Flecken mit gezähntem Rand am Bein eines Kindes mit tuberöser Hirnsklerose.

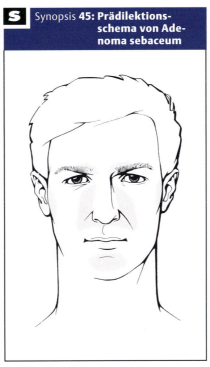

Synopsis 45: Prädilektionsschema von Adenoma sebaceum

60: Hautsymptome der tuberösen Hirnsklerose

Häufigkeit der Manifestation bei	Kindern (5jährig)	Erwachsenen (35jährig)
Frühsymptome		
▷ Adenoma sebaceum	~ 50 %	~ 100 %
▷ weiße blattförmige Flecken	80–90 %	50–80 %
Spätsymptome		
▷ Bindegewebsnävi inkl. Fibrome	20–30 %	~ 60 %
▷ Koenen-Tumoren	< 10 %	~ 20 %
▷ andere (Naevi spili, Angiome, Chagrinlederhaut, Teleangiektasien usw.)	< 10 %	~ 30 %

Im Laufe des Lebens kommen in unterschiedlicher Häufigkeit Bindegewebsnävi vor allem im Kreuz, Fibrome am Nagelfalz (Koenen-Tumoren) und andere Nävi hinzu. Die Symptome am zentralen Nervensystem mit epileptiformen Anfällen und Schwachsinn sind frühe und die Entwicklung in fast allen Fällen entscheidende Veränderungen. Fibrome und Angiofibrome können auch am Zahnfleisch, im Auge und an inneren Organen auftreten. Am Herzen und an der Niere kommt es gelegentlich zur malignen Entartung (Fibrosarkome).

Ätiologie und Pathogenese. Neuroektodermales Erbleiden.

Diagnose und Differentialdiagnose. Die weißen, blattförmigen Flecken, in Mehrzahl auftretend, sind pathognomonisch (Differentialdiagnose: Pityriasis versicolor alba), zumal wenn sie mit unklaren Anfällen und Entwicklungsstörungen einhergehen. Das zentrofaziale Adenoma sebaceum tritt später auf und ist ebenfalls pathognomonisch (Differentialdiagnose: zentrofaziale Epitheliome, atypische Akne).

Therapie. Die antiepileptische Behandlung steht im Vordergrund. Das Adenoma sebaceum im Gesicht kann durch Schleifung verbessert werden (Wiederholung möglich). Koenen-Tumoren können exzidiert werden.

Die zentralnervösen Symptome mit epileptiformen Anfällen und Entwicklungsrückständen sind entscheidend.

Die Fibrome an Herz und Nieren können gelegentlich entarten.

Ätiologie und Pathogenese Neuroektodermales Erbleiden.

Diagnose und Differentialdiagnose Sowohl die weißen, blattförmigen Flecken in Mehrzahl wie auch das Adenoma sebaceum sind pathognomonisch.

Therapie Die antiepileptische Therapie ist vordringlich. Das Adenoma sebaceum kann geschliffen, bindegewebige Tumoren exzidiert werden.

Prognose Die Prognose wird durch die zentralnervösen Symptome und gelegentlich durch Sarkome bestimmt.

16.3 Xeroderma pigmentosum (XP)

Definition ▶

Häufigkeit und Erbgang 2–4 pro 1 Mill., Genfrequenz 1:200, autosomal-rezessiv.

Man kennt bis heute 7 Gruppen (A–G), die sich durch Manifestationsalter, Häufigkeit, Schwere der Erkrankung und Art der lichtinduzierten Tumoren unterscheiden.
Der **Varianten-Typ (V)** ist durch einen mittelschweren Krankheitsverlauf gekennzeichnet (🗔 **61**).

Prognose. Die Hautveränderungen haben großen Wert in der Frühdiagnostik, sie beeinflussen die Prognose nicht. Diese wird von der Schwere der zentralnervösen Symptome frühzeitig bestimmt und in 5 bis 10 % der Fälle durch Auftreten von Fibrosarkomen an Herz oder Niere.

16.3 Xeroderma pigmentosum (XP)

▶ **Definition.** Heterogene Gruppe von sehr seltenen, autosomal-rezessiven Erbkrankheiten mit Pigmentanomalien und multiplen Tumoren auf lichtexponierter Haut. Die DNS-Reparatur in den Zellkernen ist vermindert oder fehlt.

Häufigkeit und Erbgang. Zwei bis vier Patienten pro 1 Mill. Menschen zeigen die manifeste Erkrankung dieser autosomalen und rezessiven Erbkrankheit. Männer und Frauen sind gleich häufig befallen; Xeroderma pigmentosum kommt in allen Rassen und Kontinenten vor. Die Genfrequenz beträgt 1:200, die heterozygoten Träger sind klinisch gesund und können nicht biochemisch erfaßt werden.
Man kennt bis jetzt 7 **Gruppen** von XP (A–G), bei welchen die Exzisionsreparatur vermindert oder defekt ist. Sie unterscheiden sich durch das Manifestationsalter, die Häufigkeit, die Schwere der Erkrankung und die Art der lichtinduzierten Tumoren. Dazu kommt der **Varianten-Typ (V),** bei welchem die Postreplikationsreparatur vermindert ist. Diese Patienten entsprechen mittelschweren Fällen mit Krankheitsmanifestationen im frühen Erwachsenenalter (🗔 **61**).

🗔 61: Heterogenität von Xeroderma pigmentosum					
Komplementa-tionsgruppen	Fälle	UDS	Hautsymptome	vorherrschende Haut-Tumoren	neurologische Symptome
A	158	5 %	schwer, früh	SCC	++ (DC-Sy.)
B	1	10 %	+ Cockayne-Sy.		+
C	85	10–47 %	mittel-schwer	SCC + BCC	–
D	49	15–60 %	mittel	LMM	–
E	13	40–70 %	mild, spät	BCC	–
F	16	10 %	mittel		+
G	5	2 %	mittel		+
Varianten	128	100 %	mild, spät	BCC	–

SCC = Spinaliom, BCC = Basaliom, LMM = Lentigo-maligna-Melanom

Klinik Alle Patienten weisen eine Lichtempfindlichkeit und persistente Rötung als Sofortsymptom auf.

Spätveränderungen wie Pigmentverschiebungen, Epidermisatrophie, aktinische Elastose, multiple **Präkanzerosen** und **Hauttumoren** treten nach Monaten bis Jahren auf.

Auch die vorderen Augenabschnitte können mitbefallen sein.
15 % zeigen neurologische Störungen.

Ätiologie Man findet eine Reduktion oder Fehlen der **Exzisionsreparatur** von lichtinduzierten Thymindimeren bei den Komplementationsgruppen A–G (🗔 **61**).

Klinik. Alle Patienten weisen eine Lichtempfindlichkeit mit lange persistenter Rötung der Haut auf und zeigen eine Lichtscheu. Nach wenigen Lichtexpositionen und nach einer Latenzzeit von Monaten bis einigen Jahren treten chronische Lichtschäden multipel an den exponierten Hautstellen auf: Pigmentverschiebungen, trockene Haut mit epidermaler Atrophie, aktinische Elastose des Bindegewebes, multiple **Präkanzerosen** und **maligne Hauttumoren** (Basaliome, Spinaliome, Melanome) (☎ **222**). Latenzzeit, Schwere der Hautveränderungen sowie Zahl und Art der Tumoren hängen vom Komplementationstyp ab und vom Ausmaß der exogenen Belastung.
Pigmentverschiebungen, Atrophien und Neoplasien treten auch an den Augenlidern und im vorderen Augenabschnitt auf. Neurologische Symptome kommen bei ca. 15 % aller XP-Patienten vor, vor allem beim Komplementationstyp A. Solche Fälle mit schweren zerebellären Ataxien sind als De-Sanctis-Cacchione-Syndrom bekannt.

Ätiologie. Die Sonnenbestrahlung (UVB) führt zu einer Vielzahl von molekularbiologischen Veränderungen an der DNS der lichtexponierten Zellen, wobei vorwiegend benachbarte Thymin-Moleküle dimerisieren. Dadurch wird der DNS-Strang funktionell inaktiviert. Die Zelle verfügt über drei fehlerfreie Erholungsmechanismen, diese Schäden zu beheben. Bei den

XP-Komplementationsgruppen A–G ist der **Exzisionsmechanismus** (auf zellulärer Ebene meßbar als »unscheduled DNA synthesis«, UDS) vermindert oder defekt, weshalb Thymindimere persistieren und durch fehlerhafte Notfallmechanismen eliminiert werden. Die so eingeführten Fehler stellen Punktmutationen dar, die Ausgangspunkte von somatischen Mutationen sind. Beim Varianten-Typ ist die fehlerfreie **Postreplikationsreparatur** vermindert, weshalb ähnliche Abläufe eingeleitet werden. Es ist nicht klar, warum einzelne Gruppen besondere Tumorinzidenzen haben (z.B. XP-D 100% Melanome).

Defekt der **Postreplikationsreparatur** beim Varianten-Typ.

Diagnose und Differentialdiagnose. Die Diagnose und die Differentialdiagnose des Komplementationstyps können klinisch nur vermutet werden. Gesichert werden sie durch die Messung der Exzisionsreparatur an Lymphozyten oder kultivierten Fibroblasten. Letztere werden in Cokultivierungsversuchen auch für die Bestimmung des Komplementationstyps verwendet.

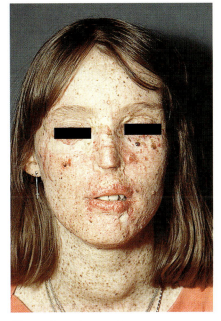

◉ **222: Xeroderma pigmentosum Typ C** mit Pigmentverschiebungen im Gesicht und am Hals, multiplen Basaliomen, melanotischen Präkanzerosen und Operationsnarben von früheren Exzisionen. Cheilitis actinica der Unter- und Oberlippe.

Diagnose und Differentialdiagnose Unterscheidung der XP-Typen vergleiche ▦ 61, beachte die unterschiedliche Tumorinzidenz.

Klinisch und molekularbiologisch ist die Differentialdiagnose zur Gruppe der Poikilodermien, zu anderen seltenen Syndromen mit Lichtempfindlichkeit (Cockayne-Syndrom, Bloom-Syndrom) und den Porphyrien möglich. Der Typ D ist gelegentlich vergesellschaftet mit Trichothiodystrophie *(S. 440)*.

Abgrenzung zu Poikilodermien, Porphyrien und seltenen Syndromen.

Therapie. Eine kausale Therapie gibt es nicht. Lichtschutz und Vermeidung jeglicher Sonnenexposition sind notwendig. Die lichtveränderte Haut muß in drei- bis sechsmonatigen Abständen kontrolliert werden, Präkanzerosen sind zu kürettieren, realisierte Tumoren operativ zu entfernen. Onkoprotektion mit 0,5 mg/kg KG Acitretin oral täglich.

Therapie Es existiert keine kausale Therapie. Die Entfernung der manifesten Tumoren ist wichtig! Lichtschutz und Vermeiden von Lichtexposition!

Prognose. Die Lebensqualität der Patienten mit XP ist reduziert, die Lebenserwartung durch die Tumoren und deren Entfernung determiniert.
Die genetische Beratung von Familien mit einem XP-Patienten ist dringend notwendig. Eine pränatale Diagnostik bei den Gruppen A–G ist möglich.

Prognose Lebensqualität reduziert, Lebenserwartung abhängig von den Tumoren.

16.4 Vergreisungssyndrome

Synonym: Progerie-Syndrome

▶ *Definition.* Inhomogene Gruppe von sehr seltenen, autosomal-rezessiv vererbten Krankheiten mit vorzeitiger Alterung der Haut und von inneren Organen.

◀ **Definition**

Häufigkeit. Alle drei familiär vorkommenden Formen (Akrogerie, Progerie und Werner-Syndrom) sind sehr selten und werden autosomal-rezessiv vererbt. Daneben kommen einige solitäre Formen besonderer Art vor.

Häufigkeit Alle drei Formen der Vergreisungssyndrome sind äußerst selten, die Vererbung ist autosomal-rezessiv.

Klinik. Man unterscheidet (▦ 62):
Die **Akrogerie** (Gottron) mit regionaler, akral beginnender und langsam zentripetal fortschreitender, atrophisch vorgealterter Haut und Gesichtsver-

Klinik Man unterscheidet (▦ 62): Die **Akrogerie** zeigt regionale, akral beginnende Voralterung der Haut mit

62: Organbefall und Differentialdiagnose bei Vergreisungssyndromen

	Akrogerie	Werner-Syn.	Progerie
Hautatrophie	+ (akral)	+ (akral)	++
Minderwuchs	–	+	++
Lebenserwartung vermindert	–	+	++
Arteriosklerose	–	++	++
Diabetes	–	+ (~50%)	+ (~50%)
Hypogenitalismus	–	++	+
besondere Merkmale	–	Katarakte Tumoren 10%	–

Vogelgesicht ohne andere Veränderungen.

Die **Progerie** ist eine schwere, frühkindlich beginnende generalisierte Vergreisung der Haut und aller Organe mit vorzeitigem Tod an Arteriosklerose.

Das **Werner-Syndrom** zeigt nach normaler Kindheit einen Wachstumsstopp mit 16–18 Jahren und eine »Karikatur« des vorzeitigen Alterns mit Befall innerer Organe.

Ätiologie Vergreisungssyndrome zeigen eine Störung der molekularen Abläufe des zellulären Alterns.

Diagnostik Die Abgrenzung der Vergreisungssyndrome von den Sklerodermien, Poikilodermien und vom Xeroderma pigmentosum muß erfolgen.

Therapie Nicht möglich.

Prognose. Abhängig von den Veränderungen am kardiovaskulären System, Herzinfarkt, Arteriosklerose.

änderungen im Sinne eines Vogelgesichtes. Innere Organe sind nicht betroffen, die Lebenserwartung ist normal.

Die **Progerie** (Hutchinson-Gilford), bei welcher frühkindlich eine generalisierte atrophisierende Vergreisung der Haut auftritt, die vergesellschaftet ist mit einem unproportionierten Zwergwuchs, mit Entwicklungsstörungen aller Organe, mit krächzender Stimme, Haarverlust und Lipoatrophie im Gesicht. Die Geschlechtsreife wird nicht erreicht, die Patienten sterben vorher an Arteriosklerose oder Herzinfarkt.

Das **Werner-Syndrom** (Progeria adultorum) zeigt nach normaler Kindheit einen vorzeitigen Wachstumsstopp mit 16 bis 18 Jahren und stellt eine bizarre Mischung oder eine »Karikatur« des Alterns dar. Im dritten Lebensjahrzehnt tritt eine atrophisch-sklerodermieartige Vergreisung der Haut und des Unterhautgewebes an den Extremitäten und im Gesicht auf mit zentripetaler Progression. Gleichzeitig ergrauen die Haare, und es tritt eine vorzeitige Glatzenbildung auf. Bilaterale Katarakte und eine krächzende Stimme gehören dazu. Die Geschlechtsreife wird zwar erreicht, findet aber ein vorzeitiges Ende durch Hodenatrophie oder vorgezogene Menopause mit 30 bis 35 Jahren. Etwa die Hälfte aller Patienten erkrankt in diesem Alter an einem Diabetes mellitus. Die Lebenserwartung ist reduziert, die Patienten versterben in der Regel an den Folgen der vorzeitigen Arteriosklerose. 10% der Patienten entwickeln bösartige Tumoren, meist Sarkome. Das WS-Gen liegt auf Chromosom 8p12-p21 und kodiert für eine DNS-Helicose.

Ätiologie. Es handelt sich bei den Vergreisungssyndromen um Störungen der molekularen Abläufe des zellulären Alterns, was an kultivierten Fibroblasten modellhaft studiert werden kann. Eine Reduktion der Zellteilungen an kultivierten Fibroblasten ist eindrücklich nachweisbar, wie auch ein vorzeitiges Zusammenbrechen von zellulären Stoffwechselabläufen.

Diagnostik. Differentialdiagnostisch muß die Abgrenzung der Vergreisungssyndrome von den Krankheiten der Sklerodermie-Gruppe und von den Poikilodermien sowie vom Xeroderma pigmentosum erfolgen. Zur Unterscheidung und Charakterisierung der verschiedenen Formen der Vergreisungssyndrome dient 🗒 **62**.

Therapie. Nicht möglich.

Prognose. Sie ist determiniert durch die Veränderungen am kardiovaskulären System mit vorzeitigem Ableben durch Gefäßverschlüsse, Blutungen oder durch Herzinfarkt.

16.5 Die Porphyrinkrankheiten

Synonym: Porphyrien

Porphyrien sind Stoffwechselkrankheiten, bei denen die Porphyrin- und Hämbiosynthese im Knochenmark und in der Leber gestört ist. Bei den Porphyrinen handelt es sich um Tetrapyrrole, die durch Oxidation physiologischer Zwischenprodukte bei der Hämsynthese entstehen. Es handelt sich um eine vielstufige Synthese durch eine Kette von Enzymen. Hereditäre, durch Fehlfunktion eines oder mehrerer Enzyme charakterisierte Störungen können ebenso wie toxische Beeinflussung (Hormone, Medikamente, Gifte) zu einer Störung der Hämsynthese und zu einer Anhäufung bestimmter Zwischenprodukte führen, die unter normalen Umständen nur in Spuren gebildet und über die Niere und im Stuhl ausgeschieden werden (⧉ 46). Obwohl die chemische Struktur aller Porphyrine ähnlich ist, variieren die Symptome je nach Löslichkeit, Lokalisation, Ablagerung und Konzentration dieser Stoffe in Zellen und Zellorganellen. Dabei können rötliche Verfärbungen auftreten. Porphyrine absorbieren in oxidiertem Zustand Licht im UVA- und im sichtbaren Bereich und wirken phototoxisch, wenn sie in hohen Konzentrationen in der Haut erscheinen. Die meisten Porphyrinkrankheiten zeigen deshalb lichtabhängige Sofort- und Spätschäden an den lichtexponierten Stellen der Haut und der Schleimhäute. In Gegenwart von Sauerstoff bilden bestrahlte Porphyrine Peroxide, welche die Zellmembranen und die Zellorganellen schädigen und so zur Hämolyse, zu Blasenbildungen und zu Nekrosen führen können. Die Porphyrinkrankheiten werden unterteilt in:

- **erythropoetische Porphyrien** (Anhäufung von Porphyrinen durch Störung der Hämsynthese im Knochenmark):
  - erythropoetische Protoporphyrie (EPP)
  - Porphyria erythropoetica congenita (CEP)
- **hepatische Porphyrien** (defekte Hämsynthese in der Leber):
  - Porphyria cutanea tarda (PCT)
  - Porphyria variegata
  - hereditäre Koproporphyrie
  - intermittierende Porphyrie (Porphyria acuta intermittens)

Die letzten drei Porphyrien sind sehr selten und zeigen wenig phototoxische Symptome an der Haut. Die Porphyria acuta intermittens zeigt neben starken kolikartigen Schmerzen mit Leukozytose auch neurologische oder psychische Symptome.

16.5.1 Erythropoetische Protoporphyrie (EPP)

Synonym: Protoporphyrinämische Lichtdermatose

> ▶ **Definition.** Es handelt sich um eine seltene, familiäre, lichtempfindliche Hauterkrankung mit akuten urtikariellen und chronischen pachydermieartigen Veränderungen aufgrund eines angeborenen Defektes der Ferrochelatase mit massiver Anreicherung von Protoporphyrin in den Erythrozyten.

Häufigkeit. Seltene, in allen Rassen vorkommende Erkrankung. Man nimmt eine Morbidität von 1 Patient auf 10 000 Menschen an. Der Erbgang ist unregelmäßig autosomal-dominant, Männer sind etwa doppelt so häufig betroffen wie Frauen.

Klinik. Schon in früher Kindheit treten bei kurzer **Sonnenexposition**, bevorzugt an Handrücken und im Gesicht, hier besonders über der Nase, an den Wangen und am Kinn, brennende und juckende Rötungen auf (⧉ 223). In abortiven Fällen besteht nur ein brennender Juckreiz. Stunden später erscheint entweder ein urtikarielles, flüchtiges, oder aber ein derbes, tagelang anhaltendes Infiltrat. Die Haut erscheint orangenschalenartig aufgetrieben, oft kommen Einblutungen hinzu, selten treten Bläschen auf. Da die

---

16.5 Die Porphyrinkrankheiten

Porphyrien sind Stoffwechselkrankheiten, bei denen die Hämbiosynthese im Knochenmark und in der Leber gestört ist. Es treten je nach Defekt unterschiedliche Anhäufungen bestimmter Zwischenprodukte der Porphyrinsynthese in pathologischen Konzentrationen auf (⧉ 46). Je nach Löslichkeit und Konzentration derselben variieren die Symptome. Porphyrine führen zu einer Lichtempfindlichkeit (UVA und sichtbares Licht), welche ein klinisches Leitsymptom darstellt.

Die Porphyrinkrankheiten werden unterteilt in:
erythropoetische Porphyrien (Anhäufung von Porphyrinen durch Störung der Hämsynthese im Knochenmark) und
hepatische Porphyrien (Defekt der Hämsynthese in der Leber).

Die Porphyria acuta intermittens zeigt neben starken kolikartigen Schmerzen mit Leukozytose auch neurologische oder psychische Symptome.

16.5.1 Erythropoetische Protoporphyrie (EPP)

◀ **Definition**

Häufigkeit Unregelmäßig autosomal-dominante Erkrankung, Morbidität 1 Patient auf 10 000 Menschen.

Klinik Nach **Sonnenexposition** treten an den bestrahlten Stellen (Gesicht, Handrücken) brennende und juckende Rötungen auf, die tagelang persistieren und gelegentlich hämorrhagisch einbluten (⧉ 223). Narben können zurückbleiben. Bei wieder-

16 Erbkrankheiten der Haut

S | Synopsis 46: Schematische Darstellung des Porphyrinstoffwechsels bei normalen Menschen und bei den Porphyrinkrankheiten

ALS = Aminolävulinsäure
PBG = Porphobilinogen
Uro = Uroporphyrine
Copro = Coproporphyrine
Proto = Protoporphyrine

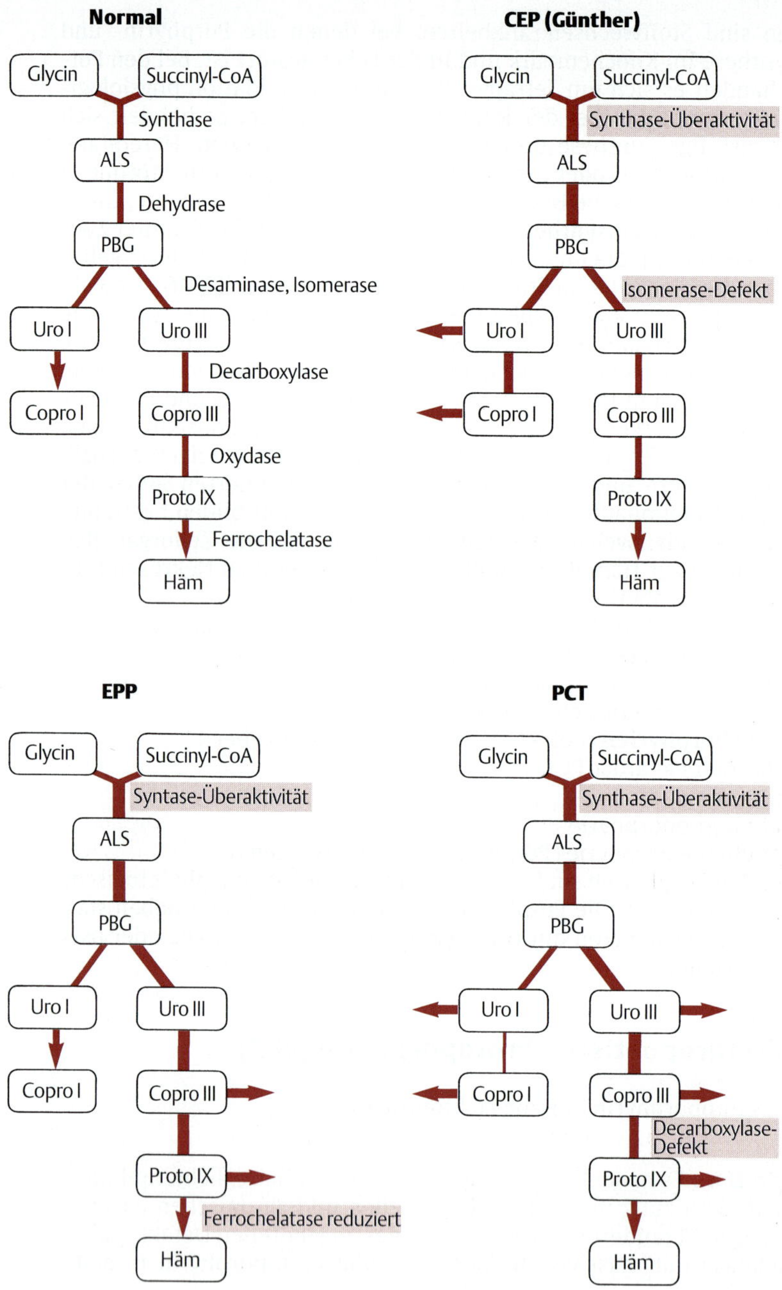

Normal

Glycin — Succinyl-CoA
Synthase
ALS
Dehydrase
PBG
Desaminase, Isomerase
Uro I — Uro III
Decarboxylase
Copro I — Copro III
Oxydase
Proto IX
Ferrochelatase
Häm

CEP (Günther)

Glycin — Succinyl-CoA
Synthase-Überaktivität
ALS
PBG
Isomerase-Defekt
Uro I — Uro III
Copro I — Copro III
Proto IX
Häm

EPP

Glycin — Succinyl-CoA
Syntase-Überaktivität
ALS
PBG
Uro I — Uro III
Copro I — Copro III
Proto IX
Ferrochelatase reduziert
Häm

PCT

Glycin — Succinyl-CoA
Synthase-Überaktivität
ALS
PBG
Uro I — Uro III
Copro I — Copro III
Decarboxylase-Defekt
Proto IX
Häm

---

holten Expositionen kommt es zur Pachydermie durch Einlagerung von Lipoproteinen (◨ 224).

Ätiologie und Pathogenese Es handelt sich um einen angeborenen Enzymdefekt der Ferrochelatase, wodurch die jungen Erythrozyten

Hautveränderungen jucken, werden sie oft zerkratzt, und es bleiben windpokkenartige, manchmal auch flächige, oft diskrete Narben zurück. Bei wiederholten Sonnenexpositionen verstärken sich die Symptome, was häßliche und flächige Narben sowie im Laufe der Jahre eine zunehmende Vergröberung und Verdickung der Haut (Pachydermie) zur Folge hat. Diese beruht auf der perivaskulären Einlagerung von Lipoproteinen im kutanen Bindegewebe (◨ 224).

Ätiologie und Pathogenese. Es handelt sich um einen angeborenen Enzymdefekt der Ferrochelatase (Haem-Lyase), so daß es in den jungen Erythrozyten zu einer bis zu 100fachen Erhöhung des Protoporphyrins kommt (S 46). Diese Erythrozyten unterliegen bei ihrer Passage durch lichtexponierte Haut

16.5 Die Porphyrinkrankheiten

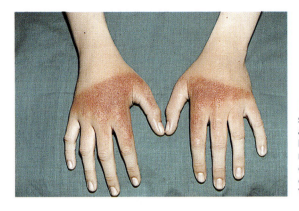

223: **Erythropoetische Protoporphyrinämie (EPP). Persistentes Erythem der lichtexponierten Handrücken** mit deutlicher Abzeichnung des kleidungsgeschützten Vorderarms.

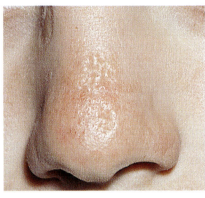

224: **Erythropoetische Protoporphyrinämie (EPP). Pachydermie des exponierten Nasenrückens** mit Einlagerung pathologischer Glykoproteine.

der Photohämolyse, Protoporphyrine treten ins perivaskuläre Gewebe aus und führen unter Bestrahlung auch dort zu massiven Zellschäden, welche die klinischen Symptome auslösen. Selten kommt es auch zu Ablagerungen von übermäßigen Protoporphyrinen in der Leber, was zu Leberzellschäden führt und gelegentlich zu protoporphyrinhaltigen Gallensteinen.

Diagnose und Differentialdiagnose. Die erythropoetische Protoporphyrinämie kann aufgrund der klinischen Symptome von den anderen Porphyrinkrankheiten abgegrenzt werden. Die Diagnose kann durch die Protoporphyrin-Fluoreszenz in einer Erythrozytensuspension bewiesen werden. Dabei wird mit Hilfe eines Fluoreszenzmikroskopes (Anregung bei 405 nm, mit Sperrfilter bei 500 nm) untersucht. Ca. 10% der Erythrozyten, es handelt sich um die jugendlichen Erythrozyten, fluoreszieren rötlich für wenige Sekunden, um dann der Photohämolyse anheimzufallen. Das Präparat muß deshalb immer wieder verschoben werden. Solche »Fluorozyten« sind auch bei der erythropoetischen Porphyrie zu beobachten und selten bei Bleivergiftungen. Sie zeigen aber nur bei der erythropoetischen Protoporphyrinämie Photohämolyse. Die Protoporphyrine sind auch im Stuhl erhöht, die Urinporphyrine werden in normalen Mengen ausgeschieden.
Die Lichturtikaria (sehr selten) zeigt keine Störung des Porphyrinstoffwechsels.

Therapie. Neben dem konstanten Lichtschutz und der Vermeidung von direkten Sonnenexpositionen durch zweckmäßige Bekleidung hat sich β-Karotin als oraler Lichtschutz (Radikalfänger) bewährt. Die Dosis muß individuell zwischen 25–200 mg pro Tag gefunden werden. Nebenwirkungen dieser Behandlung, außer einer leichten Gelbfärbung der Haut, sind nicht bekannt.

Prognose. Die Prognose ist gut. Die Lebensqualität ist durch die Vermeidung der Sonnenexpositionen individuell unterschiedlich beeinträchtigt. Dies kann durch die β-Karotinbehandlung nur teilweise behoben werden. Psychosoziale Probleme treten nicht selten auf.

Protoporphyrin in großen Mengen anreichern (S 46).

Diagnose und Differentialdiagnose
Die klinische Verdachtsdiagnose kann durch die Protoporphyrin-Fluoreszenz in einer Erythrozyten-Suspension bewiesen werden.

Therapie Äußerer Lichtschutz und β-Karotin oral (25–200 mg pro Tag).

Prognose Gut, besonders bei wirksamem Lichtschutz.

16.5.2 Porphyria erythropoetica congenita (CEP)

Definition ▶

Häufigkeit und Erbgang Sehr seltene, autosomal-rezessive Stoffwechselerkrankung (200 Patienten bekannt).

Klinik Rot gefärbte Windeln können als erstes Symptom beobachtet werden. An den lichtexponierten Stellen kommt es im ganzen Leben zu hämorrhagischen Blasen mit narbiger Abheilung. Bei Wiederholung kommt es zu Mutilationen, narbigen Alopezien und später zu Narbenkarzinomen. Auffällige Hypertrichose der lichtexponierten Stellen der Arme und im Gesicht.

Diagnose und Differentialdiagnose Diese wird in ▤ 46 dargestellt. In seltenen Fällen kann nur die biochemische Analyse (Porphyrinstoffwechsel) eine Abgrenzung zu Xeroderma pigmentosum und zu Poikilodermien erbringen.

Therapie Strenger Lichtschutz, gelegentlich kann β-Karotin (50–200 mg täglich) einen gewissen Schutz bieten.

Prognose Eingeschränkte Lebensqualität und eingeschränkte Lebenserwartung.

16.5.2 Porphyria erythropoetica congenita (CEP)

Synonym: Morbus Günther

▶ **Definition.** Es handelt sich um eine sehr seltene, schwere Porphyrinkrankheit mit Lichtempfindlichkeit, Mutilationen der mehrfach befallenen Stellen, vorab der Akren, mit Narbenkarzinomen. Komplikationen entstehen durch die Splenomegalie und eine hämolytische Anämie.

Häufigkeit und Erbgang. Sehr seltene, schwere Stoffwechselerkrankung. Ca. 200 Patienten sind beschrieben. Autosomal-rezessiv, die Eltern der Erkrankten sind oft blutsverwandt.

Klinik. Als erstes Zeichen der Erkrankung findet man durch Urin rosarot gefärbte Windeln. Schon in der frühen Kindheit treten nach Lichtexposition Rötungen der Haut auf, gefolgt von hämorrhagischen Bläschen und Blasen, die zu schlecht heilenden, oft superinfizierten Erosionen und Ulzerationen führen. Dies hat, vor allem durch Wiederholung, an den Akren (besonders den Fingern, der Nase und der Ohrmuscheln) Mutilationen zur Folge, die teilweise sklerodermieartig, derb und gestrafft imponieren, teilweise hyper- oder hypopigmentiert sind. Am behaarten Kopf treten oft fleckförmige bis flächige, narbige Alopezien auf. Besonders auffällig ist die Hypertrichose der lichtexponierten Hautflächen an Handrücken und Vorderarmen, besonders aber an den Wangen und den seitlichen Stirnpartien. Die Kranken leiden zusätzlich häufig an einer Splenomegalie und einer hämolytischen Anämie (Milzexstirpation oft notwendig). Als Spätveränderungen treten an den oft exponierten und mutilierten Stellen Narbenkarzinome auf (Nase, Unterlippe, Ohren).

Diagnose und Differentialdiagnose. Die Abgrenzung von den anderen Porphyrinkrankheiten ist in ▤ 46 dargestellt. Neben dem Urin zeigen auch die Haut und die Zähne (Erythrodontie) eine rötliche Verfärbung, die unter Woodlicht kräftiger rot erscheint. Auch die Knochen und die Schnittfläche der meisten Organe zeigen im Woodlicht eine Rotfluoreszenz. Biochemisch sind die Gesamt-Porphyrine in den Erythrozyten stark vermehrt. Dies betrifft ungefähr zu gleichen Teilen die Kopro- und die Protoporphyrine. Eine massive Porphyrinausscheidung im Urin wird regelmäßig gefunden, wie auch eine solche im Stuhl. 60 bis 90 % aller Porphyrine gehören der Isomeren-Reihe I an (normalerweise III). Die histologische Untersuchung der Haut ergibt keine richtungweisenden Veränderungen, die Blasen liegen subepidermal. In seltenen Fällen kann nur die biochemische Analyse (Porphyrinstoffwechsel) eine Abgrenzung zu Xeroderma pigmentosum und zu Poikilodermien erbringen.

Therapie. Strenger Lichtschutz und Meiden jeglicher Sonnenexposition ist unabdingbar. Bei einigen, nicht so schwer betroffenen Patienten kann ein oraler Lichtschutz durch β-Karotin (50–200 mg täglich) erwirkt werden, wenn diese Behandlung schon in der Kindheit begonnen wird.

Prognose. Die Lebensqualität ist deutlich eingeschränkt, die Lebenserwartung ist determiniert durch die hämolytische Anämie und die sekundär auftretenden Narbenkarzinome.

16.5.3 Porphyria cutanea tarda (PCT)

▶ **Definition.** Die PCT ist die häufigste Porphyrinkrankheit, sie tritt im Erwachsenenalter auf und weist in der Regel auf einen Leberschaden hin.

Häufigkeit und Erbgang. Sie ist die häufigste Porphyrie überhaupt und tritt zwischen dem 40. und 70. Lebensjahr bei ca. 1% der Bevölkerung auf. Man unterscheidet eine seltene, erbliche (autosomal-dominante) Form von einer häufigen, erworbenen oder symptomatischen Erkrankung.

Klinik. Die Erkrankung beginnt in der Regel zwischen dem 40. und 70. Lebensjahr als eine der Auswirkungen eines alkoholischen Leberschadens. Befallen sind bevorzugt die Handrücken, Unterarmstreckseiten, Gesicht und Nacken. Die Patienten klagen über eine **erhöhte Verletzlichkeit** der Haut, die zu **Blasen** und schlecht heilenden Wunden führt. Nach Lichtexpositionen erscheinen Bläschen und Blasen in wenig geröteter Umgebung. Nach Einreißen der Blasendecke kommt es zu **Erosionen** und **Ulzerationen,** die ebenso wie die Bagatellverletzungen unter Hinterlassung von Narben und von Milien abheilen (225, 3/7, S. 294). Weitere Symptome sind fleckige **Hyperpigmentierungen** und eine regelmäßige **Hypertrichose** mit besonderer Betonung der seitlichen Periorbitalregion. Bei chronischem Verlauf können sklerodermieartige Hautveränderungen an Stirn und Kopfhaut auftreten. Die Lichtempfindlichkeit ist nicht immer stark ausgeprägt und wird deshalb vom Patienten oft nicht bemerkt. Sie kann wechseln. Bei allen Patienten findet man einen Leberschaden unterschiedlichen Ausmaßes bis hin zur Leberzirrhose. Die Ursache (Alkohol, Hepatitis, Lebergifte etc.) ist vielfältig.

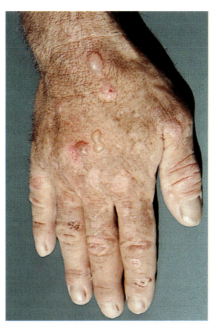

 225: Porphyria cutanea tarda (PCT) mit Blasen, Krusten, Narben und Narbenmilien an den lichtexponierten Handrücken eines Patienten mit chronischem Leberleiden.

Ätiologie und Pathogenese. Der erblichen Form liegt ein Enzymdefekt der Uroporphyrin-III-Decarboxylase zugrunde. Bei den erworbenen Formen kommt es offenbar im Rahmen der Leberzellstörung ebenfalls zu einer Insuffizienz dieses Enzyms, was zu einer massiven Vermehrung der Porphyrinausscheidung im Urin, aber auch im Stuhl führt (46). Der frische Urin zeigt oft eine Rotfluoreszenz im Woodlicht. Dieselbe rötliche Fluoreszenz zeigen auch Leberbiopsien.
Porphyria-cutanea-tarda-artige Erkrankungen können auch unter einer Östrogentherapie auftreten und werden auch bei Hämodialyse-Patienten beobachtet. Epidemisch trat eine Porphyria cutanea tarda bei Vergiftungen durch Weizen, der mit Hexachlorbenzol präpariert wurde, auf und auch bei Arbeitern, die mehrfach chlorierten Phenolen exponiert waren.

Diagnose und Differentialdiagnose. Die Differentialdiagnostik ist in 46 angegeben. Die Diagnose der Porphyria cutanea tarda kann mit dem klinischen Bild, der Erfassung des Leberschadens und durch die Bestimmung der vermehrten Porphyrinausscheidung im Urin gesichert werden.

16.5.3 Porphyria cutanea tarda

◀ Definition

Häufigkeit und Erbgang Die häufigste Porphyrie, tritt bei 1% der Bevölkerung zwischen dem 40. und 70. Lebensjahr auf.

Klinik Es handelt sich in der Regel um eine Auswirkung einer Leberschädigung (zumeist alkoholischer Genese). An Handrücken, Unterarmen und im Gesicht tritt eine **erhöhte Verletzlichkeit, eine Lichtempfindlichkeit mit Blasenbildung** (225, 3/7, S. 294) (narbige Abheilung mit Milien) und eine **Hypertrichose** auf.

Ätiologie und Pathogenese Erblicher oder in den meisten Fällen durch Leberschaden erworbener Defekt der Uroporphyrin-III-Decarboxylase.
Der Urin zeigt eine Rotfluoreszenz im Woodlicht.

Gleichartige Veränderungen treten gelegentlich unter Östrogentherapie auf und bei Patienten mit Hämodialyse.

Diagnose und Differentialdiagnose
Diese sind in 46 aufgeführt.

Therapie In erster Linie Vermeidung jeder weiteren Leberschädigung und der Lichtexposition.

Die Aderlaßbehandlung führt ebenso wie die niederdosierte Behandlung mit Chloroquin zu einer vorübergehenden Normalisierung der Klinik und der biochemischen Befunde.

Therapie. Eine Voraussetzung zur Therapie ist die Meidung aller lebertoxischen Einflüsse, Genußmittel, Medikamente etc. Auch eine Prophylaxe der Lichtexposition ist notwendig.

Die pathologische Stoffwechsellage kann durch eine Aderlaßtherapie wirksam beeinflußt werden. Ein- bis zweimal wöchentlich werden Aderlässe von 500 ml durchgeführt und über Wochen, möglicherweise in größeren Abständen, vorgenommen. Kontrollparameter sind Serumeisenkonzentration, Hämoglobin und die Porphyrinausscheidung im Urin, die sich in der Regel nach einigen Wochen normalisiert. Die Wirkungsweise der Behandlung ist ungeklärt (Enzyminduktion?). Eine medikamentöse Therapie mit Chloroquin (Resochin) in der Dosierung von 2 × 125 mg/Woche für die Dauer von neun bis zwölf Monaten kann ebenfalls zu einer Normalisierung der biochemischen Befunde und zu einer Abheilung der Haut bei der Porphyria cutanea tarda führen. Man nimmt an, daß Resochin durch Komplexbildung eine verstärkte Ausscheidung der pathologischen Porphyrine im Urin bewirkt, eine Maßnahme, die durch die Alkalisierung des Urins mit Natriumbicarbonat oder Uralyt U ebenfalls angestrebt wird.

Die **Prognose** wird durch das Ausmaß des Leberleidens bestimmt.

Prognose. Die Porphyria cutanea tarda zeigt immer einen Leberschaden an, dessen Ausmaß und Verlauf die Prognose bestimmt.

Klinischer Fall

Ein 46jähriger Heizungsmonteur, welcher vor sechs Jahren eine infektiöse Hepatitis A durchmachte, empfand seit einem Jahr eine gesteigerte Verletzlichkeit seiner Finger und Hände, wenn er unvorsichtig anstieß oder fest zupackte. Schürfungen entstanden auf schrägen und tangentialen Druck sehr viel eher als auf senkrechte Belastung. Daneben bemerkte er auch, daß die Haut nach einer geringen Sonnenexposition leichter rot wurde und länger brannte. Dies bemerkte er vor allem an der Stirne, am Nacken und auf den Handrücken. Seit einigen Wochen traten auch spontan kleine bis mittlere pralle

Blasen am Handrücken und an den Fingerstreckseiten auf, die in gesunder Haut standen und nach Wochen narbig abheilten (☉ 225). Der klinische Verdacht auf eine Porphyria cutanea tarda wurde durch die zehnfach verstärkte Ausscheidung von Uroporphyrinen im Urin bewiesen. Die Leberfunktionsstörung führte neben einer Fettleber auch zu einem latenten Diabetes und besserte sich auf Alkoholkarenz und Diät deutlich. Unter Lichtschutz und einer kontinuierlichen Aderlaßtherapie heilten die vorhandenen Hautveränderungen narbig ab, und neue traten nicht mehr auf.

16.6 Ichthyosen

Definition ▶

16.6 Ichthyosen

▶ **Definition.** Ichthyosen (Ichthys = Fisch) sind diffuse Verhornungsstörungen, die mit trockener Haut und vermehrter Schuppung einhergehen. Es überwiegen bei weitem die erblichen Formen. Diese sind nach klinisch-genetischen, biochemischen und ultrastrukturellen Kriterien voneinander abzugrenzen (☷ 63).

16.6.1 Ichthyosis vulgaris (ADI)

16.6.1 Ichthyosis vulgaris (ADI)

Synonym: Autosomal-dominante Ichthyosis vulgaris (ADI)

Epidemiologie Häufigste Ichthyose (1:1000).

Epidemiologie. Mit einer geschätzten Morbiditätsrate von 1:1000 häufigste hereditäre Ichthyose. Keine Geschlechtsbevorzugung.

Genetik Autosomal-dominanter Erbgang. Ausgeprägte klinische Variabilität.

Genetik. Der Erbgang ist autosomal-dominant. Es besteht eine ausgeprägte intrafamiliäre Variabilität des klinischen Bildes.

Klinik Manifestation im 1.–2. Lebensjahr.

Besserung im Sommer.

Klinik. Die Verhornungsstörung wird in früher Kindheit (erstes bis zweites Lebensjahr) manifest, verläuft leicht progredient bis zur Pubertät und bleibt dann im wesentlichen unverändert. Hohe Luftfeuchtigkeit und warme Umgebungstemperatur beeinflussen den Hautzustand günstig. Betroffen sind vor allem die Streckseiten der Extremitäten, weniger der Stamm, der Hals und die seitlichen Gesichtspartien. Die Gelenkbeugen bleiben frei (☉ 226). Die Haut ist trocken, schuppt entweder feinpulverig und pityriasiform oder zeigt polygonale, zentral fest haftende Hornplättchen (☉ 227).

Extremitäten bevorzugt, Gelenkbeugen bleiben frei; verstärkte Handfurchung (Ichthyosishand), follikuläre Keratosen. Vergleiche ☉ **226** bis **228.**

16.6 Ichthyosen

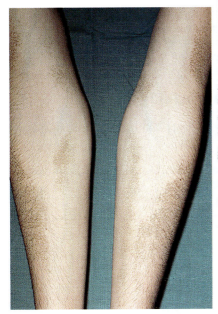

226: **Ichthyosis vulgaris.** Feinlamelläre, bräunliche Schuppung unter Aussparung der Ellenbeugen.

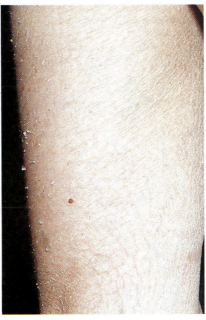

227: Kleieförmige und gefelderte Schuppung bei **Ichthyosis vulgaris** (Oberarm).

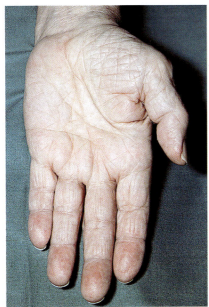

228: **Handlinienmuster (Ichthyosishand)** bei Ichthyosis vulgaris.

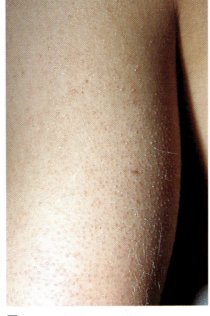

229: Follikuläre Hyperkeratosen (Oberarm) **bei Ichthyosis vulgaris**; häufig auch an Schultern, Glutäen und proximalen Extremitäten.

Die Haut der Palmae und Plantae ist häufig verdickt, das Handlinienmuster charakteristisch vergröbert (Ichthyosishand, 228). Die Haut der Handflächen fühlt sich jedoch überraschend weich an. Charakteristisch sind außerdem follikuläre Hyperkeratosen (Schultern, Glutäen, proximale Extremitäten, 229). Schweiß- und Talgsekretion sind vermindert. Assoziierte Symptome (Augen-, Ohr-, Skelett- und Zahnanomalien, endokrine, neurologische, psychiatrische Symptome usw.) sind beschrieben. Wahrscheinlich aber handelt es sich in der Mehrzahl der Fälle um ein zufälliges Zusammentreffen. Überdurchschnittlich häufig (20%) findet sich gleichzeitig eine atopische Dermatitis.

Charakteristisch sind follikuläre Hyperkeratosen (229).
Verminderte Schweiß- und Talgsekretion.

Histologie Retentionshyperkeratose, verschmälertes Stratum granulosum. Keratohyalindefekt.

Histologie. Retentionshyperkeratose mit verschmälertem oder vollständig fehlendem Stratum granulosum. Follikulär betonte Verhornung. Verminderung von Talgdrüsen und Haarfollikeln. Ultrastrukturell kann ein Defekt der Keratohyalinsynthese nachgewiesen werden.

16.6.2 X-chromosomale Ichthyose (XRI)

Synonyme: X-chromosomal rezessive Ichthyose (XRI), Steroidsulfatasemangel-Syndrom

Epidemiologie Zweithäufigste hereditäre Ichthyose, an der nur männliche Individuen erkranken.

Epidemiologie. Zweithäufigste hereditäre Ichthyose (1:6000), an der klinisch nur männliche Individuen erkranken.

Genetik X-chromosomal-rezessiver Erbgang.

Genetik. Der Erbgang ist X-chromosomal-rezessiv. Die weiblichen Konduktorinnen zeigen gelegentlich tiefsitzende Hornhauttrübungen und diskrete Schuppung an den Extremitäten. Gehäufte Aborte durch eine Plazentaschwäche der Konduktorinnen wurden beschrieben. Die verantwortliche Mutation betrifft das Steroidsulfatase-Gen auf dem distalen kurzen Arm des X-Chromosoms (Xp 22.3).

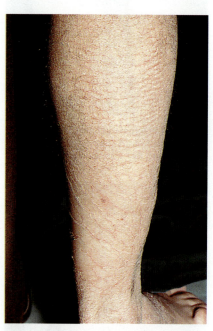

Klinik Manifestation in den ersten Lebensmonaten. Besserung im Sommer.

Handlinien normal, Beugen beteiligt, follikuläre Keratosen fehlen.

Zum klinischen Bild siehe ⊙ 230.

Klinik. Die Krankheit manifestiert sich in den ersten Lebensmonaten, gelegentlich schon bei Geburt, verläuft bis zur Pubertät progredient und später unter jahreszeitlichen Schwankungen (Besserung im Sommer) im wesentlichen stationär. Bevorzugt betroffen sind der Stamm, die großen Beugen und Unterschenkelstreckseiten. Palmae und Plantae bleiben frei, das Handlinienmuster ist normal. Follikuläre Keratosen fehlen. Die Schuppen

⊙ **230: Grobfeldrige Schuppung bei X-chromosomal-rezessiver Ichthyose** (rechter Unterschenkel).

sind im Vergleich zur dominanten Ichthyose gröber und zuweilen rhomboid (⊙ 230). Insgesamt ist der Befall schwerer. Fakultatives Symptom sind punkt- oder kommaförmige Hornhauttrübungen. Hypogonadismus und Kryptorchismus können assoziiert sein.

Histologie Retentionshyperkeratose, normales Keratohyalin.

Histologie. Retentionshyperkeratose mit überwiegend zwei- bis dreireihigem Stratum granulosum. Das Keratohyalin ist ultrastrukturell normal und meistens vermehrt.

Biochemie Nachweis eines Steroidsulfatasemangels diagnostisch beweisend.

Biochemie. Die Diagnose kann durch den Nachweis eines Steroidsulfatase- bzw. Arylsulfatase-C-Mangels gesichert werden. Dies kann direkt in Leukozyten und Fibroblasten geschehen, oder indirekt mit Hilfe der Lipidelektrophorese (beschleunigte Wanderungsgeschwindigkeit der Beta-Lipoproteine). Auch mittels der PCR ist eine Identifikation möglich. Es handelt sich um die bisher einzige Ichthyose, die mit einem definierten Stoffwechseldefekt einhergeht.

Weitere X-chromosomal gebundene ichthyosiforme Verhornungsstörungen sind die **X-chromosomal-dominante Ichthyose bei Chondrodysplasia punctata** sowie das **CHILD-Syndrom** (**c**ongenital **h**emidysplasia with **i**chthyosiform nevus and **l**imb **d**efects).

16.6.3 Bullöse Erythrodermia congenitalis ichthyosiformis

Synonym: Dominante Ichthyose mit granulöser Degeneration

Epidemiologie. Die Häufigkeit wird auf 1:300 000 bis 1:1 000 000 geschätzt.

Genetik. Der Erbgang ist unregelmäßig autosomal-dominant. Zahlreiche sporadische Fälle weisen auf eine hohe Spontanmutationsrate. Mutationen sind im Keratin 1 und 10 nachgewiesen.

Klinik. Manifestation bei Geburt mit blasigen Epidermisablösungen auf intensiv gerötetem Grund (Bild des **»verbrühten Kindes«**). Im weiteren Verlauf bestimmen schubartig auftretende Blasen und Erosionen das klinische Bild. Narben resultieren nicht. Im Laufe der Jahre geht die Rötung und Bereitschaft zur Blasenbildung zurück. Die Haut wird zunehmend trocken und hyperkeratotisch. Die Hornbildungen können kammartig und streifig sein und einen stacheligen Aspekt annehmen, insbesondere im Stamm- und Beugenbereich (◪ 231). Häufig bestehen ausgeprägte Palmoplantarkeratosen. Haar- und Nagelwachstum sind verstärkt. Die Tendenz zur mechanisch ausgelösten Blasenbildung bleibt lebenslang erhalten. Neben der generalisierten Form existiert auch eine sehr seltene nävoide Form (Naevus verrucosus). Beide können zusammen in einer betroffenen Familie vorkommen.

Histologie. Diagnostisch ausschlaggebend ist die konstant nachweisbare granulöse Degeneration (Akanthokeratolyse). Die epidermale Zellproliferation ist gesteigert. Elektronenmikroskopisch findet man eine Verklumpung der Tonofibrillen. Erhöhung des n-Alkangehalts der Hornschicht um 20 bis 25%.

◪ **231: Bullöse Erythrodermia congenitalis ichthyosiformis** mit stacheligen Hyperkeratosen (rechte Ellenbeuge).

16.6.4 Nichtbullöse Erythrodermia congenitalis ichthyosiformis

Synonym: Rezessive Erythrodermia congenitalis ichthyosiformis

Epidemiologie. Die Häufigkeit wird wie für die bullöse Form zwischen 1:300 000 und 1:1 000 000 geschätzt.

Genetik. Der Erbgang ist autosomal-rezessiv.

Klinik. Bei Geburt findet sich nicht selten das Bild eines sogenannten **Kollodium-Babys**, d.h., das Neugeborene ist von einem pergamentartigen Sack umhüllt, der sich faltig abhebt, aufreißt und nach wenigen Tagen abgestoßen wird. Danach imponiert eine Erythrodermie mit feinen, fest haftenden, weißlichen Schuppen. Das gesamte Integument ist befallen. Im Gesicht kann sich ein Ektropium der Unterlider entwickeln. Haar- und Nagelwachstum sind beschleunigt. Assoziierte Symptome fehlen.

16.6.3 Bullöse Erythrodermia congenitalis ichthyosiformis

Epidemiologie Häufigkeit 1:300 000 bis 1:1 000 000.

Genetik Autosomal-dominanter Erbgang, hohe Spontanmutationsrate.

Klinik Erstmanifestation bei Geburt mit Blasen auf gerötetem Grund (**»verbrühtes Kind«**), später ausgeprägte Hyperkeratosen. Stamm und Beugen bevorzugt (◪ 231), Palmoplantarkeratosen, Neigung zu Blasenbildung.

Histologie Granulöse Degeneration (Akanthokeratolyse) ist histologisches Leitsymptom.

16.6.4 Nichtbullöse Erythrodermia congenitalis ichthyosiformis

Epidemiologie Häufigkeit zwischen 1:300 000 und 1:1 000 000.

Genetik Autosomal-rezessiver Erbgang.

Klinik Erstmanifestation häufig unter dem Bild des **»Kollodium-Babys«**. Danach Erythrodermie mit feiner Schuppung.

Histologie. Proliferationshyperkeratose. Stratum granulosum mäßig verdickt. Kein Strukturdefekt der Tonofibrillen. Lipideinlagerungen im Stratum corneum. Der n-Alkangehalt der Hornschicht ist wie bei der dominanten Form erhöht.

16.6.5 Ichthyosis bullosa (Siemens)

Es handelt sich um eine sehr seltene, mild verlaufende kongenitale bullöse Ichthyose ohne Erythrodermie. Der Erbgang ist autosomal dominant. Als Basisdefekt konnte eine Punktmutation im Keratin-2e-Gen identifiziert werden.

16.6.6 Ichthyosiforme Erythrodermie mit Oligophrenie und spastischer Di/Tetraplegie (Sjögren-Larsson-Syndrom)

Sehr seltene, autosomal-rezessiv vererbte Ichthyose, die das ganze Integument einschließlich der Palmae und Plantae befällt. Das Krankheitsbild ist obligat mit Oligophrenie und spastischer Di- bzw. Tetraplegie assoziiert. Es ist fraglich, ob es sich bei der Symptomenkombination **ichthyosiforme Erythrodermie mit Epilepsie, Oligophrenie, Hypogenitalismus, partiellem Riesenwuchs und Polyneuritis (Rud-Syndrom)** um ein eigenständiges Krankheitsbild handelt.

16.6.7 Lamelläre Ichthyosen

Diese Gruppe ist erst vor wenigen Jahren von den ichthyosiformen Erythrodermien abgegrenzt worden. Bisher sind mindestens 5 autosomal-dominante und -rezessive Subtypen beschrieben. Bei den rezessiven Formen wurden Mutationen im Gen für die Transglutaminase 1 (TGM 1) auf Chromosom 14q11 gefunden. Transglutaminasen sind bei der Quervernetzung von Polypeptidketten des sog. cornified envelope (d.h. der verstärkten Hornzellenmembran) während der terminalen Differenzierung beteiligt.

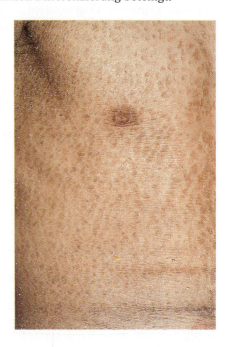

Klinik. Die Ichthyose erscheint bei Geburt. Die Schuppung entwickelt sich groblamellär, rund-oval oder rhombisch gefeldert und hat ein schmutzig graubraunes Kolorit (◉ 232). Ein Erythem ist nicht oder nur andeutungsweise vorhanden. Das ganze Integument ist befallen. Die mimische Beweglichkeit ist oft eingeschränkt und ein vollständiger Lidschluß nicht möglich. Beim rezessiven Typ ist die Ektropiumbildung obligat. Die **histologischen Veränderungen** sind wenig charakteristisch (Hyperkeratose, Akanthose), der n-Alkangehalt der Hornschicht ist normal.

◉ **232: Schmutzig-braune, groblamelläre Schuppung bei lamellärer Ichthyose** (rezessiver Typ).

16.6.8 Ichthyosis hystrix

Heterogene Krankheitsgruppe (Hystrix = Stachelschwein) mit z.T. grotesken, stacheligen Hornbildungen. Bisher sind vier, nach Erstbeschreiber bzw. Herkunftsort benannte Genotypen bekannt (Typ Lambert, Bäfverstedt, Curth-Macklin und Rheydt).
Der **Harlekin-Fetus**, ein in einen rissigen Hornpanzer eingemauertes Neugeborenes, stellt einen eigenen Genotyp dar und gehört nicht in diese Gruppe. Diese Kinder überleben nur selten die ersten Lebenstage.

16.6.9 Ichthyosis linearis circumflexa (Comèl)

Autosomal-rezessiv vererbte Dermatose, gekennzeichnet durch erythematöse, langsam peripher fortschreitende, gyrierte und mit einer gedoppelten Schuppenleiste besetzte Herde. Ihre Zugehörigkeit zu den Ichthyosen ist umstritten. Sind Haarschaftanomalien (Trichorrhexis invaginata, »Bambushaar«) und atopische Diathese assoziiert, spricht man vom **Netherton-Syndrom**.

16.6.10 Ichthyose bei Heredopathia atactica polyneuritiformis (Refsum)

Das **Refsum-Syndrom** ist eine Lipidose (pathologische Speicherung von Phytansäure infolge Phytansäure-alpha-Hydroxylasemangels) und geht in ca. 50% der Fälle mit ichthyosiformen Hautveränderungen einher, die klinisch und histologisch an eine dominante Ichthyosis vulgaris erinnern. Elektronenmikroskopisch stellt sich jedoch ein strukturell normales Keratohyalin dar. Charakteristisch sind außerdem Phytansäure speichernde Liposomen. Klinisch stehen neurologische und ophthalmologische Symptome im Vordergrund: Atypische Retinitis pigmentosa, Pupillenveränderungen, Katarakt, Polyneuropathie mit distal betonten Extremitätenparesen, Ataxie, Nystagmus und häufig eine Innenohrschwerhörigkeit. Vergleiche auch *Kap. 15.6.2, Lipidspeicherkrankheiten.*

Differentialdiagnose der hereditären Ichthyosen. Familiäre Belastungsverhältnisse, Manifestationsalter, Schwere der Verhornungsstörung, Handlinienmuster, Beugenbeteiligung, follikuläre Hyperkeratosen sowie die Neigung zu diffusen Hautrötungen und Blasenbildung sind die wichtigsten klinischen Kriterien zur Bestimmung des Ichthyosetyps. Auch die Erfassung assoziierter Anomalien (vor allem neurologische, ophthalmologische und endokrinologische Symptome) kann nützlich sein. Histologie, Elektronenmikroskopie und ggf. spezielle Laboruntersuchungen (Steroidsulfatase, n-Alkangehalt der Hornschicht) erlauben eine weitere Differenzierung (▦ **63**).

Therapie der hereditären Ichthyosen. Grundlage der Behandlung bildet die regelmäßige und intensiv rückfettende Hautpflege. In leichteren Fällen (Ichthyosis vulgaris, X-chromosomale Ichthyose) reichen lokale Maßnahmen meist aus. Diese zielen auf Keratolyse und Hydratisierung der Hornschicht. Dazu eignen sich vor allem harnstoffhaltige Salben (z.B. Urea 10,0, Aqua dest. 30,0, Ungt. Cordes ad 100,0), neuerdings auch Calcipotriol-Salben. Kochsalzsalben (z.B. Natr. chlorat. 10,0, Aqua dest. q. s. ad solut., Ol. oliv. 30,0 Lanolin ad 100,0) sind für die Hautdurchfeuchtung ebenfalls gut geeignet, können allerdings lokale Reizungen hervorrufen. Salizylsäurehaltige Externa (5 bis 10%) in größeren Mengen bergen die Gefahr der perkutanen Intoxikation und sollten nur umschrieben (z.B. auf Handteller und Fußsohlen) angewendet werden. Öl- oder Kochsalzbäder (3%) sowie Höhensonne, Sauna oder Aufenthalte an der Nordsee (Klimatherapie) können die Lokalbehandlung wirkungsvoll unterstützen. In schwereren Fällen (ichthyosiforme Erythrodermien, lamelläre Ichthyosen, Ichthyosis-hystrix-Gruppe) sind zusätzlich orale Retinoide, insbesondere Neotigason® angezeigt, wobei die

---

16.6.8 Ichthyosis hystrix

Bisher 4 verschiedene Genotypen bekannt.

Harlekin-Fetus nicht mit dem Leben vereinbar.

16.6.9 Ichthyosis linearis circumflexa (Comèl)

Autosomal-rezessiver Erbgang. Erythematöse Herde mit gedoppelter Schuppenleiste.

16.6.10 Ichthyose bei Heredopathia atactica polyneuritiformis (Refsum)

Refsum-Syndrom: Lipidose mit ichthyosiformen Hautveränderungen und neuroophthalmologischen Symptomen.

Klinisch stehen neurologische und ophthalmologische Symptome im Vordergrund: Atypische Retinitis pigmentosa, Pupillenveränderungen, Katarakt, Polyneuropathie mit distal betonten Extremitätenparesen, Ataxie, Nystagmus und häufig eine Innenohrschwerhörigkeit.

Differentialdiagnose der hereditären Ichthyosen
Familienanamnese und sorgfältige klinische Untersuchung (▦ 63) erlauben die weitere Differenzierung.

Therapie der hereditären Ichthyosen Rückfettende Hautpflege, Keratolyse vor allem mit harnstoffhaltigen Salben. Ölbäder.

In schweren Fällen werden orale Retinoide (Neotigason®, cave Teratogenität) und kurzfristig Kortikosteroide eingesetzt.

63: Differentialdiagnose der wichtigsten hereditären Ichthyosen

Diagnose	Manifestation	klinische Besonderheiten	fakultative Begleitsymptome	histologischer Typ	Ultrastruktur	Erbgang
Ichthyosis vulgaris	1. Lebensjahr oder später, häufigste Form	milde Schuppung, Beugefalten frei, Keratosis follicularis, vergröbertes Handfurchenmuster, Abortivfälle häufig	Atopien	Retentionshyperkeratose (mit follikulärer Beteiligung)	Keratohyalindefekt	autosomal-dominant
X-chromosomale Ichthyose	Geburt oder 1. Lebensjahr	mäßige Schuppung, Beugen beteiligt, nur Männer befallen, Palmae und Plantae o.B., keine Keratosis follicularis, Steroidsulfatasemangel	Hornhauttrübungen, Kryptorchismus	Retentionshyperkeratose (ohne follikuläre Beteiligung)	Kein Keratohyalindefekt	X-chromosomal-rezessiv
bullöse Erythrodermia congenitalis ichthyosiformis	Geburt (»verbrühtes Kind«)	starke Schuppung, Beugenbetonung, Blasen, Palmoplantarkeratosen	–	Akanthokeratolyse	Tonofibrillenverklumpung	autosomal-dominant
nicht-bullöse Erythrodermia congenitalis ichthyosiformis	Geburt (Kollodium-Baby)	starke, kleieförmige Schuppung, Beugenbefall, variable Rötung, Ektropium	Hyperepidermotrophie (Haare, Nägel)	Proliferationshyperkeratose	quantitative Verschiebungen	autosomal-rezessiv
lamelläre Ichthyose	Geburt	groblamelläre (quaderartige) Schuppung ohne Erythem, Ektropium	–	Hyperkeratose, Parakeratose, Stratum granulosum verbreitert	quantitative Verschiebungen	autosomal-rezessiv

Genetische Familienberatung, und evtl. pränatale Diagnostik sind angezeigt.

Indikation bei Kindern wegen dessen Wirkung auf das Skelettsystem (Hyperostosen, Dysplasien) zurückhaltend und bei gebärfähigen Frauen wegen der teratogenen Wirkung nur bei gesichertem Konzeptionsschutz zu stellen ist. Die interne Gabe von Kortikosteroiden kann vor allem in der Neugeborenenphase (Kollodium-Baby, Blasenschübe) und bei starker Ekzematisierung notwendig werden. Einen wichtigen Platz hat die genetische Beratung der Familie (ggf. unter Einschluß der pränatalen Diagnostik) sowie die rechtzeitige Berufsberatung des Ichthyosepatienten, dem von einer Tätigkeit in feuchtem Milieu und vom Kontakt mit hauttoxischen und entfettenden Substanzen grundsätzlich abgeraten werden soll.

16.6.10 Symptomatische Ichthyosen

Die wichtigsten Ursachen sind in ⊞ **64** aufgeführt.
Bei Erstmanifestation einer Ichthyose im Alter sollte an ein paraneoplastisches Geschehen gedacht werden.

16.6.10 Symptomatische Ichthyosen

Ichthyosiforme Hautzustände können auch erworben und Ausdruck verschiedener Grundkrankheiten sein (⊞ **64**). Grundsätzlich sollte bei jeder spätmanifestierenden Ichthyose insbesondere nach malignen Prozessen gefahndet werden.

64: Symptomatische Ichthyosen

1. Paraneoplastisch
   - ▷ maligne Lymphome (Morbus Hodgkin, Mycosis fungoides, Plasmozytom) und
   - ▷ viszerale Karzinome (z.B. Bronchialkarzinom, Mammakarzinom).
2. Infektiös ▷ Lepra, Lues, Tuberkulose, Typhus, HIV-Infektion
3. Vitaminmangel ▷ A-Hypovitaminose, Pellagra
4. Medikamentös ▷ Nikotinsäure
5. Sonstige ▷ Altershaut, Down-Syndrom, Hypothyreose, Graft-versus-host-Reaktion, Langzeitdialyse, trophische Störungen (Nervenläsionen, Syringomyelie)

Klinischer Fall

Ein 76jähriger Patient stellte sich wegen hartnäckig jukkender Unterschenkel vor. Die Untersuchung ergab eine sehr trockene, entzündlich gerötete Haut und feine Hornschichteinrisse im Sinne eines Eczéma craquelé.

Bei näherer Inspektion fiel eine ichthyosiforme Schuppung am ganzen Körper auf. Die Extremitäten waren bevorzugt betroffen, die Beugen waren frei. Auf näheres Befragen gab der Patient an, daß er schon immer trokkene Haut gehabt habe, ein »Erbstück« von seiner Mutter. Die Handflächen zeigten eine verstärkte Furchung. Der Patient gab weiter an, daß sich der Hautzustand im Sommer immer wesentlich bessere. Unter einer Behandlung mit Ölbädern und rückfettenden Wasser-in-Öl-Emulsionen klangen die Veränderungen rasch ab. Diagnose: Austrocknungsekzem (Eczéma craquelé) bei autosomal-dominanter Ichthyosis vulgaris.

16.7. Hereditäre Epidermolysen

Die erblichen Epidermolysen stellen eine heterogene Krankheitsgruppe dar, gekennzeichnet durch die lokalisierte oder generalisierte Neigung der Haut und der Schleimhäute, auf geringfügige mechanische Traumen mit Blasen zu reagieren. Bisher sind über 20 verschiedene Genotypen bekannt, die nach klinischen, genetischen und vor allem ultrastrukturellen Kriterien gegliedert werden (⊞ 65).

Die bisher gebräuchliche Unterscheidung zwischen vernarbenden (dystrophischen) und nicht-vernarbenden (nicht-dystrophischen) Epidermolysen ist abgelöst worden durch die Klassifikation nach der elektronenmikroskopisch oder immunhistologisch lokalisierbaren Spaltungsebene. Danach lassen sich drei Untergruppen voneinander abgrenzen:

- Epidermolysis bullosa simplex: intraepidermale (epidermolytische) Blasenbildung.
- Epidermolysis bullosa junctionalis: junktionale (junktiolytische) Blasenbildung.
- Epidermolysis bullosa dystrophica: subepidermale (dermolytische) Blasenbildung.

16.7 Hereditäre Epidermolysen

Gruppe seltener Genodermatosen mit gesteigerter Bereitschaft zur Blasenbildung (⊞ 65).

Die Gliederung der Epidermolysen erfolgt nach der »Etage« der Blasenbildung in
- epidermolytische,
- junktiolytische und
- dermolytische Epidermolysen.

⊞ 65: Hereditäre Epidermolysen

I. Hereditäre Epidermolysen (EB) mit intraepidermaler (epidermolytischer) Blasenbildung

   A. Autosomal-dominante Vererbung
1. EB simplex (Köbner)
2. EB simplex (Weber und Cockayne)
3. EB herpetiformis (Dowling und Meara)
4. EB simplex »Ogna« (Gedde-Dahl)
5. EB simplex mit scheckiger Pigmentierung (Fischer und Gedde-Dahl)

   B. X-chromosomal-rezessive Vererbung
1. Dystrophia bullosa hereditaria, Typus maculatus (Mendes da Costa und van der Valk)

II. Hereditäre Epidermolysen (EB) mit junktionaler (junktiolytischer) Blasenbildung

   A. Autosomal-rezessive Vererbung
1. EB atrophicans generalisata gravis »letalis« (Herlitz)
2. EB atrophicans generalisata mitis »Disentis« (Hashimoto, Schnyder und Anton-Lamprecht)
3. EB atrophicans localisata (Schnyder und Anton-Lamprecht)
4. EB atrophicans inversa (Gedde-Dahl und Anton-Lamprecht)
5. EB progressiva sive neurotrophica (Gedde-Dahl)

III. Hereditäre Epidermolysen (EB) mit intradermaler (dermolytischer) Blasenbildung

   A. Autosomal-dominante Vererbung
1. EB dystrophica albopapuloidea (Pasini)
2. EB dystrophica localisata (Cockayne und Touraine)

   B. Autosomal-rezessive Vererbung
1. EB dystrophica generalisata (Hallopeau-Siemens)
2. EB dystrophica inversa (Gedde-Dahl)

Mutationen in den Keratin-Genen K 5 und K 14 (Simplex-Formen) und im Typ VII-Kollagen-Gen (dystrophische Formen) nachgewiesen.

Molekulargenetisch konnten bei den nicht-vernarbenden, epidermolytischen Typen Mutationen in den Keratingenen K 5 und K 14, bei den vernarbenden, dermolytischen Typen Mutationen im Typ VII-Kollagen-Gen (COL 7 A1) nachgewiesen werden.

Hereditäre Epidermolysen sind sehr selten. Nur die wichtigsten seien kurz aufgeführt.

16.7.1 Epidermolysis bullosa simplex

Köbner-Typ: Häufigste, nicht-vernarbende Epidermolyse, geringer Krankheitswert. Epidermolytische Blase. Autosomal-dominanter Erbgang (◉ 233).

16.7.1 Epidermolysis bullosa simplex (Köbner)

Häufigste und mildeste hereditäre Epidermolyse mit regelmäßig autosomal-dominantem Erbgang. Manifestation bei Geburt oder in früher Kindheit. Prädilektionsstellen sind Hände, Füße (◉ 233) und die großen Gelenke. Warme Umgebungstemperatur fördert die Manifestation. Keine assoziierten Symptome. Die Kontinuitätstrennung erfolgt innerhalb der Basalschicht durch Zytolyse, Narben entstehen nicht.

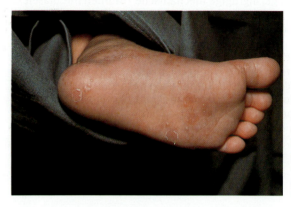

◉ 233: **Epidermolysis bullosa simplex (Köbner).** Reizlose Blasen und Erosionen nach mechanischer Belastung (li. Fußsohle).

16.7.2 Epidermolysis bullosa hereditaria letalis

Herlitz-Typ: Sehr schwer verlaufende Epidermolyse, mehrjährige Überlebenszeiten sind die Ausnahme. Junktiolytische Blase, autosomal-rezessiver Erbgang (◉ 234).

Mutation im Laminin 5-Gen.

16.7.2 Epidermolysis bullosa hereditaria letalis (Herlitz)

Großflächige, schlecht heilende Erosionen (◉ 234) schon bei Geburt, Befall der Schleimhäute, Nageldystrophien und Zahnschmelzdefekte kennzeichnen diesen sehr schweren Epidermolysetyp. Die betroffenen Kinder überleben nur selten die ersten Lebensjahre. Der Erbgang ist – wie bei allen bisher bekannten Epidermolysen mit junktionaler Blasenbildung – autosomal-rezessiv. Elektronenmikroskopisch entwickelt sich die Blase zwischen den Basalzellen und der Basalmembran in der Lamina lucida. In Arealen mit intakter Junktionszone kann eine Hypoplasie der Hemidesmosomen nachgewiesen werden, wobei offen bleiben muß, ob es sich dabei um einen primären Strukturdefekt oder um eine enzymatische Folgereaktion handelt. Kürzlich wurden Mutationen im Gen für Laminin 5 gefunden, einem Baustein der Hemidesmosomen.

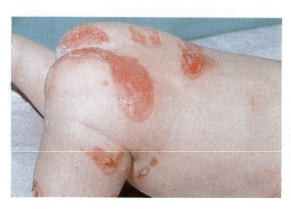

◉ 234: **Epidermolysis bullosa hereditaria letalis (Herlitz).** Überkrustete, teilweise superinfizierte Erosionen beim Säugling (Sakral- und Glutäalregion).

16.7.3 Epidermolysis bullosa hereditaria dystrophica (Hallopeau-Siemens)

Dieser rezessiv vererbte Typ gehört mit einer geschätzten Inzidenz von 1:200 000 zu den häufigeren Epidermolysen, insbesondere in Regionen mit hoher Konsanguinität. Klinisch kann eine lokalisierte Form mit fast ausschließlichem Befall der Akren (Pasini) von einer schwer verlaufenden, generalisierten Form unterschieden werden. Letztere ist gekennzeichnet durch frühe Blasenschübe, ausgedehnte Erosionen, Atrophien, Milien und Narbenbildung, wobei Finger und Zehen zu Synechien verschmelzen und in Beugekontraktur erstarren können (◘ 235, ◘ 3/8, S. 294). Immer finden sich Nageldystrophien. Die Schleimhäute sind regelmäßig betroffen, gefürchtet sind narbige Stenosen (Kehlkopf, Ösophagus).

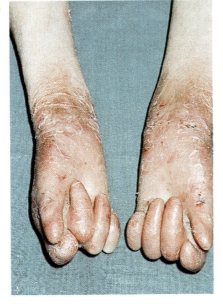

◘ 235: Epidermolysis hereditaria dystrophica (Hallopeau-Siemens). Schwerer Befall mit fortgeschrittenen Synechien und Mutilationen der Hände.

Häufig zeigen die Kinder einen Wachstums- und Entwicklungsrückstand. Ebenfalls häufig sind Zahnanomalien (Schmelzdefekte). Die Narbenfelder sind fakultative Präkanzerosen und disponieren zu Plattenepithelkarzinomen. Die Lebenserwartung ist durch zahlreiche weitere Komplikationen (Sekundärinfektionen, Amyloidose, Sepsis, Blutungen aus Erosionen) herabgesetzt.
Ultrastrukturell ist diese Epidermolyse durch abnorme oder völlig fehlende Verankerungsfibrillen (anchoring fibrils) chrarakterisiert, molekulargenetisch durch eine Mutation im Typ VII-Kollagen-Gen (COL 7 A 1). Typ VII-Kollagen stellt die Hauptkomponente der Verankerungsfibrillen dar.

16.7.3 Epidermolysis bullosa hereditaria dystrophica

Hallopeau-Siemens-Typ: Häufigste vernarbende Epidermolyse, Schleimhautbefall (Strikturen), Nageldystrophien, Zahnschmelzdefekte. Schwere (generalisierte) und leichtere (lokalisierte) Verlaufsform. Dermolytische Blase, autosomal-rezessiver Erbgang (◘ 235, ◘ 3/8, S. 294).

16.7.4 Epidermolysis bullosa dystrophica inversa (Gedde-Dahl)

Variante des Hallopeau-Siemens-Typs mit großflächigen Blasen und Erosionen, die Stamm, Axillen, Leisten und die Genitoanalregion bevorzugen und schlecht heilen. Atrophien und Narben erscheinen erst im fortgeschrittenen Alter. Assoziierte Symptome entsprechen im wesentlichen dem Hallopeau-Siemens-Typ (Nageldystrophien, Zahnschmelzhypoplasien und zu narbiger Stenosierung führender Schleimhautbefall). Die Akren sind fast nie beteiligt (◘ 236). Histologisch findet man bei beiden Formen eine subepidermale Blase. Die Kontinuitätstrennung erfolgt unterhalb der Basalmembran in der obersten papillären Dermis (dermolytische Blase).

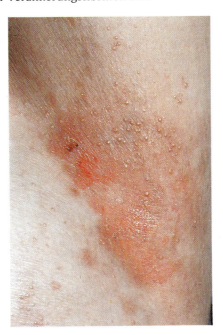

◘ 236: Epidermolysis bullosa dystrophica inversa (Gedde-Dahl). Blasenreste, Milien und Narben (rechte Inguinalregion).

16.7.4 Epidermolysis bullosa dystrophica inversa

Beim Typus inversus bleiben die Akren meist frei (◘ 236).

Differentialdiagnose der hereditären Epidermolysen
Differentialdiagnose exakt nur mit Hilfe der Elektronenmikroskopie oder Immunhistologie möglich (⊞ 66).

Die Differentialdiagnose umfaßt auch weitere bullöse Dermatosen (z.B. Dermatitis herpetiformis, bullöse Arzneiexantheme, Pemphiguskrankheiten u.a.).

Die **Epidermolysis bullosa acquisita** kommt bei bestimmten Erkrankungen (z.B. M. Crohn, Diabetes mellitus, multiples Myelom) vor. Keine genetische oder exogene Ursache. Bevorzugt an Händen, Ellenbogen, Knien und Füßen.

Therapie der hereditären Epidermolysen Die therapeutischen Möglichkeiten sind begrenzt. Sorgfältige Hautpflege und Vermeiden von Traumen unerläßlich. Im Blasenschub Kortiko-

Differentialdiagnose der hereditären Epidermolysen. Die Abgrenzung der hereditären Epidermolysen untereinander ist klinisch nur bedingt möglich. Oft muß die Hilfe der Elektronenmikroskopie oder spezieller immunhistologischer Verfahren (Lokalisierung der Spaltungsebene mittels monoklonaler Antikörper gegen Antigene der Basalmembranzone) in Anspruch genommen werden. In Einzelfällen kann auch eine molekulargenetische Analyse weiterhelfen. Die wichtigsten klinischen Unterscheidungsmerkmale sind Erbgang, Blasenauslösung durch Trauma, Lokalisation, Narbenbildung, Milien, Schleimhautbeteiligung (Stenosen) und Nageldystrophien (⊞ 66). Für bestimmte Epidermolysetypen kommen andere bullöse Dermatosen differentialdiagnostisch in Betracht, so für den Dowling-Meara-Typ die Dermatitis herpetiformis (Duhring), für den Herlitz-Typ die Acrodermatitis enteropathica und die bullöse Impetigo (Dermatitis exfoliativa), für den Köbner-Typ die mechanischen und (photo-)toxischen Bullosen. Auch bullöse Arzneiexantheme, Pemphiguskrankheiten und Porphyrien, insbesondere die Porphyria erythropoetica Günther, müssen ausgeschlossen werden.

Die **Epidermolysis bullosa acquisita** zeigt weder eine erkennbare genetische, noch eine exogene Ursache. Sie kommt bei entzündlichen Darmerkrankungen (Morbus Crohn) vor, aber auch bei Stoffwechselkrankheiten (Diabetes mellitus), beim multiplen Myelom, bei Amyloidose und beim Lupus erythematodes. Es besteht keine Familiarität. Sie tritt erst im späteren Lebensalter auf und bevorzugt Hände, Ellenbogen, Knie und Füße. Die Blasenbildung erfolgt subepidermal, Narbenbildung ist häufig. Immunhistologisch finden sich lineare IgG-Ablagerungen in der Basalmembranzone. Es handelt sich um eine Ausschlußdiagnose.

Therapie der hereditären Epidermolysen. Die therapeutischen Möglichkeiten sind zwangsläufig beschränkt. Grundsätzlich angezeigt ist die Vermeidung von Trauma und Hitze, regelmäßige Hautpflege (häufiges Einfetten), frühzeitige Eröffnung der Blasen und desinfizierende Lokalbehandlung, außerdem eine rechtzeitige Berufsberatung. Bei schweren Fällen (Herlitz-

66: Differentialdiagnose der häufigsten hereditären Epidermolysen

Epidermolysetyp	Prädilektionsstellen	Nageldystrophien	Narben	Milien	Verlauf	Blasen	Erbgang
Köbner	Palmae und Plantae, große Gelenke	–	–	–	leicht, temperaturabhängig	epidermolytisch	autosomal-dominant
Dowling-Meara	Gesicht, Stamm, Extremitäten (herpetiform)	–	–	–	leicht bis mittelschwer	epidermolytisch	autosomal-dominant
Herlitz	Kopf, Gesicht, Stamm, Glutäen	+	–	–	schwer, vor dem 1. Lebensjahr letal	junktiolytisch	autosomal-rezessiv
Pasini	Hand- und Fußrücken, große Gelenke, Pasini-Papeln am Stamm	+	+	+	leicht bis mittelschwer	dermolytisch	autosomal-dominant
Cockayne-Touraine	Hand- und Fußrücken, große Gelenke	+	+ z.T. keloidig	+	leicht, günstige Beeinflussung durch Pubertät und Schwangerschaft	dermolytisch	autosomal-dominant
Hallopeau-Siemens	Hände, Füße, große Gelenke oder generalisiert	+	+	+	schwer, Mutilationen, Strikturen, Synechien	dermolytisch	autosomal-rezessiv

Typ, Hallopeau-Siemens-Typ) können vorübergehend hohe Dosen von Kortikoiden verbunden mit lokaler und/oder systemischer Antibiotikabehandlung hilfreich sein. Vitamin E (bis 1200 mg/die) ist ohne gesicherte Wirkung, ebenso Chloroquin und Dapsone (DADPS). Gute Effekte werden von der Klimatherapie berichtet (Meerbäder, Sonne). Eine chirurgische Behandlung kann bei den stenosierenden und mutilierenden Epidermolysen (Hallopeau-Siemens-Typ) notwendig werden, insbesondere zur Lösung der Synechien (keine Intubationsnarkose!). Die vorsichtige Bougierung von Ösophagusstenosen ist möglich, in schweren Fällen muß eine Witzel-Fistel angelegt werden. Bei der Behandlung der rezessiv-dystrophischen Typen wurde neuerdings Phenytoin mit Erfolg eingesetzt. Wirkungsmechanismus ist die Hemmung der bei diesen Epidermolysen vermehrt gebildeten, strukturell abnormen Kollagenase. Dadurch wird der enzymatische Abbau der Verankerungsfasern verhindert. Die Wirkung ist vom Serumspiegel des Medikaments abhängig, wegen dessen sehr geringer therapeutischer Breite eine einschleichende Behandlung erforderlich ist. Ein Serumspiegel zwischen 10 und 20 µg/ml ist anzustreben. Besonders wichtig ist die Aufklärung der Eltern über Prognose und erblichen Hintergrund des Leidens sowie eine angemessene Familienberatung. In schweren Fällen (Hallopeau-Siemens- und Herlitz-Typ) kann eine pränatale Diagnostik erfolgen. Dabei ermöglicht die elektronenmikroskopische und/oder immunhistologische Untersuchung einer mittels Fetoskopie gewonnenen Hautbiopsie (18. bis 20. Schwangerschaftswoche) eine Diagnose. Neuerdings kann diese bei den dystrophischen Typen auch molekulargenetsich durch die Bestimmung der COL 7 A 1-Allele aus einer Chorionzottenbiopsie gestellt werden.

steroide, lokal und systemisch. Bei schweren Verläufen Behandlungsversuch mit Phenytoin (Kollagenasehemmer) sinnvoll.

Bei operativen Eingriffen (z.B. zur Lösung der narbigen Synechien) sind Intubationsnarkosen kontraindiziert.

Genetische Familienberatung und ggf. pränatale Diagnostik.

16.8 Palmoplantarkeratosen

Flächenhafte oder umschriebene Verhornungsstörungen der Handteller und Fußsohlen sind überwiegend erblich bedingt. Die hereditären Palmoplantarkeratosen (PPK) werden den symptomatischen gegenübergestellt. Sie können isoliert auftreten (PPK im engeren Sinne) oder als Begleitsymptom einer generalisierten Verhornungs- oder ektodermalen Entwicklungsstörung (PPK im weiteren Sinne). Zahlreiche Genotypen sind bisher beschrieben worden, von denen nur die wichtigsten erwähnt werden.

16.8 Palmoplantarkeratosen

Palmoplantarkeratosen sind in erster Linie genetisch determiniert, können aber auch symptomatisch (erworben) sein.

• **Keratosis palmoplantaris diffusa circumscripta (Unna-Thost)**
Relativ häufige, regelmäßig autosomal-dominant vererbte PPK mit gleichmäßiger, scharf begrenzter, wachsartiger Verdickung von Handtellern und Fußsohlen (☎ 237). Rhagadenbildungen und Hyperhidrose sind häufig. Die Verhornungsstörung setzt in früher Kindheit (1. bis 2. Lebensjahr) ein. Assoziierte Symptome fehlen.

Die wichtigsten sind:
• **Keratosis palmoplantaris diffusa circumscripta**
Unna-Thost-Typ: Gleichmäßige Verdickung von Handtellern und Fußsohlen, dominanter Erbgang (☎ 237).

• **Keratosis palmoplantaris papulosa s. maculosa (Buschke-Fischer)**
Autosomal-dominante PPK, die erst im zweiten Lebensjahrzehnt manifest wird. Man findet gruppierte, derbe Papeln, die zentral gedellt sind oder eine Hornperle enthalten (☎ 238). Diese werden häufig als vulgäre Warzen verkannt.

• **Keratosis palmoplantaris papulosa s. maculosa**
Buschke-Fischer-Typ: Hornige Papeln, die Warzen ähneln, dominanter Erbgang (☎ 238).

• **Keratosis palmoplantaris cum degeneratione granulosa (Voerner)**
Diffuse PPK, autosomal-dominant, mit dem histologischen Leitsymptom der granulösen Degeneration (Akanthokeratolyse). Druckexponierte Areale bevorzugt. Es hat sich gezeigt, daß zahlreiche, ursprünglich als PPK Unna-Thost klassifizierte Typen dem Voerner-Typ zugeordnet weden müssen.

• **Keratosis palmoplantaris cum degeneratione granulosa**
Voerner-Typ: Diffuse PPK mit granulöser Degeneration.

• **Keratosis palmoplantaris varians (Wachters)**
Diese PPK ist durch inselförmige oder striäre Muster gekennzeichnet. Manifestation und Ausprägungsgrad sind von physikalischen Faktoren abhängig. An den Händen überwiegen die streifigen Keratosen (☎ 239), während an den Fußsohlen inselförmige bzw. schwielenartige Elemente vorherrschen. Der Erbgang ist regelmäßig autosomal-dominant.

• **Keratosis palmoplantaris varians**
Wachters-Typ: Inselförmige oder striäre (variable) Keratosen, dominanter Erbgang (☎ 239).

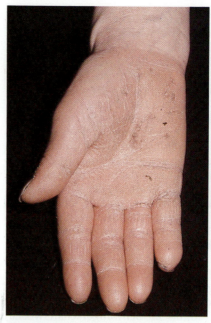

237: Keratosis palmoplantaris diffusa circumscripta (Unna-Thost). Flächenhafte Hyperkeratose, scharf begrenzt, angedeutet erythematöser Randsaum.

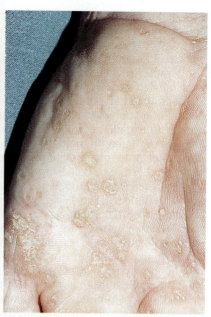

238: Keratosis palmoplantaris papulosa s. maculosa (Buschke-Fischer). Isolierte und gruppierte verruköse Papeln z.T. nach Verlust der zentralen Hornperle (li. Palma).

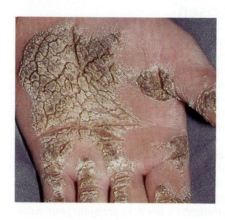

239: Keratosis palmoplantaris varians (Wachters). Streifige Keratosen der Fingerbeugen, insulärer Befall der Hohlhand.

- **Keratosis palmoplantaris transgrediens**
Stulli-Typ (Meleda-Krankheit): Über die Palmoplantargrenze hinausgehende, diffuse Keratosen mit Bewegungseinschränkung und starker Hyperhidrose, rezessive Vererbung.

Syndrome mit Palmoplantarkeratosen

- **Pachyonychia-congenita-Syndrom**
Jadassohn-Lewandowsky-Syndrom: Pachyonychien, PPK und Leukokeratosen (häufig auch Zahnanomalien, Schwerhörigkeit u.a.).

- **Keratosis palmoplantaris transgrediens (Stulli)**
Die auf der jugoslawischen Insel Meleda endemische PPK wird autosomal-rezessiv vererbt. Die Keratosen bleiben nicht auf Handteller und Fußsohlen beschränkt, sondern greifen auf Hand- und Fußrücken bzw. Ferse über. Die Finger können sklerodaktylieartig immobilisiert werden. Hyperhidrose, Rhagaden und subunguale Keratosen kommen hinzu.

Syndrome mit Palmoplantarkeratosen

Bei diesen Krankheitsbildern sind neben der Haut auch noch andere Organsysteme betroffen:

- **Pachyonychia-congenita-Syndrom (Jadassohn-Lewandowsky)**
Leitsymptom ist die massive Pachyonychie (Nagelverdickung). Hinzu kommen umschriebene PPK (inselförmig, diffus oder striär), follikuläre Keratosen (Stamm und Extremitäten) und Leukokeratosen (leukoplakieähnliche Beläge der Schleimhäute). Weitere assoziierte Symptome (Zahnanomalien, Korneadystrophie, Innenohrschwerhörigkeit u.a.) sind beschrieben. Die Vererbung ist autosomal-dominant.

Papillon-Lefèvre-Syndrom

Autosomal-rezessiv vererbte PPK mit früh (1. bis 5. Lebensjahr) einsetzender Periodontopathie, die zu unaufhaltsamem Zahnverlust führt. Die PPK sind wenig ausgeprägt. Das Syndrom kann mit Debilität und körperlicher Retardierung einhergehen.

Richner-Hanhart-Syndrom

Herpetoide Epitheldystrophien der Kornea, umschriebene klavusartige und sehr schmerzhafte PPK und Oligophrenie kennzeichnen dieses sehr seltene, rezessiv vererbte Syndrom, dem eine Tyrosinämie (Typ II) zugrunde liegt. Phenylalanin- und tyrosinarme Kost führen zu einer deutlichen Besserung oder gar Abheilung der Haut- und Augensymptome.

Palmoplantarkeratosen als Teilmanifestation erblicher Verhornungsstörungen. Solche finden sich unter anderem bei der bullösen und nichtbullösen Erythrodermia ichthyosiformis congenitalis, bei den Erythrokeratodermien, der hidrotischen Ektodermaldysplasie, beim Morbus Darier und der Pityriasis rubra pilaris.

Differentialdiagnose der Palmoplantarkeratosen. Familienanamnese, Manifestationsalter, Morphe und Verteilung der Verhornungsstörung sowie assoziierte Symptome erlauben in vielen Fällen eine korrekte Diagnose. Histologie und Elektronenmikroskopie sind – vom Voerner-Typ abgesehen – wenig hilfreich. **Symptomatische (erworbene) PPK** müssen ausgeschlossen werden. Diese können hormonellen (Hypothyreose, Klimakterium), infektiösen (Lues II, Verrucae vulgares, Mykosen), mechanischen (Klavi, Schwielen), paraneoplastischen (viszerale Karzinome), toxischen (Arsen, Gold), trophischen (Lymphödeme, Syringomyelie) oder unbekannten (Lichen ruber, Psoriasis palmoplantaris, tylotisches Ekzem u.a.) Ursprungs sein.

Therapie der hereditären Palmoplantarkeratosen. Vom Richner-Hanhart-Syndrom abgesehen, ist nur eine symptomatische Behandlung möglich. Lokal sind salizylsäurehaltige Rezepturen (5 bis 10%) angezeigt. Auch Vitamin-A-Säure- und harnstoffhaltige Externa sind geeignet, unterstützt durch tägliche Bäder mit Sapo kalinus oder Kochsalz (3%) und anschließender mechanischer Entfernung der Keratosen (Hornhauthobel). Orale Retinoide (Neotigason®) können in Einzelfällen zu dramatischen Besserungen führen, sollten jedoch wegen der unerwünschten Langzeitwirkungen nur intermittierend gegeben werden.

16.9 Erythrokeratodermien

▶ **Definition.** Diese Krankheitsgruppe ist durch stabile oder variable Erytheme gekennzeichnet, die von unterschiedlich stark ausgeprägten Keratosen überlagert werden.

Klinisch werden unterschieden:

• Erythrokeratodermia figurata variabilis (Mendes da Costa)

Schubweise, zentrifugal wachsende, symmetrische und teilweise keratotisch umgewandelte Erytheme, die durch Konfluenz polyzyklische Herde bilden, vor allem im Gesicht, an den Glutäen und den proximalen Oberschenkeln. Wechselhafter Verlauf mit Progressionen und Regressionen. Keine assoziierten Symptome. Manifestation in früher Kindheit. Der Erbgang ist autosomal-dominant. Histologisch Hyperkeratose, Akanthose und Papillomatose, elektronenmikroskopisch Verminderung der Keratinosomen.

• Erythrokeratodermia symmetrica progressiva (Gottron)

Scharf begrenzte, langsam progrediente erythrokeratotische Herde in symmetrischer Anordnung mit Bevorzugung des Gesichts, der Knie und Ellenbogen sowie der Akren. Der Stamm bleibt meist frei. Erstmanifestation gewöhnlich im Schulalter. Erblichkeit ist nicht gesichert.

• Papillon-Lefèvre-Syndrom
PPK mit Periodontopathie (evtl. auch geistiger und körperlicher Retardierung).

• Richner-Hanhart-Syndrom
Korneadystrophien, schmerzhafte PPK und Oligophrenie bei Tyrosinämie.

Differentialdiagnose der Palmoplantarkeratosen Aufgrund klinischer Kriterien ist die DD in den meisten Fällen möglich. Symptomatische PPK manifestieren später als hereditäre PPK.

Therapie der hereditären Palmoplantarkeratosen Symptomatische Behandlung mit salizylsäurehaltigen Rezepturen; auch Vitamin-A-Säure- und harnstoffhaltige Externa. In schweren Fällen intermittierend orale Retinoide.

16.9 Erythrokeratodermien

◀ **Definition**

Klinisch werden unterschieden:
• Erythrokeratodermia figurata variabilis

• Erythrokeratodermia symmetrica progressiva

• **Erythrokeratodermia progressiva mit Taubheit (Schnyder)**
Sehr seltene, akral betonte Erythrokeratodermie mit diffuser Palmoplantarkeratose, Innenohrschwerhörigkeit und psychosomatischer Retardierung. Weiter können eine erosive Keratitis, motorische Störungen und Fußdeformitäten assoziiert sein. Bisher sind nur Solitärfälle beschrieben.

Therapie der Erythrokeratodermien. Rückfettende Hautpflege, im Schub externe Kortikoide, evtl. in Kombination mit Vitamin-A-Säure lokal, in schweren Fällen Versuch mit aromatischem Retinoid (Tigason®).

16.10 Follikularkeratosen

Es handelt sich um eine große Gruppe von überwiegend seltenen, auf den Haarfollikel beschränkten Verhornungsstörungen, von denen lediglich die Keratosis follicularis und die Dyskeratosis follicularis (Darier) besprochen werden sollen.

16.10.1 Keratosis follicularis

Die Keratosis follicularis (Lichen pilaris, Keratosis pilaris) ist eine relativ häufige, auf die Follikelmündung beschränkte Verhornungsstörung, die vor allem Mädchen im Pubertätsalter betrifft und die Extremitäten (Oberarmstreckseiten, Außenseite der Ober- und Unterschenkel) bevorzugt. Die nichtentzündlichen, hornigen Papeln erzeugen ein typisches Reibeisengefühl. Die Keratosis follicularis kann Teilmanifestation einer Ichthyosis vulgaris sein. Der Verlauf ist langwierig, im Alter kommt es zur Rückbildung oder sogar Abheilung. Autosomal-dominante Vererbung ist wahrscheinlich. Therapeutisch können salizylsäure- und harnstoffhaltige Salben versucht werden.

16.10.2 Dyskeratosis follicularis (Darier)

Synonym: Morbus Darier

> ▶ *Definition.* Genetisch determinierte, überwiegend follikulär manifestierende Verhornungsstörung mit wechselhaftem Verlauf.

Genetik. Die Vererbung ist unregelmäßig autosomal-dominant mit variabler Expressivität. Hohe Spontanmutationsrate. Auch segmentäre Manifestation durch somatische Mutation möglich. Geringes Überwiegen des männlichen Geschlechts.

Klinik. Die charakteristische Grundeffloreszenz ist eine stecknadelkopf- bis knapp linsengroße, von einer schmutzig-braunen Hornmasse besetzte Papel. Diese keratotischen Papeln können isoliert oder gruppiert stehen oder zu größeren Herden konfluieren. Auch das interfollikuläre Gewebe

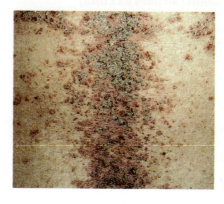

240: Dyskeratosis follicularis (Darier). Befall der vorderen Schweißrinne mit schmutzig-braunen follikulären Papeln.

reagiert mit. Prädilektionsstellen sind der behaarte Kopf, die seborrhoischen Areale (vordere und hintere Schweißrinne, ◨ 240) sowie die Genitoanalregion. Die befallenen Areale neigen insbesondere im Bereich der großen Beugen zu Mazeration und Superinfektion und können sich in übelriechende Vegetationen umwandeln. Starker Juckreiz ist möglich. Im Bereich der Papillarlinien der Handteller und Fußsohlen finden sich typische punktförmige, durch keratotische Inseln bedingte Unterbrechungen. Hand- und Fußrücken zeigen häufig braune, planen Warzen ähnliche Keratosen (Acrokeratosis verruciformis). Die Nägel sind längsgerillt und brüchig. Im Bereich der Mundschleimhaut, besonders an Wange und Gaumen, finden sich weißliche, papulöse Herde. Das Krankheitsbild kann mit Intelligenzminderung und psychischen Auffälligkeiten einhergehen.

In den meisten Fällen setzen die Hauterscheinungen im Pubertätsalter ein. Der Verlauf ist wechselhaft mit Besserungen in der kalten Jahreszeit. Eine Provokation der Dermatose durch UV-Licht ist möglich.

Histologie. Lichtmikroskopisch findet sich neben Papillomatose, Akanthose und Hyperkeratose die charakteristische fokale akantholytische Dyskeratose, d.h. vorzeitige Einzelzellverhornung in Form sog. Corps ronds und Grains. Akantholytische Spaltbildung.

Differentialdiagnose. Eine Verkennung des Krankheitsbildes ist nur in abortiven oder segmentären Fällen denkbar. Die dyskeratotische, follikuläre Papel in talgdrüsenreichen Zonen und das charakteristische Papillarleistenmuster erlauben in vielen Fällen die klinische Diagnosestellung, die dann histologisch belegt werden kann. Nicht selten geschieht es, daß der Untersucher an die Diagnose einfach nicht denkt. Am ehesten werden dann chronische Ekzeme, insbesondere seborrhoische Ekzeme vermutet. Weiter kommen differentialdiagnostisch in Frage die transitorische akantholytische Dermatose (Grover), der Pemphigus chronicus benignus familiaris (Hailey-Hailey) und bei segmentärem Befall die striären, verrukösen Nävi.

Therapie. Im Schub sind externe Kortikosteroide, bei Superinfektion in Kombination mit Antibiotika und antiseptischen Bädern indiziert. Versuch mit Vitamin-A-Säure lokal. Eine ausgezeichnete Wirkung hat aromatisches Retinoid (Neotigason®), das zu dramatischen Verbesserungen des Hautzustandes führt, jedoch wie bei allen hereditären Verhornungsstörungen nur morbostatisch wirkt.

16.11 Ehlers-Danlos-Syndrom

▶ **Definition.** Heterogene Gruppe von erblichen Störungen des Bindegewebes mit Befall der Haut, der Gelenke und der Blutgefäße.

Erbgang und Häufigkeit. Das Ehlers-Danlos-Syndrom ist selten. Man unterscheidet 10 genetisch, klinisch und molekularbiologisch unterschiedliche Typen, wobei die autosomal-dominant vererbten Typen I–III über 80 % aller Fälle ausmachen (⊞ 67). Die Typen IV-VII umfassen nur wenige bekannte und beschriebene Familien, sind also noch seltener, die Typen VIII–X entsprechen Einzelbeschreibungen.

Klinik. Durch die gestörte und verminderte Kollagensynthese sind die bindegewebsreichen Strukturen der Haut, der Gelenke und der Blutgefäße unzureichend ausgebildet. Es fehlt die Festigkeit, das Bindegewebe ist überdehnbar, zerreißt leicht, was vor allem bei den Blutgefäßen zu kleinen, aber auch zu massiven Blutungen führen kann, und ist verletzungsanfällig. Wundränder weichen enorm auseinander, zeigen eine verzögerte Wundheilung (Nähte müssen drei- bis viermal länger liegengelassen werden), und es resultieren atrophische, minderwertige Narben. Die Symptome an der Haut zeigen sich durch eine ausgeprägte **Cutis hyperelastica,** die über den Gelenken, seitlich am Hals und auch im Gesicht in dünnen Falten bis zu 4 und

---

Mazeration, punktförmige Unterbrechung der Papillarleisten, dystrophische Nägel und leukoplakieähnliche Schleimhautveränderungen.
Die Nägel sind längsgerillt und brüchig.
Hand- und Fußrücken zeigen häufig braune, planen Warzen ähnliche Keratosen.

In der kalten Jahreszeit Besserung des Hautbefundes.

Histologie Fokale akantholytische Dyskeratose.

Differentialdiagnose Wenn man an die Erkrankung denkt, erlauben die dyskeratotischen, follikulären Papeln in talgdrüsenreichen Zonen und das charakteristische Papillarleistenmuster die klinische Diagnose.
Nicht selten kommt es zur Verwechslung mit chronischen Ekzemen, insbesondere seborrhoischen Ekzemen.

Therapie Im Schub externe Kortikosteroide, intermittierend Vitamin-A-Säure lokal oder aromatisches Retinoid (Neotigason®).

16.11 Ehlers-Danlos-Syndrom

◀ **Definition**

Erbgang und Häufigkeit Seltene Erbkrankheit mit Heterogenie (10 Typen, ⊞ 67).

Klinik Durch gestörte und verminderte Kollagensynthese sind die bindegewebsreichen Strukturen der Haut, der Gelenke und der Blutgefäße unzureichend ausgebildet.

Folgende Symptome stechen hervor:
Cutis hyperelastica (◨ 241)

67: Heterogenität des Ehlers-Danlos-Syndroms

Typ	Erbgang	Klinische Symptomatik			Bemerkungen
		Haut Hyperelastizität Verletzbarkeit Wundheilungs- störung	**Gelenke** überstreckbar leicht verstauchbar Fehlstellung	**Gefäße** brüchig Blutungs- neigung	
I gravis	AD	+++	+++	+++	Frühgeburten durch Aufreißen fetaler Membranen
II mitis	AD	++	++	++	
III benignus	AD	++	++	–	–
IV	AD/AR	++	+	+++	Fehlen von Typ-III-Kollagen
V	X–R	++	–	–	Defekt der Lysinoxidase
VI okulärer Typ	AR	++	++	++	Mißbildungen der Augen; Lysinhydroxylase-Störung
VII	AR	+	++	–	Anreicherung von Prokollagen in der Haut

A = autosomal   D = dominant   R = rezessiv   X = X-chromosomal

Überstreckbarkeit der Gelenke (☎ 242).

Brüchigkeit der Gefäße mit Ekchymosen und Massenblutungen.

Ätiologie und Pathogenese Heterogene Gruppe erblicher Bindegewebsdefekte. Der molekulare Defekt ist bei den Typen IV–VII bekannt (▦ 67).

Diagnose und Differentialdiagnose Aufgrund der Klinik mit Hilfe der Molekularbiologie.

Therapie Eine Therapie ist nicht möglich. Belastungen und Verletzungen sind zu vermeiden ebenso wie Schwangerschaften und Geburten bei den Typen I, II, IV und VI.

mehr Zentimetern abgezogen werden kann (☎ 241). Nach Loslassen schnellt sie wieder in die Ausgangslage zurück (Gummihaut). Wunden heilen langsam und neigen zu Infektionen. Sie heilen mit atrophischen, bizarren und minderwertigen Narben, wobei molluskoide hypertrophische Narbenbereiche ohne Festigkeit dazukommen. **Die Gelenke sind überstreckbar,** oft in ungewollten Richtungen beweglich und entbehren der Festigkeit. (☎ 242). Dadurch können ungewöhnliche Bewegungen ausgeführt werden (Schlangenmenschen). Die Gelenke neigen zu rezidivierenden Luxationen und zu Fehlstellungen.

Die **Brüchigkeit des perivaskulären Bindegewebes** zeigt sich an den kleinen Gefäßen als Ekchymosen und an den großen Gefäßen durch lebensgefährliche Massenblutungen. Zu solchen kann es provoziert durch Anstrengung, durch Unfälle und auch durch Schwangerschaft und Geburt kommen. Das Mosaik der klinischen Manifestation ist abhängig vom biochemischen Defekt und spiegelt sich in der klinischen Symptomatik (▦ 67) wider. Beim Ehlers-Danlos-Syndrom sind aber auch andere Bindegewebsstrukturen minderwertig, so daß es oft zu Hernien, zu Wirbelsäulenverkrümmungen und gelegentlich auch zu Rupturen des Darmes oder zu einem Pneumothorax kommen kann.

Ätiologie und Pathogenese. Es handelt sich um eine heterogene Gruppe erblicher Bindegewebsdefekte, wobei der molekulare Defekt bei den häufigen Typen I–III nicht bekannt ist, während er bei den Typen IV–VII erkannt wurde (▦ 67).

Diagnose und Differentialdiagnose. Die Diagnose hat aufgrund der klinischen Beschreibung zu erfolgen und wird durch die Familienuntersuchung ergänzt. Nur bei den Typen VI–VII kann der molekulare Defekt an kultivierten Fibroblasten aufgeklärt und diagnostisch genützt werden.

Therapie. Eine Therapie ist weder symptomatisch noch molekularbiologisch möglich. Das Vermeiden von Verletzungen und größeren Belastungen der Gelenke ist ebenso Bestandteil von Aufklärung und Beratung wie der Hinweis auf die Gefahren von Schwangerschaft und Geburt bei den Typen I, II, IV und VI. Auftretende Wunden müssen besonders sorgfältig gepflegt werden Operationen sollten nur im Notfall durchgeführt werden, weil die Wundheilung 3–4mal langsamer als üblich erfolgt. Die Nähte müssen deshalb stabiler sein und länger liegen.

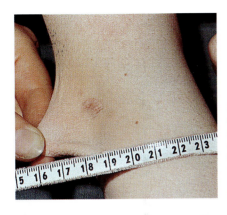

241: Hyperelastische Haut am Ellbogen eines 8jährigen Knaben mit Ehlers-Danlos-Syndrom Typ II. Die Haut ist 4 cm als Falte abhebbar. Im Ellbogenbereich besteht auch eine atrophische Narbe mit einem kleinen hypertrophischen Anteil (molluskoider Pseudotumor).

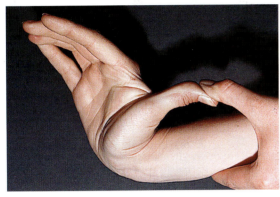

242: Bizarre Überstreckbarkeit der Gelenke bei einer 27jährigen Patientin mit Ehlers-Danlos-Syndrom Typ VII. Sie hat nach der genetischen Beratung auf Schwangerschaften verzichtet und zwei Kinder adoptiert.

Prognose. Die Krankheit ist chronisch progredient, wobei die Wunden der Haut und die Luxationen der Gelenke die Lebensqualität beeinträchtigen, während die Rupturen der großen Gefäße lebensbedrohlich sind.

16.12 Pseudoxanthoma elasticum

Synonyme: Elastorrhexis generalisata, Grönblad-Strandberg-Syndrom

▶ ***Definition.*** Heterogene Erbkrankheit des elastischen Bindegewebes mit Manifestation an der Haut, am Auge und am kardiovaskulären System.

Erbgang und Häufigkeit. Es handelt sich um eine heterogene, sehr seltene, zumeist autosomal-dominante (zwei Typen) Erbkrankheit, von der auch noch zwei autosomal-rezessive Varianten bekannt sind.

Klinik. Es besteht eine generalisierte Störung des elastischen Bindegewebes, die sich im frühen Erwachsenenalter manifestiert und besonders die Haut, die Augen und die Arterien vom elastischen Typ betrifft. Der Verlauf ist schubweise, langsam progredient. An der **Haut** finden sich symmetrisch angeordnet fleckige und plattenartige, unscharf begrenzte Felder, auf denen die Hautzeichnung durch papulöse, streifig angeordnete und meist konfluierende Einzelelemente von scholligen Einlagerungen in die obere Dermis mit gelblicher Eigenfarbe überdeutlich erscheint (◯ 243). Durch Spannen der Haut sind sie besonders gut sichtbar. Sie finden sich an den Beugestellen, vor allem seitlich am Hals, in den Ellenbeugen, um den Nabel und seitlich am Rumpf. Schollige, gelblich durchschimmernde Elastikaeinlagerungen sind auch an der Mundschleimhaut besonders beim Spannen zu sehen.

An den **Augen** finden sich am Augenhintergrund, in der Umgebung der Papille, gefäßähnliche, gelblich bis schwärzliche Streifen, die manchmal verzweigt sind, gelegentlich pflastersteinartig zusammenfließen oder nur als

Prognose Die Krankheit ist chronisch progredient. Rupturen größerer Gefäße sind lebensbedrohlich.

16.12 Pseudoxanthoma elasticum

◀ **Definition**

Erbgang und Häufigkeit Es handelt sich um eine sehr seltene heterogene Gruppe von Erbkrankheiten.

Klinik Die generalisierte Störung des elastischen Bindegewebes manifestiert sich im frühen Erwachsenenalter an der **Haut,** den Augen und den Arterien vom elastischen Typ. In den Beugestellen ist die Haut durch symmetrisch angeordnete, fleckige und plattenartige Elastikaschollen der oberen Dermis mit gelblicher Eigenfarbe charakterisiert. Diese werden beim Spannen der Haut besonders gut sichtbar (◯ 243).
Auch die Mundschleimhaut kann befallen sein.

Am **Augenhintergrund** finden sich »angioid streaks«, die zu Blutungen und zu Sehstörungen führen können.

Die **Arterien vom elastischen Typ** sind befallen mit der Gefahr von Blutungen und vorzeitiger Arteriosklerose.

Spritzer zu sehen sind. Sie finden sich beidseitig und können Ausgangspunkte für Blutungen sein (angioid streaks). Die Veränderungen führen zu Sehstörungen, die im dritten bis vierten Lebensjahrzehnt bemerkt werden, progredient verlaufen und bei 60 % der Patienten auftreten. Infolge von Retinablutungen kann es auch zur Erblindung kommen. Die **kardiovaskulären Veränderungen** betreffen vor allem Arterien vom elastischen Typ und führen zur vorgezogenen Arteriosklerose, zur arteriellen Hypotonie und zu vermehrter und erhöhter Neigung von bedrohlichen Blutungen, die intestinal, pulmonal, zerebral, im Urogenitaltrakt und auch am Herzen auftreten können.

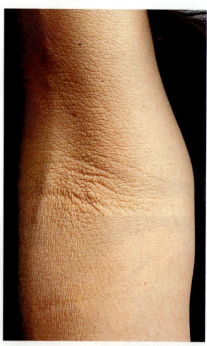

243: Unscharf begrenztes Feld in der Ellenbeuge einer 32jährigen Patientin mit Pseudoxanthoma elasticum. Man achte auf die gelblichen Elastika-Schollen, die teils papulös, teils streifig, meist aber felderartig in der Haut liegen und die Beugefalten über deutlich zeichnen.

Histologie Fokal und schollig ist das elastische Bindegewebe verquollen und fragmentiert. Es liegt zwischen normalen Kollagenfasern und ist mit Kalziumsalzen angereichert.

Histologie. Die Veränderungen betreffen das elastische Bindegewebe, das fokal schollig verquollen und in kurze Stücke zerfallen ist. Die so fragmentierte Elastika ist reich an Kalziumsalzen und liegt zwischen normal ausgebildeten Kollagenfasern. Die »angioid streaks« entsprechen scholligen Elastikafragmentierungen der Bruchschen Membran und der Elastika der Retinalarterien.

Ätiologie und Pathogenese Erbliche Störung und funktionelle Minderwertigkeit des elastischen Bindegewebes. Der molekulare Defekt ist nicht bekannt.

Ätiologie und Pathogenese. Es handelt sich um eine Erbkrankheit ausschließlich des elastischen Bindegewebes. Der molekulare Defekt ist nicht bekannt. Das minderwertige elastische Gewebe ist an der Haut sichtbar, während es am Auge und am Gefäßsystem zu funktionellen Einbußen und bei Rupturen zu lebensgefährlichen Blutungen führt.

Diagnose und Differentialdiagnose Abzugrenzen sind die aktinische Elastose und elastotische Veränderungen im Bereich von Narben.

Diagnose und Differentialdiagnose. Die Hautveränderungen sind sehr typisch und können dank der Morphologie mit Fehlen von follikulären Elementen, der Lokalisation und aufgrund des Manifestationsalters von der aktinischen Elastose unterschieden werden. Die Diagnose sollte histologisch gesichert werden. Abzugrenzen sind lokalisierte, schollige Elastikadegenerationen durch Säureeinwirkung oder im Bereich von Narben. Die Veränderungen am Auge und am kardiovaskulären System müssen gesucht werden.

Therapie Eine Behandlung ist nicht möglich. Genetische Beratung ist anzustreben.

Therapie. Eine wirksame Behandlungsmöglichkeit besteht nicht. Die Patienten bedürfen einer genetischen Beratung und haben schwere Anstrengungen wegen der Gefahr einer Massenblutung zu vermeiden. Dies gilt auch für Schwangerschaften.

Prognose Chronisch progrediente Erbkrankheit mit der Gefahr von Massenblutungen.

Prognose. Die Krankheit ist chronisch, schubweise progredient und determiniert durch die Blutungsneigung am Auge und am kardiovaskulären System.

17 Formenkreis der Atopien

17.1 Atopische Dermatitis

Synonyme: Neurodermitis atopica oder diffusa, endogenes Ekzem, atopisches Ekzem

> ▶ **Definition.** Die atopische Dermatitis ist eine bevorzugt im Kleinkindesalter manifestierende, chronisch-rezidivierende Hauterkrankung. Leitsymptome sind der starke Juckreiz und die trockene Haut. Zusammen mit der Rhinitis allergica und dem allergischen Asthma bronchiale bildet sie den Formenkreis der Atopien.

Häufigkeit. Die atopische Dermatitis ist in erster Linie eine Hautkrankheit der Kinder und gehört mit einer geschätzten Inzidenz von 3–4 % zu den häufigsten Kinderkrankheiten. In den Industrieländern wird seit einigen Jahren eine deutliche Häufigkeitszunahme beobachtet.

Genetik. Die atopische Dermatitis ist eine erbliche Dispositionskrankheit. Die aus umfangreichen Stammbaum- und Zwillingsuntersuchungen gewonnenen Daten sind am besten mit dem Modell der multifaktoriellen Vererbung mit Schwellenwert vereinbar. Dabei wird die (atopische) Disposition als Summe aller in eine gleiche Richtung weisenden Gene (additive Polygenie) angenommen. Sobald ein von Umweltfaktoren abhängiger und individuell variabler Schwellenwert überschritten wird, schlägt die Disposition in Krankheit um. Ca. $^2/_3$ der Erkrankten entstammen einer mit Atopien belasteten Familie.

Klinik. Die atopische Dermatitis ist durch eine außergewöhnliche Polymorphie gekennzeichnet. Ihr Verlauf ist unberechenbar. Sie kann sich in einem Milchschorf ein für allemal erschöpfen oder ebenso in früher Kindheit nach kurzer Ausbreitung auf Stamm und Extremitäten, sie kann als Beugenekzem persistieren oder in Form disseminierter Prurigoknoten, sie kann sich auf die Hände zurückziehen oder sich nur als trockene Haut äußern, sie kann aber auch zu kaum beherrschbaren erythrodermatischen Schüben exazerbieren. Die atopische Dermatitis manifestiert oft früh, allerdings selten innerhalb der ersten vier Lebenswochen, und erscheint dann als **Milchschorf (☎ 244).** Dieser verdankt seinen Namen nicht einer (selten) assoziierten Milchallergie, sondern bildhafter Beschreibung (Wichmann, 1794: ». . . Schorf von der Farbe einer über Feuer eingetrockneten Milch«). Ca. 70 % aller Patienten erkranken bereits im Laufe des ersten Lebensjahres. In dieser Frühphase dominieren ekzematöse, exsudative Veränderungen (Leiteffloreszenz: Papulovesikel, ▥ 68), ohne nennenswerte Infiltration **(E-Typ).** Jenseits des zweiten Lebensjahres entwickeln sich stabilere Ekzemflächen, es herrscht nun der Lichenifikationstyp **(L-Typ)** vor. Die Haut ist trocken und zeigt stellenweise ein vergrößertes Faltenrelief. Gelenknahe Lokalisationen, Beugen (☎ 245 u. 246), Nacken, Hals und Innenseite der Oberschenkel sind bevorzugt betroffen. Für viele der Ekzemkinder beginnt nun eine qualvolle Zeit mit Juckattacken, Kratzexzessen und schlaflosen Nächten. Dabei treten die Krankheitsschübe scheinbar wahllos auf oder in deutlicher Abhängigkeit von **Provokationsfaktoren (▤ 47).**
Dazu gehören:
- Klima,
- Jahreszeit (Herbst-Winter-Gipfel),
- Infekte,
- Allergenexposition,
- Nahrungsmittel und
- emotionale Faktoren.

Sehr häufig verschlechtert sich das Bild in den Wintermonaten. **Komplikationen** werden vor allem als Superinfektionen (Staphylokokken, Viren) beobachtet, die wegen der gestörten zellulären Immunität auf ein günstiges

---

Häufigkeit 3–4 % aller Kinder leiden an Manifestationen einer atopischen Dermatitis, in Großstädten wahrscheinlich noch mehr.

Genetik Die atopische Dermatitis ist wie die Psoriasis vulgaris eine erbliche Dispositionskrankheit. Ca. $^2/_3$ der Erkrankten haben Familienangehörige mit Atopien (Asthma, Rhinitis, atopische Dermatitis).

Klinik Das klinische Bild ist außergewöhnlich variabel, der Verlauf unberechenbar. Trockene Haut und Juckreiz wechselnder Intensität bestimmen das Bild.

Die Erstmanifestation tritt als Milchschorf auf (☎ 244). Später entwickeln sich umschriebene, lichenifizierte Herde, vor allem in Gelenknähe (Beugenekzem; ☎ 245 u. 246).

Im Herbst zeigt sich häufig eine Verschlechterung (▤ 47)

Es besteht eine Neigung zu bakterieller und viraler Superinfektion: Eczema herpeticatum, ☎ 247; Eczema molluscatum.

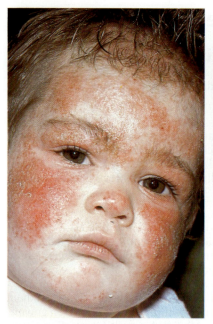

☉ 244: **Milchschorf (Crusta lactea).** Schuppenkrusten auf erythematösem Grund mit Betonung der seitlichen Gesichtspartien.

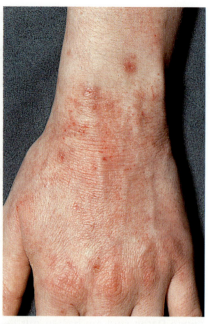

☉ 245: **Vergröberung des Hautfaltenreliefs (Lichenifikation) und Exkoriationen** über dem linken Handgelenk und Handrücken.

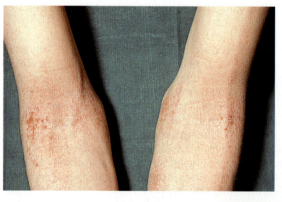

☉ 246: **Befall der Ellenbeugen, bevorzugte Lokalisation der atopischen Dermatitis** (Beugenekzem).

Terrain treffen. Gefürchtet ist der disseminierte Befall mit Herpessimplex-Viren (Eczema herpeticatum, ☉ 247, ☉ 78 *Kap. 7.2.16.3*). Nicht selten kommt es zu einer beetartigen Ausstreuung von Mollusca contagiosa (Eczema molluscatum), insbesondere auf kortikosteroidvorbehandelter Haut.

Die Ekzemschübe werden in der Regel mit den Jahren milder, und ca. $\frac{3}{4}$ der Betroffenen haben mit Abschluß der Pubertät keine oder nur noch geringe Hauterscheinungen. In der Adoleszenz und im frühen Erwachsenenalter sind prurigi-

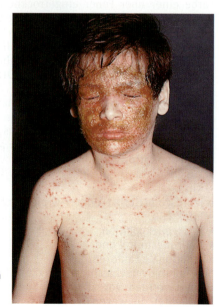

☉ 247: **Eczema herpeticatum.** Disseminierter Herpes-simplex-Befall **auf dem Boden einer atopischen Dermatitis.** Bakterielle Superinfektion des Gesichts.

Handekzeme können alleiniger Ausdruck einer atopischen Dermatitis sein.

nöse Knötchen häufig **(P-Typ)**. Die klinischen Erscheinungen werden diskreter und die Diagnose wird schwieriger. So kann im Erwachsenenalter ein Handekzem alleiniger Ausdruck einer atopischen Dermatitis sein (ca. 20% aller Handekzeme sind atopisch).

Bei der ausgeprägten klinisch-morphologischen Vielfalt der atopischen Dermatitis sind **Minimalvarianten** und larvierte Formen besonders häufig (◨ 248–250). Die Mehrzahl von diesen sind in ▦ 69 aufgeführt. Die Zusammenstellung diagnostischer Kriterien 1. und 2. Ordnung entstand aus der Erkenntnis, daß die atopische Dermatitis keinen klinischen, histologischen oder laborchemischen »Marker« hat und nur aufgrund eines »Merkmalsbündels« erkannt werden kann. Von den weniger bekannten Manifestationsformen sind vor allem zu erwähnen: depigmentierte, rauhe und leicht schuppende Flecken (Pityriasis alba), herdförmige follikuläre Papeln (»Hühnerhautflecken«), periorale Ekzeme (»Leckekzem«) und die oft als Fußmykose verkannten schuppigen Dermatitiden der Fußsohlen (»atopische Winterfüße«) sowie die schuppenden Finger- und Zehenkuppen (Pulpitis sicca). In 10 bis 20% ist eine autosomal-dominante Ichthyosis vulgaris assoziiert.

Minimalvarianten sind häufig (◨ 248–250 u. ▦ 69) und verraten die atopische Disposition.

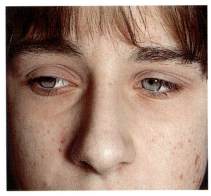

◨ 248: Fältelung und trockene Schuppung der Orbitalregion.

68: Atopische Dermatitis: Phasen und vorherrschende Effloreszenz

1. Phase	2. Trimenon bis Ende des 2. Lebensjahres: Papulovesikel, ekzemähnlich (E-Typ)
2. Phase	4.–12. Lebensjahr: Lichenifikation, lichenoide Papel (L-Typ)
3. Phase	Ab 13. Lebensjahr: Papel auf urtikariellem Grund, Übergang in Pruriginoknoten (P-Typ)

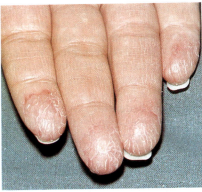

◨ 249: **Fingerkuppenekzem (Pulpitis sicca)** als Ausdruck einer atopische Dermatitis.

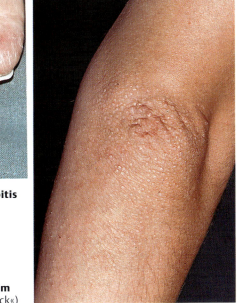

◨ 250: **Folliculäre Papeln über dem linken Ellenbogen** (»Hühnerhautfleck«)

69: Klinik der atopischen Dermatitis. Diagnostische Kriterien. Je 3 Haupt- und Nebenkriterien müssen erfüllt sein (modifiziert nach *Rajka* und *Hanifin*)	
Hauptkriterien	**Nebenkriterien**
▷ Pruritus ▷ typische Morphe und Lokalisation (Lichenifikation oder vergröberte Hautfalten der Beugen; bei Kindern: Gesichts- und Streckseiten-beteiligung) ▷ chronische oder chronisch rezi-divierende Dermatitis ▷ atopische Eigen- oder Familien-anamnese (Asthma, Rhinitis allergica, atopische Dermatitis)	▷ Xerodermie ▷ Ichthyosis vulgaris (hyperlineäre Palmae, follikuläre Keratosen) ▷ positive Hauttests (Soforttyp) ▷ erhöhtes Serum-IgE ▷ früher Erkrankungsbeginn ▷ Neigung zu Hautinfektionen (besonders S. aureus und Herpes simplex) ▷ Neigung zu unspezifischer Hand- oder Fußdermatitis ▷ Mamillenekzem ▷ Cheilitis, Perioralekzem ▷ Rhagaden (Unterlippe, Mundwinkel, retroaurikulär) ▷ rezidivierende Konjunktivitis ▷ gedoppelte Lidfalte, Lidekzem ▷ Augenveränderungen (Keratokonus, Katarakt) ▷ halonierte Augen ▷ Gesichtsblässe/Gesichtsekzem ▷ Pityriasis alba ▷ Halsfalten ▷ Juckreiz durch Schwitzen ▷ Wollunverträglichkeit ▷ Nahrungsmittelunverträglichkeit ▷ weißer Dermographismus ▷ Verlauf abhängig von exogenen und emotionalen Faktoren

Prognose Eine gesteigerte Hautempfindlichkeit bleibt lebenslang bestehen. Hautteste auf Nahrungsmittel- und Inhalationsallergene sind häufig positiv, aber nur selten (ca. 15%) klinisch relevant.

Das Serum-IgE ist in 80% erhöht.

Ätiologie und Pathogenese Immunologische, neurovegetative und hautkonstitutionelle Abweichungen auf dem Boden einer erblichen Disposition (S 47) wirken in schwer überschaubarer Weise zusammen.

Die **Prognose** kann nicht exakt angegeben werden. Es ist wahrscheinlich, daß etwa ein Viertel der erkrankten Kinder auch noch als Erwachsene unter Ekzemschüben leiden. Die Bereitschaft, auf Hautbelastungen ekzematös zu reagieren, bleibt lebenslang erhalten. Etwa drei Viertel aller Patienten mit atopischer Dermatitis zeigen positive Hautteste auf die verschiedensten Allergene. Im Säuglingsalter überwiegen die Reaktionen auf Nahrungsmittel, insbesondere Eiklar und Milch; im Laufe der Jahre verschiebt sich das Spektrum zugunsten von Inhalationsallergenen wie Gräserpollen, Tierhaare und Hausstaubmilbe. Ob diese eine ätiologische Bedeutung für das Ekzemgeschehen haben, ist umstritten.

Laboruntersuchungen haben keine überragende Bedeutung. Das Serum-IgE wird in ca. 80% der Fälle erhöht gemessen, mitunter in exzessiven Konzentrationen, und kann zur Untermauerung der Diagnose mit herangezogen werden. Aussagefähiger ist jedoch eine IgE-Bestimmung aus dem Nabelschnurblut bei der Geburt, die eine Einschätzung des Atopierisikos erlaubt. Der RAST-Test ist häufig positiv (Pollen, Tierhaare, Hausstaub).

Ätiologie und Pathogenese. Die atopische Dermatitis ist eine multifaktoriell verursachte Krankheit (S 47). Voraussetzung für ihre Manifestation ist eine erbliche Disposition. Es ist bis heute nicht gelungen, die immunologischen, neurovegetativen und hautphysiologischen Abweichungen auf einen gemeinsamen Basisdefekt zurückzuführen.

Störungen der humoralen Immunität betreffen vor allem die Aktivität und Regulation der IgE-Synthese. Im Gegensatz zu Asthma und Rhinitis ist bei der atopischen Dermatitis eine pathogene Rolle des IgE allerdings bisher nicht gesichert. **Störungen der zellulären Immunität** äußern sich vor allem in einer erhöhten Neigung zu bakteriellen und viralen Infektionen und einer verminderten Kontaktsensibilisierbarkeit. Für eine gestörte T-Zellfunktion gibt es zahlreiche experimentelle Hinweise, die zum heute allgemein akzeptierten Konzept vom Defekt der T-Zellen mit Suppressorfunktion für die IgE-

17.1 Atopische Dermatitis

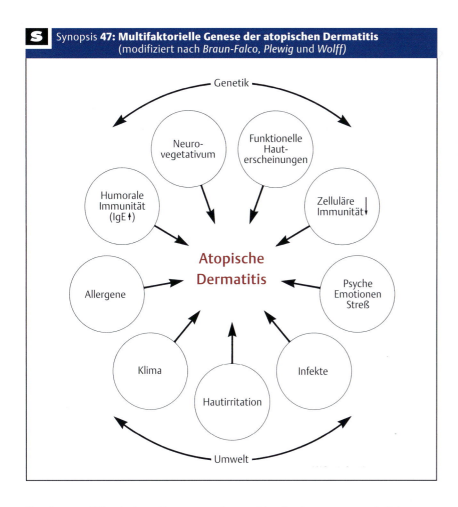

Synopsis 47: Multifaktorielle Genese der atopischen Dermatitis
(modifiziert nach *Braun-Falco*, *Plewig* und *Wolff*)

Synthese geführt haben. Zusammenfassend ist der Immunstatus bei der atopischen Dermatitis charakterisierbar als Hyperimmunglobulie E mit verminderter zellulärer Immunität (»IgE-Athlet und T-Zell-Schwächling«). Es ist bisher ungeklärt, warum sich das klinische Bild gegensätzlich verhält. Trotz reduzierter zellulärer Immunität liegt eine Ekzemreaktion vor (Typ IV), während die umschriebene Aktivitätssteigerung im humoralen System ohne klinisches Korrelat bleibt. Eine wesentliche Rolle scheinen T-Helferzellen vom Typ 2 (Th 2-Zellen) zu spielen, die in atopischen Hautläsionen bevorzugt aktiviert werden. Sie produzieren Interleukin 4 und 5 (IL-4 und IL-5), die für die Hyperimmunglobulinämie E bzw. für die Hypereosinophilie verantwortlich gemacht werden.

Neben den immunologischen Abweichungen bestehen Störungen im vegetativen Nervensystem (erhöhter Vasokonstriktorentonus, abnorme Schweißregulation u.a.). Zur Erklärung wird die Hypothese von Szentivanyi herangezogen. Diese geht von einer endogenen Blockade der Betarezeptoren aus, welche eine Verstärkung alpha-adrenerger und cholinerger Reaktionen bewirkt. Pathogenetisch bedeutsam sind außerdem **Störungen funktioneller Hauteigenschaften**. Unter diesen steht die **trockene Haut** (Xerodermie) an erster Stelle, die durch einen gesteigerten **transepidermalen Wasserverlust** und eine **verminderte Talgproduktion** (Sebostase) zustande kommt. Eine dünnere Hornschicht zusammen mit einer gesteigerten Irritabilität der Haut führt zu einer **Verminderung der Alkaliresistenz**, d.h. einer Schädigung ihrer Pufferkapazität. Aus diesen Eigenschaften der atopischen Haut wird ihre besondere Empfindlichkeit gegenüber allen Reinigungsmaßnahmen gut verständlich.

Differentialdiagnose. Im Säuglingsalter kann die Abgrenzung gegenüber einer seborrhoischen Dermatitis schwierig sein. Fettglänzende Schuppen, die Bevorzugung der Mittellinie und der großen Körperfalten (Axillen, Lei-

---

Zusammenfassend ist der Immunstatus bei der atopischen Dermatitis charakterisierbar als Hyperimmunglobulie E mit verminderter zellulärer Immunität (»IgE-Athlet und T-Zell-Schwächling«).

Außerdem besteht ein Ungleichgewicht in den vegetativen Kontrollmechanismen (endogene Blockade der Betarezeptoren).

Pathogenetisch bedeutsam sind außerdem **Störungen funktioneller Hauteigenschaften.** Trockene Haut durch Sebostase und gesteigerten transepidermalen Wasserverlust, Verminderung der Alkaliresistenz.

Differentialdiagnose Die seborrhoische Säuglingsdermatitis hat fette Schuppen, bevorzugt die Mittellinie und die großen Körperfalten und juckt selten oder gar nicht.

Therapie Wichtig ist die Basistherapie als täglich rückfettende Hautpflege. Im Schub können kurzfristig lokale Kortikosteroide gegeben werden, die in ihrer Wirksamkeit unübertroffen und bei kritischem Einsatz risikolos sind.

Allgemeinunterstützende Maßnahmen betreffend Diät, Klima, Bade- und Waschverhalten, Kleidung, Wohn- und Psychohygiene, Berufsberatung sind wesentliche Voraussetzungen für einen Therapieerfolg.

sten), der fehlende Juckreiz und die meist problemlose Therapie bzw. die Spontanheilung nach einigen Wochen sind Argumente für eine seborrhoische Dermatitis.

Therapie. Die Behandlung der atopischen Dermatitis ist eine langwierige und verantwortungsvolle Aufgabe. Der Patient muß über die erbliche Grundlage des Leidens aufgeklärt sein und über die Tatsache, daß eine lebenslängliche Hautempfindlichkeit bestehen bleibt. Eine konsequente, tägliche Hautpflege mit wirkstofffreien Grundlagen sowie eine wenig entfettende Hautreinigung (Ölbäder) muß auch bei erscheinungsfreier Haut erfolgen und stellt die beste Rezidivprophylaxe dar. Ekzemschübe sollten möglichst früh mit lokalen Kortikosteroiden abgefangen werden. Dazu eignen sich besonders die nebenwirkungsarmen Hydrokortison-Derivate. Nach einer ersten Besserung empfiehlt es sich, rasch auf steroidfreie Externa (z.B. teerhaltige Präparate) überzugehen. Gelegentlich ist die interne Gabe von Antihistaminika hilfreich. Neuere Behandlungsversuche mit systemischen oder topischen Immunsuppressiva (Ciclosporin, Tacrolimus) zeigen ermutigende Ergebnisse, haben aber noch experimentellen Charakter.

Unterstützende Maßnahmen, die von der richtigen Kleidung, einem staubarmen und haustierfreien Haushalt bis zum richtigen Urlaubsort reichen, tragen wesentlich zum Therapieerfolg bei. Eine Diät kann sinnvoll sein, bei 5–10% der Patienten sind schubauslösende Nahrungsmittel nachzuweisen. Generell ist von Zitrusfrüchten, Obstsäften, Alkoholika und stark gewürzten Speisen abzuraten. Der therapeutische Effekt von γ-Linolensäure (Nachtkerzensamenöl) ist noch nicht gesichert. Heilklimatische Aufenthalte im Hochgebirge oder an der See können vorübergehend zur vollständigen Abheilung führen. Nicht selten wird eine Besserung des Hautbefundes durch eine UV-Therapie erzielt, vor allem in Form des langwelligen UV-A. Kleidung und Wäsche sollten aus weicher Baumwolle sein. Eine angemessene psychologische Betreuung ist fast in allen Fällen nützlich, eine Psychotherapie kann jedoch die sachgemäße dermatologische Behandlung keinesfalls ersetzen und ist nur in Ausnahmefällen als zusätzliche Behandlungsmaßnahme erfolgversprechend. Wesentlich ist außerdem eine rechtzeitige Berufsberatung (keine »schmutzigen« Berufe, die häufiges Waschen verlangen, keine Berufe mit erhöhter Allergenexposition wie Bäcker, Friseur, Tierpfleger u.a.).

17.2 Respirations-Atopien

17.2.1 Pollenallergie

Definition ▶

Ätiologie Erbliche Disposition (Atopie) und Exposition mit potenten Allergenen sowie häufige virale Infektionen der Luftwege führen zur Pollinose.

17.2 Respirations-Atopien

17.2.1 Pollenallergie

Synonyme: Heuschnupfen, Heufieber, Pollinose, Heuasthma, Rhinitis et Conjunctivitis allergica sive pollinotica sive saisonalis

▶ *Definition.* Durch Pollen ausgelöste und somit saisongebundene allergische Soforttyp-Reaktion insbesondere an den Schleimhäuten von Auge, Nase und Bronchien.

Ätiologie. Aussagekräftige epidemiologische Studien zeigen eine Zunahme von allergischen Erkrankungen in den letzten 10 bis 15 Jahren. Dies gilt besonders für die allergische Rhinokonjunktivitis, an der 10 bis 20% unserer Bevölkerung leiden. Die Pollinose betrifft Menschen mit erblicher atopischer Disposition, also mit der genetisch festgelegten Steigerung der Allergiebereitschaft. Dabei spielen für die Manifestation der Pollenallergie neben der Exposition mit potenten Allergenen auch häufige virale Infektionen der Luftwege eine wichtige Rolle. Neben Histamin sind Kinine, eosinophil-chemotaktische Faktoren und Eicosanoide für die nasale Symptomatik verantwortlich. Luftschadstoffe wirken bei der IgE-vermittelten inhalativen Sensibilisierung als Kofaktoren (Adjuvanseffekt).

Epidemiologie. Betroffen sind alle Lebensalter, jedoch liegt der Gipfel für Ersterkrankungen zwischen dem 10. und 20. Lebensjahr. Damit ist in den letzten Jahrzehnten eine Verschiebung des Erkrankungsalters nach unten eingetreten. Etwa 5 bis 10 % der Bevölkerung in industrialisierten Ländern leiden an einer Pollinosis. Frauen und Männer erkranken gleich häufig. Die allergische Rhinitis ist in Städten sehr viel häufiger als auf dem Land.

Auslösende Allergene sind in erster Linie Pollen anemophiler Pflanzen, d.h. Windbestäuber, die nur durch den Wind verbreitet werden und kleiner als 30 µm sind. Anemophile Pflanzen produzieren sehr viele Pollenkörner; Roggen zum Beispiel mit einer einzigen Ähre 4,2 Millionen. Da Pollen ein stark sensibilisierendes Allergen enthalten müssen, um Heuschnupfen zu verursachen, kommen in Mitteleuropa als bevorzugte »Pollinoseverursacher« Pollen von Gräsern, Roggen, Birke, Erle und Hasel in Frage. Allergenepitope von Majorallergenen der wichtigsten Pollenarten z.B. von Birke und Gräsern sind heute bereits genau charakterisiert und sequenziert. Pollen von Insekten- und Selbstbestäubern können nur dann als Allergen eine Rolle spielen, wenn unmittelbarer Kontakt mit den Pflanzen besteht.

Meteorologische Faktoren beeinflussen direkt und indirekt das Beschwerdebild. Der Grad der Besonnung und das Ausmaß der Niederschläge (relative Luftfeuchtigkeit) bestimmen Pollenfreisetzung und Pollentransport (**S** 48 u. 49). Die Windverwehung der Pollen kann mehrere 100 km betragen, die Flughöhe bis 4000 m erreichen. Pollenflugvorhersage und Blühkalender, vor allem aber die eigene Beobachtung der Flora helfen bei der Bestimmung fraglicher Pollenallergene und der angepaßten Therapie. Zur Auslösung der klinischen Symptome genügen bei einem Sensibilisierten 5 bis 50 Pollenkörner! Die tägliche Inhalation beträgt 5000 bis 8000 Pollen.

Klinik. Die Beschwerden setzen akut ein mit dem jeweils relevanten Pollenflug und enden mit diesem ebenso wieder. Es kommt zu **Niesattacken, Fließschnupfen,** eventuell im Wechsel mit verstopfter Nase, akuter **Bindehautentzündung** mit Juckreiz, Rötung, Schwellung und Augentränen, auch Juckreiz im Rachen und in den Gehörgängen.

Husten ist oft das erste Symptom für eine Mitreaktion der Bronchien, die schließlich in ein Pollenasthma münden kann; der sogenannte »Etagenwechsel« ist eingetreten. Etwa jeder dritte Pollinotiker erkrankt nach 5 bis 15 Jahren an einem Bronchialasthma! Bei Kindern und Kleinkindern kann es zu einer Tracheitis allergica, gekennzeichnet durch schwere paroxysmale Hustenattacken (Pseudokrupp) kommen.

Epidemiologie Die Ersterkrankungen zeigen einen Gipfel zwischen dem 10. bis 20. Lebensjahr. Männer und Frauen erkranken gleich häufig.

Die Pollinose wird fast ausschließlich von Pollen anemophiler Pflanzen ausgelöst, überwiegend von Gräsern, Roggen, Birke, Erle und Hasel.

Wind, Regen, Temperatur, Luftfeuchtigkeit und Tageszeit bestimmen den Pollengehalt der Luft (**S** 48 u. 49). Die Windverwehung kann mehrere 100 km betragen.

Klinik Die Heuschnupfensymptomatik setzt akut ein mit **Niesattacken, Fließschnupfen** und **juckenden Augen** zu Beginn des relevanten Pollenfluges und endet mit diesem wieder.

Bei 30 % der Pollinotiker kommt es nach einigen Jahren zum »Etagenwechsel« mit Beteiligung der Bronchien.

S **Synopsis 48 (li): Gemittelte tageszeitliche Veränderung des Graspollengehaltes der Luft** in einem Wiesengebiet bei Mannheim von 14 warmen, regenfreien Tagen (22.5.–9.6.) aus den Jahren 1967, 1969, 1973 und 1974 mit mehr oder weniger konstanten Windverhältnissen (Aus Fuckenrieder, K.: Ber. Umweltbundesamt 9 [1976] 1–85)

Synopsis 49: **Zu Syn. 48 gehörender Tagesgang der Temperatur** (————) **und der Luftfeuchtigkeit** (– – – –). Quelle siehe Synopsis 48

Bei kleinen Mädchen tritt gelegentlich eine Vulvovaginitis pollinotica mit quälendem Juckreiz auf. Auch Meteorismus und Durchfälle kommen vor und sind wohl Ausdruck einer Allergenwirkung an der Intestinalschleimhaut nach Verschlucken von Pollen (auch Honiggenuß!). Die kürzliche Entdeckung eines hochaffinen IgE-Rezeptors auf Langerhanszellen der Haut, an dem Inhalationsallergene direkt binden konnten, erklärt die nicht selten beobachtete saisonale Verschlechterung einer atopischen Dermatitis bei Pollenallergikern. Weiterhin wurden beschrieben: Polyarthritische Beschwerden (Polyarthritis serosa) und die Kontakturtikaria.

Nahrungsmittelallergien

Nahrungsmittelallergien werden am häufigsten ausgelöst durch Kuhmilch, Hühnerei, Fisch, Fleisch, Gemüse, Gewürze und Früchte. Für den Pollenallergiker sind Kreuzreaktionen zwischen Pollen und sogenannten **pollenassoziierten Nahrungsmittel** bedeutsam: so vertragen Patienten mit einer Birken-, Erlen- oder Haselpollenallergie häufig kein Stein- oder Kernobst und keine Nüsse, während Beifußpollenallergiker nicht selten auf Gewürze wie Anis und Curry, aber auch auf Sellerie verzichten müssen.

Diagnostik. Am Anfang der Diagnostik steht die sorgfältig erhobene **Anamnese** einschließlich der Familienanamnese und die Exploration nach anderen Symptomen der Atopie. Während die Dauer der Pollinose Aufschluß über das Stadium der Erkrankung geben kann, bezweckt die Frage nach der jahreszeitlichen Ausdehnung eine Aussage über das Allergenspektrum.
Als zweite Maßnahme hat die allergologische Testung sowohl für die Diagnosestellung und -bestätigung als auch für die Therapie große Bedeutung. Dies geschieht in der Regel im **Prick-Test**, der für den Patienten schonend und gefahrlos ist. Die Bewertung der Reaktion, die nach Quaddelgröße, Erythem und Pseudopodien beurteilt wird, erfolgt nach 10 bis 20 Minuten.
Zur Beurteilung der Wertigkeit von Hauttestreaktionen muß wiederum die Anamnese hinzugezogen werden, um aktuelle Allergene von nicht oder nicht mehr relevanten zu trennen.
Besteht Unklarheit über die Relevanz eines Inhalationsallergens, kann eine **Provokation** (nasal, konjunktival oder auch bronchial) hilfreich sein (S 50). Insbesondere die bronchiale Provokation ist jedoch nicht ohne Risiko (Status asthmaticus!).
Der Radio-Allergo-Sorbent-Test (RAST) gibt Auskunft über die qualitativen IgE-Verhältnisse, ist jedoch nur im Zusammenhang mit der Anamnese, dem Krankheitsbild und dem Hauttestergebnis aussagekräftig. Als Screening-Programm ist der RAST nicht geeignet und wegen des großen technischen und finanziellen Aufwandes zurückzustellen.

Diagnostik Grundstein und Basis der Allergiediagnostik ist die ausführliche **Anamnese.**

Entscheidende Testmethode zum Nachweis der Sensibilisierung und Bestätigung der Diagnose ist der Hauttest, insbesondere der **Prick-Test.**

Provokationstests und RAST können in unklaren Fällen Anamnese und Hauttest hilfreich ergänzen (S 50).

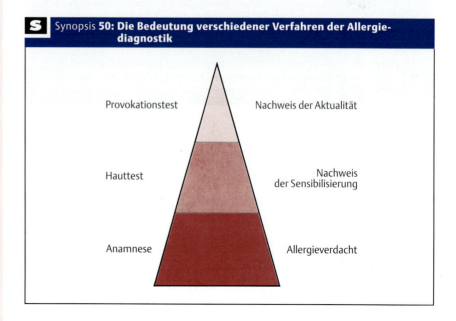

Synopsis 50: Die Bedeutung verschiedener Verfahren der Allergiediagnostik

17.2 Respirations-Atopien

Therapie. Zur symptomatischen Behandlung der Pollinose, bei denen eine Allergenkarenz naturgemäß kaum möglich ist, stehen moderne, nicht sedierende H1-Rezeptorantagonisten und DNCG-Präparate zur Verfügung. Neu auf dem Markt sind lokal anzuwendende Antihistaminika als Nasen- oder Augentropfen. bei schwererer Symptomatik kann der antientzündliche Effekt von Kortikosteroiden inhalativ genutzt werden, nur in Ausnahmefällen ist ihr systemischer Einsatz gerechtfertigt. Zur Behandlung des allergischen Asthma bronchiale setzt man heute Stufenpläne für eine angepaßte Dauertherapie ein. Ziel ist eine normale Lungenfunktion möglichst unter allen Lebensbedingungen und eine kontinuierliche Entzündungshemmung. Bei leichtem Asthma werden DNCG-Präparate allein oder zusammen mit inhalativen Kortikoiden gegeben. Beta-2-Mimetika können bedarfsweise eingesetzt werden. Bei schwereren Asthma-Formen sind orale Theophyllinpräparate oder langwirkende beta-2-Mimetika indiziert, ggf. in Kombination mit oralen Kortikosteroiden. Lungenfachärztliche Behandlung und Asthmaschulungen sind hier besonders wichtig.

Die kausale Behandlung der Pollinose erfolgt durch die **spezifische Hyposensibilisierung** mit einer dem aktuellen Allergenspektrum angepaßten Pollenmischung während drei präsaisonaler Kuren. Der Erfolg der Behandlung wird bestimmt durch die Präzision der Diagnose, die angepaßte Therapie und die Kooperation zwischen Arzt und Patient (▥ 70). Nachdem Kontraindikationen der Hyposensibilisierung (▥ 71) ausgeschlossen wurden, gilt es, Fehler bei der Testung, der Rezeptur der Hyposensibilisierungsextrakte sowie technische Fehler bei der Hyposensibilisierung selbst (▥ 72 u. 73) zu vermeiden.

Therapie Die symptomatische Behandlung erfolgt mit Antihistaminika, in Ausnahmefällen auch mit Glukokortikoiden.

Zur kausalen Therapie steht die **spezifische Hyposensibilisierung** zur Verfügung (▥ 70–72). Einen Überblick über die therapeutischen Möglichkeiten gibt ▥ 73.

70: Indikationen für eine Hyposensibilisierung

▷ Unmöglichkeit einer Allergenkarenz
▷ Vorliegen einer IgE-vermittelten Allergie vom anaphylaktischen Typ (Konjunktivitis, Rhinitis, Bronchialasthma)
▷ Nachweis eines Allergenspektrums mit weitgehend gesicherter Aktualität der für die Hyposensibilisierung vorgesehenen Allergene
▷ Abstimmung der Schwere des Krankheitsbildes zum Aufwand und Risiko einer Hyposensibilisierung
▷ Beachtung des optimalen Alters: Injektionsbehandlung im allgemeinen bis zum 50. Lebensjahr

71: Kontraindikationen der Hyposensibilisierung

▷ Schwangerschaft, sofern sie schon bei Beginn der geplanten Hyposensibilisierung besteht. Tritt nach einer bereits seit 4 Monaten durchgeführten Hyposensibilisierung eine Schwangerschaft ein, kann die Therapie fortgesetzt werden.
▷ aktive Tuberkulose, insbesondere tuberkulo-allergische Augenerkrankungen.
▷ stärkere entzündliche Prozesse am Reaktionsorgan.
▷ schwere allgemeine chronische Entzündungen, z.B. Osteomyelitis oder andere chronische eitrige Prozesse.
▷ chronische Erkrankungen der inneren Organe mit ursächlicher und begleitender Beteiligung des Autoimmunsystems, z.B. entzündliche Leber- und Nierenerkrankungen, Thyreotoxikose, akuter Rheumatismus.
▷ zerebrale Krampfleiden
▷ Fortgeschrittenes Krankheitsstadium, z.B. ausgeprägtes Emphysem.
▷ Dauertherapie mit -Blockern.
▷ Relative Kontraindikation: Immunopathien (z.B. systemischer LE).

72: Technische Fehler bei der Hyposensibilisierung

▷ falsche Injektionstechnik (i.m., i.v.)
▷ falscher Injektionsort
▷ Allergenüberdosierung
▷ Verwechslung der Konzentration
▷ falsche Präparatelagerung (zu warm, eingefroren)
▷ zu kurzer Injektionsabstand (wäßrige Lösungen!)
▷ Dosissteigerung trotz Nebenwirkungen
▷ Dosissteigerung bei interkurrenten Infekten oder anderen Erkrankungen
▷ Interferenz mit anderen Impfungen

73: Therapeutische Möglichkeiten		
A	kausal	Allergenausschaltung bzw. -meidung
B	bedingt kausal	spezifische Hyposensibilisierung
C	symptomatisch	lokale und systemische »Antiallergika«

17.2.2 Andere Inhalationsallergien

Soforttyp-Reaktionen an Atemwegen, Konjunktiven, dem Gastrointestinaltrakt sowie der Haut können auch verursacht werden durch ganzjährig vorkommende Inhalationsallergene tierischen und pflanzlichen Ursprungs.

Wie bei der Pollinose ist die ausführliche persönliche und berufliche Anamnese die Basis für eine erfolgreiche Diagnostik. Bei begründetem Verdacht auf eine beruflich bedingte Erkrankung muß ein Hautarztbericht und Meldung an die BG erfolgen.

Therapie Die Allergenkarenz ist der erste und wichtigste therapeutische Schritt. Falls dies nicht ausreichend möglich ist, kommt eine symptomatische Behandlung wie bei der Pollinose in Frage.

Eine Hyposensibilisierung mit beruflichen Allergenen und Tierhaaren ist nicht sinnvoll.

17.2.3 Spezifische Hyposensibilisierung

Die spezifische Hyposensibilisierung stimuliert durch langsam gesteigerte Zufuhr kleinster Allergenmengen die Bildung sogenannter blockierender IgG-Antikörper, was zu einer Senkung des spezifischen IgE-Spiegels führt (▶ ▦ 70–72).

17.2.2 Andere Inhalationsallergien

Neben den Pollen spielen zahlreiche andere nichtsaisonale (kosaisonale) Inhalationsallergene eine Rolle beim Auftreten von Soforttyp-Reaktionen an den Atemwegen, den Augenbindehäuten, dem Gastrointestinaltrakt und der Haut.

Die tierischen Allergene stammen von Säugetieren (Haare, Epithelien und Speichel von Hund, Pferd, Katze u.a.), von Vögeln (Gefiederstaub der Großpapageien!), Insekten (Hausstaubmilben, Seidenraupe, rote Mückenlarve als Fischfutter u.a.) und Weichtieren (Perlmutterstaub).

Hausstaub stellt ein Konglomerat zahlreicher verschiedenartiger Allergene wie Pollen, Pilzsporen, Tierepithelien, Milbenkot, Textilfasern und Nahrungsmittelresten dar.

Die relevanten Allergene des Hausstaubes sind zu 95 % in den Kotballen der Hausstaubmilben Dermatophagoides pteronyssinus und Dermatophagoides farinae enthalten.

Pflanzliche Allergene sind nicht nur Pollen, sondern auch Pilzsporen, Mehl und Kleie, Holzstäube, Rhizinusbohnen etc., sowie Proteasen, welche als bakterielle Enzyme in der Waschmittelindustrie eingesetzt werden. Häufige chemische Allergene sind: Epoxidharze, Formalin, Phthalsäureanhydrid, Arzneimittelstäube und Insektizide. Die Exposition erfolgt oft beruflich, aber auch im Haushalt und in der Freizeit. Expositionsprophylaktische Maßnahmen wie die individuelle Beratung bei Berufswahl, Wohnungseinrichtung, Freizeitgestaltung, Haustierhaltung u.a. können deshalb für Atopiker eine wesentliche Hilfe darstellen. Die Diagnostik läuft analog zu derjenigen bei der Pollinose, wobei die persönliche und die berufliche Anamnese neben den Hauttests von besonderer Bedeutung ist. Im Falle des begründeten Verdachtes auf eine beruflich bedingte Erkrankung ist ein Hautarztbericht und Meldung an die zuständige Berufsgenossenschaft zu erstatten.

Die **Therapie** hat eine weitgehende Allergenkarenz zum Ziel. Das bedeutet je nach Allergen Berufswechsel, Trennung von einem Haustier und bei der Hausstaubmilbenallergie die weitgehende Sanierung der häuslichen Verhältnisse. Ist eine Allergenkarenz nicht oder nicht vollständig möglich, kommt neben der symptomatischen Behandlung mit Antihistaminika und Glukokortikosteroiden eine spezifische Hyposensibilisierung in Frage. Die Behandlung erfolgt dann ganzjährig (kosaisonal), bei saisonalen Pilzsporen auch präsaisonal wie bei der Pollinose. Eine Hyposensibilisierung mit beruflichen Inhalationsallergenen oder Tierepithelien wird man nur in Ausnahmefällen durchführen, da die Allergenkarenz wirkungsvoller und fast immer realisierbar ist. Die wesentliche Voraussetzung für den Erfolg einer Hyposensibilisierung ist die weitgehende Allergenkarenz während der Hyposensibilisierung, wie dies bei den Pollinosen nahezu perfekt gegeben ist.

17.2.3 Spezifische Hyposensibilisierung

Bei der Hyposensibilisierung handelt es sich um eine spezifische Immuntherapie (SIT), bei der es durch langsam gesteigerte, kontrollierte Zufuhr kleinster Allergenmengen im Laufe der Behandlung zu einer Verringerung der allergischen Reaktion kommt. Die Wirkungsweise der SIT ist noch unklar. Wurden früher »blockierende« spezifische IgG-Antikörper für den Erfolg einer Hyposensibilisierung verantwortlich gemacht, diskutiert man in jüngerer Zeit über eine Modulation der T-Lymphozytenantwort: Die SIT soll zum vermehrten Auftreten von spezfischen T-Zellen mit einem TH1-Cytokinsekreti-

onsmuster (vorwiegend IFN-gamma und IL2) führen zu ungunsten der sogenannten TH2-Zellen, die vorwiegend IL3, IL5 und IL4 sezernieren. Diese Phänomene treten parallel zur Reduktion der allergischen Symptome auf.
Eine Übersicht über die Entwicklung der Allergenextrakte gibt ▦ 74.
Durch Entwicklung neuer standardisierter Allergenextrakte konnte der Therapieerfolg vergrößert und die Nebenwirkungsrate gesenkt werden.

Zu den Allergenextrakten siehe ▦ 74.

▦ 74: Allergenextrakte

1. wäßrige

2. semi-Depot
   a. Aluminiumhydroxid adsorbiert
   b. Tyrosin adsorbiert
   c. Alginat gekoppelt

3. Allergoide:
   a. modifiziert mit Glutaraldehyd, Tyrosin adsorbiert
   b. modifiziert mit Glutaraldehyd, Aluminiumhydroxid adsorbiert
   c. modifiziert mit Formaldehyd Aluminiumhydroxid adsorbiert

Die Allergenextrakte sollen nicht mehr als 3 Einzelallergene enthalten,
damit nicht durch gegenseitige Verdünnung die erforderliche Dosis der Ein-
zelkomponenten unterschritten wird. Zu vermeiden ist das Mischen von
Allergenen verschiedener Saisonalität sowie das Mischen von saisonalen
und perennialen Allergenen. Bei sehr breitem Allergenspektrum mit gesicherter Aktualität müssen gegebenenfalls zwei getrennte Behandlungssätze
angewandt werden.
Da die Hyposensibilisierung nicht risikofrei ist, sollte die Indikation dazu
exakt und streng gestellt werden. Bei starken, über mehrere Wochen oder
gar Monate andauernden Beschwerden von seiten der Atemwege, insbesondere der Bronchien, sowie der Augenbindehäute ist eine Hyposensibilisierung angezeigt.
Die bei Kindern bis zum sechsten Lebensjahr durchgeführte orale Hyposensibilisierung hat gegenüber der injektiven Behandlung der älteren Kinder
und Erwachsenen eine geringere Erfolgsquote; eines der Probleme ist die
schlechte Steuerbarkeit der Dosierung, die vom jeweiligen Zustand des gastrointestinalen Milieus abhängt.
Da mit zunehmendem Alter die Bildung der IgE-Antikörper nachläßt, ist eine
Hyposensibilisierung, von Ausnahmen abgesehen, nur bis etwa zum 50.
Lebensjahr sinnvoll. Zudem sind die Therapieerfolge um so schlechter, je
länger eine Inhalationsallergie besteht. Kontraindikationen der Hyposensibilisierung sind in ▦ 71 aufgeführt. Dringende Schutzimpfungen dürfen erst
eine Woche nach der letzten Hyposensibilisierungsinjektion erfolgen. Nach
der Impfung darf drei Wochen lang nicht hyposensibilisiert werden.

Zu den Kontraindikationen der Hyposensibilisierung siehe ▦ 71. Bei Schutzimpfungen wird die Hyposensibilisierung 1 Woche vor und 3 Wochen
danach unterbrochen.

Durchführung der Hyposensibilisierung

Nach der vom Arzt persönlich vorzunehmenden subkutanen Injektion an der
Streckseite des Oberarms etwa handbreit oberhalb des Ellenbogens (◧ 51)
muß der Patient wenigstens 30 Minuten in der Praxis beobachtet werden. Körperliche Anstrengung, auch Saunabesuch, sollte in den folgenden 24 Stunden
unterbleiben.
Mögliche Nebenwirkungen sind aus ▦ 75, die erforderlichen Vorsichtsmaßnahmen aus ▦ 76 zu ersehen.
Wichtig ist die Unterbrechung bei Infekten (analog zu Impfungen).
Die Erfolge der Hyposensibilisierung bei Pollinose (Beschwerdefreiheit oder
wesentliche Besserung) liegen bei 70 bis 80%. Mögliche Gründe für Miß-
folge sind in ▦ 77 aufgeführt. Therapie der Begleitreaktionen: Schwere allergische Schocks sind sehr selten; nach einer Veröffentlichung der Berliner
Asthma-Poliklinik über 16 000 Injektionen wurde nur ein einziger schwerer
Zwischenfall beobachtet. Schockfragmente dagegen können gelegentlich
auftreten, so daß eine griffbereite Schockapotheke unbedingt erforderlich
ist. Im allgemeinen ist der Schock um so schwerer, je rascher er nach der

Durchführung der Hyposensibilisierung

Der Patient muß vor Behandlungsbeginn über die Risiken der Hyposensibilisierung aufgeklärt werden. Die Injektionen sind vom Arzt persönlich vorzunehmen. Vor jeder Injektion ist nach
der Verträglichkeit der vorausgegangenen Injektion zu fragen. Zur Technik
siehe ◧ 51. Mögliche Nebenwirkungen sind aus ▦ 75, die erforderlichen Vorsichtsmaßnahmen aus ▦ 76 zu
ersehen.
Wichtig ist die Unterbrechung bei
Infekten (analog zu Impfungen).

Mögliche Gründe für Mißerfolge sind in
▦ 77 aufgeführt.

Schwere allergische Schocks sind überaus selten; Schockfragmente erfordern das Vorhandensein einer Schockapotheke und geschultes Personal (▦ 78).

Injektion auftritt. Eine Übersicht über Schweregrad allergischer Reaktionen vom Soforttyp gibt ▦ 78.

75: Nebenwirkungen der Hyposensibilisierung

häufig	Lokalreaktion	Schwellung Granulom
gelegentlich	unspezifische Symptome	Müdigkeit Kopfschmerz Schwindel
selten	Anaphylaxie	Konjunktivitis Rhinitis Pruritus Urtikaria Asthma bronchiale Tachykardie
sehr selten	Serumkrankheit	Schock Arthralgie Fieber Lymphknotenschwellung Neuritis

76: Vorsichtsmaßnahmen bei der Hyposensibilisierung

▷ sorgfältige Zwischenanamnese vor jeder Injektion.

▷ keine Verwechslung von Therapielösungen, weder bezüglich Packungen anderer Patienten noch bezüglich Fläschchen falscher Konzentrationen.

▷ Steigerung nicht nach Schema, sondern nach Reaktionsstärke der vorhergehenden Injektion.

▷ Schütteln der Semi-Depot-Lösung vor dem Aufziehen zur Vermeidung gefährlicher Allergenkonzentrationen.

▷ Aspiration vor der Injektion zur Vermeidung intravasaler Injektionen.

▷ Wartezeit von mindestens 30 Minuten in der Praxis zur Erfassung und evtl. Therapie früh auftretender Begleitreaktionen.

▷ Vorhandensein einer Schockapotheke griffbereit in immer sofort einsatzfähigem Zustand; Adrenalin sollte unter keinen Umständen fehlen!

77: Gründe für Mißerfolge der spezifischen Hyposensibilisierung

▷ **fehlerhafte Diagnostik**
unterbliebene »Aufsplittung« bei Allergie gegen Pollen verschiedener Pflanzenfamilien (z.B. Baum-Mischextrakte, Unkräuter-Mischextrakte)
falsche Interpretation von positiven Testergebnissen durch Außerachtlassen von Anamnese und Provokationstests.

▷ **fehlerhafte Rezeptur**
mehr als drei unterschiedliche Allergene in einer Lösung bedingen gegenseitige Verdünnung unter die jeweils effiziente Dosis. Kombination von saisonalen, perennialen und diskontinuierlich auftretenden Allergenen in einer Therapielösung.

▷ **fehlerhafte Dosissteigerung**
zu rasche Dosissteigerung: »overtreatment«
zu geringe Steigerung bzw. zu wenige Injektionen durch zu späten Behandlungsbeginn

▷ **sonstige häufige Gründe**
falsche Indikationsstellung, z.B. beim Vorliegen irreparabler Organschäden oder Komplikationen, wie Infekten etc.
extrem hoher Sensibilisierungsgrad und häufige Begleitreaktionen, die das Erreichen einer wirksamen Enddosis verhindern.

▷ **»echte« Versager (immunologische Nicht-Ansprecher)**
Unfähigkeit des immunologischen Apparates des Patienten, den Status der Hyposensibilisierung trotz richtiger und konsequenter Behandlung zu erreichen (z.B. mangelhafte Bildung blockierender Antikörper?)

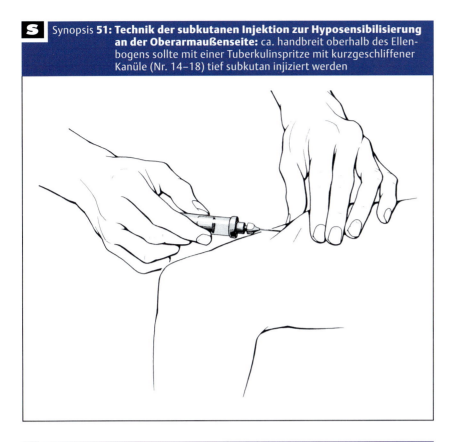

Synopsis 51: **Technik der subkutanen Injektion zur Hyposensibilisierung an der Oberarmaußenseite:** ca. handbreit oberhalb des Ellenbogens sollte mit einer Tuberkulinspritze mit kurzgeschliffener Kanüle (Nr. 14–18) tief subkutan injiziert werden

78: Schweregrad allergischer Reaktionen vom Soforttyp

Grad 0: **schwere Lokalreaktionen**
über handtellergroße Schwellung

Grad I: **leichte Allgemeinreaktionen**
generalisierte Urtikaria, Pruritus, Übelkeit, Angst

Grad II: **mäßige Allgemeinreaktionen**
beliebige Symptome aus Grad I und mindestens 2 der folgenden:
Quincke-Ödem, Engegefühl im Thorax, Giemen, Bauchbeschwerden
Nausea, Erbrechen, Durchfall, Schwindelgefühl

Grad III: **schwere Allgemeinreaktionen**
Grad II und I und mindestens 2 der folgenden:
Dyspnoe, Dysphagie, Heiserkeit, verwaschene Sprache,
Benommenheit, Schwächegefühl, Todesangst

Grad IV: **Schockreaktionen**
Beliebige Symptome aus Grad III, II und I sowie mindestens 2 der folgenden: Zyanose, Blutdruckabfall, Kollaps,
Inkontinenz, Bewußtlosigkeit

17.2.4 Hymenopteren-Allergie

Als Auslöser systemischer anaphylaktischer Reaktionen nach Insektenstichen kommen in unseren Breiten fast nur Bienen (Apis meliphera) und Wespen (Vespula vulgaris und germanica) in Betracht, selten Hummeln (Bombus) oder Hornissen (Vespa). Gesteigerte Lokalreaktionen sind mit 2 bis 19 % recht häufig, systemische Überempfindlichkeitsreaktionen treten immerhin bei bis zu 5 % der Bevölkerung auf. In Deutschland verlaufen ca. 10 Fälle pro Jahr tödlich.

Pathogenese. Systemische Reaktionen nach Bienen- oder Wespenstichen sind in der Regel IgE-vermittelt (Typ-I-Allergie). Die Hauptallergene in Wespengift sind Phospholipasen, Hyaluronidasen und Antigen 5. Das wich-

17.2.4 Hymenopteren-Allergie

Anaphylaktische Reaktionen kommen bei uns vorwiegend nach Bienen- und Wespenstichen in Frage. Systemische Reaktionen treten bei 5 % der Bevölkerung auf.

Pathogenese. Systemische Reaktionen gegen Bestandteile des Bienen- oder Wespengiftes sind in der Regel IgE-vermittelte Sofortreaktionen.

Klinik Die Symptome treten innerhalb von Minuten nach dem Stich auf und können Juckreiz, Urticaria, Atembeschwerden, Kreislaufsymptome und Magen-Darmstörungen bis zum Vollbild des anaphylaktischen Schockes umfassen.

Diagnostik Neben der Anamnese ist die Bestimmung spezifischer IgE-Antikörper im Blut (RAST) und die Hauttestung maßgeblich.

Therapie Expositionsprophylaxe und Aufklärung stehen am Anfang. Unentbehrlich ist eine Notfallmedikation. Bei schweren Fällen kommt eine systemische Hyposensibilisierungsbehandlung in Frage, die in der Regel über 3 Jahre geführt wird.

tigste Bienengiftallergen ist die Phopholipase A_2. Selten kommen klinisch gleichartige Reaktionen vor, die aber nicht IgE-vermittelt sind. Hier wird eine Auslösung durch IgG-Antikörper, eine Immunkomplexanaphylaxie oder eine Intoleranzreaktion diskutiert.

Klinik. Die Symptome setzen im allgemeinen Minuten nach dem Sticherreignis ein und reichen von bloßen Hautveränderungen (Juckreiz, generalisierte Urtikaria) über respiratorische (Giemen, Stridor), kardiovaskuläre (RRAbfall) oder gastrointestinale (Erbrechen, Defäkation) Symptome bis hin zum Vollbild des anaphylaktischen Schocks.

Diagnostik. Zur Diagnostik der Hymenopterenallergie gehört die Anamnese (Stich wann, wo, zeitliches Intervall zwischen Stich und Symptomen, welche Symptome, wie häufig Stiche zuvor), die Bestimmung spezifischer IgE-Antikörper gegen Bienen- bzw. Wespengift und Hauttests. Hauttest und Serologie sollten frühestens 2 Wochen nach dem letzten Sticherreignis durchgeführt werden, um falsch negative Ergebnisse zu vermeiden. Der Hauttest wird mit kommerziell erhältlichem Bienen- und Wespengift mit Prick- und Intrakutantest in Form einer Endpunkttitration in 10er-Potenzen durchgeführt (Ermittlung der Reaktionsschwelle). Die Bestimmung der spezifischen IgE-Antikörper erfolgt im allgemeinen mittels Radio-Allergo-Sorbent-Test (RAST).

Therapie. Eine sichere Allergenkarenz ist nicht möglich, eine Expositionsprophylaxe kann aber die Häufigkeit von Stichen senken. Der Patient muß sorgfältig über entsprechende Maßnahmen aufgeklärt werden (z.B. kein Barfußlaufen, kein Obstpflücken im Sommer, etc.).

Als Notfallmedikation, die ein bienen- oder wespenallergischer Patient immer bei sich führen sollte, sind schnell wirkende Antihistaminika und eine Glukosteroidlösung zur oralen Einnahme.

Eine Hyposensibilisierungsbehandlung ist im Prinzip bei allen IgE-vermittelten systemischen anaphylaktischen Reaktionen auf Hymenopterenstiche indiziert. Diskutiert wird noch die Frage, ob bei auf die Haut beschränkten Reaktionen auf eine Hyposensibilisierung verzichtet werden kann. Dies scheint zumindest für Kinder zu gelten, da nur in ca. 10% dieselbe Reaktion bei erneutem Stich wieder auftritt. Es besteht eine positive Korrelation zwischen dem Schweregrad der systemischen Reaktion und dem Patientenalter, daher ist besonders bei älteren Menschen eine Hyposensibilisierung eher in Erwägung zu ziehen. Die Kontraindikationen für die Hyposensibilisierungsbehandlung (z.B. cave Betablocker, schwere kardiovaskuläre Erkrankung) müssen berücksichtigt werden. Die Hyposensibilisierung wird im allgemeinen mit wäßrigen Allergenextrakten aus Bienen- oder Wespengift durchgeführt. Bis zum Erreichen der Erhaltungsdosis von 100 µg kann ein stationäre Schnellhyposensibilisierung durchgeführt werden, da insbesondere während der Steigerungsphase systemische anaphylaktische Reaktionen auftreten können (bei bis zu 40% der Patienten). Die Hyposensibilisierung sollte mindestens 3 Jahre lang durchgeführt werden.

18 Psoriasis

Synonym: Schuppenflechte

▶ **Definition.** Die Psoriasis ist eine sehr häufige, gutartige, erbliche Dispositionskrankheit der Haut (auch der Schleimhaut, Gelenke und Nägel) mit scharf, aber oft unregelmäßig begrenzten, streckseitenbetonten, entzündlichen Papeln mit parakeratotischer silberglänzender Schuppung. Männer und Frauen sind gleich häufig betroffen.

◀ Definition

Häufigkeit und Erbgang. Psoriasis ist eine häufige Hauterkrankung. Mit Ausnahme der Eskimos, Indianer und der afrikanischen Neger erkranken alle Rassen, am häufigsten die Europäer, wo die Morbidität 2 bis 3 % der Bevölkerung ausmacht. Sie ist eine erbliche Dispositionskrankheit; man nimmt eine polygene und multifaktorielle Vererbung mit Schwellenwerteffekt an. Genotypisch determiniert ist außer der Disposition auch der Typ der Psoriasis, während die Lokalisation der Morphen und der Verlauf im wesentlichen peristatisch bedingt sind. Mechanische, infektiöse und psychosomatische Auslösungen sind gut bekannt.

Man unterscheidet verschiedene Psoriasis-Formen:
Die **Psoriasis vulgaris** der Haut mit ihren morphologischen Sonderformen.
Die **Psoriasis arthropathica:** umfaßt 5 bis 7 % der Psoriatiker.
Die **Psoriasis pustulosa:** umfaßt 0,5 bis 2,5 % der Psoriatiker.
Bei der Psoriasis arthropathica und der Psoriasis pustulosa besteht eine erhöhte Korrelation mit HLA-B 27.
Die Psoriasis vulgaris mit ihren unterschiedlichen Erscheinungsformen gliedert sich epidemiologisch in zwei morphologisch nicht oder nur schwer unterscheidbare Typen:

Häufigkeit und Erbgang Die Psoriasis ist eine häufige, erbliche Dispositionskrankheit der Haut (multifaktorielle Vererbung mit Schwellenwerteffekt). Die Morbidität bei Europäern beträgt 2–3 % der Bevölkerung.

Neben der **Psoriasis vulgaris** der Haut gibt es die **Psoriasis arthropathica** mit Befall der Gelenke und die **Psoriasis pustulosa** als besondere Form. Bei diesen beiden Formen besteht eine erhöhte Korrelation mit HLA-B 27. Epidemiologisch können von der Psoriasis vulgaris zwei Typen unterschieden werden:

Typ I. Umfaßt die schweren Fälle der Psoriasis mit frühem Manifestationsalter zwischen 10 und 25 Jahren. Die familiäre Belastung ist hoch. Eine Kopplung besteht mit HLA-B 13 und HLA-B 17. Eine besonders starke Kopplung bis zu 95 % besteht zu HLA-Cw 6 und HLA-Dr 7. Diese Befunde legen nahe, daß die für diesen Psoriasis-Typ relevanten Gene ebenfalls auf dem kurzen Arm des Chromosoms 6 liegen. Bei der Mehrzahl der Patienten ist durch mechanische Irritation eine Psoriasis isomorph auslösbar (**Köbner-Phänomen**). 60 bis 70 % der Psoriasis-vulgaris-Patienten gehören zum Typ I.

Typ I, schwere Fälle mit früher Manifestation (10–25 Jahre), familiäre Belastung und Kopplung zum HLA-System.
Bei der Mehrzahl der Patienten ist durch mechanische Irritation eine Psoriasis isomorph auslösbar (**Köbner-Phänomen**).

▶ **Merke.** Als isomorpher Reizeffekt oder Köbner-Phänomen wird beim Psoriatiker die krankheitsspezifische Hautreaktion auf unspezifische Reize verstanden.

◀ Merke

Typ II. Umfaßt vorwiegend relativ leichte Fälle der Psoriasis mit einer späten Manifestation zwischen 35 und 60 Jahren ohne familiäre Häufung. Eine Kopplung zu den genannten HLA-Typen besteht nicht oder nur in geringem Maße. 30 bis 40 % der Psoriasis-Patienten sind diesem Typ zuzuordnen. Das Köbner-Phänomen ist kaum auslösbar.
Die Psoriasis, einschließlich ihrer besonderen Formen, betrifft Männer und Frauen gleichermaßen.

Typ II, leichte und spät manifeste Fälle (35–60 Jahre) ohne familiäre Häufung und ohne Kopplung zum HLA-System. Das Köbner-Phänomen ist kaum auslösbar.

Klinik. Die klassische Hautveränderung der Psoriasis stellt eine scharf begrenzte, entzündliche Papel mit nicht fest haftender, parakeratotischer Schuppung dar (☻ 251). Die einzelnen Elemente können punktförmig klein, tropfenförmig exanthematisch (Psoriasis guttata), münzenförmig oder durch Zusammenfließen mehrerer Herde auch großflächig in bizarren Formen (Psoriasis geographica, ☻ 252) und in der Maximalvariante als Psoriasis der gesamten Hautoberfläche (Psoriasis erythrodermatica) auftreten. In besonderen Fällen kann die Psoriasis-Morphe auch streifig, ringförmig (anulär) oder bogenförmig (gyriert) vorkommen und imponiert oft durch verschiedene Elemente nebeneinander. Gelegentlich findet man Familien, bei

Klinik Die Einzelmorphe stellt eine scharf begrenzte, entzündliche Papel mit parakeratotischer Schuppung dar (☻ 251). Punktförmige, münzenförmige, großflächige, bizarre Veränderungen (☻ 252) sowie erythrodermatische Formen sind bekannt.

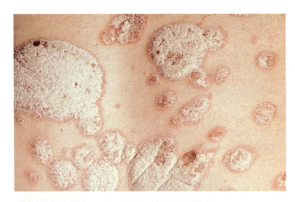

◉ 251: **Typische, scharf begrenzte Herde der Psoriasis** von Münzen- und Tropfengröße (Psoriasis vulgaris und Psoriasis guttata) mit starker, parakeratotischer Schuppung, die nicht fest haftet.

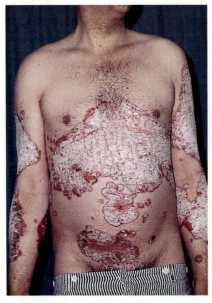

◉ 252: **Psoriasis geographica** mit großflächigen, scharf begrenzten Psoriasisherden am Stamm und den Extremitäten und Aussparung der Ellenbeugen.

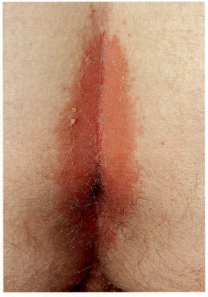

◉ 253: **Psoriasis inversa** im Analtrichter mit scharf begrenzter Rötung, wenig Schuppung und charakteristischer Rhagade in der Mittelfalte.

Prädilektion der Streckseiten der Extremitäten und des behaarten Kopfes ist sehr ausgesprochen.
Selten kommt es zur **Psoriasis inversa** (Befall der Beugestellen und des Nabels) (◻ 52, ◉ 253).

Der Gestaltwandel der psoriatischen Veränderungen ist typisch und charakteristisch. Wellenförmige Verläufe sind häufig mit **Besserung oder Abheilung im Sommer** und Rückfällen im Winter. Erscheinungsfreie Intervalle können Monate bis Jahre dauern.

Die Psoriasis der Haut schmerzt nicht und juckt selten. Die Psoriasis inversa hingegen und die infektprovozierte Psoriasis guttata können stark jucken.

denen eine besondere morphologische Form und Ausprägung intrafamiliär konstant auftritt.

Die Psoriasis zeigt eine ganz ausgeprägte **Prädilektion** der Erscheinung und der Persistenz ihrer Elemente über den Streckseiten der Extremitäten und im behaarten Kopf. Sie kann aber auch, das klassische Verteilungsmuster geradezu umkehrend, bevorzugt in den Falten, perianal und am Bauchnabel lokalisiert sein (**Psoriasis inversa**, ◉ 253). Ganz selten treten psoriatische Elemente auch an der Schleimhaut (Zunge, Genitale) auf (◻ 52).

Die psoriatischen Elemente unterliegen einem steten, mehr oder weniger dynamischen Wandel ihrer Gestalt, ihrer Häufigkeit und ihrer Ausprägung. Dieser Gestaltwandel mit Ausbreitung der psoriatischen Veränderungen und Regressionen kann kontinuierlich oder wellenförmig in Wochen bis Jahren ablaufen. Oft ist eine deutliche Korrelation mit den Jahreszeiten zu beobachten, **wobei 90% der Psoriatiker im Sommer** (Einfluß von Sonnenlicht und Badegewohnheiten) **eine Verbesserung** oder gar eine befristete Abheilung erfahren, die sehr oft im Herbst oder Winter von einem Rückfall gefolgt wird. Es gibt auch Verläufe mit erscheinungsfreien Intervallen von mehreren Jahren.

Die Psoriasis schmerzt nicht und juckt wenig oder gar nicht. Ausnahmen stellen die besonderen Formen der Psoriasis inversa und der infektprovozierten, akuten Psoriasis guttata dar, die stark jucken können. Zudem juckt jede gereizte Psoriasis, unabhängig von der Ursache der Reizung.

18 Psoriasis

Synopsis 52: Prädilektionsstellen der Psoriasis vulgaris

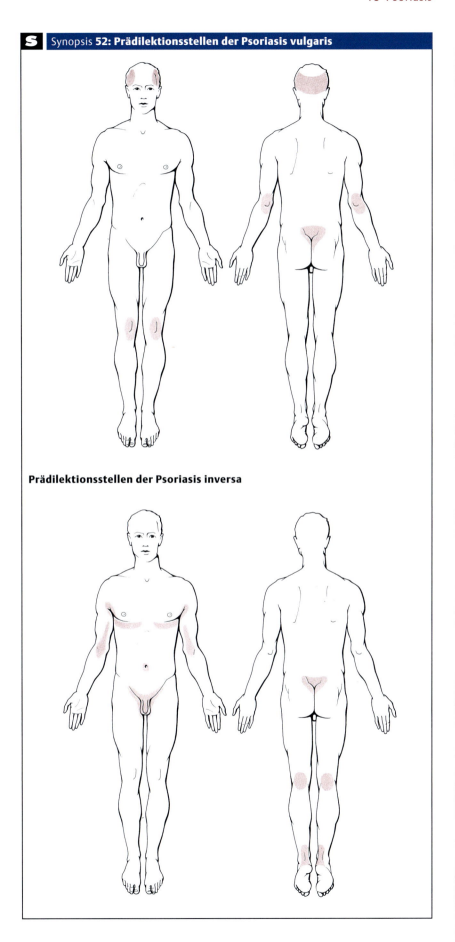

Prädilektionsstellen der Psoriasis inversa

Die Psoriasis der Nägel

Die Psoriasis der Nägel

Im Laufe der Psoriasiserkrankung treten oft charakteristische Nagelveränderungen auf:
Tüpfelnägel (◉ 254) als symptomlose, kleine trichterförmige Einziehungen der Nagelplatte.

Umschriebene **Onycholysen** an einem oder mehreren Nägeln mit gelb-bräunlichen, scharf begrenzten Ablösungen der Nagelplatte von der Unterlage, meist marginal.
In der Nagelmitte imponieren sie als **Ölfleck**, der im Nagelbett liegt und nicht im Nagel selbst.

Nageldystrophien mit Verdickung und Verwerfung des gesamten Nagels, oft schmerzhaft (sogen. Krümelnägel).

Im Lauf der Psoriasiserkrankung, selten als erstes Symptom, treten sehr häufig charakteristische psoriatische Nagelveränderungen auf:
Tüpfelnägel sind Nägel, die einige bis viele kleine trichterförmige Einziehungen der Nagelplatte aufweisen (◉ 254). Diese Veränderungen, die oft mehrere oder alle Nägel betreffen, sind symptomlos und oft schwer zu sehen. Neben der Psoriasis treten sie gelegentlich bei der Alopecia areata auf.
Umschriebene Onycholysen treten bei der Psoriasis scharf begrenzt an einem oder an mehreren Nägeln auf. Ein Nagel kann auch mehrere dieser Stellen zeigen, die als gelb-bräunliche, schmutzige Veränderungen **unter** der Nageloberfläche imponieren. Sie können am **Nagelrand (Onycholysis lateralis)** oder in der **Mitte des Nagels (»Ölfleck«)** auftreten und machen keine Symptome. Die Nagelplatte ist vom Nagelbett abgelöst, wobei die Nagelunterseite kompakt bleibt. Dies kann bei der Onycholysis lateralis geprüft werden.
Nageldystrophien treten bei der Psoriasis auf, wobei vorwiegend diejenigen Nägel befallen sind, an deren Finger oder Zehen Erscheinungen der Psoriasisarthropathie oder auch akropustulöse Psoriasisschübe abgelaufen sind. Der gesamte Nagel ist dystrophisch, aufgeworfen und verdickt (Krümelnägel). Er löst sich in der Regel von der Unterfläche und ist schmerzhaft. Differentialdiagnostisch muß eine Nagelmykose abgegrenzt werden.

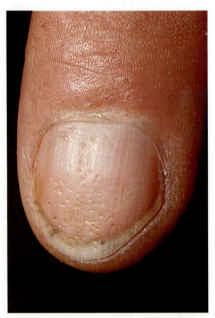

◉ 254: Tüpfelnägel. Grübchenförmige Einziehungen der Nagelplatte bei Psoriasis vulgaris.

Synopsis 53: Psoriasis arthropathica, Gelenkbefall vom peripheren Typ (ähnlich wie die primär chronische Polyarthritis) und Gelenkbefall vom zentralen Typ (ähnlich wie beim Morbus Bechterew)

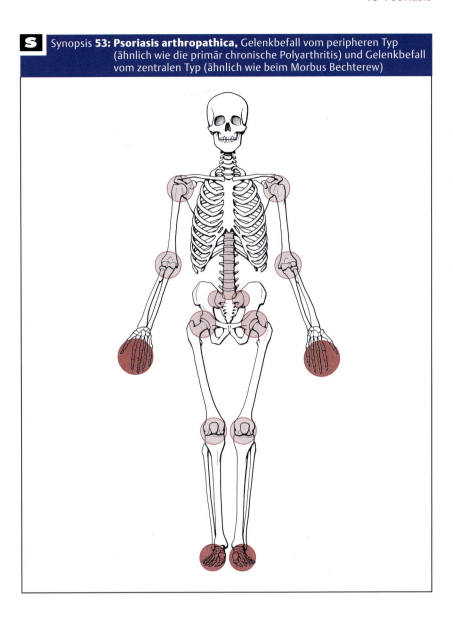

Die Psoriasis arthropathica

Bei 5 bis 7% der Psoriasispatienten tritt zumeist nach den ersten Hautveränderungen, selten gleichzeitig oder gar vorher, eine Psoriasis arthropathica (Arthritis psoriatica) auf. In den meisten Fällen ist diese vom **peripheren Typ** (S 53), wobei eins oder mehrere kleine Gelenke, oft symmetrisch, von akuten, sehr schmerzhaften und geröteten Auftreibungen betroffen sind. Der Befall von Finger- und Zehengelenken oder der Befall aller Gelenke eines Fingers ist typisch für die Arthritis psoriatica. Das Geschehen läuft schubweise über Monate und Jahre und wechselt oft das betroffene Gelenk. Neben den Weichteilschwellungen um die Gelenkkapsel kommt es zur Destruktion und zur Wucherung der Synovia sowie zu einer gelenknahen Osteoporose. Die Spätzustände sind durch Destruktion, Mutilation und Ankylose der Gelenke charakterisiert. Differentialdiagnose: Primär chronische Polyarthritis. Seltener tritt der **axiale Typ** der Psoriasis arthropathica mit Befall und Versteifung der Iliosakralgelenke und der Wirbelsäule (S 53) auf. Differentialdiagnose: Morbus Bechterew.
Die Psoriasis arthropathica tritt vorwiegend bei der Psoriasis vom Typ I mit familiärer Häufung und früher Manifestation auf. Eine Korrelation mit HLA-B 27 ist deutlich, vor allem beim axialen Typ. Der Rheumafaktor ist negativ.

Die Psoriasis arthropathica

Im Laufe der Psoriasiserkrankung tritt bei 5–7% der Patienten eine Psoriasis arthropathica auf, die meist vom **peripheren** und selten vom **axialen Typ** (S 53) ist. Typisch akuter oder auch chronischer Beginn mit Befall von **Finger- und Zehenendgliedern.** Symptome sind die der entzündlichen Gelenkerkrankung. Der Rheumafaktor ist negativ, eine Korrelation zum HLA-B 27 jedoch deutlich.

Psoriasis pustulosa

Im Laufe von akuten Schüben der Psoriasis kann es zu pustulösen Eruptionen kommen, wobei multiple, gruppiert stehende und oft zusammenlaufende, weiße, auf Berührung schmerzhafte, intraepidermale Pusteln auf geröteter Haut stehen. Man spricht von der Psoriasis pustulosa generalisata Typ Zumbusch beim exanthematischen Befall des gesamten Körpers oder großer Teile davon und vom akral lokalisierten Typ Barber bei Befall nur der Hände (255) und Füße. Die Pusteln entstehen durch leukozytäre Anschoppung von gekammerten Bläschen der Epidermis (spongiforme Pusteln) und sind **steril**. Die Psoriasis pustulosa ist selten.

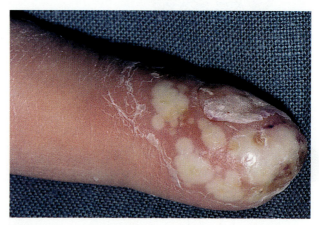

 255: **Akral an einem Finger lokalisierte Psoriasis pustulosa** mit sterilen Pusteln und Nageldystrophie.

Histologie. Die scharf begrenzte, entzündliche Papel der Psoriasis kommt durch charakteristische epidermale Veränderungen und durch ein uncharakteristisches entzündliches Infiltrat zustande. Die Epidermis zeigt eine massive, **psoriasiforme Akanthose** mit birnenförmig ausgezogenen Reteleisten, was zu einer mächtigen Verzahnung mit den ebenfalls ausgezogenen bindegewebigen Papillen führt. Über den Papillen ist die Epidermis auf wenige Zellagen verschmälert. Das Stratum basale zeigt eine bis auf das Zehnfache erhöhte mitotische Aktivität ohne degenerative Zeichen. Das Stratum granulosum ist reduziert oder fehlt, während die Hornschicht mächtig verdickt erscheint, Kernreste enthält und so locker gebaut ist, daß schichtweise Luft zwischen die Lamellen dringt (**Hyper-Parakeratose**). Die bindegewebigen Papillen zeigen ein Ödem, weit gestellte Gefäße mit unregelmäßigen Kalibern und sind von einem dichten zellulären Infiltrat angefüllt. Bei frühen und vor allem bei akuten psoriatischen Veränderungen enthält das Infiltrat reichlich granulozytäre Leukozyten, die teilweise in die Epidermis einwandern, wo sie zu subkornealen leukozytären Abszessen führen können (Munro-Mikroabszesse). Bei der **Psoriasis pustulosa** kommt es zu multiplen spongiformen, **sterilen Pusteln** in der oberen Epidermis.
Je älter die psoriatische Veränderung ist, desto mehr besteht das entzündliche Infiltrat im Bindegewebe aus Lymphozyten und Histiozyten.

Ätiologie und Pathogenese. Die Psoriasis als erbliche Dispositionskrankheit ist genetisch verankert (Genotyp). Die Manifestation ist variabel und von exogenen Faktoren abhängig (Phänotyp). Die wichtigsten Faktoren, die zur Auslösung einer psoriatischen Manifestation (Realisierung des Phänotyps) führen, sind in 54 aufgeführt. So können z.B. auch betablockerhaltige Medikamente die Verschlechterung der Psoriasis provozieren. Andererseits gibt es eine Reihe von Faktoren (klimatische Einflüsse, Sonnenbestrahlung), die zu einer Unterdrückung der Manifestation führen und therapeutisch genützt werden können.

Ein Genprodukt, das zur Auslösung psoriatischer Veränderungen führt, ist nicht bekannt. Ebenso ist unklar, ob die Pathogenese der psoriatischen Papel mit den dermalen Veränderungen (Gefäße der Papillenspitzen) oder mit epidermalen Veränderungen beginnt. An der Epidermis ist die Psoriasis durch eine massive Hyperepidermopoese gekennzeichnet, die keine Zelldysplasien aufweist und nicht zu malignen Entwicklungen Anlaß gibt.

Ein psoriatisches Genprodukt ist nicht nachweisbar.

Die Psoriasis zeigt eine massive Hyperepidermopoese ohne Zelldysplasien.

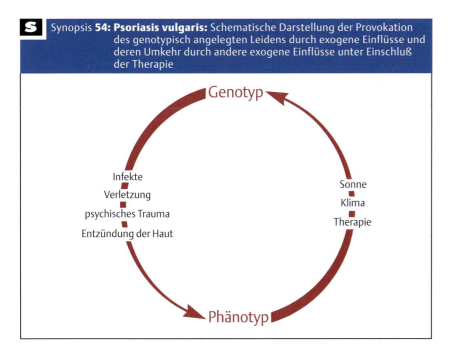

Synopsis 54: **Psoriasis vulgaris:** Schematische Darstellung der Provokation des genotypisch angelegten Leidens durch exogene Einflüsse und deren Umkehr durch andere exogene Einflüsse unter Einschluß der Therapie

Die mitotische Aktivität der Basalzellschicht ist um das Zehnfache erhöht (normal 0,5 % Mitosen in der Basalzellschicht), was zu einer Aufquellung der Epidermis mit Keratinozyten (Akanthose) und einer Beschleunigung der Durchwanderungsgeschwindigkeit führt. Die Differenzierung ist gerafft, und es scheint, daß sie auch essentiell gestört ist. Während ein Keratinozyt in der normalen Epidermis zwei Wochen zur Differenzierung benötigt und weitere zwei Wochen als Hornlamelle persistiert, durchläuft der psoriatische Keratinozyt die Differenzierung in fünf bis neun Tagen und verweilt als Hornlamelle nur wenige Tage. Die überstürzte und **gestörte Verhornung** äußert sich im Fehlen des Stratum granulosum und in der **Hyperparakeratose.**
Bei der Initiation psoriatischer Veränderungen sowie bei akuten Verschlechterungen (Psoriasis pustulosa) werden immunologische Reaktionen (Keratinantikörper) mit Aktivierung des Komplementsystems und von Membranlipiden (Arachidonsäure-Abkömmlinge) diskutiert mit massiven leukotaktischen Effekten. Die starke leukozytäre Durchsetzung der frühen Infiltrate und die sterile Pustulation basieren auf solchen Abläufen.
Sowohl die Ätiologie wie auch die Pathogenese der Psoriasis bleibt an vielen Punkten aber noch unerschlossen.

Die mitotische Aktivität der Basalzellschicht ist um das Zehnfache erhöht, die Durchwanderungsgeschwindigkeit der Keratinozyten durch die Epidermis deutlich beschleunigt. **Die Verhornung ist unvollständig (Parakeratose).**

Vieles zur Ätiologie und Pathogenese der Psoriasis ist noch unklar.

Diagnose und Differentialdiagnose. Die Diagnose der Psoriasis aus der familiären Disposition und der Verteilung der scharf begrenzten, wenig jukkenden, entzündlichen Papeln ist in der Regel leicht. Zusätzliche Sicherheit kann durch die diagnostischen **Kratzphänomene** erreicht werden:
Das **Kerzentropfenphänomen** zeigt eine strichweise Aufhellung und Aufrauhung der parakeratotischen Hornschicht durch Bestreichen mit der Brocq-Kürette (ersetzt den Fingernagel) und weist die Hyperparakeratose nach (Analogie: Kratzen über einen festen Kerzentropfen auf einem Tuch). Wird durch weiteres Kratzen die parakeratotische Hornschicht entfernt, tritt ein glänzendes oberstes Häutchen zutage **(Phänomen des letzten Häutchens),** auf welchem beim nochmaligen Kratzen tropfenförmige Blutungen

Diagnose und Differentialdiagnose
Familiäre Häufung, Verteilung und typische Morphologie erlauben die Diagnose im Regelfall.
Diagnostische **Kratzphänomene** helfen zusätzlich:
Das Kerzentropfenphänomen weist die Parakeratose der Hornschicht nach. Durch weiteres Kratzen folgt die Ablösung eines glänzenden Häutchens **(Phänomen des letzten Häutchens).**

Das Blutstropfenphänomen (Auspitz) weist die psoriatische Akanthose nach.

Von der akral lokalisierten Psoriasis pustulosa muß die Pustulosis palmoplantaris und die Acrodermatitis continua Hallopeau abgegrenzt werden. Sie zeigen sterile subkorneale Pusteln.

Therapie Zunächst soll eine **Keratolyse** durch lokale Anwendung von Keratolytika und Bädern durchgeführt werden.

Die antipsoriatische Therapie zielt auf eine **Drosselung der Hyperepidermopoese** und auf eine Entzündungshemmung. Lokal durch Dithranol (Anthralin), Steroide, Calcipotriol und Retinoide.

Systemisch durch Steroide, durch das Retinoid Tigason oder selten durch das Zytostatikum Methotrexat.

In Anlehnung an die Klimatherapie der Psoriasis ist die **Phototherapie (SUP)** und die **Photochemotherapie (PUVA)** ausgearbeitet worden. Bei letzterer wird die Phototherapie mit einer Chemotherapie kombiniert.

Prognose Die Psoriasis ist eine gutartige Hauterkrankung mit gelegentlichem Befall der Gelenke und der hautnahen Schleimhäute. Sie führt nicht zu Tumoren. Die Prognose ist in der Regel gut.

Die schwere Psoriasis allerdings führt durch die Krankheit und deren Behandlung zur Isolation und Resignation der Patienten. Die Lebensqualität ist in diesen Fällen schwer eingeschränkt.

Die Psoriasis arthropathica kann zu Schmerzhaftigkeit und Funktionsverlust der Gelenke führen.

(»blutiger Tau«) ohne Schmerzen auftreten. Mit diesem **Blutstropfenphänomen** (Auspitz) wird die extreme Verdünnung der Epidermis über den Papillenspitzen nachgewiesen, also die psoriatische Akanthose.

Die Abgrenzung der Psoriasis arthropathica vom peripheren Typ von der primär chronischen Polyarthritis und der Psoriasis arthropathica vom axialen Typ vom Morbus Bechterew ist durch den charakteristischen Hautbefall und die familiäre Belastung leicht möglich, wenn auch beachtet werden muß, daß, wenn auch sehr selten, beim selben Patienten sowohl eine Psoriasis wie auch eine chronische Polyarthritis auftreten können.

Zur Abgrenzung der Psoriasis arthropathica vom Reiter-Syndrom siehe *Kap. 13.4.*

Die **Psoriasis pustulosa** muß abgegrenzt werden von der Pustulosis palmoplantaris mit chronisch-rezidivierenden Pusteln an Handflächen und Fußsohlen sowie von der Acrodermatitis continua Hallopeau mit rezidivierenden Pustulationen an den Fingerendgliedern. Diese beiden Pustulosen zeigen keine Häufung mit anderen psoriatischen Manifestationen, keine psoriasistypischen HLA-Korrelationen und lassen sich histologisch an frühen Elementen durch die subkorneale Pustel unterscheiden.

Therapie. Am Anfang jeder Psoriasisbehandlung steht die Entfernung der Schuppen (**Keratolyse**) durch lokale Anwendungen, zum Beispiel Acidi salicylici 5% in Vaseline, Harnstoff-Salben, kombiniert mit Solebädern oder Ölbädern. Die Keratolyse muß wiederholt werden, sobald sich die parakeratotische Hornschicht wieder ausgebildet hat. Die antipsoriatische Lokaltherapie und auch systemische Behandlungen zielen auf eine **Drosselung der Hyperepidermopoese** und auf eine **Entzündungshemmung**. Lokal eignet sich dazu Dithranol (Anthralin, Cignolin) in Vaseline (anfangs 0,05–0,1%ig, langsam ansteigend, cave: Dermatitis) im Salbentuch oder als Kurzbehandlung (»Minutentherapie«, 10 bis 30 Minuten). Calcipotriol und Retinoide stehen auch zur lokalen Therapie zur Verfügung. Lokale (aber auch systemische) Steroide in Salben- oder Cremegrundlagen führen zu einer wirksamen Drosselung der Hyperepidermopoese und wirken stark antientzündlich. Wegen der Gefahr der Epidermisatrophie und einer Rarefizierung des dermalen Bindegewebes ist eine langfristige Anwendung ungeeignet. Eine Normalisierung der Hyperepidermopoese kann auch mit dem oralen Retinoid Tigason® 25–50 mg täglich erreicht werden. In seltenen und ausgewählten, schweren Fällen kommt auch die systemische Behandlung mit dem Zytostatikum Methotrexat (25 mg i.m. einmal pro Woche oder 5 mg an 5 Wochentagen) in Frage. In Anlehnung an die klimatischen Besserungen ist die **selektive Ultraviolett-Phototherapie (SUP)** ausgearbeitet worden und die **Photochemotherapie** mit UV-A-Bestrahlungen (**PUVA**) zwei Stunden nach der oralen Einnahme von 10 mg/15 kg KG Meladinine® (8-Methoxypsoralen), viermal wöchentlich. Diese modernen und effektiven Behandlungsmaßnahmen können in gewissen Fällen auch kombiniert angewandt werden.

Prognose. Die Psoriasis ist eine gutartige Erkrankung der Haut mit gelegentlichem Befall der Gelenke und der hautnahen Schleimhäute. Sie führt nicht zu Hautkrebs oder Tumoren anderer Organe. Durch ihren chronisch-rezidivierenden Verlauf ist sie jedoch für den Patienten und für seine Umgebung sehr lästig. Die Behandlungsmöglichkeiten erlauben eine Verbesserung des Hautzustandes, der in den meisten Fällen auch zu einer Abheilung der manifesten Veränderungen führt, kann aber nicht verhindern, daß nach einem unterschiedlich langen freien Intervall weitere Psoriasisschübe auftreten können. Die Manifestation ist also durch Behandlung zu reduzieren und auch zum Verschwinden zu bringen, die Disposition aber bleibt vorhanden und ist nicht heilbar. Patienten mit einer schweren und häufig rezidivierenden Psoriasis kommen durch die Krankheit und manchmal auch durch deren Behandlung in eine Isolation hinein. Durch Verlust der Arbeit, durch krankheitsbedingte Meidung vieler sozialer Kreise sowie durch Resignation und Selbstisolation können diese Menschen vereinsamen. Die Flucht in Alkohol- und Drogenabhängigkeiten wird oft beobachtet. In diesen Fällen ist die Prognose für ein wertvolles und vollwertiges Leben deutlich eingeschränkt. Die Psoriasis arthropathica ihrerseits kann durch Schmerzhaftigkeit und Mutilation zu einer schweren Beeinträchtigung der Gelenke, vor allem der Hände und Füße führen.

Klinischer Fall

Ein 29jähriger Patient litt seit vier Jahren an wechselnden schmerzhaften Schwellungen von einzelnen Fingergelenken. Die Nägel der betroffenen Finger zeigten immer wieder eingezogene Tüpfelungen und gelegentlich Querrillen (254). Vom Rheumatologen war eine primär chronische Polyarthritis ausgeschlossen und das HLA-B 27 gefunden worden. Vor einem Jahr war im Anschluß an eine Angina ein juckendes, feintropfiges Exanthem am ganzen Körper unter Einschluß der behaarten Kopfhaut aufgetreten, dem kein Enanthem zugeordnet war. Nach einigen Tagen wandelten sich die einzelnen Exanthemmorphen in typische erythrosquamöse,

parakeratotische, schuppende Herde um und zeigten an den Druckstellen der Kleider Aufreihungen im Sinne eines Köbner-Phänomens. Klinisch und histologisch konnte die Diagnose einer Psoriasis gesichert werden. Unter der antibiotischen Behandlung der Angina und einer systemischen Photochemotherapie mit 8-MOP waren die akuten Psoriasiserscheinungen nach vier Wochen abgeheilt. Zurück blieben plaqueförmig Psoriasiserscheinungen an den Streckseiten der Ellenbogen und am rechten Knie, die mit einer lokalen Anthralin-Behandlung kontrolliert werden konnten.

19 Akne und akneähnliche Erkrankungen

19.1 Acne vulgaris

> **Definition.** Häufige, multifaktorielle Erkrankung besonders talgdrüsenreicher Hautregionen mit Komedonen und daraus entstehenden entzündlichen Papeln, Pusteln und Knoten in der Pubertät bis zum frühen Erwachsenenalter.

Epidemiologie. Acne vulgaris zählt zu den häufigsten Hautkrankheiten. Sie beginnt meist in der Pubertät und klingt im Laufe des dritten Lebensjahrzehntes wieder ab. Jungen sind häufiger und oft schwerer betroffen als Mädchen und junge Frauen. Die Erkrankung tritt in unterschiedlich starker Ausprägung, zumindest in der Pubertät, bei nahezu jedem Menschen auf.

Klinik. Klinisch werden je nach der Schwere drei Akneformen unterschieden:
- **Acne comedonica**
- **Acne papulopustulosa**
- **Acne conglobata.**

Diese Klassifizierung wird bestimmt durch das unterschiedlich starke Auftreten primär nicht entzündlicher und sekundär entzündlicher Akneeffloreszenzen. Nach Abklingen der akuten Phase können tertiäre nicht mehr entzündliche Effloreszenzen auftreten.

Primär nicht entzündliche Akneeffloreszenzen

Mikrokomedonen entstehen durch Proliferations– und Retentionshyperkeratose. Der Talgdrüsenfollikel wird dadurch aufgeweitet. Die ständig weitergebildeten Korneozyten bilden schließlich die intrafollikulären Hornmassen. Klinisch sichtbar wird ein **geschlossener Komedo** – eine halbkugelige, milienartige Effloreszenz, aus der sich durch Druck der weißliche Inhalt fadenförmig entleeren kann.

Aus den geschlossenen entwickeln sich zum Teil **offene Komedonen** mit dem typischen schwarzen Mittelpunkt äußerlich, der aus Melanin gebildet wird. Der produzierte Talg kann weitgehend ungehindert an die Hautoberfläche abfließen. Der Hornpfropf im Infundibulum wächst weiter an durch Korneozytenproduktion und -adhäsion. Dazwischen befinden sich Talg, Propionibakterien, Staphylokokken und Pityrosporumarten. Zwischen dem Korneozytengerüst finden sich auch multiple Telogenhaare. Die Talgdrüsen selbst bilden sich weitgehend zurück.

Sekundäre entzündliche Akneeffloreszenzen

Papeln entstehen durch Entzündungen innerhalb des Follikels, meist in der Spätphase der Entzündung mit Ruptur des Korneozytenepithels und Entleerung in die Umgebung. Während dieser Entzündungsphase können sich **Pusteln** entwickeln. Diese ins umgebende Bindegewebe entleerte Korneozytenmassen und durch Entzündungen dorthin gelangte Haarschäfte verursachen durch Fremdkörperreaktionen **Knoten**, die meist sehr schmerzhaft sind. Die späte Abheilung erfolgt unter Narbenbildung. Bei schwer verlaufenden Akneformen findet man zusätzlich **Abszesse**, häufig mit Fistelgängen, die sich immer wieder entzünden können.

Tertiäre nicht mehr entzündliche Akneeffloreszenzen

Narben können bei den schweren Akneformen mit Knotenbildung und bei mechanischen Manipulationen zurückbleiben. Keloidbildungen sind möglich.
Zysten sind nicht mehr entzündliche Knoten. Die bleibende Rupturneigung kann immer wieder Anlaß zu Entzündungen geben.
Fistelkomedonen sind fuchsbauartige, epithelausgekleidete Gänge, die durch Einbrechen entzündlicher Akneeffloreszenzen ineinander übergehen und nach Abheilung kommunizieren.

Acne comedonica

Sie ist gekennzeichnet durch das überwiegende Auftreten von offenen und geschlossenen **Komedonen,** die in Anzahl und Ausprägung stark variieren und damit die Schwere der Erkrankung wesentlich bestimmen. Die Komedonen finden sich hauptsächlich im Gesicht, besonders im Nasenbereich (◯ 256).
Das Verhältnis von offenen zu geschlossenen Komedonen beträgt etwa 1 : 7.

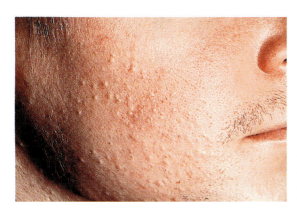

◯ 256: Acne comedonica bei 18jährigem Patienten mit geschlossenen Komedonen

Acne papulopustulosa

Aus den Komedonen können sekundär entzündliche **Papeln** und **Pusteln** entstehen. Die Anzahl der Papeln und Pusteln beeinflußt die Schwere des Krankheitsbildes. In schweren Fällen sind außer Gesicht auch Hals, Dekolleté, Rücken und Oberarme betroffen. Bei tiefreichenden Entzündungen können narbig abheilende, schmerzhafte, indurierte Knoten entstehen (◯ 257).

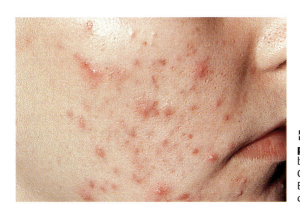

◯ 257: Acne papulopustulosa seit 5 Jahren bei 20jähriger Patientin. Gerötete Papeln und Eiterpusteln beherrschen das klinische Bild.

Tertiäre nicht mehr entzündliche Akneeffloreszenzen:
Bei schwerer Akne und nach Manipulation bleiben **Narben** zurück.

Zysten sind nicht mehr entzündliche Knoten.

Fistelkomedonen sind fuchsbauartige Gänge.

Acne comedonica

Komedonen überwiegen; hauptsächlich im Gesicht, nasal betont (◯ 256).

Acne papulopustulosa

Man findet vor allem **Papeln** und **Pusteln,** außer im Gesicht auch am Rücken und Dekolleté (◯ 257).

Acne conglobata

Acne conglobata

Sie ist die **schwerste Akneform** und betrifft häufiger junge Männer. Neben Komedonen, Papeln und Pusteln entstehen im Gesicht und am Oberkörper schmerzhafte Knoten und Fistelkomedonen.
Diese schwer entstellende Akneform kann psychisch sehr belastend sein (◯ 258).

Bei dieser **schwersten Akneform** ist die Seborrhö weit stärker ausgeprägt als bei den anderen Formen. Häufig betrifft sie das männliche Geschlecht. Kennzeichnend sind neben Komedonen, Papeln, Pusteln und indurierten Knoten fuchsbauartige Fistelkomedonen, besonders im Rücken- und Nackenbereich, sowie multiple einschmelzende Knoten, die der Akneform ihren Namen geben. Weiter finden sich Zysten, multiple Narben und auch Keloide. Diese schwere und entstellende Akneform kann auch nicht aknetypische Lokalisationen, besonders Stammpartien und Arme, befallen und ist für die Betroffenen psychisch schwer belastend (◯ 258).

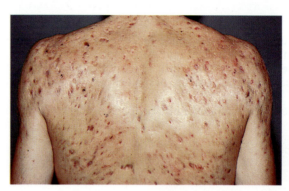

◯ **258: Acne conglobata** mit Befall des gesamten Rückens und der Schultern, seit 2 Jahren fortschreitend. Die zahlreichen Pusteln und die entzündlichen Knoten, die bereits zu starker Vernarbung führten, stehen im Vordergrund.

Sonderformen

Sonderformen

Bei der **Acne fulminans** kommen Fieber, Polyarthralgien, Leukozytose und BSG-Erhöhung hinzu, zum Teil ein Erythema nodosum.

Acne fulminans. Aus ungeklärter Ursache kommt es selten, fast ausschließlich bei jungen Männern mit vorher bestehender Acne conglobata, akut zu einer Leukozytose und BSG-Beschleunigung sowie Fieber und Polyarthralgien. An den aknebefallenen Lokalisationen zeigen sich hämorrhagische Nekrosen, die großflächig einschmelzen können. Bei dem sehr schweren Krankheitsbild kann begleitend ein **Erythema nodosum** auftreten.

Die **Aknetetrade** tritt selten und fast nur beim männlichen Geschlecht auf und betrifft mit abszedierenden Entzündungen die intertriginösen Bereiche. Sie beinhaltet
- eine **Acne conglobata,**
- **intertriginöse Abszesse** und Infiltrate,
- **schwere Follikulitiden** besonders im Nacken
- und einen **Pilonidalsinus** in der Rima ani.

Neben den tiefen Entzündungen findet man in Axillen und Leisten **fistulierende Abszesse.** Es kommt zur **Narben-** und **Keloidbildung.** Bei Befall der Kopfhaut verbleibt eine narbige Alopezie.

Aknetetrade. Auch dieses Krankheitsbild tritt selten und fast ausschließlich beim männlichen Geschlecht auf. Man findet hier keinen oder nur einen geringen Befall der aknetypischen Prädilektionsstellen, was zu Fehldiagnosen führen kann.
Neben einer relativ leicht verlaufenden **Acne conglobata** entwickeln sich in Axillen und Leisten bretthart, einschmelzende Infiltrate mit Ausbreitungsneigung (**intertriginöse Abszesse**) und Keloidbildung, **abszedierender Perifollikulitis,** auch auf Nacken und Kopfhaut übergreifend. Die Aknetetrade beinhaltet zusätzlich das Auftreten eines **Pilonidalsinus** in der Rima ani oder darüber. Übergänge der Entzündungen auf das äußere Genitale und das Gesäß sind häufig und oft über Jahre anhaltend (Acne inversa). Durch Einschmelzungen der Entzündungsherde kommt es auch hier zu epithelausgekleideten Fistelgängen mit hämorrhagisch putride und bakteriell zersetztem Inhalt.
Die **ausgeprägte Narbenbildung** kann in den intertriginösen Regionen zu Bewegungseinschränkungen, an der Kopfhaut zu einer irreversiblen Alopezie führen. Leukozytose und BSG-Erhöhung sind möglich. Erschwerend, aber selten, können später Spinaliome oder eine kutane Amyloidose hinzukommen.

Ausgangsort der Entzündungen sind die **Talgdrüsenfollikel**, nicht die apokrinen Drüsen.

Die Entzündungen gehen von den Talgdrüsenfollikeln aus. Die apokrinen Drüsen spielen bei der Aknetetrade trotz der ähnlichen Lokalisation keine ursächliche Rolle.

Bei der »**Acne excoriée des jeunes filles**« werden diskrete Akneeffloreszenzen zwanghaft manipuliert, was zu Narben führt. Betrifft fast nur Frauen.

Acne excoriée des jeunes filles. Vor allem Mädchen und junge Frauen mit einer diskreten Acne vulgaris verursachen durch zwanghaftes Manipulieren an Akneeffloreszenzen persistierende, zum Teil sehr entstellende Narben. Eine psychologische Beratung und Therapie ist in hartnäckigen Fällen angebracht.

Acne necroticans. Diese Erkrankung zählt trotz des Namens nicht zum Formenkreis der Akne, sondern zu den follikulären beziehungsweise parafollikulären Pyodermien. Auf seborrhoischen Arealen entstehen zentral nekrotisierende Papeln, die nach Abfallen einer Kruste varioliforme Narben hinterlassen. Pruritus wird beschrieben.

Die **Acne necroticans** ist eine follikuläre Pyodermie und kann varioliform vernarben. Sie ist keine eigentliche Form der Akne.

Acne medicamentosa. Um einen diskreten follikulären Hornpfropf treten entzündliche Papeln auf. Die sekundäre Entstehung weiterer Komedonen ist möglich. Verursacht wird diese Erkrankung am häufigsten durch systemische und lokale Glukokortikosteroidanwendung. Weitere Auslöser sind **Halogene** (z.B. in Schlafmitteln), **INH, Vitamin B, ACTH** und einige **Antibiotika** wie Tetrazykline. Nach Absetzen des verantwortlichen Medikaments klingt das Erscheinungsbild bald ab.

Acne medicamentosa: Durch lokale und orale Medikamente können follikulär gebundene Papeln und auch Komedonen entstehen. Am bekanntesten ist die **Steroidakne**. Häufige Ursachen sind auch Halogene, INH, Vitamin B, ACTH und Antibiotika (Tetrazyklin).

Acne neonatorum. Wahrscheinlich durch mütterliche Androgene bildet sich bei Neugeborenen eine leichte papulopustulöse Akneform mit Komedonen der Wangen bei guter Spontanremission.

Neugeborenenakne entsteht durch mütterliche Androgene und heilt meist spontan ab.

Acne venenata (Kontaktakne).
Bei diesem akneähnlichen Bild spielt die Disposition der erkrankten Patienten zur Acne vulgaris eine große Rolle.
Durch direkten, oft beruflichen Hautkontakt, in seltenen Fällen aber auch durch perorale oder inhalative Aufnahme, kommt es vor allem zu Komedonen und danach zu weiteren Akneeffloreszenzen auch an den nicht aknetypischen Lokalisationen. Auslösende Stoffe sind z.B. **Öl, Teer, Pech** und **chlorierte Kohlenwasserstoffe**. Bekannt wurden Akneepidemien nach Unfällen mit **Dioxin** (◎ 259) oder **Perchlornaphthalin**. Neben der zum Teil sehr schweren Hauterkrankung können innere Organe, ZNS und Knochenmark betroffen sein.
Durch einen exogenen mechanischen Entzündungsreiz an Scheuer- und Druckstellen kann eine milde Acne vulgaris gereizt werden und auch an aknenuntypischen Stellen eine **Acne mechanica** entstehen.
Die **Kosmetikakne** entsteht bei unsachgemäßer Hautpflege mit zu fetten oder komedogenen Externa.

Acne venenata: Öl, Pech, Teer und chlorierte Kohlenwasserstoffe wirken akneauslösend und -fördernd **(Kontaktakne)**. Besonders gefährdet sind Personen mit einer Disposition zur Akne. Der Kontakt ist meist beruflich bedingt und erfolgt lokal, inhalativ oder oral. Befallen werden auch akneuntypische Stellen. Dioxine (◎ 259) und Perchlornaphthaline verursachten Akneepidemien.

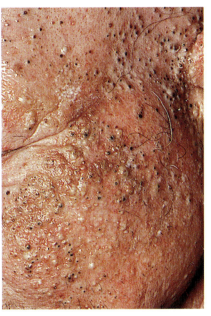

◎ **259:** Massive Komedonen- und Zystenbildung im Gesicht eines früher Dioxin-exponierten Arbeiters. Zu beachten sind die allgemein verdickte Epidermis und die pustulöse Superinfektion. Die **Dioxin-Akne** tritt schon Monate nach der Exposition auf und persistiert oft lebenslang.

Die **Acne mechanica** entsteht durch Reizung einer Acne vulgaris an Druck- und Scheuerstellen.
Durch zu fette oder komedogene Externa kann sich eine **Kosmetikakne** entwickeln.

Vor allem an Stirn, Kinn und Wangen entwickeln sich geschlossene Komedonen, die sich entzünden können.
Bei der **Acne aestivalis (Mallorca-Akne)** kommt es an lichtexponierten Regionen unter UV-Bestrahlungen zu hartnäckiger Papelentwicklung, besonders im Gesicht, an Oberarmen und Rücken. Oft werden Sonnenschutzmittel als Ursache angeschuldigt, ein Auftreten ist auch ohne deren Einfluß beschrieben.

Bei der **Mallorca-Akne** treten nach Besonnung Papeln an den belichteten Stellen auf. Ein Zusammenhang mit Sonnenschutzmitteln ist nicht gesichert.

Ätiologie. Hauptursachen der Akne sind **Seborrhö** und **follikuläre Hyperkeratose** (⑤ 55). Die Seborrhö findet sich bei fast allen Aknepatienten. In der Pubertät vergrößern sich die Talgdrüsenacini durch **Androgeneinwirkung** (Testosteron und 5-α-Dihydrotestosteron), und die Talgproduktion nimmt zu. Die Stärke dieser Reaktionen steht jedoch in keinem graduellen Zusammenhang mit der Höhe der Serumwerte, sondern beruht auf einer individuellen Talgdrüsenhyperreaktivität des einzelnen Patienten und kann

Ätiologie Seborrhö und follikuläre Hyperkeratose sind die wichtigsten Entstehungsursachen der Akne (⑤ 55). Androgene fördern die Entwicklung. Komedonen entstehen durch Proliferations- und Retentionshyperkeratose sowie durch erhöhte Talgproduktion.

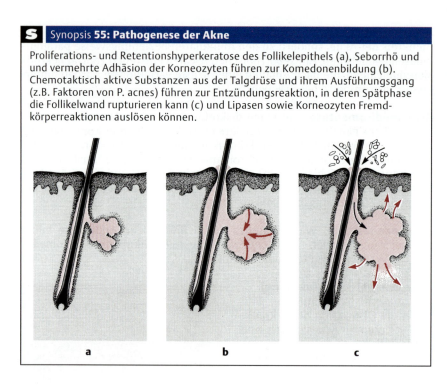

Synopsis 55: Pathogenese der Akne

Proliferations- und Retentionshyperkeratose des Follikelepithels (a), Seborrhö und und vermehrte Adhäsion der Korneozyten führen zur Komedonenbildung (b). Chemotaktisch aktive Substanzen aus der Talgdrüse und ihrem Ausführungsgang (z.B. Faktoren von P. acnes) führen zur Entzündungsreaktion, in deren Spätphase die Follikelwand rupturieren kann (c) und Lipasen sowie Korneozyten Fremdkörperreaktionen auslösen können.

Linolsäure-Mangel im Follikelausführungsgang wird ursächlich bei der Komedogenese verdächtigt.
Es bildet sich ein intrafollikulärer stabiler **Hornpfropf** durch vermehrt produzierte und aneinander haftende Hornzellen.
Chemotaktisch aktive Faktoren der **Bakterien** im Talgdrüsenfollikel fördern die entzündliche Umwandlung. Follikelrupturen treten häufiger in der späten Entzündungsphase auf und können Fremdkörperreaktionen auslösen.
Aknepatienten reagieren empfindlicher auf komedogene Stoffe und zeigen gesteigerte Typ-I- und -IV-Reaktionen gegen P.-acnes-Antigen.

Die Neigung zur Seborrhö und die Talgdrüsenbeschaffenheit werden vererbt, nicht die Akne selbst.

Therapie

Eine gründliche **Reinigung** kann die Akne nicht beseitigen, wohl aber günstig beeinflussen, da fast immer eine Seborrhö vorliegt.

---

auch an verschiedenen Lokalisationen differieren. (z.B. Gesicht und Rücken). Durch eine Proliferations- und Retentionshyperkeratose in den Follikeln entstehen Komedonen. Deren Entstehung wird heute in engerem Zusammenhang mit einem Mangel von Linolsäure im Follikelausführungsgang gesehen. Es findet sich eine massiv verstärkte Adhäsion zwischen den Korneozyten, die den stabilen **Hornpfropf** innerhalb des Follikels bilden.

Komedonen können sich zurückbilden, gehen jedoch meistens in entzündliche Effloreszenzen über. Die frühe entzündliche Entwicklung wird anfangs durch Lymphocyten, später durch neutrophile Granulozyten geprägt. Als Entzündungsmediator sieht man Faktoren von Propionibacterium acnes bzw. seiner extrazellulären Produkte an. Die Komplementkaskade wird aktiviert. Zur Ruptur der Follikelwand kommt es meist erst in der Spätphase der Entzündung. Austretende Lipide und Korneozyten lösen Fremdkörperreaktionen in der Umgebung aus.

Die an den Entzündungsreaktionen beteiligten Bakterien in den unteren anaeroben Follikelanteilen sind Propionibakterien. Man unterscheidet drei Typen, wobei **Propionibacterium acnes** (Typ I) am häufigsten vorkommt. Propionibacterium granulosum (Typ II) und P. parvum (Typ III) spielen eine untergeordnete Rolle. Die sich in den oberen Follikelanteilen befindenden Staphylokokken und Pilze spielen keine wesentliche Rolle bei der Akneentstehung. Zur Seborrhö und Hyperkeratose findet sich bei Aknepatienten eine **erhöhte follikuläre Empfindlichkeit** auf komedogene Stoffe. Eher als nicht erkrankte Personen entwickeln sie Verhornungsstörungen und perifolliculäre Entzündungen. Immunologisch bedeutsam ist eine gesteigerte Typ-I- und -IV-Reaktion von Aknepatienten gegen Antigene von P. acnes und eine Herabsetzung der zellulären Immunantwort bei Patienten mit Acne conglobata.

Vererbt werden **disponierende Faktoren** für die Erkrankung, wie Seborrhö und Beschaffenheit der Talgdrüsen. Man geht von einem polygenen autosomal-dominanten Erbgang mit unterschiedlicher Penetranz aus.

Therapie.

Reinigung. Nahezu alle Aknepatienten neigen zur Seborrhö. Nicht ursächlich, aber positiv unterstützend kann eine gründliche Reinigung den Akneverlauf beeinflussen. Dazu sollten Syndets und alkoholische Lösungen verwendet werden.

Lokaltherapeutika. Bei Komedonen bietet sich eine **Schälbehandlung** mit Vitamin-A-Säure (Tretinoin, z.B. Epi-Aberel Creme®) oder Isotretinoin (Isotrex Gel®) an, was zunächst zu einer Reizung und »Reifung« der Komedonen führt. Um in dieser Phase Therapieabbrüche zu vermeiden, ist eine gute Patientenaufklärung und, wie bei der Aknetherapie grundsätzlich, eine gute Patientenführung nötig. Benzoylperoxid (BPO, z.B. Sanoxit Gel®) wirkt in 2,5- bis 10%igen Grundlagen ebenso wie Azelainsäure (Skinoren Creme®) stark antibakteriell besonders auf P. acnes und Staphylococcus epidermis, antiinflammatorisch und reduziert sekundär die Komedonenzahl. Lokale Reizungen können bei beiden Medikamenten auftreten. Bei entzündlichen Akneeffloreszenzen, Papeln und Pusteln, steht zusätzlich zu diesen Externa eine **antiseptische Behandlung** mit alkoholischen Lösungen, Gesichtsmasken und eine **lokale antibiotische Therapie** im Vordergrund. Hier wird vor allem Erythromycin, Tetrazyklin und Clindamycin in verschiedenen Grundlagen verwendet, wobei die Kombination mit BPO Resistenzbildungen reduziert.

> Die Acne comedonica spricht am besten auf **Externa** wie Vitamin-A-Säure, Isotretinoin, Benzoylperoxid und Azelainsäure an.
> Bei der Acne papulopustulosa wird mit **lokalen Antibiotika** wie Erythromycin, Tetrazyklin und Clindamycin und **Antiseptika** sowie BPO behandelt.

Orale Antibiotika. Findet sich eine starke Pustelbildung, so werden Antibiotika auch systemisch gegeben. Hier steht Tetrazyklin bzw. Minocyclin an erster Stelle (z.B. Lederderm, 2×50 mg täglich). Das für die Akneentstehung wichtige Propionibacterium acnes ist tetrazyklinempfindlich, doch werden zunehmend Erreger isoliert, die zumindest eine abgeschwächte Empfindlichkeit zeigen. Mögliche Komplikationen nach langer Gabe sind gramnegative Follikulitiden. Als Einnahmedauer wird heute ein Zeitraum von ca. 3 Monaten empfohlen.

> **Antibiotika,** und hier an erster Stelle Tetrazykline bzw. Minocyclin, können bei starker Pustelbildung **oral** in niedriger Dosierung gegeben werden. Die Resistenzlage von Propionibacterium acnes ist gegenüber Tetrazyklinen bisher noch günstig.

Antiandrogene. Diese können bei Frauen in Zusammenarbeit mit einem Gynäkologen zur Blockade der körpereigenen Androgenwirkung auf die Talgdrüsen gegeben werden. In Kombination mit Östrogenen kommen hier cyproteronacetathaltige (z.B. Diane 35) oder chlormadinonacetathaltige (z.B. Neo-Eunomin) Kontrazeptiva in Frage, wobei diese aufgrund ihrer Nebenwirkungen nur noch bei dermatologischen Indikationen eingesetzt werden.

> **Antiandrogene** wie cyproteronacetat- (z.B. Diane 35) und chlormadinon-acetathaltige (z.B. Neo-Eunomin) **Kontrazeptiva** blockieren die körpereigene Androgenwirkung auf die Talgdrüsen und beeinflussen die Akne bei Frauen positiv.

13-cis-Retinsäure (Roaccutan). Neue Therapiemöglichkeiten, besonders der schweren Acne conglobata, hat die Einführung dieses oral wirksamen Vitamin-A-Säureabkömmlings eröffnet. Über eine Reduktion der Seborrhö, Verkleinerung der Talgdrüsen und antiinflammatorische Wirkung kommt es in einer Tagesdosierung von 0,2–1,0 mg pro kg Körpergewicht nach drei bis vier Monaten zu einer langandauernden Remission. Als Nebenwirkung werden Teratogenität, Trockenheit der Haut und Schleimhäute, selten Muskel- und Gelenkbeschwerden sowie bei höherer Dosis Cholesterin- und Triglyzeridanstiege im Blut beschrieben. **Der Empfängnisschutz muß bei Patientinnen während und bis vier Wochen nach Therapie mit 13-cis-Retinsäure gewährleistet sein.** Inzwischen wird als kumulative Gesamtdosis 120 mg/kg Körpergewicht empfohlen.

> Die **13-cis-Retinsäure** (Roaccutan) ist ein Vitamin-A-Säure-Derivat und bewirkt bei oraler Gabe von 0,2 bis 1,0 mg/kg KG eine Reduktion der Seborrhö, Talgdrüsenverkleinerung und Entzündungshemmung. Aufgrund der möglichen Nebenwirkungen bleibt sie den schweren und vernarbenden Akneformen vorbehalten.
>
> **Während und bis vier Wochen nach der Gabe von Roaccutan müssen Patientinnen sicheren Empfängnisschutz betreiben.**

Diät. Außer individuellen Reaktionen auf Nahrungsmittel, die natürlich berücksichtigt werden sollen, gibt es keine generellen nutritiven Einflüsse auf die Akne. Auf Diätvorschriften sollte deshalb verzichtet werden, auch um eine zusätzliche psychische Belastung der Aknepatienten zu vermeiden.

> **Diätetische Vorschriften** sind nicht generell zu begründen. Individuelle Beobachtungen von Unverträglichkeiten sollen aber berücksichtigt werden.

Manuell-physikalische Therapie. Diese kann unterstützend durch Entfernung oder Entleerung der Komedonen wirken. Eine gleichzeitige lokale oder systemische Aknebehandlung ist jedoch unabdingbar.

> Eine **manuell-physikalische Therapie** kann durch Entleerung oder Entfernung der Komedonen eine Verbesserung bewirken.

Chirurgische Therapie. Einschmelzende Knoten und Abszesse können kleine Stichinzisionen zur Entleerung nötig machen. Zur Narbenkorrektur nach Abklingen der Akne sind Exzisionen, Schleifungen und Unterspritzen auch frischer Läsionen mit Glukokortikosteroid-Kristallsuspensionen möglich. Intertriginöse Exzisionen sind bei der Aknetetrade nicht immer vermeidbar.

> **Chirurgische Therapie:** Knoten und Abszesse müssen manchmal inzidiert werden. Nach Abklingen der Akne können Narbenkorrekturen nötig sein, z.B. durch Exzision, Schleifung oder Steroidkristallsuspensionsunterspritzung.

UV-A- und UV-B-Bestrahlungen werden wegen ihrer Förderung der Mikrokomedonenbildung nicht mehr empfohlen.

Prognose Gut. Milderung und Verkürzung möglich. Meist spontanes Abklingen nach dem 20. Lebensjahr.

Phototherapie. Eine Bestrahlung mit UV-A und UV-B kann eine nützliche Unterstützung sein zur Abheilung der entzündlichen Effloreszenzen. Andererseits kann durch die Lichttherapie die Bildung von Mikrokomedonen gefördert werden, weswegen heute vom therapeutischen Einsatz abgeraten wird.

Prognose. Gut. Durch eine konsequente Behandlung kann der Krankheitsverlauf gemildert und verkürzt werden. Meist spontanes Abklingen Anfang des dritten Lebensjahrzehntes.

Klinischer Fall

Bei der 20jährigen Patientin (◯ 257) traten zunächst in der Pubertät multiple Komedonen im Nasen- und Wangenbereich auf. Später entwickelten sich zudem entzündliche Papeln und Pusteln. Inzwischen sind durch mechanische Manipulationen einige Narben hinzugetreten.

Es besteht eine typische Acne papulopustulosa. Unter einer kurzfristigen oralen Therapie mit Minocyclin und einer langfristigen Lokaltherapie mit erythromycinhaltigen Emulsionen sowie der Unterlassung mechanischer Manipulationen kommt es zu einer kontinuierlichen Abheilung des Befundes.

19.2 Rosazea

Synonyme: Kupferfinne, Kupferrose, Acne rosacea

▶ ***Definition.*** Entzündliche Gesichtsdermatose der zweiten Lebenshälfte mit Erythemen und Teleangiektasien, Papeln und Pusteln sowie gelegentlich einem Rhinophym.

Epidemiologie Die Rosazea beginnt meist im 4. bis 5. Lebensjahrzehnt und betrifft häufiger Frauen. Das Rhinophym tritt fast nur bei Männern auf.

Epidemiologie. Beginn meist im vierten bis fünften Lebensjahrzehnt. Frauen sind etwas häufiger als Männer betroffen, nur die Rhinophymentwicklung ist fast ausschließlich bei Männern zu sehen. Rosazeavorstufen können schon vor dem dritten Lebensjahrzehnt auftreten.

Klinik Prädilektionsstellen sind Wangen, Nase, Stirn und Kinn. Das Dekolleté und die Halsseiten werden selten befallen. Periorale und periorbitale Bereiche bleiben erscheinungsfrei. Die zunächst flüchtigen Erytheme persistieren später über Stunden. Teleangiektasien treten auf. Zentrofazial bleiben livide Erytheme bestehen, auf denen sich Papeln und Pusteln entwickeln (◯ 260).

Klinik. Die Rosazea manifestiert sich in der **Gesichtsmitte.** Befallen werden Wangen, Nase, Stirn und Kinn. Seltene Lokalisationen sind Dekolleté und seitliche Halspartien. **Perioral** und periorbital finden sich schmale, **erscheinungsfreie Zonen.** Der Krankheitsverlauf ist schubartig mit unterschiedlicher Schwere (◯ 260).
Am Beginn stehen paroxysmale oder transitorische Erytheme.
Nach und nach persistieren die Erytheme über Stunden. Zusätzlich treten Teleangiektasien vor allem im Nasen-Wangen-Bereich auf. An den Prädilektionsstellen in der Gesichtsmitte finden sich auf lividen Erythemen persistierende, senfkorn- bis erbsgroße Papeln und schließlich Pusteln. Im Gegensatz zur Akne sind die entzündlichen Effloreszenzen nicht follikulär gebunden, **Komedonen fehlen.** Die entzündlichen Effloreszenzen heilen ohne Narbenbildung ab. Im weiteren Verlauf treten die akuten entzündlichen Phasen immer häufiger auf, und eine Ausbreitung über die Gesichtsmitte hinaus ist möglich. Betroffen werden schließlich auch Stirn, behaarter Kopf, die seitlichen Hals- und retroaurikulären Bezirke sowie die prästernale Region.

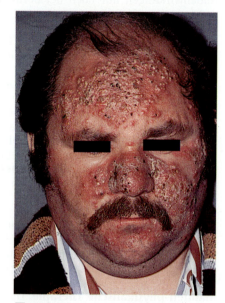

◯ 260: Seit Jahren bestehende aus geprägte **Rosacea papulopustulosa** bei 35jährigem Patienten mit äthylisch bedingter Gastritis. Papeln und verkrustete Pusteln stehen auf lividen Erythemen. Komedonen fehlen im Gegensatz zur Akne völlig.

Komedonen fehlen. Die entzündlichen Effloreszenzen heilen narbenlos ab, treten aber immer häufiger auf. Im späteren Verlauf entwickeln sich entzündliche Infiltrate und Knoten. Durch eine **Talgdrüsenhyperplasie** kann es zu unförmigen Gewebshyperplasien wie dem Rhinophym kommen.

Bei weiterer Intensivierung der Erkrankung können entzündliche Infiltrate und Knoten auftreten. Vor allem im Nasen- und Wangenbereich wirkt die Haut höckerig und aufgetrieben. Als Maximalform kann sich ein Rhinophym ausbilden.

Komplikationen. In 2–5% der Rosazea tritt eine **Augenbeteiligung** auf, deren Schwere jedoch nicht mit den Stadien bzw. der Ausprägung der Rosazea korreliert. Man findet eine Konjunktivitis oder Blepharitis. Bei der selteneren Keratitis kann es sogar zu Korneaperforationen und -trübungen kommen, die eine Erblindung zur Folge haben können.

Komplikationen Augenbeteiligung mit Konjunktivitis, Blepharitis und Keratitis bis hin zur Erblindung. Die Augenbeteiligung ist unabhängig vom Schweregrad der Rosazea.

> ▶ **Merke.** Auch bei leichten Rosazeaformen muß aus diesem Grunde routinemäßig ein ophthalmologisches Konsil erfolgen.

◀ Merke

Rhinophym. Diese Vergrößerung der Nase betrifft fast ausschließlich Männer und entsteht durch eine massive Talgdrüsenhypertrophie, Bindegewebshyperplasie und Gefäßerweiterung. Sie entsteht bei 7–10% der Rosazea. Dabei kann diese Knollennase bizarre, auch asymmetrische Formen annehmen. Das Rhinophym kann auch ohne weitere Rosazeaerscheinungen auftreten. Die Hyperplasien sind nur operativ zu beeinflussen. Gleichartige Veränderungen sind seltener auch an anderen Lokalisationen zu finden, wie das Otophym am Ohr, das Gnatophym am Kinn und das Metophym über der Nasenwurzel (◉ 261).

Das **Rhinophym** betrifft fast nur Männer und entsteht durch Talgdrüsenhypertrophie, Bindegewebshyperplasie und Gefäßerweiterung. Die Nase ist monströs vergrößert, zum Teil ohne weitere Anzeichen einer Rosazea. Bizarre Hyperplasien können seltener auch an Ohr und Kinn entstehen (◉ 261).

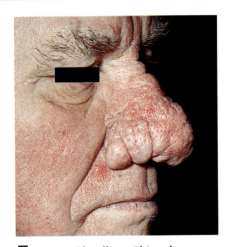

◉ 261: **Großknolliges Rhinophym** seit 4 Jahren **infolge einer ausgebrannten Rosazea** bei 77jährigem Patienten.

Besonderheiten

Lupoide Rosazea. Die Bezeichnung kennzeichnet ein kleinknotiges, braunrotes Erscheinungsbild der Rosazea, das auf Glasspateldruck ein lupoides Infiltrat und histologisch tuberkuloide Granulome zeigt.

Steroidrosazea. Bei einer lokalen Kortikosteroidbehandlung der Rosazea treten typische Nebenwirkungen wie Teleangiektasien, Atrophie, Komedonen und entzündliche Papeln und Pusteln auf. Nach Absetzen der lokalen Behandlung kommt es zu einem akuten Aufflammen der Rosazea. Eine konsequent kortikosteroidfreie Lokaltherapie ist wichtig.
Eine Superinfektion mit **Candida albicans** ist bei der Rosazea möglich und sollte behandelt werden.

Demodikose. Dieses eher seltene und zu den rosazeaartigen Erkrankungen gezählte Krankheitsbild betrifft häufig Frauen und äußert sich mit Papeln und Pusteln sowie in einer pityriasiformen Schuppung an den Wangen und Augenlidern. Die Talgdrüsenfollikel sind von der Milbe Demodex folliculorum und anderen Demodexarten befallen, wo die Milben selbst, ihre Eier und ihr Kot zu Reizungen und auch zu Fremdkörpergranulomen führen können.

Ätiologie. Nicht geklärt. Diskutiert werden erbliche Faktoren und Verbindungen zu inneren Erkrankungen, wie Hypertonus und gastrointestinale Störungen. Die Seborrhö findet sich nur bei Rhinophymentwicklung obligat, die Rosazea ist aber nicht immer so deutlich mit einer Seborrhö verbunden wie die Akne. Durch äußere Einflüsse, wie Genuß von Alkoholika und Gewürzen, durch Hitze, Kälte und starke Sonneneinwirkung kann über die bestehende **Gefäßhyperreaktivität** eine Provokation hervorgerufen werden.

Besonderheiten

Die **lupoide Rosazea** ist eine Sonderform mit histologisch nachweisbaren tuberkuloiden Granulomen.

Wird eine Rosazea lokal mit **Steroiden** behandelt, treten zusätzlich Teleangiektasien, Atrophie, Komedonen, Papeln und Pusteln auf. Bei Steroidentzug kommt es kurzfristig zu einer weiteren Verschlechterung.
Eine **Kandidose** kann als Superinfektion auftreten.

Die **Demodikose** ist eine rosazeaartige Erkrankung und betrifft vor allem Frauen. Die Talgdrüsen werden von Milben befallen und können sich dadurch entzünden.

Ätiologie Nicht geklärt. Vererbung und bestimmte innere Erkrankungen werden diskutiert. Häufig findet sich eine Seborrhö, die jedoch nicht obligat ist. Die Rosazea kann durch Alkohol, Gewürze, Kälte, Hitze und Sonnenlicht provoziert werden. Es besteht eine **Gefäßhyperreaktivität**.

Histologie Gefäßerweiterungen, dann lymphozytäre Infiltrate, später Talgdrüsenhyperplasien.

Differentialdiagnostisch wichtig ist das Auftreten meist im Erwachsenenalter, das Fehlen von Komedonen und die typischen düsterroten Erytheme (⊞ 79). Abgegrenzt werden müssen Akne, akneiforme Exantheme, vor allem Steroidakne, periorale Dermatitis, Lupus erythematodes chronicus discoides und Lupus miliaris disseminatus faciei.

Therapie Milde **Reinigung.**

Lokale antibiotische Behandlung, z.B. mit Erythromycin, keine reizenden Grundlagen, wenig alkoholische Lösungen.

Eine Lokaltherapie mit Metronidazol ist ebenfalls möglich.

Orale Tetrazyklingaben sind vor allem bei Augenbeteiligung Mittel der Wahl.

Bei schweren Fällen ist **13-cis-Retinsäure** (Roaccutan) indiziert.

Alkoholika, scharfe Gewürze und heiße Getränke sollten gemieden werden.

In der nichtentzündlichen Phase ist Gesichtsmassage empfehlenswert.

Histologie. In den frühen Stadien finden sich Gefäßerweiterungen und später lymphozytäre, perifolliküläre Infiltrationen. Spätere Stadien zeigen Talgdrüsenhyperplasien.

Differentialdiagnose. Von der Acne vulgaris ist die Rosazea, außer durch die Altersverschiedenheit, durch das Fehlen von Komedonen und durch die typischen düsterroten Erytheme zu unterscheiden (⊞ 79). Des weiteren kommen akneiforme Exantheme, besonders die Steroidakne und die periorale Dermatitis in Betracht. Die Krankheitsbilder Lupus erythematodes chronicus discoides und Lupus miliaris disseminatus faciei (der früher zu den Tuberkuliden gezählt wurde und heute als polyätiologisches Krankheitsbild angesehen wird) müssen differentialdiagnostisch ausgeschlossen werden.

79: Differentialdiagnose Akne und Rosazea

Effloreszenzen	Akne	Rosazea
Komedonen	+++	–
Papeln	++	++
Pusteln	++	++
Knoten	+	+
Narben	+	–
Keloide	+	–
Teleangiektasien	–	++
Augenbeteiligung	–	+ (2–5 %)
Talgdrüsenhyperplasie (Rhinophym)	–	+ (7–10 %)

Therapie.

Reinigung. Die Reinigung muß mit milden Seifen oder Syndets erfolgen. Jede lokale Irritation durch zu stark reizende Substanzen ist zu meiden.

Lokaltherapeutika. Örtliche Antibiotikabehandlung mit Tetrazyklinen, Erythromycin oder Clindamycin in einer nicht reizenden Grundlage (0,5–2%ig) können gute Erfolge erbringen. Alkoholische Lösungen sollten hier, wie generell bei der Rosazea, nur sehr vorsichtig und zurückhaltend eingesetzt werden.
Erfolge können auch mit lokalen Metronidazolanwendungen (1–2%ig) erzielt werden.

Orale Antibiotika. In der Ätiologie der Rosazea spielt die bakteriologische bzw. parasitäre Besiedelung (Demodex folliculorum) kaum eine Rolle. Trotzdem ist eine orale Tetrazyklingabe außerordentlich wirksam. Vermutlich kommt hier die antiinflammatorische Wirkung zum Tragen. Auch die mögliche Augenbeteiligung wird durch orale Tetrazykline positiv beeinflußt. Sie sind bei florider Augenerkrankung das Mittel der Wahl. Die orale Behandlung mit Metronidazol ist wirkungsvoll, wobei man aber heute aufgrund der Nebenwirkungen der lokalen Anwendung den Vorzug gibt.

13-cis-Retinsäure (Roaccutan). Nur schwere Rosazeaformen werden mit Roaccutan behandelt. Gute Erfolge mit oft jahrelang anhaltenden Remissionen sind damit erzielbar.

Diät. Eine spezielle Diät gibt es nicht. Zu meiden sind jedoch heiße Getränke, scharfe Gewürze und Alkohol, da diese flushartige Erytheme provozieren können.

Manuell-physikalische Therapie: Empfehlenswert ist eine Massagebehandlung, die vom Patienten selbst ausgeführt werden kann. Mit kreisenden Fingerbewegungen sollen die befallenen Hautareale, außer in der entzündlichen Phase, zweimal täglich massiert werden. Damit ist eine Besserung der Gefäßhyperreaktivität erreichbar.

Chirurgische Therapie. Einzelne gröbere Teleangiektasien können durch Elektrokoagulation mit feinster Nadel oder dem Argon-Laser verödet werden. Das Rhinophym wird in Lokalanästhesie oder Narkose mit Einmalrasierern oder Skalpell abgetragen und die normale Nasenform wieder modelliert. Die operativen Verbesserungsmöglichkeiten sind gut, die Reepithelisierung geht rasch und meist komplikationslos vonstatten.

Lichtschutz: Sonnenlicht, besonders im Frühjahr, kann die Rosazea provozieren. Deshalb sind Sonnenexpositionen zu vermeiden und Sonnenschutzmittel zu empfehlen.

Prognose. Gut, jedoch phasenhafter Verlauf. Komplikationen bei Augenbeteiligung sind möglich.

19.3 Periorale Dermatitis

Synonym: Periorale, rosazeaartige Dermatitis

> **Definition.** Entzündliche zentrofaziale, insbesondere periorale Dermatose mit Papeln und Pusteln auf geröteter Haut unklarer Ätiologie, vor allem Frauen jüngeren und mittleren Alters betreffend.

Epidemiologie. Beginn meist im dritten Lebensjahrzehnt. Die vor allem Frauen betreffende Erkrankung ist jedoch auch im Kindesalter und höheren Erwachsenenalter festzustellen. Sie wurde zuerst in den USA, dann auch in den west- und später in den osteuropäischen Ländern beobachtet.

Klinik. Perioral und in den Nasolabialfalten finden sich auf gelb-rötlichen, leicht schuppenden Erythemen Papeln bzw. Papulopusteln. Eine schmale Randzone der Lippen bleibt erscheinungsfrei und ist ein wichtiges diagnostisches Kriterium. Bei weiterer Ausdehnung können auch Kinn und Augenunterlider, später Augenoberlider, Stirn und Wangen befallen werden. Schließlich ist ein Auftreten am Haaransatz, retroaurikulär und am seitlichen Hals möglich. Teleangiektasien finden sich fast nur nach lokaler Kortikosteroidtherapie. Die Patientinnen klagen über ein brennendes Spannungsgefühl, seltener über Pruritus (◧ 262).

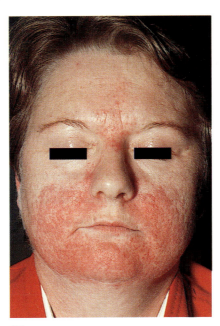

◧ **262: Periorale Dermatitis nach 4monatigem Steroidabusus.** Zu beachten ist die schmale periorale Aussparung.

Die periorale Dermatitis ist chronisch und kann über Wochen und Monate andauern bei einem ständig wechselnden Ausprägungsbild. Spontanremissionen sind möglich. Die Abheilung erfolgt narbenlos, es kann jedoch zu einem Rezidiv kommen.

Komplikationen. Bei lokaler Behandlung der perioralen Dermatitis mit (fluorierten) Glukokortikosteroiden kommt es nach kurzfristiger Besserung zu einer deutlichen Verschlechterung. Nach deren Absetzen tritt eine weitere, kurzfristige Verschlechterungsphase ein, in der die Patientinnen engmaschig betreut werden müssen, um ein Zurückgreifen auf die lokalen Steroide zu verhindern.

> **Merke.** Kortikoide in der Behandlung der perioralen Dermatitis sind **kontraindiziert**.

Merke ▶

Ätiologie Ungeklärt. Angeschuldigt werden alltägliche Externa bzw. deren übermäßige Anwendung. Häufigstes Auftreten nach lokaler Steroidtherapie im Gesicht.

Ätiologie. Die Ursache der perioralen Dermatitis ist nicht geklärt. Diskutiert werden als Auslösefaktoren viele in der alltäglichen Pflege übliche Externa bzw. deren übermäßiger Gebrauch durch übertriebene Pflegemaßnahmen sowie mechanische Irritationen und früher fluorierte Zahnpasten. Auf eine atopische Diathese sollte geachtet werden. Unbestritten ist als eine der häufigsten Ursachen eine vorausgegangene, unkontrollierte lokale Glukokortikosteroidanwendung aufgrund einer anderen, meist banalen Dermatose. Aber auch die Anwendung lokaler Glukokortikosteroide aufgrund einer perioralen Dermatitis selbst führt zu einer Verschlechterung. Bei langfristiger Anwendung sind schwere Schäden unumgänglich. Das Vollbild einer **Steroidrosazea** kann dadurch verursacht werden.

Bei lokaler Steroidtherapie der perioralen Dermatitis kann eine **Steroidrosazea** entstehen. Superinfektionen z.B. mit Candidaarten sind möglich, aber nicht krankheitsauslösend. Lichtprovokation ist möglich.

Der Nachweis von Candidaarten, fusiformen Spirillen oder Stäbchen ist häufig gelungen. Diese werden jedoch nicht als ursächlich angesehen. Trotzdem kann eine Behandlung dieser Superinfektion eine deutliche Besserung erbringen und sollte bei positivem Nachweis auch erfolgen.

Belichtung kann die periorale Dermatitis provozieren. Häufig findet man jedoch keinen Zusammenhang mit Lichtbestrahlung. Von manchen Autoren wird die periorale Dermatitis nur als Minimalvariante der Rosazea (Rosazea minor) und nicht als eigenständige Erkrankung angesehen wegen der Ähnlichkeiten im klinischen Bild und in den therapeutischen Möglichkeiten.

Histologie Ähnlich wie bei Rosazea.

Histologie. Ähnlich wie bei der Rosazea, zusätzlich spongiotische Veränderungen der Epidermis. Bei der Sonderform der lupoiden perioralen Dermatitis finden sich tuberkuloide Granulome.

Differentialdiagnose Durch Verteilungsmuster von Rosazea unterscheidbar (S 56). Akne, atopische und seborrhoische Ekzeme müssen abgegrenzt werden.

Differentialdiagnose. Von der Rosazea ist die Unterscheidung durch das Verteilungsmuster möglich. Weiterhin kommen Acne vulgaris, atopisches und seborrhoisches Ekzem in Betracht sowie der Folgezustand nach lokaler Glukokortikosteroidtherapie dieser Dermatosen oder anderer Ekzeme (S 56).

Therapie
Besonders milde Reinigung.

Therapie.

Reinigung. Wie bei der Rosazea sollten alle aggressiven Substanzen gemieden werden. Die Reinigung sollte nur mit warmem Wasser, eventuell mit milden Seifen oder Syndets erfolgen.

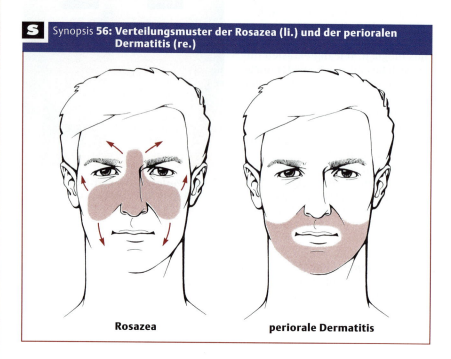

Synopsis 56: Verteilungsmuster der Rosazea (li.) und der perioralen Dermatitis (re.)

Rosazea — periorale Dermatitis

19.3 Periorale Dermatitis

Lokaltherapeutika. Wenn möglich, sollte auf alle Kosmetika und besonders auf fettende Externa verzichtet werden. Eine lokale Behandlung mit Erythromycin in einer nicht reizenden und nicht zu fetten Grundlage kann gute Erfolge erzielen. **Lokale Glukokortikosteroide sind kontraindiziert.** Candidasuperinfektionen sollten lokal behandelt werden.

Orale Antibiotika. Die orale Gabe von Tetrazyklin, Minocyclin oder Erythromycin kann eine deutliche Verbesserung erbringen und die Symptome des »Steroidentzugs« mildern.

Manuell-physikalische Therapie. Auf alle irritierenden externen Maßnahmen sollte während der Erkrankungsphase verzichtet werden.

Prognose. Allgemein sollte die Therapie der perioralen Dermatitis sehr zurückhaltend sein, da bereits ein konsequentes Meiden aller Externa zu einer, wenn auch langsam eintretenden, Erscheinungsfreiheit führen kann. Es kommt zu einer narbenlosen Abheilung. Rezidive sind möglich.

Verzicht auf Kosmetika. Keine fettenden Externa. **Lokale Steroide sind kontraindiziert.** Lokale antibiotische Therapie z.B. mit Erythromycin.

Orale Antibiotika wie Tetrazyklin, Minocyclin oder Erythromycin.

Keine irritierende mechanische Behandlung.

Prognose Die Therapie sollte sehr zurückhaltend erfolgen. Narbenlose Abheilung. Rezidivmöglichkeit.

Klinischer Fall

Die abgebildete 25jährige Patientin (☎ 262) kommt mit vorwiegend perioral und nasolabial lokalisierten, spitzkegeligen, kleinsten Papeln und Papulovesikeln, da die auswärts diagnostizierte »Akne« trotz konsequent eingehaltener Therapie eher zugenommen hatte. Schließlich wurde vier Monate lang mit einer Steroidcreme behandelt, was zunächst zu einer kurzfristigen Besserung und dann zu einer weiteren Verschlechterung führte. Die Diagnose einer perioralen Dermatitis wurde gestellt – hierzu trug auch die auf der Abbildung erkennbare und typische Aussparung einer schmalen erscheinungsfreien Zone um das Lippenrot bei. Unter Verzicht auf alle Kosmetika und durch eine dreiwöchige orale Tetrazyklin-Therapie sowie eine Lokalbehandlung mit Erythromycin in einer Cremegrundlage heilte die Erkrankung narbenfrei ab.

20 Venen und Venenkrankheiten einschließlich Proktologie

Krankheiten der oberflächlichen und tiefen Venen der unteren Extremitäten sind ausgesprochene Volkskrankheiten. Von den leichteren Formen sind hierzulande mehrere Millionen, von schwereren weit über eine Million Menschen betroffen. Venenerkrankungen sind ein interdisziplinäres medizinisches Problem, sie spielen jedoch eine bedeutende Rolle in der Dermatologie. Ganz besonders wichtig sind die oberflächliche und tiefe Varikosis sowie die Folgezustände der chronisch-venösen Insuffizienz, wie zum Beispiel das Ulcus cruris.

20.1 Anatomie, Physiologie und Pathophysiologie der Venenkrankheiten

Venenkrankheiten sind sehr häufig. Sie haben den Charakter von Volkskrankheiten.

Der Blutabfluß an den Extremitäten erfolgt über ein oberflächliches epifasziales und tiefes subfasziales Venensystem (S 57) mit Verbindungsvenen (Vv. communicantes/perforantes).

Der Rückstrom des venösen Blutes verläuft an der unteren Extremität über das tiefe (subfasziale) und das ausgedehnte, oberflächliche (epifasziale) Venensystem. Die oberflächlichen Venen des Saphena-Systems (S 57) zeigen eine ausgeprägte anatomische Variabilität sowohl in ihrem Verlauf, in ihrem Durchmesser und in der Zahl der Verbindungsvenen (Venae perforantes oder communicantes) zu tiefen Venen.

V. saphena magna:
Diese Vene mündet unterhalb des Leistenbandes (Crosse) in die V. femoralis.

Der Venenstern der Leistenbeuge entsteht durch Mündung verschiedener Venen.

Die **V. saphena magna** entsteht aus kleinen Venen im Fußbereich. Sie verläuft vor dem Innenknöchel an der Innenseite des Unterschenkels nahe der Tibia, hinter dem Condylus medialis femoris auf die Oberschenkelinnenseite und tritt dort über die Adduktorenmuskulatur etwa handbreit unter dem Leistenband in die Tiefe, wo sie im Hiatus saphenus in die V. femoralis mündet. Vor der Mündungskrümmung, der sogenannten Krosse (Crosse), münden verschiedene andere Venen, wodurch der Venenstern in der Leistenbeuge zustande kommt. Die Funktionstüchtigkeit dieser anatomischen Struktur ist für die Entstehung der Stammvarikose entscheidend.

V. saphena parva (S 57):
Mündung im Bereich der Kniekehle in die V. poplitea, Mündungsort anatomisch sehr variabel.

Die **V. saphena parva** (S 57) drainiert vor allem den Fußrücken, an dem sie über den Arcus venosus dorsalis Verbindung mit der V. saphena magna hat. Die V. saphena parva verläuft hinter dem Außenknöchel zur Wade, wo sie ab Wadenmitte subfaszial verläuft. Sie mündet recht variabel im Bereich der Kniekehle, meist in S-förmiger Krümmung.

Die tiefen Venen verlaufen in drei Schichten in der Muskulatur zusammen mit Arterien. Zwischen tiefem und oberflächlichem Venensystem existieren zahlreiche Verbindungsvenen (Vv. perforantes, S 57).

Die Taschenklappen sind für die Venenfunktion besonders wichtig. Die Zahl der Klappen ist je nach Vene variabel.

Die **tiefen Venen**, die in drei Schichten zum größten Teil in der Muskulatur verlaufen, begleiten die gleichnamigen Arterien in einer gemeinsamen Faszienhülle. Phlebologisch sind verschiedene der zahlreichen Verbindungsvenen zwischen oberflächlichem und tiefem Venensystem bedeutsam. Die wichtigsten Gruppen dieser **Vv. perforantes** sind in **S 57** dargestellt. Vor allem die Insuffizienz der Cockett-Gruppe kann zum Ulcus cruris führen. Für die normale Venenfunktion besonders bedeutsam sind die **Taschenklappen**, die einen Blutrückfluß und damit eine Gefäßerweiterung verhindern. Die Zahl der Klappen ist in den einzelnen Venen und Venenabschnitten sehr verschieden. Hämodynamisch sind die Verhältnisse komplex, zum einen wegen des variablen Volumens dieses Niederdrucksystems, zum anderen wegen der extravasalen Druckverhältnisse und der engen funktionellen Bindung an den Gewebestoffwechsel und das Lymphsystem. Im Stehen ist das Venensystem maximal belastet, der Druck liegt bei bis zu 90 mmHg (12 kPa). Der geringe Innendruck im venösen System bedeutet allerdings auch eine leichte Verlegung bei Kompression durch äußere Faktoren, z.B. bei Tumoren und nach Traumen im Abdominal- oder Thoraxbereich. Für die Versorgung des Gewebes spielen die Druckverhältnisse im Bereich der Endstrombahn eine entscheidende Rolle. Neuere Untersuchungen lassen jedoch vermuten, daß die früher gemessenen Druckgradienten die tatsächlichen Verhältnisse nicht korrekt wiedergeben und in ihrer hämodynamischen Bedeutung überschätzt wurden.

Im Stehen und Sitzen ist die hämodynamische Belastung des Venensystems besonders groß.

Die Druckverhältnisse im Bereich der Endstrombahn sind für die Gewebeversorgung entscheidend.

Das Lymphsystem ist integraler Bestandteil des Flüssigkeitsaustausches und des Gewebestoffwechsels.

Für den Gewebestoffwechsel gleichermaßen wichtig wie das Venensystem ist das **Lymphsystem**. Die Gewebeflüssigkeit sammelt sich in präformierten Spalten des Bindegewebes, von wo sie in blind endende, mit einem ein-

20.1 Anatomie, Physiologie und Pathophysiologie der Venenkrankheiten

Synopsis 57: Schematische Darstellung des oberflächlichen Venensystems am Bein

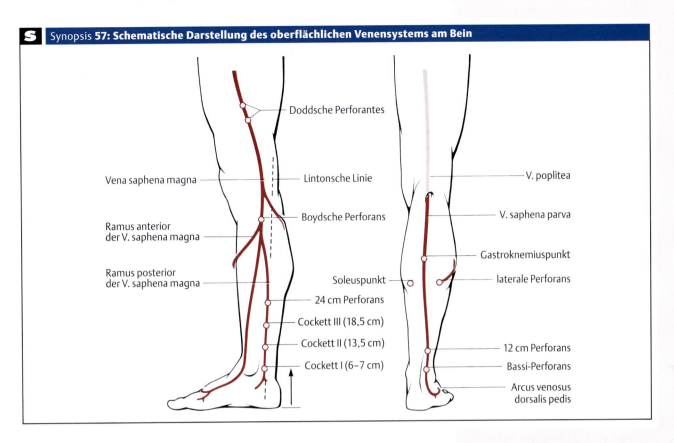

schichtigen Endothel ausgekleidete Lymphkapillaren eintritt. Die Lymphkapillaren vereinigen sich zu einem ausgedehnten Lymphgefäßnetz, das mit den Blutgefäßen und dem Bindegewebe eine Einheit bildet, wobei ab einer gewissen Gefäßgröße Klappen und glatte Muskelzellen in der Wand vorhanden sind. Der Lymphtransport wird von einer langsamen, rhythmischen Kontraktion dieser Lymphangione bewirkt. Wird die kompensatorische Kapazität des Lymphsystems zum Abtransport der proteinreichen Ödemflüssigkeit überschritten, kommt es zum manifesten Lymphödem.

Kompliziert werden die Verhältnisse durch zahlreiche Faktoren, wie dem Zustand der bindegewebigen Matrix und der Funktion von Makrophagen, die den kolloidosmotischen Druck wesentlich beeinflussen. Eine erhöhte Flüssigkeitsansammlung wird jedoch erst bei der beträchtlichen Volumenzunahme von 25 % und mehr klinisch manifest. Ursachen des Beinödems sind vor allem hydrostatische Belastung (stehende Berufe bei genetisch bedingter Disposition), Venenwandschädigungen, Klappeninsuffizienz der Venen oder der Perforansvenen, venöser Hochdruck und Endothelschäden, Abflußstauung bei Störungen des Lymphabflusses (auch bei Entzündungen wie Erysipel und Kontaktekzem) und arterielle Insuffizienz.

Klinik. Die Symptomatik bei Venenkrankheiten ist relativ monomorph, sie besteht vor allem in Spannungs-, Druck- oder Schweregefühl, seltener in nächtlichen Wadenkrämpfen. Bei Hautveränderungen kommt es häufiger zu Juckreiz. Tiefe Venenthrombosen sind oft symptomarm, falls nicht, kommt es zu eher dumpfen Schmerzen, die in Rücken, Thorax und Kopf ausstrahlen können, sowie zur Beinschwellung.

Untersuchungen bei Venenkrankheiten. Da erbliche Faktoren für die Entstehung von Venenkrankheiten eine Rolle spielen, ist die Familienanamnese bedeutsam. Anamnestisch wichtig sind ferner Operationen, Schwangerschaften, Thrombosen, Einnahme von Hormonpräparaten, Nikotinabusus, hämatologische Erkrankungen und die Frage, in welcher Körperhaltung der Beruf ausgeübt wird. Zunehmend häufiger sind Thrombosen durch sportliche Betätigung und durch lange Flugreisen.

Blut- und Lymphgefäßsystem bilden eine funktionelle Einheit. Der Lymphtransport erfolgt durch rhythmische Kontraktion der Lymphgefäße.

Bei Überlastung der Transportkapazität der Lymphgefäße manifestieren sich Ödeme.

Klinik An Symptomen finden sich Spannungs-, Druck- und Schweregefühl, Wadenkrämpfe.
Tiefe Venenthrombosen sind oft symptomarm.

Untersuchungen bei Venenkrankheiten Eine gründliche **Anamnese** ist für die Ursachenklärung bedeutsam (Fragen nach Operationen, Schwangerschaften, früheren Thrombosen, Nikotinabusus, Einnahme von Hormonpräparaten, Beruf).

Die Inspektion des stehenden Patienten muß bei guter Beleuchtung erfolgen.
Die Palpation der Venen und Faszienlücken gehört ebenso zur Untersuchung wie die Prüfung von Fußpulsen, Blutdruck, Beinumfang, Gelenkbeweglichkeit, Ödem.

Einfache Funktionstests nach **Trendelenburg** und **Perthes** zur Prüfung der Suffizienz tiefer Venen und Perforansvenen.

Apparative Untersuchungen:

Ultraschall-Doppler (S 58): Die Frequenz des Strömungssignals ist abhängig von der Geschwindigkeit: venös = langsam = niederfrequent, arteriell = schnell = höherfrequent.

Der **Valsalva-Preßversuch** dient zur Prüfung der Suffizienz der Klappen der V. saphena magna und der Krosse.

Die **Inspektion** des stehenden Patienten muß die Genitalregion mit einschließen und bei guter Beleuchtung erfolgen.
Mittels **Palpation** lassen sich Faszienlücken und teilweise auch insuffiziente Perforansvenen der Cockett-Gruppe (S 57) erfassen. Am liegenden Patienten werden mittels Ultraschall die Fußpulse geprüft und der Blutdruck gemessen, außerdem im Stehen die Mündung der V. saphena magna bzw. der V. saphena parva auf Suffizienz überprüft. Der Umfang der Beine wird gemessen, es wird geprüft, ob ein Ödem vorhanden ist, außerdem wird die Gelenkbeweglichkeit festgestellt.
Zur orientierenden Überprüfung der Venenfunktion eignen sich die Tests nach **Trendelenburg** und nach **Perthes**.
Beim Test nach **Trendelenburg** hält der liegende Patient das Bein in die Senkrechte, wodurch sich, durch Ausstreichen unterstützt, die Venen entleeren. Nach Kompression der V. saphena magna am Oberschenkel kommt es nach dem Aufstehen bei suffizienten Klappen der Perforansvenen zu einer langsamen Füllung von distal. Wird die Stauung gelöst, füllen sich die Venen bei suffizienten Klappen der Einmündung und der Saphena magna selbst nur langsam von proximal. Bei Insuffizienz beider Systeme kommt es zur schnellen Füllung aus beiden Richtungen. Beim **Perthes-Test** wird ein Stauschlauch am stehenden Patienten unterhalb des Knies angelegt. Nach fünfminütigem Gehen sollten sich die Unterschenkelvenen entleert haben. Bleiben die Varizen gefüllt, sind wahrscheinlich die Venae perforantes oder die tiefen Leitvenen insuffizient.

Apparative Untersuchungen

Die wichtigste apparative Screening-Untersuchung ist aufgrund des geringen Aufwandes die mit dem **Ultraschall-Doppler** (S 58). Sie beruht auf einer Frequenzänderung des Ultraschalls an bewegten Grenzflächen. Für phlebologische Zwecke finden vor allem Frequenzen zwischen 4 und 5 sowie 8 und 10 MHz Verwendung. Der langsame venöse Blutstrom läßt sich durch die niedrige Frequenz des Strömungssignals leicht von dem höherfrequenten arteriellen Signal unterscheiden. Eine Insuffizienz der Klappen der V. saphena magna und der Krosse läßt sich durch den **Valsalva-Preßversuch**

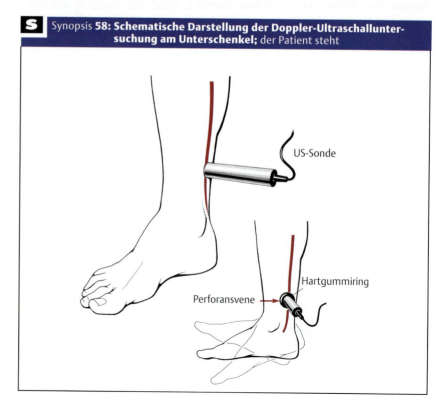

Synopsis 58: Schematische Darstellung der Doppler-Ultraschalluntersuchung am Unterschenkel; der Patient steht

nachweisen, bei dem durch die intraabdominale Druckerhöhung ein mittels Doppler feststellbarer Blutrückfluß in die Vene stattfindet.
Die Dopplersuntersuchung der Perforansvenen ist in S 58 dargestellt.
Die **Lichtreflexionsrheographie** (LRR) beruht auf der Messung der Blutfülle des oberen Gefäßplexus mittels Infrarotlicht. Gemessen wird vor und nach definierter Fußbewegung im oberen Sprunggelenk. Die zur erneuten Auffüllung des Gefäßplexus erforderliche Zeit liefert gute Hinweise auf die Suffizienz des Venensystems. In der Regel beträgt sie mehr als 25 sec.
Zahlreiche andere, teils recht aufwendige Verfahren stehen für die Venendiagnostik zur Verfügung. Bei der **Fußvolumetrie** wird das Fußvolumen mittels Wasserverdrängung oder video-morphometrischer Auswertung der Beinschatten bestimmt. Die **Phlebodynamometrie** erlaubt nach Punktion einer Fußrückenvene die direkte Druckmessung. Die Druckdifferenz zwischen dem normalerweise 75–90 mmHg (10–12 kPa) betragenden Venendruck vor und nach Bewegung liefert Hinweise auf insuffiziente Venen. Bei der **Plethysmographie** wird der Verlauf des Druckes im Bein oder des Beinvolumens mittels Dehnungsmeßstreifen vor und nach Kompression bestimmt.
Neben diesen dynamischen Meßverfahren ist die **Phlebographie**, also die Kontrastmitteldarstellung des Venensystems einschließlich der Perforansvenen, besonders wichtig. Mit Hilfe dieses nicht ganz einfachen Verfahrens ist es möglich, die zahlreichen morphologischen Varianten des Venenverlaufs zuverlässig zu erfassen, eine für operative Eingriffe wichtige Voraussetzung.
In jüngster Zeit ergänzt die (farbkodierte) **Duplex-Sonographie**, bei der das Ultraschall-B-Bild mit Flußmessungen kombiniert wird, als nichtinvasives, bildgebendes Verfahren die Phlebographie. Mit diesem Verfahren lassen sich Varizen, Krosse und Perforansvenen gut darstellen.

20.2 Venenkrankheiten

20.2.1 Varikose-Syndrom

▶ *Definition.* Beim Varikose-Syndrom handelt es sich um eine Erweiterung der großen oberflächlichen Venenstämme, der Leit- und Muskelvenen, der Perforansvenen sowie kleinerer und kleinster Venen. Mit zunehmender Dauer der Varikosis kommt es im Gefolge der Klappeninsuffizienz zur Beeinträchtigung der Mikrozirkulation. Die trophischen Störungen können zum Gewebsuntergang führen, der klinisch als Ulcus cruris in Erscheinung tritt.

Etwa ein Fünftel der erwachsenen Bevölkerung zeigt eine mehr oder weniger ausgeprägte Varikose, wobei Männer und Frauen etwa gleichermaßen betroffen sind.

Klinik. Auffällig ist die Varikose der V. saphena magna, die auf einer Insuffizienz der Krosse oder der Klappen im Verlauf der Vene beruht (☉ 263). Nicht selten findet sich gleichzeitig eine Perforansvenen-Insuffizienz.
Vier Schweregrade der Saphena-magna-Stammvarikosis lassen sich mittels Ultraschall-Doppler unterscheiden:

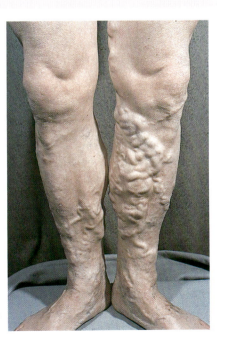

☉ **263: Primäre Varikose** mit großen Varizenkonvoluten besonders am linken Unterschenkel.

Zur Doppleruntersuchung der Perforansvenen siehe S 58.
Lichtreflexionsrheographie (LRR): Auffüllung des oberen Gefäßplexus bei suffizienten tiefen Venen in mehr als 25 sec.

Fußvolumetrie zur statischen und dynamischen Messung des Fußvolumens.
Phlebodynamometrie: direkte blutige Druckmessung am Fußrücken.

Plethysmographie: unblutige Druck-/Volumenmessung.

Phlebographie: röntgenologische Kontrastmitteldarstellung anatomischer Venenverhältnisse, unverzichtbar vor operativen Eingriffen.

Duplex-Sonographie: bildliche Darstellung, kombiniert mit Flußmessung.

20.2 Venenkrankheiten

20.2.1 Varikose-Syndrom

◀ Definition

Das Varikose-Syndrom ist sehr häufig, ca. 20 % der Bevölkerung sind betroffen.

Klinik Varikose der oberflächlichen Venen durch Klappeninsuffizienz (☉ 263).

Saphena-magna-Insuffizienz: Vier Schweregrade je nach Ausmaß des Refluxes.

Grad I: Insuffizienz der Krosse.
Grad II: Reflux bis oberhalb des Knies.
Grad III: Reflux bis unterhalb des Knies.
Grad IV: Reflux bis zum Knöchel.
Seitenastvarikose der Saphenaäste.
Saphena-parva-Insuffizienz: Drei Schweregrade je nach Ausmaß des Refluxes werden unterschieden.
Grad I: Insuffizienz der Einmündung.
Grad II: Insuffizienz bis Unterschenkelmitte.
Grad III: Insuffizienz bis zum Knöchel.
Die Stammvarikose kann zur chronisch-venösen Insuffizienz und Ulcus cruris führen.
Die **Insuffizienz tiefer Venen** ist schwierig zu diagnostizieren, am besten phlebographisch und Duplex-sonographisch.
Die **Perforansvenen-Insuffizienz** ist oft mit einer Klappeninsuffizienz der Saphena-Venen kombiniert.

Therapie Es werden Stripping oder Verödung der Venen angewendet, eventuell kombiniert je nach Kaliber und Therapeut.

Die **Verödungsbehandlung** beruht auf der Reizung der Venenwand mit nachfolgender Entzündungsreaktion und Thrombosierung (Kontraindikationen *siehe* ▤ 80).
Wichtigste **Komplikationen** der Sklerosierung sind Unverträglichkeitsreaktionen durch Verödungsmittel, sowie versehentliche paravenöse und intraarterielle Injektion.

Bei der Therapie der Varikosis ist zu beachten, daß für **Bypass-Operationen** geeignete Venen erhalten bleiben.

Grad I: Insuffizienz der Krosse.
Grad II: Reflux bis oberhalb des Knies.
Grad III: Reflux bis unterhalb des Knies.
Grad IV: Reflux bis zum Knöchel.
Die Erweiterung der Seitenäste der V. saphena magna und die der V. saphena parva wird als **Seitenastvarikose** bezeichnet. Die **Stammvarikose der V. saphena parva** wird in **drei Schweregrade** eingeteilt:
Grad I: Insuffizienz der Einmündung.
Grad II: Insuffizienz bis Unterschenkelmitte.
Grad III: Insuffizienz bis zum Knöchel.
Die Stammvarikose beider Venensysteme kann bei langem Bestand zu Phlebitiden und zur chronisch-venösen Insuffizienz mit oder ohne Ulcus cruris führen (s.u.). Die Insuffizienz der tiefen **Leit-** und **Muskelvenen** ist durch die versteckte Lage dieser Venen etwas schwieriger zu diagnostizieren. Ödembildung, Schwere- und Spannungsgefühl bei intaktem oberflächlichem Venensystem sind wegweisend, gesichert wird die Diagnose phlebographisch und Duplex-sonographisch.
Die **Perforansvenen-Insuffizienz** ist häufig mit einer Insuffizienz der oberflächlichen und tiefen Venen kombiniert. Das hierbei entstehende »Pendelblut«, vor allem im Bereich der Cockett-Gruppe, kann zu sogenannten Blow-out-Ulzera führen. Zur Diagnostik finden Ultraschall-Doppler (▨ 58), Phlebographie und Duplex-Sonographie Verwendung.

Therapie. Oberflächlich variкös veränderte Venen lassen sich, sofern das tiefe Venensystem sicher durchgängig ist, entweder medikamentös sklerosieren oder chirurgisch entfernen (»strippen«). Kaliberstarke Varizen werden im allgemeinen operativ entfernt, kleinere Varizen, Varizenkonvolute und Seitenastvarikosen dagegen häufig lokal verödet oder abschnittsweise durch kleine Hautschnitte entfernt. Operation und Verödungsbehandlung lassen sich auch kombinieren. Insuffiziente Perforansvenen werden subfaszial ligiert oder durchtrennt, die Möglichkeit einer Sklerosierung ist umstritten.
Die **Verödungsbehandlung** wird mit verschiedenen Lösungen (z.B. Aethoxysklerol, Varigloban) durchgeführt. Diese reizen die Venenwand so erheblich, daß es zu einer starken Entzündungsreaktion und Bildung eines künstlichen Thrombus kommt. Die Kontraindikationen für eine Sklerosierungstherapie sind in ▤ **80** dargestellt. Die Sklerosierung hat eine Reihe typischer **Komplikationsmöglichkeiten**: paravenöse Injektion mit Nekrosebildung, arterielle Injektion mit der Gefahr eines Gefäßverschlusses und nachfolgender Gangrän sowie anaphylaktische bzw. anaphylaktoide Reaktionen durch Unverträglichkeit des Verödungsmittels. Diese Reaktionen können noch nach Stunden auftreten. Die Komplikationsmöglichkeiten der operativen Therapie sind in den einschlägigen chirurgischen Lehrbüchern nachzulesen. Da heutzutage Unterschenkelvenen für **Bypass-Operationen** eingesetzt werden, ist die Indikation zur Entfernung transplantationsfähiger Venen streng zu stellen.

▤ 80: Kontraindikationen für die Sklerotherapie von Varizen

▷ akute Phlebothrombose

▷ fortgeschrittene Herzinsuffizienz

▷ Nieren- und Lebererkrankungen

▷ arterielle Durchblutungsstörungen

▷ Beinödeme

▷ eingeschränkte Beinbeweglichkeit

▷ superinfizierte Dermatosen

▷ Verödungsmittel-Unverträglichkeit

20.2.2 Oberflächliche Thrombophlebitis

▶ **Definition.** Entzündung der oberflächlichen Venenstämme mit den Symptomen Rötung, Schwellung, Druck- und Spontanschmerz. Gelegentlich erhöhte Temperaturen. Beide Geschlechter sind gleichermaßen betroffen.

Klinik. Meist plötzlich auftretende, schmerzhafte Schwellung oberflächlicher Venenabschnitte, auch im Bereich von Varizen (dann auch als Varikophlebitis bezeichnet). Die Haut ist gerötet, die entzündete Vene als derber Strang oder Knoten in der Tiefe tastbar. Ausgedehnte Thrombophlebitiden können mit Fieber und Blutbildveränderungen einhergehen.

Zu oberflächlichen Venenentzündungen kann es zum Beispiel auch nach Insektenstichen und nach paravenöser Injektion kommen. Gelegentlich ist die Thrombophlebitis Begleitphänomen von Infektionskrankheiten wie Syphilis und Tuberkulose sowie von Systemerkrankungen wie dem Behçet-Syndrom. Eine Sonderform der Thrombophlebitis ist die Phlebitis migrans (saltans), die vor allem Männer betrifft. Hierbei kommt es, meist im Rahmen von Infekten, Autoimmunkrankheiten oder maligner Tumoren, schubweise zu oberflächlichen Phlebitiden wechselnder Lokalisation, oft begleitet von Störungen des Allgemeinbefindens und von Fieber.

Eine weitere seltene Form der Thrombophlebitis ist die der V. thoracoepigastrica (Mondor-Krankheit), die bei subakuter Entzündung als derber Strang am seitlichen Thorax palpabel ist. In diese Gruppe der Thrombophlebitiden gehört auch die Kranzfurchen-Phlebitis im Sulcus coronarius penis.

Diagnose. Bei allen oberflächlichen Venenentzündungen ist die Krankheit recht charakteristisch und zumeist klinisch zu diagnostizieren.
Differentialdiagnostisch kommt vor allem das Erysipel in Betracht, das jedoch diffuser und flächenhafter ist, außerdem stärkere Allgemeinsymptome, insbesondere Schüttelfrost, verursacht. Das Erythema nodosum kann aufgrund multipler Veränderungen und wegen des schubweisen Verlaufs leicht abgegrenzt werden.

Komplikationen. Bei entsprechender Therapie kommt es nur selten zu Komplikationen. So kann es bei ausgedehnter Thrombophlebitis im Bereich der proximalen Vena saphena magna zu einem Übergreifen der Entzündung auf die tiefen Venen kommen, wobei die Gefahr der tiefen Venenthrombose mit nachfolgender Lungenembolie besteht. Seltene Komplikationen sind auch die eitrige Einschmelzung der Thrombophlebitis und die Ulzeration.

Therapie. Patienten mit oberflächlicher Thrombophlebitis müssen mobilisiert werden, da bei Bettruhe die Gefahr besteht, daß tiefe Venen betroffen werden. Wichtigste Maßnahme ist ein gut sitzender Kompressionsverband, ergänzt durch ein nichtsteroidales Antiphlogistikum wie Indometacin oder Azetylsalizylsäure. Zur Lokalbehandlung können ichthyol- oder heparinhaltige Externa verwendet werden. Antibiotika sind nur bei septischen Verlaufsformen indiziert. Bei der Varikophlebitis kann versucht werden, den Thrombus per Stichinzision zu entfernen, wenn die akuten Erscheinungen abgeklungen sind.

20.2.3 Phlebothrombose

▶ **Definition.** Bei der Phlebothrombose handelt es sich um einen thrombotischen Verschluß tiefer Venen, bevorzugt am Unterschenkel, links häufiger als rechts, selten beidseits.

Epidemiologie. Phlebothrombosen sind nicht selten. Über die wahre Häufigkeit ist jedoch nichts bekannt, zum einen wegen diagnostischer Schwierigkeiten, zum anderen weil nicht wenige tiefe Thrombosen stumm verlaufen und erst nach vielen Jahren anhand der Folgezustände retrospektiv diagnostiziert werden.

Pathogenese Pathogenetisch bedeutsam ist die sogenannte **Virchow-Trias,** die auf der Kombination von Stase, Venenwandschädigung und subtilen Blutgerinnungsstörungen beruht. Sie kommt vor allem nach Verletzungen, Operationen und Geburten vor, außerdem bei hämatologischen und neoplastischen Erkrankungen.

Pathogenese. Entscheidend für die Entstehung der tiefen Venenthrombose ist die Kombination aus Verlangsamung der Blutströmung, Wandveränderungen der Venen und subtilen Blutgerinnungsstörungen (sogenannte **Virchow-Trias**). Die Stase beruht meist auf der Immobilisierung des Patienten oder auch auf einer Traumatisierung der Vene. Gefäßwandschädigungen kommen durch Verletzungen, Operationen oder Entzündungen zustande. Störungen der Gerinnung beruhen oft auf hämatologischen oder neoplastischen Erkrankungen. Besonders gefährdet sind Patienten in der postoperativen Phase, vor allem nach Eingriffen im Bauch- und Beckenbereich sowie nach Beinfrakturen. Eine erhöhte Gefährdung besteht auch postpartal und bei immobilisierten Patienten.

Klinik Klinisch auffallend sind Schmerzen, Kletterpuls, Ödem und Erweiterung oberflächlicher Unterschenkelvenen.

Klinik. Mehr oder weniger ausgeprägte Schmerzsymptomatik im Bereich der Leiste, der Kniekehle oder der Fußsohle. Kletterpuls, initiales Ödem und Erweiterung der oberflächlichen Venen am Unterschenkel sowie Druckempfindlichkeit im Bereich der Fußsohlen sind weitere Warnsymptome.

Diagnostik Mittels Duplex-Sonographie, Fibrinogen- und Plasminogentest sowie mit der Phlebographie wird die Diagnose gesichert.

Diagnostik. Die Prüfung verschiedener Schmerzpunkte ist unzuverlässig. Aussagekräftig sind bei Thrombosen im Oberschenkelbereich vor allem die Duplex-Sonographie, im Unterschenkelbereich die Duplex-Sonographie der Fibrinogen- und der Plasminogentest, die mit radioaktiv markiertem Jod bzw. Technetium durchgeführt werden. Die Phlebographie ist zur Diagnostik der Phlebothrombosen aller Lokalisationen geeignet, der Befund je nach Lokalisation der Thrombose jedoch manchmal schwer zu interpretieren.

Komplikationen Lungenembolie, **postthrombotisches Syndrom,** selten venöse Gangrän durch Störung der Mikrozirkulation und Verlegung des venösen Abflusses. Klinisch zyanotische Schwellung der Extremität, Gefahr des Schocks und der Gangrän. Medikamentöse oder chirurgische Thrombolyse.

Komplikationen. In etwa 3 % kommt es zur Lungenembolie mit oft letalem Ausgang, in etwa 50 % zu einem **postthrombotischen Syndrom.** Seltener ist die venöse Gangrän (Phlegmasia coerulea dolens), bei der es durch Störung der Mikrozirkulation zu einer kompletten Verlegung des venösen Abflusses kommt. Klinisch eindrucksvolle, zyanotische Schwellung der Extremität, die zur Gangrän und zum Schock führen kann. Intensivmedizinische Behandlung ist erforderlich mit dem Versuch der medikamentösen oder chirurgischen Thrombolyse.

Differentialdiagnose Lymphödem, Muskelriß und -zerrung, Erysipel.

Differentialdiagnose. Akutes Lymphödem, Muskelriß und Muskelzerrung sowie Erysipel sind leicht abzugrenzen.

Therapie Thrombolyse, Thrombektomie.

Therapie. Bei Thrombosen im Becken- und Oberschenkelbereich ist eine möglichst frühzeitige Thrombolyse anzustreben. Diese wird mit Streptokinase, Urokinase oder Plasminogenaktivatoren wie »tissue plasminogen activator« (t-Pa) durchgeführt. Verbindliche Therapieschemata existieren nicht, außerdem sind zahlreiche Kontraindikationen zu beachten, u.a. hohes Lebensalter, ausgeprägte Hypertonie, Karzinome des Gastrointestinaltraktes, Magen-Darm-Ulzera, diabetische Retinopathie. Die Behandlung dauert etwa 5 bis 7 Tage. Anschließend Thromboseprophylaxe mit Heparin oder Azetylsalizylsäure. Bei Lokalisation des Thrombus im Becken- oder Leistenbereich kommt auch die Thrombektomie in Betracht. Zur **Rezidivprophylaxe** werden Antikoagulanzien und Kompressionsverbände eingesetzt. Letztere sollen auch die Ausbildung des sogenannten postthrombotischen Syndroms verhindern.

Prophylaxe: Kompressionsverbände, Antikoagulanzien.

20.2.4 Chronisch-venöse Insuffizienz (CVI) und Folgezustände

Chronisch-venöse Insuffizienz tritt als Folgezustand der Varikose und des postthrombotischen Syndroms ein.

Venöse Abflußstörungen, insbesondere bei primärer Varikose und nach Phlebothrombose, führen nicht selten zur chronisch-venösen Insuffizienz mit trophischen Störungen und deren Komplikation Ulcus cruris. In letzterem Fall wird auch der Begriff postthrombotisches Syndrom verwendet.

20.2 Venenkrankheiten

An mehr oder weniger ausgeprägter chronisch-venöser Insuffizienz leiden ca. 3 bis 5 Millionen der erwachsenen Bundesbürger, wobei Frauen etwas häufiger betroffen sind als Männer. Die Inzidenz steigt mit zunehmendem Lebensalter an.

CVI ist bei beiden Geschlechtern sehr häufig.

Klinik. Eine Erweiterung der Venen des Plantarrandes, als Corona phlebectatica bezeichnet, ist häufiges Zeichen einer chronisch-venösen Insuffizienz *(CVI I. Grades)*. Im Frühstadium findet sich ein Ödem vor allem im Knöchelbereich. Bei längerem Bestand kommt es zur Verhärtung des Subkutangewebes (Stauungsinduration). Entzündliche Vorgänge kennzeichnen die *CVI II. Grades* und führen
- zur Hyperpigmentierung (Dermite ocre),
- zu Atrophien (Atrophie blanche, ◙ 264, Capillaritis alba) und
- Depigmentierungen.

Auch Störungen des Nagelwachstums mit Onychomykosen sind nicht selten. Ausgeprägt entzündliche Vorgänge führen zum **Stauungsekzem,** das nicht nur Folge der chronischen Stauung ist, sondern oft auch Ausdruck einer Kontaktallergie gegen lokal verwendete Zubereitungen.

Klinik Corona phlebectatica und Stauungsekzem kennzeichnen die CVI. Ödembildung, nachfolgend trophische Störungen mit Induration, Hyper- und Depigmentierung, Atrophie blanche (◙ 264).

Wichtigste **Komplikation** ist das **Ulcus cruris** (CVI III. Grades), das bevorzugt im Bereich der **Unterschenkelinnenseite** auftritt (◙ 265). Über 90% der Ulzera des Unterschenkels sind venöser Genese, arterielle Durchblutungsstörungen und andere Ursachen sind vergleichsweise selten. Verschiedene Ulkusformen lassen sich unterscheiden. Das thrombo- oder periphlebitische Ulkus ist Folge oberflächlicher Thrombophlebitiden mit Gewebedestruktion. Beim postthrombotischen Ulkus finden sich nicht selten mehrere Ulzera am gleichen Bein. Das sogenannte Blow-out-Ulkus entsteht über insuffizienten Perforansvenen vor allem im Bereich der Cockett-Gruppe. Gamaschenulzera im Knöchelbereich beruhen häufig auf Thrombosen in dünneren, retikulären Varizen.

Wichtigste **Komplikation** der CVI ist das **Ulcus cruris (◙ 265).**

Ulzera kommen auch durch Thrombo- und Periphlebitis zustande.
Multiple Ulzera sind möglich. Das sogenannte Blow-out-Ulkus entsteht über insuffizienten Vv. perforantes (Cockett-Gruppe).

Pathogenetisch kommt es, vor allem durch die Überlastung des Lymphtransportes, bei der Ödembildung zur Einlagerung wasserbindender Substanzen und nachfolgend zu einer vermehrten Bildung von Bindegewebe. Umbauvorgänge an den kleinen Gefäßen und perikapilläre Fibrinablagerungen führen zu einer Hypoxie des Gewebes und letztendlich zum Gewebeuntergang.

Pathogenetisch entscheidend ist das Mißverhältnis zwischen Flüssigkeitszu- und -abstrom mit Ödembildung, das zu Bindegewebsneubildung und Entzündung führt.

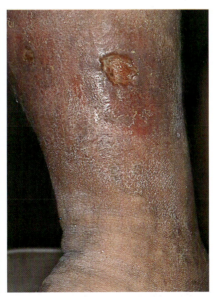

◙ **264: Atrophie blanche der lateralen Knöchelregion bei chronisch-venöser Insuffizienz (CVI)** mit weißen atrophischen Bereichen und hyperpigmentierten Atrophien in der Umgebung. Die Atrophie blanche führt leicht zu kleinen, äußerst schmerzhaften Ulzerationen, die nur sehr langsam wieder abheilen.

◙ **265: Ulcus cruris und Stauungsdermatose des rechten Unterschenkels.** Die das Ulkus umgebende Haut ist gerötet, teils flächenhaft verdickt und bräunlich verfärbt. Deutliche Varikose der Knöchel- und Fußrückenvenen.

Differentialdiagnose Ulzera durch arterielle Durchblutungsstörung, bei Stoffwechselkrankheiten und Gummata bei Tertiärsyphilis sind abzugrenzen, aber vergleichsweise selten.

Therapie Kompressionsverband mit Kurzzugbinden, nach Entstauung mit Kompressionsstrümpfen bei mäßiger CVI.

Innerliche Behandlung mit venenwirksamen Pharmaka allenfalls als Adjuvans.

Die Lokalbehandlung von Stauungsdermatose und Ulcus cruris ist nach Möglichkeit mit Externa ohne sensibilisierende Inhaltsstoffe vorzunehmen, da die **Gefahr kontaktallergischer Reaktionen** bei dieser Patientengruppe sehr groß ist, wodurch die Behandlung unnötig kompliziert wird.

Differentialdiagnostisch sind Ulzera durch arterielle Durchblutungsstörungen, Stoffwechselkrankheiten wie Diabetes mellitus, Kryoglobulinämie, Prolidase-Mangel, Sichelzell-Anämie, Ulzera bei Colitis ulcerosa und Morbus Crohn sowie Gummata bei Tertiärsyphilis auszuschließen.

Therapie. Wichtigste therapeutische und prophylaktische Maßnahme zur Verhinderung von Rezidiven ist der kunstgerechte Kompressionsverband mit Kurzzugbinden, der die Pumpwirkung der Wadenmuskulatur unterstützt. Wichtigste Kontraindikation für den Kompressionsverband sind arterielle Durchblutungsstörungen, mit einem systolischen Druck von weniger als 60 mmHg (< 8 kPa) im Knöchelbereich. Korrektes Anwickeln eines Kompressionsverbandes erfordert Übung und ist nur von einem Teil der Patienten zu erlernen. Die häufig eingesetzten Kompressionsstrümpfe sind nur für geringere Schweregrade der CVI geeignet, wobei der nach Messung des entstauten Beines angepaßte Kompressionsstrumpf einen optimalen therapeutischen Effekt hat. In jüngster Zeit wird mit gutem Erfolg auch die sogenannte »paratibiale Fasziotomie« eingesetzt, bei der die Faszie mit Hilfe einer speziellen Schere von einem Hautschnitt im proximal gelegenen, gesunden Hautgewebe aus durchtrennt wird. Insuffiziente Perforansvenen werden gleichzeitig disseziert. Die medikamentöse Behandlung mit venenwirksamen Pharmaka hat allenfalls unterstützenden Charakter, sie ist kein Ersatz für die Kompressionsbehandlung.

Die Lokalbehandlung von Stauungsdermatose und Ulcus cruris ist nach Möglichkeit mit Externa ohne sensibilisierende Inhaltsstoffe vorzunehmen, da die **Gefahr kontaktallergischer Reaktionen** bei dieser Patientengruppe sehr groß ist, wodurch die Behandlung unnötig kompliziert wird. Schmierig belegte Ulzera müssen gereinigt werden. Dies kann durch **enzymhaltige** Zubereitungen, zum Beispiel Varidase, Fibrolan, kombiniert mit feuchten Umschlägen, geschehen. Zur Anregung der Epithelisierung nach erfolgter Reinigung eignen sich vor allem nichtallergene Puder, z.B. auf Dextranbasis, synthetische Schaumstoffe oder Hydrokolloide zur feuchten Wundbehandlung. Zur Anregung der Epithelisierung können die Wundränder von Zeit zu Zeit inzidiert werden. Eine Deckung mit Spalthaut kommt nur dann in Betracht, wenn das Ulkus nicht mehr superinfiziert ist.

Klinischer Fall

Die jetzt 72jährige Patientin kam wegen Ulzera im Bereich beider Innenknöchel, die rechts seit mehr als 10 Jahren, links seit knapp 2 Jahren bestanden. Vor 27 Jahren war es nach einem komplizierten Knöchelbruch rechts zu einer beidseitigen Thrombose der tiefen Bein- und Bekkenvenen gekommen. Nach Rekonvaleszenz war die Patientin mehrere Jahre beschwerdefrei, dann stellten sich zunehmend Spannungsgefühl und Schmerzen in den Beinen ein, vor allem bei längerem Stehen, zuletzt Unterschenkelödeme, Pigmentverschiebungen und Ulzera. Therapeutisch kommen eine konsequente Kompressionsbehandlung und eventuell eine paratibiale Fasziotomie in Betracht.

20.3 Proktologie

Die unteren Darmabschnitte bilden eine funktionelle Einheit zur Regelung der Kontinenz. Zur anatomischen Situation des Enddarms siehe **S** 59.

Untersuchung Die Untersuchung nach ausführlicher Anamnese erfolgt digital, rektoskopisch oder koloskopisch.

Proktoskopisch sind 10–15 cm einsehbar, höhere Abschnitte bis 30 cm nur koloskopisch.

20.3 **Proktologie**

Kolon, Sigma und Rektum bilden für die Defäkation eine funktionelle Einheit. Die willkürliche Stuhlentleerung (Kontinenz) ist dabei von komplexen Regelmechanismen abhängig, die das ZNS, anorektale Muskulatur, Gefäßpolstersystem des Plexus haemorrhoidalis und sensible Empfindungen des Anoderms umfassen (**S** 59).

Untersuchung. Nach einer ausführlichen Anamnese über Eßgewohnheiten, Stuhlgang, Erkrankungen, Medikation etc. wird der Patient entweder in Linksseitenlage oder in Steinschnittlage untersucht. Einfachste Untersuchungsmethode ist die **digitale Austastung** des Rektums, bei der sich Sphinktertonus und Prostata beurteilen lassen. Die Untersuchung des Anorektums erfolgt, etwa bis in 10–15 cm Höhe, mit dem Proktoskop, das entweder seitlich (Blond) oder vorne (Morgan) offen ist. Für die Untersuchung des Rektums sind starre Rektoskope gebräuchlich, höhere Abschnitte lassen sich nur mittels biegsamer Fiberglasoptik (Koloskop) im Rahmen der Rektosigmoidoskopie bis in etwa 30 cm Höhe einsehen.

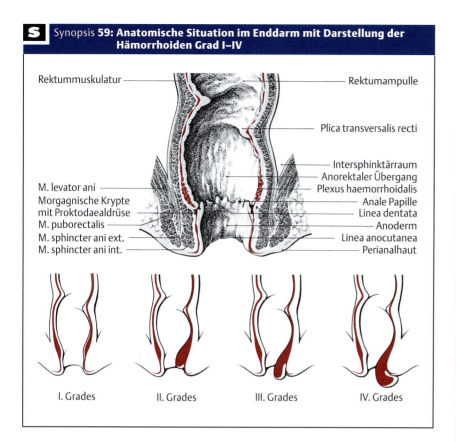

Synopsis 59: Anatomische Situation im Enddarm mit Darstellung der Hämorrhoiden Grad I–IV

20.3.1 Analekzem

▶ **Definition.** Akute bis chronische Entzündung des Anoderms (»Ekzem«) mit ausgeprägtem Juckreiz. Sehr häufig, wobei neben Irritationen vor allem kontaktallergische Sensibilisierungen eine Rolle spielen.

Klinisch finden sich alle Stadien des Ekzems, wobei subakute und chronische Stadien vorherrschen. Betroffen ist vor allem die unmittelbare Umgebung des Anus in Form einer flächenhaften, unscharf begrenzten, oft infiltrierten Rötung der Haut. Durch die Mazeration ist nicht selten eine weißliche Verfärbung bedingt (🅘 266). Schuppung fehlt häufig, bedingt durch die Lokalisation.
Histologisch typische Ekzemreaktion mit Akanthose und Spongiose der Epidermis und bandförmigem, subepidermalem Infiltrat vorwiegend aus Lymphozyten.

20.3.1 Analekzem

◀ Definition

Klinisch finden sich alle Ekzemstadien in der unmittelbaren Umgebung des Anus (🅘 266).

Histologisch zeigt sich die typische Ekzemreaktion mit Akanthose und Spongiose.

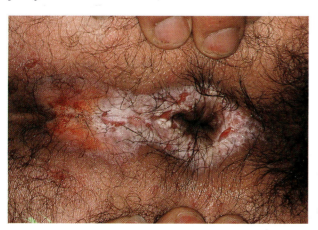

🅘 **266: Analekzem** mit flächiger Verdickung der mazerierten und von Erosionen durchsetzten Perianalhaut.

Pathogenetisch Irritation bei partieller Inkontinenz durch Hämorrhoiden, Marisken, Analprolaps. Oft falsche Genitalhygiene. Kontaktallergische Sensibilisierungen beachten.

Differentialdiagnose Mykosen und Psoriasis (inversa).

Therapie Beseitigung des Grundleidens; Lokaltherapie mit blanden Externa; angemessene Reinigungsmaßnahmen.

20.3.2 Marisken

Definition ▶

Klinik Schlaffe hautfarbene, symptomarme Hautfalten (⊙ 267).

Histologie Weiche Fibrome.

Differentialdiagnose Prolabierte Analpapille, spitze Kondylome, gestielte Tumoren.

Therapeutisch chirurgische Abtragung (nicht zirkulär!).

Pathogenese. Irritationen durch Stuhl bei Hämorrhoiden, Marisken und Analprolaps, Intestinalmykose, mangelhafte oder übertriebene Analhygiene sowie exogene Irritation durch Lokaltherapeutika und Suppositorien. Diese sind nicht selten Ursache einer Kontaktallergie (Kontaktekzem), deshalb immer Abklärung durch die Epikutantestung mit den wichtigsten Kontaktallergenen (Konservierungsmittel, Lokalanästhetika, Antibiotika, Salbengrundlagen).

Differentialdiagnose. Vor allem intertriginöse Mykosen, Psoriasis vulgaris der Rima ani mit nur geringen Manifestationen an anderen Körperstellen, seltener Lichen ruber planus, M. Bowen und die extramammäre Form des M. Paget kommen in Betracht. Die Psoriasis dieser Lokalisation zeigt häufig eine charakteristische Rhagade entlang der Analfalte.

Therapie. Ganz im Vordergrund steht die Beseitigung oder Linderung der angeführten Ursachen. Zur Lokalbehandlung austrocknende Externa mit geringer allergisierender Potenz (Farbstoffe, z.B. 0,5%ige wäßrige Eosinlösung). Zusätzlich Sitzbäder mit gerbstoffhaltigen Mitteln. Stark austrocknende Reinigungsmaßnahmen, vor allem durch den übermäßigen Gebrauch detergenzienhaltiger Reinigungsmittel, müssen vermieden werden.

20.3.2 Marisken

Synonyme: Analfalte, Vorpostenfalte, Wächter

▶ *Definition.* Zumeist weiche, teils knotige, teils faltenartige Veränderungen am Übergang von Anoderm zur umgebenden Haut. Marisken sind häufige, harmlose Veränderungen, wahrscheinlich anlagebedingt als Folge entzündlicher Prozesse.

Klinik. Eine bis mehrere, meist schlaffe, hautfarbene Falten perianal (⊙ 267).

Symptomatik. Marisken sind im allgemeinen symptomlos. Ab einer gewissen Größe können sie jedoch Probleme bei der Defäkation machen.

Histologie. Lockeres, gefäß- und fettgewebsreiches Bindegewebe ohne wesentliche epidermale Veränderungen.

Differentialdiagnose. Verwechslung mit hypertrophen, prolabierten Analpapillen, mit spitzen Kondylomen und gestielten Tumoren möglich.

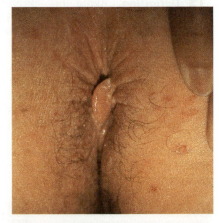

⊙ **267: Mittelgroße Mariske** (Analfalte).

Therapie. Größere Marisken können (elektro-)chirurgisch abgetragen werden, vor allem bei gleichzeitigem Analekzem. Zur Vermeidung von Stenosen keine zirkuläre Abtragung.

20.3.3 Analthrombose

Synonym: Äußere (thrombosierte) Hämorrhoiden

> **Definition.** Meist akute, schmerzhafte Schwellung des Analrandes von bläulicher Farbe durch die Ruptur einer Vene mit Hämatombildung oder durch eine Thrombose im Bereich des perianalen Venenplexus.

Klinik. Rote bis blaurote, pralle Knoten im Bereich des anokutanen Überganges. Charakteristisch plötzlicher Schmerz, z.B. nach Anstrengung oder Entbindung. Bei Spontanperforation Rückgang der Schmerzen.

Differentialdiagnose. Eine Verwechslung mit anderen Krankheitsbildern ist kaum möglich, am ehesten noch mit thrombosierten Hämorrhoiden, die aber wesentlich höher lokalisiert sind.

Therapie. Innerhalb der ersten Tage ist eine Stichinzision und Entleerung der Thromben möglich. Innerlich und lokal Antiphlogistika, z.B. Indometacin.

20.3.4 Hämorrhoiden

> **Definition.** Vergrößerung der submukös im distalen Rektum gelegenen Gefäßpolster des Plexus haemorrhoidalis (268, 269). Zwischen 50 und 70% aller Erwachsenen haben Hämorrhoiden unterschiedlichen Schweregrades.

Beide Geschlechter sind betroffen, Männer jedoch etwas häufiger als Frauen, eine gewisse hereditär bedingte Disposition scheint vorhanden zu sein.

Klinik. Im allgemeinen werden vier Schweregrade unterschieden (59). Hämorrhoiden ersten Grades lassen sich nur proktoskopisch als rote bis blaurote Polster bzw. Knoten erfassen, vor allem bei 3, 7 und 11 Uhr in Steinschnittlage (268, 269), wobei der Patient auf dem Rücken liegt und die Beine seitlich auf Stützen gelegt werden. Projiziert man in dieser Lage ein Zifferblatt auf die Analregion, lassen sich die Veränderungen eindeutig entsprechend der Uhrzeit angeben.
Hämorrhoiden zweiten Grades lassen sich inspektorisch fassen, wenn der Patient preßt, solche dritten und vierten Grades sind durch ihren Prolaps (reponibel bzw. nicht reponibel) prima vista zu diagnostizieren. Subjektiv verursachen Hämorrhoiden Schmerzen, Brennen und Juckreiz, vor allem bei und nach der Defäkation. Nicht selten sind Blutauflagerungen auf dem Stuhl.

20.3.3 Analthrombose

◂ Definition

Klinik Blaurote, pralle, sehr schmerzhafte Schwellung, oft nach Anstrengung.

Differentialdiagnose Verwechslung mit Hämorrhoiden kaum möglich.

Therapeutisch Inzision, heute oft nur konservativ mit Antiphlogistika.

20.3.4 Hämorrhoiden

◂ Definition

Beide Geschlechter sind betroffen; eine genetische Disposition ist wahrscheinlich.

Klinisch werden vier Schweregrade (59) unterschieden. Hämorrhoiden meist bei 3, 7 und 11 Uhr (Steinschnittlage; 268, 269).

Hämorrhoiden III. und IV. Grades sind prolabiert. Subjektiv finden sich Schmerzen oder Brennen bei der Defäkation. Gleichzeitig häufig auch Blutauflagerungen auf dem Stuhl.

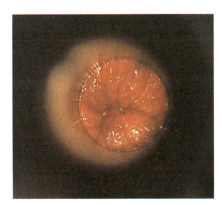

268: Rektoskopisches Bild von Hämorrhoiden I. Grades bei 3 und 7 Uhr mit Vorwölbung der Schleimhaut.

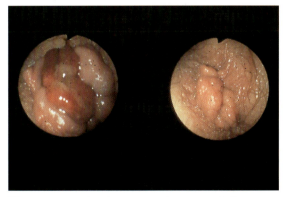

269: Hämorrhoiden III. Grades mit Vorfall von Analschleimhaut. Vor und nach deren digitaler Reposition.

Pathogenese Disposition, Stauung, Gravidität und Nahrung gelten als Hauptfaktoren.

Diagnose Proktoskopisch.

Therapie Je nach Stadium kommen Koagulation, Sklerosierung, Ligatur, Operation in Betracht. Lokalbehandlung nur adjuvant.
Stuhlregulierung durch ballastreiche Kost und Defäkationsrhythmus ist wichtig.

20.3.5 Analfissur

Definition ▶

Klinik Schmerzhaftes Ulkus, oft bei 6 Uhr, mit Schließmuskelkrampf.

Pathogenese Eine Analfissur entwickelt sich meist bei Hämorrhoidalleiden und nach Analthrombose.
Diagnose Inspektorisch, kaum Verwechslung mit syphilitischem Primäraffekt möglich.

Therapie Antiphlogistische Lokalbehandlung, evtl. Exzision oder Verschorfung.

20.3.6 Rektumkarzinom

Etwa 30–50 % der Karzinome des distalen Dickdarms sind im Rektum lokalisiert.

Klinik Blutauflagerungen auf dem Stuhl, Obstipation im Wechsel mit Durchfall.
Klinisch Tumoren unterschiedlicher Gestalt und Oberfläche.

20.3.7 Verschiedene Krankheitsbilder
Spitze Kondylome durch HP-Viren.

Breite Kondylome als Manifestation einer Lues II.

Seltenere **Tumoren** im Analbereich sind: Basaliom, Bowen-Karzinom, extramammärer M. Paget, malignes Melanom.

Pathogenese. Disposition, Stauung durch sitzende Lebensweise, Gravidität bei disponierten Frauen, ballaststoffarme Nahrung und Streß werden als Hauptfaktoren angesehen.

Diagnose. Wegweisend ist der proktoskopische Befund.

Therapie. Für alle Stadien sind die Stuhlregulierung durch ballastreiche Kost sowie regelmäßige Defäkation wichtig. Im Stadium I lassen sich die Hämorrhoiden mit Infrarotlicht koagulieren oder sklerosieren. Die Verödungsbehandlung ist auch im Stadium II gebräuchlich, neben der Gummibandligatur. In den Stadien III und IV ist die Hämorrhoidektomie Therapie der Wahl, Sklerosierung bzw. Gummibandligatur kommen nur in Ausnahmefällen zum Einsatz. Eine symptomatische Therapie mit Suppositorien kommt nur temporär oder zur Unterstützung spezifischer Verfahren in Betracht.

20.3.5 Analfissur

▶ *Definition.* Radiärer Einriß des Anoderms, bis auf den Schließmuskel reichend. Relativ häufiges Krankheitsbild.

Klinik. Sehr schmerzhaftes Ulkus, zumeist bei 6 Uhr, häufig mit Schließmuskelkrampf.

Pathogenese. Ursächlich sind Hämorrhoiden wesentlich und harter Stuhlgang, manchmal eine vorausgegangene Analthrombose.

Diagnose und Differentialdiagnose. Unproblematisch, da sehr charakteristisch. Die Abgrenzung gegen einen syphilitischen, nicht schmerzenden Primäraffekt ist leicht möglich.

Therapie. Im akuten Stadium antiphlogistische Lokalbehandlung, bei chronischer Fissur Exzision oder Verschorfung mit dem Laser bzw. elektrochirurgisch. Gleichzeitig Behandlung eventuell vorhandener Grundleiden.

20.3.6 Rektumkarzinom

Von den häufigen Karzinomen des Kolons und des Rektums sind etwa ein Drittel bis die Hälfte im Rektum lokalisiert und damit bei der Rektoskopie zu erfassen.

Klinik. Nicht selten sind Blutauflagerungen auf dem Stuhl, die meist als hämorrhoidale Blutung fehlgedeutet werden, sowie Obstipation im Wechsel mit Durchfall. Bei der Inspektion finden sich flache oder erhabene, manchmal gestielte Tumoren mit glatter oder verruköser Oberfläche unterschiedlicher Größe, gelegentlich ulzeriert.

20.3.7 Verschiedene Krankheitsbilder

Der Analkanal ist häufig Sitz **spitzer Kondylome,** die von Papillomaviren (HPV) hervorgerufen werden. An begleitende Geschlechtskrankheiten (Gonorrhö, Syphilis, AIDS) ist zu denken. **Condylomata lata** als spezifische Hautveränderungen bei der Sekundärsyphilis kommen differentialdiagnostisch in Betracht.
Andere **Tumoren** als Plattenepithelkarzinome, insbesondere **Basaliom, extramammärer M. Paget, Bowen-Karzinom** und **malignes Melanom** sind in dieser Lokalisation selten. Besonders in Frühfällen ist eine bioptische Klärung anzustreben, bei fortgeschrittenen Veränderungen klinische Diagnostik und chirurgische Intervention.

20.3 Proktologie

Eine Entzündung der Proktodäaldrüsen äußert sich als **Kryptitis**, die vor allem Defäkationsbeschwerden macht. Davon ausgehend kann es zum periproktitischen Abszeß und zur Analfistel kommen. Letztere werden aufgrund des anatomischen Verlaufs klassifiziert. Auszuschließen sind hierbei Grundkrankheiten wie Morbus Crohn, Colitis ulcerosa, Aknetetrade und Tuberculosis colliquativa cutis. Einzelne Fisteln können mittels Fadendrainage behandelt werden, häufig ist jedoch nur die radikale chirurgische Sanierung erfolgreich.

Bei subkutanen Fisteln im Steißbeinbereich handelt es sich um **Sinus-pilonidalis-Zysten**. Diese sind Dermoidzysten ektodermalen Ursprungs und enthalten oft reichlich Haare. Früher oder später kommt es zur Entzündung und zur Abszeßbildung.

Therapeutisch kommt nur die Ausräumung der Zyste und ihrer Fistelgänge in Betracht.

> **Kryptitis**: Entzündung der Proktodäaldrüsen, Ausgangspunkt für proktitische Abszesse und für Analfisteln. M. Crohn, Colitis ulcerosa, Aknetetrade und Tuberculosis colliquativa cutis sind auszuschließen.

> **Sinus-pilonidalis-Zysten** im Steißbeinbereich. Dermoidzysten ektodermalen Ursprungs. Enthalten häufig Haare.

> **Therapie**: Fadendrainage, chirurgische Sanierung der Fistel.

Klinischer Fall

Eine 35jährige Frau, bei der seit geraumer Zeit ein Hämorrhoidalleiden bekannt war, kam wegen unerträglicher Schmerzen im Analbereich in die Sprechstunde. Vorausgegangen war ein mehrstündiger Aufenthalt auf einem kalten Stuhl in einem ungeheizten Raum. Bei der Untersuchung fand sich ein praller, blauroter Knoten am äußeren Analring, etwa bei 5 Uhr. Diagnose: Analthrombose. Nach zweitägiger innerlicher Behandlung mit 50 mg Indometacin p.o. war die Patientin weitgehend beschwerdefrei.

21 Erkrankungen der Arterien

21.1 Anatomie und Physiologie der Gefäßversorgung der Haut

Die Gefäßversorgung der Haut erfolgt, etwas schematisiert, durch drei horizontal angeordnete Gefäßnetze, die jeweils durch vertikal verlaufende Gefäße verbunden sind. Das tiefste Netz aus relativ kaliberstarken Gefäßen besteht im Bereich der Muskelfaszien. Aus den mittleren Gefäßen an der Grenze zwischen subkutanem Fettgewebe und dermalem Bindegewebe entsteht durch aufsteigende »Kandelabergefäße« das oberflächlichste Netz zwischen papillärem und retikulärem Bindegewebe. Von diesem Netz aus wird die Epidermis durch Arteriolen und Kapillaren, die bis in die Papillenspitzen reichen, versorgt (⧉ 8). Haarfollikel und Drüsen sind von einem dichten Kapillargeflecht umgeben. Arteriovenöse Anastomosen, die für die Thermoregulation bedeutsam sind, finden sich relativ häufig in der Haut, vor allem in den Akren. Die Regulation der Hautdurchblutung ist ein komplexer Vorgang, bei dem lokale, periphere, nervale und zentralnervöse Vorgänge beteiligt sind. Die Messung der Hautdurchblutung ist apparativ aufwendig, Hautfarbe und Hauttemperatur lassen nur ungenügende Schlüsse auf die Durchblutung zu.

21.2 Erkrankungen mit permanenter Gefäßerweiterung

Weitaus die meisten der Hautveränderungen, die auf einer anatomischen oder funktionellen Gefäßerweiterung beruhen, betreffen die Kapillaren. Deren permanente Erweiterung wird als Teleangiektasie bezeichnet. Teleangiektatische Hautveränderungen lassen sich in zwei Hauptgruppen unterteilen (⧉ 81). Nävoide und tumoröse Gefäßveränderungen sind in den entsprechenden Kapiteln abgehandelt.

21.2.1 Primäre, lokalisierte und generalisierte Teleangiektasien

Relativ häufige, auch familiäre Erkrankungen. Die lokalisierte Form ist meist auf den Gesichtsbereich beschränkt.

Klinik. Auf bestimmte Körperstellen beschränkte, flächenhafte, diffuse, unscharf begrenzte Areale aus einem dichten Netz von feinen und feinsten

---

81: Teleangiektasien: Mögliche Ursachen

primäre Teleangiektasien:
▷ Naevus flammeus
▷ Angioma serpiginosum
▷ hereditäre hämorrhagische Teleangiektasien (Morbus Osler)
▷ Ataxia teleangiectatica (Louis-Bar-Syndrom)
▷ lokalisierte essentielle Teleangiektasien
▷ generalisierte essentielle Teleangiektasien
▷ Spider-Nävi

sekundäre Teleangiektasien:
▷ entzündlich (z.B. bei Rosazea)
▷ physikalisch (Licht-, Röntgenstrahlen)
▷ posttraumatisch
▷ chemisch (z.B. Kortikosteroide)
▷ bei Autoimmunkrankheiten (Dermatomyositis, Lupus erythematodes, Sklerodermie)
▷ bei Mastozytose (Teleangiectasia macularis perstans)
▷ bei Genodermatosen (Bloom-Syndrom, Rothmund-Thomson-Syndrom)

21.1 Erkrankungen mit permanenter Gefäßerweiterung

Teleangiektasien, die aus Distanz betrachtet als flächenhafte Rötung imponieren. Nicht selten verstärkt Sonnenlichteinfluß die Bildung von Teleangiektasien.

Therapie. Teleangiektasien lassen sich gut mit dem Argon- oder dem gepulsten Dye-Laser behandeln, für sehr feine Gefäße (unter 0,1 mm Durchmesser) sind gepulste Gelblichtlaser besonders geeignet, da sie selektiv auf die Gefäße wirken, ohne die Epidermis zu schädigen.

Therapie Die Therapie der Wahl ist die Koagulation mit dem Argon- oder dem gepulsten Dye-Laser.

21.2.1.1 Spider-Nävus (Naevus araneus)

▶ **Definition.** Sowohl solitär als auch multipel auftretende Gefäßspinnen. Ihre Assoziation mit Lebererkrankungen und Schwangerschaft ist beim Erwachsenen bekannt.

◀ Definition

Klinik. Das von einem zentralen, manchmal deutlich pulsierenden arteriellen Gefäß ausstrahlende Netz mit bis zu 2 cm Durchmesser ist sehr charakteristisch (👁 270). Bevorzugte Lokalisationen sind Kopf und Hals sowie die Hände und der obere Thorax. Spontane Rückbildung ist selten, ausgenommen bei den Spider-Nävi in der Gravidität und bei Kindern.

Klinik Die Gefäßspinne mit zentral pulsierendem Gefäß ist meist an Kopf, Hals oder Händen lokalisiert, mit spontaner Rückbildungsmöglichkeit (👁 270).

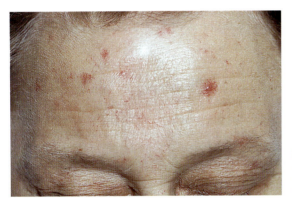

👁 270: Spider-Nävi der Stirnhaut bei einem Patienten mit Leberzirrhose.

Therapie. Verödung des zuführenden Gefäßes mit der Diathermie-Nadel, eventuell auch wiederholt. Die Behandlung mit Argon- oder Neodym-YAG-Lasern hinterläßt häufig kleine Narben.

Therapie Verödung des zuführenden Gefäßes mit der Diathermie-Nadel. Rezidive sind nicht selten.

21.2.1.2 Hereditäre hämorrhagische Teleangiektasien (Morbus Osler)

▶ **Definition.** Autosomal-dominant vererbte Erkrankung mit kleineren und größeren angiomartigen Gefäßektasien an Haut, Schleimhäuten und inneren Organen.

◀ Definition

Klinik. Frühes und häufigstes Symptom ist Nasenbluten schon im Kindes- oder Jugendalter, manchmal auch erst im Erwachsenenalter. Gleichzeitig oder später treten multiple, umschriebene Gefäßerweiterungen und Angiome von bläulicher oder dunkelroter Farbe auf, vor allem an der oberen Körperhälfte. Schleimhautbefall ist sehr charakteristisch.

Klinik Nasenbluten tritt oft als Erstsymptom auf. Zunehmend treten Angiome an Haut und Schleimhäuten auf.

Therapie. Kleinere Herde lassen sich mit der Diathermie-Nadel, größere, auch solche an den Schleimhäuten, mit dem Argon- oder dem Neodym-YAG-Laser koagulieren.

Therapie Je nach Größe Verödung mit der Diathermie-Nadel, dem Argon- oder dem Neodym-YAG-Laser.

Prognose. Relativ gut, gelegentlich aber profuse Blutungen aus größeren Angiomen oder im Magen-Darmtrakt.

Prognose Relativ gut.

21.2.1.3 Ataxia teleangiectatica (Louis-Bar-Syndrom)

> **Definition.** Seltene, autosomal-rezessiv vererbte Erkrankung mit der Trias kutaner Teleangiektasien, zerebellärer Ataxie und humoralem Immundefizit, vor allem in Form eines IgA-Mangels.

Klinik. Schon in früher Kindheit imponieren Wachstumsverzögerung, zerebelläre Symptomatik, mentale Retardierung und Teleangiektasien im Gesichtsbereich. Auffällig ist die Beteiligung der Konjunktiven, besonders deren lateraler Anteile. Im weiteren Verlauf treten gehäuft Tumoren auf.

Therapie. Beeinflussung des Immundefekts mit Gammaglobulinen und Transfer-Faktor. Expositionsprophylaxe und bei manifesten Infekten antimikrobielle Behandlung.

Prognose. Ernst durch die Infektanfälligkeit und die Neigung zur Bildung maligner Tumoren.

21.3 Funktionelle Gefäßkrankheiten

Die periphere Durchblutung wird insbesondere über den Gefäßtonus beeinflußt, der wiederum vor allem von zentralnervösen und lokalen Nervenimpulsen, von der Blutviskosität sowie von der Integrität der Gefäße abhängt.

21.3.1 Akrozyanose

> **Definition.** Funktionelle Störung der Gefäßdurchblutung mit passiver Hyperämie der Endstrombahn, die wahrscheinlich auf einer Regulationsstörung des ZNS beruht und ausgelöst sowie verstärkt wird durch Kältereize. Betroffen sind vor allem Frauen. Oft mit Hyperhidrose.

Klinik. Typisch sind blaurote, schmerzhafte, nur langsam weichende, fleckige oder diffuse Verfärbungen der Finger, vor allem nach Kälteexposition. Häufig bestehen gleichzeitig eine Hyperhidrose und Parästhesien.

Ätiologie und Pathogenese. Wahrscheinlich liegt eine Regulationsstörung des Gefäßtonus zentralnervöser und humoraler Genese zugrunde.

Diagnose. Auf Druck füllt sich die anämische Stelle nicht gleichmäßig, sondern vom Rand her (**Irisblenden-Phänomen**). Nach Abkühlung unter standardisierten Bedingungen ist die Wiedererwärmungszeit im Vergleich zu Hautgesunden deutlich verlängert. Oszillographisch imponieren verkleinerte Pulsamplituden.

Differentialdiagnose. In erster Linie ist an periphere Durchblutungsstörungen, auch solche durch Veränderungen im Schultergürtelbereich, Zyanose bei kongenitalen Herzvitien, Kryoglobulinämie, Raynaud-Syndrom, akrale Form der Sklerodermie und Akrodynie zu denken.

Therapie. Kältereize und Berufe mit Kälteexposition sind strikt zu meiden. Durchblutungsfördernde Medikamente sind von fraglichem Wert. Noxen wie Nikotin sind auszuschalten, dazu kommt ein Gefäßtraining, z.B. mit Wechselbädern.

Prognose. Gut, häufig vollständige Rückbildung im Verlauf von Jahren.

21.3.2 Erythrocyanosis crurum puellarum

Es handelt sich um eine Sonderform der Akrozyanose bei jungen Mädchen und Frauen, die nicht an den Akren, sondern vor allem an den Beinen auftritt.

Klinik. Erytheme treten an kälteexponierten Stellen, insbesondere an den Beinen nach Kälteexposition auf. Wie bei der Akrozyanose häufig mit Hyperhidrose und Parästhesien vergesellschaftet.

Diagnose. Rein klinisch und anamnestisch.

Differentialdiagnose. Insbesondere Frostbeulen (Perniosis) und Erfrierungen (Anamnese!), selten Erythema induratum (Bazin).

Therapie. Wie bei der Akrozyanose.

Prognose. Gut, zumeist spontane Rückbildung innerhalb von Jahren.

21.3.3 Livedo reticularis (Cutis marmorata)

▶ **Definition.** Netzförmige Zeichnung der Haut, besonders an den proximalen Extremitäten, durch Erweiterung subkutaner Gefäßplexus.

Klinik. Regelmäßige, zumeist symmetrische, netzförmige Zeichnung durch durchscheinende Gefäße mittleren Kalibers. Besonders ausgeprägt an den Extremitäten (◨ 271). Die Haut erscheint oft gleichzeitig kühl.
Frauen sind bevorzugt befallen. Juckreiz und Parästhesien treten als Begleitsymptome auf, wie bei der Akrozyanose. Bei ausgeprägten Veränderungen kommen sehr schmerzhafte, schlecht heilende Ulzera hinzu. Diese Kombination wird gelegentlich als eigenständiges Krankheitsbild (Livedo reticularis mit Sommerulzeration) angesehen.

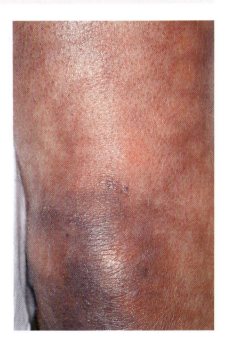

◨ **271: Livedo reticularis** mit netzförmiger Zeichnung durch subkutane Gefäße ähnlichen Kalibers. Knie akrozyanotisch verändert.

Ätiologie und Pathogenese. Die idiopathische Form wird meist durch Kälte provoziert (Livedo reticularis e frigore) und beruht, wahrscheinlich wie die Akrozyanose, auf einer neurovegetativen Dysregulation im Bereich der Endstrombahn. Durch Wärme (z.B. Heizkissen) bzw. Infrarotstrahlen lassen sich gleichartige Veränderungen auslösen (Livedo reticularis e calore). Bei häufiger Provokation können dauerhafte, fleckige Hyperpigmentierungen zurückbleiben (Hitzemelanose).

Diagnose. Das klinische Bild ist recht charakteristisch. Abzugrenzen ist die Livedo racemosa, die jedoch blitzfigurenartige, meist asymmetrische Gefäßerweiterungen zeigt.

Therapie. Unbefriedigend. Eingesetzt werden Kneipp-Anwendungen und sportliche Betätigung zum Gefäßtraining. Nikotinkarenz.

21.3.4 Erythromelalgie

Prognose Gut, meist spontane Rückbildung.

Klinik Anfallsartige, schmerzhafte Rötung der Füße und Hände mit Ödem (◨ 272).

Definition. Seltenes Krankheitsbild mit schmerzhafter Rötung und Überwärmung distaler Extremitätenabschnitte. Betroffen sind jüngere Menschen unabhängig vom Geschlecht.

Klinik. Anfänglich meist anfallsartig auftretende, später persistierende schmerzhafte Schwellung der Hände oder der Füße. Deutliche Hyperämie mit ödematöser und erythematöser Schwellung (◨ 272).

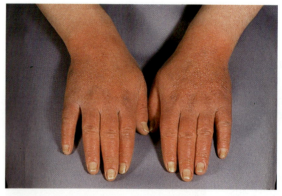

◨ 272: Erythromelalgie bei 33jährigem Patienten, seit 15 Jahren bestehend.

Ätiologie und Pathogenese Ursache unbekannt. Symptomatisch bei Endangiitis obliterans, Diabetes mellitus, Polyzythämie. Wärmereize wirken auslösend.

Ätiologie und Pathogenese. Meist ist keine Ursache erkennbar. Symptomatisches Auftreten bei Endangiitis obliterans, Diabetes mellitus und Polyzythämie. Anfälle werden meist durch Wärmereize (Bettwärme!) ausgelöst. Diskutiert wird, ob eine Störung des Prostaglandinstoffwechsels eine Rolle spielt.

Diagnose Anfallsprovokation durch kontrollierte Erwärmung. Nach Grundkrankheiten fahnden.

Diagnose. Auslösung des Anfalls durch Erwärmung auf über 30 °C, wobei die Auslösetemperatur individuell verschieden ist. Nach Grundkrankheiten muß gesucht werden.

Differentialdiagnose Klinisch charakteristisches Krankheitsbild.

Differentialdiagnose. Es bestehen kaum Verwechslungsmöglichkeiten für das charakteristische Krankheitsbild.

Therapie Azetylsalizylsäure, Kalziumantagonisten, Adaptationsbehandlung.

Therapie. Therapeutisch schwierig anzugehen, am besten wirken noch Azetylsalizylsäure und Kalziumantagonisten. Möglicherweise sind auch Medikamente wirksam, welche die Serotonin-Wiederaufnahme hemmen. Zusätzlich Versuch einer Adaptationsbehandlung mit Bädern ansteigender Temperatur.

21.3.5 Raynaud-Phänomen

Synonyme: Morbus Raynaud, Raynaud-Syndrom

Definition ▶

Definition. Beim Raynaud-Phänomen handelt es sich um anfallsartige, schmerzhafte Spasmen der Fingerarterien mit Asphyxie und nachfolgender Hyperämie, ausgelöst durch Kältereize. Die Erkrankung findet sich überwiegend bei Frauen.

Klinik Plötzliche, schmerzhafte Abblassung der Finger, mit anschließender Hyperämie. Trophische

Klinik. Fast immer nach Kältereiz kommt es zu einer plötzlichen Abblassung der Finger, begleitet von Schmerzen mit anschließender blauroter Verfärbung (Zyanose) und reaktiver arterieller Hyperämie, die längere Zeit anhal-

21.3 Funktionelle Gefäßkrankheiten

82: Erkrankungen, bei denen das Raynaud-Phänomen als Begleitsymptom auftritt

▷ Sklerodermie
▷ Lupus erythematodes
▷ Rheumatismus
▷ Periarteriitis nodosa
▷ Endangiitis obliterans
▷ Arteriosklerose
▷ Skalenus-Syndrom

▷ Neuritis
▷ Syringomyelie
▷ Kryoglobulinämie
▷ Morbus Waldenström
▷ Polycythaemia vera
▷ Intoxikationen mit Mutterkorn-Alkaloiden (Ergotismus)

ten kann. Häufige und schwere Anfälle können zu trophischen Störungen mit mehr oder weniger ausgeprägten Nekrosen führen.

Ätiologie und Pathogenese. Die Ursachen für die plötzlichen Spasmen sind nicht bekannt. Auslösend sind Kälte und mechanische Reize (z.B. Arbeit mit dem Preßlufthammer), wobei wahrscheinlich auch hormonelle und psychische Faktoren eine Rolle spielen. Auch als **Begleitsymptom** kommt das Raynaud-Phänomen vor (▣ 82).

Diagnose. Charakteristische Erkrankung, die durch ein kaltes Handbad ausgelöst werden kann. Nach den genannten Grundkrankheiten muß gefahndet werden.

Differentialdiagnose. Vor allem die akrosklerotische Form der Sklerodermie kann mit Raynaud-Phänomen einhergehen.
Entscheidend ist der Nachweis von antinukleären Antikörpern (ANA), manchmal nur der Verlauf.

Therapie. Kälteschutz, Nikotinkarenz und zusätzlich physikalische Therapie. Im Anfall sind gefäßerweiternde Mittel und Kalziumantagonisten indiziert.

21.3.6 Akrodynie (Feer-Krankheit)

▶ *Definition.* Seltenes Krankheitsbild mit palmoplantarer Zyanose bei Kleinkindern.

Klinik. Im Kleinkindesalter rote oder blaurote Verfärbung der Hände und Füße, bevorzugt palmoplantar, begleitet von Juckreiz, Schmerzen und Hyperhidrose. Rückbildung mit lamellöser Schuppung. Zusätzlich vielfältige neurovegetative Störungen und Muskelhypotonie.

Ätiologie und Pathogenese. In einem großen Teil der Fälle ist eine Intoxikation mit Quecksilber oder anderen Schwermetallen wie Arsen und Thallium verantwortlich.

Diagnose. Erfolgt klinisch, da eine Verwechslung mit anderen Krankheitsbildern kaum möglich ist, bzw. durch den Nachweis von Schwermetallen.

Therapie. Bei Schwermetallvergiftung Detoxifikation, sonst symptomatisch.

Prognose. Im allgemeinen recht gut, da langsame spontane Rückbildung.

Störungen bei häufigen Anfällen oder langem Bestand.

Ätiologie und Pathogenese Ursache unbekannt. Symptomatisch bei vielen Krankheiten (▣ 82).

Diagnose Provokation durch Abkühlung.

Differentialdiagnose Akrosklerotische Form der Sklerodermie (Antikörpernachweis).

Therapie Kälteschutz, Nikotinkarenz, physikalische Therapie, Kalziumantagonisten.

21.3.6 Akrodynie (Feer-Krankheit)

◀ **Definition**

Klinik Blaurote Verfärbung der Hand- und Fußsohlen mit Juckreiz, Schmerzen und Hyperhidrose. Neurovegetative Störungen, Muskelhypotonie.

Ätiologie und Pathogenese Symptomatisch bei Quecksilber-, Arsen- und Thallium-Vergiftung.

Diagnose Klinisches Bild wegweisend.

Therapie Bei Schwermetallvergiftung Detoxifikation.

Prognose Gut, spontane Rückbildung.

21.4 Organische Angiopathien

Heterogene Gruppe von Krankheiten, bei denen es durch entzündliche Gefäßveränderungen zu Ischämie und Gangrän kommen kann (⊞ 83).

83: Ursachen von Ischämie und Gangrän (nach Ryan 1986)	
externe Ursachen	Kompression, Trauma, Kälte-/Hitzeeinwirkungen, kaustische Substanzen, Röntgentherapie, Schlangen- und Spinnenbisse, Artefakte.
Infektionen und parainfektiöse Ursachen	Gasgangrän, Pseudomonas-Infektionen, Septikämie (z.B. Meningokokken), Syphilis, Anaerobier- und synergistische Gangrän, nekrotisierende Fasziitis, Fournier-Gangrän (Skrotum), Leukämie, Dermatitis ulcerosa, Purpura fulminans.
hämatogene Ursachen	Kryoglobuline, Kälteagglutinine, Hämoglobinopathien, (z.B. Sichelzell-Anämie), Koagulationsstörungen
metabolische Ursachen und entzündliche Gefäßveränderungen	Diabetes mellitus, Hypercholesterinämie mit Atherosklerose, Hyperparathyreoidismus, Arteriitis, Thrombangiitis obliterans, Arteriitis temporalis.
vasospastisch	Raynaud-Phänomen (M. Raynaud und Raynaud-Syndrom), Ergotismus, Methysergid-Vergiftung.

21.4.1 Periarteriitis nodosa

Synonyme: Panarteriitis, Polyarteriitis nodosa oder nekrotisierende Angiitis

> ▶ *Definition.* Es handelt sich um eine seltene Systemerkrankung mit granulomatöser und nekrotisierender Vaskulitis der kleinen und mittleren Arterien, bei der es in bis zu einem Drittel der Fälle zu Hautveränderungen kommt. Betroffen sind Männer und Frauen.

Klinik. Vielfältiges Erscheinungsbild, bei dem es isoliert oder kombiniert zu subkutanen Knoten, Urtikaria, Exanthemen, Purpura und Gangrän kommen kann. Typische Knötchen entlang der subkutanen Arterien sind eher selten. Häufig sind Allgemeinsymptome wie Fieber und Gewichtsverlust sowie entzündliche Blutbildveränderungen mit Leukozytose, Eosinophilie, Thrombozytose und beschleunigter BSG. Bei Organbeteiligung sind oft die Nieren und die Gelenke betroffen. Eine Sonderform der Periarteriitis nodosa, nur die Beine betreffend (Frauen!), läßt sich abgrenzen mit protrahiertem Verlauf und guter Prognose.

Ätiologie und Pathogenese. Die Ursachen sind unbekannt. In einem Teil der Fälle spielt pathogenetisch wahrscheinlich die Schädigung der Gefäßwände durch Immunkomplexe eine Rolle. Im Serum der Patienten ist in 30% das Hepatitis-B-surface-Antigen (HBsAg) nachweisbar.

Diagnose und Differentialdiagnose. Entscheidend ist das histologische Bild einer ausreichend tiefen Biopsie aus sicher veränderter Haut. Dieses ist von fibrinoiden Wandnekrosen und granulomatöser Entzündung der kleineren und mittleren Arterien gekennzeichnet. Abzugrenzen sind andere granulomatöse Vaskulitiden, vor allem symptomatische Periarteriitis-Formen durch Arzneimittel bei Autoimmunkrankheiten, außerdem die obliterierende Endangiitis und die Wegener-Granulomatose.

Therapie. Kortikosteroide, zumindest anfänglich in hoher Dosierung (1–2 mg/kg Körpergewicht), kombiniert mit Immunsuppressiva (Azathioprin, 50–150 mg/die). Die Wirkung nichtsteroidaler Antiphlogistika ist unsicher.

21.4 Organische Angiopathien

Entzündliche Gefäßerkrankungen mit Ischämie und Gangrän (⊞ 83).

21.4.1 Periarteriitis nodosa

Definition ▶

Klinik Subkutane Knoten, manchmal entlang der Arterien, Urtikaria, Exanthem, Purpura, Gangrän. Sonderform isoliert an den Beinen. Allgemeinsymptome, Blutbildveränderungen, Senkungsbeschleunigung. Mitbefall von Nieren und Gelenken.

Ätiologie und Pathogenese Ursache(n) unbekannt, in einem Teil der Fälle spielt eine Immunkomplexvaskulitis eine Rolle. Im Serum der Patienten ist in 30 % das Hepatitis-B-surface-Antigen (HBsAg) nachweisbar.

Diagnose und Differentialdiagnose Die Histologie mit Wandnekrose und granulomatöser Entzündung der Arterien ist wegweisend. Abzugrenzen sind granulomatöse Vaskulitiden, symptomatische Formen, obliterierende Endangiitis und die Wegener-Granulomatose.

Therapie Kortikosteroide und Immunsuppressiva, initial in hoher Dosierung.

Prognose. Zumeist schubweiser Verlauf mit unterschiedlich langen, sehr verschiedenen Remissionsphasen. Unter immunsuppressiver Therapie klingen die Erscheinungen ab zu blanden Verlaufsformen.

Prognose Schubweiser Verlauf mit sehr unterschiedlicher Prognose.

21.4.2 Wegener-Granulomatose

21.4.2 Wegener-Granulomatose

▶ **Definition.** Sehr seltene, granulomatöse, destruierende Vaskulitis mit dem Charakter einer malignen Systemerkrankung.

◀ **Definition**

Klinik. Besonders im Gesicht und im Respirationstrakt treten leicht verletzliche, schnell zerfallende Tumoren auf. Initialsymptom ist manchmal eine extrem chronische Rhinitis, gefolgt von extrakutanen Herden in Lunge und Nieren.

Klinik Geschwürig zerfallende Tumoren an Haut, Schleimhäuten und später inneren Organen (Lunge, Nieren).

Ätiologie und Pathogenese. Die Ursache ist unbekannt.

Ätiologie und Pathogenese Ursachen unbekannt.

Diagnose und Differentialdiagnose. Die histologische Untersuchung, gegebenenfalls an mehreren Biopsaten, ist wegweisend. Dabei stehen ausgeprägte granulomatöse Reaktionen mit Destruktion der Gefäßwände im Vordergrund. Diagnostisch wegweisend sind klassische Anti-Neutrophilen-Cytoplasma-Antikörper (cANCA). Abzugrenzen sind maligne Lymphome und das sogenannte »lethal midline granuloma« (zentrofaziale Granulomatose), das vor allem in tropischen und subtropischen Ländern vorkommt.

Diagnose und Differentialdiagnose Feingewebliches Bild und ANCA wegweisend.
Abzugrenzen sind maligne Lymphome und die zentrofaziale Granulomatose.

Therapie. Unbefriedigend. Je nach Stadium Röntgentherapie von Einzelherden, Immunsuppressiva und Kortikosteroide, eventuell ergänzt durch die Plasmapherese. In fortgeschrittenen Stadien Zytostatika.

Therapie Kortikosteroide, Immunsuppressiva, Plasmapherese. In fortgeschrittenen Fällen Zytostatika.

Prognose. Die Krankheit führt mit protrahiertem Verlauf, zumeist durch Sepsis bedingt, zum Tode.

Prognose Schlecht.

21.4.3 Arteriitis cranialis

21.4.3 Arteriitis cranialis

Synonyme: Arteriitis temporalis (Horton), Riesenzell-Arteriitis

▶ **Definition.** Es handelt sich um eine schmerzhafte Entzündung insbesondere der Temporalarterien mit ungeklärter Genese. Betroffen sind vor allem ältere Menschen.

◀ **Definition**

Klinik. Es imponiert die deutlich sichtbare, schmerzhafte Schwellung der Arterie im Temporalbereich. Häufig kommen Allgemeinsymptome mit Fieber und Krankheitsgefühl, »rheumatische« Beschwerden, ausgeprägte Kopfschmerzen und manchmal Schwindel dazu. In über der Hälfte der Fälle Sehstörungen durch die beeinträchtigte Augendurchblutung.

Klinik Sicht- oder tastbare, schmerzhafte Schwellung der Temporalarterie. Fieber, »rheumatische« Beschwerden, Kopfschmerzen, Schwindel, Sehstörungen kommen dazu.

Ätiologie und Pathogenese. Unbekannt, wahrscheinlich isolierte Form der Polyarteriitis nodosa infektallergischer Genese.

Ätiologie und Pathogenese Unbekannt.

Diagnose. Klinisch durch Palpation des verdickten Gefäßes. Wegweisend ist die histologische Untersuchung, wobei die Probeentnahme mit dem Risiko flächiger Nekrosen behaftet ist. Feingeweblich granulomatöse Entzündung mit Zerstörung der Arterienwand und charakteristischen Riesenzellen. Laborchemisch oft Leukozytose mit Eosinophilie sowie massive BSG-Beschleunigung.

Diagnose Klinische Diagnose, histologisch riesenzellreiche Arteriitis mit Zerstörung der Gefäßwand. Leukozytose, Eosinophilie, BSG beschleunigt.

Therapie. Kortikosteroide, auch in Kombination mit Immunsuppressiva (Azathioprin).

Therapie Kortikosteroide, Immunsuppressiva.

21 Erkrankungen der Arterien

Prognose. Gut, abgesehen von der Gefahr der lokalen Nekrosebildung und der Erblindung.

Prognose. Abgesehen von der Gefahr der lokalen Nekrosebildung und der Erblindung ist die Prognose recht gut. Unter antiphlogistischer Behandlung erfolgt die Ausheilung innerhalb von Jahren.

21.4.4 Arteriolitiden

Entzündliche Erkrankungen kleinkalibriger Arterien und Arteriolen.

Heterogene Gruppe entzündlicher Erkrankungen der oberflächlichen, kleinkalibrigen peripheren Arterien.

21.4.4.1 Vasculitis allergica

Synonyme: Immunkomplex-Vaskulitis, leukozytoklastische Vaskulitis, anaphylaktoide Purpura

Definition ▶

> ▶ **Definition.** Das Krankheitsbild mit typischen klinischen und histologischen Veränderungen ist ausführlich im *Kapitel 4.3* über immunologische und allergische Krankheitsbilder abgehandelt.

21.4.4.2 Dermatitis ulcerosa (Pyoderma gangraenosum)

Definition ▶

> ▶ **Definition.** Hautgangrän mit zerfallenden, schmierig belegten Ulzera ohne mikrobielle Genese.

Klinik Primär Pusteln mit rapider Vergrößerung und flächenhaftem, geschwürigem Zerfall (☎ 273) sowie narbiger Abheilung.

Klinik. Primäreffloreszenz sind eine oder mehrere aggregierte Pusteln, die sich rapide vergrößern und geschwürig zerfallen (☎ 273). Dabei werden oft große Areale geradezu »abgeweidet«. Die Abheilung erfolgt mit plattenartigen, oft de- oder hyperpigmentierten, unschönen Narben.

Ätiologie und Pathogenese Wahrscheinlich heterogene Autoimmunkrankheit. Begleitend bei Darmerkrankungen wie M. Crohn und Colitis ulcerosa.

Ätiologie und Pathogenese. Wahrscheinlich ursächlich sehr heterogene Autoimmunerkrankung. In einem Teil der Fälle als Begleiterkrankung bei Colitis ulcerosa, M. Crohn, chronischer Bronchitis und rheumatoider Arthritis zu beobachten.

Diagnose Typisches klinisches Bild. Histologisch nur in den Frühstadien als Vaskulitis erkennbar.

☎ 273: **Dermatitis ulcerosa (Pyoderma gangraenosum)** mit schmierig belegten, zerfallenden Geschwürherden in entzündlich veränderter Umgebung.

Diagnose. Das klinische Bild und die negative Bakteriologie sind wegweisend. Die feingewebliche Untersuchung ist nur bei Frühveränderungen sinnvoll, wobei sich eine leukozytoklastische Vaskulitis der dermalen Gefäße nachweisen läßt. Ältere Veränderungen bieten nur noch das Bild einer uncharakteristischen Entzündung mit Gewebeuntergang.

Störung verschiedener humoraler und zellulärer Immunparameter beschrieben (IgA-Gammopathie).

Laborchemisch und immunologisch wurden zahlreiche Störungen beschrieben, insbesondere monoklonale Gammopathien (IgA).

Differentialdiagnose Bei intertriginöser Lokalisation ist die Akne-Tetrade und die Pyodermia fistulans sinifica abzugrenzen.

Differentialdiagnose. Unproblematisch, da charakteristisches Krankheitsbild. Bei Lokalisation in intertriginösen Bereichen kommen die sogenannte Akne-Tetrade und die Pyodermia fistulans sinifica in Betracht.

21.4 Organische Angiopathien

Therapie. Mit mehr oder weniger gutem Erfolg wurden Kortikosteroide, Immunsuppressiva (besonders Azathioprin und Cyclophosphamid) und Immunmodulatoren wie Interferone, Dapson und Clofazimin (Lampren) eingesetzt. Die Lokalbehandlung ist wie bei Ulzera anderer Genese zu führen, wobei die Behandlung oft durch die extreme Schmerzhaftigkeit der Ulzera erschwert wird.

21.4.4.3 Livedo racemosa

▶ **Definition.** Entzündliche Erkrankung der kleineren und mittleren Gefäße in der Dermis bei entsprechender Disposition und zusätzlichen Noxen (Nikotin). Betroffen sind fast ausschließlich Frauen, meist Raucherinnen und solche, die Kontrazeptiva einnehmen. Wird auch als Variante der Livedo reticularis *(21.3.3)* angesehen.

Klinik. Kennzeichnend sind asymmetrische, bizarre Gefäßzeichnung, meist mit einer Blitzfigur verglichen, an den Beinen, am Gesäß und an den Oberarmen, seltener an anderen Lokalisationen. Beteiligung anderer Gefäßgebiete, vor allem zerebraler Lokalisation mit der Gefahr eines apoplektischen Insultes oder eines Hirninfarktes, kommen vor.

Ätiologie und Pathogenese. Unbekannt, wahrscheinlich genetisch bedingte Disposition (familiäre Häufung) in Verbindung mit bestimmten Noxen. Symptomatisch kommt die Livedo racemosa bei Polyarteriitis, Thrombangiitis obliterans, rheumatischen Erkrankungen, Thrombozythämie und bei Pankreatitis vor.

Diagnose und Differentialdiagnose. Klinisches und histologisches Bild sind wegweisend. Die histologische Untersuchung der Dermis ergibt, im Gegensatz zur Livedo reticularis, deutliche entzündliche Veränderungen mit Alteration der Gefäßwände. Die Beteiligung weiterer Gefäßgebiete muß angiologisch abgeklärt werden. Livedo-racemosa-Veränderungen finden sich auch beim Lupus-antikoagulans-Syndrom, das durch rezidivierende Thrombosen und Antikardiolipin-Antikörper gekennzeichnet ist.

Therapie. Ausschaltung der genannten Noxen, sonst fließverbessernde Mittel, z.B. Azetylsalizylsäure, nichtsteroidale Antiphlogistika (z.B. Indometacin), Kortikosteroide und Immunsuppressiva wie Azathioprin.

Prognose. Extrem chronischer Verlauf, durch plötzliche zerebrale Insulte kompliziert.

21.4.5 Arterielle Verschlußkrankheit

▶ **Definition.** Vollständiger oder teilweiser Verschluß der Arterien, der zu Ischämie und Gangrän führen kann. In diesem Kapitel werden nur die Verschlüsse der Extremitätenarterien, die dermatologisch von Interesse sind, abgehandelt.

Der progrediente Verschluß der Arterien mit Verlust der Elastizität bei gleichzeitiger Verdickung der Arterienwände mit verkalkenden atherosklerotischen Plaques ist eine altersabhängige Systemerkrankung. Die Lumenverengung, besonders an strömungsmechanisch problematischen Stellen (Aorta, Karotiden), führt zur plötzlichen oder protrahierten Ischämie. Besonders häufig ist der Verschluß der proximalen Beinarterien (sogenannter »Oberschenkeltyp«) mit nachfolgender Claudicatio intermittens (intermittierendes Hinken, »Schaufensterkrankheit«).

Klinik. Der Oberschenkeltyp der Verschlußkrankheit wird im allgemeinen in vier Stadien (nach *Fontaine*) eingeteilt:

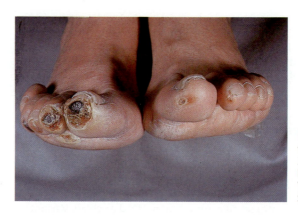

◧ **274: Fortgeschrittene trockene Gangrän** der Zehen mit Gewebeverlust **bei arterieller Verschlußkrankheit Stadium IV.**

▶ *Merke.*
Stadium I: Arteriosklerotische Gefäßveränderungen ohne klinische Symptome, da Kollateralversorgung.
Stadium II: Beschwerden nur bei Belastung, dann mit typischer Claudicatio intermittens nach unterschiedlich langer Gehstrecke.
Stadium III: Stadium des Ruheschmerzes.
Stadium IV: Gangrän unterschiedlichen Ausmaßes und Lokalisation (◧ 274).

Merke ▶
Es lassen sich vier Stadien (nach *Fontaine*) unterscheiden.

Dermatologische Symptome fortgeschrittener Stadien sind, abgesehen von der für das Stadium IV charakteristischen Gangrän, trophische Störungen. Diese treten als trockene, schuppende, manchmal auch atrophisch glatte, glänzende Haut der Unterschenkel in Erscheinung. Nicht selten sind Nageldystrophien und Nagelmykosen.

Trophische Störungen mit Atrophie und trocken schuppender Haut, Onychodystrophie und Onychomykosen in allen Stadien.

Ätiologie und Pathogenese. Die eigentlichen Ursachen der Arteriosklerose sind noch ungenügend bekannt. Risikofaktoren wie Hypertonie, Hyperlipidämie, Diabetes mellitus und Nikotinabusus scheinen eine wichtige Rolle für die obliterativen Umbauvorgänge an den Arterien zu spielen.

Ätiologie und Pathogenese Als Risikofaktoren gelten Hypertonie, Hyperlipoproteinämie, Diabetes mellitus, Nikotinabusus.

Diagnose. Wichtige und einfache Untersuchungsmethoden sind Palpation und Inspektion der Extremitäten und -arterien des gut an die Temperatur des Untersuchungsraumes adaptierten Patienten, besonders im Seitenvergleich. Zusätzlich Auskultation und Ultraschall-Doppler-Untersuchung der zugänglichen Arterienstämme, außerdem Blutdruckmessung an den Extremitäten im Seitenvergleich. Eine einfache **Funktionsprobe** ist die **nach Ratschow:** Bei senkrecht angehobenen Beinen kräftige Bewegung der Füße in den Sprunggelenken für etwa zwei Minuten. Bei insuffizienter arterieller Versorgung verminderte Hautdurchblutung und Abblassen der Fußsohlen. Läßt man den Patienten sofort anschließend die Beine herabhängen, kommt es normalerweise schon nach wenigen Sekunden zu einer reaktiven Hyperämie. Bei arterieller Durchblutungsstörung tritt diese Hyperämie erst mit einer Verzögerung von 15–60 sec auf. Eine weitere grobe Funktionsprüfung vor allem im Stadium II ist die Messung der Gehstrecke, möglichst unter standardisierten Bedingungen.
Zur weiterführenden Diagnostik dienen Oszillographie vor und nach Belastung sowie invasive Methoden wie Angiographie und deren Modifikationen.

Diagnose Einfache klinische Untersuchungen, Inspektion, Palpation und Auskultation im Seitenvergleich. Ultraschall-Doppler zur Auskultation und Blutdruckmessung.
Funktionsprobe nach Ratschow zur groben Überprüfung suffizienter arterieller Durchblutung.

Im Stadium II Bestimmung der Gehstrecke unter standardisierten Bedingungen.
Weiterführende Diagnostik mittels Oszillographie und Angiographie.

Therapie. Die Möglichkeiten sind beschränkt, das Ergebnis häufig unbefriedigend. Ausschaltung oder Kompensation von Risikofaktoren, Intervall-Gehtraining, gefäßaktive Substanzen, Antikoagulanzien, Rheologika; manchmal kontrollierte Hypertension durch Mineralokortikoide. Bei isolierten Verschlüssen gefäßchirurgische Intervention (Gefäßprothese, Bypass, Thrombarteriektomie). Trockene Behandlung gangränöser Areale, um eine Superinfektion mit Übergang in die feuchte Form zu vermeiden. Nur sehr vorsichtige Nagelpflege. In schweren Fällen bleibt oft nur die Amputation.

Therapie Risikofaktoren minimieren oder ausschalten, je nach Stadium Inter-vall-Gehtraining, gefäßaktive Substanzen, Antikoagulanzien, Gefäßchirurgie.
Bei Gangrän trockene Behandlung, Traumen vermeiden. In schweren Fällen Amputation.

Prognose. Da die Arteriosklerose in den meisten Fällen progredient ist, wird der Verlauf vor allem vom plötzlichen Verschluß lebenswichtiger Gefäßgebiete (Herz, Gehirn) bestimmt.

Prognose Sehr variabel, der plötzliche Verschluß wichtiger Arterien ist bestimmend.

21.4.6 Thrombangiitis obliterans (v. Winiwarter-Buerger)

21.4.6 Thrombangiitis obliterans

▶ **Definition.** Diese Erkrankung mit segmental-obliterierender Entzündung von mittel- und kleinkalibrigen Extremitäten-Arterien, nicht selten Begleitphlebitis, kommt fast ausschließlich bei jüngeren Männern mit Nikotinabusus vor.

◀ **Definition**

Klinik. Sehr starke, anfallsartige und belastungsunabhängige Schmerzen, meist in der Nacht auftretend. Gleichzeitig besteht häufig Kälteempfindlichkeit. Im weiteren Verlauf Ischämie mit nachfolgenden Nekrosen, Ulzerationen und Gangrän wie beim arteriosklerotisch bedingten Gefäßverschluß, vor allem an den Füßen und Zehen, seltener an den Fingern.

Klinik Nächtliche, belastungsunabhängige Schmerzattacken, später Ischämie mit nachfolgender Gangrän.

Ätiologie und Pathogenese. Ursache unbekannt, als auslösende Faktoren gelten Nikotinabusus, Kältereize und hormonelle Einflüsse bei genetisch Disponierten.

Ätiologie und Pathogenese Genetische Disposition mit auslösenden (Mit-) Faktoren: Kältereize, Nikotinabusus.

Diagnose. Wegweisend sind verminderte oder fehlende arterielle Pulse und unilaterale bzw. asymmetrische Nekrosen und Ulzerationen. Diagnostisch wegweisend ist die histologische Untersuchung eines Gefäßexzisates, das entzündliche, stadienabhängige Veränderungen zeigt.

Diagnose Die arterielle Durchblutung ist vermindert (Ultraschall, Arteriographie). Die histologische Untersuchung mit entzündlichen Veränderungen ist wegweisend.

Differentialdiagnose. Abzugrenzen sind vor allem das Raynaud-Syndrom, die akrale Form von Sklerodermie und Ergotismus, besonders aber die arterielle Verschlußkrankheit atherosklerotischer Genese.

Differentialdiagnose Raynaud-Erkrankung, akrale Form der Sklerodermie, Ergotismus, besonders Arteriosklerose.

Therapie. Strikte Nikotinkarenz, Vermeiden von Traumen und abruptem Temperaturwechsel. Von unsicherem Wert sind gefäßerweiternde Mittel und Sympathektomie. Bei fortgeschrittener Gangrän kommt nur noch die Amputation in Betracht.

Therapie Nikotinkarenz, Kältereize vermeiden. Evtl. gefäßerweiternde Medikamente, Sympathektomie. Bei Gangrän ist die Amputation oft unvermeidlich.

Prognose. Je nach Krankheitsaktivität. Sowohl foudroyante als auch extrem chronische Verlaufsformen über Jahrzehnte hinweg sind beschrieben.

Prognose Sehr variabel, da subakuter bis extrem chronischer Verlauf.

21.4.7 Diabetes mellitus und Haut

21.4.7 Diabetes mellitus und Haut

Im Verlauf des Diabetes mellitus kommt es nicht selten zu Hautveränderungen (⊞ 84), die jedoch kaum diabetesspezifisch sind. Als ursächlich werden Störungen des Kohlehydrat- und Fettstoffwechsels, Makro- und Mikroangiopathien sowie nervale und immunologische Störungen diskutiert.
Besonders bei lang bestehendem oder schlecht eingestelltem Diabetes kommt es zu peripheren Durchblutungsstörungen aufgrund der arteriosklerotischen Angiopathie. Schwerste Veränderung ist die **diabetische Gangrän** mit sehr schmerzhaften, tiefreichenden, kaum oder nicht heilenden Ulzerationen, die zum Verlust der Extremität oder Teilen davon führen kann. Mitursache sind trophische Störungen durch die periphere Neuropathie. Steht

Hautveränderungen bei Diabetes mellitus sind unspezifisch, meist durch Mikro- und Makroangiopathie, nervale und subtile immunologische Störungen verursacht.
Periphere Durchblutungsstörungen durch Wandveränderungen großer und kleiner Gefäße können zur **diabetischen Gangrän** führen.
Bei peripherer Neuropathie kommt es zu **neurotrophen Ulzera** (Malum perforans).

84: Hautveränderungen bei Diabetes mellitus	
Angiopathisch/neuropathisch	**infektiös**
▷ diabetische Gangrän	▷ Follikulitis
▷ diabetische Dermopathie	▷ Furunkulose
▷ Bullosis diabetica	▷ Impetigo
▷ Necrobiosis lipoidica	▷ Erysipel
▷ Granuloma anulare disseminatum	▷ Candidamykosen
	▷ Dermatomykosen (inkl. Nägel)
	Pityriasis versicolor

Diabetische Dermopathie mit braunroten Makulä vor allem an den Unterschenkeln.

Diabetische Blasen (◨ 275) treten auf unveränderter Haut, meist an Extremitäten auf.

diese im Vordergrund, kommt es zu **neurotrophen Ulzera** (Malum perforans). Therapeutisch empfehlen sich bei neurotrophen Ulzera die Entlastung der Extremität, Schutz vor Traumen und die frühzeitige antibiotische Therapie bei infizierten Ulzera.

Die **diabetische Dermopathie** findet sich in Form unterschiedlich großer, meist münzenförmiger, anfangs erythematöser, später braun-atrophischer Makulä im Schienbeinbereich. Histologisch besteht Ähnlichkeit mit der Stauungsdermatose, wobei besonders eine Verdickung der Kapillarwände auffällt.

Diabetische Blasen (◨ 275) treten vor allem an den distalen Extremitäten in unveränderter Haut und ohne wesentliche subjektive Symptome auf. Als Auslöser gelten Traumen und Licht.

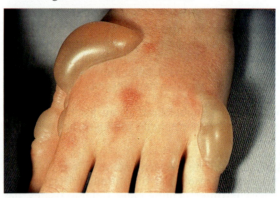

◨ 275: **Diabetische Blasen mit serösem Inhalt.** Prall gefüllt, auf kaum veränderter Haut.

Die **Necrobiosis lipoidica** mit plaqueartigen Nekrobiosen ist vor allem an den Schienbeinen lokalisiert.

Bei etwa 1–3 % der Diabetiker kommt es zur **Necrobiosis lipoidica** mit braungelben, indurierten, zentral oft atrophischen, selten ulzerierten Plaques von sehr variabler Größe vorzugsweise an den Unterschenkelstreckseiten. Pathogenetisch spielen Entzündung und Mikroangiopathie eine Rolle. Eine wirksame Therapie existiert nicht. Wird der Diabetes korrekt eingestellt, kommt es manchmal zu Remissionen.

Das **Granuloma anulare disseminatum** ist manchmal mit Diabetes mellitus assoziiert mit papulösen Hautveränderungen, vor allem am Stamm.

Das **Granuloma anulare** in seiner disseminierten Form ist ebenfalls gelegentlich mit einem Diabetes mellitus assoziiert. Die meist kleinpapulösen, mehr oder weniger ausgedehnt disseminierten Effloreszenzen sind hautfarben oder rötlich. Eine bevorzugte Lokalisation ist der Rücken. Die Diagnose wird im allgemeinen histologisch gestellt. Therapeutisch sollen Chloroquin (Resochin) und Niacinamid in höherer Dosierung wirksam sein.

Obwohl sichere Beweise fehlen, begünstigen wahrscheinlich subtile immunologische Störungen im Rahmen eines Diabetes mellitus Hautinfekte durch Bakterien und Pilze. Nicht selten finden sich, vor allem bei adipösen Kranken, bakterielle Infekte wie **Impetigo, Follikulitis, Furunkel** und **Erysipel**. Bei letzterem stellen Interdigitalmykosen, Verletzungswunden und Gangrän mögliche Eintrittspforten dar. Therapeutisch Antibiotika, möglichst nach Resistenzbestimmung.

Hautinfekte wie **Impetigo, Follikulitis, Furunkel** und **Erysipel** sind beim Diabetes häufiger.
Die Behandlung erfolgt antibiotisch mit möglichst optimaler Einstellung des Diabetes mellitus.

Hefepilzinfekte, vor allem intertriginös und bei intestinaler Hefemykose, kommen vor und werden durch antimykotische Therapie und sorgfältige Hygienemaßnahmen behandelt.

Auch **Hefepilzinfektionen** sind bei Diabetikern nicht selten. Sie betreffen vor allem intertriginöse Areale (Balanitis candidomycetica). Mitursachen sind oft unzureichende hygienische Maßnahmen. Infektionsquelle für dort lokalisierte Veränderungen stellt oft eine gleichzeitige intestinale Hefemykose dar. Die Therapie erfolgt mit den üblichen Antimykotika, möglichst in austrocknender Grundlage sowie durch Darmsanierung.

Bei hartnäckigen **Fadenpilzinfektionen** der Haut ist Diabetes auch auszuschließen.

Ob auch **Fadenpilzinfektionen** (Tinea) gehäuft bei Diabetikern auftreten, ist umstritten. Auf alle Fälle sollten hartnäckige, häufig rezidivierende oder scheinbar therapieresistente Hautinfekte, unabhängig vom Erreger, immer an einen Diabetes als Grundkrankheit denken lassen.

Klinischer Fall

Bei der jetzt 39jährigen Frau kam es seit etwa fünf Jahren zur Bildung von Pusteln, bislang ausschließlich am Stamm. Aus diesen bildeten sich innerhalb weniger Tage flache, extrem schmerzhafte, schmierig belegte Ulzera mit düsterrotem Randsaum. Bis auf eine gelegentliche Erhöhung des Serum-IgA und einer Beschleunigung der BSG ergaben sich keine pathologischen Befunde. Die im Verlauf der Jahre durchgeführten Behandlungsmaßnahmen (Plasmapherese, Immunsuppressiva, Dapson, Clofazimin und Thymuspeptide) waren nur zeitweilig wirksam. Inzwischen waren große Areale flächenhaft narbig verändert. Diagnose: Dermatitis ulcerosa (◨ 273).

22 Erkrankungen der Haare

22.1 Entwicklung, Aufbau und Wachstum des Haares

Entwicklung. Ab der neunten Embryonalwoche beginnt durch Aussprossung von primitiven Haarkeimen aus dem Ektoderm die Haarentwicklung (bei Geburt 2 Millionen Haarfollikel). Der vollentwickelte Haarfollikel besteht aus epithelialen und Bindegewebsanteilen. Die Zusammensetzung von dermalen Papillen, Gefäßen, Nerven und der Haarmatrix bildet den Haarbulbus.

Entwicklung Die primitiven Haarkeime entwickeln sich aus dem Ektoderm ab der 9. Embryonalwoche.

Morphologie der Haare und Chemie des Haarkeratins. Auf der Haarmatrix entsteht durch Verhornung der sich etwa einmal pro Tag teilenden Zellen, vergleichbar einer holokrinen Drüse, das Haar. Diese Zellen gehören zu den aktivsten Zellen des menschlichen Körpers. Durch eingelagerte Melanozyten wird Pigment an das Haar abgegeben. Das **Terminalhaar** ist dreischichtig, besteht aus Mark, Rinde und Kutikula. Chemisch setzt es sich im wesentlichen aus Keratin zusammen, einem Strukturprotein, das im Vergleich zum Keratin der Hornschicht einen außerordentlich hohen Zystingehalt aufweist. Diese Keratin-Proteine sind in der Rinde filamentär angeordnet, bestehen aus 8 verschiedenen Keratinpolypeptiden, die mit zahlreichen Disulfid- und Wasserstoffbrücken vernetzt sind, so daß sie dem Haar die mechanisch-chemische Festigkeit geben. Die Kutikula besteht aus dachziegelartig übereinandergeschobenen Hornzellen, die als Schutzschicht gegen exogene Faktoren dienen. Das Haar besteht aus Haarschaft, Haarwurzel, Wurzelscheide und Haarbalg. Die äußerste bindegewebige Hülle besteht aus mesenchymalen Anteilen und wird auch **Haarbalg** genannt. Der restliche innere Anteil setzt sich aus einem mehrschichtigen Pflasterepithel zusammen. Beide bilden somit den Haarkanal (🗗 8). Oberhalb der Talgdrüsenmündung verhornt das Pflasterepithel und heißt Infundibulum, unterhalb folgen der Isthmus und die epitheliale Wurzelscheide. Jeder Haarfollikel unterliegt der Alterung. Das Terminalhaar wird im Alter durch Verkümmerung des Haarfollikels wieder zum Vellushaar. Das Ergrauen kommt durch einen sekundären Melaninschwund zustande.

Morphologie

Das **Terminalhaar** besteht aus Mark, Rinde und Kutikula. Keratine sind die wesentlichen filamentären Proteine des Haarschaftes.

Haarzyklus. Die Haare gehören zu den sogenannten Mausergeweben mit zyklischen Aktivitätsphasen. Jeder Follikel durchläuft asynchron mit den Nachbarfollikeln Wachstums- und Ruhephasen.

Haarzyklus Asynchrone, zyklische Aktivitätsphasen.

• **Anagenphase.** Durch Teilung der Haarmatrixzellen und durch Keraminisierung kommt es zum Haarwachstum. Die Wachstumsgeschwindigkeit und -dauer ist regional unterschiedlich, genetisch determiniert und beträgt rund 0,34 mm pro Tag. Ungefähr 90 % aller Follikel befinden sich in dieser Wachstumsphase.

Anagenphase Etwa 90 % aller Follikel befinden sich in dieser Wachstumsphase.

• **Katagenphase.** Diese Übergangsphase umfaßt die Umwandlungsvorgänge zur nachfolgenden Ruhepause und dauert etwa 14 Tage.

Katagenphase 14tägige Übergangsphase.

• **Telogenphase.** Die Dauer der Ruhepause ist regional unterschiedlich; am behaarten Kopf etwa drei Monate, an den Augenbrauen etwa sechs bis acht Monate. Der physiologische Haarverlust beträgt bis zu 100 Haare pro Tag. Durch ein **Trichogramm** kann der Haarwurzelstatus (Haarzyklusphasen, Haarwachstumskapazität und Anteil von Haarverlusten) eingeschätzt werden. Unter standardisierten Bedingungen (fünf Tage keine Haarwäsche) werden mittels einer mit Gummi überzogenen Kocherklemme 70 bis 100 Haare an einer umschriebenen Stelle (Scheitel und/oder Schläfe) durch einen kräftigen Zug epiliert und im Binokularmikroskop untersucht. Die Haarfollikel werden ausgezählt und ihre prozentuale Verteilung berechnet. Außerdem kann man Haarschaftveränderungen feststellen sowie die Dicke der einzelnen Haarschäfte beurteilen.

Telogenphase Regional unterschiedlich, zwischen 3–8 Monaten. Physiologischer Haarverlust bis 100 Haare/Tag.
Der Haarwurzelstatus wird durch das **Trichogramm** gewonnen.

22 Die Erkrankungen der Haare

Hormonelle Beeinflussung Androgene spielen eine wesentliche Rolle.

Hormonelle Beeinflussung. Die Tatsache, daß derselbe Haarfollikel in der Fetalzeit ein Lanugohaar, in der frühen Kindheit ein Vellushaar, im Erwachsenenalter ein Terminalhaar bildet, läßt erkennen, daß dieser Follikel nicht nur genetischen, sondern auch hormonellen Einflüssen unterliegt. Eine wesentliche Rolle spielen Androgene. Man unterscheidet:

Man unterscheidet:

- **Sexualhaar**

- **Sexualhaar:** Primäre Geschlechtsbehaarung: Barthaare, Ohrhaare und Haare im oberen Pubisdreieck wachsen abhängig von Androgenen beim Mann.

- **Ambisexualhaar**

- **Ambisexualhaar:** Sekundäre Geschlechtsbehaarung: Haare von der Axille und vom unteren Pubisdreieck, wie sie bei Frauen vorkommen, sind abhängig von Androgenkonzentrationen im Plasma.

- **Nichtsexualhaar**

- **Nichtsexualhaar:** Kopf- und Körperhaare, auch Augenbrauen und Wimpern stehen nicht unter direkter androgener Stimulation.

Exogene Veränderungen des Haarschaftes
Sie erfolgen durch äußerliche kosmetische, mechanische und traumatische Einflüsse.

Exogene Veränderungen des Haarschaftes. Exogene Schäden, wie zum Beispiel massives Kämmen und Bürsten, gehäuftes Haarewaschen, Färben, Bleichen etc. führen zu mechanischen Schäden an der Kutikula und zu vermehrter Brüchigkeit (Trichoklasie), Verlust des Haarglanzes und Trichoptilosis (»Haarspalten«). Haarverformung durch Fönstäbe, Frisiercremes, Haarsprays, Dauerwellen etc. äußert sich in Schrumpfung des Haarschaftes mit baumstammartigen Einkerbungen, Kutikulazellschäden, die beim Nachwachsen gesunden Haares voll reversibel sind, solange keine Entzündung der Kopfhaut zu einer Schädigung der Haarwurzel führt.

22.2 Alopezien

22.2 Alopezien

Man unterscheidet zirkumskripte (vernarbende oder nicht vernarbende) und diffuse (kongenitale oder erworbene) Haarlosigkeit.

Als Alopezie wird der Zustand der Haarlosigkeit bezeichnet. Dabei lassen sich zirkumskripte (herdförmige) vernarbende oder nicht vernarbende, diffuse kongenitale oder erworbene Alopezien unterscheiden. Als **Effluvium** bezeichnet man den dynamischen Vorgang des Haarausfalls.

22.2.1 Diffuse Alopezien

22.2.1 Diffuse Alopezien

22.2.1.1 Diffuse kongenitale Alopezien

22.2.1.1 Diffuse kongenitale Alopezien

- **Atrichie**
Definiert sich als angeborene, diffuse Haarlosigkeit.

- **Atrichie:** Es handelt sich um eine angeborene diffuse Haarlosigkeit, deren Ätiologie nicht bekannt ist. Diese Abnormität kommt isoliert vor oder aber auch als Teilsymptom mit anderen angeborenen Defekten, öfter auch kombiniert mit ektodermalen Dysplasien. Eine Behandlung gibt es nicht.

- **Hypotrichose**
Kongenitale, schütter ausgeprägte Behaarung.

- **Hypotrichose:** Man bezeichnet damit eine kongenitale, schüttere Ausprägung der Behaarung. Die Hypotrichose ist oft vorhanden als Teilsymptom vieler Syndrome (Thompson-Syndrom, Netherton-Syndrom), wobei oftmals nicht nur eine verminderte Haarquantität vorliegt, sondern auch qualitative Haarschaftveränderungen (Pili torti, Monilethrix) zu erkennen sind.

- **Alopecia triangularis congenita**
Kongenitaler haarfreier Bereich an der Stirnhaargrenze.

- **Alopecia triangularis congenita:** Es handelt sich um einen angeborenen, münzengroßen haarfreien Bereich an der Haargrenze im Schläfenbereich. Die Haut ist normal, jedoch ohne reife Haarfollikel.
Differentialdiagnose: Alopecia areata und androgenetische Alopezie.

22.2.1.2 Erworbene diffuse Alopezien

22.2.1.2 Erworbene diffuse Alopezien

Man unterscheidet bei diesen Arten von Haarausfall eine akute, eine temporär chronische und eine progressive Form.

Akute, erworbene, diffuse Alopezie

Synonym: Anagen-dystrophisches Effluvium

Klinik und Definition. Bei stärkerer Schädigung der Haarmatrix kommt es innerhalb von Stunden bis Tagen zu einem starken, akuten und diffusen Haarausfall mit einem anagen-dystrophischen Haarwurzelmuster. Öfter verdünnt sich das Haar, bricht ab und tritt im Trichogramm als dystrophisches Haar in Erscheinung. Gelegentlich kommt es zu einer Nekrose der Haarmatrix, die ein trichomalazisches Degenerationsprodukt aus Melaninschollen, Resten der Wurzelscheide und Haarkeratin bildet und wie dunkle komedonenartige Verschlüsse aussieht (kadaverisierte Haare).

Diagnose. Anamnese, Klinik, Trichogramm und Laborparameter sind von größter Wichtigkeit.

Ätiologie. Viele Noxen kommen in Frage (📋 85).

Therapie. Der Haarnachwuchs erfolgt nur nach Ausschaltung oder Therapie der spezifischen Noxe.

Prognose. Die Haare wachsen meist wieder nach.

Akute erworbene diffuse Alopezie

Klinik Verdünntes Haar, anagen-dystrophisches Haarwurzelmuster.

Kadaverisierte Haare, wenn es zu einer Nekrose der Haarmatrix kommt.

Diagnose Diagnose durch Anamnese, Trichogramm und Klinik, ergänzt durch Laborparameter.

Ätiologie Siehe 📋 85.

Therapie Die Ausschaltung möglicher Noxen ist entscheidend.

Prognose Die Haare wachsen meist wieder nach.

Klinischer Fall

Eine 43jährige Frau, deren Achillessehnenabriß operiert und mit einem Gipsverband ruhiggestellt wurde, wird wegen des Verdachtes auf eine Lungenembolie stationär aufgenommen und unverzüglich antikoaguliert. Schon am 3. Tag nach der Heparintherapie kommt es zu einem verstärkten diffusen Haarausfall, der zu einer deutlichen Lichtung des Kopfhaares mit Scheitelbetonung führt (📷 276). Das Trichogramm bestätigt die Alopezie vom anagen-dystrophischen Typ. Nach Ausschluß des Embolieverdachtes wird die Heparintherapie abgesetzt. Darauf kommt auch der Haarausfall zum Stillstand. Nach 6 Monaten ist die alte Haardichte wieder erreicht.

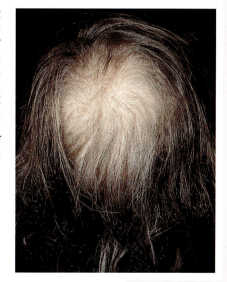

📷 **276: Anagen-dystrophischer, diffuser Haarausfall nach Heparinbehandlung** bei einer 43jährigen Frau. Nach Absetzen der Heparinbehandlung wachsen die Haare wieder nach.

Chronische, erworbene diffuse Alopezie

Synonym: Telogene Alopezie, telogenes Effluvium

Klinik. Geringfügige Haarmatrixschädigungen können zu einer Umwandlung der Anagenhaare in Telogenhaare und damit drei Monate nach dem Ereignis zum Haarausfall führen. Die Ausdehnung dieser Alopezie entspricht der Ausdehnung der vorherigen Anagenfollikelschädigung. Es fallen 100 bis 1000 Haare pro Tag aus, was zu einer diffusen Alopezie führt.

Ätiologie. Viele Noxen kommen in Frage (📋 85).

Diagnose. Anamnese, Laboruntersuchungen sowie ein Trichogramm führen zur Diagnose (📋 85 u. 86).

Chronische, erworbene diffuse Alopezie

Klinik Diffuser Haarausfall.

Ätiologie Siehe 📋 85.

Diagnose Anamnese, Labor und Trichogramm sind entscheidend (📋 85 u. 86).

85: Differentialdiagnose der Noxen bei akutem Haarausfall

Noxen bei Alopezie vom Spättyp mit telogenem Haarwurzelmuster	Noxen bei Alopezie vom Frühtyp mit anagen-dystrophischem Haarwurzelmuster
▷ Alopezien bei Säuglingen und Neugeborenen ▷ postpartale Alopezien, Haarausfall durch Kontrazeptiva ▷ postinfektiöse, postfebrile Alopezien ▷ Alopezien bei Eisenmangel, Ferritinmangel, bei Malignomen oder durch metabolische Störungen ▷ Alopezien bei Endokrinopathien ▷ medikamentöse Alopezien ▷ Alopezien durch Röntgenstrahlen ▷ Alopecia areata mit geringer Progressionstendenz ▷ »Male pattern alopecia« ▷ Alopecia climacterica	▷ medikamentös und chemisch ausgelöste Alopezien durch • Zytostatika • Antikoagulanzien • Thallium • Schwermetallintoxikation • Pflanzentoxine • Thyreostatika • β-Rezeptorenblocker • Antikonvulsiva • Lipidsenker • Retinoide ▷ physikalische Alopezien durch • Röntgenstrahlen • Trichotillomanie ▷ Alopecia areata mit rascher Progressionstendenz ▷ schwere Verlaufsformen von postpartalen, postinfektiösen oder postfebrilen Alopezien ▷ »Male pattern alopecia« ▷ Alopecia climacterica ▷ psychosomatisch bedingte Alopezien

Therapie Ausschaltung der Noxen führt zu langsamem Haarnachwuchs.

Therapie. Die Behandlung und Beseitigung der Ursache bringt innerhalb von Wochen das Sistieren des Effluviums und einen langsamen Haarnachwuchs.

Progressive, erworbene diffuse Alopezie (Alopecia androgenetica des Mannes)

Synonym: Alopecia androgenetica des Mannes, männlicher Haarausfall

Definition ▶

▶ *Definition.* Es handelt sich um einen sowohl genetisch determinierten als auch durch Alterung bedingten Haarausfall. Der androgenetische Haarausfall ist Ausdruck einer genetisch und individuell festgelegten, erhöhten Empfindlichkeit der Kopfhaarfollikel auf männliche Sexualhormone (Androgene).

Häufigkeit und Klinik Sie macht 95% aller männlichen Alopezien aus und trifft 80% aller Männer mit unterschiedlicher Verlaufsform (◉ **60** u. ▦ **86**). Nur 12–15% davon erreichen Grad IV. Zum Grad III vergleiche ◉ **277**.

Häufigkeit und Klinik. 95% aller männlichen Alopezien gehören dazu. Die Häufigkeit der Alopecia androgenetica hängt von ethnischen und familiären Faktoren ab und betrifft 5% aller Männer vor ihrem 20. Lebensjahr. Mit der Zeit breitet sich dieses Geschehen vom Ausgangsstadium Grad I (Geheimratsecken) aus in Form einer Tonsur am Hinterkopf, Grad II. Anschließend kommt es zum Grad III (◉ **277**) durch Haarlichtung in der Scheitelregion und Konfluieren der Bereiche bis zum Grad IV, wo nur noch seitlich und hinten ein brei-

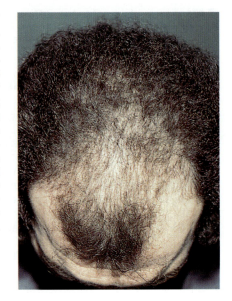

◉ **277: Alopecia androgenetica Grad III** bei einem 30jährigen Mann.

86: Übersicht der Haarveränderungen

quantitative Haarveränderungen					qualitative Haarveränderungen
vermehrt	**vermindert**				**Haarschaft**
Hypertrichose Hirsutismus	**reversibel zirkumskript**	**reversibel diffus**	**irreversibel zirkumskript narbig**	**irreversibel diffus**	
endogene Hormone ▷ Menarche, Menopause ▷ Gravidität ▷ Nebennieren-rinde ▷ Ovarien, Nieren ▷ Hypophyse exogene Hormone ▷ Anabolika ▷ Androgene ▷ Steroide ▷ ACTH	▷ Alopecia areata ▷ Säuglingsglatze ▷ Trichotillomanie ▷ Zug-Druck-Alopezie ▷ Lues ▷ Mykosen ▷ Pyodermien ▷ postinfektiös ▷ »loose anagen«-Syndrom	▷ postpartal ▷ Endokrino-pathien ▷ medikamentös ▷ Lues ▷ chronische Krankheiten ▷ Sepsis ▷ Radiotherapie ▷ psychovegetativ	▷ Aplasia cutis ▷ Incontinentia pigmenti ▷ Ichthyosen ▷ Morbus Darier ▷ Epidermolysen ▷ schwere virale, mykotische und bakterielle Infekte ▷ Neoplasien ▷ Status pseudo-peladicus ▷ Pseudopelade Brocq	▷ Atrichose ▷ Hypotrichose ▷ Monilethrix ▷ Alopecia androgenetica ▷ »Male pattern alopecia« ▷ schwere chro-nische Krank-heiten ▷ idiopathisch ▷ Alopecia triangularis congenita	▷ Monilethrix ▷ Trichorrhexis nodosa ▷ Pili anulati ▷ Wollhaare ▷ Rollhaare ▷ Pili recurvati ▷ Syndrom der un-kämmbaren Haare ▷ Trichonodosis ▷ exogene Schäden ▷ Trichothiodystrophie

tes, hufeisenförmiges Haarband besteht. 80% aller Männer zeigen bis zum 70. Lebensjahr Grad I. 12 bis 15% der Männer entwickeln Grad IV, aber nur bei 1 bis 2% derselben ist Grad IV mit 30 Jahren vollständig ausgebildet (⬛ **60**, ▦ **86**).

Klinisch ist die Glatze scharf begrenzt, das Haarwachstum ist im behaarten Kopfbereich stets normal, die Haut im Glatzenbereich ist nicht atrophisch, meist von vellusartigen Haaren besetzt und glänzend, da die Talgdrüsen-funktion erhalten bleibt. Das Trichogramm zeigt je nach Intensität und Pro-gression des Effluviums einen vermehrten Prozentsatz an Telogenhaaren und ist somit von prognostischer Bedeutung.

> Die Kopfhaut ist nicht atrophisch, zeigt jedoch eine glänzende Oberfläche durch die verbleibende Talgdrüsen-funktion.

Ätiologie und Pathogenese. Die bestimmenden drei Faktoren sind **geneti-sche Determinierung** (autosomal-dominant vererbt mit schwankender Expressivität), **Alter** und **androgene Hormone**. Die genetische Determinie-rung ist verantwortlich für das Ansprechen zur Umwandlung in die Telogen-phase der individuellen Follikel in bestimmten Regionen und zu einem bestimmten Zeitpunkt. Die Aktivität der 5-alpha-Reduktase im Haarfollikel, einem Enzym, das aus Testosteron den peripher wirksamen Metaboliten Dihydrotestosteron bildet und sich an spezielle zytoplasmatische Rezepto-ren bindet, spielt eine wichtige Rolle bei der hormonellen Ursache.

> **Ätiologie** Alter, androgene Hormone und genetische Determi-nierung sind die beeinflussenden Faktoren.

Diagnose. Die Diagnose ist durch Anamnese und Klinik einfach.

> **Diagnose** Diagnose durch Anamnese und Klinik.

Therapie. Eine wirksame konservative Behandlung der männlichen Glatze ist zur Zeit nicht möglich. Östrogenhaltige Haarwasser können das Fort-schreiten der Alopezie verzögern und werden von den Patienten günstig beurteilt. Im Gegensatz zum weiblichen Geschlechtshormon 17β-Estradiol zeigt 17α-Estradiol bei lokaler Anwendung keine systemischen Effekte. Lokal wirksame Antiandrogenmittel ohne systemische Begleiterscheinung scheinen für die Zukunft die Therapie der Wahl zu werden. Die Lokalbe-handlung mit Minoxidil (2–4%) vermag die Anagenphase zu verlängern, nicht aber neue Haare zu bilden.

> **Therapie** Zur Zeit nicht möglich. Als Zukunftstherapie erstrebt man lokal wirksame Antiandrogenmittel.

Die systemische Anwendung von Antiandrogenen beim Mann ist nicht ver-tretbar. Ein Haarersatz (Perücke) oder mehrfache operative Transplantatio-nen kleiner haartragender Hautstücke (Stanzen), oder mittels Lasertechnik, von den seitlichen Kopfpartien in den Glatzenbereich sind möglich und kön-nen eine kosmetische Verbesserung erzielen. Wertvoll ist auch die Behand-

> Ersatztherapien bestehen aus Perücke oder operativen Haartransplanta-tionen.

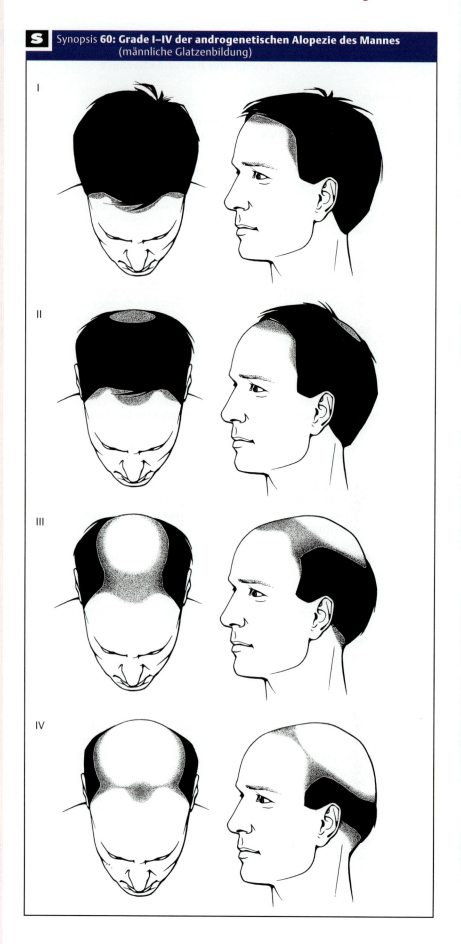

Synopsis 60: Grade I–IV der androgenetischen Alopezie des Mannes (männliche Glatzenbildung)

22.2 Alopezien

lung der starken Seborrhö, der Schuppenbildung und des Juckreizes als den oft störenden Begleiterscheinungen des männlichen Haarausfalls. Lichtschutz bei den Graden III–IV nicht vergessen!

Prognose. Je früher die Alopezie entsteht, desto schwerer ist der Verlauf. Bei langsamer Entwicklung in der 4. bis 5. Lebensdekade ist der Verlauf günstiger und begrenzt. Männer, die bis zum 4. oder 5. Dezennium keinen Haarausfall vom männlichen Typ aufweisen, bleiben davon verschont. Zusätzliche Noxen wie Kopfekzeme, Seborrhö, Pityriasis simplex capillitii, Infektionskrankheiten und Medikamente können sich fördernd auf die Entwicklung einer androgenetischen Alopezie auswirken.

Prognose Schwer einschätzbar.

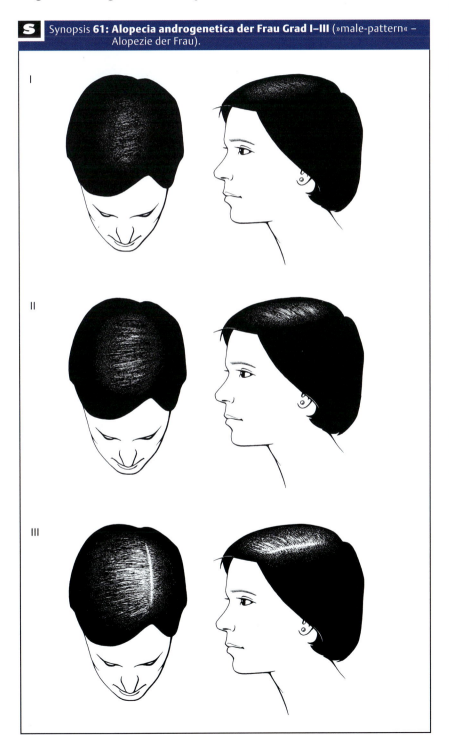

Synopsis **61: Alopecia androgenetica der Frau Grad I–III** (»male-pattern« – Alopezie der Frau).

Alopecia androgenetica der Frau

Synonym: »male pattern alopecia« der Frau

▶ *Definition und Klinik.* Weniger häufig als beim Mann stellt der »männliche Haarausfall« bei der Frau auch 95% aller Alopezien dar. Zu einer ausgeprägten Glatze kommt es nur im Ausnahmefall, wenn eine vermehrte Androgenproduktion besteht. In jedem Fall ist dieses Krankheitsbild eine schwere psychische Belastung für die Betroffenen. Weitere Zeichen der Vermännlichung wie Hirsutismus und Virilismus sind manchmal nachweisbar (S 61, 86). Klinisches Bild siehe 278.

Ätiologie. Als auslösende Noxen kommen in Frage: das adrenogenitale Syndrom, androgenproduzierende Tumoren (Ovarien, Nebennierenrinde), Medikamente mit Androgenwirkung oder erhöhte Empfindlichkeit der Haarfollikel auf den physiologischen Androgenspiegel.

Diagnostik. Die Anamnese und Familienanamnese, die klinische Untersuchung und die Nebenzeichen wie Hirsutismus und Virilismus führen zur Diagnose. Der Haarwurzelstatus zeigt ein telogenes Muster. Eine endokrinologische Durchuntersuchung ist angebracht (Testosteron und Dehydroepiandrosteronsulfat-Spiegel) zum Ausschluß einer erhöhten Androgenproduktion. Auf Vorerkrankungen, Medikamente, Gravidität und hormonelle Kontrazeptiva ist zur Abgrenzung anderer Formen diffusen Haarausfalls besonders zu achten.

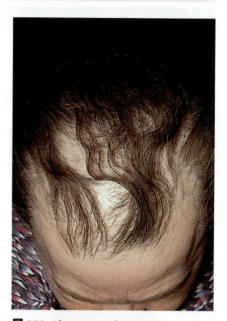

278: Alopecia androgenetica Grad II bei einer 55jährigen Frau.
Beachte, daß die Haare an der Stirnhaargrenze saumartig stehenbleiben.

Therapie. Orale Antiandrogene sind wirksam, bei jüngeren Frauen Diane-35® als Kontrazeptivum, bei Frauen in der Menopause 25 bis 50 mg Cyproteronacetat täglich (Androcur®). Minoxidil lokal ist effektiv, in der Zeit von Schwangerschaften und Stillen aber nicht anzuwenden. Lokal empfehlen sich östrogenhaltige Haarwasser oder Glukokortikosteroide bei entzündlichen Begleiterscheinungen.

22.2.2 Alopezien bei subakuten und chronischen Krankheiten

Synonym: Chronische, diffuse nichttemporäre Alopezie

▶ *Definition.* Alle internistisch ausgeprägten Krankheitsbilder können durch Reduzierung des Allgemeinzustandes eine irreversible chronische, diffuse Alopezie hervorrufen. Die Haare sind verdünnt, glanzlos und pigmentarm geworden. Der Haarwurzelstatus zeigt ein gemischtes Haarwurzelmuster.

Ätiologie. Zu den Ursachen gehören alle chronischen Infekte, die zur Kachexie führen, Tuberkulose, Leukämie, schwere Leberstörungen, Neoplasien, Diabetes mellitus, Lupus erythematodes visceralis, Kollagenosen etc. (279).

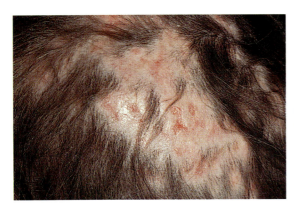

279: Unregelmäßige vernarbende Alopezie der Kopfhaut nach einem durchgemachten diskoiden Lupus erythematodes mit partiellen, teils in Büscheln geordneten Resthaaren.

Diagnose. Anamnese und Klinik führen zur Diagnose.

Therapie. Eine Behandlung ist schwierig und nicht gesichert. Es werden Polyvitaminpräparate und Vitamin D empfohlen.

22.2.3 Zirkumskripte Alopezien

Bei diesen Formen von Haarausfall unterscheidet man nichtvernarbende und vernarbende Alopezien. Diese Gliederung beruht auf dem klinischen Aspekt des Haarbodens.

22.2.3.1 Nichtvernarbende, zirkumskripte Alopezien

Alopecia areata

Synonym: »Pelade«, kreisrunder Haarausfall

▶ ***Definition.*** Ein bis mehrere herdförmige, in der Regel reversible Kahlstellen mit leichter follikulärer Entzündung.

Häufigkeit. Die Alopecia areata ist die häufigste zirkumskripte Alopezie, sie befällt vorwiegend Kinder und junge Menschen, Männer häufiger als Frauen; in 20 % der Fälle tritt die Erkrankung familiär auf.

Klinik. Ohne subjektive Symptome und ganz plötzlich kommt es zu einem oder zu mehreren, runden oder ovalen Herden mit vollständigem Haarausfall. In diesen Bezirken ist die Haut elfenbeinfarbig, zeigt zu Beginn eine follikuläre Entzündung, niemals eine Atrophie (280).
Diagnostisch und prognostisch wichtig ist die genaue Untersuchung der Haare am Rand der betroffenen Stellen. Mit einer Progression ist zu rechnen,

Diagnose Durch Klinik und Anamnese.
Therapie Schwierig oder unmöglich.

22.2.3 Zirkumskripte Alopezien

Man unterscheidet vernarbende und nicht vernarbende Formen.

22.2.3.1 Nichtvernarbende, zirkumskripte Alopezien
Alopecia areata

◀ Definition

Häufigkeit Betrifft vorwiegend Kinder und junge Menschen, Männer mehr als Frauen.

Klinik Eine oder mehrere, scharf begrenzte, kreisrunde Kahlstellen ohne atrophisierende Kopfhaut (280).

Leicht zu epilierende, Kolben- oder kadaverisierte Haare am Rand der befallenen Stellen sind pathognomonisch.

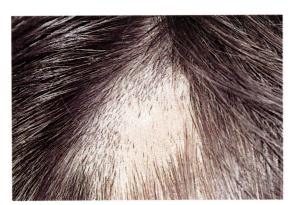

280: Frischer Herd einer Alopecia areata. Die typischen Kolbenhaare, angereichert im Randbereich, sprechen für die Progression des Geschehens.

Die Alopecia areata betrifft vorwiegend die Okzipital- und Temporalgegend.

Tüpfel- oder Grübchennägel treten als Begleiterscheinung auf.

Pathogenese Unbekannt; eine Autoimmunpathogenese dieser entzündlichen Alopezie kommt in Frage.

Diagnose Anamnese und Klinik sind typisch.

Differentialdiagnose Alle Pseudopeladezustände, Morbus Brocq (▢ 87), Lues, Mikrosporie, Trichotillomanie.

Therapie Steroide lokal oder oral, PUVA-Therapie, Auslösung einer kontaktallergischen oder toxischen Dermatitis werden empfohlen.

Besondere Formen:
• **Alopecia areata diffusa**

• **Ophiasis** (▨ 281) mit betontem Befall der Nacken-, Schläfen- und Stirnregion.

• **Alopecia areata totalis** mit vollständigem Ausfall und schlechter Prognose.

---

wenn sowohl die Haare leicht und schmerzlos dem Epilationszug folgen, als auch Kolbenhaare oder kadaverisierte Haare zu erkennen sind. Kolbenhaare sind 0,2 bis 0,7 cm lang, wenig pigmentiert, am freien Ende häufig gespalten und gehen proximal in ein zugespitztes Ende über (Ausrufezeichen-Haare). Die Lokalisationen sind beliebig, bevorzugt betroffen ist jedoch die Okzipital- und Temporalgegend. Die Bartgegend, die Augenbrauen, die Wimpern und die übrigen behaarten Körperstellen sind seltener von Alopecia areata befallen. In 20% der Fälle kommt es zu Nagelveränderungen (**Tüpfel- oder Grübchennägel**), die als klinische Begleiterscheinungen gesehen werden.

Pathogenese. Die Alopecia areata ist eine entzündliche Alopezie. Folgende Argumente sprechen für eine Autoimmunpathogenese: die Ansammlung von peribulbären Rundzellinfiltraten, die Schwellung regionärer Lymphknoten, die Assoziation mit Autoimmunkrankheiten (M. Addison) oder mit Immundefizienzsyndrom (Trisomie 21) sowie das Ansprechen auf Kortikosteroide und Zytostatika. In Ergänzung dieser klinischen Argumente haben verschiedene immunologische Studien das Konzept erweitert. Im peribulbären und intrabulbären (Haarmatrix) Infiltrat finden sich bis zu 90% T-Lymphozyten (T_4/T_8-Relation beträgt 4:1). Diese Reaktionen sind zytokinvermittelt und können endogen oder exogen ausgelöst werden. Es gelingt der Nachweis von Langerhans-Zellen, welchen eine Bedeutung bei der Auslösung einer T-Zell-vermittelten Immunreaktion an der Haut zukommt. Normalerweise findet man Langerhans-Zellen nur bis zum Ansatz des Musculus arrector pili, der Bulbus ist frei. Bei der Alopecia areata findet man diese dagegen auch im peribulbären und intrabulbären Bereich.

Diagnose. Anamnese und Klinik sind charakteristisch, wobei Kolbenhaare und kadaverisierte Haare von großer Bedeutung sind. Der Haarwurzelstatus zeigt bei progredienten Herden im Randbereich ein telogenes oder ein telogen-dystrophisches Haarwurzelmuster.

Differentialdiagnose. Es kommen vor allem die atrophisierende Pseudopelade Brocq und Pseudopeladezustände in Frage, die Alopecia specifica (Lues II, serologischer Ausschluß), die Mikrosporie (Pilznachweis) und die Trichotillomanie (▢ 87).

Therapie. Eine kausale Therapie ist nicht möglich. Die antientzündliche Behandlung mit Steroiden lokal oder in schweren Fällen oral (Initialdosis 20–40 mg täglich) mit niedriger Dauertherapie über Monate (4–8 mg täglich) ist mindestens mittelfristig hilfreich.
Die lokale PUVA-Therapie oder die Etablierung einer allergischen Kontaktdermatitis durch Diphencyprone oder die Auslösung einer toxischen Dermatitis durch Cignolin 0,3–0,9% werden empfohlen. In schweren Fällen ist das Tragen einer Perücke nötig.

Besondere Formen:
• **Alopecia areata diffusa**
Eine Alopecia areata kann auch großflächig auftreten und so ein diffuses Effluvium bewirken. Sie ist dann von den anderen Formen der Alopezien schwer zu unterscheiden, wenn man die Diagnose nicht feingeweblich sichert.

• **Ophiasis**
Es handelt sich um eine besondere Verlaufsform der Alopecia areata, deren Herde sich in den Randgebieten des Kapillitium lokalisieren, besonders im Nacken, aber auch an den Schläfen und der Stirn. Die Prognose des Nachwachsens ist schlecht (▨ 281).

• **Alopecia areata totalis**
Sie ist die schwerste Verlaufsform der Alopecia areata, die zum vollständigen Ausfall aller Körperhaare führt. Sämtliche Körperhaare, auch Augenbrauen, Wimpern und Schambehaarung können befallen sein. Die Prognose des Nachwachsens ist schlecht.

22.2 Alopezien

87: Diagnose und Differentialdiagnose des Status pseudopeladicus

Erkrankung	Manifestations-alter	Hautveränderungen	Histologie	Beteiligung innerer Organe
Pseudopelade Brocq	30–55 Jahre	Atrophie und follikuläre Entzündung	unspezifisch	keine
Alopecia areata	Kinder bis junge Erwachsene	keine	unspezifisch	keine
Status pseudo-peladicus				
a) hereditäre Formen Incontinentia pigmenti	Kindesalter	Blasen, Papeln, Pigmentation	spezifisch	Augen, Gefäße, Zähne Knochen
Epidermolysen	Kindesalter	Blasen	spezifisch	Schleimhäute
Ichthyosen	Kindesalter	Ichthyosis	spezifisch	selten
Morbus Darier	15–40 Jahre	follikuläre Dyskeratosen	spezifisch	Ösophagus
b) Granulomatosen				
Sarkoidose	25–60 Jahre	Tuberkuloide Infiltrate	spezifisch	Lungen und alle Organe
Necrobiosis lipoidica	30–50 Jahre	serpiginöse Herde mit zentraler Atrophie	spezifisch	Pankreas (Diabetes)
c) Bindegewebs-erkrankungen				
systemischer Lupus erythematodes	20–55 Jahre	Papeln, Hyperkeratose, Atrophie	spezifisch	fast alle Organe
Sklerodermie	20–50 Jahre	Akrosklerose	spezifisch	Lunge, Gefäße, Nieren
d) andere				
Tumoren	in jedem Alter	unterschiedlich	spezifisch	positiv bei Metastasen
Folliculitis decalvans	Erwachsene	Follikulitiden, Pusteln	spezifisch	keine
ionisierende Strahlen	Erwachsene	Radiodermatitis	spezifisch	keine
Mucinosis follicularis	Erwachsene	lichenoide Papeln	spezifisch	Knochen, Herz, Gefäße, Gehirn
Lichen ruber	Erwachsene	rötliche Papeln	spezifisch	Schleimhäute, Haut

Prognose Sehr unterschiedlich von Fall zu Fall, bei 20 % mit Persistenz der Alopezie.

Prognose. Der Verlauf ist von Fall zu Fall unterschiedlich. Dies betrifft sowohl die Zeitdauer der Erkrankung als auch das Haarwachstum. Die Dauer des ersten Schubes beträgt bei 30 % weniger als sechs Monate, bei 50 % ein Jahr. Kein Nachwachsen findet sich nur bei 20 %. Etwa 70 % zeigen Rezidive nach Monaten, aber auch nach vielen Jahren.

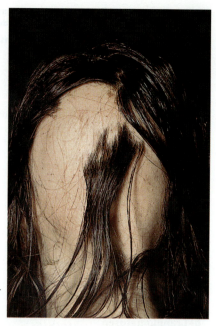

281: Ausgedehnte Alopecia areata des Hinterkopfes (Ophiasis) bei einer 24jährigen Frau. Im kahlen Bereich sieht man follikuläre Entzündungen um kadaverisierte Haare herum. Die Prognose ist relativ schlecht.

»Loose Anagen Hair«-Syndrom

Vorübergehender anagener Haarausfall bei Kindern.

»Loose Anagen Hair«-Syndrom

Betroffen sind Kinder, vorwiegend mit blonden Haaren. Bei diffusem Haarverlust lassen sich Kopfhaare büschelweise, leicht und ohne Schmerzen ausziehen. Im Trichogramm finden sich fast ausschließlich dysplastische Anagenhaare ohne Wurzelscheiden. Die Erkrankung ist auf die Kopfhaut begrenzt und, oft erst nach Jahren, reversibel. Eine Behandlung ist nicht notwendig.

Zirkumskripte, postinfektiöse Alopezie

Bakterielle, virale oder entzündliche Dermatosen im behaarten Kopfbereich führen durch Schädigung des Haarfollikels zu herdförmigem reversiblem oder irreversiblem Haarausfall.

Zirkumskripte, postinfektiöse Alopezie

Impetigo contagiosa, Furunkel, Karbunkel, Erysipel, Herpes zoster führen in befallenen Bereichen zu toxischen Schädigungen der Haarfollikel und zu umschriebenen Alopezien, die reversibel sind, sofern es nicht zu einer Haarmatrixdegeneration gekommen ist.

Sonderform. Zirkumskripte, entzündliche Alopezien kommen selten auch in der Umgebung von chronischen, reversiblen, entzündlichen Dermatosen, wie chronischen Ekzemen, Lichen Vidal, Psoriasis vulgaris, vor.

Zirkumskripte, traumatische Alopezie

Charakteristische Alopezien entstehen durch chronischen Druck oder Zug am behaarten Kopf.

Zirkumskripte, traumatische Alopezie

Chronischer Druck und Zug führen zu regressiven Veränderungen im Haarbulbus und sind verantwortlich für verdünntes oder schütteres Haar.
Die **Alopezie durch Druck** ist öfter berufsbedingt, wie bei Korbträgerinnen, Druckstellen durch Haarschmuck, Druckverbände und Schwesternhaube.
Alopezien durch Zug zeigen das typische Zurücktreten der Haargrenze an Stirn, Schläfen oder am Hinterkopf durch bestimmte Frisuren (Pferdeschwanz, Haartrachten, Lockenwickel). Die Prognose ist nur dann ungünstig, wenn die Haarwurzel irreversibel geschädigt ist. In der Regel genügt die Verminderung des Zugs zur Erholung der Zugalopezie.
Die **Säuglingsglatze** ist das Resultat einer Teilsynchronisierung der Haarzyklen unter dem hormonellen Diktat der Mutter. Sie ist in jedem Fall reversibel.

22.2.3.2 Vernarbende zirkumskripte Alopezien

Man unterscheidet hierbei entsprechend der Ursache drei Formen von Haarausfall.

Alopezien bei angeborenen Hautkrankheiten

Atrophisierende Genodermatosen oder Entwicklungsdefekte können zum Untergang der Haarfollikel führen:
Aplasia cutis, Incontinentia pigmenti, Parakeratosis Mibelli, Ichthyosen, Dyskeratosis Darier, Atrophodermien, Poikilodermien u.a.

Erworbene, vernarbende zirkumskripte Alopezien

Durch Quetschungen, Verätzungen, Verbrennungen, bei Röntgenschäden, nach Viruserkrankungen wie Varizellen oder Zoster gangraenosus, durch bakterielle Infektionen wie Tuberkulose, Lepra, Lues III, Pustulosen und tiefe Mykosen der Haut.

Spezifische Krankheitsbilder

Pseudopelade Brocq

Synonym: Alopecia areata atrophicans

▶ **Definition.** Zirkumskripter, irreversibler Haarausfall unklarer Genese, wobei die Kopfhaut atrophisch wird.

Häufigkeit. Dieses Krankheitsbild wird häufiger bei Frauen und vorzugsweise im Alter zwischen 30 und 55 Jahren gesehen.

Klinik. Die Pseudopelade Brocq beginnt unauffällig, ohne subjektive Symptome mit einem oder mehreren kleinfleckigen Alopezieherden auf einer gespannten, glänzenden, depigmentierten und leicht geröteten Kopfhaut. Einzelne gruppierte Haarbüschel innerhalb befallener Bezirke bleiben stehen. Die Pseudopelade Brocq weitet sich durch Konfluieren der Herde aus. Passagere Follikelkeratosen sind am Rande der Herde häufig an solchen Follikeln zu sehen, die im entzündlichen Infiltrat zugrunde gehen und deren Haare schon fehlen.

Ätiologie. Unbekannt.

Diagnose und Differentialdiagnose. Pseudopelade Brocq ist eine Ausschlußdiagnose, wenn alle anderen Alopezien und erkennbare Ursachen ausgeschlossen sind.

Therapie. Keine möglich.

Prognose. Langsam progredienter Haarverlust.

Pseudopeladezustände

Synonym: Status pseudopeladicus

> **Definition.** Pseudopeladezustände sind die zirkumskripten, irreversiblen, atrophisierenden Alopezien, deren Ätiologie festgelegt werden kann.

Klinik. Es handelt sich hierbei um eine erkennbare Grunderkrankung, deren befallene, kleinfleckige Bezirke atrophisch und haarlos sind. Histologisch und klinisch kann man anhand der aktiven Krankheitsherde die Ursache diagnostizieren. In Frage kommen: LE, zirkumskripte Sklerodermie, atrophisierender Lichen ruber, hereditäre Epidermolysen, Necrobiosis lipoidica, Sarkoidose, Lupus vulgaris, Favus, Mucinosis follicularis, Porphyrien, Folliculitis decalvans, ionisierende Strahlen und bösartige Hauttumoren (☎ 282).

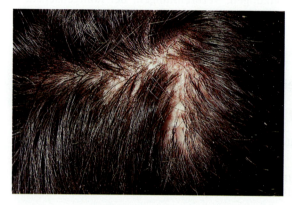

☎ 282: **Pseudopelade (Status pseudopeladicus)** mit umschriebenen, kleinfleckigen atrophischen Herden, die gruppiert stehen. Haut und Haarfollikel sind atrophisiert. Die Ursache ist nicht mehr erkennbar.

Diagnose und Differentialdiagnose. Anamnestisch, klinisch und histologisch gesicherte nachweisbare Ursachen führen zur Diagnose. Als Differentialdiagnose kommt die Alopecia areata in Frage. Die Unterscheidung ist wichtig wegen der besseren Prognose (📋 87).

Therapie. Nur durch Behandlung der Grunderkrankung.

Prognose. Entspricht der des therapeutischen Ansprechens der Grunderkrankung, meist irreversibel.

Dermatosen der Kopfhaut

Viele Dermatosen können am behaarten Kopf auftreten und zu zirkumskriptem oder diffusem Haarausfall führen: die Cutis verticus gyrata, die Pityriasis simplex, die Pityriasis simplex capitis, das seborrhoische Ekzem, die Acne necroticans und die Tinea amiantacea.

22.3 Veränderungen des Haarschaftes

22.3.1 Kongenitale Veränderungen

Monilethrix

Synonym: Spindelhaar

Klinik. Die Monilethrix wird durch ein autosomal-dominantes Gen mit hoher Penetranz und wechselnder Expressivität vererbt. Die Kopfhaare sehen wie angesengt aus und fühlen sich beim Darüberstreichen stumpf an. Mikroskopisch erkennt man perlschnurartig angeordnete, spindelförmige Verdickungen des Haarschaftes; dieser ist durch starke Brüchigkeit an den zwischen den Knoten liegenden dünnen Bereichen gekennzeichnet. Gleichzeitige Keratosis follicularis und Koilonychie sind nicht selten (S 62).

Therapie. Nicht möglich.

Trichorrhexis nodosa

▶ *Definition.* Es handelt sich um eine lokalisierte, knotige Verdickung des Haares mit Bruchanomalien an diesen Stellen.

Klinik. Nicht pathognomonisch für ein bestimmtes Krankheitsbild, aber häufiges Vorkommen zusammen mit Pili torti bei Ichthyosen, Ektodermaldysplasien, Menkes-Syndrom und Björnstedt-Syndrom. Klinisch findet man am Haarschaft knotenförmige Verdickungen und Auflockerungen, die zu einer borstenpinselartigen Aufsplitterung führen. Oft sind die Haare knapp über der Kopfhaut abgebrochen. Die nicht abgebrochenen Haare sind glanzlos, wirken strohig und fühlen sich rauh an (S 62).

Diagnose. Klinisch und mittels Lichtmikroskop leicht zu erkennen.

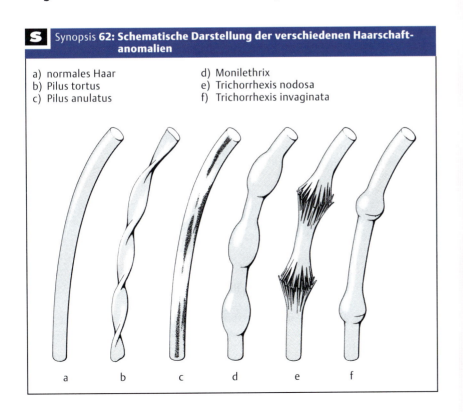

Synopsis 62: Schematische Darstellung der verschiedenen Haarschaftanomalien

a) normales Haar
b) Pilus tortus
c) Pilus anulatus
d) Monilethrix
e) Trichorrhexis nodosa
f) Trichorrhexis invaginata

Trichorrhexis invaginata

Klinik. Knotige Verdickungen in regelmäßigen Abständen am Haarschaft, die an Bambusstangen erinnern (⑤ 62).

Diagnose. In Kombination mit Ichthyosis linearis circumflexa Comèl und Atopie ist die Trichorrhexis invaginata für die Diagnose eines Netherton-Syndroms beweisend.

Trichothiodystrophie

Klinik. Seltene Störung mit trockenen, schütteren und brüchigen Haaren seit dem frühen Kindesalter. Im Trichogramm sind Pili anulati vorherrschend. Im Rasterelektronenmikroskop zeigt sich die fehlende Struktur der Kutikula. Es handelt sich um einen Stoffwechseldefekt der Haare mit drastischer Verminderung von Cystin und Cystein.

Diagnose. Die klinische Vermutung wird durch Bestimmung des Schwefel- und Cystingehaltes der Haare bestätigt. Die Trichothiodystrophie tritt als Teilsymptom bei vielen, seltenen, neuroektodermalen Syndromen auf und kann assoziiert sein mit Xeroderma pigmentosum D *(S. 336)*.

Pili anulati

Synonym: Ringelhaare

> ▶ **Definition.** In Lichtreflexion zeigt das Haar einen regelmäßigen, rhythmischen Wechsel von dunklen und helleren Strecken, wobei die letzteren einer höheren Lichtreflexion entsprechen (⑤ 62).

Klinik. Insgesamt wächst das Haar normal bei dieser autosomal-dominant vererbten, harmlosen Haarveränderung.

Therapie. Nicht möglich.

Pili torti

Synonym: Torsionshaare

Klinik. Eine der häufigsten Haarschaftanomalien im Zusammenhang mit verschiedenen Syndromen. Die Haare sind seitlich abgeflacht und regelmäßig oder unregelmäßig, oft gruppiert in drei, sechs oder zehn Torsionen, um die Längsachse gedreht. Klinisch sind die Haare brüchig, was bis zur Kahlheit führen kann.

Häufigkeit. Häufig bei Kindern und Mädchen mit blonden Haaren, im Rahmen ektodermaler Dysplasien (Netherton-Syndrom, Menkes-Syndrom, Björnstedt-Syndrom; ⑤ 62).

Ätiologie. Bis heute ungeklärt.

Therapie. Eine kosmetische Verbesserung kommt in Frage.

Sonderformen. Menkes-Syndrom: X-chromosomal rezessive, erbliche, neurodegenerative Stoffwechselstörung der intestinalen Kupferresorption, bei der Pili torti eines der Mitsymptome darstellen.

Weitere Haarformen

- ### Wollhaare

Klinik. Der Haarschaft ist eng gekräuselt und unkämmbar, häufig ähnelt er dem Haar der Neger. Bei Weißen sind Wollhaare selten; dann aber familiär mit einem autosomal-dominanten Erbgang.

- ### Pili recurvati

Klinik. Bei schwarzhaarigen, kraushaarigen Männern finden sich am Unterkiefer und im Halsbereich gekrümmte Haare, die mit der Spitze wieder in die Haut stechen, was zu entzündlichen Fremdkörperreaktionen (Pseudofolliculitis barbae) führt.

- ### Rollhaare

Klinik. Einzelne Haare sind dicht unterhalb der Follikelmündung spiralförmig aufgerollt. Lokalisation: Unterbauch, Rücken und Streckseiten der Extremitäten.

- ### Syndrom der unkämmbaren Haare

Klinik. Unkämmbares, rauhes (oft blondes) Haar seit Geburt, das mit diffuser Alopezie verbunden sein kann.

22.3.2 Erworbene Haarschaftveränderungen

Diese entstehen zum Beispiel wie bei der Trichonodosis (schleifenartige Verknotung bei stark gewelltem Haar) infolge pruriginöser Kopfdermatosen, bei der Trichomykose und der Piedra durch Mykosen im Haarbereich und durch exogene Schäden.

- ### Trichonodosis
Vereinzelte, schleifenartige Verknotungen bei stark gewelltem Haar infolge pruriginöser Kopfdermatosen oder intensiven Durchkämmens.

- ### Haarschaftveränderungen durch exogene Schäden

- ### Trichomykose und Piedra *(Kapitel 7.1)*

- ### Veränderung der Haarfarbe
Bei der rezessiv vererbten Melaninsynthesestörung des Albinismus kommt es zu farblosen (weiß-gelblichen) Haaren. Bei der Poliose stehen erworbene, herdförmige, pigmentlose Haarbüschel im Bereich von entzündlichen Kopfhautherden (Alopecia areata, Vitiligo, nach Bestrahlungen und bei Morbus Recklinghausen). Graue und weiße Haare, wie beim physiologischen Altersvorgang, bezeichnet man als **Canities.**
Canities praecox: Vorzeitiges Ergrauen der Haare ab dem 20. Lebensjahr. Canities symptomatica kann auftreten bei Malignomen, perniziöser Anämie, schweren endokrinologischen Störungen, akuten fieberhaften Zuständen, Malnutrition, durch Arzneimittel (Chloroquin), Kosmetika und Metalle und spontan. Heterochromien sind individuelle Farbunterschiede zwischen Kopf-, Bart- und Körperhaaren oder exogen bedingt durch Kosmetika, Metalle, Säuren (akzidentiell), Cignolin und farbstoffbildende Mikroorganismen (Trichomykosen).

22.4 Hypertrichose

> **Definition.** Man bezeichnet damit verstärkte Körperbehaarung ohne Beteiligung der Sexualhaare, wobei sich die Haare von kurzen Vellushaaren in dicke, markhaltige und längere Terminalhaare umwandeln.

Umschriebene Hypertrichose

Nävoide Hypertrichose: Alle Pigmentnävi können mit dunklen langen Haaren bestückt sein. Besonders deutlich ist dieses Phänomen beim Naevus pigmentosus et pilosus und bei der Becker-Melanose.

Erworbene umschriebene Hypertrichosen

Lang andauernde mechanische Belastungen der Haut, Entzündungen, Verletzungen oder lokale Anwendung von Steroiden führen gelegentlich zu einer lokalen Vermehrung der Behaarung. Die Erscheinungen sind reversibel.

Diffuse Hypertrichosen

Rassische Hypertrichose. Vorwiegend an den Armen, Beinen und an den Wangen tritt die familiäre und rassisch bedingte diffuse Hypertrichose auf. Die Behaarungsintensität und das Behaarungsmuster sind individuell verschieden, in der Regel bedeutend stärker bei dunkelhaarigen Frauen aus dem Mittelmeerraum als bei blonden Nordeuropäerinnen, schwach bei Asiatinnen.

Hypertrichosis lanuginosa congenita. Genetisch bedingte Persistenz der fetalen Lanugohaare an den Extremitäten.

Hypertrichosis lanuginosa acquisita. Paraneoplastisch bedingte, erworbene Hypertrichose bei metastasierenden Karzinomen.

Symptomatische Hypertrichose. Diffuse Hypertrichose, insbesondere an Stirn und Schläfen, beobachtet man bei kutanen Porphyrien, Hypothyreose, Anorexie, Akromegalie, Dermatomyositis, Kopfverletzungen, Streßsituationen und dienzephalen Geschehen.

Medikamentöse Hypertrichosen. Durch systemische Behandlung kann es zu Wachstum und verstärkter Pigmentierung der Vellushaare kommen; zum Beispiel unter Minoxidil, Diphenylhydantoin, Psoralen, Streptomycin und Penicillamin.

22.5 Hirsutismus

> **Definition.** Der Hirsutismus ist eine dem männlichen Behaarungstyp entsprechende verstärkte Körper- und Sexualbehaarung bei der Frau mit oder ohne gleichzeitige Virilisierung (Klitorishypertrophie, Libidosteigerung, männliche Glatzenbildung, Amenorrhö, Mammaatrophie und Stimmveränderung). Neben der Einwirkung von androgenen Hormonen (Ovarien, Nebennierenrinde) spielt auch eine individuelle, ethnische oder rassische Empfindlichkeit der Haarfollikel eine wichtige Rolle.

Klinik. Der Hirsutismus betrifft Frauen. Man sieht eine verstärkte Behaarung an Oberlippe, Kinn und Wangen, an den Schultern und im oberen Rükkenbereich, zwischen den Brüsten sowie am Stamm. Die endokrinologische Untersuchung ist notwendig.

90 % aller Hirsutismusformen sind idiopathisch. Bei den übrigen 10 % kommen viele Ursachen in Frage: androgenproduzierende Tumoren in Ovar oder Nebenniere, Cushing-Syndrom, kongenitales oder postpubertäres adrenogenitales Syndrom, Akromegalie, Hyperprolaktinämie, Hypogonadismus-Syndrom, Pseudohermaphroditismus masculinus und Gonadendysgenesie, Anorexia nervosa, Porphyrien und neurologische Erkrankungen. Auch Androgene, Anabolika, Progesteronderivate, ACTH und Steroide als Medikamente können zum Hirsutismus führen.

Therapie. Neben einer hormonellen Therapie (Diane®, Androcur®) kommen vor allem physikalische Methoden in Betracht: Rasur, Bleichung, Epilation, Dauerepilation (Elektrokoagulation mit Epilationsnadel, Laserepilation) und operative Entfernung ganzer Bereiche.

Diese Therapien gelten für den idiopathischen Hirsutismus, bei dem eine Beseitigung einer auslösenden Ursache unmöglich ist.

23 Nagelveränderungen

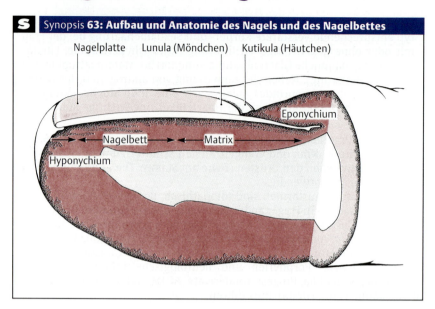

Synopsis 63: Aufbau und Anatomie des Nagels und des Nagelbettes

Nagelplatte — Lunula (Möndchen) — Kutikula (Häutchen) — Eponychium — Nagelbett — Matrix — Hyponychium

Zur Anatomie des Nagels vergleiche S 63.

Der Nagel ist eine epidermale Struktur durch Einstülpung der Epidermis. Er wächst aus der Nagelmatrix, 1 mm in zehn Tagen, und schiebt sich auf dem Nagelbett, welches die ventrale Schicht dazuliefert, vor (S 63). Nagelläsionen, die auf einer Matrixstörung beruhen, wandern mit dem Nagel nach vorne, solche des Nagelbettes sind stationär. Nagelveränderungen können angeboren oder erworben auftreten und sind reversibel oder irreversibel.

Im **Alter** und bei **Durchblutungsstörungen** ist das Nagelwachstum verlangsamt oder eingestellt; die Nägel hart und brüchig oder dünn und weich. Die Oberfläche zeigt eine streifige oder eine schindelförmige Längsrillung und gelegentlich Rauhigkeit.

Angeborene, irreversible **Nagelstörungen** mit Verdickung, Dystrophie (283), Atrophie oder Fehlen der Nägel treten bei einer Vielzahl von kongenitalen Ektodermalsyndromen und bei Verhornungsstörungen auf. Uhrglasnägel finden sich bei Trommelschlegelfingern und pulmonalen Syndromen.

Proliferationsstörungen der Nagelmatrix durch schwere Systemerkrankungen, Vergiftungen, Zytostatika, lokale Entzündungen und lokale Infektionen führen zu punktförmigen Defekten der Nagelplatte (**Tüpfelnägel** bei Psoriasis, vgl. 254, Lichen ruber und Alopecia areata), meistens aber zu **hypoplastischen Querrillen,** die nach vorne auswachsen. Solche können auch mehrfach hintereinander auftreten und, sofern der Schaden kontinuierlich ist, in eine Nageldystrophie übergehen.

Im **Alter** und bei **Durchblutungsstörungen** ist das Nagelwachstum verlangsamt oder eingestellt, die Nägel zu hart oder zu weich.

Angeborene Nagelstörungen treten bei kongenitalen Ektodermalsyndromen und Verhornungsstörungen auf (283).

Proliferationsstörungen der Nagelmatrix durch Allgemeinerkrankungen zeigen sich als **Tüpfelnägel** oder als **hypoplastische Querrillen.**

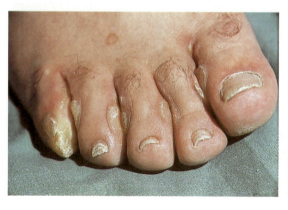

283: Nageldystrophie und umschriebene hyperkeratotische Polster bei Pachyonychia congenita.

23 Nagelveränderungen

In der Folge von Infektionen kann es zur Ablösung der Nagelplatte kommen (*Onycholysis*), eine reversible Veränderung, die aber auch idiopathisch vorkommt. Weiche, eingedellte »Löffelnägel« treten bei Anämien auf. Verletzungen, Narben, Fibrome, Nävi etc. im Bereich der Nagelmatrix führen zu **längsstreifigen Dystrophien,** Farbveränderungen oder Kanalbildungen (◨ 284). Erworbene und sich ausdehnende, braunschwarze Farbveränderungen sind von Hämatomen abzugrenzen und weisen auf subunguale Nävi oder ein akrolentiginöses Melanom hin. **Pigmentveränderungen der Nägel** können als punktförmige oder streifige weiße Flecken (**Leukonychie**) sehr oft vorkommen und haben keinen Krankheitswert. Selten werden die Nägel durch die Einnahme von Medikamenten homogen verfärbt: Chloroquin blaß-braun, Karotine gelblich. Als **Yellow-Nail-Syndrom** wird eine gelbliche Verdickung der Nägel bei pulmonalen Störungen, bei chronischer Lymphstauung der Endphalangen oder bei mechanischer Überlastung bezeichnet.

Onycholysen haben wenig Krankheitswert.
Nach Verletzungen im Bereich der Nagelmatrix kann es zu bleibenden Nagelveränderungen kommen, (◨ 284).

Leukonychie stellt eine kosmetische Störung dar.

Das **Yellow-Nail-Syndrom** tritt bei pulmonalen Störungen und bei mechanischer Belastung der Finger auf.

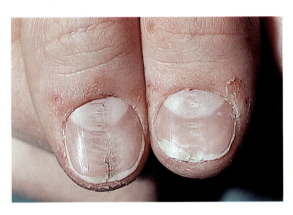

◨ 284: Dystrophia canaliformis mediana. Dauerhafte Nagelwachstumsstörung nach Verletzung des Nagelbettes.

Inhomogene, meist vom Rand ausgehende braunschwarze Verfärbungen treten bei **Infektionen des Nagels** durch Pilze, Bakterien oder vor allem bei Mischinfektionen auf, die vom Nagelwall in den Nagel und in die Matrix einwachsen. Nagelinfektionen gehen in der Regel von akuten oder chronischen **Paronychien** (◨ 285) aus, die wiederum oft vergesellschaftet sind mit Panaritien. Die Infektion wird begünstigt durch eingewachsene Nägel, durch Verletzungen bei der Nagelpflege oder durch Arbeiten im Wasser.

Infektionen des Nagels, oft im Zusammenhang mit Paronychien, führen zu Ablösung, Verkrümelung und Verfärbung (◨ 285).

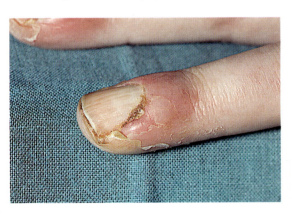

◨ 285: Akute Paronychie nach Verletzung bei inadäquater Nagelpflege mit Ausdehnung zum subungualen Panaritium.

Diagnose von Nagelveränderungen. Neben der morphologischen Diagnostik steht eine gezielte mikrobiologische und mykologische Diagnostik im Vordergrund, wobei die am meisten veränderten Nagelstücke zur Untersuchung und Kultivierung verwendet werden müssen. Bei Verdacht auf Vorliegen eines subungualen Tumors (Glomustumor, Nävus, Melanom) ist eine histologische Klärung unentbehrlich. Diese ist durch den Nagel hindurch (Stanze) oder nach Entfernung der Nagelplatte durch Biopsie zu erreichen. Eine Histologie der Nagelplatte ist bei mykotischem Befall ebenfalls sehr hilfreich und dauert weniger lang als eine Kultur.

Diagnose
- Mykologie,
- Mikrobiologie,
- Histologie.

Therapie Die **Paronychie** ist in Leitungsanästhesie zu operieren.

Therapie. Die akute und die chronische Paronychie wie auch **Panaritien** sind in Leitungsanästhesie operativ zu eröffnen (Entfernung des Eiters, Nachhilfe mit dem scharfen Löffel). Bei eingewachsenen Nägeln ist meist nur die proximale oder die seitliche Verkürzung des Nagelbettes auf die Dauer hilfreich (Emmert-Plastik).

24 Pigmentstörungen der Haut

Die Melaninpigmente der menschlichen Haut werden in den epidermalen Melanozyten gebildet und als Melanosomen an die Keratinozyten abgegeben. Dort werden sie gelagert und im Laufe der Differenzierung enzymatisch abgebaut. Bei den hellhäutigen Menschen handelt es sich um rötliche Pigmente (Phäomelanin), die nicht immer homogen gebildet werden. Sie finden sich in den Sommersprossen und nur wenig in den weißen Stellen dazwischen. Bei den hellhäutigen Menschen und bei pigmentierten Rassen findet sich zudem und vorwiegend das braunschwarze Eumelanin. Bei dunkelhäutigen Menschen wird das Melaninpigment in den Keratinozyten nicht abgebaut, so daß es bis in die Hornschicht persistiert und den dunklen Farbton ausmacht.

Melanozyten können durch verschiedene Reize zu einer Steigerung ihrer Aktivität (Melaninproduktion) und in manchen Fällen auch zu einer Proliferation (Vermehrung der Melanozyten) stimuliert werden. So führen Entzündung (postinflammatorische Pigmentierung), Wärme, UV-Stimulierung und Kombinationen dieser Einflüsse zu einer Hyperpigmentierung, die manchmal passagerer und manchmal persistenter Natur ist. Je nach Ausdehnung des Stimulus ist die Pigmentierung flächig oder regional, oft auch bizarr begrenzt. Auch hormonelle Reize können eine Hyperpigmentierung bewirken.

Kongenital durch Defekte des melaninbildenden Enzyms Tyrosinase kommt es zu angeborenen und genetisch determinierten Pigmentmangelsyndromen **(Albinismus),** während chemische oder immunologische Vorgänge an den Melanozyten zu passageren oder persistenten Depigmentierungen führen können.

Abgeleitet von den entsprechenden Krankheitsbildern versucht man die pathogenetischen Prinzipien einer Krankheit als therapeutisches Werkzeug zur Behandlung der entgegengesetzten Veränderungen einzusetzen.

24.1 Hyperpigmentierungen

• Melasma

Synonym: Chloasma uterinum

Großfleckige, meist symmetrische Hyperpigmentierungen des Gesichtes mit bizarren Formen an Stirn und Schläfen, die während einer Schwangerschaft oder unter der Einnahme von oralen Kontrazeptiva auftreten. Nach Beendigung des hormonellen Ausnahmezustandes bildet sich das Melasma bei zwei Drittel der Patientinnen zurück, während es bei den anderen über Jahre persistiert. Sonnenbestrahlung verstärkt die Hyperpigmentierung (5/4, S. 450).

• Melanodermitis toxica

Synonym: Dermatitis pigmentaria

Es zeigen sich fleckige, graubraune, oft bizarr und scharf begrenzte Hyperpigmentierungen seitlich an den Wangen und am Hals, gelegentlich auch an der Brust. Es handelt sich um eine Hyperpigmentierung durch chronisch-rezidivierende phototoxische Einflüsse, die im suberythematösen Bereich bleiben. Pflanzenbestandteile, Duftstoffe (z.B. Berloque-Dermatitis) und Teerprodukte wirken zusammen mit einer UVA-Bestrahlung ursächlich. Oft kann allerdings der anamnestische Bezug nur schwer hergestellt werden. Die Melanodermitis toxica persistiert monate- und jahrelang, sie wird durch UV-Bestrahlung verstärkt.

---

24 Pigmentstörungen der Haut

Melanin wird in den Melanozyten gebildet und an die Keratinozyten abgegeben. Die rötliche Variante heißt Phäomelanin, die braunschwarze Eumelanin.

Bei dunkelhäutigen Menschen wird das Melaninpigment in der Epidermis nicht abgebaut, es persistiert.

Melanozyten können in ihrer Aktivität gesteigert und in ihrer Proliferation stimuliert werden. Entzündung, Wärme, UV-Bestrahlung, hormonelle Reize und Kombinationen führen zu Hyperpigmentierungen.

Der angeborene Defekt der Tyrosinase führt zu Pigmentmangel (Albinismus), während chemische und immunologische Vorgänge erworbene Pigmentstörungen bewirken.

24.1 Hyperpigmentierungen:

• Melasma

Bizarre und flächige, meist symmetrische Pigmentierung des Gesichtes während der Schwangerschaft oder unter hormoneller Kontrazeption (5/4, S. 450).

• Melanodermitis toxica

Fleckige, graubraune, bizarr und scharf begrenzte Hyperpigmentierung an den seitlichen Gesichtspartien und an der Brust. Pflanzenbestandteile, Duftstoffe und Teerprodukte bewirken zusammen mit UVA diese meist persistenten Phänomene.

24.2 Depigmentierungen

● **Erworbene Depigmentierungen** können infolge von Lichtschäden (Hypomelanosis guttata), im Laufe der Hautalterung und unter dem Einfluß von melanozytotoxischen Chemikalien (z.B. Hydrochinone, Azelainsäure u.a.) auftreten. Sie persistieren in der Regel.

● **Vitiligo**

Synonym: Weißfleckenkrankheit

▶ *Definition.* Es handelt sich um eine häufige, erworbene, gelegentlich reversible, multilokuläre Hypo- bis Depigmentierung der Haut bei sonst erhaltener Struktur und Funktion derselben.

Häufigkeit. Die Vitiligo ist häufig und tritt meist in der Adoleszenz oder im frühen Erwachsenenalter auf. Sie befällt Männer und Frauen in gleicher Weise, ist harmlos, jedoch kosmetisch sehr störend. Familiäre Häufung kommt vor.

Klinik. Die Vitiligo tritt als multiple, klein- bis mittelgroße weiße Fleckung auf und kann sich chronisch-progredient oder schubweise ausdehnen, wobei große, fast immer pseudosymmetrisch angeordnete weiße Felder überhand nehmen (○ 286, ○ 5/1, S. 450; ○ 5/7, S. 451). Im Extremfall kann die Vitiligo den ganzen Körper betreffen. Sie tritt mit einer akralen Betonung an Handrücken und Extremitäten auf oder zeigt als zweites Verteilungsmuster eine inverse Anordnung an Genitalien, um die Brüste und an den Haut-Schleimhaut-Grenzen periokulär sowie perioral. In einem Teil der Fälle stehen auf der vitiliginösen Haut gefärbte Haare, in einem anderen Teil der Fälle aber verlieren die dort stehenden Haare ihr Pigment. Dies führt am behaarten Kopf und im Bartbereich zu weißen Strähnen (**Poliosis**). Die Haut und die Anhangsgebilde der Haut sind bei der Vitiligo morphologisch und histologisch normal.

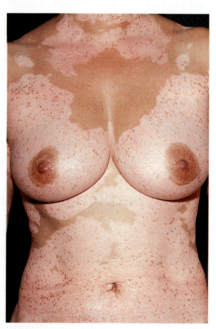

○ **286: Symmetrische Vitiligo** mit großer Ausdehnung und bizarren Rändern. In den weißen Bereichen sieht man follikuläre Repigmentierungen.

Ätiologie und Pathogenese. Die Ätiologie ist unbekannt, pathogenetisch werden Autoimmunmechanismen mit passagerer oder permanenter Blokkierung und Destruktion der Melanozyten angenommen. Selten sind andere Autoimmunerkrankungen mit der Vitiligo assoziiert: Alopecia areata, Diabetes mellitus, Schilddrüsenkrankheiten, perniziöse Anämie. Ähnliche Phänomene werden bei der Vitiligo um einen Nävus (Halo-Nävus) und bei Melanomkranken beobachtet.
Die Haut der Vitiligo ist wegen fehlenden Pigmentschutzes besonders sonnenempfindlich. Gelegentlich finden sich auch lichtinduzierte Spätveränderungen bis zu Lichtkrebsen.

Diagnose und Differentialdiagnose. Als erworbene Hypopigmentierung ist die Vitiligo leicht von den kongenitalen Pigmentmangelzuständen (Albinismus) zu unterscheiden. Infolge der normalen Hautstruktur ist sie vom Lichen sclerosus mit Epidermisatrophie abzugrenzen.

24.2 Depigmentierungen

Therapie. Bei 30 bis 50% der Vitiligopatienten kann durch eine intensive UVA-Bestrahlung oder durch eine orale Photochemotherapie eine follikuläre Repigmentierung erreicht werden, die bei der Hälfte dieser Patienten durch Fortschreiten der Behandlung über Monate bis zu zwei Jahren auch zu einer flächigen Repigmentierung zu führen ist. Manchmal ist die Repigmentierung persistent und manchmal kommt es nach Absetzen der Therapie zu einem Rückfall der Vitiligo. Vitiligostellen mit depigmentierten Haaren reagieren kaum auf die Pigmentstimulierung. Ähnliche Resultate werden durch die orale Einnahme der Aminosäure L-Phenylalanin (50–100 mg/kg KG) erreicht mit anschließender UVA-Bestrahlung (PAUVA-Therapie). Dabei ist die Gefahr der Verbrennung deutlich geringer als bei PUVA.

Prognose. Die Prognose der Vitiligo in bezug auf die Repigmentierung ist mit großer Vorsicht zu stellen. Allerdings stellt die Vitiligo keine Hautkrankheit mit subjektiver Symptomatik dar, sie ist aber kosmetisch oft so störend, daß sich schwerwiegende psychosomatische Fehlentwicklungen anschließen.

Therapie Bei der Hälfte der Vitiligopatienten kann durch UV-Bestrahlung oder orale PUVA-Behandlung eine follikuläre Repigmentierung erreicht werden. Nur ein Teil dieser Patienten kommt zu einer flächigen Repigmentierung. Rückfälle sind möglich.

Prognose Gut, jedoch oft psychosomatische Auswirkungen.

Klinischer Fall

Bei einer 24jährigen Krankenschwester nahm eine seit acht Jahren bestehende Vitiligo einen stark progredienten Verlauf, ohne daß assoziierte Autoimmunkrankheiten nachweisbar gewesen wären. Der symmetrische akrale und inverse Befall führte zu einer starken Scheckung im Gesicht und an den Händen und Vorderarmen, so daß zunehmend eine Kontakthemmung im privaten, aber auch im beruflichen Bereich auftrat. Es kam soweit, daß die Patientin den Beruf aussetzte, »bis die Vitiligo geheilt sei«. Mit einer intensiven, unter stationären Verhältnissen begonnenen systemischen Photochemotherapie kam es zur follikulären Repigmentierung (☎ 286, ☯ 5/7, S. 451) nach zwei Monaten, die durch ambulante Weiterführung der systemischen Photochemotherapie mit 8-MOP und später nach einem Wechsel auf Khellin zu einer fast vollständigen Repigmentierung führte. Die gleichzeitige psychosomatische Betreuung führte zusammen mit der Repigmentierung zur Ausgeglichenheit der Patientin und zur Wiederaufnahme ihres Berufes.

5: Pigmentstörungen

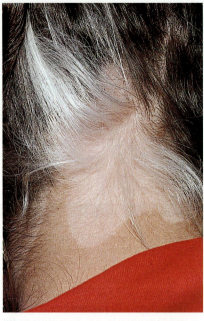

◉ 5/1 **Vitiligo** im Nacken mit Übergreifen auf die behaarte Kopfhaut. Die auf den pigmentfreien Arealen stehenden Haare haben ebenfalls das Pigment verloren (Poliosis). Dies zeigt an, daß auch die Haarfollikel keine funktionellen Melanozyten mehr enthalten, was ein besonders schlechtes Zeichen für die Repigmentierung ist *(Kap. 24.2)*.

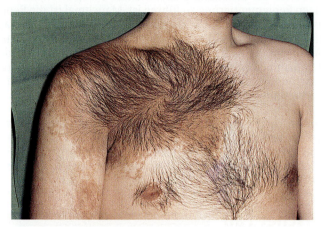

◉ 5/2 **Becker-Naevus** mit flächiger Hyperpigmentierung und wirbelartiger Hypertrichose. Es handelt sich um eine gutartige, oft etwas segmentär angeordnete nävoide Vermehrung von epidermalen Pigmenten und Terminalhaaren, die sich während der Pubertät manifestiert *(Kap. 8.2.1.1)*.

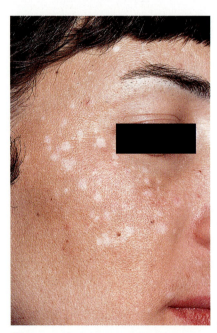

◉ 5/3 **Dyschromia in confetti** mit hypopigmentierten, fleckförmigen Arealen als Resultat einer inhomogenen Auswirkung von Bleichcremes.

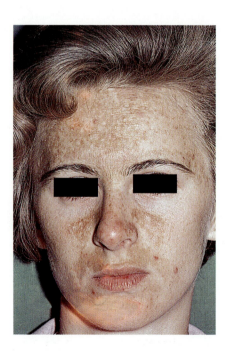

◉ 5/4 **Melasma** (Chloasma uterinum) bei einer jungen Frau mit flachen, nicht juckenden, netzförmigen Hyperpigmentierungen der Stirn und der zentralen Gesichtsregion, die sich während einer Schwangerschaft ausbilden und danach nicht immer zurückgehen *(Kap. 24.1)*.

24. Pigmentstörungen der Haut

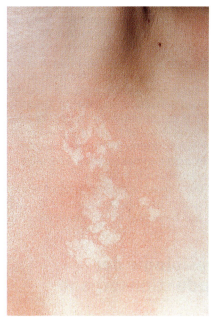

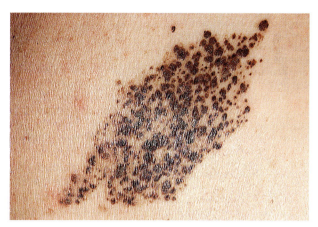

👁 5/6 **Naevus spilus** mit einer dichteren Melanozytenbesetzung der interfollikulären Dermis, die sich durch Lichtreiz punktförmig stimulieren lassen *(Kap. 8.2.1.1)*.

👁 5/5 **Naevus anaemicus** mit fleckförmiger, regionär angeordneter Hypopigmentierung. In diesem Bereich ist auch der Dermographismus negativ, auf Kratzen kommt es weder zu einer Dilatation noch zu einer Kontraktion der Gefäße.

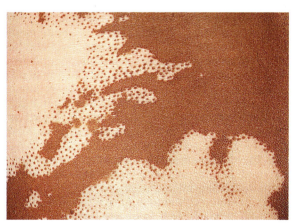

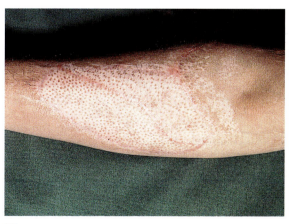

👁 5/7 **Vitiligo** mit punktförmiger, aus den Follikeln entstehender Repigmentierung, wobei unter PUVA-Therapie die Melanozyten der Haarfollikel in die interfollikuläre Epidermis auswandern *(Kap. 24.2)*.

👁 5/8 Follikuläre, unvollständige **Repigmentierung** in einem Spalthaut-Transplantat.

▶ **Merke.** Hypo- und Hyperpigmentierungen stören vor allem kosmetisch. Sie können zudem das Selbstwertgefühl stark beeinträchtigen.

25 Andrologie

Die Andrologie ist die Lehre von der Physiologie und Pathologie der männlichen Sexualorgane. Der Schwerpunkt liegt auf der Diagnostik und Therapie der männlichen Fertilitätsstörungen. Neben den Störungen der Zeugungsfähigkeit – **Impotentia generandi –** werden auch Störungen der Beischlaffähigkeit – **Impotentia coeundi** – diagnostiziert und behandelt. Die Andrologie ist ein Spezialgebiet, mit dem sich in deutschsprachigen Ländern zunächst Dermato-Venerologen beschäftigt haben, da Infertilität als Folge von Geschlechtskrankheiten sehr häufig war. Heute wird die Andrologie auch von Urologen und Endokrinologen vertreten. Ungewollte Kinderlosigkeit ist stets das **gemeinsame** Problem des betroffenen Paares. Es kann zu erheblichen psychischen Belastungen des einzelnen und der partnerschaftlichen Beziehung führen und zu einer gemeinsamen Krankheit werden.

Diagnostik und Therapie müssen in enger gynäkologisch-andrologischer, eventuell auch psychologischer Zusammenarbeit erfolgen.

In Deutschland bleiben ca. 10–20% der Ehepaare vorübergehend oder dauernd ungewollt kinderlos. Organische oder psychische Ursachen hierfür lassen sich entweder nur bei der Frau, nur beim Mann oder bei beiden finden.

25.1 Anatomie und Physiologie der männlichen Reproduktionsorgane

Zum männlichen Genitale gehören der Penis mit der Harnröhre, die beiden Hoden (Testes) und die Adnexorgane Nebenhoden (Epididymis), Samenleiter (Ductus deferens), Bläschendrüsen (Glandulae vesiculares), Vorsteherdrüse (Prostata) und die Cowperschen Drüsen.

Der **Hoden** besteht aus zwei Zellsystemen:
- den **Leydigzellen** im interstitiellen Hodengewebe, die das endokrine Organ darstellen. Sie synthetisieren überwiegend **Testosteron.**
- den **Tubuli seminiferi,** den ca. 500 Hodenkanälchen, die aus Keimepithel und Sertolizellen bestehen. Hier findet die **Spermiogenese** statt. Das **Keimepithel** besteht aus den verschiedenen Reifungsstufen der Spermiogenese: A- und B-Spermatogonien, Spermatozyten I und II, frühen und späten Spermatiden. Die **Sertolizellen,** die als Stütz- und Ammenzellen bezeichnet werden, haben eine intensive Stoffwechsel- und Phagozytoseaktivität, synthetisieren Enzyme, Steroide, androgenbindendes Protein und das Peptidhormon **Inhibin.** Die Tubuli seminiferi sind über die 8–12 Ductuli efferentes mit dem **Nebenhoden** verbunden, einem einzigen geknäuelt verlaufenden Gang von 3–6 m Länge, in dem die Spermatozoenreifung stattfindet, d.h. die Fähigkeit zur Progressivmotilität und Befruchtung sich entwickelt. Am Ende des Nebenhodens werden die reifen Spermien gespeichert und, falls keine Ejakulation stattfindet, wieder resorbiert. Der Spermiogenesezyklus dauert 74 Tage, dazu kommt noch die 7–14tägige Reifung im Nebenhoden.

Die paarig angelegten **Bläschendrüsen** produzieren ein alkalisches Sekret, das etwa 60% des Ejakulatvolumens ausmacht und u.a. Fruktose, Prostaglandine, Trypsin-Inhibitoren und Lactoferrin enthält. Die Sekretion der Bläschendrüsen ist androgenabhängig.

Die **Prostata** sezerniert ein saures Sekret, das etwa 30% des Ejakulatvolumens ausmacht und u.a. saure Phosphatasen, Spermin, Spermidin, Proteasen und andere Enzyme enthält. Unter Androgeneinfluß werden auch Zink, Magnesium und Lysozyme ausgeschieden. Die Inhaltsstoffe der Sekrete der akzessorischen Geschlechtsdrüsen sind für die Vitalität und Langzeitmotilität der Spermien und die Verflüssigung des Seminalplasmas nach der Ejakulation von Bedeutung.

25.2 Endokrine Regulation der männlichen Reproduktionsorgane

Die Regulation der endokrinen (Leydigzellen) und exokrinen (Tubuli seminiferi) Funktion der Hoden erfolgt über einen negativen Rückkopplungs-Mechanismus. An diesem Regelkreis sind Kortex – Hypothalamus – Hypophysenvorderlappen – Gonaden beteiligt (S 64). Die Steuerung des Hypothalamus ist noch nicht erforscht. Aus dem Hypothalamus wird ein **Gonadotropin-releasing-Hormon (GnRH)** freigesetzt, das die Sekretion von **luteinisierendem Hormon (LH)** und **follikelstimulierendem Hormon (FSH)** aus dem Hypophysenvorderlappen steuert. LH reguliert die Androgenproduktion über LH-Rezeptoren an den Leydigzellen, FSH die Spermiogenese über FSH-Rezeptoren an den Sertolizellen. Die Biosynthese des **Testosterons** aus Cholesterin findet in den Leydigzellen statt. Testosteron (T) erreicht seine Zielorgane nach Bindung an das androgenbindende Globulin (ABG) entweder direkt (Tubuli seminiferi und Nebenhoden) oder über den Blutstrom. In den meisten Zielzellen wird Testosteron mit Hilfe der 5α-Reduktase zu Dihydrotestosteron (DHT), einem ebenfalls aktiven Hormonmetaboliten, umgewandelt. Androgene stimulieren u.a. die Spermiogenese und die Funktion der akzessorischen Geschlechtsdrüsen. Testosteron wird mit Hilfe von Aromatasen zu Östrogenen abgebaut, die zusammen mit Testosteron und Dihydrotestosteron eine Rückkopplungsfunktion auf die GnRH- und LH-Sekretion im Hypothalamus-Hypophysenbereich haben. Die Sertolizellen sezernieren ein Peptidhormon, das **Inhibin,** das die Sekretion von FSH hemmt. Jede Störung des hormonellen Regelkreises und der beteiligten Organe kann zu einer Fertilitätsstörung führen.

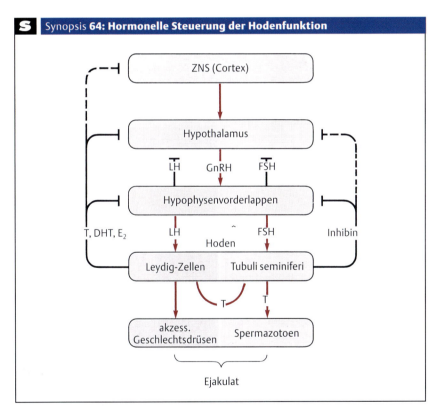

Synopsis 64: Hormonelle Steuerung der Hodenfunktion

25.3 Ursachen männlicher Fertilitätsstörungen

89: Ursachen von männlichen Fertilitätsstörungen

▷ primärer Hodenschaden
  • angeboren
  • erworben
▷ sekundärer Hodenschaden
▷ extratestikuläre Störungen
  • Störungen im Verlauf der ableitenden Samenwege
  • Störungen der akzessorischen Geschlechtsdrüsen
▷ psychische und chemische Noxen, Arzneimittelnebenwirkungen
▷ immunologische Faktoren
▷ psychosoziale Faktoren
▷ Infertilität ohne nachweisbare Ursache
▷ Impotentia coeundi

Primärer Hodenschaden

Darunter versteht man eine angeborene oder erworbene Störung der Funktion des Hodengewebes, entweder nur des Tubulussystems oder der Leydigzellfunktion oder von beidem. Im Spermiogramm findet man je nach Schweregrad der Störung eine Oligozoospermie, Oligoasthenoteratozoospermie oder eine Azoospermie (zur Nomenklatur siehe 91).

Angeborene Störungen

Chromosomenanomalien
Am häufigsten sind Chromosomenaberrationen des X- oder Y-Chromosoms. An erster Stelle steht das **Klinefelter-Syndrom** mit der häufigsten Konstellation XXY. Es tritt einmal pro 500 Knabengeburten auf.
Es ist gekennzeichnet durch eunuchoiden Hochwuchs mit eher weiblichem Fettverteilungsmuster und primärem hypergonadotropem Hypogonadismus (287). Die Hoden sind klein und fest, FSH und LH sind erhöht als Gegenregulation bei erniedrigtem Testosteron (Synthesestörung).
Wegen der Osteoporosegefahr soll eine frühzeitige Testosteronsubstitution eingeleitet und lebenslang durchgeführt werden. Die Potentia coeundi ist meist normal, die Patienten sind jedoch infolge der Sklerohyalinose des Keimepithels unfruchtbar.

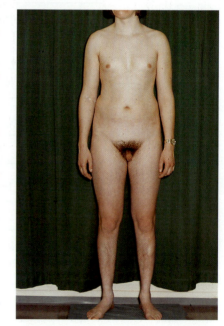

287: Typischer Hochwuchs mit weiblichem Fettverteilungsmuster und Hypogonadismus bei Klinefelter-Syndrom.

Auch Translokationen der Autosomen können zu Spermiogenesestörungen führen.

Spermatozoendefekte

Genetisch bedingte Defekte in der Spermatohistogenese können zu Infertilität führen.

Bisher bekannt ist die **Globozoospermie.** Es fehlt das Akrosom. Die Spermien im Ejakulat sehen rund aus. Durch den Mangel an Penetrationsenzymen sind die Spermien nicht befruchtungsfähig. Beim **Immotile-Cilia-Syndrom** fehlt ein ATPase-haltiges Protein im Dyneinmolekül, das für die fibrilläre Beweglichkeit des Spermatozoenschwanzes und der Bronchialzilien notwendig ist. Die Patienten haben chronische Bronchialinfekte und unbewegliche Spermien. In 50% zusätzlich auch noch einen Situs inversus (Kartagener-Syndrom). Es gibt noch eine Reihe von hereditären Syndromen mit primärem Hodenschaden, die hier unerwähnt bleiben.

Hodendystopie

Bei 4–6% der Knaben sind die Hoden ein- oder beidseitig bei der Geburt noch nicht ins Skrotum deszendiert. Dieser **Maldescensus testis** (Kryptorchismus) kann entweder auf einer fetalen Entwicklungsstörung des Hodens beruhen oder nur auf einer mangelnden hormonellen Stimulierung des Deszensus. Bleibt der Deszensus aus, muß der Hodenhochstand bis zum Ende des 2. Lebensjahres behandelt werden, da das Hodengewebe durch die höhere Temperatur im Leistenkanal oder in der Bauchhöhle irreversibel geschädigt werden kann und außerdem dystope Hoden häufiger maligne entarten. Germinale Aplasien (fehlendes Keimepithel), Störungen der Testosteron-Biosynthese, 5α-Reduktasemangel und Androgenrezeptordefekte sind weitere bisher bekannte angeborene Störungen, die zur Infertilität führen.

Erworbene Störungen

Tubulusinsuffizienz

Das Keimepithel ist außerordentlich empfindlich für exogene und endogene Noxen. Die Störung kann vorübergehend oder irreversibel die Spermiogenese stoppen. Bekannte Ursachen für eine reversible Schädigung des Keimepithels sind **Medikamente** wie Nitrofuran, Cotrimoxazol, Gentamicin und Salazosulfapyridin oder auch eine Varikozele. Eine irreversible Schädigung des Keimepithels kann durch eine Mumpsorchitis oder andere Virusinfekte, z.B. Masern, Grippe, entstehen. Oft wird die Gonadenbeteiligung im Rahmen einer generalisierten Infektionskrankheit gar nicht erkannt. Schäden der Gonaden nach Herniotomie und Orchidopexie, durch Zytostatika oder Radiatio sind bekannt. Über die Bedeutung von Umweltschadstoffen sind die Kenntnisse noch spärlich. Bekannt ist die Schädigung des Keimepithels z.B. durch Schwermetalle, chlorierte Kohlenwasserstoffe, toxische Konzentrationen von Pflanzenschutzmitteln oder Alkohol.

Traumen (Verletzungen, Quetschungen oder Operationen), Wärmeschäden und Durchblutungsstörungen, z.B. bei Arteriosklerose oder Diabetes mellitus, können ebenfalls zur Tubulusinsuffizienz führen. Die Tubulusinsuffizienz ist ein häufiger Endzustand einer Hodenschädigung. Meist lassen sich die Ursachen nicht mehr eruieren.

Leydigzellinsuffizienz

Die Leydigzellinsuffizienz im Kindesalter (präpuberal) führt durch den Androgenmangel zu eunuchoidem Hochwuchs, mangelhafter Entwicklung primärer und sekundärer Geschlechtsmerkmale und der Muskulatur. Die postpuberale Leydigzellinsuffizienz führt durch den Androgenmangel zu Potenzstörungen und Infertilität.

Eine kombinierte Tubulus- und Leydigzellinsuffizienz entsteht bei Schädigung beider Hodenkompartimente, z.B. durch Antiandrogenbehandlung, gelegentlich auch durch Hormondoping und andere Noxen, die zur Hodenatrophie führen, sogenanntes falsches Klinefelter-Syndrom.

Spermatozoendefekte

Bei der **Globozoospermie** fehlt das Akrosom. Die Spermien sind rund. Beim **Immotile-Cilia-Syndrom** fehlt ein Protein im Dyneinmolekül, das für die fibrilläre Beweglichkeit notwendig ist.

Hodendystopie

Bei 4–6% der Knaben besteht bei der Geburt ein **Maldescensus testis** (Kryptorchismus). Der Hodenhochstand muß bis zum Ende des 2. Lebensjahres behandelt werden, da das Hodengewebe durch die höhere Temperatur im Leistenkanal irreversibel geschädigt werden kann. Dystope Hoden entarten häufiger maligne.

Erworbene Störungen

Tubulusinsuffizienz

Das Keimepithel ist außerordentlich empfindlich für exogene und endogene Noxen. Medikamente, Infektionen, Umweltschadstoffe, Operationen, Traumen und Varikozele können zu einer reversiblen oder irreversiblen Tubulusinsuffizienz führen.

Leydigzellinsuffizienz

Präpuberal kommt es durch den Androgenmangel zu eunuchoidem Hochwuchs, mangelhafter Entwicklung der Geschlechtsmerkmale und der Muskulatur.
Postpuberal führt die Leydigzellinsuffizienz zu Potenzstörungen und Infertilität.

Sekundärer Hodenschaden

Sekundäre Hodenschädigungen werden durch Störungen der übergeordneten hormonellen Regulationszentren im Hypothalamus oder Hypophysenvorderlappen verursacht. Tritt die Störung präpuberal auf, wird die körperliche und psychische Entwicklung gestört (Eunuchoidismus), bei der postpuberalen Störung bleiben die Körperproportionen unbeeinflußt, es kommt jedoch zu einer Rückbildung der sekundären Geschlechtsmerkmale und Spermiogenesehemmung.

Extratestikuläre genitale Störungen

Außerhalb der Hoden gelegene genitale Störungen können ebenfalls zu Fertilitätsstörungen führen. Hierzu gehören:
- **Verschlüsse oder Stenosen** der ableitenden Samenwege, die entweder angeboren sind oder nach Entzündungen entstehen. Bei komplettem Verschluß kommt es zur Azoospermie.
- **Störungen des Spermatozoentransportes** können zu unvollständigem oder fehlendem Ejakulat führen. Sie sind häufig psychogen oder durch Medikamente bedingt. Bei neurogener oder organischer Störung des Blasenhalsverschlusses kommt es zu einer **retrograden Ejakulation** des Spermas in die Blase. Die Spermien können im Postkoitalurin nachgewiesen werden.
- **Störungen der akzessorischen Geschlechtsdrüsen,** z.B. Sekretionsstörungen der Prostata oder Bläschendrüsen während und nach Entzündungen, Störungen der Spermienreifung im Nebenhoden, die zu Motilitäts- und Vitalitätsstörungen führen, oder biochemische Veränderungen des Seminalplasmas, die zu Viskositätsstörungen führen.

- **Varikozele**
Bei ca. 20% der Männer entwickelt sich infolge Insuffizienz der Venenklappen eine – meist linksseitige – Varikozele (288) im Bereich der Vena spermatica interna (Plexus pampiniformis). Dieser renotestikuläre Reflux von venösem Blut kann bei einem Teil der Männer zu einer Spermiogenese- und Motilitätsstörung führen. Bei rechtzeitiger Beseitigung der Varikozele durch Unterbindung oder Verödung der zuführenden Venen ist die Störung zuweilen reversibel.

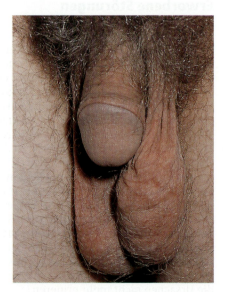

288: Varikozele linksseitig.

Immunologische Fertilitätsstörungen

Die Bildung von Spermatozoen-Autoantikörpern kann zur Agglutination der Spermatozoen im Seminalplasma führen und auch die Penetration der Spermien durch den Zervikalmukus erschweren.

Psychische Ursachen der Infertilität

Psychische Faktoren können zu Fertilitätsstörungen führen, z.B. gestörte Partnerbeziehung, pathologische Streßsituationen und Angst, ambivalentes Verhalten gegenüber Kinderwunsch und Frustration durch langjährige Kinderlosigkeit und erfolglose Therapie.

Infertilität ohne nachweisbare Ursache

Trotz verbesserter Diagnostik bleibt bei ca. einem Drittel der infertilen Männer die Ursache der Fertilitätsstörung ungeklärt.

25.4 Andrologische Diagnose

Anamnese

Zu Beginn der Behandlung sollte ein ausführliches **Gespräch mit dem Paar** geführt werden, in dem die partnerschaftliche Beziehung und der Stellenwert des Kinderwunsches in der Beziehung des Paares angesprochen werden. Im ersten Gespräch sollte auch der Ablauf der Diagnostik erklärt werden, um gegenseitiges Verständnis und Vertrauen zu fördern.

Anamnestisch von Bedeutung sind die Dauer des gemeinsamen Kinderwunsches, Häufigkeit des Geschlechtsverkehrs und Abstimmung mit dem Ovulationstermin. Schwangerschaft oder Kinder aus vorausgegangenen Beziehungen. Störung der Libido, Erektion oder Ejakulation, schwere Allgemeinerkrankungen, insbesondere endokrinologische Erkrankungen, Verletzungen und Entzündungen im Genitalbereich (Urethritis, Prostatovesikulitis, Epididymitis), verspäteter Hodendeszensus, Operationen von Leistenhernien und Hodenhochstand. Angaben über Nikotin- und Alkoholabusus, Medikamenteneinnahme und besondere Exposition gegenüber chemischen und physikalischen Noxen (extreme Temperaturen und ionisierende Strahlen).

Klinische Untersuchung

Bei der körperlichen Untersuchung sind die Beurteilung der Körperproportionen, die sekundären Geschlechtsmerkmale und der Genitalbefund von besonderer Bedeutung. Bei Palpation des Hodens sollte das Hodenvolumen über 12 ml, die Konsistenz prall-elastisch, die Oberfläche glatt sein. Kleine weiche Hoden weisen auf eine Schädigung des Keimepithels hin. Inhomogene derbe Knoten sind verdächtig für einen Hodentumor. Der Nebenhoden ist homogen weich und gut vom Hoden abgrenzbar. Samenstrang und Gefäße sind getrennt palpabel. Wichtig ist der Ausschluß einer Varikozele durch Palpation und durch Doppler-Ultraschalluntersuchung mit Valsalva-Preßversuch zum Nachweis des venösen Refluxes. Die Prostata wird in gebückter Stellung des Patienten von rektal palpiert. Sie ist normalerweise kastaniengroß, gut gegen die Umgebung abgrenzbar, von prall-elastischer Konsistenz und in der Mitte durch den Sulcus geteilt.

25.5 Laboruntersuchungen

Spermiogramm

Für das Spermiogramm wird das Ejakulat nach einer 4–5tägigen sexuellen Karenz durch Masturbation gewonnen. Es setzt sich aus den Spermatozoen und Rundzellen (Vorstufen der Spermiogenese, Entzündungszellen und Epithelien) und dem Seminalplasma, das aus Nebenhoden und akzessorischen Geschlechtsdrüsen entstammt, zusammen.

Beurteilung des Spermiogramms

Ejakulatvolumen. Normale Menge 2–6 ml; Parvisemie kann auf eine unvollständige Ejakulation oder auf eine Minderfunktion der akzessorischen Drüsen hinweisen, Multisemie auf eine vermehrte Sekretion bei Entzündungen, Asemie (fehlendes Ejakulat nach Orgasmus) weist meist auf eine retrograde Ejakulation in die Harnblase hin. In dem nach Orgasmus gewonnenen Urin befinden sich reichlich Spermien.

Infertilität ohne nachweisbare Ursache

25.4 Andrologische Diagnose

Anamnese

Ausführliches Gespräch mit dem Paar über partnerschaftliche Beziehung und Stellung des Kinderwunsches ist zu Beginn sehr wesentlich.

Gezielte Anamnese

Klinische Untersuchung

Von besonderer Bedeutung sind die Beurteilung der Körperproportionen, der Geschlechtsmerkmale, des Hodenvolumens, der Hodenkonsistenz und Hodenoberfläche, der Adnexorgane und der Ausschluß einer Varikozele.

25.5 Laboruntersuchungen

Spermiogramm

Ejakulatuntersuchung nach 4–5tägiger Karenz. Das Ejakulat besteht aus Spermatozoen und Rundzellen sowie dem Seminalplasma.

Beurteilung des Spermiogramms

Ejakulatvolumen 2–6 ml.

pH-Wert 7,2–7,8.

pH-Wert. Normalwert 7,2–7,8. Bei Entzündungen der akzessorischen Drüsen steigt der pH-Wert auf über 8,0. Bei Verschluß der Bläschendrüsen sinkt der pH-Wert unter 7,0. Ein erniedrigter pH kann auch bei unvollständiger Ejakulation auftreten.

Verflüssigungszeit bis 30 Minuten.

Verflüssigungszeit. Nach der Ejakulation ist das Sperma fest und die Spermien sind unbeweglich. Innerhalb von längstens 30 Minuten werden das Seminalplasma flüssig und die Spermien beweglich.
Viskositätsstörungen treten bei Entzündungen auf oder können angeboren sein.

Mikroskopische Untersuchung des Ejakulates

Mikroskopische Untersuchung des Ejakulates
Spermatozoenmotilität
Normalwerte:
Globalmotilität > 50 %.
Progressivmotilität > 25 %.

Spermatozoenmotilität. Sofort nach Verflüssigung wird ein Tropfen Ejakulat auf einen Objektträger gebracht, mit einem Deckgläschen bedeckt und bei 400facher Vergrößerung die Beweglichkeit der Spermien mikroskopisch beurteilt. Für die Routineuntersuchung genügt die prozentuale Schätzung der Beweglichkeit. Mehr als 50 % sollten beweglich sein (Globalmotilität). Mehr als 25 % sollten eine schnelle, lineare Vorwärtsbewegung zeigen (Progressivmotilität). Nach 4 Stunden darf die Zahl der beweglichen Spermien nicht mehr als 15 % abgefallen sein (Langzeitmotilität). Die Verminderung der Beweglichkeit nennt man Asthenozoospermie.

Verminderte Beweglichkeit = Asthenozoospermie.

Spermatozoenzahl
Normalwert:
Gesamtzahl der Spermien
> 40 Mio/Ejakulat.

Oligozoospermie = Spermatozoenkonzentration < 20 Mio/ml Ejakulat. Fehlen Spermien im Ejakulat, wird dies Azoospermie genannt.

Spermatozoenzahl. Die Anzahl der Spermien pro ml Ejakulat wird in einer Zählkammer bestimmt. Die Gesamtzahl der Spermien im Ejakulat sollte über 40 Mio. liegen, die Spermienkonzentration größer als 20 Mio/ml Ejakulat sein. Spermienkonzentrationen unter 20 Mio/ml werden als **Oligozoospermie** bezeichnet. Sind keine Spermien im Ejakulat nachweisbar, wird dies Azoospermie genannt.
Bei normalem Hodenvolumen und -konsistenz besteht der Verdacht auf eine Verschlußazoospermie, bei kleinen weichen Hoden Verdacht auf primären Hodenschaden, bei sehr kleinen festen Hoden Verdacht auf Klinefelter-Syndrom.

Rundzellen können Spermiogenesevorstufen oder Entzündungszellen sein.

Weitere Zellen im Nativejakulat werden **Rundzellen** genannt, sie können entweder Zellen der Spermiogenese oder Entzündungszellen sein. Man kann sie durch Spezialfärbungen unterscheiden. Wenige Erythrozyten können passager im Ejakulat vorkommen. Bei Hämospermie muß eine urologische Abklärung eingeleitet werden (z.B. Tuberkulose oder Hodentumoren).

Spermienvitalität Vitale Spermien färben sich nicht mit Eosin an und quellen in hyposmolarer Lösung auf.

Spermienvitalität. Die Vitalität der Spermien wird mit der Eosinfärbung oder der Quellungsfähigkeit der Spermienflagellen in hypoosmolarer Lösung geprüft. Sind die Membranen intakt, färben sie sich nicht mit Eosin und quellen in hypoosmolarer Lösung auf. Sind alle Spermien abgestorben, bezeichnet man das als Nekrozoospermie. Sind die Spermien unbeweglich, aber vital, spricht man von Akinozoospermie.

Differentialspermiozytogramm Die Spermienmorphologie wird im gefärbten Ausstrichpräparat mikroskopisch beurteilt. Über 30 % der Spermien sollten normal geformt sein (☎ 289).

Differentialspermiozytogramm. Ähnlich einem Blutausstrich wird die Spermienmorphologie nach Färbung (z.B. nach Papanicolaou) mikroskopisch beurteilt. Mehr als 30 % sollten normal geformt sein (☎ 289). Die pathologischen Formen und Spermiogenesevorstufen werden differenziert. Sind mehr als 70 % pathologische Formen vorhanden, bezeichnet man das als Teratozoospermie. Fehlt bei allen Spermien das Akrosom, handelt es sich um eine genetische Fehlbildung (Globozoospermie). Der Einfluß von exogenen Schädigungen auf die Spermienmorphologie ist noch weitgehend unerforscht. Bekannt ist, daß es bei lange bestehender Varikozele zu morphologischen Veränderungen der Spermien kommen kann.
Im gefärbten Ausstrichpräparat wird auch die Zahl der Leukozyten/ml Ejakulat bestimmt. Bei Nachweis von mehr als 1 Mio Leukozyten/ml sollte eine mikrobiologische Diagnostik (insbesondere auf Gonokokken, Chlamydien, Mykoplasmen, Tuberkulose) erfolgen.

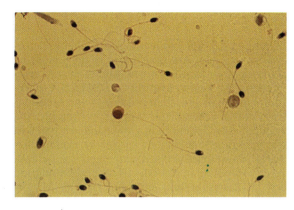

289: Normozoospermie. Papanicolaou-Färbung mit reifen Spermatozoen und zwei Spermiogenesezellen.

Biochemische Untersuchungen des Seminalplasmas

Im Seminalplasma können eine Vielzahl von Enzymen und Substraten aus den Nebenhoden und den akzessorischen Drüsen bestimmt werden, deren Bedeutung für die Diagnostik von Fertilitätsstörungen umstritten ist. In der Routinediagnostik ist eine Bestimmung der **Fruktosekonzentration** ausreichend. Die Fruktose wird in den Bläschendrüsen bei ausreichender Androgenstimulierung gebildet und ist eine wichtige Energiequelle für die Spermatozoen. Ist die Fruktosekonzentration erniedrigt, kann das auf einer Entzündung oder Fehlbildung der Bläschendrüsen oder einem Testosteronmangel beruhen. Die Normalwerte des Spermiogramms sind in 90, die Nomenklatur der Ejakulatvariablen ist in 91 zusammengestellt.

Biochemische Untersuchungen des Seminalplasmas

Für die Routinediagnostik ist die Bestimmung der **Fruktosekonzentration** ausreichend.

Die Normalwerte des Spermiogramms und die Nomenklatur sind in den 90 und 91 zusammengefaßt.

90: Normalwerte des Spermiogramms nach 4–5tägiger sexueller Karenz (WHO Laborytory Manual 1992)

Volumen	$\geq 2,0$ ml
pH	7,2–8,0
Viskosität	Verflüssigung innerhalb von 30 min
Spermienkonzentration	$\geq 20 \times 10^6$/ml
Spermiengesamtzahl	$\geq 40 \times 10^6$/Ejakulat
Spermienbeweglichkeit	$\geq 50\%$ Globalbeweglichkeit oder $\geq 25\%$ schnelle lineare Progressivbeweglichkeit innerhalb von 60 min nach Ejakulation
Spermienmorphologie	$\geq 30\%$ normale Morphologie
Spermienvitalität	$\geq 75\%$ vital
Leukozyten	$< 1 \times 10^6$/ml
Fruktose	≥ 13 µmol/ml Ejakulat
MAR-Test	$< 10\%$ Spermatozoen an Partikel gebunden

91: Nomenklatur der Ejakulatparameter (WHO Laboratory Manual 1992)

▷ Normozoospermie	normales Ejakulat wie definiert in 90
▷ Oligozoospermie	$\leq 20 \times 10^6$ Spermien/ml
▷ Asthenozoospermie	$\leq 50\%$ Spermien mit lebhafter und mäßiger Progressivmotilität oder $\leq 25\%$ Spermien mit lebhafter linearer Progressivmotilität
▷ Teratozoospermie	$< 30\%$ normal geformte Spermien
▷ Azoospermie	keine Spermien im Ejakulat
▷ Aspermie (Asemie)	kein Ejakulat nach Orgasmus

Hormonanalysen

Bei Oligo- und Azoospermie wird die endokrine Funktion von Hypothalamus, Hypophysenvorderlappen und Hoden mit der Bestimmung der Basissekretion von FSH, LH, Prolaktin und Testosteron überprüft.

Mit dem GnRH-Test kann die Sekretionsstimulation von FSH und LH bestimmt werden.

Die Hormondiagnostik ermöglicht eine Einteilung des Hypogonadismus in
– **hypergonadotrope,**

– **hypogonadotrope,**

– **normogonadotrope** Hormonlage.

Chromosomenuntersuchung

– Chromatintest: Nachweis des Kerngeschlechts an Epithelien; bei XX sind Barr-Körperchen nachweisbar.
– Die Chromosomenanalyse erlaubt eine exakte Bestimmung der Chromosomenaberrationen.
Bei ca. 2 % der infertilen Männer findet man Chromosomenaberrationen.

Hodenbiopsie

Zur histologischen Untersuchung werden aus beiden Hoden reiskorngroße Gewebeproben entnommen. Hierfür besteht eine Indikation bei Azoospermie und normalem Hodentastbefund zum Ausschluß/Nachweis eines Samenleiterverschlusses.

Hormonanalysen

Endokrinologische Untersuchungen sind von großer diagnostischer und prognostischer Bedeutung. Bei Oligozoo- oder Azoospermie wird die endokrine Funktion des Hypothalamus-Hypophysenvorderlappen-Hoden-Regelkreises überprüft. Man bestimmt zunächst die **Basissekretion von FSH, LH, Prolaktin und Testosteron.** Hiermit kann man zwischen primärem und sekundärem Hypogonadismus unterscheiden. Erhöhte FSH-Werte sprechen für eine Tubulusinsuffizienz, häufig durch eine Hodenschädigung nach verspätetem Hodendeszensus oder nach Infektionskrankheiten (primärer Hodenschaden). Erniedrigte FSH- und LH-Basalwerte weisen auf einen sekundären Hodenschaden bei Störung der Hypothalamus- oder Hypophysenfunktion hin. Bei normaler FSH- und LH-Basissekretion kann ein latenter Mangel bestehen. Man überprüft dies mit dem **GnRH-Test.** 30 Minuten nach GnRH-Injektion kommt es zu einem 1,5–2fachen FSH- und 2–5fachen LH-Anstieg im Serum. Ist der Anstieg zu gering oder verzögert, spricht dies für eine Hypophysenstörung. Bei überschießendem Anstieg besteht der Verdacht auf eine beginnende gonadale Insuffizienz. Hyperprolaktinämie kann psychogen oder medikamentös bedingt sein, tritt jedoch bei Hypophysenadenomen und anderen endokrinen Störungen auf. Klinisch äußert sie sich mit Erektionsstörungen und Spermiogenesehemmung.
Testosteronmangel bei erhöhtem LH weist auf eine Leydigzellinsuffizienz hin.
Die Hormondiagnostik ermöglicht die Einteilung in drei Gruppen:
– **hypergonadotroper Hypogonadismus:** Die Basissekretion von FSH ist erhöht. Es handelt sich um einen nicht therapierbaren primären Hodenschaden.
– **hypogonadotroper Hypogonadismus:** Die Gonadotropin-Basissekretion ist erniedrigt oder durch GnRH nicht ausreichend stimulierbar. Es handelt sich um einen meist therapierbaren sekundären Hodenschaden.
– **normogonadotroper Hypogonadismus:** Eine endokrine Störung ist nicht feststellbar.

Chromosomenuntersuchung

Bei Verdacht auf eine chromosomale Störung, z.B. bei Hypoplasie beider Hoden oder bei Verdacht auf Klinefelter-Syndrom, ist eine Chromosomenuntersuchung angezeigt. Am einfachsten ist der **Chromatintest** aus Wangenschleimhautepithelien oder Zellen der Haarwurzelscheide. Nachweis von Barr-Körperchen an der Innenseite der Kernmembran zeigt XX-Kerngeschlecht. Die **Chromosomenanalyse** ist sehr aufwendig, erlaubt aber eine exakte Bestimmung der Chromosomenaberrationen. Es können neben numerischen Aberrationen auch lichtmikroskopisch sichtbare Strukturanomalien der Chromosomen festgestellt werden. Ca. 2 % aller infertilen Männer haben eine chromosomale Störung, bei Azoospermie sogar 10–20 % der Patienten.

Hodenbiopsie

Zur histologischen Untersuchung werden aus beiden Hoden reiskorngroße Gewebeproben in Lokalanästhesie entnommen. Bei Azoospermie und normalem Hodentastbefund ist eine histologische Untersuchung des Hodengewebes indiziert. Findet man eine ungestörte Spermiogenese im Keimepithel, handelt es sich um einen Verschluß der samenableitenden Wege. Bei Oligozoospermie ist zur Klärung der Ursache in der Regel eine Hormonanalyse ausreichend.

Immunologische Diagnose

Im Nativpräparat von frischem Ejakulat können Zusammenballungen von lebenden Spermien beobachtet werden. Es ist nicht sicher zu beurteilen, ob es sich hierbei um Agglomeration von Spermien mit Epithelien, Leukozyten und Zelldetritus handelt oder um pathologische immunologische Reaktionen (Agglutination). Hierfür müssen spezielle immunologische Tests zum Nachweis von Spermatozoen-Autoantikörpern durchgeführt werden. Als Beispiel für den Nachweis von spermiengebundenen Autoantikörpern soll hier der **MAR-Test** (Mixed Antiglobulin Reaction) genannt werden. Sind mehr als 10 % der beweglichen Spermien an Anti-Rhesus-Antikörper tragende Erythrozyten gebunden, besteht der Verdacht auf eine immunologische Reaktion. Autoantikörper sind auch im Seminalplasma und Serum nachweisbar.

> **Immunologische Diagnose**
>
> Bildung von Autoantikörpern gegen Spermien führt zur Agglutination. Spermiengebundene Antikörper können z. B. mit dem MAR-Test nachgewiesen werden.

Funktionelle Spermaanalyse

Das **Spermiogramm** ermöglicht – abgesehen von der Azoospermie – keine sichere Fertilitätsprognose. Durch funktionelle Tests erhofft man sich eine bessere Aussage über die Befruchtungsfähigkeit der Spermien. Diese Untersuchungen werden immer wichtiger, je eingreifender die Verfahren der gynäkologischen Fertilisierungstherapie sind (z.B. homologe Insemination, Gametentransfer oder In-vitro-Fertilisierung). Vor Durchführung dieser Verfahren sollte geklärt sein, ob die Spermien befruchtungsfähig sind.
Erste Ansätze solcher Funktionsteste sind:
- Bestimmung der Überlebensfähigkeit der Spermien in Seminalplasma und Zellkulturmedien.
- Zervixmukus-Penetrationsfähigkeit.
- Spermatozoen-Stimulationstests.
- Beurteilung der Befruchtungsfähigkeit mit heterologen Ovumpenetrationstests (z.B. Hamster-Oozyten).

> **Funktionelle Spermaanalyse**
>
> Das **Spermiogramm** ermöglicht – abgesehen von der Azoospermie – keine sichere Fertilitätsprognose. Von funktionellen Tests erhofft man sich eine bessere Beurteilung der Befruchtungsfähigkeit der Spermien.

25.6 Therapie der männlichen Fertilitätsstörungen

Bei der Therapie der Kinderlosigkeit sind eine Vielzahl von Faktoren zu beachten. Die Störung kann bei Mann oder Frau oder bei beiden liegen. **Die Koordinierung der gynäkologischen und andrologischen Therapie ist deshalb sehr wesentlich.** Therapieziel ist die Verbesserung der Konzeptionschancen eines Paares, die schließlich zur Schwangerschaft führt. Besteht bei einem Partner eine nicht therapierbare Infertilität, ist es sinnlos, den anderen Partner zu behandeln.

> **25.6 Therapie der männlichen Fertilitätsstörungen**
>
> Die Koordinierung der gynäkologischen und andrologischen Therapie ist wichtig. Therapieziel ist die Verbesserung der Konzeptionschancen eines Paares, die zur Schwangerschaft führt.

Operative Therapie

Maldescensus testis
Die Behandlung des Hodenhochstandes sollte bis Ende des 2. Lebensjahres erfolgreich abgeschlossen sein. Führt eine **Hormontherapie mit HCG** nicht zum Erfolg, ist eine operative **Orchidopexie** notwendig. Bei länger bestehendem Hodenhochstand ist eine Schädigung des Keimepithels wahrscheinlich.

> **Operative Therapie**
>
> **Maldescensus testis** Führt eine Hormontherapie mit HCG nicht zum Erfolg, ist eine operative Orchidopexie notwendig, da retinierte Hoden häufig maligne entarten.

> ▶ **Merke.** Die operative Behandlung des Leisten- oder Bauchhodens ist auch im Erwachsenenalter noch indiziert, da retinierte Hoden sehr viel häufiger maligne entarten.

◀ **Merke**

Varikozele

Führt die Varikozele zum Reflux von venösem Blut, ist sie behandlungsbedürftig. Die operative Behandlung besteht in einer **hohen Ligatur der Vena spermatica interna.** Die Okklusion der insuffizienten Venen ist auch durch eine **Sklerosierungsbehandlung** mit z.B. Aethoxysklerol möglich. In ca. 50% kommt es nach der Behandlung zu einer Verbesserung oder Normalisierung der Spermaqualität.

Verschlüsse der samenableitenden Wege

Bei angeborenen oder erworbenen Verschlüssen der Nebenhodenkanälchen oder der Samenleiter kann eine mikrochirurgische **Epididymovasostomie** durchgeführt werden. Die Aussichten auf erfolgreiche Rekanalisierung sind um so besser, je distaler der Verschluß liegt. Muß bei der Operation ein großer Teil des Nebenhodens umgangen werden, können die Spermien nicht mehr reifen. Am besten sind die Ergebnisse bei Rekonstruktion der Samenleiter (Vaso-Vasostomie) nach Samenleiterunterbrechung (Vasektomie). Angeborene oder erworbene **Phimosen** werden durch **Zirkumzision** beseitigt.

Medikamentöse Therapie

Hormontherapie
Bei hypogonadotropem Hypogonadismus ist eine Substitutionstherapie mit **Humangonadotropinen** aussichtsreich, wegen der regelmäßigen i.m. Injektionen von HCG und HMG jedoch schwer durchführbar. Man therapiert bis zum Eintritt einer Schwangerschaft bei der Partnerin.
Die **Substitutionstherapie mit GnRH,** das eine Halbwertszeit von wenigen Minuten hat, ist durch eine Einführung von tragbaren, automatischen Infusionspumpen möglich geworden (pulsatile GnRH-Therapie) und ebenfalls geeignet für Patienten mit idiopathischem hypogonadotropem Hypogonadismus.
Antiöstrogene (z.B. Tamoxifen) binden kompetitiv an Steroidrezeptoren im Hypothalamus und führen zu einer Erhöhung des GnRH-Spiegels und zum Anstieg von FSH und LH. Tamoxifen führt zu einer Verbesserung der Spermatozoenzahl im Ejakulat.
Androgene müssen bei **nachgewiesener** inkretorischer Hodeninsuffizienz, z.B. bei Klinefelter-Syndrom, bei Anorchie und nach Kastration vor allem zur Verhütung der Osteoporose substituiert werden. Zur oralen Therapie eignet sich am besten **Testosteronundecanoat,** das das Zielorgan ohne Leberpassage erreichen kann. Bei parenteraler Substitution werden Testosteron-Depot-Präparate in 2–3wöchigen Abständen intramuskulär injiziert.
Prolaktinhemmer (Bromocriptin) werden bei Erektionsstörungen und Oligozoospermie infolge einer hypophysären Hyperprolaktinämie angewandt.

Antibiotisch-antiphlogistische Therapie

Bei Nachweis von entzündlichen Veränderungen im Genitaltrakt sind eine möglichst frühzeitige Erregerdiagnostik und gezielte antibiotische Therapie notwendig. Bei chronischen Entzündungen kann die zusätzliche Behandlung mit nichtsteroidalen Antiphlogistika gelegentlich erfolgversprechend sein.

Empirische Behandlungsverfahren

Die Ursache der normogonadotropen Oligo-Asthenozoospermie, der häufigsten Fertilitätsstörung, ist meist diagnostisch nicht zu klären. Es gibt keine kausalen Behandlungsmethoden. Es werden zur Zeit **vasoaktive Substanzen,** z.B. **Kallikrein oder Pentoxifyllin,** unter der Vorstellung eingesetzt, daß durch eine Stimulierung der Kininfreisetzung und eine verbesserte Durchblutung die Spermatozoenmotilität gesteigert werden kann. Grundsätzlich müssen alle andrologischen Therapieversuche mindestens einen Spermiogenesezyklus lang durchgeführt werden, d.h. über mindestens 3 Monate, bis die Wirkung beurteilt werden kann.

Insemination

Unter Insemination versteht man die instrumentelle Übertragung von Sperma nach Aufbereitung in die Zervix oder in den Uterus. Der Vorteil dieses Verfahrens ist die exakte Abstimmung mit dem Ovulationstermin. Intrauterine Inseminationen nach Ovulationsinduktion sind vor allem bei Motilitätsstörungen und bei Penetrationsstörungen der Spermien durch den Zervixmukus angezeigt.

Gametentransfer und In-vitro-Fertilisierung

Ein neues Verfahren der assistierten Reproduktion stellt die **intrazytoplasmatische Spermatozoeninjektion** dar, bei der ein einzelnes Spermatozoon in das Zytoplasma von Metaphase-II-Oozyten injiziert wird. Dieses Verfahren ist bei hochgradiger Oligozoospermie und vor allem bei Funktionsdefekten der Zonabindung erfolgversprechend. Die Mißbildungsrate bei den durch dieses Verfahren gezeugten Kinder ist mit 2 % nicht erhöht.
Bei der **In-vitro-Fertilisierung** findet die Vereinigung der Gameten im Reagenzglas statt. Dann wird das befruchtete Ei nach mehreren Zellteilungen unter Umgehung der Eileiter intrauterin an die Nidationsstelle gebracht. Diese Methode ist besonders geeignet für Frauen mit irreparablen Eileiterverschlüssen.
Besteht eine irreversible Störung der männlichen Fertilität, sollte eine ausführliche Beratung über Möglichkeiten einer **Adoption** und über die mit ethischen und juristischen Problemen belastete heterologe Insemination (Spenderinsemination) gesprochen werden.

Spermakonservierung

Sperma kann in flüssigem Stickstoff bei –196 °C über Jahre gelagert (Kryosperma) und nach dem Auftauen zur Insemination verwandt werden. Eine Anwendungsmöglichkeit ist die prophylaktische Spermakonservierung bei vorhersehbarem Verlust der Zeugungsfähigkeit, z.B. durch Zytostatika, Röntgenbestrahlung und Hodentumoren.

Immunologische Therapie

Bei nachgewiesenen Autoantikörpern an Spermien, im Seminalplasma oder im Serum kann eine immunsuppressive Therapie, z.B. mit Kortikosteroiden, erfolgversprechend sein.

Psychotherapie

Bei psychischen Auffälligkeiten eines Partners oder bei Beziehungsstörungen sollte frühzeitig eine Psychotherapie einsetzen. Sind die Störungen durch die Belastung der Sterilitätsdiagnostik und Therapie aufgetreten, ist eine Therapiepause, ein längerer Urlaub oder der Entschluß zur Adoption oft so entlastend, daß es spontan zur lang ersehnten Schwangerschaft kommt. Infertilität kann psychisch bedingt sein, aber auch durch die jahrelangen unerfüllten Hoffnungen sekundär zu psychischen Störungen führen, die therapiebedürftig sind.

die Spermienmotilität steigern. Grundsätzlich müssen alle andrologischen Therapieversuche mindestens einen Spermiogenesezyklus (3 Monate) lang durchgeführt werden.

Insemination

Unter Insemination versteht man die instrumentelle Übertragung von Sperma prä- und intrazervikal oder intrauterin. Der Vorteil dieses Verfahrens ist die exakte Abstimmung mit dem Ovulationstermin und die Möglichkeit einer Spermaaufbereitung.

Gametentransfer und In-vitro-Fertilisierung

Bei der **intrazytoplasmatischen Spermatozoeninjektion** wird ein einzelnes Spermatozoon in das Zytoplasma von Metaphase-II-Oozyten injiziert.
Bei der **In-vitro-Fertilisierung** findet die Vereinigung der Gameten im Reagenzglas statt. Das befruchtete Ei wird nach mehreren Zellteilungen unter Umgehung der Eileiter intrauterin an die Nidationsstelle gebracht.

Spermakonservierung

Sperma kann in flüssigem Stickstoff bei –196 °C über Jahre gelagert und nach dem Auftauen zur Insemination verwandt werden.

Immunologische Therapie

Bei nachgewiesenen Autoantikörpern kann eine immunsuppressive Therapie erfolgversprechend sein.

Psychotherapie

Bei psychischen Auffälligkeiten eines Partners oder bei Beziehungsstörungen sollte frühzeitig eine Psychotherapie einsetzen. Infertilität kann psychisch bedingt sein, aber auch durch die jahrelangen unerfüllten Hoffnungen sekundär zu psychischen Störungen führen.

26 Dermatologische Lokalbehandlung

Die dermatologische Lokalbehandlung dient der gezielten Behandlung von Hautkrankheiten durch umschriebene oder generalisierte (großflächige) Behandlung der Haut und der hautnahen Gewebe unter bestmöglicher Schonung der anderen Organe. Dazu stehen in vielen Anwendungsformen Markenpräparate und galenische Zubereitungen zu Verfügung. Letztere umfassen einen großen, traditionellen Erfahrungsschatz und sind in wesentlichen Zügen im deutschen Arzneimittelbuch (DAB 1997) unter Einschluß der europäischen Arzneimittelbücher, im deutschen Arzneimittelcodex (DAC) und in den neuen Rezeptformeln (NRF) zusammengefaßt.

Alle äußerlich anzuwendenden Arzneimittel umfassen einen Träger (Grundlage), in welchen differente Wirkstoffe eingearbeitet sind. Als Arzneimittelträger kommen feste Stoffe (Puder), Flüssigkeiten (Lösungen für Umschläge, Spülungen, Bäder oder Packungen) sowie streichfähige Fette oder Öle in Frage. Die meisten der streichfähigen Grundlagen, Salben, Cremes, Gele, Pasten sind aus zwei Phasen zusammengesetzt und verfügen über Hilfsstoffe, die einerseits der Phasenvermittlung (Emulgatoren) und andererseits der Stabilität dienen. Daneben finden sich noch eine Reihe von speziellen Anwendungsformen wie Stifte, Sprays, Pflaster und therapeutische Systeme. Der Zusammenhang der Trägersysteme ist in 🅂 65 als Phasendreieck dargestellt.

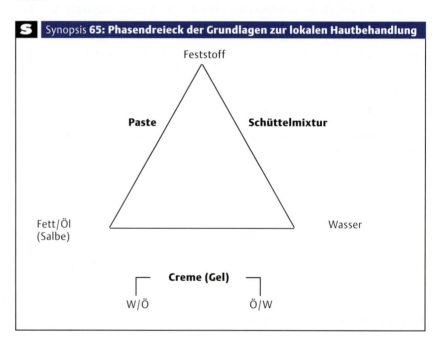

Synopsis 65: Phasendreieck der Grundlagen zur lokalen Hautbehandlung

▶ **Merke.** Die Wahl der Trägersysteme und damit der Grundlagen richtet sich nach der Körperregion, der geplanten Anwendung und nach dem Hautzustand. Dabei ist von wesentlicher Bedeutung, ob die Hornschicht und deren Lipidbarriere intakt ist oder ob sie durch die Krankheit alteriert wurde.

Bei intakter Hornschicht und Lipidbarriere sind lipophile Träger zur Vermittlung von lipophilen Wirkstoffen am effektivsten und vermitteln die beste Tiefenwirkung. Demgegenüber sind hydrophile Träger und hydrophile Wirkstoffe bei nässenden Dermatosen vorzuziehen.

Die weiteste Verbreitung fanden und finden die **streichfähigen Grundlagen:**
Salben als wasserfreie, streichfähige Grundlagen mineralischer (Vaseline), tierischer (Wollfette) oder synthetischer Provenienz.
Cremes sind streichfähige Emulsionssysteme, welche fetthaltige Produkte, Wasser und Emulgatoren enthalten. Man unterscheidet **lipophile Cremes** (W/Ö-System), in welchen Wassertröpfchen in der fetten äußeren Phase emulgiert sind und somit mit Fett unbegrenzt mischbar sind, von **hydrophilen Cremes** (Ö/W-Systeme), die umgekehrt kombiniert sind und unbegrenzt mit Wasser vermischbar sind. Wirkstoffe können in die wäßrige oder in die ölige Phase eingearbeitet werden.
Transparente Gele sind als Sonderformen von Cremes ähnlich aufgeteilt.
Pasten sind Salben mit einem Pulveranteil, der sie relativ konsistent, aber doch noch streichbar gestaltet. Sie haften der Hautoberfläche an und stoßen Wasser ab.
Wegen der zunehmenden Sensibilisierung durch Wollwachs-Bestandteile werden wollwachsfreie Grundlagen immer wichtiger (■ 92).

Am weitesten verbreitet sind die streichfähigen Grundlagen: Salben, Cremes, Gele und auch Pasten.

Wollwachsfreie Grundlagen werden wichtiger (■ 92).

 92: Grundlagen für Externa ohne Wollwachsalkohole und Wollwachsester

Basiscreme DAC	Basiscreme
Kühlsalbe DAB 1997	Unguentum leniens
Cold Creme Roche Posay	Kühlcreme
Weißes Vaselin DAB 1997	Vaselinum album
Hydrophile Salbe DAB 1997	Unguentum emulsificans
Polyethylenglykolsalbe DAB 8	Unguentum polyaethylenglycoli
Unguentum Cordes	Unguentum polyaethylenglycoli

Eine Auswahl der Wirkstoffe

Lokale Steroide. Zur Behandlung von entzündlichen und auch gutartig proliferativen Hauterkrankungen haben sich die lokal angewandten Kortikosteroide dank ihrer exzellenten Wirksamkeit bewährt. Sie werden in vier Gruppen eingeteilt, wobei die Gruppe I (schwach) nur eine antientzündliche Wirkung ausübt und keine Proliferationshemmung bewirkt. Die Gruppen II–IV sind sowohl in der antientzündlichen wie in der antiproliferativen Wirkung gestaffelt. Sie sind, in verschiedenste Grundlagen eingearbeitet, bei einer Vielzahl von Hautkrankheiten gezielt und kontrolliert angewandt, ein Segen für den Patienten. Dabei spielen das Lebensalter, die Körperregion der Anwendung, die Natur und der Zustand der Hauterkrankung bei der Indikation, der Auswahl des Präparates, der Anwendungsart, der Anwendungsfrequenz und vor allem der Anwendungsdauer eine entscheidende Rolle. Limitierend ist die Persistenz der Erkrankung, das Auftreten von Nebeneffekten und auch die Provokation von neuen, steroidinduzierten Hautveränderungen. Gefürchtet sind vor allem die **Nebenwirkungen** der antiproliferativen Kortikosteroidwirkung: **Atrophien,** Teleangiektasien, Blutungsneigung, **Striae distensae** und **Hypertrichose.** Bei den steroidprovozierten Krankheiten ist neben der **rosazeaähnlichen Steroiddermatitis** auch an **Superinfektionen** bakterieller und mykotischer Provenienz zu denken. Eine Klassifikation der lokalen Kortikosteroide nach den Wirkgruppen I–IV ist in ■ 93 versucht.

Wirkstoffe:

Lokale Steroide zur Behandlung von entzündlichen und gutartig proliferierenden Hautkrankheiten. Sie werden entsprechend ihrer antientzündlichen Wirkung in 4 Gruppen eingeteilt (■ 93).

Bei langer und unzweckmäßiger Anwendung treten **Nebenwirkungen** auf: Atrophie, Striae distensae, Hypertrichose, Steroiddermatitis und auch Neigungen zu Superinfektionen.

Lokale Antimykotika. Die modernen Antimykotika zur lokalen Anwendung an der Haut und den hautnahen Schleimhäuten zeigen eine breite Wirksamkeit bei den Dermatophyten, Hefen und Schimmelpilzen. Daneben kontrollieren sie auch noch gewisse bakterielle Besiedelungen. In ■ 94 sind lokale Antimykotika aufgeführt, welche die früher gebräuchlichen galenischen Zubereitungen weitgehend abgelöst haben.

Lokale Antimykotika wirken breit gegen Dermatophyten, Hefen und Schimmelpilze (■ 94).

Lokale Antibiotika. Lokale Antibiotika sind geeignet bei oberflächlichen und umschriebenen bakteriellen Infekten.

Lokale Antibiotika zur Behandlung oberflächlicher und umschriebener bakterieller Infekte.

93: Klassifikation lokaler Kortikosteroide *(nach R. Niedner)*

Freinamen	Konz.	Handelsnamen®	Anwendungsform
Gruppe I (schwach)			
Hydrocortison	0,2500 %	Schericur	S
		Hydrocort Dermale	L
Hydrocortison	0,5000 %	Ficortril mite	S
		Ficortril Lotio	Lo
		Hydrocort	L
	1,0000 %	Ficortril Salbe	S
Hydrocortisonacetat	1,0000 %	Scheroson F Salbe	S
		Cordes H	C, S
Prednisolon	0,4000 %	Linola H	E (O/W)
		Linola H Fett	E (W/O)
Hydrocortison	2,0000 %	Hydrocort forte	L
		Ficortril Spray	Spray
	2,5000 %	Ficortril Salbe	S
Fluocortinbutylester	0,7500 %	Vaspit	S, FS, C
Triamcinolonacetonid	0,0018 %	Volonimat Spray	Spray
Dexamethason	0,0120 %	Sokaral	L
Clobetasonbutyrat	0,0500 %	Emovate	S, C
Fluorometholon	0,1000 %	Efflumidex Liquifilm AT	L
Gruppe II (mittelstark)			
Dexamethason	0,100 %	Dexalocal, Lokalisch-F Salbe	S, C, L/S
Alclometasondipropionat	0,0500 %	Delonal	S, C
Flumetasonpivalat	0,0200 %	Locacorten	S, C, Lo, Sch
Triamcinolonacetonid	0,0089 %	Volon A Spray	Spray
	0,0250 %	Extracort	C
Fluprednidenacetat	0,0500 %	Decoderm	S
	0,1000 %	Decoderm	C, Lo
	0,1500 %	Etacortin	S, C, T, P
Fluorandrenolon	0,0250 %	Sermaka 1/2	S, C
Hydrocortisonbutyrat	0,1000 %	Alfason	S, C, CreSa, L
Betamethasonbenzoat	0,025 %	Euvaderm	C
Fluocortolonpivalat plus -hexanoat	je 0,1000 %	Ultracur	S, FS, C
Fluocortolon	0,2000 %	Syracort	S, C
Clocortolonpivalat plus -hexanoat	je 0,1000 %	Kaban	S, C
Desonid	0,0500 %	Tridesilon	S, C
	0,1000 %	Sterax 0,10 %	C
Fluorandrenolon	0,0500 %	Sermaka	S, C, Lo, Folie
Betamethasonvalerat	0,0500 %	Betnesol-V crinalite	L
		Betnesol-V mite	S, C
		Celestan-V mite	S, C
Triamcinolonacetonid	0,1000 %	Volon A	S, HS, C
		Delphicort	S, C
Prednicarbat	0,25000 %	Dermatop	S, FS, C
Fluocinolonacetonid	0,0100 %	Jellin Gamma	C
Desoximetason	0,0500 %	Topisolon mite	S
Fluocinonid	0,0100 %	Topsym	S
Halcinonid	0,0250 %	Halcimat	C
Hydrocortisonbutyrat plus -propionat	0,1000 %	Pandel	S, C
Hydrocortisonaceponat	0,1270 %	Retef	S, FS, C
Gruppe III (stark)			
Dexamethasonvalerat	0,1000 %	Dexavate	S, C, L
Betamethasonvalerat	0,1000 %	Betnesol-V crinale	L
		Betnesol-V	S, C, Lo
		Celestan-V crinale	L
		Celestan-V	S, C
Betamethasondipropionat	0,0500 %	Diprosone	S, C, L
		Diprosis	S, G
Fluocortolon plus			
Fluocortolonhexanoat	je 0,2500 %	Ultralan	C, S, FS, Spray, M
Fluocinolonacetonid	0,0250 %	Jellin	S, C, Sch, G, L, Lo
Diflorasondiacetat	0,0500 %	Florone	S, C
Desoximetason	0,2500 %	Topisolon	S, FS, Lo
Fluocinonid	0,0500 %	Topsym	S, FS, L
Amcinonid	0,100 %	Amciderm	S, FS, C, L
Halcinonid	0,1000 %	Halog	S, FS, L

93: Fortsetzung

Freinamen	Konz.	Handelsnamen®	Anwendungsform
Diflucortolonvalerat	0,1000 %	Nerisona	S, FS, L
		Temetex	S, FS, C
Methylprednisolonaceponat	0,1000 %	Advantan	S, FS, C
Mometasonfuroat	0,1000 %	Ecural	S, FS, L
Gruppe IV (sehr stark)			
Fluocinolonacetonid	0,2000 %	Jellin ultra	C
Diflucortolonvalerat	0,3000 %	Nerisona forte	FS
		Temetex forte	FS
Clobetasolpropionat	0,0500 %	Dermoxinale	L
		Dermoxin	S, C

S = Salbe; C = Creme; E = Emulsion; Lo = Lotio; L = Lösung; FS = Fettsalbe; CreSa = Creme-Salbe;
Sch = Schaum; T = Tinktur; G = Gel; M = Milch; HS = Haftsalbe.

94: Lokale Antimykotika (Auswahl)

Freinamen	Handelsnamen®
Mit Wirkung auf Dermatophyten, Hefen und Schimmelpilze (DHS-System):	
Bifonazol	Mycospor
Ciclopiroxolamin	Batrafen
Econazol	Epi-Pevaryl
Isoconazol	Travogen
Ketokonazol	Nizoral
Miconazol	Daktar
	Epi-Monistat
Naftifin	Exoderil
Oxiconazol	Oceral

Wirksam ist, mit Einschränkungen bei den Schimmelpilzen, auch Clotrimazol.

Mit Wirkung auf Hefeinfektion:	
Amphotericin B	Ampho-Moronal
Nystatin	Biofanal
	Candio-Hermal
	Moronal
	Nystatin
Natamycin	Pimafucin

> ▶ *Merke.* Es sollen solche Antibiotika zur Anwendung kommen, welche wenig oder nicht systemisch angewandt werden, damit Resistenzentwicklungen oder Allergisierungen anläßlich der lokalen Behandlung nicht zu Therapieversagen bei einem späteren systemischen Bedarf führen.

◀ **Merke**

Zudem ist auf die Empfindlichkeit der Keimbesiedelung abzustellen und die relativ hohe Sensibilisierungsrate der Aminoglykoside und Polypeptidantibiotika zu berücksichtigen.

Unter diesen Gesichtspunkten kann folgende **allgemeine Regel** gelten:

Bei **Impetigo, Pyodermien** und Superinfektionen bieten sich Bacitracin, Gramicidin, Erythromycin, Clindamycin und Fusidinsäure an *(Kap. 7.3)*.

Bei **follikulärem Überwuchern** durch obligate Hautoberflächenkeime (Akne, *Kap. 19,* Follikulitis) bieten sich Erythromycin, Clindamycin und Tetrazykline an.

Bei **gramnegativen Infekten** (gramnegative Follikulitis und gramnegativer Fußinfekt, *Kap. 7.3.5)* bieten sich Neomycin und Gentamicin an.

Oberflächendesinfektion bei Hauterkrankungen. Zur flächigen Desinfektion bei bakteriell, mykotisch oder viral bedingten oder superinfizierten Hauterkrankungen bieten sich die leider verschmutzenden, aber gut desinfizierenden und auf der Haut haftenden **Farbstoffe** an, die 0,25–1,0%ig in

Oberflächliche Desinfektion ist notwendig bei bakteriellen, mykotischen und viral bedingten oder superinfizierten Hautkrankheiten.

95: Ausgewählte Wirkstoffe zur Rezeptur in Lokaltherapeutika		
Wirkung	**Wirkstoff**	**Konzentrationsbereich**
Keratolyse	Acidum salicylicum (Salizylsäure)	3–10 %
	Urea pura (Harnstoff)	5–10 %
	Sulfur praecipitatum (Schwefel)	2–10 %
Entzündungshemmung	Ichthyol	5–10 %
	Tumenol	3–10 %
Proliferationshemmung	Dithranol und Anthralin	0,1–2,0 %
	Pix lithanthracis (Steinkohlenteer) und Pflanzenteere Tinctura Arning (DAB)	10–100 %
Juckreizstillung	Thesit	1–5 %
	Menthol	0,5–2,0 %

Sie desinfizieren und trocknen aus. Farbstoffe in 0,25–1,0%iger, wäßriger Lösung sind hochwirksam.

wäßriger Lösung auch großflächig angewandt werden können: Eosin, Gentianaviolett und Brillantgrün. Nach ein- bis mehrmaligen Probeanstrichen auf einem handflächengroßen Areal an der Grenze zwischen gesunder und erkrankter Haut (6/7, S. 471) werden die befallenen Hautbereiche auch großflächig ein- bis zweimal täglich angestrichen (6/8, S. 471) und mit dem Fön sowie etwas Puder getrocknet. Auch halogenierte Chinolinderivate (Vioform u.ä.), Phenolderivate (z.B. Hexachlorophen), quaternäre Ammoniumverbindungen, Quecksilberverbindungen (Mercurochrom), Gerbsäure (Tannin) und halogenierte Salicylanilide (Tribromsalan, Triclosan u.ä.) kommen zur Anwendung.

Galenische Wirkstoffe
(95)

Galenische Wirkstoffe. Außer den Fertigpräparaten zur differenten Dermatotherapie gibt es auch wirksame galenische Stoffe mit definierten Effekten, die in geeigneten Grundlagen zur Rezeptur verfügbar sind. Einige Beispiele sind in 95 aufgeführt.

Keratolytika: in Cremes und Salben.

Keratolytika werden in Cremes und Salben eingearbeitet und stehen für die großflächige Anwendung, zuweilen am ganzen Körper, zur Verfügung. Der Stabilität und Haltbarkeit ist besondere Aufmerksamkeit zuzuwenden sowie auch der eingeschränkten Kompatibilität mit anderen Wirkstoffen.

Juckreizstillung: in Schüttelmixturen und Lotiones.

Juckreizstillende Zusätze werden zu Schüttelmixturen, Lotionen und Ö/W-Cremes gemischt und stehen für großflächige und wiederholte Anwendungen zur Verfügung.

Entzündungshemmung und Proliferationsdämpfung (6/1 und 6/2, S. 470)

Wirkstoffe zur **Entzündungshemmung** und zur **Proliferationsdämpfung** werden umschrieben und regional angewandt. Es empfiehlt sich, zur Verträglichkeitsprüfung Probeanstriche, auch mehrere Therapeutika nebeneinander, der Behandlung voranzuschieben (6/1, S. 470), um Allergien oder Unverträglichkeiten frühzeitig zu erkennen. Anschließend wird die Behandlung mit zweimal täglichen Applikationen über 3 bis 12 Tage geführt, wobei die Wirkstoffe zwischendurch nicht abgewaschen werden (6/2, S. 470).

Teere (6/3–5 und 6/6, S. 470 und 471)

Der **Steinkohlenteer**, aber auch die Pflanzenteere, werden nach Probeanstrichen an den befallenen Stellen 10 % in Vaseline oder in reiner Form zweimal täglich aufgetragen, mit etwas Puder bestäubt und mit einem Deckverband (z.B. Handschuhe) bedacht. Dies wird 3 Tage ohne Zwischenwaschung durchgeführt. Nach einem solchen »Teerzyklus« kommt ein Tag mit 10 % Tumenol in Vaseline und einmaliger, sanfter Waschung mit Wasser. Teerzyklen werden 2- bis 4mal wiederholt, bis endlich mit Tumenol-Vaseline in mehrfachen Anwendungen abgelöst wird. Die therapeutische Teeranwendung führt zu einer Lichtsensibilisierung der behandelten Haut, weshalb während und nach einer solchen Behandlung Sonne und künstliche Licht-

26 Dermatologische Lokalbehandlung

quellen zu meiden sind. Teerbehandlungen sind verschmutzend und bedürfen eines Deckverbandes, sie riechen charakteristisch, was von vielen Menschen unangenehm empfunden wird. Der Effekt bei chronischen, lichenifizierten Ekzemen ist aber sehr gut (6/3–5, 6/6, S. 470 und 471).

Dermatologische Verbände

In der Dermatotherapie sind Verbände von großer Bedeutung. Man unterscheidet:

Deckverbände zum Abdecken von verschmutzenden, geruchsintensiven und »schmierigen« Externa, zum Festhalten derselben und zum Schutz vor Lichteinwirkung. Sie werden vorteilhaft mit Leinenlappen durchgeführt, die mit Mullbinden, Handschuhen, Schlauchverbänden oder Gesichtsmasken festgehalten werden (7/1, S. 472). Bei großflächiger oder Ganzkörper-Anwendung wird der Verband durch ein **Salbentuch** ersetzt, das zweimal am Tag bis zu 2 Stunden zur Anwendung kommen kann (7/4, S. 472). Im Sommer und in sehr warmen Räumen ist auf die Möglichkeit einer Hitzestauung zu achten. Tuchverbände verdoppeln die Penetration von Wirkstoffen in die Haut gegenüber der unbedeckten Anwendung (96).

96: Verstärkung der Wirkung eines Externums durch die Verbandart am Beispiel des antiphlogistischen Effektes eines Lokalsteroids	
Art des Verbandes	**Verstärkung**
Unbedecktes Auftragen	1
Mit Deckverband (7/1, 7/4)	2–4
Mit Okklusiv-Verband (7/2, 7/3)	30–50

Okklusiv-Verbände können umschrieben oder regional zur extremen Penetrationsverstärkung von Wirkstoffen in und durch die Haut angewandt werden. Die behandelten Hautstellen werden mit einer Okklusiv-Folie umwickelt, die Hände mit Folienhandschuhen bedeckt und das Ganze mit einem Deckverband festgehalten. Das körperwarme und feuchte Milieu führt zu einer Verquellung der Hornschicht und zu einer Steigerung der Penetration auf das 30- bis 50fache (96). Okklusiv-Verbände sollten 12 Stunden (über Nacht) bis maximal 24 Stunden zur Anwendung kommen. Die Haut erscheint anschließend mazeriert. Auf die Gefahr beschleunigter Superinfektionen ist zu achten.

Kompressionsverbände sind als Druckverbände bei Wunden und nach Operationen angezeigt und als Kompressionsverbände der Beine zur Behandlung insuffizienter Beinvenen und deren Komplikationen weit verbreitet (7/5–7, S. 473). Kompressionsverbände können auch über behandelte Stellen und über Deckverbände angelegt werden. Kompressionsverbände haben distal eine höhere Kompression zu vermitteln als proximal. Sie können bei arterieller Minderdurchblutung kontraindiziert sein.

> ▶ *Merke.* Die verschiedenen Verbandtechniken und deren Variationsmöglichkeiten sowie die differente Anwendung sind Besonderheiten qualifizierter Dermatotherapie. Sie zeichnen die Dermatologen und das dermatologische Pflegepersonal besonders aus.

Dermatologische Verbände

Deckverbände (7/1, S. 472)

Salbentuch (7/4, S. 472)

Okklusiv-Verbände zur Penetrationssteigerung der Wirkstoffe (96).

Kompressionsverbände (7/5–7, S. 473)

◀ Merke

6: Lokaltherapie

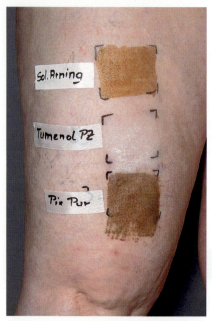

6/1: **Probeanstriche zur Verträglichkeitsprüfung antiekzematöser Externa:** Solutio arningi, Tumenolammonium, 10% in Pasta zinci, und Pix lithantracis pur.

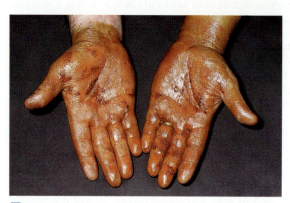

6/2: **Therapeutischer Anstrich** beider Hände **mit Solutio arningi,** zweimal täglich über mehrere Tage.

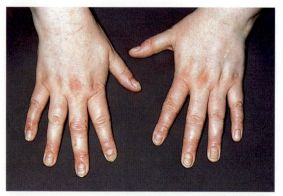

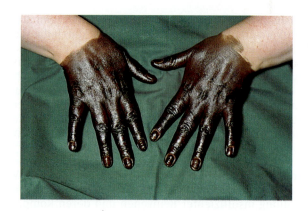

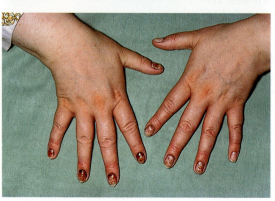

6/3–5: **Chronisches Handekzem** vor (6/3), während einer **Behandlung mit Pix lithantracis pur,** zwei Anstriche täglich (6/4), und nach einer Behandlung von drei Zyklen zu je drei Tagen Teeranstriche. Nach dem Ablösen mit Tumenolammonium 10% in Pasta zinci verbleiben noch Teerreste an den Nägeln und im Nagelfalz (6/5).

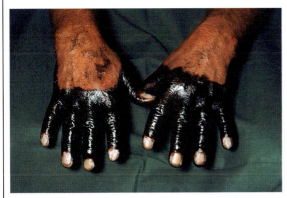

6/6: **»Teeranstrich« mit Freihalten der Nägel durch vorherige Schutzanwendung von Wachs** (Gebleichtes Wachs 30,0, Cetiol ad 40,0; DS: Warm auftragen).

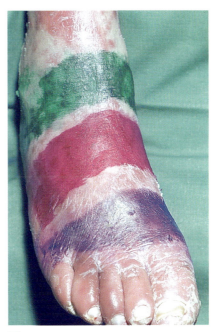

6/7: **Probeanstriche mit desinfizierenden Farbstoffen bei einem superinfizierten Fußekzem: Brillantgrün** (oben), **Eosin** (Mitte) und **Methylviolett** (unten) jeweils 1%ig in wäßriger Lösung.

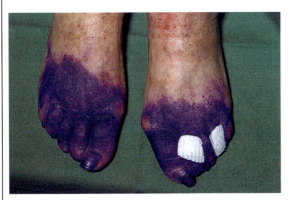

6/8: **Behandlung einer Fußmykose mit gramnegativem Fußinfekt** *(Kap. 7.3.5)* **durch Anstriche mit Methylenblau** 1 % in wäßriger Lösung, zweimal täglich, und Trockenhalten der Zwischenzehenräume durch Verbandstreifen.

7: Verbände

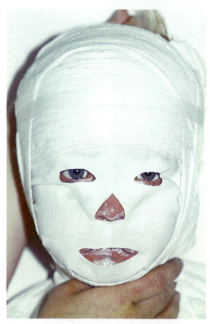

7/1: **Kopfverband mit Gesichtsmaske aus Leinenlappen und Mullbinden** mit ausgeschnittenen Körperöffnungen zur intensiven Behandlung des ganzes Kopfes, z.B. bei Neurodermitis atopica über Nacht.

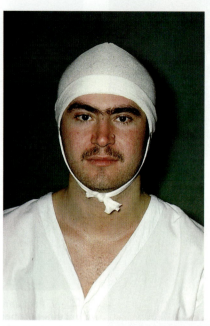

7/2: **Kopfkappe mit einem Schlauchverband zur Fixierung eines Kopf-Okklusivverbandes (Polyäthylen-Folie),** z.B. zur kombinierten Keratolyse und Steroidbehandlung bei Kopfpsoriasis.

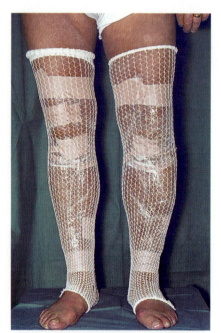

7/3: **Okklusiv-Verbände beider Beine** zur intensiven Behandlung psoriatischer Herde über Nacht, Fixierung mit Netzverbänden.

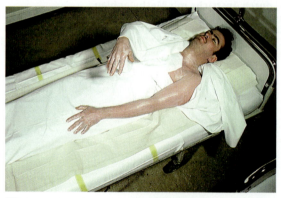

7/4: **Tuchverband zur großflächigen und intensiven Salbenbehandlung an Körper und Extremitäten,** ein- bis zweimal 2 Stunden täglich.

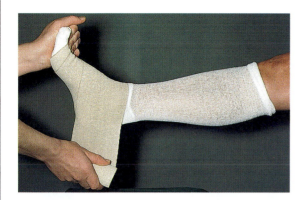

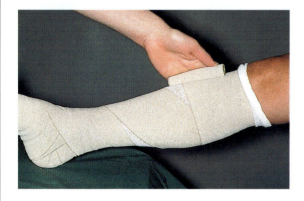

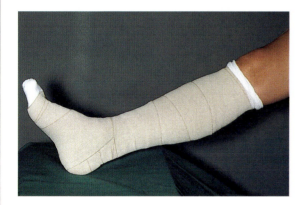

🔵 7/5–7: **Anlegen eines Kompressionsverbandes mit textilelastischen Kurzzugbinden zur Kompression und Entstauung bei Lymphödemen und zur Verbesserung des venösen Rückflusses bei chronisch-venöser Insuffizienz.** Man beginnt am Fußrücken von innen nach außen, verwendet zwei volle Binden mit 10 cm Breite pro Bein und vermindert die Kompression von distal nach proximal. Darunter kann die Ekzem- oder Ulkustherapie angebracht, mit einem Wundverband festgehalten und mit einer Schlauchbandage überzogen werden.

8: Diagnostik

Kutantestung: ▶ vgl. S. 54, 70, 370ff., 376

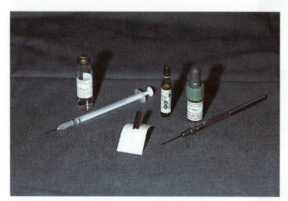

◉ 8/1: **Sterile Allergenlösungen** werden oberflächlich (Prick-Test) oder tiefer in die Kutis (Intrakutan-Test) eingespritzt. Histamin dient als Positiv-Kontrolle ($1:10^4$).

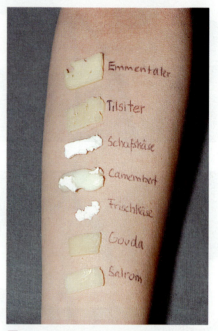

◉ 8/2: **Nichtsterile Substanzen und komplexe Aufbereitungen** werden angefeuchtet der mittels Lanzette skarifizierten Hautstelle aufgelegt. Histaminkontrolle ($1:10^3$).

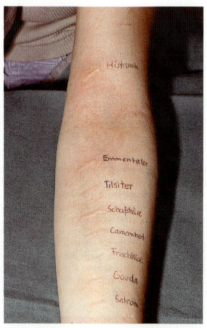

◉ 8/3: **Positive Reaktionen zeigen sich nach 5–30 Minuten durch juckende Quaddeln,** teilweise mit Pseudopodien-Ausläufern und einem Reflexerythem. Hier positive Reaktionen auf verschiedene Käsesorten bei Nahrungsmittel-Urtikaria (▶ vgl. auch ◉ 16, S. 54).

Epikutantestung (Patchtest); *Kap. 4.4; S. 59 ff.*

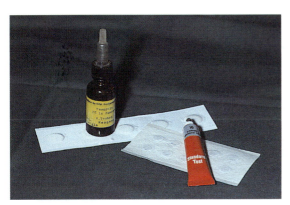

◉ 8/4: **Wassergelöste Testsubstanzen und lipidlösliche Substanzen in Vaseline** werden in standardisierter Konzentration (▫ **12,** *S. 62*) mittels spezieller Testpflaster gesunder Rückenhaut aufgeklebt und 24 Stunden belassen. Beurteilung 4 Tage.

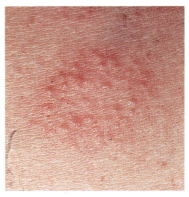

◉ 8/5: **Ekzematöse Testreaktion mit gruppierten Knötchen auf geröteter Haut** (und Juckreiz) nach 24 Std. als positiver Test.

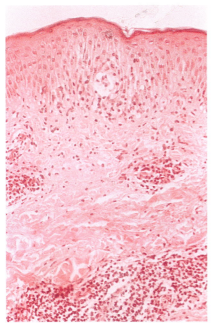

◉ 8/6: **Histologie von** ◉ 8/5 **mit epidermaler Spongiose** und epidermotropem, perivaskulärem Rundzellinfiltrat (HE, x 63).

9: Diagnostik

Exfoliative Zytologie der Epidermis; Tzanck-Test: ▶ vgl. S. 281 und 📋 53, S. 283)

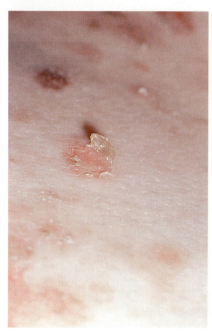

9/1: **Bei Verdacht auf Pemphiguskrankheiten** wird nach Abschieben des Hornschichtdeckels (Nikolski-I, *S. 280*) oder vom Blasengrund mit dem Messerrücken oder Spachtel Material gewonnen und auf Objektträger ausgestrichen.

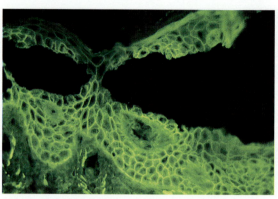

9/2: **Die Immunhistologie zeigt, daß antikörperdekorierte Keratinozyten aus dem Verband gelöst werden können.** C3d-Darstellung (x 250) der akantholytischen Blasenbildung im Stratum granulosum bei Pemphigus foliaceus (▶ *vgl. Kap. 12.1.2.1; S. 284 ff.*).

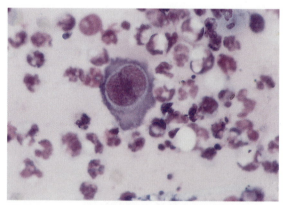

9/4: **Ausstrichpräparat mit akantholytischen ballonierenden Keratinozyten (Tzank-Zellen) und Granulozyten (May-Grünwald Giemsa,** x 1000).

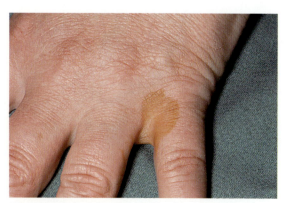

9/3: Der **Nitrazingelbtest** zeigt die verminderte Alkaliresistenz der Hautoberfläche an, vornehmlich bei toxischen Schäden der Hornschicht (▶ *vgl. S. 65*). Die Ablesung erfolgt 30 sec. nach Auftropfen einer 1,0%igen Nitrazingelblösung. Gelbe Farbe zeigt die intakte Hornschicht an mit pH 5,6.

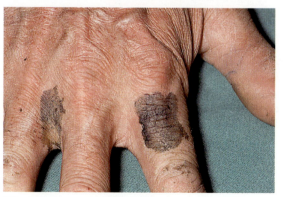

9/5: Der **positive Nitrazingelbtest** mit flächigem, blauschwarzem Farbumschlag nach 30 sec. zeigt die defekte oder fehlende Hornschicht an (pH 7,4).

Weiterführende Literatur

Braun-Falco, O., Plewig, G., Wolff, H.H.: Dermatologie und Venerologie, 4. Auflage. Springer, Berlin, Heidelberg 1995.

Freudenberger, T.: Dermatologie: Krankheitslehre mit pflegerischen Aspekten. Thieme, Stuttgart 1993.

Gloor, M.: Pharmakologie dermatologischer Externa. Springer, Berlin, Heidelberg 1982.

Grigoriu, D., Delacrétaz, J., Borelli, D.: Lehrbuch der medizinischen Mykologie. Huber, Bern 1984.

Kappert, A.: Lehrbuch und Atlas der Angiologie, 12. Auflage. Huber, Bern 1987.

Mumcuoglu, Y., Rufli, Th.: Dermatologische Entomologie. perimed, Erlangen 1982.

Plewig, G., Kligman, A.M.: Acne. Morphogenesis and Treatment. Springer, Berlin, Heidelberg 1975.

Roitt, J.M.: Leitfaden der Immunologie, 4. Auflage. Blackwell, Berlin 1993.

Schnyder, U.W.: Histopathologie der Haut, 2. Auflage. Springer, Berlin, Heidelberg 1978.

Steigleder, G.K.: Dermatologie und Venerologie, 6. Auflage. Thieme, Stuttgart 1992.

Stein, E.: Proktologie. Lehrbuch und Atlas. Springer, Berlin, Heidelberg 1997.

Stüttgen, G., Haas, N., Mittelbach, F., Rudolph R.: Umweltdermatosen. Springer, Wien 1982.

Wuppermann, Th.: Varizen, Ulcus cruris und Thrombose, 5. Auflage. Springer, Berlin, Heidelberg 1986.

Zeitschriften

Aktuelle Dermatologie. Thieme, Stuttgart.

Archives of Dermatological Research. Springer, Berlin, Heidelberg.

Dermatology. Karger, Basel.

Der Hautarzt. Springer, Berlin, Heidelberg.

Photodermatology, Photoimmunology & Photomedicine. Munksgaard, DK-Kopenhagen.

Zeitschrift für Hautkrankheiten. Blackwell GCM, Berlin.

Sachverzeichnis

Ein Buch ist so gut wie sein Sachverzeichnis. Aus diesem Gedanken heraus und mit Wünschen zahlreicher Leser nach der Aufnahme eines Glossars konfrontiert, entstand das qualitative Sachverzeichnis.
Reine Glossare haben den Nachteil, daß der Leser häufig vergeblich nachschlägt und dann doch in das Sachverzeichnis umsteigen muß: In den meisten Fällen wird die vorgefundene Definition ausreichen, um das Symptom oder Zeichen in Erinnerung zu rufen.

Sollte keine Definition vorgefunden werden, oder diese für die aktuellen Bedürfnisse zu knapp sein, so weist die Seitenzahl auf die Textstelle im Buch hin. Das qualitative Sachverzeichnis ist neu, die Begriffe wurden sorgfältig ausgewählt und von den Autoren des Bandes definiert. Bitte helfen Sie uns durch konstruktive Kritik, die Auswahl und den Inhalt der Definitionen an den Bedürfnissen der Leser auszurichten.

Ablagerungskrankheiten 319ff.
Abszeß 147, 382
Abt-Letterer-Siwe-Syndrom 266
Acanthosis nigricans 246, 284
Acarus siro var. hominis 170
Aciclovir 127, 132, 134ff.
Acne 386ff.
– aestivalis 389
– comedonica 387f.
– conglobata 388f.
– excoriée des jeunes filles 388
– fulminans 388
– mechanica 389
– medicamentosa 389
– necroticans 389
– neonatorum 389
– papulopustulosa 387f.
– rosacea 392
– venenata 389
– vulgaris 386, 396
Acrodermatitis
– chronica atrophicans Herxheimer 153, 279
– papulosa eruptiva infantilis 130
Acrokeratosis
– (psoriasiformis) Basex 247
– verruciformis 359
Actinomyces israelii 142
Adenoma sebaceum 334f.
Aderlaß 344
Adnexitis 179
Adstringenzien 285
Adult-T-cell-lymphoma/leukemia 258
Agranulozytose 48
AIDS 189, 242
AIDS-related complex (ARC) 191
Akanthokeratolyse 347, 350

Akantholyse 280, 296

Intraepidermale Spalt- und Blasenbildung durch Verlust der intrazellulären Haftstellen (Desmosomen).

Akanthose 19, 35, 59, 137, 284, 348, 359, 382, 407

Verdickung der Epidermis, vornehmlich des Stratum spinosum.

Akne 386
– Effloreszenzen 386
– Tetrade 141, 388
– Therapie 390
Akrodynie 414, 417
Akrogerie 337
Akroosteolyse 91
Akrosklerodermie 91
Akrosklerose 91
Akrozyanose 414f.
Aktinisches Retikuloid 79
Aktinomykose, kutane 142
Albinismus 447f.

Alkaliresistenztest 30, 65

Hautfunktionstest zur Prüfung der Schutzfunktion gegen lokale Belastung mit Natronlauge (0,5 N).

Allergene 369
– chemische 372
– Extrakte 372
– Karenz 372
– pflanzliche 368f., 372
– Spektrum 372
– tierische 372

Allergie 47f.

Erworbene, spezifische Änderung der Reaktionsfähigkeit des Organismus gegenüber Fremdsubstanzen infolge einer immunologischen Reaktion. Es werden die Allergietypen I–IV unterschieden.

– Diagnostik 370f.
Allergische Alveolitis 58
– Spätreaktionen 78
Allergisches Kontaktekzem 59ff., 81
Alopecia 426ff
– androgenetica 428, 430
– – der Frau 431f.
– bei angeborenen Hautkrankheiten 437
– areata 330, **433,** 436
– – totalis 434
– areolaris 184

– diffusa 426ff.
– erworbene 427
– kongenitale 426
– mucinosa 330
– postinfektiöse 436
– telogene 427
– traumatische 436
– triangularis congenita 426
– zirkumskripte 433
Altershaut 28
Alterspemphigoid 288
Alveolitis, allergische 58
Ambisexualhaar 426
Amöbiasis 169
Ampicillin-Exanthem 71f.
Amyloid 327
Amyloidosen 327
– Amyloidosis cutis nodularis atrophicans Grotton 327
– lokalisierte 327
– sekundäre 327
– systemische 327
Amyloidtumoren 327

Anagenphase 425

Wachstumsphase von Terminalhaaren (mehrere Jahre).

Analekzem 407
Analfissur 410
Analthrombose 409
Anämie 48
– hämolytische 342
Anaphylaktischer Schock 54
Anaphylatoxine 40, 51
Anastomosen, arteriovenöse 29

ANCA 419

Anti-Neutrophilen-Cytoplasma-Antikörper. Gruppe von Antikörpern, die bei entzündlichen Gefäßerkrankungen auftreten.

Anchoring fibrils 24, 28
Androgen 53, 462
Andrologie 452 ff.
Anfälle, epileptische 335

Angiitis, nekrotisierende 418
Angina specifica 184
Angiofibrome 334
Angioid streaks 362
Angiokeratoma corporis diffusum
   Fabry 326
Angiolupoid Brocq-Pautrier 269
Angiome, senile 211
Angioödem 50
Angiopathien, organische 418ff.
Angiosarkom 241
Anthralin 468
Anthrax 156
Anthroponosen 167
Antiandrogene 391
Antibiotika 144, 394, 397, 465
Antiidiotypische Antikörper 40
Antigene 37
Antigenpräsentation 23
Antigenpräsentierende Zellen 39
Antihistaminika 54, 372
Antikörper 37, 39
– antiidiotypische 40
– antinukleäre (ANA) 82, **85**, 94, 317,
   417
– Basalmembran- 290
– Endomyosin- 295
– gegen Mitochondrien (AMA) 85
– Gliadin- 289
– Pemphigoid- 286
– Retikulin- 289
Antimonverbindungen, fünfwertige 169
Antimykotika 64, 465
– dermatophytenwirksame 112, 116
– hefewirksame 112, 116
– lokale 116
– systemische 112
Antiöstrogene 462
Antiscabiosum 171
Aortenaneurysma 185
Aphthoid 134
– Pospischill-Feyrter 134, 260
Aphthose 134, 308
Aquired immune deficiency syndrome
   (AIDS) 191
ARA-Kriterien 82
Arbovirus-Infektion 175
Argyrie 319
Argyrophile Fasern 28
Argyrose 319
Armadillos 164
Arndt-Gottron-Syndrom 332
Arsen 226
Arsenkeratose 214, 223
Arteriitis cranialis 419
Arteriolitiden 420ff.
Arthralgie 322
Arthritis 306, 308
– gonorrhoica 178
– urica 322
Arthroderma 106
Arthus-Reaktion 55f.
Arzneimittelexanthem 48, **69**, 80, 276,
   299, 303, 305, 314
– fixes 73, 81
Arzneimittelinduzierter SLE 86
Ashy-Dermatose 300

Aspirin 51
– Intoleranz 52
Asteroide 272
Asthma bronchiale 49
Ataxia teleangiectatica 414
Atherome 200
Atopie 315, 363ff., 368
– -risiko 366
Atrichie 426
Atrophie 318, 336, 465
– blanche 405f.
– der Haut-Adnexe 94
Auspitz-Phänomen 384
Austauschfunktion der Haut 29
Autoantikörper 85, 95, 282
– gegen die Basalmembranzone 288
Autoimmunkrankheiten 46, 82ff.,
   289, 418
– Arzneimittel 418
Azathioprin 283
Azetylsalizylsäure-Additiva-Intoleranz
   51
Azidothymidin 194

Bacillus anthracis 156
Bakterielle Erkankungen 139ff.
Balanitis
– candidomycetica 119
– circinata 306f.
Basaliom 208, **224**, 235f.,
   336, 410
– exulcerans 225
– metatypisches 226
– pigmentiertes 225
– Rumpfhaut- 226
– sklerodermiformes 225
– solides 225
– terebrans 225
– zikatrisierendes 225

Basalmembran 23, 24, 290

Epidermale, komplex zusammenge-
setzte Grenzmembran zwischen
Epidermis und Dermis. Sie dient der
mechanischen Verankerung und
kontrolliert den Austausch von
Zellen und Molekülen. In ihrem
Bereich erfolgt die subepidermale
Blasenbildung.

– Antikörper 290
Basalzellnävussyndrom 227
Bazin 162
Becker-Nävus 202, 450
Begünstigung des Pilzwachstums 106
Behçet-Reaktion 308
Belichteter epikutaner Läppchentest 78
Benzoylperoxid 391
Berloque-Dermatitis 104, 447
Beugenekzem 364f.
Bild des »verbrühten Kindes« 347
Bindegewebe, elastisches 361
Bindegewebsnävi 335
Birbeck-Granula 23, 267, 276

Blanoposthitis chronica 218
Bläschen 34, 123f., 126, 128, 132, 134
– herpetiforme 126
Blaschko-Linien 18, 201
Blase 34, 100f., 343
– akantholytische 280
– dermolytische 353
– diabetische 424
– epidermolytische 351, 354
– junktiolytische 351
– subepidermale 24, 282
Blastomyces
– dermatidis 114
– Loboi 114
Blastomykose
– europäische 121
– nordamerikanische 114
– südamerikanische 114
Blastosporen 114
Blepharitis 393
– granulomatosa 275
Bloom-Syndrom 337
Blue-Rubber-Bleb-Naevus 211
Blutdruckregulation 29
Blutgefäß-Plexus 28

Blutstropfen-Phänomen 384

Diagnostisches Kratzphänomen
(Auspitz) zum Nachweis der Verdünnung der Epidermis über den
Papillenspitzen. Auf Kratzen entstehen kleine Blutstropfen durch Anritzen der papillären Kapillaren, bei
Psoriasis.

Blutungen 362
B-Lymphozyten 38
Booster-Effekt 42
Borrelia-burgdorferi-Infektion **150,**
   175, 262, 316
Bowen-Karzinom 215, 410
Bronzediabetes 320
Bullöses Pemphigoid-Antigen 24
Buruli-Ulkus 163
Busse-Buschke-Krankheit 121
B-Zell-Lymphom 257
B-Zell-Pseudolymphom 261

Café-au-lait-Flecken 333f.
Calcinosis 96
– circumscripta 321
– cutis 94
– tumoralis 321
– universalis 321
Calculus cutaneus 321
Candida
– albicans **116,** 393
– Hämagglutinationstest 116
– Immunfluoreszenztest 116
– stomatitis 192
Candidosis mucosae oris 118

Sachverzeichnis

Canities 441

Ergrauen und Weißverfärbung der Haare als physiologischer Altersvorgang.

Capillaritis alba 405
Carcinoma in situ 214f., 217
CD-Moleküle 38
CD-System 37
Chancroid 188
Cheilitis granulomatosa 275
Chemotherapie 224
CHILD-Syndrom 346
Chlamydia trachomatis 179, 181
– Serotypen 179, 181
Chlamydieninfektion 179, 181, 306f.
– genitale 179
– perinatale 181
Chlamydosporen 114
Chloasma uterinum 447, 450
Chondrodermatitis chronica helicis nodularis Winkler 223, 323
Chromat 61
Chromomykose 163
Chromosomenanomalien 454
Cimikose 174
13-cis-Retinsäure 142, 391, 394
C1-Inaktivator 53
Coccidioides immitis 115
Cockayne-Syndrom 337
Colchicin 308
Compound-Nävi 204
Condylomata
– acuminata 138, 196, 218, 410
– gigantea Buschke-Löwenstein 139, 196
– lata 139, 184, 197, 284, 410
– plana 196
cornified envelope 22
Cornu cutaneum 213
Corona phlebectatica 404
Corynebacterium
– minutissimum 140
– tenue 141
Coxsackie-A-Virus 123
– A-16-Virus 130f.
Craurosis vulvae 318
Credésche Prophylaxe 177
Creeping eruption 169
Cremes
– hydrophile 465
– lipophile 465
Crosti-Gianotti-Syndrom 131
CRST-Syndrom 96
Cutis
– hyperelastica 359
– marmorata 415

DADPS, Dapsone, DDS 166

Degeneration, ballonierende 124, 128, 133, 302

Ballonartige Auftreibung von Keratinozyten durch ein massives intrazelluläres Ödem mit Verlust der intrazellulären Haftstellen und mit Blasenbildung. Leitkriterium für virusbedingte, blasenbildende Krankheiten.

– vakuolige 126
Dellwarze 122
Demodikose 393
Depigmentierungen 448
Dermatitis
– atopische 345, 363
– exfoliativa neonatorum Ritter 77, **149**
– herpetiformis 248, 282f.
– – Duhring 282, 292ff.
– periorale 395f.
– pigmentaria 447
– rosazeaartige 395
– seborrhoides infantum 67
– seborrhoische 64, 191, 368
– solaris 64, 102
– ulcerosa 420
Dermatofibrosarkom 240
Dermatome 127
Dermatomyositis 93, 95, 97, 99, 248
Dermatophyten 106f.
Dermatose
– Ashy- 300
– psoriasiforme 169
Dermis 27
Dermispapille 29
De Sanctis-Cacchione-Syndrom 336

Desmosomen 19, 20

Interzelluläre Haftstellen der Keratinozyten.

D-H-S-System 106
Diabetes mellitus 274, 277, 289, 423
Diagnostik, pränatale 350, 355
Diaskopie 269
Differentialspermiozytogramm 458
Differenzierung 19
– epidermale 20
– terminale 20
Diffuse Alopezien
– erworbene 426
– kongenitale 426
Diffuse Sklerodermie 94
Dioxin-Akne 389
Diskoider Lupus erythematodes (DLE) 87
Dispositionskrankheit, erbliche 363, 366, 382
Dithranol 468
DNA-Virus 122
Doppler-Ultraschalluntersuchung 400

Dornwarzen 138
D-Penicillamin 96
Dreitagefieber-Exanthem 130
Druckurtikaria 52
Drüse, apokrine 25f.
Drusen 142
Dunstekzem 60
Dyschromia in confetti 450

Dyshidrose 68, 69

Klinisch durch stark juckende Bläschen, histologisch durch eine Spongiose gekennzeichnete Reaktionsform der Haut der Fingerkanten, der Handteller und Fußsohlen.

Dyskeratose 214f., **358**, 359

Fehlerhafte Keratinsynthese unter vorzeitiger Verhornung einzelner Keratinozyten, die zur Auflockerung des epidermalen Gefüges mit suprabasaler Spaltbildung führt, z.B. bei Dyskeratosis follicularis (Darier).

Dystrophia
– canaliformis mediana 445
Dystrophien 444

Ecthyma 143f.
– contagiosum 124
Eczema
– herpeticatum 133f., 364f.
– molluscatum 122, 363
– vaccinatum 135
– verrucatum 137
Eczéma craquelé 66
Effektorreaktionen 45
Effloreszenzen 31ff.
– Untersuchung 31ff.

Effluvium 427

Dynamischer Vorgang des Haarausfalls.

– anagen-dystrophisches 427f.
Ehlers-Danlos-Syndrom 360
Eigenfarbe 31
Eindringtiefe 236f.
Einschlußkörperchen 122
Einteilung der medizinisch wichtigen Pilze, systematische 106ff
Ejakulation, retrograde 456
Ejakulatvolumen 457
Ekkrine Schweißdrüsen 26

Ekzem 59, 255f., 267, 295, 305, 330f.

Eine nicht kontagiöse Epidermodermitis, klinisch charakterisiert durch Rötung, Knötchen, Bläschen, Nässen, Schuppenbildung, Lichenifikation und histologisch durch herdförmige Spongiose, Akanthose und Parakeratose. Subjektiv besteht ein mehr oder weniger ausgeprägter Juckreiz.

- dyshidrotisches 68
- endogenes 363
- nummuläres 66
- seborrhoisches 67
- superinfiziertes 150
Ekzematogen 61
Ekzemkrankheiten 59
- Auslösungsphase 61
Elastorrhexis generalisata 361
Elephantiasis 145, 170
Empfindungsstörung, dissoziierte 164
Emulgatoren 465
ENA 85
Enanthem 129
Endarteriitis Heubner 185
Endomyosium 282
- Antikörper 295
Enteropathie 292
- glutensensitive 292
Enterovirus Coxsackie Typ A 16 123
Entzündung 32, 36, 102, 468

Entzündungszeichen 36

Entzündungszeichen der Haut sind Rubor (Rötung), Tumor (Schwellung), Calor (Überwärmung), Dolor (Schmerz- und Juckreiz) sowie die Functio laesa (Funktionseinbuße).

Epidermale Melanineinheit 22
Epidermalzysten 200
Epidermis 18
Epidermodysplasia verruciformis 139

Epidermolyse 296, 351ff.

Spalt- und Blasenbildung im Bereich der dermo-epidermalen Verbindung.

Epidermolysen 296
- hereditäre 351
- - Differentialdiagnose 354
- - Therapie 354
Epidermolysin 144, 148
Epidermolysis
- acuta toxica 76
- bullosa
- - hereditaria dystrophica
- - - (Hallopeau-Siemens) 353

- - - inversa (Gedde-Dahl) 353
- - letalis (Herlitz) 352
- - simplex (Köbner) 352
- dystrophica 294
Epidermomyces 113
Epidermomykosen 107ff.
Epidermophyton 106
- floccosum 113
Epididymitis 177, 180
- gonorrhoica 179
Epididymovasostomie 462

Epikutantestung 59, 61f., 70, 72f., 474

Epikutaner Läppchentest (Patchtest), in der Regel an der Rückenhaut angebracht zur Diagnose von allergischen Kontaktekzemen (allergische Reaktion vom Spättyp).

Epilepsie 334
Epithelioma
- adenoides cysticum 201
- calcificans Malherbe 321
Epitheloidzellgranulome 272
Epizoonosen 170
Erbkrankheiten 333ff.
Erkrankungen
- blasenbildende 280ff.
- granulomatöse 269ff.
Erntekrätze 172
Erosion 34f.
Erysipel 143, **145,** 148, 404, 424
Erysipelas carcinomatosum 245
Erysipeloid 155
Erysipelothrix rhusiopathiae 155
Erythem 32, 101, 392, 395
- Schmetterlings- 82, 88
Erythema
- chronicum migrans 151, 154
- contusiforme 72
- exsudativum multiforme **74,** 75, 123, 291, 295, 314
- gyratum repens 247
- induratum 162
- infectiosum 129
- migrans 175
- necroticans migrans 248
- nodosum **72,** 80, 165, 269, 308, 388
- - leprosum 165
Erythrasma 140
Erythrocyanosis crurum puellarum 415
Erythrodermia congenitalis ichthyosiformis
- - bullöse 347
- - nichtbullöse 255, 347
Erythrodermie 32, 255, 260, 268
- ichthyosiforme, mit Oligophrenie und spastischer Di/Tetraplegie 348
Erythrodontie 342
Erythrokeratodermia 357
- figurata variabilis (Mendes da Costa) 357
- progressiva mit Taubheit (Schnyder) 358

- symmetrica progressiva (Gottron) 357
Erythromelalgie 416
Erythroplasie Queyrat 215
Erythrozytendiapedese 57
Ethambutol 159
Eumelanin 447

Exanthem 56, 128ff., 132, 298ff., 306, 308f.

Durch eine Vielzahl von Einzelelementen, teils mit charakteristischer Verteilung, am ganzen Körper bedingter »Ausschlag«.

- akropapulomatöses 311, 313
- allergisches 80
- des 10. Tages 70
Exanthema subitum 130
Exkoriation 34f.
Exsikkationsekzem 66
Exzisionsreparatur 336

Fab-Teile 40
Facies
- leontina 259
- myopathica 93
Fadenpilze 106
Fadenpilzinfektionen 424
Faktoren, meteorologische 369
Faltenzunge 275
Familienberatung 350, 355
Farbstoffe 465
Fasern
- argyrophile 28
- dermale 27
Favus 110
Fc-Teil 40
Feigwarzen 138, 196
Feiung, stille 158
Felderhaut 17
Fette 464
Fettstoffwechselstörungen 324
Feuermal 208

Fibroblasten 27f., 337

Dominierende Zellen des dermalen Bindegewebes, spindelförmig mit langen Zellfortsätzen bilden sie ein Netz. Sie bilden und sezernieren die Bausteine für die extrazelluläre Synthese der Kollagenfasern, der Retikulinfasern, der elastischen Fasern und der dermalen Matrix.

Fibrodysplasia ossificans 321
Fibroma pendulans 199
Fibrome 197, 199, 333, 408
Fibronektin 24
Fibrosarkom 240
Fieberbläschen 135
Filaggrin 20

Sachverzeichnis **483**

Filariosen 170
Filzläuse 174
Fingerkuppennekrose 96
Fistelkomedonen 387
Flecken, blattförmige 333f.
Flöhe 174
5-Fluorouracil 214
Fluorozyten 341
Flußvolumetrie 401
Fokalinfekte 295
Follikularkeratosen 358
Follikulitis 143, 146, 424
– gramnegative bakterielle 150
– superfizielle 146
– tiefe 146
Foot-and-mouth-disease 125
Formen, perfekte (Dermatophyten) 106
Fremdkörpergranulom 274
Frühsommermeningoenzephalitis (FSME) 175
– Impfstoff 175
Fruktosekonzentration 459
FTA-Test 186
Furunkel 143, 147, 424
Fußinfekt, gramnegativer bakterieller 150

Gametentransfer 463
Gaucher-Krankheit 326
Gefäßentzündung, knotige 162
Gefäßkrankheiten, funktionelle 414
Gefäßnävi 208
Gele 464f.
Gelenke, Überstreckbarkeit 360f.
Genotyp 382f.
Gerbsäure 468
Geschlechtskrankheiten 176ff.
Gesetz zur Bekämpfung der Geschlechtskrankheiten 177f.
Gesichtserysipel 145
Gewebeabstoßung 45
Gianotti-Crosti-Syndrom 130
Gicht 322
– primäre 323
– sekundäre 323
– Tophi 323
Gingivostomatitis herpetica 133

Glasspateldruck 31, 160

Diagnostisches Phänomen zur Beurteilung der Eigenfarbe entzündlicher Hautveränderungen.

Gliadin-Antikörper 282, 295
Globozoospermie 455
Glomerulonephritis 144
Glomerulosklerose 92
Gluten 295
Gnathophym 393
Gneis 68
GnRH 462
Gonokokkeninfektion 180
– disseminierte 178
Gonorrhö **177**, 306

– anorektale 178
– extragenitale 178
– komplizierte 179
– oropharyngeale 178
Graft-versus-Host-Reaktion 45

Granulom 111, 118, **158ff.**, 262, **273ff.**, 396

Chronisch entzündliche Gewebereaktion, welche histologisch charakterisiert ist durch gruppierte Anhäufungen von Makrophagen, von Epitheloidzellen und Riesenzellen. Ein Randsaum anderer Entzündungszellen und eine bindegewebige Stromareaktion können fakultativ und entsprechend der Ätiologie variabel dazutreten. Zentral kann oft eine Nekrose oder Nekrobiose beobachtet werden.

Granuloma
– anulare 273, 277, 424
– – disseminierte Form 274
– – subkutane Knotenform 274
– faciale eosinophilicum 276
– fisuratum 100
– fungoides 253
– nitidum 278
– pediculatum 211
– pyogenicum 124, **211**, 236
Granulomatose 259
– Wegener- 419
Granulomatosis disciformis chronica et progressiva (Miescher) 278
Granulome 111, 118, 262
– der Knochen, eosinophile 267
– epitheloidzellige 274
– tuberkuloide 159, 161, 165
Granulozyten 39
Grönblad-Strandberg-Syndrom 361
Gruppenallergie 62
Gummen 185
Gummihilfsstoffe 61
Gummisammler-Ulkus 167
Gürtelrose 126
Gürteltiere, neunbändige 164

Haarausfall
– anagen-dystrophischer 427
– kreisrunder 433
– männlicher 428

Haarbalg 24f., 425

Äußerste, mesenchymal bindegewebige Hülle des Haarfollikel.

Haarbalgmilbe 140, 172
Haarbrüchigkeit 427
Haare 425ff.
Haarfollikel 24
Haarleukoplakie, orale 191

Haarmark 24
Haarpapille, dermale 25
Haarschaft 24
– Anomalien 439
– Veränderungen 439
Haarspalten 426
Haartypen 426
– Ambisexualhaar 426
– Nichtsexualhaar 426
– Sexualhaar 426
– Terminalhaar 24, 425
– Vellushaar 24, 425
Haarwurzel 24f.
Haarzyklus 425
– Anagenphase 425
– Telogenphase 419
Hakenwurmlarven 169
Halogene 389
Halogenoderme 160
Hämangiome 208ff.
Hämangiosarkom 241
Hämochromatose 320
Hämophilus ducreyi 188
Hämorrhoiden 406, 409f.
Hämsynthese 339
Handekzem, atopisches 63
Hand-Fuß-Mund-Exanthem 123
Hand-Schüller-Christian-Krankheit 266
Haptene 61
Harnstoff 468
Harter Schanker 182
Hausstaub 372
Hausstaubmilbenallergie 372
Hautamyloidose
– makulöse 327
Hautarztbericht 62, 372
Hautfunktionsteste 30
Hautkandidose
– akute 117
– chronische 117
Hautkrankheiten, exanthematische 298ff.
Hautmetastasen, undifferenzierte 245
Hautreaktion, phototoxische 104
Hautsarkoidose 160
Hauttuberkulose 158, 316

Hauttypen 29, 213, 227

Typeneinteilung der Haut entsprechend deren Pigmentierung und Bräunungsverhalten (I–VI).

Heerfordt-Syndrom 272
Hefen 106
Hefepilzinfekte 424
Hefezellen in myzelialer Phase 116
Hemidesmosomen 23
Heparin 27
Hepatitis-B-Virus 130
Hereditäres Quincke-Ödem 53
Heredopathia atactica polyneuritiformis 326
Herpangina Zahorsky 123
Herpes 118
– genitalis 133, 135, 159, 189

- gestationis 291, 312
- simplex 132ff., 196
- - Infektion, genitale 194
- - labialis 135
- - recidivans in loco 135, 218
- - Virus 132
- zoster 126f.
Herpes-hominis-Virus Typ 6 130
Heterogenität 333, 360
- Xeroderma pigmentosum 336
Heubner-Sternkarte 132
Heuschnupfen 368
- Symptomatik 369
HG-Faktor 291
HHV 130
Hidradenitis suppurativa 141
Himbeerzunge 157
Hirnsklerose, tuberöse 334
Hirsutismus 443
Histamin 27, 49, 51

Histiozyten 27

Aus dem Knochenmark eingewanderte Monozyten, die in der Dermis differenzieren. Sie spielen bei der Phagozytose und der Granulombildung eine wesentliche Rolle (Makrophagen) und nehmen an immunologischen Reaktionen teil.

Histiozytom 199
Histiozytosen 265ff.
Histiozytosis X 266
Histoplasma
- capsulatum 115
- duboisii 115
Histoplasmose 115
HIV-Antikörper 194
HIV-Infektion 184, **189f.**, 243, 258
- akute 191
- Latenzphase, asymptomatische 191
- opportunistische Infektionen 192
- -Patienten 252
HLA
- Antigene 43
- Patienten 377
- System 45
HLA-A 43
HLA-B 43
HLA-B 25 381, 384
HLA-C 43

Hobelspanphänomen 120, 298

Diagnostisches Kratzphänomen mit hobelspanartiger Ablösung eines parakeratotischen Schuppendeckels, bei Pityriasis lichenoides, 199, bei Pityriasis versicolor.

Hodenbiopsie 460
Hodendystopie 455
Hodenfunktion, hormonelle Steuerung 453

Hodenschaden
- primärer 454
- sekundärer 456
Hodgkin-Zellen 253, 265
Hormonanalyse 460
Hormontherapie 462
Hornschicht 464
Hornzellen 19
HPV 136
HSV Typ 1 133
HSV Typ 2 133, 135
HTLV-I-Virus 258
Hühnerhautflecken 365f.
Humane Papillomviren (HPV) 136, 196
Humanes Immundefizienz-Virus 189ff.
Humangonadotropine 462
Hutchinson-Trias 186
Hyalinosen 321
Hyalinosis cutis et mucosae 321, 328
Hydrargyrose 319
Hyperelastizität der Haut 360f.
Hyperepidermopoese 384

Hypergranulose 19, 300, 302

Verbreiterung des Stratum granulosum, z.B. bei Lichen ruber.

Hyperhidrose 68

Hyperkeratose 35, 138f., 213, 306, 315, 318, 348

Verdickung der Hornschicht. Man unterscheidet Retentions- und Proliferationshyperkeratosen.

- folliculäre 87, 89, 345, 389
Hypermutabilität, somatische 334
Hypermutation, selektive 42
Hyperpigmentierung 35, 104, 315, 320, 333, 343, **447**
Hyperplasie, pseudokarzinomatöse 250
Hypertrichose 203, 343, 442, 465
- medikamentöse 442
- rassische 442
- symptomatische 442
Hypertrichosis lanuginosa
- acquisita 248, 442
- congenita 442
Hypogonadismus
- hypergonadotroper 460
- hypogonadotroper 460
- normogonadotroper 460
Hypomelanosis guttata 448
Hyposensibilisierung 371, 374f.
- orale 373
- Risiken 373
- spezifische 371, 372
Hypothyreose 329
- Myxodermie, diffuse 329
Hypotrichose 426

Ichthyol 63, 468
Ichthyosen 344
- bei Heredopathia atactica polyneuritiformis (Refsum) 349
- hereditäre
- - Differentialdiagnose 349
- - Therapie 349
- lamelläre 348
- paraneoplastische 350
- symptomatische 350
- X-chromosomale (XRI) 346
Ichthyosis
- hystrix 349
- linearis circumflexa (Comèl) 349
- vulgaris (ADI) 344f.
Ichthyosishand 345
Ig 39
IgA-Dermatose, lineare 296
IgE-Antikörper 49, 51, 373
IgG-Antikörper, spezifische 372
ILVEN 206
Immunabwehr 140
Immunantwort 42
Immunfluoreszenz
- direkte 83
- indirekte 85
Immunglobuline (Ig) 39f.
Immunität
- humorale 366
- zelluläre 366
Immunkomplex 58
Immunozytom 257
Immunreaktion 48
- humorale 43
- pathogene 48
- zelluläre 43
Immunsuppressiva 96, 99
Immunsystem 37
Impetigo 424, 465
- bullosa 294
- contagiosa 143f.
Impotentia
- coeundi 452
- generandi 452
Infekte, gramnegative 467
Infektionen
- opportunistische bei HIV-Infektion 192
- venerische 177
Infertilität 178, 180
INH 163, 389
Inhalationsallergene, berufliche 372
Inhibin 453
Innere Wurzelscheide 25
Inokulationstuberkulose, primäre 158
Insektenstiche 294
Insektizide 167
Insemination 463
Inspektion 31
Insuffizienz, chronisch-venöse 404
Intertrigo 297

Sachverzeichnis

Intrakutantest 54, **70**, 370, 372, 376, **474**

> Zum Nachweis von Typ-I-Sofortallergien und auch von Typ-IV-Spättypallergien. Die sterile Allergenlösung wird mittels einer Tuberkulinnadel intakutan appliziert. Als Kontrolle dient Histamin für die Sofortreaktionen (Ablesung nach 10–30 min.). Die Spättypreaktion (Tuberkulinreaktion) wird nach 24–72 Stunden abgelesen.

In-vitro-Fertilisierung 463
Iritis 308
Ixodes ricinus 151, 175

Jacutin 171f.
Jarisch-Herxheimer-Reaktion 188
Jodempfindlichkeit 292
Jodprovokation 283
Juckreiz 30, 36, 313, 468
Junktionsnävi 203
Junktionszone, dermoepidermale 23

Kala-Azar 168
Kalkknötchen an den Ohrrändern 321
Kallikrein 462
Kälteagglutinine 95
Kältekontakt-Urtikaria 52, 248
Kälterezeptoren 30
Kalzinosen 320
– dystrophische 321
– idiopathische 321
– metastatische 321
Kandidose 116f.
– der Mundhöhle 119
– Differentialdiagnostik 119
Kaposi-Sarkom 191, 193, 242f.
Karbunkel 143, 147
Karzinom 216, 342, 350
– anorektales 222
– intraepidermales 216
Kasabach-Merritt-Syndrom 211

Katagenphase 425

> 14tägige Übergangsphase zwischen Anagen- und Katagenphase von Terminalhaaren.

Katzenkratzkrankheit 159
Keloid 195, 199, 388
Keratin 20
Keratinosomen 21

Keratinozyten 18, **20**, 447

> Die hauptsächliche Zellpopulation der Epidermis.

Keratitis solaris 102
Keratoakanthom 223, 227, **249**
Keratohyalin 346
Keratohyalingranula 19f.
Keratolyse 384, 468
Keratolysis sulcata plantaris 141
Keratose
– aktinische 223
– Arsen- 214
– Röntgen- 214
– seborrhoische 197f., 234
– Teer- 214
Keratosis
– actinica 213
– follicularis 358
– palmoplantaris
– – cum degeneratione granulosa (Voerner) 355
– – diffusa circumscripta 355
– – papulosa s. maculosa (Buschke-Fischer) 355
– – transgrediens (Stulli) 356
– – varians (Wachters) 355
– senilis 213
– solaris 213
Kerion Celsi 109

Kerzentropfenphänomen 383

> Diagnostisches Kratzphänomen bei Psoriasis zum Nachweis der Parakeratose. Die Hornschicht wird durch Kratzen aufgerauht und erscheint durch Lufteintritt aufgehellt (ähnlich wie nach Kratzen über Kerzentropfen), bei Psoriasis.

Kleiderläuse 173
Klimatherapie 349
Klinefelter-Syndrom 454
Klippel-Trenaunay-Syndrom 209
Knopfsonde 31
Knötchen 33
– rheumatische 279
Knoten 33, 388
– periorifizielle 161
– rheumatoide 279

Köbner-Phänomen 136f., 302, 377

> Isomorpher Reizeffekt durch unspezifische (mechanische) Provokation bei Psoriasis, 377, bei Lichen ruber, 300, bei planen Warzen, 136, und auch beim Ekzem (Kogoj-Phänomen, 60).

Koenen-Tumoren 335f.

Kogoj-Phänomen 60

> isomorpher Reizeffekt bei Ekzemen (vgl. Köbner-Phänomen).

Kokarde 74
Kokzidioidomykose 115
Kollagen 27
– Fasern 27
Kollodium-Babys 347
Komedonen 387
– geschlossene 386
– Mikro- 386
– offene 386
Komplement 39f., 383
Komplementaktivierung 42, 55, 58
Komplementationsgruppen (XP) 336
Kondylome 136, 408
Konjunktivitis 102, 181, 306f.
Konservierungsstoffe 61
Kontaktakne 389
Kontaktallergie 406
Kontaktekzem 48, 60, 81
– allergisches 59, 81
– hämatogenes 59
– kumulativ-toxisches 65
– toxisches 63
Kontaktinfektionen, genitale 177
Kontrazeptiva 391
Kopfläuse 172
Koplik-Flecke 128
Körnerzellen 19
Körperabwehr 37ff.
Kortikosteroide 54, 58, 63, 69, 73, 77, 103f., 466
Kosmetikakne 389
Krankheiten, sexuell übertragbare 177
Krätze 170
Krätzmilbe 170
Kriterien der American Rheumatological Association (ARA) 82
Kruste 34
Kryotherapie 311
Kryptokokken 121
Kryptokokkose 121, 194
– Erregernachweis 121
– – kulturell 121
– – mikroskopisch 121
– – serologisch 121
– fakultativ pathogener Keim im Verdauungstrakt von Vogelarten 121
– mukokutane Form 121
– – Läsionen, akneiforme abzeßartige 121
Kupferfinne 392
Kupferrose 392
Kutikula 25
Kveim-Test 272

Lamina
– densa 23
– lucida 23
Laminin 24
Lamprene 163
Landkartenschädel 267

Langerhans-Zellen 22, 23, 39

Dendritische Zellen der suprabasalen Epidermis, monozytären Ursprungs, die aus dem Knochenmark einwandern. Sie enthalten Birbeck-Granula und spielen eine wesentliche Rolle bei der Antigenpräsentation zur allergischen Typ-IV-Reaktion.

Langerhanszell-Histiozytose 266
Langer-Spaltlinien 17
Langhans-Riesenzellen 272
Lanugohaare 24, 425, 442
Läppchentest 59, 61f., 70f.
– belichteter epikutaner 78
Larva migrans 169
– oestrosa 169
Läuse 172
Leberschaden 343
Leckekzem 365
Leiomyom 197, 201
Leishmania recidivans 167
Leishmaniosen 167, 272
– anergische 167
– kutane 167
– mukokutane 167
Leistenhaut 17
Lentigo
– maligna 216, 233
– – Melanome 228ff.
– senilis 234
– simplex 217
Lepra 164, 272
– borderline-Formen 165
– dimorphe Formen 165
– indeterminata 164
– Reaktionen 165
– tuberkuloide 165f.
– – Typ 1 165
– – Typ 2 165
Lepromin-(Mitsuda-)Reaktion 165
Lesch-Nyhan-Syndrom 323
Leser-Tréylat-Syndrom 198f., 248
Leukämie 259f.
Leukoderm 184
Leukonychie 445
Leukoplakie 217f., 318
Leukotriene 49
Leukozytoklasie 57
Leydigzellen 452
– Insuffizienz 455
Lichen
– amyloidosus 316, 327
– chronicus 315
– myxoedematosus 322, 328, 331f.
– myxomatosus 316
– nitidus 137, 162, 278, 303
– ruber 76, 256, 274, 278, **300**, 328
– – acuminatus 162, 302
– – mucosae oris 301, 303
– – planus 137, 300f., 316, 318
– – verrucosus 137, 302
– sclerosus 448
– – et atrophicans 218, 317f.
– scrofulosorum 162

Lichen simplex 330
– Vidal 315, 318, 328
Lichenifikation **35**, 59, 315, 364
Lichtdermatose 262
– polymorphe 309, 312
– protoporphyrinämische 339
Lichtreaktion, persistierende 79, 263
Lichtreflexionsrheographie 401
Lichtschutz 341
Lichtschwiele 29
Lichturtikaria 53, 341
Lilac ring 316
Lila-Krankheit 97
Lingua plicata 275
Lipidablagerungskrankheiten, systemische 326
Lipogranulomatose, disseminierte 326
Lipoidproteinose 321
Lipom 197, 201
Livedo
– racemosa 421
– reticularis 415
Löfgren-Syndrom 72, 271
Lokalbehandlung, dermatologische 464
Loose Anagen Hair-Syndrom 436
Lucio-Phänomen 165
Lues 182
– connata tarda 186
– latens seropositiva 184
Lues II 128f., **184**, 263, 272, 299, 303, 305, 357, 434
– maligna 184
Lupusband 83f., 88f.
Lupus erythematodes **82**, 160, 276, 285ff., 331, 417, 435
– diskoides 87
– integumentalis 87
– pernio 270
– profundus 90
– systemischer 82, 98
– visceralis 82
– vulgaris 63, 159ff., 218, 272, 276
Lutznerzellen 255f.
Lyell-Syndrom 70, 76
– medikamentöses 149
– staphylogenes 144, 149
Lyme
– Borreliose 150
– Disease 150
Lymphadenopathiesyndrom 191
Lymphadenosis cutis
– benigna 152, 175, 261
– circumscripta 259
Lymphangiosarkom 241
Lymphangiosis carcinomatosa 245
Lymphangitis 145
Lymphogranuloma inguinale 181
Lymphödem, chronisches 145
Lymphogranulomatose 252, 264
Lymphokine 41, 48
Lymphom 252, 259, 261, 350
– immunoblastisches 258
– lymphoblastisches 258
– zentroblastisches 254
Lymphotic infiltration of the skin 256

Lymphozyten, Aktivierung 43
– B- 37
– Subpopulationen 194
– T- 37
Lymphozytom 261f.
Lymphsystem 398

Madonnenfinger 91
Mafucci-Syndrom 211
major histocompatibility complex (MHC) 43
Makel 32
Makrocheilie 275f.
Makrokonidien 113

Makrophagen 27

Besonders phagozytär aktive Entzündungszellen monozytärer Herkunft, welche im Blut und im Gewebe vor allem bei chronischen Entzündungen gehäuft vorkommen.

Maldescensus testis 455, 461
Mallorca-Akne 389
Malum perforans 424
Mamillenekzem 216
Marginales Band 22
Mariske 408f.
MAR-Test 461
Masern 124, 128ff., 158, 313
Mastozytom 267
Mastozytosen 267

Mastzellen 27, 51

Aus dem Knochenmark stammende, verstreut in die gesamte Epidermis verteilte Gewebemastzellen. Ihre Granula enthalten Histamin, Heparin, Serotonin und andere Mediatoren, welche bei der Entstehung allergischer und entzündlicher Prozesse eine Verstärkerrolle spielen.

– Nävus 267
– Leukämie 268
– Retikulose 268
Matrix, dermale 28
Matrixzellen 25
Maul- und Klauenseuche 125
Meissner-Körperchen 30
Melanin 447
Melanineinheit, epidermale 22
Melaninpigment 232
Melanoakanthom 197f., 236
Melanodermitis toxica 447
Melanoerythrodermie 256
Melanom 205f., 217, 223, 228ff., 337f., 410
– akrolentiginöses 232
– amelanotisches 232
– juveniles 204

Sachverzeichnis **487**

– knotiges 232
– Lentigo maligna 231ff.
– superfiziell spreitende 230f.

Melanophagen 27

Makrophagen, welche Melaningranula phagozytiert haben.

Melanosomen 22, 447

Melanozyten 22f., 201, 232f., 447

Dendritische Zellen der Basalschicht der Epidermis (aus der Neuralleiste eingewandert), welche in Melanosomen Melaninpigmente bilden und damit eine epidermale Melanineinheit versorgen.

Melasma 447, 450
Meleda-Krankheit 356
Melkerknoten 124
Melkersson-Rosenthal-Syndrom 275
Membrane coating granules 20
Menkes-Syndrom 439, 440

Merkel-Zellen 22f.

Dendritische Zellen epidermalen Ursprungs in der Basalschicht der Epidermis mit neurosekretorischen Granula und Beziehungen zu Nervenfasern.

– Tumoren 22
Mesaortitis 185
Metallablagerungen 319
Metalle 61
Metalues 185
Metastasen, kutane 244
8-Methoxypsoralen 104
Metophym 393
MHC 43
– Antigene 43
– – Klasse I 43
– – Klasse II 43
MHC-Restriktion 43
Microsporum canis 113

Mikroabszesse 255, 292

Kleine umschriebene Ansammlung von Entzündungszellen in der Epidermis oder an den Papillenspitzen. Munroe- Mikroabszesse bei Psoriasis vulgaris, Pautrier-Mikroabszesse bei Mycosis fungoides.

Mikrofibrillen 23
Mikrokomedonen 386
Mikrokonidien 113

Mikrosporie 110, 434
Mikrosporum 106
Mikrostomie 91
Milben 118, 170
Milchschorf 363f.
Miliarlupoid, benignes 269
Miliartuberkulose der Haut, akute 161
Milien 137, 200, 294, 325, 354
Milzbrand der Haut 156

Mitsuda-Reaktion 165

Intrakutaner Lepromintest.

Molluscum contagiosum 122, 278
Molluscum-Körperchen 122
Mondor-Krankheit 403
Mongolenfleck 202
Monilethrix 426, 439f.
Mononeuritis multiplex 164
Mononucleosis infectiosa 71, 129, 131, 158
Monozytenleukämie 252, 260
Montenegro-Test 169
Morbilli 128
Morbus
– Bechterew 381
– Behçet 308
– Besnier-Boeck-Schaumann 269
– Bourneville-Pringle 334
– Bowen 63, **214,** 216ff., 223, 227
– Darier 137, 267, **358**
– Dubreuilh 216
– Duhring 289, 292
– Fabry 326
– Grover 359
– Günther 342
– Hailey-Hailey 296, 359
– Hodgkin 255, 264
– Mondor 403
– Osler 209, 413
– Paget 63, 215, 262
– – extramamillärer 216
– Reiter 181, 306
– von Recklinghausen 333
Mosaik-Fungi 111
Mosaikwarzen 138
Mucinosis
– erythematosa reticularis 331
– follicularis 248, 330
– papulosa seu lichenoides 331
Mucophanerosis intrafollicularis et seboglandularis 330
Muster, nukleoläres 94
Mutation, somatische 358
Mutilationen 160
Muzinose 328
– plaqueartige, kutane 331
– retikuläre erythematöse 331
Mycobacterium
– kansasii 163
– leprae 164
– marinum 163
– tuberculosis 158
– ulcerans 163
Mycoplasma hominis 182

Mycosis fungoides **252,** 257, 264, 299
– d'emblée 254
– Infiltrationsstadium 254
– Tumorstadium 254
Myelosis circumscripta monozytotica 260
Mykide 69, 109
Mykobakteriosen 158
– atypische 159, 162
Mykoplasmen 181
– Infektion, genitale 181
Mykosen der Haut 63, 69, **106,** 142
– Differentialdiagnose 118
– klinische Nomenklatur 108
– palmoplantare 108
– primäre 106
– sekundäre 106
– tiefe 159f.
Myositis 97
Myxödem 328
– diffuses 329
– echtes 329
– prätibiales 329
– zirkumskriptes prätibiales 329
Myxodermia
– circumscripta symmetrica praetibialis 329
– papulosa 331
Myxodermien 329
– diffuse, bei Hypothyreose 329

Nachweis von Pilzelementen 107

Nävus 201

Umschriebene, gutartige Fehlbildung der Haut auf dem Boden einer embryonalen Störung. Ein Nävus ist charakterisiert durch ein Zuviel oder ein Zuwenig von normal vorkommenden Zellen oder Strukturen der Haut.

Naevus
– anaemicus 451
– araneus 209, 413f.
– bleu 203
– coeruleus 202
– flammeus 208
– fusco-coeruleus 202
– pigmentosus 234
– pigmentosus et pilosus 204
– sebaceus 207
– spilus 202, 451
– teleangiectaticum 208
Nageldystrophien 380, 445
Nagelmykosen 111
– eponychiale Form 111
– hyponychiale Form 111
Nagelveränderungen 444ff.
– angeborene 444
– Diagnose 445
– Querrillen 445
Nahrungsmittelallergie 49
Nanizzia 106

nappes claires 254
Narben 34, 354, 388
Narbensarkoidose 270
Nävi 202
– blaue 202, 234
– dermale 203f.
– – melanozytäre 202
– dysplastische 203ff.
– epidermale 205f.
– – melanozytäre 201
– melanozytäre 201
– Spider- 209, 413f.
– Sutton- 204, 234
Nävoxanthoendotheliom 265
Nävuszellnävi 203, 233f.
Necrobiosis lipoidica 162, 274, **277**, 424
Neisseria gonorrhoeae 177
Nekrose 34, 101
Netherton-Syndrom 349
Neuralgien 126
– postzosterische 126
Neurodermitis 162
– atopica 134, 363
– circumscripta 315
Neurofibromatosis generalisata 333
Neurofibrome 333f.
Neurolues 188
Nichtsexualhaar 426
Nickel 61

Nikolski-Phänomen 76, 149, **280f.,** 283f., 288

Diagnostisches Zeichen der Neigung zur Blasenbildung. Durch seitlichen Schiebedruck lassen sich Blasen auslösen (Nikolski I) oder stehende Blasen lassen sich verschieben (Nikolski II).

Nissen 172
Nitrazingelbtest 65, 474
Noduli rheumatosi 279
Non-Hodgkin-Lymphome der Haut 258
Nozizeptoren 30
Nukleoläres Muster 94
Null-Zellen 38

Oberflächendesinfektion 467
Odland-Körper 21
Öle 464
Oligoneuritis 165
Onchozerkose 170
Oncholysen 380, 445
Onycholysis
– haemorrhagica 100
– lateralis 380
Onychomykosen 107, 111
– eponychiale Form 111
– hyponychiale Form 111
Ophiasis 434, 436
Opsonisierung 38, 41
Orchidopexie 461
Orf 124
Organe, lymphatische 37

Organkandidosen 117
Orientbeule 167
Orthokeratose 20
Osteofollikulitis Bockhart 146
Ostitis multiplex cystoides Jüngling 272
Otophym 393

Pachyonychia-congenita-Syndrom
(Jadassohn-Lewandowsky) 356
Palmoplantarkeratosen 355
– Differentialdiagnose 357
– hereditäre, Therapie 357
Palpation 31
Panaritium 148, 446f.
Pannikulitis 72
Papel **33**, 122, 131, 136, 386f., 392, 395
Papillarleisten 17

Papillomatose 137f., 284, 359

Vergrößerung und Vergröberung
der Bindegewebspapillen, die in die
Epidermis hineinragen und sekundär zu einer Verdickung derselben
führen, so daß eine wellige Uneben-
heit der Hautoberfläche entsteht.

Papillomviren, humane (HPV) 136, 196
Papillon-Lefèvre-Syndrom 357
Papulopusteln 395
Papulose
– bowenoide 196, 250
– lymphomatoide 263
Papulovesikel 59f., 363
Paracoccidioides
– brasiliensis 114
– Loboi 114

Parakeratose 20, 59f., 124, 138, 315, 349, 382f.

Fehlerhafte und meist überstürzte
Verhornung der Epidermis. Im Stratum corneum sind Zellkerne erhalten und das Stratum granulosum
fehlt meistens, z.B. bei Psoriasis
vulgaris und Ekzem.

Paralyse, progressive 185
Paraneoplasie 213, 289
– monitorische 246
Parapsoriasis 298
– en plaques 299, 305
Pareiitis granulomatosa 275
Paronychie 117, 148, 445f.
Parrot-Furchen 186
Parvovirus B 19 129
Pasten 464f.
Pautrier-Mikroabszesse 254

PCR 107, 162, 193, 346

Polymerase-Chain-Reaction.
Gentechnisches Verfahren zum
Nachweis geringster Mengen an
Nukleotiden.

Pediculosis
– capitis 172
– pubis 174
– vestimentorum 173
Pelade 433
Pemphigoid 288
– Alters- 288
– Antigen, bullöses 24
– Antikörper 283, 289
– bullöses 248, 282f., **288,** 291, 293, 296
Pemphigus 280, 282, 296
– Antikörper 280, 282, 285f.
– chronicus benignus familiaris 296
– erythematodes 285
– foliaceus 284
– – Autoantikörper 285
– – brasilianischer 286
– vegetans 284
– vulgaris 76, 248, **280,** 282ff., 293
– Zellen 280f., 285, 296
Penicillin 58, 317
– Allergie 54
Peniskarzinom 220
Pentoxifyllin 462
Perforansvenen-Insuffizienz 402
Periarteriitis nodosa 73, 418
Perihepatitis acuta Fitz-Hugh-Curtis 178
Periorale Dermatitis 395
Perthes-Test 400
Petechie 56
Pflanzen, anemophile 369
Pflaster 464
Phakomatose 334f.
Phänomen des letzten Häutchens 383
Phänotyp 382f.
Phäomelanin 447
Pharyngitis, ulzerative 123
Phase
– myzeliale 120
– parasitäre 116
– saprophytäre, Umwandlung in eine
parasitäre Phase 117
Phasendreieck 464
Phimose 218, 462
Phlebodynamometrie 401
Phlebographie 401
Phlebothrombose 403
Phlebotomus-Arten 167
Phlegmone 148
Photoallergie 78, 263
– Reaktionen 78
Photochemotherapie (PUVA) 380, 384, 449
Photodermatitis pigmentaria 104
Photohämolyse 341
Photokarzinogenese 103
Photosensibilisator 104

Sachverzeichnis

Phototherapie 392
Phototoxische Hautreaktion 104
Phthiriasis 174
Phytansäurethesaurismose 326
Picornavirus 125
Pigmentierung 319
Pigmentpurpura, progressive 71
Pigmentstörungen 447
Pili
– anulati 440
– recurvati 441
– torti 426, 440f.
Pilonidalsinus 388
Pilze
– biphasische 112, 114
– Eigenschaften 106
– Elemente, Nachweis 107
– medizinisch wichtige, systematische
  Einteilung 106
– Wachstum, Begünstigung 106
Pinkus Haarscheibe 29f.
Pinkus-Tumor 226
Pitted keratolysis 141
Pityriasis
– alba 366
– lichenoides 298
– – acuta 314
– – et varioliformis 162
– rosea 304
– versicolor 119, 300, 305, 335
– – alba 120
– – – Lokalisation 120
– – Befall der Haut 120
– – Klinik 120
– – Lokalisation 120
– – Tönungen, variierende 120
Pityrosporon species 140
Pityrosporum-Follikulitis 119
– Lokalisation 120
Pityrosporum orbiculare 120
Plaques muqueuses 184
Plasmamembran 20
Plasmazellen 39, 43
Plasmozytom 252, 332
Plattenepithelkarzinom 245
Plethysmographie 401
Pocken 128
Pockenvirus 128
Podagra 322
Poikilodermatomyositis 97
Poikilodermien 337f., 342
Poliosis 448
Pollenallergie 368
Pollenasthma 369
Pollengehalt der Luft 369
Pollinose 48, 368, 371
Polyarteriitis 421
Polyarthritis 307f.
– primär chronische 381
Polygenie 363
Porphyria
– cutanea tarda 294, 343
– erythropoetica congenita 342
Porphyrien 337
– erythropoetische 339
– hepatische 339

Porphyrin
– Krankheiten 339
– Stoffwechsel 339, 342
Post-Kala-Azar-Dermatose 169
Potenzstörungen 455
Präkanzerosen 213, 220, 336
– aktinische 213
– bowenoide 215
– melanotische 216
Prämelanosomen 22
Prämykosid 256

Pricktest 70, 370

Kutantest zum Nachweis von Typ I
Sofortallergien. Ein Tropfen Allergenlösung wird auf die Haut
gebracht und mit einer Nadel wird
die Haut tangential angestochen,
so daß die Allergenlösung mit den
papillären Gefäßen Kontakt hat.
Ablesung nach 5–30 Minuten auf
Rötung, Quaddelbildung und
Pseudopodien.

Primäraffekt 183
Primärkomplex,
– syphilitischer 159, 183
– tuberkulöser 158
Primärreaktion 42f.
Progerie 337f.
Progressive systemische Sklerodermie
  91
Proktitis 178ff.
Proktologie 406
Proktoskop 406
Prolaktinhemmer 462
Proliferation 19, 468
Proliferationsgewebe 19
Proliferationshyperkeratose 347, 349
Propionibacterium acnes 386, 389
Prosopitis granulomatosa 275
Prostata 452
Prostatitis 180
Protoporphyria erythropoetica 322,
  339f.
Provokationsfaktoren 363
Provokationstest 370
Pruriginöse und urtikarielle Papeln und
  Plaques in der Schwangerschaft
  (PUPP) 312
Prurigo 295, 310ff.
– acuta 310
– leucaemica 260
– lymphogranulomatotica 253
– nodularis Hyde 311
– simplex subacuta 310
Pruritus sine materia 260

Pseudoallergie 47, 55

Zeigen klinisch die Symptome einer
Allergie, sind aber nicht immunologisch bedingt.

Pseudokanzerosen 249
Pseudolymphome 257, 259, 261, 272,
276
Pseudopelade Brocq 437
Pseudo-SLE 86
Pseudoxanthoma elasticum 361
Psoralene 104
Psoriasis 64, 254., 357, **377**
– arthropathica 377, 381
– der Nägel 380
– erythrodermatica 377
– geographica 377f.
– guttata 377
– inversa 378
– pustulosa 377, 382, 383
– vulgaris 377, 383
Psychotherapie 463
Pufferkapazität 29
Pulikose 174
Pulpitis sicca 365
PUPP 312
Purinstoffwechselstörungen 322
Purpura 48
– chronica progressiva 71
Pustel 34f., 386f., 391
– mehrkammerige 128
Pustula maligna 156

**PUVA-Therapie 255, 259, 267, 274,
299, 304, 309, 330, 384, 434, 449**

Photochemotherapie mit Psoralen
und anschließender UVA-Bestrahlung.

Pyoderma gangraenosum 248, 420
Pyodermien 118, **143**, 284, 467
– vegetierende 159f., 163

Quaddel 32
Quecksilbergranula 319
Quincke-Ödem 50

Radio-Allergo-Sorbent-Test (RAST) 370
Radiotherapie 224
Raynaud-Symptomatik 82, 91, 96, 414,
416f.
Reaktionen
– anaphylaktischer Typ 49
– Immunkomplex-Typ 55
– photoallergische 78
– Soforttyp- 49, 368
– Spättyp 59
– zytotoxischer Typ 55
Refsum-Syndrom 326, 349
Reinfektions-Tbc 159
Reiter-Syndrom 306

Reizeffekt, isomorpher 302, 377

Siehe Köbner-Phänomen, 377, und
Kogoj-Phänomen, 60.

Rektosigmoidoskopie 406
REM-Syndrom 331
Repigmentierung 450
Resochin 262, 309
Retentionshyperkeratose 346, 349
Retikulin-Antikörper 282, 295
Retikulinfasern 28
Retikuloid, aktinisches 79, 263
Retikulosarkom 258
Retikulumfasern 28
Retinoide 255
Rheumafaktoren 95
Rheumaknoten 279
Rheumatismus nodosus 279
Rhinitis, allergische 49
Rhinophym 392
Richner-Hanhart-Syndrom 357
Riesenzell-Arteriitis 419
Riesenzellen 133, 159
– Langhans-Typ 159
– Sternberg 253
Rifampicin 159, 163
Ringelhaare 440
Ringelröteln 129, 313
Roaccutan 391, 394
Rollhaare 441
Röntgenbestrahlung 217
Röntgenkeratose 214
Rosazea 392f., 396, 465
– lupoide 393
– minor 396
– Steroid- 393, 396
– Therapie 394
Roseola 185
Röteln 129f., 158
– Virus 129
Rotlauf 155
Rubeola 129
Rumpel-Leede-Test 157
Rumpfhautbasaliom 226

Salben 464
Salizylsäure 468
Salpingitis 178, 180
Sandmücke 167
Saprophyten 117
Sarcoptes scabiei 179
Sarkoid, Boecksches 269f.
Sarkoidose 72, 162, 259, 262, **269f.,**
    274, 276
– Allgemeinerscheinungen 270
– großknotige Form 270
– kleinknotig-disseminierte Form 269
– kutane 160
– Narben- 270
– Schleimhauterscheinungen 270
– subkutan-knotige Form 270
– zirzinäre Form 269
Säuglingsdermatitis, seborrhoische 67
Säuglingsglatze 436
Säureschutzmantel 29f.
Scabies norwegica 171
Schanker
– harter 182
– weicher 188
Scharlach 129f., **157,** 313

Schaumann-Körper 272
Schaumriesenzellen 325
Schimmelpilze 106
Schistosomenlarven 169
Schleimhauterscheinungen bei
    Sarkoidose 270
Schleimhautpemphigoid
– benignes 290
– vernarbendes 290
Schleimhaut-Sklerose 94
Schmerzempfindungen 29
Schmerzsinn 30
Schmetterlingserythem 82, 88
Schmucktätowierungen 323
Schmutztätowierungen 323
Schock 375
– anaphylaktischer 54
– schwerer allergischer 373
Schockapotheke 373
Schockfragmente 373
Schocksyndrom, toxisches 156
Schuppenflechte 377
Schuppung 34
Schüttelmixtur 464
Schutzfunktion der Haut 29
Schutzimpfung 373
Schwachsinn 334
Schwangerschaft 291
– pruriginöse und urtikarielle Papeln
    und Plaques 312
Schwefel 468
Schweiß 27
– Geruch 26
– Sekretion, verminderte 164
Schweißdrüsen
– Abszesse der Erwachsenen 141
– apokrine 174
– ekkrine 26
Schwielen 100
Schwimmbadgranulom 163, 274
SCL 70 94

Scratchtest 70

Kutantest zum Nachweis einer Typ
I- Sofortallergie, Modifikation des
Prick-Tests, wobei die Haut strich-
förmig geritzt wird.

Scutulum 110
Seborrhiasis 67
Seborrhö 26, 389
Sebostase 26, 367
Sekundärreaktion 42f.
Selektive Hypermutation 42
Seminalplasma 459
Senear-Usher-Syndrom 285
Sensibilisierungsphase 47, 61
Serotonin 27
Serotypen von Chlamydia trachomatis
    179
Sertolizellen 452
Serumkrankheit 55, 58
Sexualhaar 426
Sexuell übertragbare Krankheiten 177
Sézary-Syndrom 252, 255f.

Sézary-Zellen 255
Siderose 320
Silberpartikel 319
Sinus-pilonidalis-Zysten 411
Sjögren-Larsson-Syndrom 348
Skabies 170f.
Sklerodaktylie 97
Sklerodermie 91, **94,** 329, 414, 417
– diffuse 91f.
– progressive systemische 91
– systemische 91
– zirkumskripte 316
– – bandförmige 317
Skleromyxödem 248
– (Arndt-Gottron) 332
Skrofuloderm 159f.
SLE, arzneimittelinduzierter 86
slim disease 191
Soforttyp-Reaktion 49, 368

Sondenphänomen 31, 160

Diagnostisches Phänomen zur Prüfung der Hautoberfläche. Positiv
beim Einbrechen in nekrobiotische
Granulome, z.B. bei tuberkulösem
Granulom.

Sonnenbrand 63, 102f.
Sonnenbrandzellen 102
Soor 116, 124
Spaltbildung, akantholytische 359
Spaltlinien 299, 304
Spateldruck 174
Spätreaktionen, allergische 78
Spätsyphilis, kardiovaskuläre 185
Spermakonservierung 463
Spermatozoen
– Autoantikörper 461
– Defekte 455
– Motilität 458
– Vitalität 458
– Zahl 458
Spermiogenese 452
Spermiogramm 457
Spider-Nävus 209, 413
Spinaliome 208, 213, **219ff.,** 227,
    233, 336
Spindelzellnävus 204
Spinnennävi 209
Spirochäten 150, 183
Spitztumor 204

Spongiose 59, 60, 68, 78, 312, 407

Umschriebene interzelluläre Ödembildung in der Epidermis, die zur Erweiterung der Interzellulärräume
und zu spongiotischen Bläschen
führt, z.B bei Ekzemen.

Sporothrix schenkii 115
Sporotrichose 115, 163
Sprays 464
– b-Karotin 341f.

Sachverzeichnis

Stäbchen, säurefeste 159
Stachelzellen 19
Stadium, prämykosides 254
Stammvarikose 402
Standortflora 140
Staphylococcus aureus 143, 146f., 156
Staphylokokken-Exotoxin 149
Status pseudopeladicus 435, 438f.
Stauungsdermatose 405f.
STD 177
Steinkohlenteer 104, 468
Sternberg-Riesenzellen 265
Steroidakne 389
Steroide 465
– Entzug 396
Steroidrosazea 393, 396
Steroidsulfatasemangel 346f.
Stevens-Johnson-Syndrom 74f.
Stewart-Treves-Syndrom 241
Stifte 464
Stomatitis 123
– aphthosa 133, 308
– epidemica 125
– herpetica 133
Störungen
– extratestikuläre genitale 456
– trophische 164
Strahlentherapie 228
Strahlung, ultraviolette 102
Stratum
– basale 19
– corneum 19
– granulosum 19, 346
– lucidum 19
– papillare 28
– reticulare 28
– spinosum 19
Streptokokken
– hämolysierende 143, 157
Streuung, hämatogene 160
Striae distensae 465
Strophulus
– adultorum 310
– infantum 310
Stukko-Keratose 197f.
Sturge-Weber-Syndrom 209
Subepidermale Blasen 24

SUP-Therapie 300, 384

Selektive UV-Therapie der Psoriasis.

Superfiziell spreitendes malignes Melanom (SSM) 229f.
Sweet-Syndrom 73, 261
Sycosis barbae 146
Syndrom
– Abt-Letterer-Siwe- 266
– Arndt-Gottron- 332
– Basalzellnävus- 227
– Bloom- 337
– Cockayne- 337
– CRST- 96
– der dysplastischen Nävi **205**, 229, 233

– der verbrühten Haut 76
– De Sanctis-Cacchione- 336
– Ehlers-Danlos- 359
– Heerfordt- 272
– infantiles akrolokalisiertes papulo-vesikuläres 131
– Jadassohn-Lewandowsky- 356
– Kasabach-Merritt- 211
– Klinefelter- 454
– Klippel-Trenaunay- 209
– Lesch-Nyhan- 323
– Leser-Tréylat- 248
– Löfgren- 271
– Lyell- 76
– Mafucci- 211
– Melkersson-Rosenthal- 275
– Pachyonychia-congenita- 356
– Papillon-Lefèvre- 357
– paraneoplastisches 246
– – fakultatives 248
– – obligates 246
– postthrombotisches 404
– Raynaud- 414, 416
– Refsum- 326, 349
– Reiter- 306
– Richner-Hanhart- 357
– Senear-Usher- 285
– Sézary- 252
– Sjögren-Larsson- 348
– Stewart-Treves- 241
– Sturge-Weber- 209
– Urbach-Wiethe- 321
– Varikose- 401
– Vergreisungs- 337
– Von-Hippel-Lindau- 209
– Werner- 337f.
Synechie 74
Synthesestadium 21
Syphilid 185
Syphilis 134, 182
– Antikörper 186
– connata 185
Syphilome 185
Syringome 325
Systeme, therapeutische 464
Systemmykosen 112
Systemsklerose 91

Tabes dorsalis 185
Talgdrüse 25
– ektopische 26
Talgdrüsenhyperplasien 392
Talgdrüsen-Nävus 207
Tangier-Krankheit 326
Tapeziernagelphänomen 87
Tastempfindungen 30
Tastsinn 30
Tätowierungen 323
– Schmuck- 323
– Schmutz- 323
Tau, blutiger 384
Teer 63, 468, 470
Teerkeratose 214
Tela subcutanea 28
Teleangiektasien 91, 96, 392, **412**

Telogenphase 425

Ruhephase von Terminalhaaren (mehrere Monate).

Temperaturempfindungen 30
Temperatur-Rezeption 30
Tenniszehe 101
Terminalhaar 24, 425
Terminalstadium 22
Test nach Trendelenburg 400
Testosteronpropionat 318
Tetrazykline 163
Thalidomid 166
Thallophyten 106
T-Helfer-Zellen 37
Therapie
– Borrelieninfektion 154
– manuell-physikalische 391, 394, 397
– Photo- 392
Thermoregulation 27
Thesaurismosis hereditaria lipoidica 326
Thrombangiitis obliterans (v. Winiwarter-Buerger) 423
Thrombophlebitis 308
– oberflächliche 403
Tierepithelien 372
Tiermilben 172
Tigason 255, 349, 357, 359
Tinea 107, 330
Tinea barbae 146
T-Lymphozyten 37
– sensibilisierte 59
Toleranz 46
Tonofibrillen 20, 347
Tonofilamente 20f.
Tönungen, variierende, bei Pityriasis versicolor 120
Touton-Zellen 325
Toxic-shock-syndrome Toxin 1 156
Toxin, erythrogenes 157
Toxisches Kontaktekzem 63
– Schocksyndrom 156
TPHA-Test 185
TPI-Test 185
Tracheitis allergica 369
Transformationsstadium 22
Transplantatabstoßung 45
Treponema pallidum 183, 187
– Nachweis im Dunkelfeld 186f.
– serologischer Nachweis 186
Trichinose 98
Trichobacteriosis palmellina 141

Trichogramm 425f.

Methode zur mikroskopischen Untersuchung der Haarwurzeln und der Haare an einem Büschel epilierter Haare.

Trichomycosis granulomatosa nodularis cruris 111
Trichomykosen 107, 109f.
– Differentialdiagnose 110

- klinische Unterschiede 109
- mit chronisch-granulomatöser Entzündung 109
- mit mäßiger, akuter Entzündung 109
- mit starker, akuter Entzündung 109
- oberflächliche 109
- tiefe 110
- Wechselwirkung Erreger – Entzündungsreaktion des Wirtes 109
Trichonodosis 441
Trichophytie 66
Trichophyton 106
- mentagrophytes 113
- rubrum 113
Trichorrhexis
- invaginata 349, 440
- nodosa 439f.
Trichothiodystrophie 337, 439
Trichotillomanie 434
Tripper 177
Trombicula autumnalis 172
Trombidiose 172
T-Suppressorzellen 38
Tuberculosis
- cutis colliquativa 142, 161f.
- cutis verrucosa 124, 159, 163, 303
- luposa cutis 160
- miliaris disseminata cutis 161
Tuberkelbazillen 159
Tuberkulide 162
- des Kindesalters 162
- papulonekrotische 162
Tuberkulintest 159
Tuberkulose
- hämatogene 161
- periorifizielle 161
- sekundäre 161
Tuberkulostatika 163
Tubuli seminiferi 452
Tubulusinsuffizienz 455
Tularämie 159
Tumenol 468
Tumoren 219
- benigne 197
- Dicke 239f.
- maligne 98, 213
- – mesenchymale 240
- Pinkus- 226
Tüpfelnägel 380, 434, 444
Tungiasis 169, 174
Turn-over-Zeit 19
Typ-III-Kollagen 27
Typ-I-Reaktion 45
Typ-I-VII-Kollagen 27
Typ-II-Reaktion 55
Typ-III-Reaktion 55
Typ-IV-Reaktion 59
Tyrosinämie Typ II 357

Tzanck-Test 281, 283, 289, 474

Exfoliative Zytologie des Blasengrundes. Im Ausstrichpräparat finden sich große runde Keratinozyten mit ballonierender Degeneration, beim Pemphigus.

T-Zellen, zytotoxische 37
T-Zell-Erythrodermie 255
T-Zell-Pseudolymphom 262

Überstreckbarkeit der Gelenke 360f.
Ulcus 34
- cruris 405f.
- durum 183
- molle 134, 188
- rodens 225
- terebrans 225
- tropicum 163

Ultraviolettes Licht (UV-Strahlung) 78f, 83, 102, 222, 226

Der im kurzwelligen Bereich an das sichtbare Licht anschließende Teil der elektromagnetischen Strahlung, unterteilt sich in UVC (240–280 nm), UVB (280–320 nm) und UVA (320–400 nm).

Ulzera
- neurotrophe 424
- serpiginöse 161
Umwandlung der saprophytären Phase in eine parasitäre Phase 117
Uranitis granulomatosa 275
Urbach-Wiethe-Syndrom 321
Ureaplasma urealyticum 182
Urethritis 177, 307
- postgonorrhoische 179
- seröse 180
Urethro-Prostatitis 177
Urticaria 49f., 51, 58, 267, 310
- cholinergische 52
- factitia 52
- geographica 50
- papulosa 310
- pigmentosa 267
- physikalische 52
UV-Exposition 213, 217, 227, 232

Valsalva-Preßversuch 400
Varikose-Syndrom 401
Varikozele 456, 462
Variola 128
Varizellen 128, **132,** 313
Varizellen-Zoster-Virus 126, 132
Vasculitis allergica 48, **56f.,** 80, 314, 418, 420
Vaskulitis 56, 72, 131, 299f.
- allergische 56, 314
- leukozytoklastische 56, 420
- nektrotisierende 165
VDRL-Test 186
Vellushaar 24, 425
Vena saphena
- magna 398
- parva 398
Venae perforantes 398
- Insuffizienz 402
Venen, tiefe 398

Venenkrankheiten 398, 401
- Untersuchungen 399
Verankerungsfilamente 23
Verbände 472
Verbrennung 101
Verflüssigungszeit 458
Vergreisungssyndrome 337f.
Verkäsung 159
Verletzbarkeit 359
- erhöhte 343
Verödungsbehandlung 402, 410
Verrucae
- planae 136
- plantares 138
- vulgares 137, 223
Verrucosis generalisata 137
Verschlußkrankheit, arterielle 421f.
Viruskrankheiten 122ff.
Vitamin-A-Säure 391
Vitamin B 389
Vitiligo 448ff.
Von-Hippel-Lindau-Syndrom 209
Vulvakarzinom 222
Vulvovaginitis
- candidomycetica 118
- herpetica 134

Wanzen 174
Wärmeabgabe 29
Wärmerezeptoren 30
Warzen 136, 278
- filiforme 137
- plane 136
- seborrhoische **137f.,** 197, 213, 248
- subunguale 137
- vulgäre 158
wasting syndrome 191
Wechselwirkung zwischen Erreger und Entzündungsreaktion des Wirtes bei Trichomykosen 109
Wegener-Granulomatose 419
Weißfleckenkrankheit 448
Werner-Syndrom 337f.

Wickham-Streifung 300, 302f.

Weißliche Netzzeichnung durch Hypergranulose bei Lichen ruber.

Wiesengräserdermatitis 103
Windeldermatitis 63f.
Windpocken 132
Winterfüße, atopische 365
Wirkstoffe 464
Wollhaare 441
Wood-Licht 140
Wundheilungsstörung 360
Wurzel 24
Wurzelscheide 24
- äußere 25
- innere 25
Wüstenrheumatismus 115

Xanthelasmen 324
Xanthochromia palmaris striata aut
   papulosa 325
Xanthogranulom, juveniles 265
Xanthoma 324f.
– eruptivum 324
– planum 324
– tendinosum et articulare 325
– tuberosum 324
Xanthomatosen 324
Xeroderma pigmentosum 336, 338
– Heterogenität 336
Xerodermie 367

Yellow-Nail-Syndrom 445
Yersiniose 73

Zecke 150
Zeckengranulom 175
Zeckenstiche 175
Zehenzwischenraummykose 98
Zellen, antigenpräsentierende 39
Zentromeren-Antikörper 97
Zerkarien 169
Zerkariendermatitis 169
Zervix-Karzinome 136
Zervizitis 177, 180

Zirkumzision 318, 462
Zoonosen 167f.
Zoster 126
– generalisatus 126, 253
– - Enzephalitis 126
Zovirax® 127
Zungenkarzinom 222
Zylindrome 201
Zysten 197, 200, 388
Zytokeratine 20
Zytokine 38f., 41
Zytolyse 55
Zytotoxische T-Zellen 37

ES GIBT VIELE GUTE GRÜNDE, WARUM JEDER ZWEITE ARZT MLP-KUNDE WIRD.

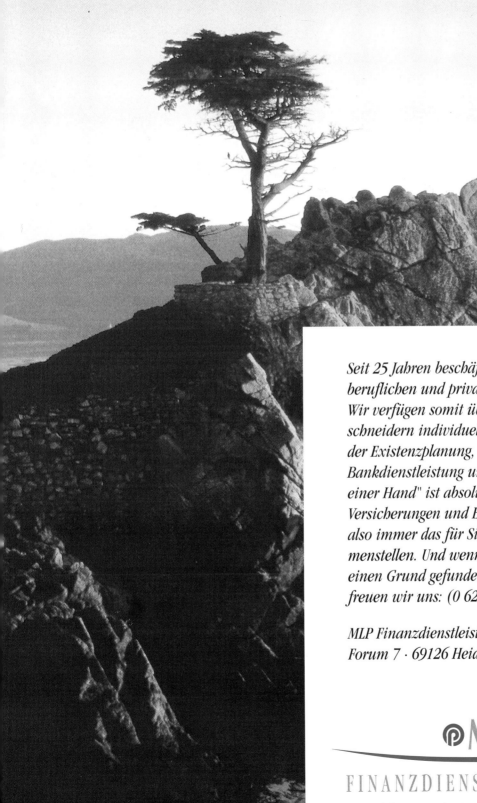

Seit 25 Jahren beschäftigen wir uns mit den beruflichen und privaten Plänen von Ärzten. Wir verfügen somit über viel Erfahrung und schneidern individuelle Konzepte, die alle Aspekte der Existenzplanung, Versicherung und Bankdienstleistung umfassen. Dieser "Service aus einer Hand" ist absolut unabhängig von Versicherungen und Banken. Ihr MLP-Berater kann also immer das für Sie günstigste Angebot zusammenstellen. Und wenn Sie in dieser Anzeige bereits einen Grund gefunden haben uns anzurufen, freuen wir uns: (0 62 21) 308–303.

MLP Finanzdienstleistungen AG
Forum 7 · 69126 Heidelberg

FINANZDIENSTLEISTUNGEN
Unabhängigkeit ist unsere Stärke

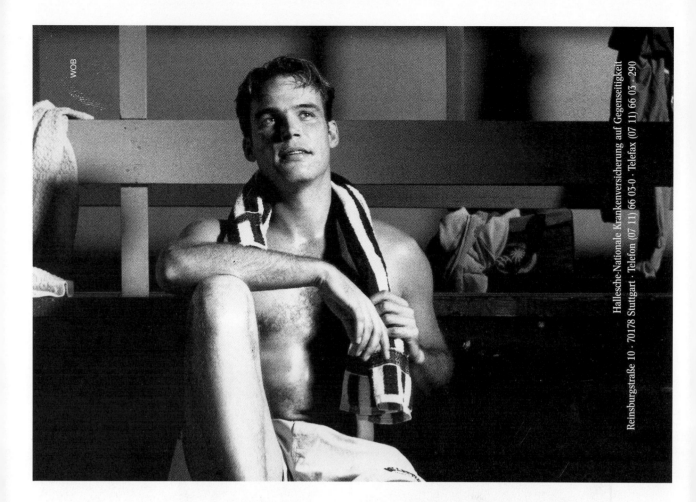

Hallesche-Nationale Krankenversicherung auf Gegenseitigkeit
Reinsburgstraße 10 · 70178 Stuttgart · Telefon (07 11) 66 03-0 · Telefax (07 11) 66 03 – 290

Was ist Ihnen
mehr wert als der eigene Körper
?

Denken Sie auch manchmal darüber nach, wieviel von Ihrem Körper und von Ihrer Gesundheit abhängt: Ihre Arbeitskraft, der Spaß an sportlichen Aktivitäten, der Erfolg durch Leistung und – alles in allem – die Freude am Leben? Bestimmt. Und Sie wissen auch, daß Sie durch eine bewußte und gesunde Lebensweise eine Menge dazu beitragen können, sich diesen »Wert« zu erhalten.

Eine private Krankenversicherung ist mit bestmöglicher finanzieller Sicherheit und hervorragenden Leistungen immer dann für Sie da, wenn es Ihnen einmal nicht so gut geht. Wenn Sie aber darüber hinaus auch Wert darauf legen, durch gesundheits- und kostenbewußtes Verhalten Beiträge zu sparen, dann fragen Sie uns ...

Experten für Krankenversicherungen

Unternehmensverbund Alte Leipziger
Versicherungen, Kapitalanlagen, Bausparen

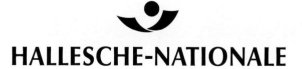

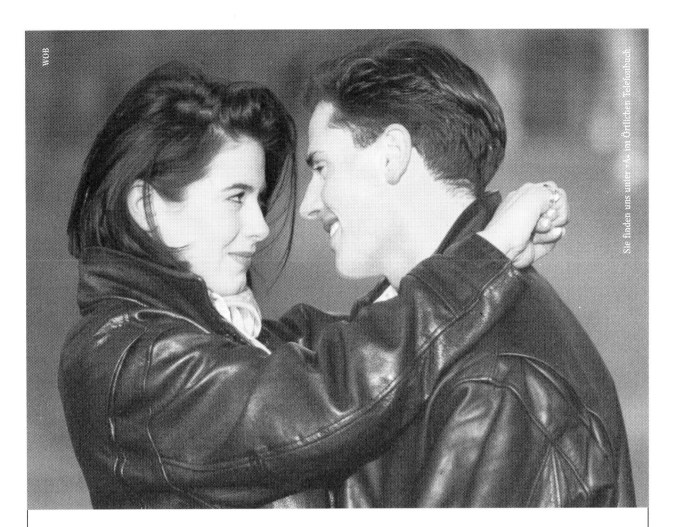

Zu unbeschwert,
um an Verlust zu denken

Vielleicht sogar zu sorglos? Nun – Sie sind jung, verliebt, haben das ganze Leben vor sich und planen gemeinsam Ihre Zukunft. Aber wenn auch das Alter noch in weiter Ferne liegt – sollten Sie nicht jetzt schon daran denken, Vorsorge für ein ganzes Leben zu treffen? Vorsorge, die individuell auf Sie beide zugeschnitten ist und die auch Eventualitäten umfaßt, an die Sie gar nicht denken möchten?

Wir erwarten nicht, daß Sie sich mit Ihren Vorstellungen an fertige Standardkonzepte anpassen. Wir machen es umgekehrt. Nehmen Sie sich einfach ein wenig Zeit: Denken Sie über Ihr gemeinsames Leben und Ihre Sicherheit nach. Und …

Reden Sie mit uns. Sicherheitshalber.

Unternehmensverbund Alte Leipziger
Versicherungen, Kapitalanlagen, Bausparen

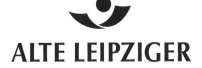

SORGEN SIE NICHT NUR FÜR IHRE ALTERSVORSORGE. SORGEN SIE AUCH DAFÜR, DASS SIE ETWAS DAVON HABEN.

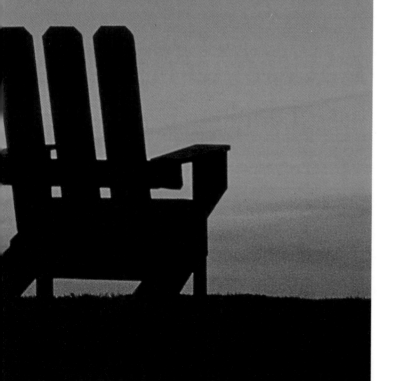

Hohe Rendite-Chancen, Steuerfreiheit und professionelles Fondsmanagement. Mit der MLP-Fondspolice kombinieren Sie die Vorteile einer klassischen Lebensversicherung mit denen erfolgreicher Investmentfonds. Und Sie brauchen sich um nichts zu „sorgen". Sie wählen eine von vier Strategieklassen, alles weitere übernimmt die Vermögensverwaltung. Von der Auswahl der besten Fonds bis zur laufenden Anpassung an die Marktentwicklung. Alle weiteren erfreulichen Details erfahren Sie unter: (06221) 308-203.

MLP Lebensversicherung AG
Forum 7 · 69126 Heidelberg

LEBENSVERSICHERUNG

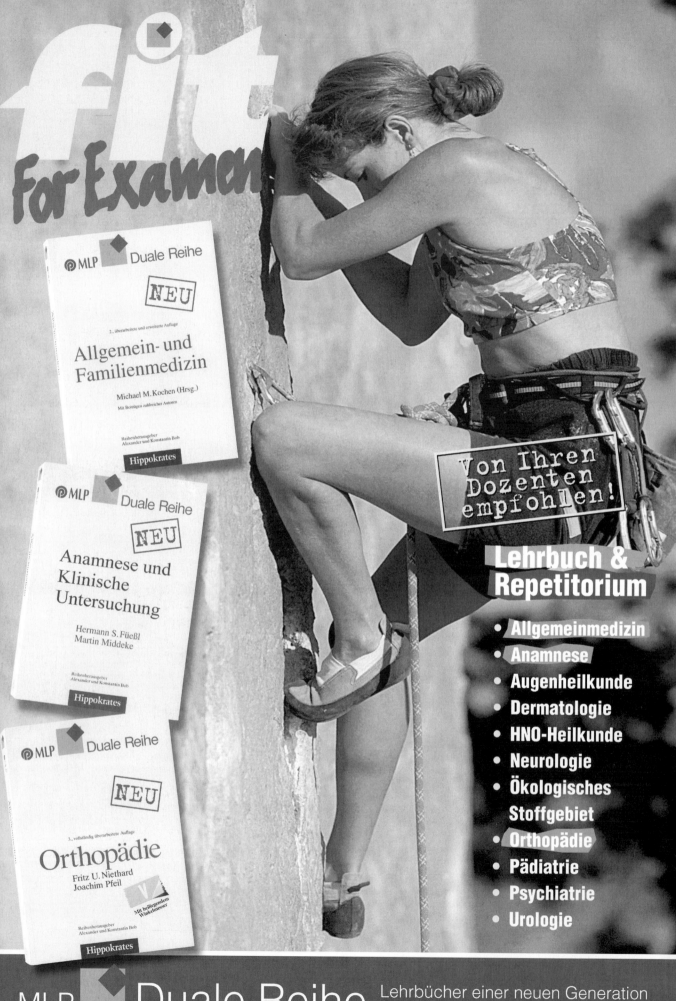